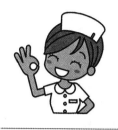

护理常规

◆ 上册 ◆

于卫华　主编

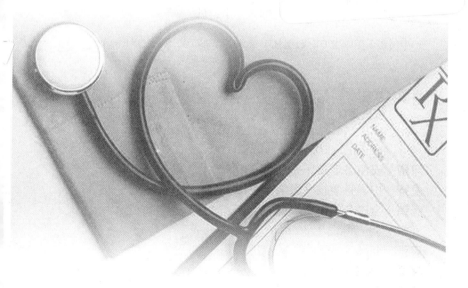

中国科学技术大学出版社

内容简介

本书结合国内外医疗技术新进展、现代医院发展新要求,以人的健康为中心,以整体护理观为指导,以护理程序为主线,包含门(急)诊、内科、外科、五官科、口腔科、妇产科、儿科、重症监护科、老年科、康复科、中医科、皮肤科、感染科、介入治疗科、手术室、社区及居家护理常规等护理内容,对各科一般护理常规、各种疾病护理常规、特殊症状护理常规、常用诊疗技术护理配合都有详尽的叙述,可作为临床工作和护理教学活动遵循的规范和标准。

本书可作为广大临床护理工作者、护理管理者、护理教育者的工具书及培训用书。

图书在版编目(CIP)数据

护理常规/于卫华主编. —合肥:中国科学技术大学出版社,2017.5
ISBN 978-7-312-04178-5

Ⅰ. 护⋯ Ⅱ. 于⋯ Ⅲ. 护理学 Ⅳ. R47

中国版本图书馆 CIP 数据核字(2017)第 060250 号

出版 中国科学技术大学出版社
安徽省合肥市金寨路 96 号,230026
http://press.ustc.edu.cn
https://zgkxjsdxcbs.tmall.com
印刷 安徽省瑞隆印务有限公司
发行 中国科学技术大学出版社
经销 全国新华书店
开本 880 mm×1230 mm 1/32
印张 45.5
字数 1301 千
版次 2017 年 5 月第 1 版
印次 2017 年 5 月第 1 次印刷
定价 100.00 元

编委会

主　编　于卫华
副主编　潘爱红　余　梅　李桂平　魏道琳　王荣俊
编　委　（以姓氏笔画为序）

于林琳	王小梅	王红菊	王坤昌	王胜琴	王素真
王海燕	王梅娟	王群翠	文　静	尹建华	付　飒
冯　欢	毕守敏	吕　利	朱以敏	伍媛媛	刘　荆
刘　敏	刘蕾蕾	汤　丽	许红霞	孙　云	孙美兰
李　云	李　燕	李业桂	李和玲	杨　彬	杨亚婷
吴　莉	吴　琴	吴万云	吴旭峰	吴寿梅	吴宝玉
何　蕾	何世银	余新颜	邹　蓉	张　丽	张　颖
张　静	张　霞	张春秀	张玲妹	陆　宏	陈　驰
陈　婷	陈　霞	陈永倩	陈莉莉	陈晓菊	陈雪羚
罗　洁	罗在琼	罗珊珊	周秀荣	周桂花	郑国华
赵　方	赵士琴	胡小欧	胡玉萍	柳海燕	娄彦芝
娄海林	姚　春	耿春花	耿蓄芳	贾金丽	党爱林
徐佩丽	殷红梅	高心怡	高寅巳	高蓓蓓	唐月美
唐泽花	陶　园	黄竞竞	曹　豫	龚存华	崔灵灵
崔巍巍	彭　敏	彭潇潇	董　玲	程　茹	程　梅
程　琳	傅敏燕	温　芳	翟从芳		

序 一

现代医学技术的飞速发展,新技术、新方法在临床实践中的广泛应用以及人民群众对医疗卫生服务需求的不断提升,促进了护理学迅速向更广阔、更深入的领域发展,带动了护理理念、护理业务以及护理人员职业行为的重大变革。国家近年来颁发的《护理条例》及《中国护理事业发展规划纲要(2016~2020)》等纲领性文件中特别强调对护士进行专业培训,新知识、新技术的指导以及岗位管理培训等,将"提高护士队伍专业化水平和护理管理科学化水平"作为主要建设目标。

获得全国首批国家临床重点学科"临床护理专业项目"的合肥市第一人民集团医院护理学科,十分重视提高临床护理业务水平及全面促进临床疾病护理与现代医疗科技协同发展。于卫华等同志结合近年来临产医学及临床护理的快速发展需求,围绕"以人为本"的护理理念,以科学、实用、严谨的态度,参阅大量的文献资料编写了本书。相比其他同类图书,本书范围更广泛,内容更详实,理念更先进,流程更科学,从而顺应了现代医学模式的转变和医疗科技的发展。

本书是编写人员博采众长、融会创新的成果,是对临床护理经验的总结,是集体智慧的结晶。本书具有实用性强、可操作性强的特点,既是护理人员工作的指南,也是检查临床专科护理质量的依据,还可供各级护理专科院校作为教学参考书。本书的编写将对加强医院护理管理、提升临床护士的专科疾病护理能力、保障医疗安全、规避医疗风险、推动医疗卫生建设起到重要作用。

  在此,我谨向在本书编写过程中付出辛勤劳动的全体人员表示敬意!

2017 年 3 月

序 二

护理学是一门独立的应用学科。护理工作是医疗卫生事业的重要组成部分。随着现代医学的迅猛发展，护理学也面临着新的发展和变革。医学模式的转变和人类健康观点的更新以及国家对护理人员的规范管理，均对护理工作提出了新的要求。因此护理工作者必须不断地加强学习，及时更新护理知识，使知识结构与时俱进。鉴于护理工作发展的需要，合肥市第一人民集团医院护理部以科学、实用、严谨为原则编写了本书，力求适应现代医学模式的转变和人群健康需求的变化，以及科学技术的发展和临床疾病谱的变化，内容"以人的健康为中心，以整体护理观为指导，以护理程序为主线"，重视护理评估、健康教育与康复，注重整体结构的优化，结合临床专科发展，增加老年、康复、灾害、居家等护理常规内容。编写内容涉及国内外相关领域的新进展，融入了自身的临床实践和研究成果，知识面广、信息量大、内容新颖。本书在取材上十分重视知识结构的先进性、临床应用的指导性以及两者的有机结合，内容广泛，系统性强，特别是尽可能地搜集了近年来护理学领域涌现的新知识、新观点、新技术、新标准、新规范。

本书对充实临床护理人员专科理论知识和提高护理人员整体素质具有重要作用,不仅可作为广大临床护理人员护理业务的指南,而且是评价专病护理质量的依据。

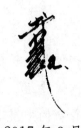

2017年3月

前　言

本书结合现代医学分科越来越细的现状以及临床新业务、新技术的广泛应用和知识的更新，较全面、系统地阐述了各种疾病的护理常规以及当前各项新业务、新技术的护理要求，并将"以病人为中心"的护理理念贯穿于各项护理服务中，从而使护理工作更加规范化、标准化、人文化。

本书分为23章，包括门（急）诊、内科、外科、五官科、口腔科、妇产科、儿科、重症监护科、老年科、中医科、皮肤科、感染科、介入治疗科、手术室等专科护理常规内容，并结合现代医学发展增加了灾害护理、康复科护理、社区及居家护理，以及各种新业务、新技术涉及的护理内容。本书由合肥市第一人民集团医院多年从事护理工作的专家、专科护士，在查阅大量文献后，结合国内外医疗技术的新进展、现代医院发展的新要求，经认真讨论和总结编写而成。全书条目简明扼要，针对每种疾病护理从定义、护理评估、护理措施、健康指导与康复四个层面展开介绍，对各科一般护理常规、各种疾病护理常规、特殊症状护理常规、常用诊疗技术护理配合都作了详尽的规定，从而成为临床工作和护理教学活动遵循的规范和标准，以满足广大读者了解护理知识和指导护理人员在临床一线开展工作的需要。

本书作为护理专业工具书,可供各级护理人员在临床工作中参照使用,也可作为医学、护理院校的教学辅导用书。相信本书的出版对提高临床护理质量和促进护理专业发展具有指导作用。

本书虽然历经了近一年时间的编写、审校,参与编写的专家不辞劳苦,但由于内容较多,加之编者水平有限,书中难免有不妥和疏漏之处,热忱欢迎读者提出宝贵意见和建议,我们在此深表谢意!

编　者

2017 年 3 月

目 录

序一 …………………………………………………… (001)
序二 …………………………………………………… (003)
前言 …………………………………………………… (005)

上 册

第一章 门诊护理常规 ………………………………… (001)
 一、门诊分诊护理常规 ………………………………… (001)
 二、感染性疾病门诊护理常规 ………………………… (002)
 三、伤口、造口门诊护理常规 ………………………… (002)
 四、门诊手术室护理常规 ……………………………… (003)
 五、门诊注射室护理常规 ……………………………… (004)
 六、门诊治疗室护理常规 ……………………………… (004)
 七、门诊输液室护理常规 ……………………………… (005)

第二章 急诊护理常规 ………………………………… (006)
 第一节 急诊一般护理常规 …………………………… (006)
  一、院前急救一般护理 ……………………………… (006)
  二、预检分诊 ………………………………………… (007)
  三、急诊抢救室设置及管理要求 …………………… (007)
  四、急诊抢救一般护理 ……………………………… (008)
 第二节 急诊常见急危重症疾病护理常规 …………… (008)
  一、心搏骤停护理 …………………………………… (008)

二、昏迷救护 …………………………………………（010）
三、休克救护 …………………………………………（012）
四、中暑救护 …………………………………………（016）
五、电击伤救护 ………………………………………（018）
六、溺水救护 …………………………………………（019）
七、冻伤救护 …………………………………………（020）
八、烧伤救护 …………………………………………（021）
九、咬伤救护 …………………………………………（024）
十、急腹症救护 ………………………………………（028）
十一、上消化道出血救护 ……………………………（029）
十二、心肌梗死救护 …………………………………（030）
十三、急性中毒救护 …………………………………（031）
十四、急性损伤救护 …………………………………（043）
十五、胸部损伤救护 …………………………………（051）
十六、腹部损伤救护 …………………………………（053）
十七、骨关节损伤救护 ………………………………（054）
十八、无创血流动力学监护 …………………………（055）

第三节　常用急救技术操作常规 ………………………（058）
一、急救五项技术 ……………………………………（058）
二、气管切开术 ………………………………………（064）
三、气管插管术 ………………………………………（067）
四、球囊面罩给氧法 …………………………………（069）
五、海姆利克手法 ……………………………………（070）
六、心肺复苏术 ………………………………………（070）
七、洗胃术 ……………………………………………（073）
八、清创缝合术 ………………………………………（075）

第三章　入院、出院病人一般护理常规 …………………（077）
一、入院病人一般护理 ………………………………（077）
二、出院病人一般护理 ………………………………（078）

第四章 常见疾病症状护理常规 (080)

- 一、高热护理 (080)
- 二、昏迷护理 (081)
- 三、休克护理 (084)
- 四、咯血护理 (086)
- 五、呼吸困难护理 (088)
- 六、窒息护理 (090)
- 七、上消化道出血护理 (091)
- 八、抽搐护理 (093)
- 九、咳嗽与咳痰护理 (094)
- 十、胸痛护理 (095)

第五章 重症医学科护理常规 (097)

第一节 重症医学科一般护理常规 (097)

- 一、重症医学科设备 (097)
- 二、收治及转出病人范围 (098)
- 三、ICU病房管理 (099)
- 四、ICU常用监护技术 (100)
- 五、心脏监护室(CCU)的护理管理 (100)

第二节 重症医学科常见监测技术护理常规 (102)

- 一、ICU一般护理 (102)
- 二、循环功能监测 (103)
- 三、呼吸功能监测 (113)
- 四、中枢神经系统监测 (123)
- 五、肝肾功能监测 (128)
- 六、膀胱压监测 (131)
- 七、肠内营养护理 (132)
- 八、完全胃肠外营养(TPN)护理 (135)

第三节 急危重症监护 (138)

- 一、急性呼吸窘迫综合征 (138)

二、急性呼吸衰竭 …………………………………（140）
三、急性心力衰竭 …………………………………（142）
四、急性肝功能衰竭 ………………………………（144）
五、急性肾功能衰竭 ………………………………（146）
六、多发性创伤监护 ………………………………（148）
七、多器官功能障碍综合征监护 …………………（150）
八、弥散性血管内凝血监护 ………………………（154）

第六章　内科护理常规 …………………………………（157）

第一节　内科疾病一般护理常规 ………………………（157）
第二节　呼吸系统疾病护理常规 ………………………（158）
一、呼吸系统疾病一般护理 ………………………（158）
二、急性上呼吸道感染护理 ………………………（159）
三、急性气管-支气管炎护理 ………………………（160）
四、支气管哮喘护理 ………………………………（161）
五、支气管扩张症护理 ……………………………（163）
六、自发性气胸护理 ………………………………（165）
七、胸腔积液护理 …………………………………（166）
八、传染性非典型性肺炎护理 ……………………（167）
九、肺炎护理 ………………………………………（171）
十、肺结核护理 ……………………………………（172）
十一、肺脓肿护理 …………………………………（173）
十二、肺间质纤维化护理 …………………………（175）
十三、原发性支气管肺癌护理 ……………………（176）
十四、慢性阻塞性肺部疾病护理 …………………（178）
十五、睡眠呼吸暂停低通气综合征护理 …………（179）
十六、呼吸衰竭护理 ………………………………（180）
十七、慢性肺源性心脏病护理 ……………………（182）
十八、肺血栓栓塞症护理 …………………………（184）
十九、经皮肺活检术护理 …………………………（185）

第三节 循环系统疾病护理常规 …………………… (186)
　一、循环系统疾病一般护理 ……………………… (186)
　二、急性心力衰竭护理 …………………………… (187)
　三、慢性心力衰竭护理 …………………………… (189)
　四、心律失常护理 ………………………………… (191)
　五、恶性心律失常护理 …………………………… (195)
　六、风湿性瓣膜病护理 …………………………… (198)
　七、心绞痛护理 …………………………………… (200)
　八、急性心肌梗死护理 …………………………… (202)
　九、急性大面积心肌梗死行急诊 PCI 护理 ……… (205)
　十、急性大面积心肌梗死静脉溶栓治疗护理 …… (207)
　十一、高血压病护理 ……………………………… (209)
　十二、病毒性心肌炎护理 ………………………… (211)
　十三、心肌病护理 ………………………………… (213)
　十四、感染性心内膜炎护理 ……………………… (215)
　十五、心包炎护理 ………………………………… (217)
　十六、主动脉夹层护理 …………………………… (219)
　十七、心包穿刺术护理 …………………………… (222)
　十八、人工心脏起搏器安置术护理 ……………… (223)
　十九、心脏电复律护理 …………………………… (225)
　二十、心导管射频消融术护理 …………………… (227)
　二十一、主动脉球囊反搏术护理 ………………… (229)
　二十二、冠状动脉造影术护理 …………………… (232)
　二十三、经皮冠状动脉介入治疗护理 …………… (234)
　二十四、先天性心脏病介入治疗护理 …………… (235)
第四节 消化系统疾病护理常规 …………………… (237)
　一、消化系统疾病一般护理 ……………………… (237)
　二、急、慢性胃炎护理 …………………………… (240)
　三、消化性溃疡护理 ……………………………… (241)

四、上消化道出血护理 …………………………（243）
　　五、急性胰腺炎护理 ……………………………（245）
　　六、肝硬化护理 …………………………………（246）
　　七、肝性脑病护理 ………………………………（248）
　　八、溃疡性结肠炎护理 …………………………（251）
　　九、胃、肠息肉摘除术护理 ……………………（253）
　　十、食管－贲门失弛缓症护理 …………………（254）
　　十一、胃食管反流病护理 ………………………（255）
　　十二、三腔二囊管压迫术护理 …………………（257）
　　十三、腹腔穿刺术护理 …………………………（259）
　　十四、肝穿刺术护理 ……………………………（261）
第五节　内镜检查治疗护理常规 …………………（262）
　　一、胃镜检查护理 ………………………………（262）
　　二、肠镜检查护理 ………………………………（263）
　　三、急诊内镜止血术护理 ………………………（264）
　　四、急诊内镜异物取出术护理 …………………（265）
　　五、超声内镜护理 ………………………………（266）
　　六、食道狭窄扩张术护理 ………………………（267）
　　七、食道支架置入术护理 ………………………（268）
　　八、食道静脉曲张套扎及硬化治疗术护理 ……（269）
　　九、经胃镜空肠营养管置入术护理 ……………（270）
　　十、电子小肠镜检查护理 ………………………（271）
　　十一、支气管镜检查护理 ………………………（272）
　　十二、经支气管镜氩气刀治疗术护理 …………（273）
　　十三、经支气管镜肺泡灌洗术护理 ……………（274）
　　十四、经内镜逆行胰胆管造影术护理 …………（275）
　　十五、胶囊内镜检查护理 ………………………（276）
　　十六、消化道息肉治疗术护理 …………………（277）
第六节　内分泌及代谢系统疾病护理常规 …………（278）

一、内分泌与代谢性疾病病人护理 …………………（278）
二、甲状旁腺功能亢进症护理 ………………………（281）
三、甲状旁腺功能减退症护理 ………………………（284）
四、甲状腺功能亢进症护理 …………………………（286）
五、甲状腺功能减退症护理 …………………………（289）
六、单纯性甲状腺肿护理 ……………………………（292）
七、库欣综合征护理 …………………………………（294）
八、垂体功能减退症护理 ……………………………（298）
九、原发性慢性肾上腺皮质功能减退症护理 ………（301）
十、尿崩症护理 ………………………………………（305）
十一、低血糖护理 ……………………………………（307）
十二、肥胖症护理 ……………………………………（310）
十三、骨质疏松症护理 ………………………………（314）
十四、糖尿病护理 ……………………………………（317）
十五、痛风护理 ………………………………………（324）
十六、糖尿病酮症酸中毒护理 ………………………（326）
十七、甲状腺功能亢进症浸润性突眼护理 …………（329）
十八、垂体功能减退性危象护理 ……………………（332）
十九、腺垂体功能减退症护理 ………………………（334）
二十、代谢综合征护理 ………………………………（336）

第七节 肾脏系统疾病护理常规 …………………………（339）
一、肾脏系统疾病一般护理 …………………………（339）
二、IgA肾病护理 ……………………………………（341）
三、急性肾盂肾炎护理 ………………………………（342）
四、急性肾炎护理 ……………………………………（343）
五、急性肾功能衰竭护理 ……………………………（344）
六、慢性肾功能衰竭的护理 …………………………（346）
七、肾病综合征护理 …………………………………（348）
八、腹膜透析护理 ……………………………………（350）

九、血液透析护理 …………………………………… (354)
十、动静脉内瘘护理 ………………………………… (356)
十一、肾脏活体组织检查术护理 …………………… (358)
第八节 风湿免疫系统疾病护理常规 ………………… (359)
一、系统性红斑狼疮护理 …………………………… (359)
二、风湿热护理 ……………………………………… (363)
三、类风湿关节炎护理 ……………………………… (364)
四、瑞特综合征护理 ………………………………… (366)
五、感染性关节炎护理 ……………………………… (367)
六、骨性关节炎护理 ………………………………… (368)
七、过敏性血管炎护理 ……………………………… (369)
八、大动脉炎护理 …………………………………… (370)
九、银屑病关节炎护理 ……………………………… (371)
十、强直性脊柱炎护理 ……………………………… (372)
十一、结节性多动脉炎护理 ………………………… (374)
十二、硬皮病护理 …………………………………… (375)
十三、韦格纳肉芽肿护理 …………………………… (376)
十四、多发性肌炎和皮肌炎护理 …………………… (377)
十五、白塞氏病护理 ………………………………… (378)
十六、成人斯蒂尔病护理 …………………………… (380)
十七、干燥综合征护理 ……………………………… (380)
第九节 血液系统疾病护理常规 ……………………… (382)
一、血液系统疾病一般护理 ………………………… (382)
二、特发性血小板减少性紫癜护理 ………………… (384)
三、缺铁性贫血护理 ………………………………… (385)
四、再生障碍性贫血护理 …………………………… (386)
五、溶血性贫血护理 ………………………………… (387)
六、血友病护理 ……………………………………… (388)
七、急性白血病护理 ………………………………… (390)

八、慢性白血病护理 …………………………………（392）
九、淋巴瘤护理 ………………………………………（393）
十、多发性骨髓瘤护理 ………………………………（394）
十一、造血干细胞移植术护理 ………………………（395）
十二、骨髓穿刺术护理 ………………………………（397）
十三、骨髓异常增生综合征护理 ……………………（398）
十四、鞘内注射护理 …………………………………（400）

第十节 肿瘤疾病护理常规 ………………………………（401）
一、肿瘤疾病一般护理 ………………………………（401）
二、肿瘤化疗护理 ……………………………………（402）
三、肿瘤放疗护理 ……………………………………（403）
四、原发性支气管肺癌护理 …………………………（404）
五、胃癌护理 …………………………………………（406）
六、肝癌护理 …………………………………………（407）
七、乳腺癌护理 ………………………………………（409）
八、腹腔灌注护理 ……………………………………（410）
九、胸腔灌注护理 ……………………………………（411）
十、心包引流及灌注护理 ……………………………（412）
十一、PICC 导管护理 ………………………………（413）

第十一节 疼痛护理常规 …………………………………（417）
一、疼痛一般护理及癌痛护理 ………………………（417）
二、腰椎间盘突出症疼痛护理 ………………………（419）
三、带状疱疹疼痛护理 ………………………………（421）
四、硬膜外腔自控镇痛（PCEA）护理 ………………（422）

第十二节 神经内科疾病护理常规 ………………………（424）
一、神经内科疾病一般护理 …………………………（424）
二、神经系统疾病常见症状护理 ……………………（425）
三、脑出血护理 ………………………………………（436）
四、蛛网膜下腔出血护理 ……………………………（438）

五、短暂性脑缺血发作护理 …………………………………（440）
六、脑梗死护理 ……………………………………………（442）
七、癫痫护理 ………………………………………………（444）
八、面神经炎护理 …………………………………………（446）
九、多发性神经病护理 ……………………………………（448）
十、吉兰-巴雷综合征护理 …………………………………（449）
十一、急性脊髓炎护理 ……………………………………（451）
十二、帕金森病护理 ………………………………………（453）
十三、重症肌无力护理 ……………………………………（455）
十四、中枢神经系统感染护理 ……………………………（457）
十五、腰椎穿刺术护理 ……………………………………（459）
十六、神经肌肉活检术护理 ………………………………（460）
十七、全脑血管造影术护理 ………………………………（461）
十八、脑血管介入治疗护理 ………………………………（462）

第七章 老年科疾病护理常规 ……………………………（466）
第一节 老年科疾病一般护理常规 ………………………（466）
第二节 老年循环系统疾病护理常规 ……………………（467）
一、老年循环系统疾病一般护理常规 ……………………（467）
二、老年心力衰竭护理 ……………………………………（468）
三、老年心肌病护理 ………………………………………（470）
四、老年原发性高血压护理 ………………………………（472）
五、老年心律失常护理 ……………………………………（474）
六、老年冠心病护理 ………………………………………（476）
第三节 老年呼吸系统疾病护理常规 ……………………（478）
一、老年呼吸系统疾病一般护理 …………………………（478）
二、老年肺炎护理 …………………………………………（479）
三、老年支气管哮喘护理 …………………………………（481）
四、老年慢性肺源性心脏病护理 …………………………（483）
五、老年呼吸衰竭护理 ……………………………………（485）

六、老年咳嗽与咳痰护理 …………………………（486）
第四节　老年神经系统疾病护理常规 ……………………（487）
一、老年痴呆护理 …………………………………（487）
二、老年帕金森病护理 ……………………………（490）
第五节　老年内分泌系统疾病护理常规 …………………（492）
一、老年糖尿病护理 ………………………………（492）
二、老年骨质疏松护理 ……………………………（496）
第六节　老年肿瘤一般护理常规 …………………………（498）
第七节　老年前列腺增生护理常规 ………………………（499）
第八节　老年综合评估 ……………………………………（501）
一、老年健康综合评估概述 ………………………（501）
二、老年健康综合评估的原则及注意事项 ………（503）
三、老年人躯体健康评估 …………………………（505）
四、老年人心理健康评估 …………………………（516）
五、老年人社会健康评估 …………………………（525）
六、老年人生活质量评估 …………………………（530）
七、老年综合评估的实施与应用 …………………（530）

第八章　康复医学科疾病护理常规 …………………………（534）

第一节　康复医学科疾病一般护理常规 …………………（534）
一、康复医学科疾病一般护理 ……………………（534）
二、脊柱骨折康复护理（保守治疗病人）…………（536）
三、肢体骨折康复护理 ……………………………（538）
四、腰椎间盘突出症康复护理 ……………………（540）
五、脑性瘫痪康复护理 ……………………………（543）
六、膝关节置换康复护理 …………………………（546）
七、髋关节置换康复护理 …………………………（547）
八、脑卒中康复护理 ………………………………（549）
九、脊髓损伤康复护理 ……………………………（553）
十、骨关节炎的康复护理 …………………………（556）

十一、神经源性膀胱康复护理 …………………………（559）
　　十二、神经源性直肠康复护理 …………………………（561）
　　十三、截肢术后康复护理 ………………………………（564）
　　十四、颈椎病康复护理 …………………………………（567）
　　十五、慢性阻塞性肺疾病康复护理 ……………………（569）
　第二节　物理治疗康复护理常规 …………………………（572）
　　一、中频电疗法康复护理 ………………………………（572）
　　二、低频电疗法康复护理 ………………………………（573）
　　三、高频电疗法康复护理 ………………………………（575）
　　四、压力疗法康复护理 …………………………………（577）
　　五、磁疗法康复护理 ……………………………………（578）
　　六、传导热疗法康复护理 ………………………………（580）
　　七、牵引疗法康复护理 …………………………………（581）
　　八、生物反馈疗法康复护理 ……………………………（583）
　　九、Motomed 运动治疗康复护理 ………………………（585）
　　十、站立训练康复护理 …………………………………（586）
　　十一、光疗法康复护理 …………………………………（588）
第九章　中医科护理常规 ……………………………………（590）
　第一节　中医科病症一般护理常规 ………………………（590）
　　一、中医科一般护理 ……………………………………（590）
　　二、服用中药护理 ………………………………………（591）
　　三、饮食护理 ……………………………………………（591）
　　四、风温护理 ……………………………………………（591）
　　五、感冒护理 ……………………………………………（593）
　　六、眩晕护理 ……………………………………………（594）
　　七、胃脘痛护理 …………………………………………（596）
　　八、不寐护理 ……………………………………………（597）
　第二节　中医科常见疾病症状护理常规 …………………（599）
　　一、高热护理 ……………………………………………（599）

二、咳嗽护理 ……………………………………（600）
三、痛证护理 ……………………………………（602）
四、急性出血护理 ………………………………（605）
五、呕吐护理 ……………………………………（611）
六、便秘护理 ……………………………………（613）
七、泄泻护理 ……………………………………（614）
八、心悸护理 ……………………………………（616）

第十章 皮肤科疾病护理常规 ……………………（618）
第一节 皮肤科一般护理常规 ………………（618）
第二节 皮肤科疾病护理常规 ………………（619）
一、大疱性皮肤病护理 …………………………（619）
二、带状疱疹护理 ………………………………（620）
三、过敏性紫癜护理 ……………………………（622）
四、急性荨麻疹护理 ……………………………（623）
五、性传播疾病护理 ……………………………（624）
六、药疹护理 ……………………………………（626）
七、银屑病护理 …………………………………（628）
八、湿疹护理 ……………………………………（629）

第十一章 感染科疾病护理常规 …………………（632）
第一节 感染科疾病一般护理常规 …………（632）
第二节 感染科疾病护理常规 ………………（633）
一、病毒性肝炎护理 ……………………………（633）
二、感染性腹泻护理 ……………………………（635）
三、水痘护理 ……………………………………（636）
四、流行性腮腺炎护理 …………………………（637）
五、麻疹护理 ……………………………………（639）
六、艾滋病护理 …………………………………（641）

下　册

第十二章　外科护理常规 …………………………………（643）
第一节　外科疾病一般护理常规 ……………………（643）
　　一、外科疾病一般护理 ………………………………（643）
　　二、外科感染护理 ……………………………………（644）
　　三、手术前后护理 ……………………………………（646）
第二节　常见麻醉后护理常规 ………………………（648）
　　一、全身麻醉护理 ……………………………………（648）
　　二、全身低温麻醉后护理 ……………………………（652）
　　三、硬膜外麻醉后护理 ………………………………（653）
　　四、蛛网膜下隙阻滞（腰麻）护理 …………………（655）
　　五、局部麻醉护理 ……………………………………（658）
第三节　胸心外科疾病护理常规 ……………………（659）
　　一、胸外科手术一般护理 ……………………………（659）
　　二、纵膈肿瘤手术护理 ………………………………（661）
　　三、支气管、气管成形术护理 ………………………（663）
　　四、食管癌手术护理 …………………………………（666）
　　五、肺癌手术护理 ……………………………………（669）
　　六、胸腔镜微创手术护理 ……………………………（672）
　　七、心脏外科手术一般护理 …………………………（674）
　　八、体外循环下心内直视手术护理 …………………（678）
　　　　附录　房、室间隔缺损修补手术护理 …………（681）
　　九、复杂性先天性心脏病（法洛四联症）围手术期护理 …（682）
　　十、心脏瓣膜置换及瓣膜修补围手术期护理 ………（687）
　　十一、冠状动脉搭桥围手术期护理 …………………（692）
　　十二、主动脉夹层围手术期护理 ……………………（696）
　　　　附录　胸腔闭式引流术护理 ……………………（701）

第四节　外科疾病护理常规 …………………… （703）
　一、甲状腺瘤手术护理 ……………………………… （703）
　　附录　腹腔镜下甲状腺手术护理 ……………… （704）
　二、甲状腺功能亢进手术护理 ……………………… （706）
　三、甲状腺癌根治术护理 …………………………… （709）
　四、急性乳腺炎手术护理 …………………………… （711）
　五、乳腺癌根治术护理 ……………………………… （712）
　六、腹部损伤护理 …………………………………… （714）
　七、脾破裂手术护理 ………………………………… （716）
　八、胃、十二指肠疾病手术护理 …………………… （718）
　九、结肠、直肠癌根治术护理 ……………………… （720）
　十、造口护理 ………………………………………… （722）
　十一、阑尾切除术护理 ……………………………… （724）
　十二、急性胰腺炎手术护理 ………………………… （726）
　十三、肠梗阻手术护理 ……………………………… （727）
　十四、肠瘘手术护理 ………………………………… （729）
　十五、胆囊结石伴胆囊炎围手术期护理 …………… （731）
　十六、胆总管结石围手术期护理 …………………… （734）
　十七、肝内外胆管结石围手术期护理 ……………… （736）
　十八、胆囊癌根治手术护理 ………………………… （739）
　十九、胆管癌手术护理 ……………………………… （741）
　二十、腹外疝病人的护理 …………………………… （742）
　二十一、下肢深静脉血栓形成滤器植入术护理 …… （749）
　二十二、腹主动脉瘤介入手术治疗护理 …………… （751）
　二十三、动脉栓塞手术护理 ………………………… （753）
　二十四、颅外颈动脉硬化闭塞性疾病手术护理 …… （755）
　二十五、下肢静脉曲张手术护理 …………………… （759）
　二十六、深静脉血栓形成手术护理 ………………… （761）
　二十七、血栓闭塞性脉管炎手术护理 ……………… （763）

二十八、腹腔镜胆囊切除术护理 …………………… （764）
二十九、腹腔镜联合胆道镜取石术护理 ……………（766）
三十、腹腔镜下脾切除术护理 ………………………（769）
三十一、胰十二指肠切除术护理 ……………………（771）
三十二、门静脉高压断流术、护理 …………………（773）
三十三、门静脉高压分流术护理 ……………………（775）
三十四、肝叶部分切除术护理 ………………………（777）
三十五、肝脏移植手术护理 …………………………（781）
三十六、先天性胆总管囊肿切除+胆肠吻合术护理 …（783）

第五节　烧伤科护理常规 ……………………………（785）
一、烧伤一般护理 ……………………………………（785）
二、电击伤护理 ………………………………………（787）
三、大面积烧伤护理 …………………………………（788）
四、呼吸道烧伤护理 …………………………………（790）
五、烧伤创面护理 ……………………………………（791）
六、体表肿瘤护理 ……………………………………（793）
七、皮肤软组织扩张器植入护理 ……………………（794）
八、植皮供皮区护理 …………………………………（795）
九、植皮受皮区护理 …………………………………（796）

第六节　骨科疾病护理常规 …………………………（797）
一、骨科手术一般护理 ………………………………（797）
二、石膏固定护理 ……………………………………（798）
三、牵引术护理 ………………………………………（799）
四、小夹板固定护理 …………………………………（800）
五、脂肪栓塞综合征护理 ……………………………（801）
六、挤压综合征护理 …………………………………（802）
七、骨折护理 …………………………………………（803）
八、锁骨骨折护理 ……………………………………（804）
九、四肢骨折手术护理 ………………………………（805）

十、骨盆骨折护理 …………………………………………（807）
十一、截肢手术护理 ………………………………………（808）
十二、关节脱位及损伤护理 ………………………………（809）
十三、手外科一般护理 ……………………………………（810）
十四、断指（肢）再植术护理 ………………………………（811）
十五、游离足趾移植再造手指术护理 ……………………（813）
十六、游离皮瓣移植术护理 ………………………………（814）
十七、臂丛神经损伤手术护理 ……………………………（816）
十八、先天性髋关节脱位手术护理 ………………………（817）
十九、化脓性关节炎手术护理 ……………………………（818）
二十、骶骨肿瘤切除重建术护理 …………………………（820）
二十一、肩关节镜手术护理 ………………………………（821）
二十二、肘关节镜手术护理 ………………………………（822）
二十三、膝关节镜手术护理 ………………………………（824）
二十四、踝关节镜手术护理 ………………………………（825）
二十五、全髋和人工股骨头置换术护理 …………………（827）
二十六、全髋关节翻修手术护理 …………………………（829）
二十七、全膝关节置换术护理 ……………………………（830）
二十八、上位颈椎损伤内固定术护理 ……………………（832）
二十九、颈椎病手术护理 …………………………………（835）
三十、颈椎前路手术护理 …………………………………（838）
三十一、单纯性脊柱骨折手术护理 ………………………（841）
三十二、胸腰椎前路手术护理 ……………………………（844）
三十三、胸腰椎后路手术护理 ……………………………（846）
三十四、腰椎间盘突出症手术护理 ………………………（847）
三十五、腰椎滑脱症手术治疗护理 ………………………（849）
三十六、脊柱侧凸矫形术护理 ……………………………（851）

第七节 神经外科护理常规 ……………………………………（853）
 一、意识、瞳孔的观察 ……………………………………（853）

二、肢体活动障碍的观察 …………………………………（856）
三、生命体征的监护 ………………………………………（859）
四、危重病人一般护理 ……………………………………（861）
五、颅内压增高及脑疝护理 ………………………………（864）
六、亚低温治疗及护理 ……………………………………（866）
七、镇痛、镇静 ……………………………………………（869）
八、营养治疗 ………………………………………………（873）
九、神经外科围手术期护理 ………………………………（875）
十、颅内肿瘤手术护理 ……………………………………（887）
十一、颅内动脉瘤手术护理 ………………………………（891）
十二、脑动静脉畸形手术护理 ……………………………（892）
十三、寰枕部畸形手术护理 ………………………………（894）
十四、脑脓肿手术护理 ……………………………………（896）
十五、椎管内肿瘤手术护理 ………………………………（899）
十六、颅骨缺损手术护理 …………………………………（905）
十七、癫痫手术护理 ………………………………………（906）
十八、帕金森综合征手术护理 ……………………………（909）
十九、伽马刀治疗护理 ……………………………………（912）
二十、脑血管介入治疗护理 ………………………………（914）
二十一、数字减影血管造影术护理 ………………………（916）

第八节 泌尿外科疾病护理常规 ……………………………（917）
一、泌尿外科疾病一般护理 ………………………………（917）
二、肾脏损伤护理 …………………………………………（919）
三、单纯肾切除术护理 ……………………………………（921）
四、腹腔镜下肾部分切除术护理 …………………………（922）
五、膀胱全切肠道替代术护理 ……………………………（923）
六、良性前列腺增生围手术期护理 ………………………（926）
七、输尿管镜钬激光碎石取石术护理 ……………………（928）
八、腹腔镜泌尿外科手术护理 ……………………………（929）

九、耻骨上膀胱造瘘术护理 …………………………（930）
十、经皮肾镜取石术（PCNL）护理 ………………（932）
十一、前列腺癌根治术护理 …………………………（934）
十二、经尿道膀胱肿瘤电切术护理 …………………（936）
十三、肾癌根治术护理 ………………………………（937）
十四、肾上腺疾病手术护理 …………………………（938）
十五、肾盂输尿管连接处狭窄成形术护理 …………（939）
十六、复杂尿道手术护理 ……………………………（941）
十七、精索静脉曲张手术护理 ………………………（942）
十八、嗜铬细胞瘤手术护理 …………………………（943）
十九、睾丸鞘膜积液手术护理 ………………………（945）
二十、阴茎肿瘤手术护理 ……………………………（946）

第九节 肛肠科疾病护理常规 …………………………（950）
一、肛肠科疾病手术护理 ……………………………（950）
二、痔手术护理 ………………………………………（951）
三、肛周脓肿手术护理 ………………………………（952）
四、肛瘘手术护理 ……………………………………（954）
五、肛裂手术护理 ……………………………………（956）
六、直肠息肉手术护理 ………………………………（957）
七、直肠前突手术护理 ………………………………（958）
八、骶尾部藏毛窦手术护理 …………………………（960）

第十三章 介入治疗护理常规 …………………………（962）

第一节 血管性介入治疗护理常规 ……………………（963）
一、选择性血管造影术护理 …………………………（963）
二、血管栓塞术护理 …………………………………（965）
三、经颈静脉肝内门体静脉分流术 …………………（966）
四、布-加综合征介入治疗护理 ……………………（968）
五、碘125粒子植入治疗护理 ………………………（971）
六、肺癌介入治疗护理 ………………………………（973）

七、腹主动脉瘤介入治疗护理 …………………………（975）
八、肝癌介入治疗护理 ……………………………………（979）
九、股骨头无菌性坏死介入治疗护理 …………………（981）
十、经皮穿刺血管成形术护理 ……………………………（983）
十一、脾动脉栓塞术护理 …………………………………（985）
十二、食管支架植入术护理 ………………………………（986）
十三、胃癌介入治疗护理 …………………………………（989）
十四、下肢动脉狭窄或闭塞介入护理 …………………（991）
十五、子宫肌瘤介入治疗护理 ……………………………（993）
十六、肝囊肿介入治疗护理 ………………………………（995）
十七、肾囊肿介入治疗护理 ………………………………（996）
十八、下肢静脉血栓滤器植入术护理 …………………（998）
十九、经皮椎体成形术护理 ………………………………（1001）
二十、颅外颈动脉硬化闭塞性疾病介入治疗护理 ……（1002）

第十四章　整形美容外科护理常规 ……………………（1006）
一、整形美容外科围手术期护理 ………………………（1006）
二、整形外科心理护理 ……………………………………（1009）
三、重睑成形手术护理 ……………………………………（1010）
四、上睑下垂矫正手术护理 ………………………………（1012）
五、隆鼻手术护理 …………………………………………（1014）
六、面部除皱手术护理 ……………………………………（1016）
七、面部注射整形美容护理 ………………………………（1018）
八、脂肪抽吸术护理 ………………………………………（1020）
九、隆乳手术护理 …………………………………………（1021）
十、巨乳缩小整形手术护理 ………………………………（1023）
十一、乳房下垂矫正手术护理 ……………………………（1025）
十二、乳房人工材料取出手术护理 ………………………（1026）
十三、下颌角肥大截骨整形术、颧弓降低术护理 ………（1028）
十四、小耳畸形再造术护理 ………………………………（1030）

十五、副乳/腋臭切除手术护理 …………………………（1032）
十六、皮片移植术护理 ……………………………………（1034）
十七、皮肤软组织扩张术护理 ……………………………（1036）
十八、体表肿瘤切除术护理 ………………………………（1038）
十九、激光整形美容护理 …………………………………（1040）

第十五章 眼耳鼻喉疾病护理常规 ……………………（1043）

第一节 眼科疾病手术护理常规 ……………………（1043）
一、内眼手术护理 …………………………………………（1043）
二、外眼手术护理 …………………………………………（1045）
三、白内障摘除与人工晶体植入手术护理 ………………（1046）
四、青光眼手术护理 ………………………………………（1049）
五、细菌性角膜炎及角膜溃疡护理 ………………………（1051）
六、视网膜脱离手术护理 …………………………………（1052）
七、眼球穿通伤手术护理 …………………………………（1054）
八、眼钝挫伤护理 …………………………………………（1056）
九、斜视手术护理 …………………………………………（1058）
十、虹膜睫状体炎的护理 …………………………………（1059）
十一、视网膜动脉阻塞护理 ………………………………（1060）
十二、视网膜静脉阻塞护理 ………………………………（1061）
十三、眶内肿瘤摘除术护理 ………………………………（1062）
十四、慢性泪囊炎手术护理 ………………………………（1064）
十五、眼睑恶性肿瘤手术护理 ……………………………（1066）
十六、角膜移植术护理 ……………………………………（1067）

第二节 耳鼻喉科疾病护理常规 ……………………（1069）
一、耳鼻喉手术一般护理 …………………………………（1069）
二、耳显微手术护理 ………………………………………（1071）
三、乳突根治术护理 ………………………………………（1072）
四、鼓室成形术护理 ………………………………………（1074）
五、耳源性颅内并发症护理 ………………………………（1075）

六、鼻内镜鼻窦手术护理 …………………………… (1076)
七、鼻出血护理 …………………………………… (1077)
八、上颌窦根治术护理 …………………………… (1079)
九、鼻侧切开术护理 ……………………………… (1080)
十、扁桃体摘除术护理 …………………………… (1081)
十一、咽后壁脓肿手术护理 ……………………… (1083)
十二、半喉截除术、全喉截除术、喉再造术护理 … (1084)
十三、支撑喉镜下声带息肉切除术护理 ………… (1086)
十四、急性喉炎护理 ……………………………… (1088)
十五、阻塞性睡眠呼吸暂停低通气综合征手术护理 … (1089)
十六、气管切开手术护理 ………………………… (1090)

第十六章 口腔外科护理常规 …………………… (1093)

一、颌面外科疾病手术护理 ……………………… (1093)
二、口腔颌面部外伤急救护理 …………………… (1094)
三、上下颌骨骨折手术护理 ……………………… (1097)
四、唇裂修复术护理 ……………………………… (1100)
五、腭裂修复术护理及术后语音训练 …………… (1102)
六、牙槽突裂行髂骨移植术护理 ………………… (1105)
七、腮腺肿瘤手术护理 …………………………… (1106)
八、颞颌关节强直手术护理 ……………………… (1108)
九、牙龈癌手术护理 ……………………………… (1109)
十、颌面部间隙感染护理 ………………………… (1111)
十一、舌癌根治术护理 …………………………… (1114)
十二、游离组织瓣修复护理 ……………………… (1117)
十三、腭部良、恶性肿瘤手术护理 ……………… (1119)
十四、口腔颌面部囊肿手术护理 ………………… (1121)
十五、颌面部肿瘤护理 …………………………… (1123)
十六、贝尔面瘫护理 ……………………………… (1125)
十七、下颌下腺炎护理 …………………………… (1127)

第十七章 妇科疾病护理常规 (1129)

第一节 妇科疾病护理常规 (1129)
- 一、妇科疾病一般护理 (1129)
- 二、妇科腹部手术护理 (1129)
- 三、妊娠剧吐护理 (1132)
- 四、流产护理 (1133)
- 五、异位妊娠护理(保守治疗) (1134)

第二节 女性生殖系统疾病护理常规 (1135)
- 一、外阴尖锐湿疣护理 (1135)
- 二、淋病护理 (1136)
- 三、梅毒护理 (1138)
- 四、非特异性外阴炎 (1139)
- 五、前庭大腺脓肿护理 (1140)
- 六、慢性宫颈炎护理 (1141)
- 七、盆腔炎性疾病护理 (1141)

第三节 月经失调护理常规 (1143)
- 一、闭经护理 (1143)
- 二、功能失调性子宫出血护理 (1144)
- 三、围绝经期护理 (1145)

第四节 妇科手术护理常规 (1146)
- 一、输卵管癌护理 (1146)
- 二、子宫内膜癌手术护理 (1147)
- 三、宫颈癌手术护理 (1148)
- 四、卵巢肿瘤手术护理 (1150)
- 五、子宫肌瘤手术护理 (1152)
- 六、子宫内膜异位症手术护理 (1154)
- 七、腹腔镜手术护理 (1155)

第五节 妊娠滋养细胞疾病护理常规 (1157)
- 一、葡萄胎护理 (1157)

二、侵蚀性葡萄胎及绒毛膜癌护理 ……………… (1158)
第六节 外阴、阴道手术护理常规 ……………… (1159)
  一、外阴、阴道创伤护理 ……………………… (1159)
  二、子宫脱垂手术护理 ………………………… (1160)
  三、外阴癌手术护理 …………………………… (1162)
  四、先天性无阴道手术护理 …………………… (1163)
  五、尿瘘手术护理 ……………………………… (1165)
  六、粪瘘手术护理 ……………………………… (1167)
第七节 终止妊娠护理常规 ………………………… (1168)
  一、早孕药物流产护理 ………………………… (1168)
  二、羊膜腔注射利凡诺引产护理 ……………… (1170)
  三、水囊引产护理 ……………………………… (1171)
  四、疤痕妊娠终止妊娠护理 …………………… (1172)
  附录一 阴道镜检查护理 ……………………… (1173)
  附录二 宫颈薄层液基细胞学检查TCT检查护理 …… (1174)
  附录三 自凝刀治疗护理 ……………………… (1175)
  附录四 LEEP刀手术护理 …………………… (1175)

第十八章 产科护理常规 …………………………… (1176)
第一节 正常分娩期护理常规 ……………………… (1176)
  一、产前检查 …………………………………… (1176)
  二、孕妇入院护理 ……………………………… (1179)
  三、产程观察护理 ……………………………… (1180)
  四、产后护理 …………………………………… (1184)
  五、导乐陪产护理 ……………………………… (1186)
  六、催产素引产护理 …………………………… (1188)
  七、硫酸镁用药护理 …………………………… (1189)
第二节 异常分娩护理常规 ………………………… (1191)
  一、产力异常护理 ……………………………… (1191)
  二、产道异常护理 ……………………………… (1194)

三、胎位及胎儿发育异常护理 ……………………… (1196)
四、脐带脱垂护理 …………………………………… (1197)
五、胎儿窘迫护理 …………………………………… (1198)
六、会阴切开缝合术护理 …………………………… (1199)
七、产钳助产术护理 ………………………………… (1201)
八、剖宫产术护理 …………………………………… (1202)

第三节 分娩期并发症护理常规 ……………………… (1204)
一、子宫破裂护理 …………………………………… (1204)
二、产后出血护理 …………………………………… (1206)
三、羊水栓塞护理 …………………………………… (1207)
四、胎膜早破护理 …………………………………… (1208)

第四节 病理妊娠护理常规 …………………………… (1210)
一、前置胎盘护理 …………………………………… (1210)
二、胎盘早剥护理 …………………………………… (1211)
三、妊娠期高血压疾病护理 ………………………… (1212)
四、母儿血型不合护理 ……………………………… (1214)
五、妊娠肝内胆汁淤积症护理 ……………………… (1215)
六、胎儿生长受限护理 ……………………………… (1217)
七、羊水过多护理 …………………………………… (1218)
八、羊水过少护理 …………………………………… (1219)
九、过期妊娠护理 …………………………………… (1220)
十、死胎护理 ………………………………………… (1221)
十一、多胎妊娠护理 ………………………………… (1222)
十二、高危妊娠护理 ………………………………… (1223)

第五节 异常产褥期护理常规 ………………………… (1224)
一、产褥感染护理 …………………………………… (1224)
二、晚期产后出血护理 ……………………………… (1226)
三、产褥中暑护理 …………………………………… (1227)

第六节 妊娠合并症护理常规 ………………………… (1228)

一、妊娠合并心脏病护理 ·· (1228)
　二、妊娠合并糖尿病护理 ·· (1230)
　三、妊娠合并肝炎护理 ·· (1232)
　四、妊娠合并贫血护理 ·· (1233)
　五、妊娠合并肺结核护理 ·· (1235)
　六、妊娠合并甲状腺功能亢进护理 ·································· (1236)
　七、妊娠合并慢性肾炎护理 ··· (1237)
　八、妊娠合并急性肾盂肾炎护理 ······································ (1238)
　九、妊娠合并性病护理 ·· (1239)
　十、妊娠合并阑尾炎护理 ·· (1240)

第七节　分娩后新生儿护理常规 ·· (1242)
　一、母婴同室护理 ·· (1242)
　二、新生儿窒息抢救及护理 ··· (1242)
　三、新生儿一般护理 ·· (1243)
　四、新生儿抚触 ··· (1244)

第十九章　儿科疾病护理常规 ·· (1245)
第一节　新生儿疾病护理常规 ·· (1245)
　一、新生儿一般护理常规 ·· (1245)
　二、早产儿护理 ··· (1247)
　三、新生儿窒息护理 ·· (1250)
　四、新生儿缺血缺氧性脑病护理 ····································· (1252)
　五、新生儿颅内出血护理 ·· (1253)
　六、新生儿黄疸护理 ·· (1254)
　七、新生儿败血症护理 ·· (1257)
　八、新生儿肺炎护理 ·· (1258)
　九、新生儿肺透明膜病护理 ··· (1260)
　十、新生儿低血糖护理 ·· (1262)
　十一、新生儿高血糖护理 ·· (1262)
　十二、新生儿先天性梅毒护理 ··· (1263)

十三、新生儿先天性心脏病护理 …………………… (1264)
十四、新生儿坏死性小肠结肠炎护理 ………………… (1266)
第二节　儿童呼吸系统疾病护理常规 ………………… (1267)
一、儿内科一般护理常规 ……………………………… (1267)
二、急性上呼吸道感染护理 …………………………… (1269)
三、急性感染性喉炎护理 ……………………………… (1270)
四、小儿支气管炎护理 ………………………………… (1271)
五、小儿肺炎护理 ……………………………………… (1272)
六、小儿支气管哮喘护理 ……………………………… (1274)
第三节　儿童心血管系统疾病护理常规 ………………… (1275)
一、心脏病护理 ………………………………………… (1275)
二、病毒性心肌炎护理 ………………………………… (1277)
三、心力衰竭护理 ……………………………………… (1278)
第四节　儿童消化系统疾病护理常规 …………………… (1280)
一、小儿腹泻护理 ……………………………………… (1280)
二、上消化道出血护理 ………………………………… (1281)
三、急性出血坏死性肠炎护理 ………………………… (1283)
第五节　儿童泌尿系统疾病护理常规 …………………… (1284)
一、急性肾炎护理 ……………………………………… (1284)
二、肾病综合征护理 …………………………………… (1286)
第六节　儿童血液系统疾病护理常规 …………………… (1288)
一、营养性缺铁性贫血护理 …………………………… (1288)
二、特发性血小板减少性紫癜护理 …………………… (1289)
三、白血病护理 ………………………………………… (1291)
第七节　儿童神经系统疾病护理常规 …………………… (1294)
一、脑膜炎护理 ………………………………………… (1294)
二、癫痫护理 …………………………………………… (1295)
三、脑性瘫痪护理 ……………………………………… (1297)
第八节　儿童免疫和结缔组织疾病护理常规 …………… (1298)

一、川崎病护理 …………………………………… (1298)
　　二、过敏性紫癜护理 ……………………………… (1299)
第九节　儿童遗传代谢内分泌疾病护理常规 ………… (1301)
　　一、糖尿病护理 …………………………………… (1301)
　　二、糖尿病酮症酸中毒护理 ……………………… (1304)
　　三、甲状腺功能亢进症护理 ……………………… (1305)
　　四、生长激素缺乏症护理 ………………………… (1307)
第十节　儿童传染性疾病护理常规 …………………… (1309)
　　一、儿童传染病一般护理常规 …………………… (1309)
　　二、麻疹护理 ……………………………………… (1310)
　　三、水痘护理 ……………………………………… (1311)
　　四、手足口病护理 ………………………………… (1312)
　　五、流行性乙型脑炎护理 ………………………… (1314)
　　六、流行性腮腺炎护理 …………………………… (1315)
　　七、艾滋病护理 …………………………………… (1317)
第十一节　新生儿急救护理常规 ……………………… (1319)
　　一、新生儿窒息与复苏护理 ……………………… (1319)
　　二、新生儿气管插管护理 ………………………… (1320)
　　三、新生儿动静脉同步换血疗法护理 …………… (1322)

第二十章　手术室护理常规 …………………………… (1325)
第一节　手术室一般护理常规 ………………………… (1325)
　　一、一般护理常规 ………………………………… (1325)
　　二、接、送手术病人护理常规 …………………… (1325)
　　三、手术病人访视常规 …………………………… (1326)
　　四、手术物品清点常规 …………………………… (1327)
　　五、洗手护士手术配合 …………………………… (1327)
　　六、巡回护士手术配合 …………………………… (1328)
　　七、冰冻病理标本处置常规 ……………………… (1328)
　　八、普通病理标本处置常规 ……………………… (1328)

九、手术体位安置常规 …………………………………… (1329)
　　十、手术病人麻醉护理常规 ……………………………… (1329)
　　十一、PACU(麻醉后苏醒)护理常规……………………… (1330)
第二节　手术配合护理 ……………………………………… (1332)
　　一、身心评估 ……………………………………………… (1332)
　　二、护理措施 ……………………………………………… (1332)
　　三、物品准备 ……………………………………………… (1332)
第三节　神经外科手术配合护理 …………………………… (1333)
　　一、身心评估 ……………………………………………… (1333)
　　二、物品准备 ……………………………………………… (1333)
　　三、手术配合注意事项 …………………………………… (1333)
第四节　口腔科手术配合护理 ……………………………… (1333)
　　一、身心评估 ……………………………………………… (1333)
　　二、物品准备 ……………………………………………… (1333)
　　三、手术配合注意事项 …………………………………… (1334)
第五节　五官科手术配合护理 ……………………………… (1334)
　　一、身心评估 ……………………………………………… (1334)
　　二、物品准备 ……………………………………………… (1334)
　　三、手术配合注意事项 …………………………………… (1334)
第六节　胸心外科手术配合护理 …………………………… (1335)
　　一、身心评估 ……………………………………………… (1335)
　　二、胸外科物品准备 ……………………………………… (1335)
　　三、心脏外科物品准备 …………………………………… (1335)
　　四、手术配合注意事项 …………………………………… (1335)
第七节　肝胆外科手术配合护理 …………………………… (1335)
　　一、身心评估 ……………………………………………… (1335)
　　二、物品准备 ……………………………………………… (1336)
　　三、手术配合注意事项 …………………………………… (1336)

第八节 血管外科手术配合护理 (1336)
- 一、身心评估 (1336)
- 二、物品准备 (1336)
- 三、手术配合注意事项 (1336)

第九节 胃肠外科手术配合护理 (1337)
- 一、身心评估 (1337)
- 二、物品准备 (1337)
- 三、手术配合注意事项 (1337)

第十节 微创外科手术配合护理 (1337)
- 一、身心评估 (1337)
- 二、物品准备 (1337)
- 三、手术配合注意事项 (1338)

第十一节 妇产科手术配合护理 (1338)
- 一、身心评估 (1338)
- 二、产科物品准备 (1338)
- 三、妇科物品准备 (1338)
- 四、手术配合注意事项 (1338)

第十二节 泌尿外科手术配合护理 (1339)
- 一、身心评估 (1339)
- 二、物品准备 (1339)
- 三、手术配合注意事项 (1339)

第十三节 肛肠科手术配合护理 (1339)
- 一、身心评估 (1339)
- 二、物品准备 (1340)
- 三、手术配合注意事项 (1340)

第十四节 骨科手术配合护理 (1340)
- 一、身心评估 (1340)
- 二、物品准备 (1340)

三、手术配合注意事项 …………………………………… (1340)

第二十一章　压疮及失禁护理常规 …………………… (1341)
　第一节　压疮护理常规 …………………………………… (1341)
　第二节　大便失禁护理常规 ……………………………… (1343)
　第三节　尿失禁护理常规 ………………………………… (1347)
　第四节　失禁性皮炎护理常规 …………………………… (1352)

第二十二章　灾难的急救护理 …………………………… (1357)
　第一节　伤病员的安置 …………………………………… (1357)
　第二节　伤病员的现场救护 ……………………………… (1358)
　第三节　伤病员的转送护理 ……………………………… (1359)
　第四节　伤病员的心理干预 ……………………………… (1360)
　第五节　救援人员的心理干预 …………………………… (1362)

第二十三章　居家护理服务常规 ………………………… (1365)
　第一节　居家病人一般护理常规 ………………………… (1365)
　第二节　社区病人一般护理常规 ………………………… (1367)

参考文献 …………………………………………………… (1368)

第一章 门诊护理常规

一、门诊分诊护理常规

（1）分诊护士须掌握门诊常见病症状、体征及辅助检查的临床意义，便于分诊。对于疑难病例请医师协助分诊。

（2）分诊护士要具备高度的责任心，热情接待病人，态度和蔼，耐心解答病人提出的各类问题。

（3）分诊护士应提前上岗，做好开诊前各项准备工作，备齐诊疗常用物品，并妥善固定放置。

（4）根据挂号先后，指导病人配合电子呼叫系统叫号，有序就诊，对老、弱、残、重病人，适当优先安排就诊。

（5）保持就诊环境清洁整齐、安全舒适，维持好就诊秩序，做到一医一患。根据就诊不同时段，进行就诊知识宣教，方便病人有效就诊。

（6）根据病人病情测量体温，必要时测脉搏、血压，观察呼吸状况，并记录在门诊病历上。

（7）经常巡视候诊病人，及时发现病情变化，必要时护送至急诊科。一旦发现传染病人，立即送至传染科门诊。对病人接触过的物品及时采取消毒措施，严防院内感染。

（8）诊疗过程中，对需要进行特殊检查和治疗的病人，做好相关宣教解释，指导病人正确配合。

（9）为病人进行肛门、乳房检查时，应用屏风遮挡或提供专用的诊室。男医生检查女病人会阴及肛门时，须有护士陪同。

（10）保持室内清洁卫生，空气流通。做好诊疗用品的消毒隔离工作。

二、感染性疾病门诊护理常规

(1) 按照门诊一般护理常规护理。热情接待病人,接诊时须关注最新发现的传染病动向,做好预检分诊工作。

(2) 严格执行传染病门诊工作制度和消毒隔离制度,认真做好相关隔离和防护工作。

(3) 感染性疾病门诊设独立区域,分区明确,标识清楚。指导不同传染病病人在不同区域候诊、就诊,不得随意走动。一般病人不可到感染性疾病门诊就诊。

(4) 对前来感染性疾病门诊就诊的病人,须详细询问病史,测体温、脉搏和呼吸,必要时测血压。观察病人有无皮疹、黄疸、发热、脱水、烦躁不安、意识障碍等,及时采取相应措施处理。

(5) 分诊护士须密切观察病情,合理安排诊疗护理工作,遇到危重病人或出现病情变化时,立即报告医生,给予提前就诊或立即就地抢救。

(6) 诊疗物品不得交叉使用,每个诊室只能诊治一种传染病或按规定消毒处理后方可接诊另一种传染病。

(7) 传染病病人就诊结束前,应向病人全面交代相关隔离消毒、治疗注意事项和复诊、转诊事项。

(8) 认真做好各项登记工作,对法定传染病应督促医生进行传染病网报。

三、伤口、造口门诊护理常规

(1) 保持伤口、造口门诊环境清洁、整齐,区域划分明确,物品摆放有序。

(2) 热情接待病人,根据伤口性质分室安置病人,在处理病人伤口或造口时做好相关解释和安抚工作。

(3) 根据病人病情及其伤口情况选择合适体位,操作时动作轻柔,体现爱伤观念,注意保护病人的隐私。操作过程中随时观察病人病情变化,并及时处理。

(4) 严格执行无菌技术操作规程,防止院内感染。对于特殊感染病人,做好相关隔离工作,按要求规范处理污染物品。

（5）正确评估伤口，按照伤口的性质，准确处理创面并选择敷料。原则上先处理清洁伤口后再处理污染伤口。

（6）正确评估造口及造口周围皮肤情况，根据有无造口并发症、病人的经济情况选择合适的造口护理产品。积极落实健康教育。

（7）对于需要侵入性操作的病人，履行告知义务，并让病人或家属在知情同意书上签字。

（8）按照院内感染要求处理换药物品及各类医疗废物。治疗室每日实行湿式清扫，室内空气进行紫外线消毒。

四、门诊手术室护理常规

（1）规范门诊手术室管理，禁止闲杂人员出入，医务人员进入手术室必须更换衣裤、鞋，戴口罩、帽子。

（2）保持手术室清洁整齐，布局合理，物品放置有序。无菌物品分类放置，标签清楚。

（3）严格区分清洁区和污染区，按照清洁手术和污染手术分室安置病人。

（4）热情接待手术病人，手术前及手术过程中做好解释和安慰工作，消除病人紧张、恐惧心理，取得病人的配合。手术后详细向病人交代注意事项。

（5）手术前督促医生完成术前谈话及签字手续。督促手术医生严格执行手术室工作程序、消毒隔离规范和技术操作规程。

（5）主动配合医生为病人准备适当的手术体位和手术灯光。

（7）认真落实查对制度，接待病人须查对病人手术通知单、姓名、性别、手术名称、手术部位。

（8）手术过程中严密观察手术病人的病情变化，听取病人主诉。备齐抢救物品，随时配合医生就地抢救。

（9）术中取下的标本应妥善保管，护士及时、准确填写相关信息，24h内送出，防止标本遗失。

（10）严格按院内感染要求进行空气消毒、处理医用垃圾，每台手术后必须进行湿式清扫，防止交叉感染，定时做好相关监测。

五、门诊注射室护理常规

(1) 保持室内整齐、清洁,空气新鲜,清洁卫生工作应在上、下班前后进行。

(2) 热情接待病人,针对注射病人心理,给予耐心解释,消除其疑虑和恐惧。

(3) 注射时应思想集中,认真负责。严格执行无菌技术及操作规程。做好三查、七对、一注意(三查:操作前查、操作中查、操作后查;七对:对治疗卡、姓名、药名、剂量、浓度、用法、时间;一注意:注意用药后反应)。

(4) 易过敏药物须做皮试时应注意:

① 询问过敏史,并将试验结果记录在门诊治疗单上。

② 药液现配现用,不宜久置。

③ 皮丘直径在1cm以内。如周围皮肤有红晕或散在红点,则应用生理盐水做对照试验判定。

④ 皮试阳性者,根据药物性质,需做脱敏疗法时,按操作规程做脱敏注射。

⑤ 对青霉素停药3天或用药期间更换批号的病人,须再做皮试。

⑥ 使用不同剂型青霉素和半合成青霉素时均用原液做过敏试验,不得互相替代。

⑦ 注射后必须留病人继续观察15~20min,无异常反应才可离开。

(5) 注射室必须备齐各种抢救物品、药物及器械,定位放置。一旦发现过敏反应,立即进行抢救。

六、门诊治疗室护理常规

(1) 规范治疗室管理,禁止闲杂人员出入,室内清洁、整齐,物品放置有序。无菌物品分类放置,标签清楚。

(2) 严格执行消毒隔离规范和无菌技术操作规程,认真执行查对制度。

(3) 热情接待病人,操作前做好解释和安慰,消除病人焦虑和恐惧心理,取得病人配合。操作时动作轻柔,不断听取病人主诉,观察病人反应。

(4) 在进行治疗操作时,必须衣帽整齐,洗手、戴口罩,保持注意力集中,对于疑难病例及时请教当班专科医生,治疗结束后详细向病人交代注意事项。

(5) 隐匿性检查及侵袭性操作,注意保护病人隐私,履行告知义务,必要时填写知情同意书。

(6) 严密观察治疗病人的病情变化,备齐抢救物品,随时配合医生进行就地抢救。

(7) 按院内感染要求处理医用垃圾,对物体表面和地面进行湿式擦拭和清扫,并定时做好相关监测。

七、门诊输液室护理常规

(1) 热情接待病人,认真核对病人医嘱单与药品是否相符,药瓶有无破损,是否过期,数量是否相符。

(2) 询问输液病人既往有无药物过敏史,对于须做皮试的药物,严密观察皮试结果,阴性方可使用。

(3) 严格执行"三查、七对"制度和无菌操作规则,"七对"包括:对病人姓名、日期、瓶次、剂量、浓度、皮试结果、治疗单。双人核对后按序正确配置药液。

(4) 选择合适的血管,避开关节、静脉瓣、疤痕、红肿、炎症和皮肤溃烂处;避开手腕、手指、脚趾等皮下组织少的部位。按操作规范正确执行输液穿刺。

(5) 穿刺结束,再次核对病人和药物,按年龄、药液性质调整滴速,交代输液病人当日输液瓶数、药物作用、副作用及注意事项,病人有疑问时须及时给予解释,待病人无疑问后方可离去。

(6) 输液期间加强巡视,注意观察病人穿刺部位有无红肿、皮疹、外渗和全身有无输液反应等,如有异常及时给予相应处理。发生输液反应时须立即停药并及时向值班医生汇报,并做好相关登记。

(7) 输液期间及时满足病人需要,如扶助如厕、提供开水,必要时联系医生和家属等,并做好相关宣教。

(8) 输液完毕,及时交代病人或家属正确按压穿刺部位和合适的按压时间,防止因按压不当造成出血或血肿,影响下次穿刺。

第二章　急诊护理常规

第一节　急诊一般护理常规

一、院前急救一般护理

院前急救(pre-hospital care)是指急、危、重症病人进入医院前的医疗救护,包括病人发生伤病现场对医疗救护的呼救、现场救护、途中监护和运送等环节。及时有效的院前急救,对进一步创造诊治条件、提高抢救成功率、减少致死率具有极其重要的意义。

(1) 急救车内的急救物品、药品齐全,性能良好,处于备用状态。

(2) 接听急救电话时,详细询问病情、地点及方位、联系方式等,并记录来电时间。

(3) 以最快的速度到达现场,市区要求15min以内,条件好的区域要在10min以内,郊区要求30min以内。

(4) 抵达现场后,对病情作出初步判断,病情危重时,配合医生对病人实施救护措施,包括胸外心脏按压、人工呼吸、气管插管、心脏电除颤、心电监护、止血、骨折固定等。

(5) 根据病情协助病人取合适体位。

(6) 建立静脉通道,遵医嘱应用急救药物。

(7) 关怀安慰病人,使其保持镇静,向家属介绍病情,以取得合作与理解。

(8) 如病人病情允许,应尽快、安全地将病人转运到医院急诊科,以做进一步诊断和治疗。

二、预检分诊

（1）预检分诊护士应有爱护病人的观念，态度和蔼，具有高度的责任心和丰富的临床经验。听到救护车铃声，立即出迎病人。

（2）预检分诊护士应熟悉急诊范围，对各种常见急诊症状有鉴别诊断的能力，能迅速作出判断，按轻重缓急分科处置。对危重急诊病人必须护送到抢救室，并立即通知有关医护人员进行抢救，做到先抢救后挂号。开放急诊绿色通道。

（3）遇有成批病人就诊时，应检伤分类并立即通知有关科主任及医务处（科），组织抢救工作，对烈性传染病按传染报告制度及时汇报；涉及刑事、民事纠纷的伤员应向公安、保卫部门报告。

（4）根据预检印象进行分诊挂号，安排病人到有关科室就诊。

（5）登记内容包括病人姓名、性别、年龄、工作单位、地址、就诊时间和初步诊断。

三、急诊抢救室设置及管理要求

（1）急救器械：除一般诊室应有设备外，还应备有洗胃机、除颤仪、人工呼吸机、心电图机、吸引器、多功能监护仪、微量泵、输液泵、自动心肺复苏仪等急救设备。

（2）急救治疗包：备有开胸包、气管切开包、静脉切开包、胸腔穿刺包、腰椎穿刺包、导尿包、清创缝合包、脑室减压包、中心静脉压、各种引流管及敷料等，还需要备有各类注射器。

（3）急救药品：应备有抗休克，强心，抗心绞痛，抗心律失常，抗高血压，解毒，安定镇静，止血，抗凝，抗惊厥，激素，调节水、电解质及酸碱平衡，降颅压等类的急救药品及外用药。

（4）管理要求：

① 急诊抢救室为抢救危重病人的专用设施，不能作为他用，病人必须佩带身份识别腕带。

② 一切抢救物品实行"五定"，即定量供应、定点安置、定人管理、定期消毒、定期检查维修，各类器械要保证性能良好，呈备用状态。

③ 药品、器械用后均须及时清理、消毒和补充,并列入交班内容,无菌物品须注明有效日期,过期应重新消毒。贵重精密仪器应由专人保管。

④ 在抢救危重病人时护士应主动观察病情、正确执行医嘱、协助留取标本检验、维持秩序、加强病人的基础护理与心理护理,并做好护理记录。在执行医师口头医嘱前,护士要复述一遍,经核对无误后方可实施,同时把各种急救药物的空安瓿、空输液瓶、空输血袋等用完后集中放置,便于查对与统计。

四、急诊抢救一般护理

(1) 迅速接诊危重病人并立即安置在抢救室,协助病人取合适体位,根据病情采取相应急救措施,如心电监护、吸氧、建立静脉通道等,同时通知值班医生。

(2) 准确、迅速执行医嘱,抢救时口头医嘱须复述2次再执行,并保留安瓿以便核对,做好病情和用药记录。

(3) 抢救室护士应在床边观察病情并做好病情记录,有变化及时通知医生。

(4) 病情稳定后,指导导诊员护送病人至病房,必要时医生、护士陪同护送;根据病情携带氧气枕、呼吸囊、监护仪等抢救仪器。

(5) 做好终末处理,还原抢救车内药品、物品,使之处于备用状态。

(6) 做好各种登记,如120交接登记、会诊登记、抢救登记等。

第二节 急诊常见急危重症疾病护理常规

一、心搏骤停护理

心搏骤停(cardiac arrest,CA)是指由于多种原因引起的心脏泵血功能突然停止。一旦发生,将立即导致脑和其他脏器血液供给中断,组织严重缺氧和代谢障碍。对心搏骤停者应立即采取恢复有效循环、呼吸和大脑功能的一系列抢救措施,称为心肺脑复苏(cardio pulmonary cerebral restascitation,CPCR)。

(一) 身心评估

(1) 检查病人有无反应。

(2) 无呼吸或仅是喘息(即呼吸不正常)。

(3) 不能在 10s 内明确感觉到脉搏。

(4) 10s 内可同时检查呼吸和脉搏。

(二) 护理措施

1. 紧急处理措施

(1) 人工循环:立即进行胸外心脏按压,按压部位在胸骨下半部,按压频率为 100~120 次/min,按压深度成人 5~6cm,婴儿和儿童至少为胸部前后径的 1/3(婴儿大约为 4cm,儿童大约为 5cm),并让 1 人通知医生,当可以立即取得体外自动除颤器(AED)时,应尽快使用除颤器,当不能立即取得 AED 时,应立即开始心肺复苏。

(2) 畅通气道、人工呼吸:畅通气道是实施人工呼吸的首要条件。面罩球囊控制呼吸,连接氧气 8~10L/min,如有条件者立即气管插管,进行加压给氧,无条件时应行口对口人工呼吸,每次吹气量为 400~600mL。每 15~18s 给予 2 次人工呼吸。

(3) 迅速建立两条静脉通道:一般首选上腔静脉系统给药,如肘静脉、锁骨下静脉、颈外静脉或颈内静脉,以便药物尽快起效。

(4) 心电监护:观察抢救效果,必要时除颤、起搏。

(5) 脑复苏:头部置冰帽,体表大血管处,如颈、腹股沟、腋下置冰袋;同时应用脑复苏药物,如冬眠药物、脱水药及能量合剂等。

(6) 纠正酸中毒:可选用碳酸氢钠注射液。

2. 病情观察

(1) 观察病人的通气效果:保持呼吸道通畅,吸氧(流量为 5~6L/min),必要时行气管插管和使用人工呼吸机。使用呼吸机通气的病人每小时吸痰一次;每次吸痰时间不超过 15s,同时定时进行血气分析,根据结果调节呼吸机参数。

(2) 观察循环复苏效果:观察有无窦性心律,心搏的频率、节律,心律失常的类型以及心脏对复苏药物的反应;观察血压的变化,随时调整升压药,在保持血容量的基础上,使血压维持在正常水平,以保证心、脑、肾组织的血供;密切观察瞳孔的大小及对光反射、角膜反射、吞咽反射和肢体活动等;密切观察皮肤的色泽、温度。

(3) 观察重要脏器的功能:留置导尿管,观察尿量、颜色、性状,定时监测尿素氮、肌酐等,保护肾功能。

(4) 复苏有效指征:面色、口唇由发绀转为红润;自主呼吸恢复;能触及大动脉搏动,肱动脉收缩压≥60mmHg;瞳孔由大变小;有眼球活动或出现睫毛反射、瞳孔对光反射;手脚抽搐,开始呻吟。

(5) 复苏终止指征:

① 脑死亡:对任何刺激无反应;自主呼吸停止;脑干反射全部消失(瞳孔对光反射、角膜反射、吞咽反射、睫毛反射);脑电活动消失。

② 心脏停搏至开始心肺复苏的时间超过 30min,又坚持心肺复苏 30min 以上,无任何反应,心电图示波屏上呈一条直线。

3. 一般护理

(1) 预防感染,严格遵守各项无菌操作,做好口腔护理、皮肤护理、眼部护理等。

(2) 准确记录 24h 出入液量,维持电解质酸碱平衡,防止并发症发生。

(3) 备好各种抢救仪器及药品,防止再次发生心搏骤停。

(三) 健康指导与康复

(1) 安抚神志清楚的病人,保持病人情绪稳定,使病人配合治疗。

(2) 与家属沟通,获得理解与支持。

二、昏迷救护

昏迷是觉醒状态、意识内容以及躯体运动均完全丧失的一种极严重的意识障碍。正常意识状态的维持需要结构完整、功能健全的大脑皮质和脑干网状上行激活系统两者功能的协调一致,其中任一结构和功能异常都会出现不同程度的意识障碍。

临床表现为随意运动丧失,对外界刺激失去正常反应并出现病理反射活动。根据程度分为：① 浅昏迷。对强烈痛刺激有反应,基本生理反应存在,生命体征正常。② 中度昏迷。对痛刺激的反应消失,生理反应存在,生命体征正常。③ 深昏迷。除生命体征存在外,其他反应均消失。

（一）身心评估

（1）评估病人意识障碍指数及反应程度。

（2）了解昏迷程度。

（二）护理措施

（1）保持呼吸道通畅。取头高足低位,头部抬高15°～30°并偏向一侧,持续氧气吸入,及时吸痰,必要时行气管插管、气管切开,自主呼吸停止者,给予机械通气。

（2）密切观察病情,及时发现病情变化,迅速给予救治。

（3）维持水、电解质平衡,根据病情补充钾、钠等成分。定期测量血电解质含量,防止水、电解质失衡。

（4）对症处理：消除脑水肿,常用20%甘露醇125～250mL快速静脉滴注；促进脑功能恢复,遵医嘱使用营养脑及神经药物；保持亚低温冬眠疗效。

（5）根据不同的病因,遵医嘱给予药物治疗或术前准备。

（6）密切观察病情变化。昏迷初期应每0.5～1h观察和记录一次病人神志、瞳孔、脉搏、体温、呼吸、血压、尿量的变化。当出现昏迷加深,瞳孔进行性散大或不等大,呼吸不规则,血压不稳定时,常提示预后不良,应及时报告医生,采取相应的急救措施。

（7）积极预防并发症。

（三）健康指导与康复

（1）取得家属配合,指导家属对病人进行相应的意识恢复训练,帮助病人肢体被动活动与按摩。

（2）心理护理：关心鼓励病人,使病人认识到自己在家庭和社会中的存在价值,以增强其战胜疾病的信心。

三、休克救护

系因各种强烈致病因素作用于机体,使循环功能急剧减退,组织器官微循环灌流严重不足,以致重要生命器官机能代谢出现严重障碍的一种临床症候群。

(一)身心评估

(1) 评估病人发病快慢。
(2) 评估意识状态、生命体征情况。
(3) 评估病人有无并发症。
(4) 全面检查,防止误诊和漏诊。

(二)休克类型

1. 心源性休克

凡能严重地影响心脏排血功能,使心排血量急剧降低的原因,都可引起心源性休克(cardiogenic shock)。如大范围心肌梗死、弥漫性心肌炎、急性心脏压塞、肺动脉栓塞、严重心律失常以及各种严重心脏病晚期,以心肌梗死最为常见。其主要特点如下:

① 由于心泵衰竭,心排血量急剧减少,血压降低。

② 交感神经兴奋和儿茶酚胺增多,小动脉、微动脉收缩,外周阻力增加,致使心脏后负荷加重。

③ 交感神经兴奋,静脉收缩,回心血量增加,因而中心静脉压、心室舒张期末容量和压力升高。

④ 较早地出现较为严重的肺瘀血和肺水肿,这些变化又进一步加重心脏的负担和缺氧,促使心泵衰竭。

心源性休克的护理措施如下:

(1) 绝对卧床休息,根据病情给予休克体位。如发生心搏骤停,则按心搏骤停抢救。

(2) 严密观察病情,注意神志的变化,有无皮肤湿冷、花斑、发绀、心前区疼痛等。每15~30min测量一次血压、脉搏及呼吸,测量脉搏时间为30s,当脉搏不规则时连续测1min,注意心律、心率、中心静脉压的变化及每小时尿量,做好记录,及时告知医生。

(3) 给予氧气吸入,氧流量 2～4L/min,必要时监测血气分析。

(4) 建立静脉通道,按医嘱应用血管活性药物,注意调节药物浓度、滴速,使收缩压维持在 90～100mmHg 水平,注意输液通畅,防止药物外渗。

(5) 注意保暖,避免受凉,保暖以加盖棉被为宜,不宜使用热水袋,以防烫伤。按时翻身,做好口腔及皮肤护理,预防压疮。

(6) 关心体贴病人,做好健康教育及心理护理。

2. 失血性休克

失血性休克(hemorrhagic shock)属于低血容量性休克,多见于急性的、速度较快的失血。失血性休克使机体有效循环急剧减少,而引起全身组织血液灌注不足,使多器官功能受到损害,导致组织缺血缺氧、代谢障碍和神经功能紊乱等。其病情凶险、变化快,极易导致病人死亡。

(1) 立即建立 1～2 条静脉输液通道,保证输血、输液通畅。

(2) 抽血做交叉配血试验,准备输血并按医嘱准备平衡液、碳酸氢钠等。

(3) 妥善安排输注液体的先后顺序,在尚未配好新鲜血时输注平衡液,1h 内输液 1500～2000mL,晶体与胶体比例为 2.5∶1～3∶1。必要时采取加压输液方法,大量快速输液时注意监测中心静脉压,防止急性左心衰竭发生。

(4) 配合病因治疗的护理:创伤引起大出血和(或)有手术适应证的内脏出血者,应尽快争取手术止血,做好术前准备的护理。食管静脉破裂大出血者,应尽快使用三腔双囊管压迫止血。

(5) 病情观察:

① 监测血压、脉搏、呼吸,每 15～30min 测量一次并记录,注意体温变化,同时应观察神志、皮肤色泽和肢体温度,记录尿量,监测中心静脉压。

② 根据尿量、中心静脉压、血压、心率、皮肤弹性判断病人的休克程度。若中心静脉压低、血压低、心率快、皮肤弹性差、尿量少则提示血容量不足,应给予补液、输血;若中心静脉压高、血压低、心率快、尿量少,提示心功能不全,应给予强心、利尿。若心率快、尿量少、中

心静脉压及血压波动正常可用冲击试验。方法:成人快速输注300mL液体,若尿量增多、中心静脉压不变可考虑为血容量不足;若尿量不见增多、中心静脉压升高 2cmH$_2$O 可考虑为心功能不全。

(6)采取平卧位以利脑部血液供应,或将上身和下肢适当抬高10°~30°,以利呼吸和下肢静脉回流,保持病人安静,减少搬动。

(7)保持呼吸道通畅,氧流量 6~8L/min,必要时床边行紧急气管插管或气管切开术,给予呼吸机辅助通气。

(8)输注血管活性药物的注意事项:

① 滴速必须均匀,避免血压急骤上升或下降,如无医嘱不可中断,每 15~30min 测血压、脉搏和呼吸各一次,详细记录。

② 血管扩张药物必须在补充血容量充足的前提下应用,否则可导致血压急剧下降。

③ 病人在四肢厥冷、脉微细和尿量少的情况下,不能使用血管收缩药来提高血压,以防止引起急性肾衰竭。

④ 血管收缩药和血管扩张药可按医嘱合用,以调节血管张力并有强心作用。

(9)防止继发感染:严格无菌操作;保持皮肤清洁干燥,定时翻身,防止压疮发生;定时叩背、吸痰,防止肺部感染;更换各引流袋及尿袋,每日擦洗会阴 2 次。

(10)密切观察急性肾衰竭、呼吸窘迫综合征、酸中毒等并发症,实行相应护理。

(11)营养补充:不能进食者,给予鼻饲含高蛋白、高维生素的流质饮食,供给足够热量,提高机体抵抗力,但要警惕消化道出血。

3. 感染性休克

感染性休克(septic shock)是由于感染导致有效循环容量不足、组织器官微循环灌注急剧减少的急性循环功能衰竭综合征。感染性休克的病人多具有全身炎症反应综合征(systemic inflammatory response syndrome,SIRS):① 体温>38℃或<36℃;② 心率>90 次/min;③ 呼吸急促,>20 次/min 或过度通气,PaCO$_2$ 的值<4.3kPa;④ 白细胞计数>12×10^9/L 或<4×10^9/L,或未成熟白细胞>10%。

(1)严密观察病人的神志、生命体征。感染性休克病人表现为过度兴奋、躁动、嗜睡、定向力异常及异常的欣快,要注意病人的意识和对人、时间、地点的定向力。每 15～30min 测量脉搏、血压、呼吸各一次,观察呼吸频率、节律和用力程度、胸廓运动的对称性,并做好记录,发现异常及时通知医生处理。

(2) 改善微循环:迅速建立两条静脉通道,给予扩容、纠酸、抗休克等治疗。输液滴数宜先快后慢,用量宜先多后少,尽快改善微循环,逆转休克状态。

(3) 给予氧气吸入 3～4L/min,并给予加盖棉被或应用热水袋保温,改善末梢循环,热水袋温度控制在 50～60℃,避免过热引起烫伤。

(4) 保持呼吸道通畅,使用呼吸机通气者,每 30～60min 吸痰一次。

(5) 认真记录 24h 尿量。尿量能正确反映肾脏微循环血液灌流情况:若尿量持续小于 30mL/h,提示有休克可能;如超过 12h 无尿,血压正常,提示可能发生急性肾衰竭。出现异常应及时通知医生对症处理。

(6) 加强皮肤护理:保持皮肤清洁、干燥,每 2h 翻身一次,预防褥疮,每日行口腔护理、会阴冲洗 2 次,防止感染。

(7) 加强营养:给予高蛋白、高热量、高维生素饮食,增强病人的抵抗力。

(8) 做好心理护理,消除病人的恐惧心理,使其积极配合治疗、护理。

4. 过敏性休克

特异性过敏原作用于致敏个体而产生 IgE 介导的严重的以急性周围循环灌注不足及呼吸功能障碍为主的全身性速发变态反应所致的休克称为过敏性休克(allergic shock)。人体对某些药物或化学物质、生物制品等产生过敏反应,致敏原和抗体作用于致敏细胞,释放出血管活性物质可引起外周血管扩张、毛细血管床扩大、血浆渗出、血容量相对不足,加之过敏常致喉头水肿、支气管痉挛等,使胸内压力增高,致使回心血量减少,心排血量降低。

(1) 立即停药,就地抢救,病人取平卧位。

(2) 立即皮下注射 0.1% 盐酸肾上腺素 0.5～1mL,小儿酌减。

(3) 根据医嘱给予地塞米松 5～10mg 加入 50% 葡萄糖溶液

40mL 静脉注射;氢化可的松 100~200mg 加入 10%葡萄糖液 250mL 静脉滴注。

(4) 氧气吸入 4~6L/min,注意保暖。

(5) 保持呼吸道通畅,有喉头水肿呼吸抑制时,遵医嘱给予呼吸兴奋药,必要时行气管插管或气管切开。

(6) 肌肉注射抗组胺类药物:异丙嗪(非那根)、苯海拉明等。

(7) 密切观察病情,及时测量生命体征并采取相应的措施。

(8) 心搏骤停时,按心肺复苏抢救程序进行抢救。

四、中暑救护

中暑(heat stroke)是由高温环境引起机体体温调节中枢障碍、汗腺功能衰竭和(或)水、电解质大量丢失而发生的以中枢神经系统和(或)心血管系统功能障碍为主要表现的急性疾病。

(一) 身心评估

(1) 健康史。

(2) 身心状况。

(3) 辅助检查。

(二) 护理措施

(1) 立即脱离高温环境,把病人安置在抢救室,取平卧位,调节室温至 22~25℃。

(2) 迅速评估,同时进行必要的应急措施:

① 判断病人神志、呼吸、大动脉搏动,心脏骤停者立即行 CPR。

② 保持呼吸道通畅,充分供氧,评估神志、瞳孔、肢体活动及各种反射,必要时人工机械通气。

③ 心电监护及血氧饱和度监测,评估生命体征。

(3) 迅速降温:

① 物理降温:立即戴冰帽,颈部、腋下、腹股沟等大血管处放冰袋,用冰水和酒精擦浴。

② 药物降温:输注 4℃冰葡萄糖氯化钠注射液 1000~2000mL,5~10min 滴完,滴速以 30~40 滴/min 为宜,以免诱发心律失常。氯

丙嗪25～50mg加入5%的葡萄糖注射液250～500mL静脉滴注,2h滴完,如无效可重复一次,血压低者慎用。

(4) 病情观察：

① 密切观察神志、瞳孔、生命体征、尿量,做好动态病情记录。

② 体温监测：体温降至38℃即终止降温,维持体温稳定直至正常状态。

③ 血压监测：收缩压维持在90mmHg以上,谨防脱水休克,维持循环功能,补充血容量,维持水、电解质及酸碱平衡,保持尿量30mL/h以上。

④ 预见性观察：DIC是中暑发展过程中的一种严重并发症,主要表现为高热、休克、出血(皮肤瘀斑、尿血、便血、呕血等),做好对症护理。

(5) 对症处理：

① 控制脑水肿可应用脱水药甘露醇注射液、糖皮质激素和呋塞米。

② 有心力衰竭者及早应用洋地黄制剂,有烦躁或抽搐时用地西泮和10%葡萄糖酸钙注射液。

③ 有急性肾衰竭者注意限制水盐的输注;发生DIC者,应使用肝素,防止发生多器官功能衰竭。

④ 如有肺水肿,氧气可用50%乙醇湿化吸入,合理供氧,并保持呼吸道通畅。危重者可行高压氧治疗。

(6) 心理护理：护士应热情接待病人,迅速将其置于20～25℃的环境中,保持病室安静,阴凉通风,尽力解除病人痛苦,缓解病人及家属的紧张情绪。

(三) 健康指导与康复

从事高温环境工作,要有足够的防暑措施。酷暑季节,老年人、久病卧床者、产妇的居住环境要保持通风。高温环境下及繁重体力劳动者应补充清凉含盐饮料,发现头晕、心悸、胸闷、恶心、四肢无力等症状时应及早就诊。

五、电击伤救护

电击伤(electrical injury)是由于人体直接触及电源或高压电(包括雷击)通过空气或其他导电介质传递电流通过人体,引起的组织损伤和功能障碍;严重者出现抽搐、休克、呼吸和心搏骤停。

(一)身心评估

(1)生命体征评估。

(2)评估电击原因、部位、电压情况、局部烧伤程度。

(二)护理措施

(1)现场急救:应立即脱离电源,将病人处于平卧位。

(2)对心搏骤停者行心肺脑复苏术,维持呼吸及循环功能。

(3)院内急救:迅速安置病人至抢救室,呼吸、心搏骤停者,立即行心肺复苏术。

① 保持呼吸道通畅,充分给氧 4~6L/min,评估病人神志、瞳孔、肢体活动及各种反射,必要时行人工机械通气。

② 建立有效静脉通道,给予心电监护及血氧饱和度监测,评估病人生命体征。

③ 创面处理:清创并止血包扎,同时注射破伤风抗毒血清预防破伤风,并给予抗生素预防感染,加强创面护理。

④ 进一步支持疗法:如保护心肌及重要脏器功能,预防心律失常和感染等并发症。

(4)病情观察:

① 密切观察病人的神志、瞳孔、生命体征、尿量,并做好动态病情记录。

② 维持血压,保持水、电解质平衡,纠正酸中毒,防止心律失常及急性肾衰竭等并发症。

③ 心电监护:常规行十二导联心电图检查,持续心电监护 24~48h,观察心率、心律、ST 段变化,注意心肌受损情况,做好除颤等准备。

④ 复合伤:伴有高处坠落伤者,注意有无脑损伤、骨折及其他重

要脏器损伤等,谨防漏诊。

(5) 急性期应绝对卧床休息,部分病人电击后处于精神亢奋状态,应强迫其卧床休息,对神志不清者,可采取保护性约束,防止其坠床。

(6) 心理护理:热情接待病人,对于清醒病人给予心理安慰,稳定其情绪,使其配合治疗,消除病人及家属的恐惧心理。

(三) 健康指导与康复

宣教安全用电,预防电击常识。电击伤复苏成功后,多无明显后遗症,部分病人可能有轻度头痛,如有不适,及时随诊。

六、溺水救护

溺水(drowning)是指人淹没于水中,呼吸道被水、污泥、杂草等物所堵塞,同时大量水被吸入肺内引起窒息和缺氧,导致机体发生一系列病理生理变化的状态。

(一) 身心评估

(1) 生命体征评估。

(2) 评估病人咳嗽等呼吸道症状。

(二) 护理措施

(1) 现场急救的主要措施是畅通呼吸道。立即清除口鼻中泥沙污物:用手指将舌头拉出口外,急救者取半跪位,将溺水者的腹部放在膝盖上,使其头部下垂,用手平压背部,倒出呼吸道内的水。还可采用肩顶法或抱腹法,将溺水者头部向下,轻轻晃动或奔跑,倒出呼吸道内的水。

(2) 院内急救:

① 迅速将病人安置于抢救室,注意保暖。

② 保持呼吸道通畅,吸痰,给氧 $4\sim6L/min$,必要时行气管插管或气管切开,机械辅助呼吸,以维持呼吸功能。

③ 症状护理:

Ⅰ. 有心力衰竭和肺水肿时,应限制输液量,吸入 50% 乙醇湿化的氧气,应用快速利尿药和强心药。

Ⅱ.防治脑水肿,应用大剂量糖皮质激素和脱水利尿药治疗,有条件者可行高压氧治疗。

Ⅲ.纠正酸中毒和电解质失调,可静脉滴注5%碳酸氢钠注射液100～200mL,并根据血气结果给予调整。

Ⅳ.防止肺部感染,应给予抗生素预防或治疗。

Ⅴ.及时处理并发症,如外伤等。

④病情观察:

Ⅰ.监测呼吸、血氧饱和度、心律、心率、血压、尿量等变化。

Ⅱ.根据病情调整输液滴速,正确应用药物,密切观察用药后的不良反应。

⑤加强基础护理:急性期禁食,待胃肠蠕动恢复后可进富含营养易消化的食物,对昏迷者行鼻饲,防止呼吸道、泌尿系统感染以及压疮等并发症。

⑥心理护理:抢救过程中,及时与家属沟通,缓解家属紧张情绪,增强病人及家属的安全感。

(三)健康指导与康复

急性期戒烟、酒,以免加重呼吸道症状,加重缺氧。儿童尽量不接近水域,有心脑血管等疾病的病人,不宜游泳。

七、冻伤救护

冻伤是在一定条件下由于寒冷作用于人体,引起局部乃至全身的损伤。损伤程度与寒冷的强度、风速、湿度、受冻时间以及局部和全身的状态有直接关系。寒冷引起的局部组织损伤,以四肢和面部多见。发生的主要原因为在寒冷环境中逗留时间过长,穿着过紧或潮湿鞋靴。临床表现为冻伤处皮肤苍白、冰冷、疼痛、麻木、红肿,出现水泡,甚至溃疡,冻伤严重者可出现干性坏疽。有水肿和继发感染者转为湿性坏疽。可分为反应前期(前驱期)、反应期(炎症期)和反应后期(恢复期)。

反应前期:系指冻伤后至复温融化前的一个阶段,其主要临床表现有受冻部位冰凉、苍白、坚硬,感觉麻木或丧失。由于局部处于冻结状态,其损伤范围和程度往往难以判定。

反应期:包括复温融化和复温融化后的阶段。冻伤损伤范围和程度,随复温后逐渐明显。

反应后期:系指冻伤愈合后和冻伤坏死组织脱落后,肉芽创面形成的阶段。此期可出现:① 皮肤局部发冷,感觉减退或敏感;② 对冷敏感,寒冷季节皮肤出现苍白或青紫;③ 痛觉敏感,肢体不能持重等。这些表现系由于交感神经或周围神经损伤后功能紊乱所引起的。

(一)身心评估

(1)生命体征评估。

(2)评估体温及皮肤情况。

(二)护理措施

(1)迅速脱离寒冷环境,防止继续受冻;防止外伤。

(2)尽早快速复温,如有条件,应立即用温水快速复温。

(3)改善局部微循环,可应用低分子右旋醣酐静脉滴注。

(4)局部涂擦冻伤药水或软膏,水泡不宜刺破,防止继发感染。

① 水泡的处理。应在无菌条件下抽出水泡液,如果水泡较大,也可低位切口引流。

② 感染创面和坏死痂皮的处理。感染创面应及时引流,防止痂下积脓,对坏死痂皮应及时蚕食脱痂。

③ 肉芽创面新鲜后尽应早植皮,消灭创面。

(5)抗休克、抗感染,并应用内服活血化瘀类药物。

(三)健康指导与康复

(1)采取防冻措施。

(2)可常年采用 5~15℃冷水洗手洗脸。

(3)防寒防湿。

(4)在寒冷环境中应适当活动,避免久站不动。

八、烧伤救护

烧伤是指由于热力、某些化学物质、电流、放射线等作用于人体所引起的损伤。烧伤主要原因:

（1）热力烧伤：由高温造成的损伤，包括热水、热液、蒸汽、火焰和热金属等。

（2）化学烧伤：体表接触化学物质或药品造成烧伤。临床常见盐酸烧伤、硫酸烧伤、石灰烧伤、氨水或氨气烧伤、沥青烧伤、磷烧伤、汽油浸泡烧伤等。

（3）电损伤：人体接触带电设备或带电导体时，造成躯体不同程度损伤。临床常见电接触伤、电弧烧伤、电火花烧伤、闪电烧伤。

（4）放射性烧伤：由于放射治疗一次性照射量过大或短期内多次小剂量照射而致的损伤，如 β 射线、X 射线、钴^{60} 等。

（一）身心评估

（1）生命体征评估。

（2）评估病人受伤时间、原因、烧伤面积和深度以及院前处理措施。

（二）护理措施

（1）了解致伤原因、受伤环境、过程、时间及程度。

（2）尽快脱离致伤源。

① 火焰烧伤者尽快撤离现场。

② 强酸强碱烧伤者，立即用清水冲洗；生石灰烧伤者，要先除去石灰颗粒，再用水冲洗；磷烧伤者，应将烧伤部位浸入水中，与空气隔绝。

③ 电烧伤者，用绝缘体中断电流。

④ 高温液体烫伤者，应先行降温，后脱去被热液浸湿的衣服，注意避免撕破皮肤，将受伤部位浸于水中。

（3）全面检查有无危及生命的合并伤，配合抢救。

（4）保持呼吸道通畅，吸氧，必要时行气管插管或气管切开。

（5）镇静止痛。

（6）保护创面，减少污染机会。

（7）口服含盐饮料，静脉补液。

（8）转送条件较好的医院进一步治疗。

（三）病情的判断

（1）烧伤面积的评估是伤情判断和早期处理的主要客观依据。

① 九分法:此法以"9"为规律,运用方便,容易记忆,但不够精确。头颈为9%,双上肢为2×9%,躯干为3×9%,双下肢及臀部为5×9%,会阴1%。

② 小儿面积计算法:

小儿头颈部面积＝[9＋(12－年龄)]%

小儿双下肢面积＝[46－(12－年龄)]%

③ 手掌法:以病人自己的手掌大小为标准,五指并拢的手掌面积是1%。

(2) 烧伤深度的评估可用三度四分法:

Ⅰ°——局部轻度红肿、干燥、有水泡,疼痛明显,感觉过敏。

浅Ⅱ°——水泡较大,基底部浸润,红肿明显,疼痛敏感。

深Ⅱ°——有或无水泡,基底苍白、水肿,干燥后可见网状栓塞血管,感觉迟钝。

Ⅲ°——蜡白或焦黄、炭化、坚韧,可见粗大的血管栓塞网。

(3) 烧伤程度的评估:

① 轻度:总面积为10%以下的Ⅱ°烧伤。

② 中度:总面积为11%～30%的Ⅱ°烧伤或面积为10%以下的Ⅲ°烧伤。

③ 重度:总面积为31%～50%的Ⅱ°烧伤或面积为11%～20%的Ⅲ°烧伤;或总面积为31%以下,但伴有下列情况之一者:全身情况严重或休克,中、重度吸入性损伤。

④ 特重:总面积为51%以上的Ⅱ°烧伤或面积为21%以上Ⅲ°烧伤者。

(4) 转送病人:

① 选择合适时机,发生休克的应待病情稳定后再转送。

② 建立静脉通道,保证途中血容量的补充。

③ 选择转运工具,病人取平卧位,躯体与行驶方向平行。

④ 途中不能应用冬眠或血管活性药物,对疼痛者可适当应用止痛剂。

(四)健康指导与康复

(1) 加强营养。

(2) 进行功能锻炼。
(3) 保护新生皮肤。
(4) 尽量避免日光照射。
(5) 减少疤痕挛缩畸形。

九、咬伤救护

(一) 动物咬伤

狂犬病(rabies)是指被犬、猫、狼等动物咬伤后,狂犬病毒侵入引起中枢神经系统的急性传染病,又称恐水症。一旦发病,病死率极高。

1. 身心评估

咬伤时间、部位、伤口情况及初步处理情况。

2. 护理措施

(1) 咬伤后紧急处理措施:

① 伤口处理:立即用3%过氧化氢溶液反复冲洗,再用生理盐水冲洗伤口,然后用0.5%聚维酮碘(碘伏)消毒伤口并敞开,不予缝合。

② 狂犬病疫苗注射:被狗等动物咬伤,应首先注射狂犬疫苗,按第0、3、7、14、28天的顺序进行肌肉注射,每次1支(液体疫苗2mL,冻干疫苗1mL或2mL),儿童用量相同。

③ 必要时注射抗狂犬病免疫血清,按40U/kg注射,一半肌肉注射,另一半伤口周围注射。注射前应做皮试,阳性者应脱敏注射。

④ 破伤风抗毒素和抗生素的使用:肌肉注射破伤风抗毒素1500U。使用前应做皮试,阳性者应脱敏注射或注射其他非过敏药物,如肌肉注射蓉生逸普250U。还应给予敏感抗生素,预防伤口感染。

(2) 狂犬病发作的救护:

① 隔离:高度可疑狂犬病者首先应隔离,安置单人暗室病房,避免声、光、水等刺激,病人唾液污物及其他物品应焚烧。用具应彻底消毒。接触病人要戴口罩、帽子和橡皮手套,穿防护服,严格做好标准预防。

② 用药护理：兴奋期应给予足量镇静药物：如地西泮成年人20～40mg/天，小儿0.5～1mg/(kg·天)肌肉注射或静脉滴注。苯妥英钠成年人0.1～0.2g/次，小儿5mg/(kg·次)，也可使用水合氯醛等人工冬眠药物。

（3）对症治疗：

有呼吸困难者应吸痰、给氧，必要时行气管切开，麻痹期应使用呼吸机控制呼吸，输液，注意纠正酸碱失调，不能进食者应给予静脉营养。

（4）病情观察：

① 前驱期：表现为发热、头痛、恶心、呕吐、全身不适。伤口疼痛，有麻木或蚁行感。

② 激动期：过度兴奋、烦躁不安、恐惧、发热、多汗、流涎、吞咽和呼吸困难，对水、风、声、光的刺激非常敏感，尤饮水、见水或听到水声都产生恐惧，故称恐水症。

③ 麻痹期：间歇期，痉挛停止，转为弛缓性瘫痪，下颌下坠、流涎，表现安静，反射消失，呼吸减弱或停止，循环衰竭而死亡。

3. 健康指导

（1）患狂犬病者，均有被疯狗、病猫等动物咬伤病史，潜伏期15天至12个月，短者为10天，长者达1年以上。

（2）注射疫苗期间避免进食刺激性食物，不要剧烈运动。按要求正规接种预防。

（二）毒蛇咬伤

毒蛇咬人时，其毒液通过尖锐的毒牙注入人体，人体吸收后迅速扩散到全身，造成机体重要生理功能紊乱，重者甚至死亡。根据主要毒性作用，蛇毒分为神经毒素、血液毒素、混合毒素三类。

（1）神经毒素的主要特征是局部仅有微痒和麻木、疼痛或感觉消失，伤后数小时内出现头晕、视力模糊、胸闷、呼吸困难，严重者出现昏迷、休克、呼吸肌麻痹甚至死亡。

（2）血液毒素的主要特征是局部疼痛、显著红肿，并伴有水泡、出血、坏死，全身表现为黄疸、高热、出血及肝、肾功能衰竭。

（3）混合毒素以血液毒类症状为主，并伴有神经毒类症状。

1. 身心评估

(1) 蛇咬伤时间。

(2) 当时病人情况、初步处理情况、毒蛇种类等。

2. 护理措施

(1) 一般护理:

① 稳定病人情绪,限制肢体活动,切不可伤后慌乱跑动,以免毒素吸收和扩散。

② 全身支持治疗,预防和处理多脏器功能衰竭。

③ 转送途中应保持伤口与心脏在同一水平,不宜抬高伤肢。

(2) 防止毒素扩散:

① 立即在伤口近心端扎止血带(一般在伤口 5~10cm 处),以阻断毒液随淋巴液回流。

② 用双手从近心端向伤口处挤压排毒,压力不可超过动脉压,时间一般 1~2h。

(3) 排毒方法:

① 用双氧水彻底冲洗伤口后,在咬伤处以"十"、"卄"形切开。

② 向肢体远端方向挤压排出毒液。

③ 吸吮法:如用嘴吸吮,每吸一次,必须吐净所吸毒素,并用清水漱口,口腔黏膜有破损者不宜使用此法。

④ 注射器吸引法,借负压吸引毒液。

(4) 应用中和毒素药物:

① 专用蛇药内服外敷,在创口近心端环绕肢体外敷 1 周,不可敷在伤口上或远心端。

② 抗蛇毒血清 6000U 加 5%葡萄糖 40mL 静脉缓慢注射,必要时,2~4h 后加用 3000U,应早期应用,使用前做过敏试验。

③ 遵医嘱给予抗生素和破伤风抗毒素血清,预防感染和破伤风。

(5) 病情观察:

① 观察病人脉搏、呼吸、血压、瞳孔及意识变化。

② 观察局部伤口情况,注意有无出血倾向。

③ 监测血流动力学变化。

3. 毒蛇咬伤的健康指导

（1）处于毒蛇分布区的人们在夜间外出要穿厚长裤、长袜、鞋子，戴帽子。

（2）改造环境，破坏毒蛇栖息地。

（三）毒虫蜇伤

毒虫蜇伤（insect sting）是指由各种昆虫（多为蜜蜂、黄蜂、蜈蚣、蝎和毒蜘蛛）蜇叮人体所致损伤。它们通过口器或尾刺蜇伤人体，并注入毒液，引起过敏或毒性反应，严重者可致人死亡。

1. 身心评估

毒虫蜇伤的时间、伤口及初步处理情况。

2. 护理措施

（1）局部处理：蜇伤处发现毒刺应及时拔除，局部用皂液，或5%碳酸氢钠溶液，或3%氨溶液擦洗，伤口周围用季德胜蛇药片捣碎以酒精调成糊状外搽。毒蜘蛛咬伤人体，则应在近心端扎止血带，阻止毒液回流，但必须0.5～1h松止血带一次，2～3min后再扎上止血带。

（2）药物治疗：

① 口服蛇药片：首次20片，以后每6h服用10片，直至症状缓解。

② 输液排毒：应输注足量液体，以利毒素从尿液排出。液体内还应加入激素类药物，如地塞米松10～20mg或氢化可的松100～200mg，既抗过敏又减轻中毒反应。

③ 抗过敏治疗：出现过敏症状，应给予抗组胺药物和肾上腺皮质激素，严重者给予肾上腺素1mg皮下注射。若过敏性休克，应及时给予抗休克治疗。

（3）手术治疗：毒蜘蛛咬伤，有神经毒和溶血毒，为阻止回流至全身，除近心端扎止血带外，还应手术"十"字切开伤口的皮肤，使毒液流出体外，以减少毒素吸收。

（4）对症治疗：局部剧烈疼痛，可选用0.5%利多卡因溶液或1%普鲁卡因溶液局部封闭，也可采用布桂嗪10mg或哌替啶50mg肌肉注射。呼吸困难者,应解除气道阻塞并给予氧气吸入。由于肠痉挛引起腹痛,可注射阿托品 0.5mg,以解除肠痉挛。

(5) 病情观察:

① 毒虫蜇伤临床表现因毒虫种类不同存在差异,局部反应:皮肤红肿、疼痛、瘙痒、水疱甚至坏死。全身症状:发热、头痛、恶心呕吐、心悸、呼吸困难、肌肉疼痛或者痉挛、腹泻等。严重并发症:急性喉头水肿、急性心肌炎及急性肾功能不全等。

② 密切观察伤口局部肿胀、疼痛情况,同时注意外敷药物的使用效果。

③ 严密观察病人的生命体征、意识情况,出现变化及时报告医生并及时处理。

④ 注意动态观察病人肝肾功能,积极预防并发症。

(6) 加强基础护理:保持床单元的干净整洁,预防感染。抬高患侧肢体,以利于静脉回流,减轻肿胀。

(7) 心理护理:护士应关心、安慰病人,耐心解释疾病相关知识,促进早期康复。

3. 健康指导

(1) 去野外林区应穿着长袖衣衫,戴面罩及手套,以免被蜂等蜇伤。

(2) 蜂在飞行时不要追捕。

(3) 教育儿童要远离蜂巢和毒虫。

十、急腹症救护

急腹症是腹部常见急性疾病的总称。根据腹内脏器病变可分为炎症性、穿孔性、出血性、梗阻性、绞窄性,其共同特点是发病急、进展快、病情重,需紧急处理。

临床表现为腹痛、恶心、呕吐、腹胀、黄疸、发热、大小便异常及腹膜刺激征。

(一) 身心评估

(1) 腹痛的病因和诱发因素发生时间,与饮食和活动的关系。

(2) 腹痛的缓急。
(3) 腹痛的性质。
(4) 腹痛的程度。
(5) 既往史。
(6) 生命体征。

（二）护理措施

(1) 在未诊断前,对急腹症病人应禁食、禁水、禁热敷、禁灌肠或禁用泻药、禁用止痛剂,实施抗感染,抗休克,纠正水、电解质和酸碱失衡。

(2) 建立静脉通道,保持输液通畅。

(3) 放置胃管和导尿管。对腹胀明显、胃肠穿孔等病人,应尽早放置胃管进行胃肠减压;对休克、酸碱失衡等危重病人,应及时留置导尿管。

(4) 正确采集标本送检。如血型鉴定及血型交叉试验、血液生化检查、血常规检查等。

(5) 需紧急手术者,应做好术前准备,包括备皮、药物过敏试验、术前用药、心理护理等。

（三）健康指导与康复

指导病人保持良好的心态,合理饮食。

十一、上消化道出血救护

上消化道出血是指屈氏韧带以上的消化道,包括食管、胃、十二指肠、胰、胆道病变引起的出血,以及胃空肠吻合术后的空肠病变出血。出血的病因多为上消化道疾病或全身性疾病。呕血和黑便是上消化道出血的特征性表现。

（一）身心评估

(1) 生命体征评估。
(2) 出血量、性质颜色评估。

（二）护理措施

(1) 须绝对卧床休息,抬高下肢,头偏向一侧,及时清理呕吐物,保持呼吸道畅通,保持环境安静。医护人员适当安慰病人,消除其紧张恐惧心理,注意保暖、吸氧,及时建立静脉通道,补充血容量以防休克,必要时做好输血准备。

(2) 采取有效的止血措施,必要时准备三腔气囊管压迫止血,根据医嘱及时给予止血药物。必要时可行手术治疗。

(3) 严密观察出血情况,注意观察皮肤的色泽,四肢的温度,静脉的充盈度和意识、心率、脉搏、呼吸、血压的变化及尿量。

(三) 健康指导与康复

(1) 保持良好的心境。
(2) 合理饮食与休息。
(3) 适当进行体育锻炼。
(4) 禁食刺激性的食物。
(5) 注意饮食卫生。

十二、心肌梗死救护

心肌梗死是指因冠状动脉供血急剧减少或中断,致使心肌因严重而持久地缺血导致心肌坏死。临床上表现为持久的胸骨后剧烈疼痛,心肌酶谱升高,心电图进行性改变;可发生心律失常、休克或心力衰竭,属冠心病的严重类型。

(一) 身心评估

(1) 心绞痛发作史。
(2) 发作的诱因、部位、程度及发作频率。
(3) 疼痛是否放射以及伴随症状。

(二) 护理措施

(1) 在急性期给予心电监护、心肌酶谱及血流动力学监测,定时观察心率、心律、血压及呼吸的变化。严格卧床休息、制动,做好饮食护理、排便护理。

(2) 备齐各种抢救药品。

(3) 医护人员给病人以体贴、关心、安慰和鼓励,消除其紧张恐惧心理。病房环境应安静、整洁,并做好家属工作,减少探视,以免引起病人情绪波动。

(4) 注意止痛剂的应用。在急性心肌梗死时,应迅速、及时地给予止痛药,但年老者或休克病人慎用。

(5) 给予持续低流量吸氧。

(6) 溶栓疗法的监测与护理配合。

(7) 心脏介入治疗的护理。

(三) 健康指导与康复

(1) 适当休息与活动。

(2) 培养良好的生活习惯。

(3) 保持愉快的心情。

(4) 饮食粗细搭配。

(5) 遵医嘱服药。

十三、急性中毒救护

(一) 急性中毒一般护理

急性中毒是指毒物短时间内经皮肤、黏膜、呼吸道、消化道等途径进入人体,使机体受损并发生器官功能障碍。

(1) 迅速清除毒物,立即脱离中毒环境,终止继续接触毒物。

(2) 吸入性中毒,将病人迅速脱离中毒环境,移至空气新鲜处,必要时给予吸氧和人工呼吸,保持呼吸道通畅。

(3) 接触性中毒,应迅速脱去病人的一切污染衣物,彻底清洗污染部位。

(4) 洗胃,为减少毒物的继续吸收,神志清醒的病人可采取口服催吐洗胃。昏迷病人以及服用大量药物者必须尽快采用洗胃机洗胃,一般在服用药物后 4～6h 内洗胃效果最佳。如果服用药物量比较大,或药物体内吸收较慢,即使时间超过 6h,洗胃对于服药的多数病人也是非常必要的。

① 置洗胃管时,病人取坐位或半坐位,如病人不能坐起或昏迷,采用侧卧位,头部稍低,保持口低于咽喉部,以预防胃液进入气管。将涂有液状石蜡的胃管由口或鼻腔插入,同时嘱病人做吞咽动作,昏

迷病人可用开口器撬开口腔,用弯钳将胃管缓缓送入胃内。洗胃时病人头偏向一侧,防止误吸。

② 胃管插好后,应先抽尽胃内容物并留取少量内容物做毒物鉴定。如无胃内容物抽出,可用注射器注入少量清水或生理盐水,回抽后的液体也可留作鉴定。

③ 根据毒物种类选择洗胃液,毒物不明时可选用生理盐水或温开水。

④ 一般采用电动洗胃机洗胃,每次灌洗液量为300mL左右,不宜过多,防止毒物进入肠道或导致急性胃扩张,小儿可根据年龄决定液量,一般以50~200mL为宜,且不宜使用洗胃机。

⑤ 洗胃的原则为快进快出,先出后入,出入量基本相等,反复清洗,直至排出液与灌入液色泽相同为止。如出现血性洗出液,应立即停止洗胃,并给予胃黏膜保护剂。

⑥ 强酸强碱毒切忌洗胃,可给予牛奶、蛋清及植物油等保护剂保护黏膜,减少强酸强碱等毒物的腐蚀作用。

(5) 密切观察意识状态、呼吸频率及类型、脉率、血压、瞳孔、尿量等变化并记录,详细记录出入液量。

(6) 保持呼吸道通畅,及时清除呼吸道分泌物,给予氧气吸入,必要时行气管插管、机械通气等。

(7) 生活护理,急性病人应卧床休息,注意保暖,昏迷病人要做好皮肤护理,防止褥疮发生,吞服腐蚀性毒物者应特别注意口腔护理,密切观察口腔黏膜的变化。

(8) 饮食护理,病情许可时,尽量鼓励病人进食,少食多餐,急性中毒病人的饮食应为高蛋白、高糖、高维生素的无渣饮食,腐蚀性毒物中毒者应早期给予乳类等流食。应保证病人足够的营养供应,必要时给予鼻饲营养或静脉营养。

(9) 安全护理,防止惊厥、抽搐、烦躁不安、坠床和碰伤。对企图自杀的病人,应给予安全防范,并要有专人陪护。

(10) 心理护理,根据病人中毒原因、社会文化背景以及对中毒的了解程度和心理需要,进行针对性的心理疏导,给予病人情感上的支持。

(二) 一氧化碳中毒

一氧化碳俗称煤气,为无色、无臭、无味、无刺激性的气体,是含碳物质燃烧不全的产物。一氧化碳中毒最常见的原因是生活用煤气外漏或用煤炉取暖时空气不流通。其他如炼钢、化学工业采矿等生产过程中操作不慎或发生意外事故等均可引起煤气中毒。

临床表现可分为轻、中、重度:

(1) 轻度中毒:头痛、头昏、恶心、呕吐、心悸、乏力,神志一般清楚,碳氧血红蛋白为10%~20%。

(2) 中度中毒:面色发红、脉速、表情淡漠、行动不便伴嗜睡,甚至发展为浅昏迷,碳氧血红蛋白为30%~40%。

(3) 重度中毒:昏迷,四肢肌张力增高,腱反射亢进,出现病理反射,可发生惊厥,碳氧血红蛋白为50%。

1. 身心评估

(1) 生命体征评估。

(2) 一氧化碳吸入史。

2. 护理措施

(1) 立即将病人搬离中毒现场,移到空旷通风处,注意保暖,轻度中毒者症状可以很快解除。

(2) 纠正缺氧,对轻、中度中毒者可用鼻导管吸氧,严重中毒者用面罩高浓度吸氧,氧流量8~10L/min,有条件者应立即行高压氧舱治疗。

(3) 密切观察病人的生命体征、神志及瞳孔的变化,尤其是重度中毒的病人,准备好气管插管等急救器材。

(4) 对症护理:对烦躁不安、频繁抽搐者做好安全防护工作。高热病人可采用物理降温或药物降温,并做好相应护理。

(5) 预防并发症:如脑水肿、坠积性肺炎、压疮等。

3. 健康指导与康复

加强功能锻炼,促进功能恢复,必要时进行康复治疗。

(三) 急性巴比妥类药物中毒

巴比妥类药物为临床常用的镇静剂和催眠剂。吞服过量巴比妥类药物可引起急性中毒,临床表现以中枢神经系统抑制为主。

临床表现根据服用剂量的不同,可分为:

(1) 轻度中毒:指口服 2~5 倍催眠剂量的药物所致的中毒。表现为嗜睡,推动可叫醒,反应迟钝,言语不清,有判断及定向力障碍。

(2) 中度中毒:指吞服 5~10 倍催眠剂量的药物所致的中毒。病人沉睡或进入昏睡状态,强烈刺激虽可唤醒,但不能言语,又立即沉睡,呼吸略慢,眼球有震颤。

(3) 重度中毒:指吞服 10~20 倍催眠剂量的药物所致的中毒,病人进入昏迷,呼吸深而慢,可出现陈-施呼吸,脉搏细速,血压降低,严重者发生休克。病人有少尿,早期昏迷有四肢强直,腱反射亢进,锥体束征阳性,后期则全身松弛,各种反射消失,瞳孔缩小,对光无反应。长期昏迷病人可并发肺炎、肺水肿、脑水肿、肾功能衰竭等而危及生命。

1. 身心评估

(1) 评估生命体征、瞳孔大小、对光反射和角膜反射、呼吸节律,判断中毒的程度。

(2) 了解服药的名称、时间、量,服药前后是否饮酒。

(3) 了解病人的心理社会状况,有无各种应激事件,有无焦虑、抑郁等症状。

2. 护理措施

(1) 迅速清除毒物:

① 口服中毒者,以 1∶5000 高锰酸钾溶液或清水洗胃。昏迷者,应先证实胃管在胃内再行洗胃,以免灌洗液误入气管。

② 洗胃后灌入硫酸镁 30g 导泻,并用碳酸氢钠加速药物排泄。

(2) 保持呼吸道通畅:

① 及时给予吸氧。

② 及时清除口腔及气管内的分泌物,必要时行气管插管或气管切开。

③ 呼吸中枢抑制者可给予呼吸中枢兴奋剂。每 2h 翻身拍背一次,防止坠积性肺炎发生。

(3) 促进药物排泄:

① 静脉补液,每日 3000~4000mL(5%葡萄糖液或生理盐水),

密切观察尿量。

② 碱化尿液,促进药物由肾脏排出。

③ 静脉注射速尿(呋塞米),每次 40～80mg,每小时尿量在 250mL 以上。

④ 血压降低者给予升压药物治疗。

⑤ 对于严重中效类药物中毒所致肾功能不全病人,可考虑(血液或腹膜)透析疗法。

3. 健康指导与康复

(1) 指导病人家属加强镇静安眠药管理。

(2) 指导病人促进睡眠。

(3) 告知病人服用催眠药物的精神依赖性及副作用。

(四)急性酒精中毒

急性酒精中毒是由一次饮入过量酒精或酒类饮料引起的,中枢神经系统由兴奋转为抑制的状态。大多数成人致死量为纯酒精 250～500mL。

临床症状大致分为兴奋期、共济失调期、昏睡期三期:兴奋期病人有头晕、言语多、无逻辑性、欣快感等症状,伴有皮肤黏膜充血;共济失调期则有言语不清、步态不稳、动作不协调,伴眼球震颤;昏睡期病人沉睡、颜面苍白、呼吸浅弱、唇微发绀,严重者出现深昏迷甚至死亡。病人呼出的气体及呕吐物均有酒味。

1. 身心评估

(1) 了解病人饮入酒精的时间、量及浓度。

(2) 评估病人的呼吸及意识状态。

(3) 评估病人呕吐的次数,观察呕吐物的性状,有无胃出血。

2. 护理措施

(1) 轻症病人一般不需治疗,自行康复。注意保暖,预防吸入性肺炎,必要时可刺激舌根部催吐,再饮茶水。

(2) 重症病人应迅速催吐,用 0.5% 药用炭、1% 碳酸氢钠、温开水或生理盐水洗胃。

(3) 呼吸浅弱病人给予高流量吸氧,氧流量 6～8L/min。

（4）遵医嘱静脉使用催醒、止吐、保护胃黏膜等药物。

（5）烦躁不安、过度兴奋者可用小剂量安定肌肉注射，避免使用吗啡、苯巴比妥类等对呼吸中枢具有抑制的药物。

（6）重者可给予透析治疗。

（7）观察病人生命体征、瞳孔及神志的变化，并做好病情及出入量记录。

3. 健康指导与康复

（1）给予心理疏导。

（2）交代病人切勿空腹饮酒和饮酒过量。

（五）铅中毒

铅中毒主要表现为以神经、消化、造血和肾脏等系统损害的全身疾病。急性铅中毒大多系口服可溶性无机化合物和含铅药物等引起，慢性铅中毒多见于长期吸入铅烟、铅尘的工人。

（1）急性铅中毒的平均潜伏期为6天，早期有头痛、头晕、失眠、食欲不振、易激动。病情加重出现幻觉、狂躁等神经精神障碍，甚至瞳孔散大，意识丧失。

（2）慢性铅中毒多表现为头昏、乏力、食欲不振、脐周隐痛、便秘和肌肉关节酸痛等非特异性症状。

1. 身心评估

（1）生命体征评估。

（2）头痛、腹痛、心悸等情况。

2. 护理措施

（1）依地酸二钠钙1.0g加入5%葡萄糖溶液250mL静脉滴注，连续用药3天，停药4天为1个疗程，一般用药2~4个疗程。

（2）青霉胺0.3g，每日3~4次口服，用药5~7天，停药2~3天为1个疗程，一般用药2~4个疗程，用药前应做青霉素过敏试验。

（3）硫乙胺用于急性四乙铅中毒，能减轻神经症状，剂量200~400mg，加入5%葡萄糖溶液中静脉滴注。

（4）有腹绞痛者可给予阿托品0.5mg肌肉注射或10%葡萄糖酸钙10mL静脉注射。

(5) 急性脑病病人应绝对卧床休息。

(6) 严密观察生命体征、神志及瞳孔变化,如有异常,及时汇报医师。

3. 健康指导与康复

(1) 爱卫生,勤洗手。

(2) 不吃含铅食物,平衡膳食。

(六) 汞中毒

汞为银白色的液态金属,常温下呈液态。急性汞中毒主要由口服升汞等汞化物引起。病人在服后数分钟到数十分钟即可引起急性腐蚀性口腔炎和胃肠炎。

(1) 病人有口腔和咽喉灼痛,并有恶心、呕吐、腹痛,继有腹泻。常可伴有周围循环衰竭和胃肠道穿孔。3～4天后(严重的可在24h内)可发生肾功能衰竭,同时可有肝脏损害。

(2) 呕吐物和粪便常有血性黏液和脱落的坏死组织。

(3) 皮肤接触汞及其化合物可引起接触性皮炎,皮疹为红斑丘疹,可融合成片或形成水泡,愈合后有色素沉着。

1. 身心评估

(1) 了解病人职业史或摄入毒物史。

(2) 对口腔黏膜完整性进行评估。

(3) 恶心、呕吐、腹痛、腹泻等情况。

2. 护理措施

(1) 口服汞化合物引起的急性中毒,应先口服生蛋清、牛奶或活性炭,然后用0.05%的高锰酸钾溶液或清水洗胃,洗胃完毕用50%硫酸镁40～60mL导泻。洗胃过程中要注意毒素腐蚀引起消化道穿孔的可能性。

(2) 应用解毒剂,如二巯基丙磺酸钠、二巯基丙醇、乙酰消旋青霉胺等。

(3) 密切观察病人生命体征、神志和瞳孔变化,注意水、电解质和酸碱平衡。

(4) 出现肾功能损害者应避免应用驱汞药物,及早进行透析疗法，透析时可应用驱汞药物。

3. 健康指导与康复

（1）加强个人防护。

（2）定期体检。

（3）改革生产工艺，减少接触汞的机会。

（七）急性有机磷中毒

有机磷中毒是指人体在短期内吸入过量的有机磷农药，导致体内的乙酰胆碱酯酶积聚过多，所产生的以毒蕈碱样、烟碱样和中枢神经系统为主要表现的临床综合征。

临床表现：

（1）毒蕈碱样症状（muscarinic symptoms）：又称 M 样症状，主要是副交感神经末梢兴奋所致，类似毒蕈碱样作用，表现为平滑肌痉挛和腺体分泌增加。临床表现先是恶心、呕吐、腹痛、多汗，后出现流泪、流汗、流涎、腹泻、尿频、大小便失禁、心率减慢和瞳孔缩小。可有支气管痉挛和分泌物增加、咳嗽、气促，严重时出现肺水肿。此类症状可用阿托品对抗。

（2）烟碱样症状（nicotinic symptoms）：又称 N 样症状，乙酰胆碱在横纹肌神经肌肉接头处过度蓄积和刺激，使面、眼睑、舌、四肢和全身横纹肌发生肌纤维颤动，甚至全身肌肉发生强直性痉挛。病人常有肌束颤动、牙关紧闭、抽搐、全身紧束压迫感，而后发生肌力减退和瘫痪以及呼吸肌麻痹，引起周围性呼吸衰竭。此类症状不能用阿托品对抗。

（3）中枢神经系统症状：中枢神经系统受乙酰胆碱刺激后有头晕、头痛、乏力、共济失调、烦躁不安、谵妄、抽搐和昏迷等表现。

1. 身心评估

（1）生命体征评估。

（2）观察神志、双侧瞳孔大小，对光反应。

（3）了解服药名称、剂量、服药时间。

（4）观察呕吐物及排泄物（粪、尿）的颜色、气味、腹痛等情况。

（5）观察是否有肌肉颤动及痉挛。

2. 护理措施

(1) 迅速清除毒物,防止继续侵入体内。

① 立即将病人搬离中毒现场,注意保暖。

② 脱去污染衣物,用肥皂水或大量清水彻底清洗污染的皮肤,包括指甲缝、头皮等处。

③ 眼部污染可用生理盐水或 2% 碳酸氢钠(敌百虫即美曲膦酯忌用)或 0.05% 高锰酸钾溶液(对硫磷、内吸磷忌用)反复洗胃,直至洗出的液体澄清、无农药气味为止。

(2) 立即给予解毒药:如阿托品、胆碱酯酶复能剂、长托宁等。应早期、足量、联合、重复用药。

(3) 对症处理:

① 保持呼吸道通畅,给予吸氧或使用人工呼吸器,必要时行气管插管或气管切开术。

② 有循环衰竭、血压下降者,可应用升压药。

③ 有惊厥者可用镇静剂,如安定或苯巴比妥类,禁用吗啡。

④ 脑水肿病人可用脱水剂和糖皮质激素。

(4) 用药过程中严密观察病情变化,注意中毒症状的改变,观察神志、面色及生命体征的变化,及时发现肺水肿、脑水肿、呼吸衰竭等并发症的早期症状,即使病人中毒症状已消失,仍需观察 3~5 天,重度中毒者更应严密观察至少 1 周以上,以防病情反复加重而突然死亡。

3. 健康指导与康复

(1) 加强劳动卫生职业防护。

(2) 做好病人和家属的思想工作,以消除隐患。

(八) 食物中毒

食物中毒是由于进食被细菌或毒素污染的食物而引起的急性感染中毒性疾病。

临床表现:胃肠型食物中毒以急性胃肠炎为主要表现;神经型食物中毒以神经系统症状如眼肌和咽肌瘫痪为主要表现。

1. 身心评估

(1) 了解毒物的种类、名称、剂量、途径和接触时间。

(2) 生命体征评估。

(3) 观察病人神志及神经反射。

(4) 观察皮肤黏膜颜色、温度、湿度。

2. 护理措施

(1) 首先确保生命体征平稳,肉毒中毒可因呼吸中枢麻痹而危及生命,因此,对肉毒中毒者应加强呼吸道管理,必要时行气管切开及呼吸机辅助呼吸。

(2) 胃肠型食物中毒导致脱水严重者应积极补充液体、电解质,行抗休克治疗。

(3) 应用抗生素。

(4) 肉毒中毒者早期给予抗毒血清,在起病 24h 或肌肉瘫痪前使用效果最佳。

(5) 补充足够营养及水分,必要时可鼻饲。

3. 健康指导与康复

(1) 做好病人思想工作。

(2) 告知病人恢复期间的注意事项。

(3) 向病人宣教预防中毒及自救防护知识。

(九)强酸中毒

强酸中毒指硫酸、硝酸和盐酸等具有强烈的刺激和腐蚀作用的酸类物质经呼吸道、消化道及皮肤接触而吸收,可使接触部位的蛋白质凝固,造成坏死。

临床表现:根据接触强酸的途径可分为以下三种症状。

(1) 皮肤症状:强酸接触皮肤引起灼伤,皮肤腐蚀坏死形成溃疡,创面干燥,边缘分界清楚,肿胀较轻,上覆有棕黑色或灰色痂皮,灼伤处疼痛剧烈。

(2) 消化道症状:口服强酸后,病人口、咽、喉头、食道、胃均有剧烈灼痛、恶心、呕吐(反复不止)情况,呕吐物内含有血液和黏膜组织。严重者可发生食道、胃穿孔等症状。

(3) 呼吸道症状:强酸类酸雾吸入呼吸道后有较强的刺激作用,病人可出现呛咳、咯泡沫状痰及血丝痰等症状,还可出现呼吸困难、严重者可有肺水肿甚至休克。

1. 身心评估

（1）强酸类毒物接触史。

（2）皮肤、眼部受损情况。

（3）口服中毒：口、咽、喉头、食管、胃剧烈灼痛，反复恶心、呕吐等情况。

（4）强酸烟雾：呛咳、胸闷情况，严重者出现肺水肿。

2. 护理措施

（1）皮肤灼伤者首先除去污染衣服；用大量流动水冲洗局部皮肤至少10min；局部应用中和剂，如2%～5%碳酸氢钠、肥皂水等；静脉补液，防止休克；严密观察生命体征和尿量；灼伤面积大者，按烧伤创面处理。

（2）消化道灼伤者严禁洗胃和催吐；口服蛋清、牛奶或氢氧化铝凝胶，以保护食道、胃黏膜；静脉补液，维持水、电解质平衡；严密观察并记录生命体征变化。

（3）呼吸道灼伤者立即雾化吸入4%碳酸氢钠溶液；呼吸困难、喉头水肿者可行气管切开；建立静脉通道，积极治疗肺水肿；严密观察并记录生命体征变化。

3. 健康指导与康复

（1）从事接触强酸毒物的工作人员应注意劳动保护。

（2）对于误服者，生活中要其小心、谨慎。

（十）强碱中毒

强碱中毒指氢氧化钠、氢氧化钾、氧化钠和氧化钾等腐蚀性物质接触皮肤或进入消化道后，与组织蛋白结合形成可溶性、胶样的碱性蛋白盐，并能皂化脂肪，使组织脱水，严重者可造成组织变性与坏死。

临床表现：

（1）灼伤：皮肤黏膜多有充血、水肿和溃疡。眼部污染后，可引起角膜炎、角膜溃疡。

（2）消化道灼伤：口腔、食道、胃有强烈的烧灼痛，腹部有绞痛，反复呕吐，呕出血性胃内容物，并有血性腹泻，全身有碱中毒症状，出现手足抽搐,严重者可有食管、胃穿孔,并可发生休克。

1. 身心评估

(1) 了解病人强碱类接触史。

(2) 观察皮肤、眼部受损情况。

2. 护理措施

(1) 皮肤烧灼者立即用大量流动水冲洗,然后用弱酸中和,中和剂切勿在冲洗前使用,以免产生中和热,加重烧伤;眼部灼伤者立即用大量清水或生理盐水冲洗 20min,再用 3% 硼酸溶液冲洗,然后用眼药水滴眼。

(2) 消化道灼伤者严禁洗胃和催吐,可给予蛋清、牛奶等口服保护胃黏膜;严密观察并记录生命体征变化。

(十一) 氰化物中毒

氰化物能在体内迅速析出氰离子,故其毒性大,属高毒类。职业性氰化物中毒通过呼吸道吸入和皮肤吸收引起,生活性中毒以口服为主,口腔黏膜和胃肠道均能充分吸收。

临床表现为早期的眼和上呼吸道刺激症状,进而呼吸困难,并有胸闷、心悸、头痛、恶心、呕吐、可见心率增快,皮肤黏膜呈现鲜红色,随即出现强直性和阵发性抽搐,甚至角弓反张,如不及时抢救,很快会呼吸先于心跳停止而死亡。

1. 身心评估

(1) 生命体征评估。

(2) 呼吸、胸闷、头痛、呕吐、皮肤等的评估。

2. 护理措施

(1) 抢救必须争分夺秒,迅速帮助病人脱离中毒现场,移至通风处,脱去污染的衣服,冲洗污染处皮肤。

(2) 对呼吸停止者应尽快进行人工呼吸,气管插管,给予纯氧吸入。

(3) 立即碾碎亚硝酸异戊酯 1~2 支后给病人吸入 15s,间隔 2~3min 1 支,直至静脉注射亚硝酸钠为止。

(4) 3% 亚硝酸钠 10~15mL,加入 25% 葡萄糖 20mL,静脉缓慢

注射,时间不少于10min,一旦发生血压下降应立即停药。

(5) 静脉缓慢注射50%硫代硫酸钠20~40mL。

(6) 误服者可用大量10%硫代硫酸钠、0.05%高锰酸钾溶液或3%过氧化氢溶液洗胃,洗胃后再给予硫酸亚铁溶液服用。因氰化物吸收快,洗胃应在解毒剂应用后进行。

(7) 严密观察病人生命体征、瞳孔、神志的变化以及全身情况。

(8) 密切观察各种反射和给氧及用药后反应。

3. 健康指导与康复

(1) 做好病人思想工作、解除其顾虑。

(2) 告知病人注意事项。

(3) 宣教预防中毒及自救防护知识。

十四、急性损伤救护

(一) 损伤病人一般护理

损伤(injury)是指各类致伤因子对人体组织器官造成的结构破坏、功能障碍及其所引起的局部和全身反应。若由一种致伤因子同时引起多部位或脏器的损伤,称为多发伤。两种以上致伤因子对同一个体造成的伤害,称为复合伤。

1. 身心评估

(1) 了解病人健康史。

(2) 了解病人受伤史,伤后表现及现场救治情况。

(3) 评估受伤部位,有无合并伤。

2. 急救护理措施

(1) 紧急处理措施:

① 立即清理口、鼻腔分泌物,保持呼吸道通畅,可使用加压面罩给氧。

② 止血:可选用加压包扎法、止血带或手术等方法迅速控制伤口出血。妥善包扎、封闭体腔伤口。胸部、脑部、腹部开放伤口应用无菌敷料或干净布料包扎,封闭开放的胸、腹部伤口,以保护脱出的腹腔内脏。

③骨折肢体有效制动:骨与关节损伤时加以固定和制动可减轻疼痛刺激。可用夹板或代用品,亦可用躯体或健肢以中立位固定患肢。

④迅速补充血容量:立即建立静脉通道,输注平衡液或血浆代用品。有手术指征者,积极做好术前准备。

(2)体位采取平卧位,体位变化宜慢。肢体受伤时患肢应抬高,有利于减轻肿胀,改善局部组织缺血缺氧。

(3)饮食护理:禁食或行胃肠减压。胃肠功能恢复后给予高蛋白、高热量、高维生素饮食。

(4)病情观察:

①严密观察神志、瞳孔及生命体征变化,详细记录瞳孔的大小、对光反射情况;定期监测血压、脉搏、呼吸变化,每 15~30min 测量并记录一次,病情稳定后改为每 2~4h 测量一次。同时观察体温变化,休克时体温大多偏低,感染时可升高。

②中心静脉压(CVP)监测:若 CVP$>$1.5kPa(15cmH$_2$O)而血压偏低者,则表示心脏功能不全,应强心、利尿,必须减慢输液速度;若 CVP$<$0.5kPa(5cmH$_2$O),则为血容量不足,需要加速输液。

③观察尿液颜色、量的变化,准确记录 24h 尿量。疑有休克应留置尿管,监测每小时尿量。

④观察患肢动脉搏动、皮肤颜色及温度等末梢循环情况。

⑤并发症的观察:若出现呼吸窘迫综合征、肺部感染与肺不张、急性肾衰竭、休克等并发症,分别按各类疾病常规进行护理。

(5)用药护理:

①迅速建立 2~3 条静脉通道,遵医嘱给予病人输液、输血或应用血管活性药物等;保持水、电解质平衡,尽快恢复有效循环血量。开放性伤口应注射破伤风抗毒素。

②未明确诊断前慎用镇痛药物。

(6)心理护理:关心、安慰病人,耐心解释,消除其紧张和恐惧心理,帮助病人树立战胜疾病的信心。

(7)加强基础护理:严格执行无菌操作,预防呼吸系统和泌尿系统感染,预防压疮,有精神症状者应防止其坠床。

3. 健康指导与康复

（1）劳逸结合。

（2）合理饮食。

（3）加强安全防护。

（二）严重多发伤

多发伤（multiple injuries，MI）是指在同一伤因打击下，人体同时或相继有2个或2个以上解剖部位或脏器受到严重创伤，即使这些创伤单独存在，也属于较严重者。创伤后常发生血容量急剧减少、组织低灌注状态与缺氧等一系列危及生命的病理生理变化。

处理原则：首先紧急处理威胁伤员生命的损伤，继而处理随时间延迟而恶化的损伤，最后处理一般可暂时延迟处理的损伤。

1. 身心评估

（1）生命体征评估。

（2）迅速评估伤情，按照CRASHPLAN程序：

C—心脏→R—呼吸→A—腹部→S—脊髓→H—头颅→P—骨盆→L—四肢→A—动脉→N—神经。

2. 护理措施

（1）解除呼吸道梗阻：呼吸道梗阻或窒息是伤员死亡的主要原因。应及时清除口咽部的血块、呕吐物，牵出后坠的舌或托起下颌，置伤员于侧卧位或头偏向一侧，以保持呼吸道通畅。

（2）解除气胸所致的呼吸困难：对开放性气胸，迅速用厚层无菌敷料封闭伤口，变开放性气胸为闭合性气胸。对张力性气胸应尽快穿刺闭式引流，必要时行开胸手术。

（3）控制活动性出血：选择最有效的止血方法（指压法、止血带法、加压包扎法、填塞法等）控制明显的外出血，并将伤肢抬高，以控制出血。

（4）创面处理：创面中外露的骨折端、肌肉、内脏、脑组织不得回纳入伤口内，以免加重损伤或将污物带入伤口深部。伤口内异物或血凝块不要随意去除，以免再度发生大出血。在严格无菌操作下，行清创缝合。

(5) 保存好断离的肢体,以备再植手术:伤员断离的肢体用无菌敷料包好,外套塑料袋,周围置冰块低温保存,以减慢组织的变性和防止细菌繁殖。冷藏时防止冰水侵入断离创面,切忌将断离肢体浸泡在任何液体中。

(6) 抗休克:用留置针快速建立 2 条静脉通道,补充有效循环血量,可加压输注平衡液、右旋糖酐、血浆等。对于严重多发伤性休克,补充血容量是治疗成功的关键。

(7) 对症处理:颅内血肿,应迅速钻孔减压;腹腔内出血应做好术前准备,尽早剖腹探查;骨折根据具体情况行内固定或外固定,注意伤肢的血液循环及肿胀情况,抬高患肢,保持功能位;脊髓损伤者应减少不必要的搬动,翻身时保持胸腰为一直线,防止扭曲及神经损伤。

(8) 严密观察病情变化:对暂不手术的留观者,注意其神志、瞳孔、面色、肢端循环及生命体征的变化。若发现有肢体麻痹或瘫痪;应警惕颈椎损伤的可能性。

(9) 留置尿管,观察尿量,评估休克状况。

(10) 心理护理:对需立即手术或预测有死亡危险的病人,应与家属、病人多沟通,减轻病人心理压力。

(11) 加强基础护理:昏迷、需长期卧床者应注意保持皮肤及床单元清洁、干燥,定时翻身、叩背,预防压疮及肺部感染。

(12) 保持口腔清洁,预防口腔感染。

3. 健康指导与康复

加强营养支持,局部患肢保暖,保持肢体功能锻炼,以利于恢复局部肢体功能,预防并发症。

(三) 复合伤

复合伤(combined injuries,CI)是指人体同时或相继受到不同性质的两种以上致伤因素的作用而发生的损伤。复合伤常以一种损伤为主,伤情可被掩盖,多有复合效应。发生复合伤时休克发生率高,感染常是复合伤的重要致死原因。常见复合伤类型:放射复合伤、烧伤复合伤、化学复合伤。

1. 身心评估

(1) 生命体征评估。

（2）伤情评估。

2. 护理措施

（1）各类型复合伤急救：

① 放射复合伤：人体同时或相继遭受放射损伤和非放射损伤（如烧伤、冲击伤等）称为放射复合伤。放射复合伤以放射损伤为主。

Ⅰ. 现场救护：

a. 迅速除去致伤因素；

b. 清除口、鼻、耳道的异物和粉尘，保持呼吸道通畅；

c. 戴口罩，扎好袖口、裤脚；

d. 对气胸、休克等进行急救处理；

e. 迅速使伤员撤离现场，按轻重缓急转送伤员。

Ⅱ. 抗休克：可加压输注平衡液、右旋糖酐、血浆、全血等。

Ⅲ. 预防感染：尽早处理创面，合理使用抗生素。

Ⅳ. 早期抗辐射处理：对伤员进行清洗，清洗的污水和污物用深坑掩埋，勿使其扩散。胃肠道污染者可行催吐、洗胃、导泻等。

Ⅴ. 创面、伤口的处理：清洗伤口时，应注意先将伤口覆盖，以防止放射性物质的冲洗液进入伤口，创面用无菌生理盐水反复冲洗；冲洗后的创面应避免用有促进放射性物质溶解或吸收的有机溶剂擦拭；清创后一般做延期缝合。

② 烧伤复合伤：是指人体同时或相继受到热能（热辐射、热蒸气、火焰等）和其他创伤所致的复合损伤。最常见的是烧伤合并冲击伤，两伤合并后，出现相互加重效应，使休克、感染发生率高，出现早，程度重，持续时间长。

Ⅰ. 防止肺损伤：严重肺出血、肺水肿是早期的主要死因。应从现场急救开始，保持呼吸道通畅。有呼吸困难或窒息者紧急插入口咽通气导管或切开气管，高流量给氧。

Ⅱ. 抗休克：补液时密切观察呼吸、心率（律）的变化，防止心力衰竭、肺水肿的发生。当烧伤合并颅脑损伤时，抗休克指标应控制在低水平，休克控制后适当应用脱水药。

Ⅲ. 抗感染：及早妥善处理创面，注意防止内源性感染。使用抗生素和破伤风抗毒素预防注射。

Ⅳ. 保护心、脑、肺、肾功能。

③ 化学性复合伤:各种创伤合并化学毒物中毒或伤口直接污染者,称为化学性复合伤。

化学毒物可经呼吸道、消化道、皮肤或黏膜进入人体,引起人中毒甚至死亡。

Ⅰ. 清除毒物:对皮肤污染的伤员,立即脱去染毒衣服,水溶性毒剂用清水冲洗皮肤毒物;对吸入中毒的伤员,迅速使其脱离污染区;眼内污染者用无菌生理盐水冲洗10min以上;口服毒物者可给予催吐、洗胃、导泻等;伤口污染者,应尽早清创。

Ⅱ. 及时实施抗毒疗法:当诊断明确后立即实施抗毒治疗或应用特效解毒药。

Ⅲ. 纠正重要器官功能紊乱,预防并发症。

(2) 病情观察:

① 密切监测生命体征变化,是早期防治感染性休克或急性心肺损害的关键。

② 控制输血输液总量及速度,防止发生或加重肺水肿。对少尿者酌情给予扩张肾脏血管的药物,以增加肾血流量。

(3) 加强基础护理:保持皮肤清洁、干燥,预防压疮的发生。保持环境安静,减少外界不良刺激。保持创面清洁、干燥,防止感染。

(4) 心理护理:关心病人,减轻其紧张、恐惧情绪,配合医生抢救。

3. 健康指导与康复

急性期不能进食者应加强静脉或肠内外营养支持,恢复期给予高热量、高蛋白饮食,增强机体防御能力。禁烟酒,过量吸烟、饮酒易加重病情。加强营养支持和恢复期的功能锻炼,定期复查。

(四) 脑外伤救护

脑外伤是指头部受到外界不同致伤因素所致的损伤。

根据病因分为开放性脑损伤和闭合性脑损伤。常见的颅脑损伤有头皮损伤、颅骨损伤及脑损伤。

临床表现:

（1）头皮损伤：损伤局部剧烈疼痛出血，出血量大可造成休克。

（2）颅骨骨折：骨折引起的脑膜、脑血管和神经损伤，可合并有脑脊液漏、颅内血肿及颅内感染等。

（3）脑损伤：

① 脑震荡伤后会立即出现短暂的意识丧失，可伴有头痛、头晕、恶心、呕吐等。

② 脑挫裂伤为意识障碍严重，持续时间长，有明显的神经系统阳性体征，常合并有继发性脑水肿、脑出血，严重者出现高颅压及脑疝。

③ 颅内血肿：是损伤导致露骨的板障出血或者是硬脑膜和脑的动脉、静脉、静脉窦、毛细血管等的出血，经过若干时间积累，形成一定占位效应的血肿。

1. 身心评估

（1）生命体征、意识状态评估。

（2）观察瞳孔大小及对光反射。

（3）观察肢体活动情况。

（4）进行 GCS 评分。

2. 急救护理措施

（1）维持静脉通道：病人一到急诊室即应根据需要建立静脉通路、备血、进行血流动力学监测、留置导尿。颅脑外伤伴意识障碍者必须输液，一般用5%～10%葡萄糖液昼夜维持。中度以上颅脑外伤要预防脑水肿，可用25%甘露醇250mL（根据需要酌情加地塞米松、呋塞米）30min内滴完。

（2）保持呼吸道通畅：给予吸氧、气管插管或气管切开、吸痰，应用呼吸兴奋剂以确保呼吸道通畅。有条件者应用呼吸机辅助呼吸。

（3）对颅脑外伤引起的原发性和继发性休克，应采取积极的抗休克治疗。

（4）头颅外伤病人应剃去头发，检查头颅，了解有无伤口、创伤的形态、有无帽状腱膜下出血等。对轻度头颅开放伤病人进行清创缝合；有颅内血肿者可钻颅抽吸或开颅清除血肿；开放性颅骨骨折者予以手术治疗。对病情危急或脑受压症状明显者应紧急手术抢救。需手术者均应做好术前准备。

(5) 在病人病情允许的条件下,检查病人全身各部位受伤情况,并注意肢体活动情况。

(6) 对意识障碍病人应防止其坠床,躁动者按医嘱给予适当的镇静剂或冬眠药物。躁动厉害者适当给予约束带或加床档保护。

3. 健康指导与康复

(1) 保持良好的生活习惯、合理饮食。

(2) 保持良好的心态。

(3) 女病人1~2年内避免妊娠。

(五) 颌面及颈部创伤

颌面及颈部创伤(maxillofacial and cervical injuries)不仅可造成上颌骨或下颌骨、颧骨、口腔以及所属区域内的眼、鼻、耳等感觉器官损伤,且也可伤及颈段的咽、喉、气管、食管、脊椎、脊髓以及大血管神经等重要结构。

1. 身心评估

(1) 生命体征评估。

(2) 伤情评估。

2. 护理措施

(1) 畅通气道:及时清除咽喉部的异物、凝血块、碎骨片及分泌物,用吸引器或手掏出阻塞物。牵出舌固定,以防舌后坠或托起下陷的上颌软腭。咽喉部肿胀,有明显血肿或骨折及软组织异物等可采用置入口咽管或气管内插管,必要时行气管切开。

(2) 止血:一般颌面部伤的伤处均有较多的组织移位,出血较明显。急救时只要将组织复位,略加包扎,即可止血,较大动脉可用指压止血。颈部开放性损伤,大出血常是致死的主要原因。现场应立即采取指压止血法,创口小者可用一指压向脊柱;创口较大者应用两指分别压迫血管的颅端和近心端,以控制出血。切忌用绷带环颈压迫。

(3) 颈部制动:任何颈部损伤的病人,均考虑有颈椎损伤的可能,在未明确排除颈椎损伤之前,应给予颈托制动,或于头颈两侧放置沙袋或替代物制动。

(4) 固定:颌骨骨折时,应将上下牙咬合对位,再将移位的软组织复位,用绷带包扎固定。

(5) 建立静脉通道,予以抗休克治疗及全身支持疗法。

(6) 预防感染,应用抗生素和破伤风抗毒素(TAT)。

(7) 严密观察病人病情变化,包括病人神志、瞳孔、生命体征、肢体活动、感觉运动等,做好对症处理及护理记录。

(8) 加强基础护理,防止并发症的发生。保持口腔清洁,定时冲洗口腔,以去除食物残渣、伤口内分泌物、坏死组织等,以减少口腔内微生物数量。保持伤口清洁、干燥,及时更换污染敷料。

(9) 心理护理:不论损伤轻重,病人及家属均对损伤的恢复存在一定忧虑。医务人员不仅注重救治,同时也应注意给后期修复治疗打好基础。加强与病人的思想沟通,使其树立信心,保持积极健康的心理状态。

3. 健康指导与康复

(1) 3个月左右需复查。

(2) 保持情绪稳定。

(3) 避免受凉、感冒,不要用力咳嗽、打喷嚏,保持大便通畅。

(4) 控制烟酒,禁食辛辣、刺激食物。

(5) 保持口腔清洁。

十五、胸部损伤救护

胸部损伤是指胸壁、胸膜及胸内各脏器受到外界致伤因素所造成的损伤。

根据胸膜腔与外界是否相通,分为闭合性和开放性损伤两类。闭合性损伤大多是暴力挤压或钝器打击胸部所致;开放性损伤大多是火器、弹片和刀伤等利器穿透胸壁所致,形成开放性血气胸。

临床以胸痛、呼吸困难、咯血及休克为主要特征。

(一) 身心评估

(1) 评估生命体征情况。

(2) 全身状况:是否合并血气胸、脑及腹部复合伤。

(3) 有无反常呼吸。

(4) 有无休克、感染、肺不张、创伤性湿肺、脂肪栓塞等潜在并发症的发生。

（二）护理措施

1. 急救护理

(1) 了解致伤原因、部位及程度,进行现场抢救。

(2) 呼吸心搏骤停时,应立即行心肺复苏术。

(3) 窒息者应立即清除呼吸道分泌物或异物。

(4) 张力性气胸立即用粗针头从锁骨中线第二肋间刺入排气,连接水封瓶;开放性气胸用无菌敷料压迫使开放伤口变为闭合伤口。

(5) 多根多处肋骨骨折出现浮动胸壁,应紧急行胸壁加压包扎固定,减轻反常呼吸运动。

(6) 纠正休克,迅速建立两条以上静脉通道补充血容量,必要时配血。

(7) 吸氧,改善通气功能。

(8) 胸部损伤未明确诊断前禁食、禁水。

(9) 准确记录出入量。

2. 病情观察

(1) 观察生命体征及神志、瞳孔等变化。

(2) 多根多处肋骨骨折病人注意有无胸闷、气急、出冷汗、反常呼吸等。

(3) 观察有无进行性呼吸困难、发绀、烦躁不安、休克、昏迷等气胸表现。

(4) 注意引流液的量及性质,若出血量大于 1500mL 并出现失血性休克,且伴有严重循环、呼吸功能紊乱、气管向健侧移位等症状,应立即协助处理。

(5) 疑有心脏创伤者若出现心脏压塞征,应迅速配合医生行心包穿刺或就地行开胸术。

(6) 协助各项辅助检查,做好急诊手术的准备。

（三）健康指导与康复

(1) 加强营养,进高蛋白、高维生素饮食。

(2) 逐步增加活动,预防呼吸道感染。

十六、腹部损伤救护

腹部损伤是指腹部受到外界各种致伤因素所致的损伤,主要是由于外力直接暴力作用于腹部引起的腹壁或内脏的损伤以及利器、爆震作用于腹部引起的穿透性损伤。

根据损伤的脏器不同分为实质性脏器损伤和空腔脏器损伤。实质性脏器损伤如肝、脾、胰、肾的损伤,临床表现为腹腔出血、休克征象、腹膜刺激征等;空腔脏器损伤如胃、肠、胆囊、膀胱的损伤,临床表现为急性腹膜炎和感染性休克症状。

(一) 身心评估

(1) 了解伤情及受伤后病情发展:如受伤时间、受伤部位,有无腹痛、腹胀、恶心、呕吐等。

(2) 评估生命体征及尿量的变化,有无休克。

(3) 观察病人情绪反应。

(二) 护理措施

1. 急救护理

(1) 了解受伤经过、致伤因素、身体接触部位及临床表现等,尽快明确诊断,配合抢救。

(2) 迅速建立静脉通道,积极防治休克。

(3) 保持呼吸道通畅,给予氧气吸入。

(4) 开放性损伤有内脏膨出应用清洁或消毒布类覆盖,并给予注射破伤风抗毒素,严禁将膨出脏器返纳腹腔。

(5) 胃肠减压,禁食。

2. 病情观察

(1) 定时测量生命体征。

(2) 观察腹痛性质、部位及范围。

(3) 观察腹部压痛、反跳痛、肌肉紧张范围和程度。

(4) 注意合并其他损伤的程度和进展情况。

(5) 实质性脏器破裂出血及空腔脏器穿孔引起出血性休克和腹

膜炎时，立即行剖腹探查。

（6）监测各种相关的生化、B超、腹腔穿刺的结果等。

（7）手术病人应做好术前准备，如配血、备皮、心电图检查等。

3. 药物护理

（1）遵医嘱给予抗生素预防感染。

（2）诊断不明的腹痛，严禁用吗啡类镇痛药。

（三）健康指导与康复

（1）多食易消化、营养丰富的饮食。

（2）保持大便通畅。

（3）坚持锻炼身体，提高机体抵抗能力。

十七、骨关节损伤救护

骨关节损伤是指骨组织连续性中断和关节的密合性遭到破坏的损伤。骨折是由于直接或间接的暴力、肌肉突然猛烈收缩、长久劳损及骨骼本身病变导致的；关节损伤主要是由于外来暴力、关节先天发育不良、关节病变骨端破坏、关节囊及韧带松弛引起的。常见的骨关节损伤分为骨折和关节损伤两类。

临床表现为疼痛和压痛、肿胀及瘀斑、功能障碍；骨折特有体征如畸形、反常活动、骨摩擦音；关节损伤症状如关节脱位、韧带损伤。

（一）身心评估

（1）评估伤口及肢体温度、运动、感觉情况，动脉搏动和末梢血运情况。

（2）评估生命体征，严密观察面色、神志、尿量，是否有失血性休克征。

（3）评估有无其他危及生命的重要脏器损伤。

（二）护理措施

1. 急救护理

（1）初步检查，确定有无危及生命的合并伤，并积极抢救。

（2）简单、有效地固定损伤部位，避免在处理和搬运过程中增加新损伤。

（3）认真检查有无颅脑、腹部、胸部、血管、神经、肌腱等合并伤。

（4）开放性骨折应彻底清创，注射破伤风抗毒素。

（5）病情允许时行X线摄片、CT等检查，以明确骨折类型、部位及程度，手术定位。

（6）遵医嘱给予镇静、止痛、抗感染等治疗。

（7）骨盆骨折合并直肠、膀胱、尿道损伤应优先处理并发症，并留置导尿管，检查尿液。

（8）断离肢（指）应冷藏保存，肢体用清洁布类包裹，外用塑料袋包装，周围置冰块，禁止直接浸泡在冰块或冰水中，应争取6h内进行再植，以免离断肢体发生坏死。

（9）脊柱损伤的病人要采用正确的搬运方法，使用硬板，绝不可使躯干弯曲或扭转。

2. 病情观察

（1）观察病人呼吸、神志变化。警惕骨折端血肿张力增大，脊髓中脂肪微粒进入破裂的静脉窦内，引起肺或脑脂肪栓塞而出现呼吸困难、昏迷甚至死亡。

（2）注意有无脊柱骨折压迫脊髓引起不同程度的截瘫。

（3）观察损伤部位的血液循环，如局部疼痛、肿胀、指趾屈曲、皮肤苍白或潮红、发绀、远端动脉搏动减弱或消失等，应考虑有无因血肿或软组织压迫骨筋膜室引起骨筋膜综合征。

（4）注意骨折局部有无疼痛、压痛、肿胀、肢体活动障碍等。

（三）健康指导与康复

（1）加强营养。

（2）保持良好心情。

（3）预防再次外伤。

（4）加强功能锻炼。

（5）定期复查。

十八、无创血流动力学监护

1. 急危重症监测的目的

评估疾病的严重程度；连续评价器官功能状态；早期发现高危因

素;指导疾病诊断和鉴别诊断;实现滴定式和目标性的治疗;评价加强治疗的疗效。

2. 无创监护的特点

准确,无创,无并发症,费用相对低,操作简单,连续,可重复使用。

3. 急危重症中无创血流动力学监护

(1) 心阻抗血流图(ICG)。

(2) 超声心动图(UCG)。

(3) 多普勒心排血量监测。

(4) 二氧化碳无创心排血量测定。

ICG监护适用于身高范围为122~229cm、体重范围为30~159kg的成人、小儿。

ICG监护不能用于安装了每分通气量式(MV)起搏器,且MV传感器功能打开的病人。

4. ICG主要监测的内容及意义

ICG主要检测的内容和意义见表2.1。

表2.1 ICG主要检测的内容和意义

参数	名称	单位	参考值	定义
SV	每搏量	mL	60~130	每次心跳搏动由左心室泵出的血液总量
C.O.	心排量	L/min	4.5~8.5	每分钟内由左心室所泵出的血液总量
C.I.	心脏指数	L/(min·m^2)	2.5~4.0	经过体表面积标准化处理后的心输出量
SVR	体循环阻力	(dyn·s)/cm^5	770~1500	血液在动脉系统内流动所遇到的阻力(通常所称后负荷)
TFC	胸液传导性	1/Ω	男 30~50 女 21~37	主要通过对血管内、肺泡内以及胸腔内的组织间液检测得出的胸腔内的电传导率

续表

参数	名称	单位	参考值	定义
PEF	预射血间期	ms	取决于心率	从左心室出现电激发开始至主动脉瓣打开这段时间
LVET	左心室射血时间	ms	取决于心率	从主动脉瓣打开至主动脉瓣关闭之间的时间间隔
STR	收缩时间比率	无	0.30～0.50	生物电机机械收缩期比率
LCW	左心室做功	kg·m	5.4～10	为了泵出血液,左心室每分钟所必须做出的功的总量
LCWI	左心室做功指数	(kg·m)/m²	30～5.5	经过体表面积标准化处理后的左心室做功
HR	心率	次/min	60～100	心脏每分钟跳动的次数

5. ICG 在急诊科的应用

(1) 休克早期病人的血流动力学监测,并指导治疗。

(2) 急性呼吸困难病人原因鉴别,并指导治疗。

(3) 高血压病人血流动力学状态监测,指导药物治疗及效果评价。

(4) 心力衰竭病人的循环功能监护及治疗效果评价。

(6) ICG 使用的操作步骤

第一步:选取并清洁电极片粘贴部位。

第二步:连接多参数监护仪。

第三步:设置病人基本信息(性别、年龄、体重、身高、血压等)。

第四步:选择监护参数,常用 SV、C.O、C.I、SVR、TFC。

第五步:读取监测数据。

第三节 常用急救技术操作常规

一、急救五项技术

（一）畅通呼吸道

气道阻塞是急诊和危重病人突然及早期死亡的主要原因之一。尽早使用基本气道开放技术，可解除因舌根后坠、呕吐物及血块导致的气道阻塞。急救医护人员必须具有熟练的开放气道技术，对不同急诊和危重病人选用有效的方法开放气道。气道开放技术有：① 基本技术：基本手法开放气道(仰头举颏法、仰头抬颈法、托颌法)，咽插管(口咽通气管、鼻咽通气管)。② 气管插管：经鼻气管插管、经口气管插管。③ 外科技术：环甲膜穿刺、环甲膜切开、气管切开。

1. 适应证

（1）呼吸、心搏骤停或昏迷病人。

（2）急性喉痉挛、喉头水肿等。

（3）各种原因引起气道阻塞者。

2. 操作方法

（1）仰头举颏法：病人仰卧，一手置于前额向下用力使头后仰，另一手的食指与中指置于下颌角处，抬起下颌。

（2）仰头抬颈法：病人仰卧，一手置于前额使头后仰，另一手放在颈下，将颈托起(颈椎损伤者，不可使用)。

（3）托颌法：病人仰卧，急救者将其肘部放在病人头部两侧，双手抓住病人下颌并向操作者方向牵拉。一方面头稍向后仰；另一方面将下颌骨前移。

（4）口咽通气管的应用：为防止病人舌后坠，保持呼吸道通畅，可选择大小合适的口咽通气管将舌根与下咽部隔开。先用口咽管的叶片压住舌头，然后旋转180°置入舌尾部凸面。口咽管可作为牙垫使用，亦可不直接接触做口对口通气，还可防止舌后坠。

(5) 鼻咽通气管:主要用于不能口咽通气的病人,注意导管的选择应合适和插管动作要轻柔。

3. 注意事项

(1) 疑有或有颈椎损伤者,可举颏但尽量不仰头,以免加重脊髓损伤。但小儿头部不能过度后仰,以免加重气道阻塞。

(2) 口咽通气导管通常不用于神志清楚和上呼吸道反射活跃的病人,否则可能会引起喉痉挛、呕吐及误吸。

(二) 止血

血液是维持生命的重要物质,如出血量为总血量的20%(800~1000mL)时,会出现头晕、脉搏增快、血压下降、出冷汗、肤色苍白、少尿等症状,如出血量达总血量的40%(1600~2000mL)时,就有生命危险。因此,合理、有效的止血措施对于外伤大出血的急危重病人极为重要,直接关系到该类病人的生命转归。

1. 止血方法

(1) 直接按压止血法:

① 出血点直接压迫止血:紧急时可先在出血的大血管处或稍近端用手指加压止血,然后再更换其他方法。

② 动脉行径按压法:在出血点无法按压或效果不佳时,可在动脉行径中将中等或较大的动脉压在骨骼上止血(此法仅能减少出血量,达不到完全止血)。

(2) 压迫包扎法:在出血位置用敷料外加一纱布卷或毛巾、衣服等,适当加压包扎。常用于一般伤口出血,应注意松紧适度。

(3) 填塞法:对于深部伤口出血用纱布条、绷带等填充,外面再加压包扎,以防止血液沿组织间隙渗漏。

(4) 止血带止血法:适用于四肢大动脉止血或采用加压包扎后不能有效控制的大出血时使用。使用不当会造成更严重的出血或肢体缺血坏死。止血带一定要用衬垫保护局部软组织。不能用绳索、电线、铁丝代替止血带。

(5) 加压充气止血带止血法,先在出血部位放置棉垫,再将充气囊放在敷料上,环绕肢体或躯干包裹止血带,立即充气加压至出血停止为止。一般300mmHg可达到止血目的。此法组织受压程度轻、损伤小。

2. 注意事项

(1) 止血术是外伤急救技术之首。使用时要根据具体情况,可选用一种,也可以把几种止血法结合一起应用,以达到最快、最有效、最安全的止血目的。根据出血的部位和出血情况,选择合适的止血方法。

(2) 头颈部止血时,不能同时按压两侧颈动脉,或环形包扎颈部。

(3) 使用止血带止血法:

① 缚扎部位:原则上应尽量靠近伤口以减少缺血范围,上臂止血带只能缚在中上1/3处,以免损伤桡神经。下肢外伤大出血应扎在股骨中下1/3交界处。前臂和小腿因有2根长骨不宜用止血带(使血流阻断不全)。

② 衬垫:使用止血带的部位应先在缚扎处垫上敷料或布类,否则会损伤皮肤。止血带可扎在衣服外面,把衣服当衬垫。

③ 时间:一般每隔30~60min放松一次,每次2~3min(放松时用其他止血法)。使用止血带的时间最多不超过4h。

④ 松紧度:应以出血停止、远端摸不到脉搏为合适。

⑤ 标记:使用止血带者应有明显标记,注明开始使用的时间、部位、放松时间并贴在前额或胸前易发现部位。

(三) 包扎

包扎是创伤后急救技术中最常用的方法之一。它有保护创面、压迫止血、固定敷料和夹板、扶托住受伤肢体、减轻伤员痛苦、保护伤口免受再污染、固定敷料和帮助止血等作用。最常用的包扎材料是绷带、三角巾和四头巾,也可就地使用毛巾、手帕、被单、布块或衣服等物品。

1. 方法

(1) 绷带包扎法有环形包扎法、螺旋及螺旋反折包扎法、"8"字形包扎法和头顶绷带包扎法。包扎时要掌握好"三点一走行",即绷带的起点、止点、着力点(多在伤处)和行走方向的顺序。

(2)三角巾包扎法可灵活应用于身体各部位较大伤口的包扎。

(3)胸带、腹带用于包扎胸、腹部的伤口。适当加压可有固定肋骨骨折和防止腹部切口裂开的效果。

2. 注意事项

(1)选择宽度合适的绷带卷,潮湿或污染的均不可使用。潮湿绷带,因干后收缩可致缠绕过紧。

(2)绷带包扎要防滑脱,起始2周应将绷带头压住,需要续加绷带时,应将两端重叠6cm。

(3)包扎时应均匀用力,松紧适度,动作轻快,尽量保持功能位。皮肤皱褶处如腋窝、腹股沟等部位,应以棉垫间隔,骨隆处用衬垫保护。

(4)包扎四肢时,将指(趾)端外露,以便观察血液循环。

(5)包扎出血伤口,应用多层无菌敷料覆盖伤口,再加适当压力包扎,以达到止血目的,同时注意伤口局部渗血情况。

(四)固定

固定术是针对骨折的急救措施,可以防止骨折部位移动,具有减轻伤员痛苦的功效,同时能有效地防止因骨折断端的移动而损伤血管、神经等组织造成的严重并发症。实施骨折固定先要注意伤员的全身状况,如心脏停搏要先做复苏处理;如有休克要先抗休克或同时处理休克;如有大出血要先止血包扎,然后固定。其选用的材料有木制夹板、钢丝夹板、充气夹板、负压气垫、塑料夹板,特制的颈部固定器、股骨骨折的托马固定架,紧急时就地取材的竹棒、木棍、树枝等。

1. 适应证

所有的四肢骨折、脊柱骨折、骨盆骨折。

2. 方法

固定的材料和方法很多:夹板固定法、钢丝固定夹板固定法、托马夹板固定法、石膏固定法、自体固定法等。

3. 注意事项

(1)固定前应尽可能牵引伤肢和矫正畸形,再将伤肢放在适当位置,固定于夹板或其他支架上。不可将刺出的骨端送回伤口。

(2) 固定范围一般应超过骨折处远、近两个关节。

(3) 所有关节、骨隆突部位应以棉垫隔离保护,既要牢固又不可过紧。

(4) 肢端(趾或指)要露出,以便观察血液循环情况。

(5) 固定时动作要轻巧,固定要牢靠,松紧应适度。

(五) 搬运

搬运是急救医疗不可分割的重要组成部分。伤病员在现场进行初步急救处理后,由于发病现场条件的限制和抢救的需要,往往要把伤病员转移到更适合的场所或医院,需要借助一定的工具或以人为的方式安全地把病人搬运到运输工具上。规范、科学的搬运术对伤病员的抢救、治疗和预后是至关重要的。

1. 方法

(1) 徒手搬运法适用于狭窄的阁楼和通道等担架或其他简易搬运工具无法通过的地方。

① 单人搬运:包括扶持法、抱持法、背负法。

② 双人搬运:包括椅托法、拉车式、平抱和平抬法。

③ 3人搬运或多人搬运。

(2) 器械搬运是指用平车担架(包括软担架、移动床轮式担架等)现代搬运器械或者因陋就简,利用床单、被褥、竹木椅、木板等作为搬运工具的一种搬运方法。担架搬运法:病人头部向后,足部向前,以便后面抬担架者可以随时观察病人的病情变化。向高处抬时,前者放低,后者抬高,使病人保持水平状态;下台阶时方法则相反。

(3) 特殊伤员的搬运法:

① 脊柱、脊髓损伤或疑似损伤:不可任意搬运或扭曲其脊柱部。在确定性诊断治疗前,按脊柱损伤原则处理。搬运时,顺应伤病员脊柱或躯干轴线,滚身移至硬担架上,一般为仰卧位,有铲式担架搬运则更为理想。搬运时,原则上应由2~4人同时进行,用力均匀,动作一致。切忌一人抱胸、另一人搬腿的双人拉车式的搬运法,会造成脊柱的前屈,使脊椎骨进一步压缩而加重损伤。

② 颈椎损伤：首先应注意不轻易改变其原有体位，如坐不稳，马上让其躺下，应用颈托固定其颈部。如无颈托，则头部两侧用沙袋、软枕、衣服等物固定，然后一人托住其头部，其余人协调一致用力将伤病员平直地抬到担架上。搬运时注意用力一致，以防止因头部扭动和前屈而加重伤情。

③ 呼吸困难：病人取坐位，不能背驮。用软担架（床单、被褥）搬运时注意不能使病人躯干屈曲。如有条件，最好用折叠担架（或椅）搬运。

④ 颅脑损伤：颅脑损伤者常有脑组织暴露和呼吸道不畅等表现。搬运时伤病员取半仰卧位或侧卧位，易于保持呼吸道通畅；脑组织暴露者，应保护好其脑组织，并用衣物、枕头等将伤病员头部垫好，以减轻震动，应注意颅脑损伤常合并颈椎损伤。搬运昏迷伤员时，使病人侧卧或仰卧，头偏向一侧，以利于保持呼吸道的通畅。

⑤ 胸部伤：胸部受伤者常伴有开放性血气胸，需包扎。搬运已封闭的气胸伤病员时，以坐椅式搬运为宜，伤病员取坐位或半卧位。有条件时最好使用坐式担架、折叠椅或担架调整至靠背状。

⑥ 腹部伤：伤病员取仰卧位，屈曲下肢，防止腹腔脏器受压而脱出。注意脱出的肠段要包扎，不要回纳，可用大小适当的碗扣住内脏或取伤员的腰带做成略大于内脏的环，围住脱出的脏器，妥善固定，防止内脏继续脱出。此类伤病员宜用担架或木板搬运。

⑦ 骨盆损伤：骨盆伤应将骨盆用三角巾或大块包伤材料做环形包扎，病人仰卧于硬质担架上，膝微屈，膝下加垫。

⑧ 休克：病人取平卧位，不用枕头，或取脚高头低位，搬运时用普通担架即可。

⑨ 身体带有刺入物：先包扎好伤口，固定好刺入物，方可搬运。外露部分较长者，要有专人保护刺入物。

2. 注意事项

（1）非失血性休克者严重休克期，心搏骤停或围心搏骤停期病人切忌搬动。

（2）必须在原地进行检查伤口，行包扎止血等救治之后再行搬动及转运。

(3) 转运首选救护车或能使伤员平卧的车辆。

(4) 搬运时颈部要固定,注意轴线转动。骨关节、脊椎要避免弯曲和扭转,以免加重损伤。

(5) 搬运时注意病人的安全,动作要轻稳,不可触及患部;伤病员抬上担架后必须扣好安全带,以防止坠落;上下楼梯时应保持头高位,尽量保持水平状态;担架上车后应予固定,保持伤病员头朝前脚向后的体位;对不同病情的伤员取不同的体位,使病人舒适。

(6) 转运中严密观察生命体征变化、保持呼吸道通畅,防止窒息。较长时间的运送应定时翻身,调整体位,协助大小便、饮食等。保持各种管道通畅,输液病人应妥善固定,防止滑脱,注意输液速度的调节。

(7) 注意保暖,感觉障碍者忌用热水袋。注意遮阳、避风、挡雨等。

(8) 尽量减少不必要的搬动。

二、气管切开术

气管切开术(traceotomy)是畅通气道的急救技术之一,指在颈段气管前壁正中做一个切口,并将呼吸管置入气管的手术。给病人予辅助通气,并可以经套管处吸除呼吸道的分泌物。

(一) 术前护理

(1) 病人的准备:手术局部的皮肤准备(备皮范围是下颌及胸骨上、两侧至肩部,男病人剃去胡须),做好病人的心理护理及解释工作,签署手术同意书。

(2) 环境准备:气管切开术可以在手术室或床边进行,病房内采取紫外线照射,地面使用消毒液拖地,室温保持18~22℃,相对湿度50%~70%。

(3) 用物及急救药品的准备:吸痰器、氧气、麻醉床、呼吸机(或辅助呼吸气囊)、气管切开盘(一次性吸痰管数根、无菌治疗碗及镊子、无菌生理盐水、无菌区内存放气管点冲液)、各种急救药品(如呼吸兴奋剂、肾上腺素等)。床边切开者另备床边站灯、电源插线板、屏风、气管切开包、适当型号的气管套管(金属套管和一次性硅胶套管)。

(二)术后护理

(1)入住 ICU 病房或单人病室,并专人守护,保持室内空气流通和地面清洁,谢绝探视。

(2)如病情允许时,术后应先去枕平卧,使颈部舒展,利于呼吸道通畅和分泌物引流。注意观察局部出血、渗血情况。

(3)必要时给予鼻饲流食,防止误吸和肺部感染。

(4)切口敷料术后 24h 更换。若渗血和痰液污染时应随时更换。每日更换喉垫 2 次,套管口用双层消毒湿纱布覆盖,并保持湿度,防止灰尘和异物吸入。

(5)术后 24h 检查套管系带松紧,松紧以放进两手指为宜。过松易引起气管套管脱管,过紧会使病人不适,并且还会压迫颈部的血管引发不良后果。使用金属套管的病人内套管应每 4~6h 更换消毒一次,每次内套管取出时间不宜超过 30min,防止痰痂堵塞。

(6)术后 48h 因瘘管未形成,不可更换外套管。金属外套管每 1 个月更换一次,一次性套管则需 1 周更换一次。给予呼吸机辅助通气的病人气囊应充气 3~5mL,每隔 4~6h 放气一次,每次 3~5min,这样可以避免气囊长时间充气压迫气管壁,影响局部血液循环。没有使用呼吸机的病人,上呼吸道分泌物较多时,也可气囊充气以减少上呼吸道分泌物流入下呼吸道的可能,减少感染的概率。

(7)呼吸肌麻痹者每日吸痰 3 次,由 2 人配合进行操作,首先为病人翻身叩背,病情允许时先抬高床尾进行体位引流,现在还可以使用排痰机为病人排痰后吸痰。每次吸痰时间不应超过 15s,注意手法轻柔,禁止频繁在气管上下反复提插,以免损伤黏膜,引起出血。应先吸气管再吸口腔、鼻腔。吸痰时鼓励和指导病人咳嗽。使用听诊器听诊肺部有无湿性啰音。客观判断痰液是否吸净。

(8)气道湿化:痰液黏稠的病人可以给予气道湿化。使用呼吸机时呼吸机配备有湿化装置,湿化器内定时加入灭菌用水进行气道湿化。没有使用呼吸机的病人,用输液泵将灭菌用水经气切套管处直接滴入持续湿化气道。

(9) 如发生吸痰管插不进,应仔细寻找原因,并给予相应处理。

① 吸痰管难以插入时有以下三种情况:气管套囊脱落、痰痂堵塞、脱管。

② 处理:立即更换套囊;及时吸痰,可应用"8"字排痰法:叩拍、挤压、点冲、引流;用血管钳撑开气管将原套管插入,病情允许时请耳鼻喉科医生重新安放气管套囊。

(10) 脱管原因及处理方法:

① 原因:

Ⅰ. 术后 2～3 日局部消肿,套管系带较松,套管易从气管脱出;

Ⅱ. 病人更换内套管时,若与外套管粘连,拔出时切不可用力过猛,若用力过大,拔除时手又未将套管盘固定好时易将外套管一同拔出,导致脱管;

Ⅲ. 翻身或咳嗽使套管脱出;

Ⅳ. 病人自己拔出。

② 处理方法。气管套管脱出后病人会出现呼吸困难,发生危险,甚至导致死亡,需做紧急处理:

Ⅰ. 去枕平卧,立即将肩部垫起,使头后仰并告知医生;

Ⅱ. 双手持原来的套管,沿正中线试行插入,注意不可用力过猛,如能插入,则呼吸困难可立即缓解,如无法插进,立即将急救盘内血管钳或血管扩张器插入伤口,直到气管再张开时,将气管套管插入并固定好。

(11) 堵管护理:一次性堵管 3 天后呼吸平稳、咳嗽有力可考虑拔管;2 岁以下的婴儿也可行一次性堵管,但要严密观察病情变化;呼吸肌麻痹的病人要试行堵管梯度:1/3→1/2→3/4→全堵。

(12) 拔管前必须先试行堵管,堵管后 3 天病情平稳者自行咳嗽可考虑拔管。拔管前做好病人的解释工作,伤口可用消毒蝶形胶布拉拢后自行愈合,或请耳鼻喉科医生将伤口缝合,待 7 天愈合再拆线。拔管后 24h 应床边备气管切开包,特别注意观察病人的呼吸,必要时重新行气管切开。

三、气管插管术

将一种特制的气管内导管经声门置入气管的技术,称为气管内插管(endotracheal intubation)。这一技术能为气道通畅、通气供氧、呼吸道吸引和防止误吸等提供最佳条件。

(一)适应证

(1)病人自主呼吸突然停止,紧急建立人工气道进行机械通气和治疗。

(2)严重呼吸衰竭,需行人工加压给氧和辅助呼吸者。

(3)不能自主清除上呼吸道分泌物,胃内容物反流或出血,随时有误吸可能者。

(4)各种全麻或静脉复合麻醉手术者。

(5)新生儿窒息的复苏。

(二)禁忌证

(1)喉头水肿、急性喉炎、喉头黏膜下血肿、插管创伤引起的严重出血等。

(2)咽喉部烧灼伤、肿瘤或异物存留者。

(3)主动脉瘤压迫气管者,插管时可导致主动脉瘤破裂。

(4)颈椎骨折、脱位者。

(三)插管前准备

(1)向家属讲明插管的必要性和可能出现的并发症。

(2)准备并检查用物是否齐全适用,选择合适的气管导管,检查气囊有无漏气,选择合适的麻醉咽喉镜,检查喉镜灯泡是否明亮。另备导管管芯、牙垫、空针、气管插管固定器、听诊器等。

(3)检查病人口腔内有无松动的牙齿、义齿、异物等。

(4)准备并检查呼吸支持设备,如面罩、简易呼吸器、呼吸机、吸引器及吸引管等。

(四)方法

经口腔明视插管法:

(1) 病人取仰卧位,去枕头后仰,使口、咽、喉三轴线一致走向。

(2) 右手拇指、食指、中指提起下颌,拇指和食指交叉拨开上、下嘴唇,使病人口张开。

(3) 左手持喉镜,沿口角右侧置入口腔,将舌体推向左侧使喉镜片移至正中位置。

(4) 慢慢推进喉镜使其顶端抵达会厌根部,上提喉镜(沿 45°角合力上提),暴露声门。

(5) 右手持气管导管,斜口端对准声门裂,沿喉镜走向将导管插入。当充气套囊通过声带,迅速拔出导管芯,退出喉镜,再将导管插深 1~2cm。插管深度约为鼻尖至耳垂再加 4cm,插管位置到门齿的长度成人为 20~24cm,小儿插管的长度=年龄/2+12cm。

(6) 确定导管在气管内的方法:① 观察导管壁有气雾,感觉有温热气体自导管逸出;② 接简易呼吸器人工通气可见胸廓抬起;③ 两肺听诊有对称呼吸音。

(7) 确认导管位置后向气囊充气 5~10mL,用两条胶布十字交叉,将导管固定,连接简易呼吸器或呼吸机。

(8) 如一次操作未成功,应立即给予面罩纯氧通气,然后重复上述步骤。

(五) 注意事项

(1) 对呼吸困难或呼吸停止者,插管前应先行人工呼吸、吸氧等,以免因插管费时而增加病人缺氧时间。

(2) 估计声门暴露有困难时,在导管内插入管芯,将前端弯成鱼钩状。

(3) 插管时应充分暴露喉部,视野清楚。

(4) 操作要轻柔、准确,以防损伤组织,勿使用门牙为着力点;动作迅速,勿使缺氧时间延长而导致心搏骤停。

(5) 导管插入气管后应检查两肺呼吸音是否对称,防止误入一侧气管导致对侧肺不张。

(6) 注意吸入气体的湿化,防止气管内分泌物黏稠结痂而影响通气,并随时吸痰,注意无菌操作。

(7) 气囊注气应适量,需较长时间应用时,一般每隔 4～6h 做短时间的放气一次。

(8) 气管插管时间超过 72h 病情仍不改善者,应考虑行气管切开。

四、球囊面罩给氧法

球囊面罩给氧法(mask oxygen inhalation)是一种使用简易呼吸器的方法,能在紧急情况下保证机体重要脏器的氧供给。

(一) 备物

呼吸气囊 1 套,中心供氧(必要时备氧气筒),吸引器,治疗盘内用物同吸痰操作要求。

(二) 方法

(1) 病人仰卧,头后仰,使气管与口腔成一直线,使呼吸道通畅,有活动义齿应取下。

(2) 解开病人领扣、领带及腰带等束缚物。

(3) 清除病人上呼吸道的分泌物及呕吐物。

(4) 急救者位于病人头顶侧,使病人头后仰,托起病人下颌,EC 手法扣紧面罩,并用手固定。

(5) 用一只手有规律地挤压呼吸囊,使空气通过呼气活瓣进入病人肺部。放松时,肺部气体随呼气活瓣排出。若病人有自主呼吸,应与之同步,即病人吸气初顺势挤压呼吸囊,达到一定潮气量便完全松开气囊,让病人自行完成呼气动作。

(6) 挤压速度 12～20 次/min,提供足够的吸气和呼气时间,约 1∶1。

(7) 急救者应注意病人是否有以下情形,以判断是否正常换气。

① 观察病人有无胸部上升与下降,随着呼吸球的压缩而起伏。

② 经面罩透明部分检查病人口唇及面部颜色的变化,由发绀转为红润。

③ 经透明盖检查单向阀是否适当振动。

④ 听诊了解肺部呼吸音。

⑤ 如病人行气管内插管或气管切开,则将面罩摘除,将单向阀接头直接与气管内接头连接后,依正常操作程序操作;如未接氧气时,则将氧气储气袋及氧气储气阀座卸下。

(三)注意事项

(1) 挤压次数和力量依年龄而定,捏皮球时各手指用力要得当。

(2) 通气过程要始终注意保持畅通呼吸道体位,手法正确,确保氧供效果。

五、海姆利克手法

海姆利克(HeimLich)手法是一种清除口咽部异物法。通过猛推腹部抬高膈肌,迫使肺部残气冲出气道,引起人工咳嗽,排出气道异物,从而保持呼吸道通畅。适用于固体异物吸入致气道阻塞的病人。

(一)方法

(1) 意识清醒者,令病人站或坐,抢救者站在病人背后,双手臂抱住病人的腰,双手伸到病人的腹部,一手握拳,使其拇指一侧朝向病人腹部,放于正中线脐上,远离剑突尖;另一手紧握此手,快速向上冲击病人腹部。

(2) 意识不清者,协助病人取仰卧位,抢救者跪或骑跨于其下半身,一手掌根紧压其腹部,放于腹正中脐上剑突之下,另一只手压在第一只手之上,快速猛推腹部向内向上。

(二)注意事项

(1) 用力要得当,部位要正确,避免暴力致内脏损伤和肋骨骨折等。

(2) 异物排除后仍应进行正规系统的检查和预防治疗。如使用此法不能排除异物,应立即采取其他有效的措施,不得延误时间。

六、心肺复苏术

心肺复苏术中的基础生命支持(basic life support,BLS)是心肺复苏中的初始急救技术,主要对任意原因所致的心搏骤停和呼吸停止的急症病人加以施救,促进呼吸、循环恢复,保证脑、心、肾等重要脏器的血液供应。该技术主要包括胸外心脏按压、开放气道及人工呼吸。

（一）适应证

各种原因所致心脏呼吸骤停,尤其是溺水、创伤、电击伤、气道阻塞或严重的心律失常及中毒等意外情况所致的心脏停搏者。

（二）方法

（1）判定病人有无意识:轻摇病人的双肩判断病人有无意识,大声呼叫他人前来帮忙并携带除颤仪和抢救用物,记录开始抢救的时间。

（2）将病人取去枕平卧位,抢救者跪于病人右侧肩颈侧旁,解开紧身衣裤。

（3）判断病人心搏是否停止:触摸病人颈动脉有无搏动,用食指及中指尖先触及气管正中部位,男性可先触及喉结,然后向旁滑移1.5～2cm,至胸锁乳突肌前缘凹陷处轻轻触摸颈动脉搏动。注意不能同时触摸两侧颈动脉,检查时间5～10s。

（4）判断病人心搏停止后,应立即行胸外心脏按压30次。

① 按压部位:两乳头连线中点。

② 按压手法、姿势:抢救者站或跪于病人一侧,左手掌根部置于病人按压部位,两手重叠,十指交叉,手指离开胸壁。抢救者双臂绷直,双肩在病人胸骨上方正中,垂直向下用力按压,利用髋关节为支点,以背部力量向下按压。

③ 按压力方式:按压应平稳,有规律,不能间断;按压部位要准确,用力要均匀;手掌根部不要离开胸骨定位点,若离开应重新定位。

④ 按压时间与放松时间之比为1:1。

⑤ 按压频率:100～120次/min。

⑥ 按压深度:成人胸骨下陷5～6cm,婴儿和儿童至少为胸部前后径的1/8(婴儿大约为4cm,儿童大约为5cm)。

（5）畅通呼吸道:去除口腔和气道的异物和分泌物,有义齿者取下,方法如下。

① 仰头举颌法:一手置于前额使头部稍后仰,另一手的食指与

中指置于下颌角处,抬起下颌。

② 仰头抬颈法:一手置于前额使头后仰,另一手放在颈下,将颈托起(颈椎损伤者禁用)。

③ 托颌法:操作者站在病人的头侧,将其肘部放在病人头部两侧,用双手同时将左右下颌角托起,首先向操作者方向牵拉,然后使头稍向后仰,同时将下颌角前移。

(6) 在畅通呼吸道,判断病人呼吸停止后,应给病人实施人工呼吸。

① 口对口人工呼吸:按住病人前额,用一只手的拇指与食指捏闭病人的鼻孔,抢救者只需平静呼吸,张开口贴紧病人的嘴,向病人口内吹气,使病人胸廓上抬即可;吹毕,松开捏鼻孔的手,抢救者头稍抬起,侧转换气并观察胸部复原情况。

② 球囊面罩人工呼吸,详见本章相关内容。

③ 按压与人工呼吸之比为 30:2。

④ 操作 5 个循环后再次判断颈动脉搏动,时间不超过 10s。如已恢复,进行高级生命支持;如颈动脉搏动及自主呼吸未恢复,继续上述操作 5 个循环后再次判断,直至高级生命支持人员及仪器设备到达。

(7) 注意观察病情,及时判断复苏是否有效。

① 复苏有效指标:能触摸到大动脉搏动;自主呼吸恢复;瞳孔由大变小;面色、口唇由发绀转为红润;有眼球活动,睫毛反射与对光反射出现,意识恢复,出现反射与挣扎。

② 复苏终止指标:

Ⅰ. 脑死亡(深度昏迷,对任何刺激无反应;自主呼吸停止;瞳孔固定;脑干反射消失:包括瞳孔对光反射、角膜反射、吞咽反射、睫毛反射)。

Ⅱ. 无心搏及呼吸,已做 CPR 30min 以上。

(三) 注意事项

(1) 人工呼吸时送气量不宜过大,以免引起病人胃部胀气。

(2) 胸外按压时要确保足够的频率及深度,尽可能不中断胸外按压,每次胸外按压后要让胸廓充分回弹,以保证心脏得到充分的血液回流。

(3)胸外按压时肩、肘、腕在一条直线上,并与病人身体的长轴垂直。按压时,手掌掌根不能离开胸壁。

(4)快速反应、团队协作,施救者应同时进行几个步骤,如同时检查呼吸和脉搏,以缩短开始首次按压的时间。

(5)由多名施救者形成综合小组,同时完成多个步骤和评估。

七、洗胃术

洗胃术(gastrolavage)即洗胃法,是指将一定成分的液体灌入胃腔内,混合胃内容物后再抽出,如此反复多次,清除胃内毒物或刺激物,避免毒物吸收;减轻胃黏膜水肿,治疗幽门梗阻及扩张,为手术或检查做准备。洗胃术有催吐洗胃术、胃管洗胃术、剖腹胃造口洗胃术3种。

(一)适应证

急性口服中毒无禁忌证者;催吐洗胃无效或失败者;需留取标本进行毒物分析。

(二)禁忌证

上消化道出血及胃穿孔;食管胃底静脉曲张;吞服强酸、强碱等腐蚀性药物者。

(三)方法

(1)迅速将病人安置抢救室。评估病情(简单询问既往史),了解病人服用毒物的名称、量及时间等。

(2)向病人及家属说明洗胃的目的及意义,消除病人和家属的紧张情绪。

(3)对于清醒合作的病人取坐位,采用口服催吐法洗胃。

(4)对于昏迷或意识模糊的病人,协助其取平卧位,头偏向一侧,选用洗胃机行机器洗胃。

(5)根据毒物配制的洗胃溶液,测量水温(25~38℃)。

(6)接通洗胃机电源,将"进水管"放入洗胃液中,将"排水管"放入污水桶中。

(7) 检查有无义齿,口腔黏膜是否完整。

(8) 测量实际应插入胃管长度,做标记,润滑胃管前端。

(9) 放置开口器,缓慢经开口器放入胃管,至15cm处嘱病人吞咽或使病人下颌贴近胸骨,增加胃管通过的弧度。插管时病人如出现剧烈咳嗽,表明误入气管,应拔出重新插入。成人胃管插入长度为45~55cm。

(10) 确定胃管是否在胃内:

① 可用注射器从胃管中抽吸,如抽出胃内容物则证明胃管在胃内。

② 向胃管注入空气,用听诊器在上腹部听到气过水声,即可确定胃管在胃内。

③ 将胃管的尾端置入盛水的容器中,无气泡溢出。

(11) 确定胃管在胃内后,遵医嘱留取毒物标本送检,抽尽毒物。

(12) 连接洗胃机,按下启动开关。每次注入洗胃液300~500mL。洗胃过程中,密切观察病人病情、生命体征变化及洗胃情况,观察洗胃液出入量的平衡,洗出液的颜色、气味。并用清水或肥皂水清洗污染的皮肤、头发。

(13) 反复梳洗,直至洗出液澄清无味为止。

(14) 洗胃完毕,反折胃管,迅速拔出,做好记录。

(15) 处理用物,做好洗胃机各连接管道的消毒处理。

(四) 注意事项

(1) 插管时动作要轻快,切勿损伤病人食管及误入气管。

(2) 病人中毒物质不明时,及时抽取胃内容物送检,应用温开水或者生理盐水洗胃。

(3) 病人洗胃过程中出现血性液体,立即停止洗胃。

(4) 幽门梗阻病人,洗胃宜在饭后4~6h或者空腹时进行,并记录胃内潴留量,以了解梗阻情况,供补液参考。

(5) 吞服强酸、强碱等腐蚀性毒物病人,切忌洗胃,以免造成胃穿孔。

(6) 及时准确记录灌注液名称、液量,洗出液量及其颜色、气味等洗胃过程。

八、清创缝合术

清创缝合术(debridement and suturing)是对新鲜的、开放性的污染伤口进行清洗去污、清除血块和异物、切除失去生机的组织、缝合伤口等处理,使之尽量减少污染,甚至变成清洁伤口,达到一期愈合,有利受伤部位的功能和形态的恢复。开放性伤口一般分为清洁、污染和感染三类,意外创伤的伤口难免有不同程度的污染,如污染严重,细菌量多且毒力强,8h后即可变为感染伤口。头面部伤口局部血运良好,伤后12h仍可按污染伤口行清创缝合术。

(一) 适应证

各种开放性损伤,特别是战时火器伤,6~8h伤口做Ⅰ期缝合;8~12h污染轻的伤口彻底清创后可行Ⅱ期缝合;污染严重的伤口或12h以上一般不行Ⅰ期缝合。

(二) 禁忌证

污染严重的伤口不能施行清创缝合术。

(三) 方法

(1) 先用无菌敷料覆盖创面,剃除周围毛发。

(2) 用无菌生理盐水或肥皂水清洗伤口周围皮肤,如有油污可用汽油擦洗,再用无菌生理盐水清洗。

(3) 分别用无菌生理盐水、3%过氧化氢溶液,再用无菌生理盐水、0.5%活力碘反复冲洗伤口。

(4) 伤口周围皮肤用1%聚维酮碘(碘伏)或活力碘消毒。

(5) 铺无菌巾,行局部浸润麻醉。

(6) 清除伤口内血块、异物,探查伤口深度,止血,剪除失活组织,修剪创缘皮肤。

(7) 逐层缝合伤口,术后对合皮肤,用聚维酮碘(碘伏)或1%活力碘消毒并包扎。

(8) 常规注射破伤风抗毒素,并观察药物反应。

(9) 嘱病人按时换药拆线,保持伤口清洁、干燥,特殊伤口遵医嘱。

（四）注意事项

(1) 清创应在伤后尽早进行,通常认为在伤后 6~8h 可能出现感染。

(2) 清创术前首先要全面评估病人全身情况,不可因清创术延误危及生命伤的处理。

(3) 操作中应严格执行无菌技术。选用局部麻醉者,只能在清洗伤口后麻醉。伤口清洗是清创术的重要步骤,应用生理盐水反复彻底冲洗。

(4) 对于一次清创可能不彻底,有些挫裂伤组织术后可能因缺氧而继续坏死的情况须再次清创。根据伤口分泌物程度放置引流条。一般应根据引流物情况,在术后 24~48h 拔除引流条。

(5) 清创缝合后常规注射破伤风抗毒素,并观察 30min 后无反应,方可离开医院。如注射后 1 周内出现全身皮疹,可能为该药迟发反应,应及时到皮肤科就诊。

(6) 如发现伤口渗血、剧烈疼痛、指（趾）端肿胀,皮肤颜色变成紫色或黑色,随时就诊。保持伤口敷料清洁、干燥,抬高伤肢。

第三章　入院、出院病人一般护理常规

一、入院病人一般护理

（1）新病人入院由主班护士安排床位，责任护士整理床铺，系好腕带，交代床单位用物，并通知主管医师。

（2）责任护士向病人介绍住院须知、探视和陪伴制度、病区环境，并做自我介绍。

（3）全面评估病人，正确书写入院护理评估单，按整体护理要求对病人进行生理、心理、社会、文化、精神评估，同时进行风险评估（压疮、跌倒）、自理能力评估等。在此基础上确认护理问题，制订护理计划，落实护理措施。

（4）病人入院时测体温、脉搏、呼吸、血压一次。新入院病人每天测体温、脉搏、呼吸2次（8AM、4PM），连续3天，无异常者改为每日4PM测体温、脉搏、呼吸一次；体温达到37.5℃及以上者，每日测体温、脉搏、呼吸3次（8AM、4PM、8PM）；病危和大手术病人，体温达到38.5℃及以上者，每4h测体温、脉搏、呼吸一次，至体温恢复正常3天后改为每日测一次。

（5）为入院病人每周称体重一次（危重病人例外），并记录。不能起床者以卧床表示，记录在体温单相应栏内。

（6）新病人入院按医嘱执行各项检查，次晨留取大小便和血标本，做血常规及其他化验检查，并做好各项检查前的宣教。

（7）做好交流与沟通，进行入院宣教，签订安全告知书。

（8）根据医嘱给予各项治疗、护理及饮食。在遵循治疗膳食的原则下，尽量根据病人的饮食习惯选择可口的食物。

（9）按病情给予分级护理，落实各项护理措施。

二、出院病人一般护理

(一)准备

(1) 病人出院需责任医师提前一天开出医嘱。护理人员遵医嘱及时通知病人及其家属,按时办理出院手续。

(2) 停止病人在住院期间的各种治疗、护理、撤销各种卡片和执行单,并在体温单的相应栏内用红笔竖向书写"出院"。按规定顺序整理病历。

(3) 待病人家属取得出院结算清单和出院证后,协助病人整理物品,收回医院用物,并清理床单位。病人用过的物品要及时换洗、消毒。将出院带药交给病人,并向病人详细交代服用方法。

(4) 征求病人或家属对医疗、护理等方面的意见,做好出院指导。

(5) 收集出院病人延续护理调查表,通过调查表筛选病人出院后的健康需求并做好登记随访。

(6) 通过病人出院小结深层次了解病人在院的治疗过程以及病人出院时的基本健康状况,并做好记录。

(7) 通过家访或电话随访等形式再次评估病人出院后的健康状况及需求。

(二)护理措施

(1) 做好出院前的评估:如是否能获得延续护理、需要何种护理、是否需要家庭访视、主要照护者或其他亲友是否有能力照护病人、是否需要特殊的护理指导、转至其他医疗机构是否能提供合适的持续性护理等。

(2) 做好出院后的衔接:若回到社区,责任护士与社服部联系共同将病人下转到相应的社区并做好交接班工作。若回到家庭,社服部家庭护士与社区医护人员根据病人具体情况上门指导、电话随访等。若回到康复院、护理院则需与护理院的相关工作人员做好病人的详细交接。

（三）健康指导与康复

（1）通过电话随访、家访、病人来院随访相结合的方式对出院病人进行康复教育与指导，帮助病人建立自我健康管理机制。

（2）有效的康复教育与指导：护理人员教会病人及病人的主要照护者适当的护理措施，提供个性化的健康教育方法和康复训练方法，以符合病人短期的和长期的照护目标。

（3）提高专业人员自身的专业素质，掌握相关专业的健康教育知识。

（四）做好床单元终末处理

传染病病人出院后，按院感要求，消毒床单位及病室等。

第四章 常见疾病症状护理常规

一、高热护理

发热是指机体在致热源的作用下或各种原因引起体温调节中枢功能障碍时，体温升高超出正常范围。引起发热的原因大致可以分为感染性和非感染性两大类。

（一）身心评估

（1）评估病人年龄、体温、脉搏、呼吸、血压。注意发热的特点及伴随症状，观察皮肤有无皮疹、出血点、麻疹、瘀斑、黄疸等。

（2）评估病人的意识状态，有无大量出汗、虚脱、抽搐等。

（3）评估病人皮肤的温度、湿度及弹性。

（4）评估病人心理反应，观察有无紧张、焦虑情绪，鼓励其保持良好的心态。

（二）护理措施

（1）病人发热时应卧床休息，如烦躁不安、神志不清、谵妄、惊厥时，应用床档防止其坠床，必要时用约束带。保持病房内空气新鲜，定时打开窗通风，注意勿使病人着凉。

（2）根据病情给予高热量流质或半流质饮食，每日摄入的总热量为2000～3000cal。病情允许的话鼓励病人多饮水，每日一般不少于3000mL，不能经口进食者，可鼻饲。

（3）密切观察病情，每4h测体温、脉搏、呼吸一次，必要时随时测量体温。注意发热特点及伴随症状，皮肤黏膜有无出血点、荨麻疹、瘀斑以及黄疸等情况，观察大小便、呕吐物的量及颜色，辨别其性质。

（4）对体温 39℃以上者，遵医嘱用冰块物理降温，或用酒精或温水擦浴（血液病病人除外），或给予冷盐水灌肠，30min 后测体温并记录。必要时应用药物降温。对原因不明的高热，慎用退热药，可用亚低温治疗，降温速度控制为每小时降低 0.5~1.0℃。

（5）体温骤退时，应予以保暖。及时测血压、脉搏、心率，及时记录并报告医生。

（6）做好口腔护理。根据病情选用漱口液，每日漱口 2~3 次。口唇干燥者，可涂润滑剂。有疱疹或溃疡者，可涂锡类散或冰硼散。

（7）加强皮肤护理，预防压疮。大量出汗者，应及时更换衣服、被单，并注意保暖，避免直接吹风，防止受凉。

（8）疑似有传染病时，先进行一般隔离，确诊后再按医嘱执行。

（9）及时采集各种标本。

（三）健康指导与康复

（1）供给高热能、高蛋白质、富含维生素和无机盐以及清淡、易于消化的饮食。根据病情可给予流质、半流质饮食或软饭。流质饮食可选用牛奶、豆浆、蛋花汤、稀米汤、绿豆汤、藕粉、鲜果汁、去油鸡汤等，半流质饮食可选用大米粥、肉末菜末粥、面片汤甩鸡蛋、肉末菜末面条、馄饨、豆腐脑、银耳羹等，软饭可选用馒头、面包、软米饭、包子、瘦肉类、鱼、虾、蛋、瓜茄类、嫩菜叶、水果等食品。

（2）供给充足液体，有利于体内的毒素稀释和排出，还可补充由于体温增高丧失的水分，可饮温开水、鲜果汁、菜汁、米汤、绿豆汤等。

（3）忌用浓茶、咖啡、酒精饮料及具有刺激性调味品（芥末、辣椒、胡椒等），并限制油腻的食物。

（4）宜采用少吃多餐制，流质饮食每日进食 6~7 次，半流质每日进食 5~6 次，软饭每日进食 3~4 次，这样既可补充营养物质，还可减轻胃肠负担，有利于病人恢复。

二、昏迷护理

昏迷是指各种原因引起的大脑皮层或皮层下网状结构发生高度抑制的一种症状，意识完全丧失，不能被唤醒，对外界刺激无意识反应。主要病因是中枢神经系统疾病,如感染、脑血管疾病、颅脑损伤、脑肿瘤、癫痫;全身疾病,如内分泌及代谢障碍性疾病;各种中毒;严重感染如败血症、感染性休克等。

(一)身心评估

(1)评估有无意识障碍及其障碍类型:观察病人的自发活动和身体姿势,是否有牵扯、自发咀嚼、眨眼或打哈欠,是否有对外界的注视或视觉追随,是否自发改变姿势。

(2)判断意识障碍的程度:通过言语、推摇其肩臂、压迫眶上切迹等刺激,检查病人能否回答,有无睁眼动作和肢体反应情况。为了较准确地评价意识障碍的程度,可用国际通用的 Glasgow 昏迷评定量表(表 4.1)来测定。最高得分为 15 分,最低得分为 3 分,分数越低病情越重。通常在 8 分以上恢复机会较大,7 分以下预后较差,3~5 分并伴有脑干反射消失的病人有潜在死亡的危险。Glasgow 昏迷评定量表也有一定的局限性,如眼肌麻痹、眼睑或眶部水肿的病人不能评价其睁眼反应;气管插管或气管切开的病人不能评价其言语活动;四肢瘫痪或使用肌肉松弛剂的病人不能评价其运动反应;睁眼反应言语反应运动反应单项评分不同的病人总分可能相等但不意味着意识障碍程度相同。

表 4.1 Glasgow 昏迷评分标准

分值	睁眼动作	语言反应	最佳运动反应
6			完成指令性动作
5		正确回答问题	刺痛能定位
4	自主睁眼	回答错误、混乱	刺痛能躲避
3	呼唤睁眼	言语不清	刺痛时肢体屈曲
2	刺痛睁眼	只能发音,不能构成词语	刺痛时肢体过伸
1	不能睁眼	不能言语	不能运动
得分			

(3)检查瞳孔是否等大等圆,对光反射是否灵敏;观察生命体征

变化,尤其注意有无呼吸节律与频率的改变;评估有无肢体瘫痪、头颅外伤;耳、鼻、结膜有无出血或渗液;皮肤有无破损、发绀、出血、水肿、多汗;脑膜刺激征是否为阳性。

(二) 护理措施

(1) 将昏迷病人应安置在抢救室或靠近护士办公室的病室内,保持室内空气新鲜,配备各种抢救药品及器械。

(2) 保持呼吸道通畅:仰卧、头偏向一侧,防止分泌物吸入呼吸道。及时吸痰,若窒息,必要时行气管插管或气管切开。

(3) 病人烦躁不安、谵妄时,应加用床栏防止其坠床,并在床头横立一枕,以防头部撞伤,必要时行保护性约束;痉挛、抽搐者,可用开口器、压舌板撑开口腔,防止舌咬伤;活动义齿应取下,以防误入气管;舌后坠者,应及时用舌钳拉出或应用口咽通气道;去除发夹,修剪指甲,防止外伤。

(4) 必须保证病人有足够的水分及营养,及早给予鼻饲或静脉高营养等。

(5) 观察病情变化:

① 定时测量体温脉搏呼吸、血压,高热者给予物理降温。呼吸困难者给予氧气吸入,呼吸衰竭者按医嘱给予呼吸兴奋剂或呼吸机辅助通气。发生酸碱失衡时,应及时抽血进行血气分析,及时纠正,积极抢救。若瞳孔散大、缩小,或反应迟钝,应迅速通知医师给予处理,并详细记录病情。

② 注意病人的神志变化、皮肤光泽,观察其瞳孔大小、对光反射,注意其四肢末梢温度、呼吸气味。检查其有无脑膜刺激症状、四肢瘫痪等。

③ 注意呕吐物、排泄物及引流物的颜色、性质及量,并记录。

(6) 注意保暖,用热水袋时应防止烫伤。

(7) 加强皮肤护理,防止压疮发生。

(8) 防止角膜损伤,对眼睑不能闭合者,可予凡士林纱布、湿纱布、眼罩保护或涂以抗生素眼膏。

(9) 加强口腔护理,保持口腔清洁,每日用漱口液清洗口腔(漱口液视病情而定），每日2次，以防口腔感染，对于张口呼吸的病人应用双层湿纱布盖于口鼻：用生理盐水浸湿纱布，以不滴水为宜，盖住口鼻，纱布变干后用生理盐水喷在纱布上。

（10）肢体瘫痪者，在病情许可的条件下给予被动运动，注意防止肌肉萎缩和足下垂等。

（11）保持大小便通畅。尿潴留者，可定时按摩膀胱区或针灸、热敷，必要时保留导尿；便秘者采取通便措施。

（12）严格执行床头交接班及记录出入量。

（三）健康指导与康复

（1）给予卧气垫床、保持床铺平整干燥，减少对皮肤的机械性刺激。

（2）慎用热水袋，防止烫伤。

（3）给予高维生素、高热量饮食，补充足够的水分，进食时和进食后30min抬高床头防止食物反流。

（4）保持良好的肢体位置。

（5）给予功能锻炼，防止肌萎缩。

三、休克护理

休克是指各种原因引起机体有效循环血量急剧减少，使组织血液灌流严重不足，导致组织细胞代谢和重要生命器官功能障碍的全身性病理过程。其特点为急性微循环灌注不足，细胞缺氧和全身重要脏器功能障碍。通常分为低血容量性、感染性、心源性、神经源性和过敏性休克5类，休克的病因很多，无论哪一种休克，有效循环血量锐减是其共同特点。

（一）身心评估

（1）评估病人是否表现为精神紧张、兴奋或烦躁不安，皮肤苍白、四肢厥冷、心率呼吸加快、尿量减少、血压正常或稍高、脉压缩小。

（2）评估病人是否表现为表情淡漠、反应迟钝，甚至出现意识模糊或昏迷，出冷汗，口唇、肢端发绀，脉搏细速，血压进行性下降甚至测不出，尿少或无尿。

（3）评估病人是否出现全身皮肤、黏膜发绀及紫斑,四肢厥冷,大汗淋漓;体温不升;脉搏细弱,血压测不到或很低;呼吸衰竭;全身有出血倾向,眼底视网膜出血或水肿。

（4）评估病人有无局部情况:有无骨骼、肌肉及软组织损伤情况,局部伤口的出血情况及末梢血运及感觉,腹部有无膨隆。

（二）护理措施

（1）备齐抢救药品及器械,积极进行抢救。必要时专人护理,详细记录"危重病人护理记录单"并严格交接班。

（2）取休克卧位,头高脚高位(头和躯干抬高20°～30°,下肢抬高15°～20°),注意保暖。

（3）严密观察病情。如皮肤的色泽、温度和湿度,面色有无苍白、口唇、甲床是否发绀,四肢厥冷的程度和范围,皮肤是否有出血点、瘀斑及花斑等,以了解微循环灌流情况。

（4）注意体温、脉搏、呼吸、血压、氧饱和度变化,每15～30min测量一次,并记录。病情稳定或遵医嘱,逐渐减少测量次数。

（5）氧气吸入,吸氧浓度为40%～50%。

（6）建立两路静脉通路,准确记录24h出入量,尤其是记录尿量的变化,必要时行保留导尿,如果尿量小于25mL/h,表明血容量不足。

（7）对烦躁不安者应注意安全,必要时加以保护性约束,防止其坠床;抽搐者应使用牙垫,防止舌咬伤;有义齿者应取出,清洗后妥善保管。

（8）注意有无口渴、恶心、呕吐等情况,观察皮肤弹性、呼吸气味、节律等变化,以判断有无水、电解质及酸碱平衡紊乱等。

（9）创伤性休克者,应注意伤口有无出血,及时检查血型及血交叉试验;遵医嘱做好输液输血准备并给予保暖,不宜在体外加温,避免血管扩张加重休克;感染性休克有高热者,除应用足量有效抗生素外,应给予物理降温,并按高热护理常规处理;心源性休克者,应注意心率、心律变化,严格控制输液速度;过敏性休克者,应用盐酸肾上腺素或肾上腺皮质激素积极抗过敏治疗;急性中毒所致休克者,应迅速洗胃,减少毒物吸收。

（10）保持呼吸道通畅,及时清除呼吸道血块和其他异物及分泌物,必要时行气管插管或气管切开。注意加强口腔及皮肤护理,防止并发症的发生。

（11）根据病情合理调节输液速度。对失血、失液者,应尽快补足血容量。必要时行中心静脉及动脉置管,进行CVP、ABP监测,注意心肺功能。

（12）用药注意事项：

① 应用升压药时,应根据血压调节药物速度和浓度,谨防药液外渗。

② 应用阿托品时,要注意阿托品化。如出现面色潮红、瞳孔散大等情况,须立即通知医师,减少用药量或停药。

③ 应用抗生素及激素时,应观察药物的疗效及其副作用,注意有无二重感染。

（三）健康指导与康复

（1）应用血管活性药物时,不能随意调节速度同时防止外渗。

（2）早期营养支持,从流质饮食逐渐过渡到半流质饮食和软食,胃肠功能恢复后逐渐过渡到高蛋白饮食。

（3）病人出现头疼、呕吐、昏迷等提示脑水肿症状时要立即联系医生。

四、咯血护理

咯血是指喉及喉以下呼吸道及肺组织的血管破裂导致的出血并经咳嗽动作从口腔排出。咯血量最常见的病因是肺结核、支气管扩张和支气管肺癌。咯血的先兆为胸闷、喉痒咳嗽等,咯出的血多为鲜红色,伴有泡沫或痰呈碱性。咯血可引起窒息、休克、肺不张、肺部感染等严重的并发症。

（一）身心评估

（1）观察病人生命体征变化、皮肤及甲床的色泽、尿量,及时发现休克征象。

（2）病人是否感到胸闷、心慌，是否有咳嗽、喉痒等症状。

（3）病人口中是否有血腥味，或出现面色苍白、出冷汗、口渴、心慌、血压下降等。

（4）窒息的先兆症状：咯血突然停止、紫绀、胸闷、发慌、大汗淋漓、喉痒、有血腥味及精神高度紧张等情况。

（二）护理措施

（1）病情观察：观察咯血的先兆症状及咯血的量：少量咯血（每天＜100mL），中等量咯血（每天 100～500mL），大咯血（每天＞500mL 或每次＞300mL）并观察咯血的颜色、性状、频次、持续时间等，密切监测病人生命体征的变化。

（2）紧急处理措施：

① 大咯血时，应绝对卧床休息，不宜随意搬动，一般采取侧卧位或半卧位，头偏向一侧，床边备好吸引器、气管插管或气管切开包等抢救物品，及时清除积血和血块，预防窒息的发生。

② 严密观察生命体征、意识的变化，如病人出现咯血突然停止或减少、烦躁或表情淡漠、呼吸增快、血压下降、喉头作响而咯不出等咯血窒息先兆的表现时应及时通知医生处理，并做好护理记录。

③ 迅速建立静脉通道，以保证输液输血及治疗的落实。

④ 给予高流量、高浓度的氧气吸入，8～10L/min. 或进行高频通气。

⑤ 立即畅通气道，迅速排出积血，用较粗并带有侧孔的吸引管进行吸引。

⑥ 体位引流：立即将病人置于头低足高 45°俯卧位，轻拍背部以利引流。

⑦ 呼吸抑制者，应适量给予呼吸兴奋药，以改善缺氧。

⑧ 呼吸停止者应立即给予气管插管和人工呼吸机辅助呼吸。

（3）药物：垂体后叶素是大咯血时的首选药物，使用时应注意控制滴速，并注意观察不良反应。

（4）饮食护理：大咯血期间应禁食、禁水，咯血停止后可给予富有营养、富含维生素的温凉半流质饮食，多食蔬菜水果。

(5) 心理护理：关心体贴病人，解除其恐惧、紧张情绪。及时倾倒咯出的血液，及时更换血液污染的衣物及被服，以减少对病人的不良刺激。保持病室安静，减少探视。

（三）健康指导与康复

(1) 指导病人保持生活规律，情绪乐观，避免精神紧张及过度劳累，合理安排休息与活动，适当锻炼，增强抗病能力预防感冒。饮食指导：注意营养搭配，戒烟酒及辛辣过烫食物。饮食清淡，多吃含维生素、纤维素高的食物，以保持大便通畅。

(2) 指导病人了解且掌握咯血的先兆症状，比如咳嗽、呼吸困难、胸部不适感、胸闷、喉部发痒或异物感、烦躁等。告知病人如果出现上述症状，一定要马上卧床休息，患侧卧位或者头偏向一侧，轻轻把血咳出，保证呼吸道通畅避免发生窒息，并及时告知医务人员。

五、呼吸困难护理

呼吸困难(dyspnea)是病人主观上感到空气不足、呼吸费力，客观上表现为呼吸频率、深度、节律异常，严重时可出现端坐呼吸、鼻翼扇动、发绀、张口呼吸、辅助呼吸肌参与呼吸活动。按呼吸的性质可分为吸气性、呼气性和混合性呼吸困难三种类型；按呼吸困难的程度可分为轻、中、重度三种程度。

（一）身心评估

(1) 评估病人的脉搏、血压、体温等变化。

(2) 评估病人的神志，面容表情，呼吸的频率、深度和节律变化。

(3) 评估病人的胸部是否有桶状胸和辅助呼吸肌参与呼吸运动，听诊双肺有无肺泡呼吸音减弱或消失及干湿啰音。

(4) 评估病人的心理反应，有无紧张、注意力不集中、失眠、抑郁、焦虑或恐惧等。

（二）护理措施

(1) 体位：协助病人取舒适卧位，以减轻呼吸困难。如急性左心衰竭、严重哮喘肺气肿等病人取坐位或半坐位；胸腔积液病人取患侧卧位；肋骨骨折病人取健侧卧位；急性呼吸窘迫病人取平卧位。

(2) 维持气道通畅：指导病人做深呼吸，鼓励和帮助病人进行有效的咳嗽、咳痰。去除紧身衣服和厚重被服，减少胸部压迫。

(3) 进行雾化吸入，湿润呼吸道及稀释痰液，必要时吸痰，及时清除呼吸道分泌物。保持病室的环境安静舒适、空气洁净和温湿度适宜。哮喘病人室内避免湿度过高及过敏原。

(4) 遵医嘱给予消炎化痰、平喘药，严重呼吸困难病人要做好机械通气的准备。

(5) 氧疗：根据呼吸困难的程度，给予不同的氧疗方法和浓度，必要时遵医嘱加用呼吸兴奋药和或使用人工呼吸机辅助呼吸，严密观察用氧前后病人的病情变化。

(6) 病情观察：分析各项监护参数，观察缺氧改善情况，及时调整。注意观察病人神志、发绀程度、生命体征的变化，必要时记录出入液量。

(7) 饮食护理：给予易消化的食物，预防便秘发生。严重呼吸困难病人给予流质或半流质饮食，给予充足的热量，维持水、电解质平衡。

(8) 心理护理：及时为病人提供支持与帮助，解除病人的焦虑和恐惧情绪。教会病人相关疾病的自我保健知识。

(三) 健康指导与康复

(1) 向病人及家属讲解本病的相关知识，对于急性期的病人应卧床休息，若病情加重应入院进行治疗；稳定期的病人应进行适当的锻炼，以增强体质，提高机体的抗病力，保护肺功能，避免发生并发症。

(2) 提醒病人及家属注意保暖，密切注意天气变化，及时添加衣物，防止受凉感冒。做好头和脚的防护，冬季出门戴口罩，雾霾天气不出门。

(3) 指导病人进行呼吸功能康复训练，做好腹式呼吸，远离烟酒。

(4) 坚持低流量氧疗，指导病人在家中进行氧疗。

(5) 提高生活质量，增强自我保护意识，做好自我防护，不去"高危场所",不去人口密集的地方,以防止交叉感染。

六、窒息护理

窒息(asphyxia)是指气流进入肺脏受阻或吸入气体缺氧导致的呼吸停止或衰竭状态。引起窒息的原因很多,例如喉头水肿、喉梗阻、喉气管异物、气管支气管痉挛、大咯血、声带麻痹、喉部肿瘤、溺水、自缢等。

(一) 身心评估

(1) 观察病人呼吸、咳嗽及全身情况,是否出现四凹症(胸骨上窝、锁骨上窝、肋间隙及剑突下软组织)。

(2) 病人是否出现恐惧心理以及是否出现张口瞪目症状,有无咳嗽喘气或咳嗽微弱无力。

(3) 评估病人有无烦躁不安、口唇发绀、面色苍白以及呼吸急促等症状。

(二) 护理措施

(1) 即刻施行护理措施,保持呼吸道通畅:

① 气管异物:应立即实行 HeimLich 手法,尽快排出异物,直接或间接喉镜下将其取出,呼吸困难、难以用上述方法取出时可用粗针头(14～16G)紧急行环甲膜穿刺或气管切开。

② 支气管扩张咯血:应协助病人取头低足高 45°的俯卧位,卧于床沿,叩击病人背部以清除梗阻的血块,并准备好吸引器、气管插管呼吸机等。

③ 炎性喉头水肿和肺水肿:吸氧、激素治疗,必须勤翻身、叩背,用导管插入气管内吸痰,定时气道湿化、雾化,必要时行气管插管吸痰。

④ 颈部手术后迅速解除压迫(包括打开手术切口),迅速开放气道(包括气管插管和气管切开)。

(2) 体位:专人护理,病人去枕平卧位,头偏向一侧,防止分泌物吸入气管。

(3) 病情观察:每 30min 观察记录一次,观察病人的神志、瞳孔变化,监测血氧饱和度及体温脉搏呼吸、血压,定时采血进行血气分析。

(4) 氧疗:鼻导管或面罩高流量给氧,流量为 4~6L/min,使氧饱和度在 90%以上。

(5) 积极对症处理,预防并发症,如低氧血症、酸碱平衡失调、肺水肿、肺不张、急性呼吸衰竭、肺部感染、心搏骤停等。

(6) 心理护理:消除病人的恐惧心理,适当给予镇静药。

(三) 健康指导与康复

(1) 指导病人安静休息,避免剧烈活动,避免情绪紧张。
(2) 对于气道不完全阻塞的病人应查明原因,积极对症治疗。
(3) 有咯血前兆时及时吐出口腔血块。

七、上消化道出血护理

上消化道出血是指屈氏韧带以上的消化道,包括食管、胃、十二指肠、胰腺及胆道等疾病引起的出血。主要原因是消化道溃疡、食管及胃底静脉曲张、急性胃黏膜出血、凝血机制损害所致的出血。

(一) 身心评估

(1) 观察病人是否出现呕血、黑便、贫血、发热。
(2) 观察病人有无头昏、心悸、乏力、出汗、口渴、晕厥等。
(3) 观察病人有无面色苍白、口唇发绀、呼吸急促、皮肤湿冷(呈灰白色或紫灰发斑)、体表静脉塌陷、精神萎靡、烦躁不安。
(4) 观察病人是否反应迟钝、意识模糊,或者尿量减少。

(二) 护理措施

(1) 按消化系统疾病一般常规护理。
(2) 卧床休息,头偏向一侧,保持呼吸道通畅,同时注意保暖。
(3) 大出血病人取平卧位并将下肢略抬高,以保证脑部供血,病人常出现紧张、恐惧心理,应予以关心和安慰,解除心理压力,以保持情绪镇静。
(4) 严重呕血、恶心呕吐的病人,应暂禁食。少量出血且只呕吐者,可选用温凉流质饮食或遵医嘱使用正肾冰水。出血停止后,可给半流质饮食。饮食应富有营养、易消化,以少食多餐为原则,避免进食粗糙、刺激性食物。肝性脑病病人,应禁食蛋白质,以防血氨升高,加重昏迷。

(5) 门静脉高压食管胃底静脉曲张破裂出血,采用三腔二囊管压迫止血时,应做好相应护理。建立静脉通路,尽快补充血容量。

(6) 严密观察体温、脉搏、呼吸、血压、呕吐物以及大便的次数、颜色、量等,以判断有无继续出血。及时清除血迹,以减少病人不良视觉刺激。如病人有烦躁不安、出冷汗、四肢厥冷、血压下降等情况,应考虑有失血性休克的存在,须及时与医师联系,协助处理。

(7) 做好出血量等估计:详细询问呕血和黑便的发生时间、次数、量及性状。大便隐血实验阳性提示出血量>5~10mL;出现黑便表明出血量在 50~100mL;胃内积血量达 250~300mL 可引起呕血;出血量超过 400~500mL 可出现头晕、心悸、乏力;出血量>1000mL 临床出现循环衰竭的表现。

(8) 继续或再次出血的判断:反复呕血,甚至呕吐物由咖啡色转为鲜红色;黑便次数多且粪质稀薄,色泽转为暗红色,伴肠鸣音亢进;循环衰竭的表现经充分补液、输血而无明显改善;血红蛋白浓度、红细胞计数、血细胞比容持续下降。

(9) 做好口腔及皮肤护理。清洗口腔内血渍,保持口腔清洁。便血时应保持床单清洁、干燥平整,并保持臀部清洁,防止并发症。

(10) 做好卫生保健和饮食宣教工作,注意劳逸结合,避免精神刺激,保持情绪稳定。

(三) 健康指导与康复

(1) 急性出血缓解期宜选用易消化、清淡、营养丰富的食物,以牛奶、稀饭等偏软偏碱性食物为宜,避免过饱,戒除烟酒、咖啡及辛辣刺激性食物。

(2) 呕吐后及时漱口,清除呕吐物,以免异味引起恶心等不良刺激。

(3) 休克病人,加强保暖工作。

(4) 帮助病人树立战胜疾病的信心,消除病人的消极情绪。

八、抽搐护理

抽搐是指全身或局部成群骨骼肌非自主的抽动或强烈收缩,常可引起关节运动和强制。临床以突然意识丧失、呼吸暂停、瞳孔散大、对光反应消失、四肢强直、双手握拳表现为特征。

(一)身心评估

(1)观察病人是否出现口角、眼睑、手足等肌肉收缩,有无出现"助产士手"表现。

(2)观察病人有无意识丧失、双眼上翻、瞳孔变化、面色青紫、口唇发绀、口吐白沫或血沫、大小便失禁等。

(3)观察病人是否伴有肌肉的强直性痉挛并伴肌肉剧烈的疼痛。

(二)护理措施

1. 一般护理

(1)设专人护理。

(2)保持护理安全,用缠有纱布的压舌板或毛巾置于病人上下牙臼齿间或口内放口咽通气道防止舌咬伤,同时避免舌后坠影响呼吸。防坠床:周围加护栏,勿用力按压其肢体,以免引起肌肉撕裂、骨折、或关节脱位。取出义齿防止误入气管。

(3)保持呼吸道通畅,迅速解开衣扣,及时清除呼吸道分泌物。

(4)保持病房安静,避免强光刺激,护理操作动作要轻,减少对病人的刺激。

(5)备齐急救用物,如吸引器、开口器、拉舌钳、气管插管等。

2. 病情观察与用药护理

(1)监测生命体征,注意病人神志、瞳孔的变化。

(2)观察抽搐部位和持续时间、间隔时间等,并记录。

(3)遵医嘱给予相应的镇静药物,以静脉用药为主。常用安定10mg静脉注射,使用镇静药物后注意病人呼吸情况。

(4)有的病人发作后可出现一段时间的意识蒙眬状态,应注意观察防止病人伤人或者自伤、出走等意外。

(5) 高热者按高热护理常规护理。

(6) 昏迷者按昏迷护理常规护理。

(7) 对于抽搐的病人运用恰当的语言,真诚、友善地与其沟通,耐心地解释其提出的问题,使其认识自身的疾病,避免产生不良情绪,消除其心理负担。

(三) 健康指导与康复

(1) 病人身旁要有人陪同,以防发生意外。

(2) 指导家属预防抽搐、急救处理、避免外伤及后遗症的方法。

(3) 冬春季呼吸道感染流行季节少到拥挤的场所,给予均衡营养饮食以保证足量的蛋白质及维生素。

(4) 癫痫病人需长期服用抗癫痫药物。

九、咳嗽与咳痰护理

咳嗽是因咳嗽感受器受刺激引起的一种呈突然、爆发性的呼气运动,以清除气道分泌物。咳痰是借助支气管黏膜上皮的纤毛运动、支气管平滑肌的收缩及咳嗽反射,将呼吸道分泌物经口腔排出体外的动作。

(一) 身心评估

(1) 观察病人咳嗽的急缓、性质及时间。

(2) 评估痰液的性状、量、色、气味、是否带血、能否有效咳痰。

(3) 观察诱发因素、伴随症状等。

(二) 护理措施

(1) 保持环境整洁、舒适、减少环境的不良刺激,特别是避免尘埃与烟雾的刺激。维持适宜的温湿度,注意保暖,避免受凉。

(2) 适当补充水分,给予高蛋白、高维生素饮食,不宜食油腻辛辣刺激等刺激性食物。

(3) 密切观察并记录痰液的颜色、量和性质。

(4) 促进有效排痰:神志清醒、一般状况良好、能够配合的病人,应指导其掌握有效咳嗽的正确方法;痰液黏稠不易咳出病人,可给予气道湿化(湿化治疗或雾化治疗);长期卧床、排痰无力病人可配合给予胸部叩击促进痰液排出；肺脓肿、支气管扩张等有大量痰液排出不畅时，排除禁忌证后，可给予体位引流；意识不清或建立人工气道病人，可给予机械性吸痰，保持呼吸道通畅。

(5) 遵医嘱给予抗生素、止咳及祛痰药物，用药期间注意观察药物的疗效及不良反应。

(6) 向湿性咳嗽及排痰困难的病人解释、说明可待因等强镇咳药会抑制咳嗽反射，加重痰液的积聚，切勿自行服用。

(7) 如病人突然出现烦躁不安、神志不清、面色明显苍白或发绀、出冷汗、呼吸急促、咽喉部有明显痰鸣音，提示有窒息的发生，应及时采取机械吸痰，做好抢救准备工作，备齐抢救物品，通知医生，积极配合抢救。

(8) 加强巡视，根据病情需要采取舒适体位，注意安慰病人，建立良好的护患关系，取得病人的信任。

(三) 健康指导与康复

(1) 指导有效咳嗽的方法。

(2) 正确运用体位引流等方法排出痰液。

(3) 提倡健康的生活方式，戒烟，预防呼吸道感染，保持良好的心理状态。

十、胸痛护理

胸痛是由于胸内脏器或胸壁组织病变引起的胸部疼痛，可表现为隐痛、钝痛、刺痛、灼痛、刀割样或压榨样疼痛。不同疾病所致胸痛表现不一样：

(1) 胸膜炎所的胸痛，以腋下为明显，且可因咳嗽和深呼吸而加剧。

(2) 自发性气胸的胸痛在剧咳或劳动中突然发生且较剧烈。

(3) 肋间神经痛沿肋间神经呈带状分布，为刀割样、触电样或灼痛。

(4) 冠心病的胸痛位于心前区，呈压榨样痛或窒息样痛。

(一) 身心评估

(1) 评估病人疼痛的位置和程度。

(2) 评估病人紧张、烦躁不安、恐惧程度。

(3) 观察止痛药物的效果及副作用。

(二) 护理措施

(1) 注意休息,调整情绪,转移注意力,可减轻疼痛。

(2) 合理安排护理操作的时间,保证病人有足够的休息时间。

(3) 根据病人的疼痛主观感受进行疼痛评分,如采取缓解疼痛的措施后及时评价。

(4) 调整体位,采取舒适的体位,如半坐位、坐位,以防止疼痛加重。胸膜炎病人取患侧卧位,以减少局部胸壁与肺的活动,缓解疼痛。

(5) 止痛:如因胸部活动引起剧烈疼痛者,可在呼气末用15cm宽胶布固定患侧胸廓(胶布长度超过前后正中线),以降低呼吸幅度,达到缓解疼痛的目的。亦可采用局部热湿敷、冷湿敷或肋间神经封闭疗法止痛。

(6) 若疼痛剧烈影响休息,可按医嘱适当使用镇痛剂和镇静剂。

(三) 健康指导与康复

(1) 指导病人疼痛时卧床休息。

(2) 指导病人自我监测疼痛的变化。

(3) 指导病人遵医嘱正确服用止痛药物。

第五章　重症医学科护理常规

ICU(Intensive Care Unit 的缩写)即重症加强护理病房。重症医学监护是随着医疗护理专业的发展、新型医疗设备的诞生和医院管理体制的改进而出现的一种集现代化医疗护理技术为一体的医疗组织管理形式。ICU 把危重病人集中起来,在人力、物力和技术上给予最佳保障,以期得到良好的救治效果。

ICU 在世界上有 30 多年的历史了,现已成为医院中危重病人的抢救中心。ICU 的监护水平如何,设备是否先进,已成为衡量一个医院水平的重要标志。我国的 ICU 起步较晚,开始于 20 世纪 80 年代初期,ICU 的发展越来越快,目前国内二级以上医院必须配备监护室。ICU 又分为综合 ICU 和专科 ICU(如烧伤 ICU、心血管外科 CCU、新生儿 NICU、儿科 PICU 等)。

第一节　重症医学科一般护理常规

一、重症医学科设备

(1)每床配备完善的功能设备带或功能架,提供电、氧气、压缩空气和负压吸引等功能支持。每张监护病床装配电源插座 12 个以上,氧气接口 2 个以上,压缩空气接口 2 个和负压吸引接口 2 个以上。医疗用电和生活照明用电线路分开,每个床位的电源应该是独立的反馈电路供应。重症医学科应有备用的不间断电力系统(UPS)和漏电保护装置;每个电路插座都应在主面板上有独立的电路短路器。

(2) 应配备适合的病床,配备防压疮床垫。

(3) 每床配备床旁监护系统,进行心电、血压、脉搏、呼吸、血氧饱和度、有创压力监测等基本生命体征监护。为便于安全转运病人,每个重症加强治疗单元至少配备1台便携式监护仪。

(4) 三级综合医院的重症医学科原则上应该每床配备1台呼吸机,二级综合医院的重症医学科可根据实际需要配备适当数量的呼吸机。每床配备简易呼吸器(复苏呼吸气囊)。为便于安全转运病人,每个重症加强治疗单元至少应有1台便携式呼吸机。

(5) 每床均应配备输液泵和微量注射泵,其中微量注射泵原则上每床配备4台以上。另配备一定数量的肠内营养输注泵。

(6) 其他必配设备:心电图机、血气分析仪、除颤仪、心肺复苏抢救装备车(车上备有喉镜、气管导管、各种管道接头、急救药品以及其他抢救用具等)、纤维支气管镜、升降温设备等。三级医院必须配置血液净化装置、血流动力学与氧代谢监测设备。

二、收治及转出病人范围

1. 收治范围

(1) 急性、可逆、已经危及生命的器官或者系统功能衰竭,经过严密监护和加强治疗短期内可能得到恢复的病人。

(2) 存在各种高危因素,具有潜在生命危险,经过严密的监护和有效治疗可能减少死亡风险的病人。

(3) 在慢性器官或者系统功能不全的基础上,出现急性加重且危及生命,经过严密监护和治疗可能恢复到原来或接近原来状态的病人。

(4) 其他适合在重症医学科进行监护和治疗的病人。

慢性消耗性疾病及肿瘤的终末状态、不可逆性疾病和不能从加强监测治疗中获得益处的病人,一般不是重症医学科的收治范围。

2. 转出范围

(1) 急性器官或系统功能衰竭已基本纠正,需要其他专科进一步诊断治疗。

(2) 病情转入慢性状态。

(3) 病人不能从继续加强监护治疗中获益。

三、ICU 病房管理

1. 床位数

重症医学科病床数量应符合医院功能任务和实际收治重症病人的需要,三级综合医院重症医学科床位数为医院病床总数的 2%～8%,床位使用率以 75% 为宜,全年床位使用率平均超过 85% 时,应该适度扩大规模。重症医学科每天至少应保留 1 张空床以备应急使用。

2. 床单位布局

重症医学科应具备良好的通风、采光条件。医疗区域内的温度一般应维持在 $(24±1.5)℃$。具备足够的非接触性洗手设施和手部消毒装置,单间每床 1 套,开放式病床至少每 2 床 1 套。重症医学科每床使用面积不少于 $15m^2$,床间距大于 $1m$;每个病房最少配备一个单间病房,使用面积不少于 $18m^2$,用于收治隔离病人。

3. 人员配备

重症医学科必须配备足够数量、受过专门训练、掌握重症医学的基本理念、基础知识和基本操作技术,具备独立工作能力的医护人员。其中医师人数与床位数之比应达到 0.8∶1 以上,护士人数与床位数之比应达到 3∶1 以上;可以根据需要配备适当数量的医疗辅助人员,有条件的医院还可配备相关的设备技术与维修人员。

4. ICU 护士的基本技能要求

(1) 重症医学科的护士长应当具有中级及以上专业技术职务任职资格,在重症监护领域工作 3 年以上,具备一定的管理能力。

(2) 经过严格的专业理论和技术培训并考核合格。

(3) 掌握重症监护的专业技术:输液泵的临床应用和护理,外科各类导管的护理,给氧治疗、气道管理和人工呼吸机监护技术,循环系统血流动力学监测,心电监测及除颤技术,血液净化技术,水、电解质及酸碱平衡监测技术,胸部物理治疗技术,重症病人营养支持技术,危重症病人抢救配合技术等。

(4) 除掌握重症监护的专业技术外,应具备以下能力:各系统疾病重症病人的护理、重症医学科的医院感染预防与控制、重症病人的疼痛管理及心理护理等。

四、ICU常用监护技术

1. 监测技术

(1) 临床症状体征监测。

(2) 心电监护。

(3) 血流动力学监测。

(4) 呼吸力学监测。

(5) 组织氧饱和度监测。

(6) 肝、肾等其他脏器功能监测。

(7) 凝血、抗凝、纤溶功能监测。

(8) 床旁影像学监测。

(9) 病原学监测。

(10) 其他系列化验指标监测。

2. 治疗技术

(1) 心肺复苏(CPR)。

(2) 氧气疗法:鼻导管,简易开放面罩;文丘里面罩;非重复呼吸面罩。

(3) 清除气道分泌物胸部物理疗法:吸痰技术;气道湿化与雾化疗法。

(4) 人工气道的建立与管理。

(5) 机械通气技术。

(6) 电除颤、起搏术。

(7) 床旁血液净化疗法。

(8) 纤维内镜技术。

(9) 静脉药物和液体治疗技术。

(10) 营养支持技术。

五、心脏监护室(CCU)的护理管理

CCU是应用先进的诊断方法和监测技术,集中优良的设备和高

素质的医护人员,对急性心肌梗死、严重心律失常、急性心力衰竭及其他心血管重症病人实施严密监护、积极治疗和高质量护理从而抢救病人生命的特殊区域。

(一) CCU 病区设置

1. 病房与床位设置

CCU 规模一般按心血管病房总床位的 10%～20% 进行设置。

(1) 每个床单位占地面积应有 15～20m²,病床周围留有充足空间,方便医护人员从各个方位对病人进行操作、检查和抢救。每个床单位配备完善的功能设备带或功能架,提供电、氧气、负压吸引和压缩空气等功能支持。

(2) 配备多功能床。

(3) CCU 还应配备专用的电、气应急设备,保证紧急情况下抢救治疗工作的连续性。

2. 仪器设备

包括设置塔、中心监护仪、多功能生命体征监护仪、心脏血流动力学监测设备、血氧饱和度监测仪、心电图机、呼吸机、心电除颤器、临时心脏起搏器、主动脉内球囊反搏仪、气管插管及气管切开所需急救器材、简易人工呼吸器、吸氧面罩、输液泵、微量注射泵、雾化吸入器以及急救药品等。

3. 护理人员配备

CCU 中护量工作繁重,护理人员与病人比例应至少按 2∶1 配备,必要时参照 ICU 进行配备,以保证护理质量,护士应是参与临床工作 3～5 年及以上者,能够胜任各项复杂的护理工作。CCU 护士要相对固定,职责清楚,分工明确,配合默契。

(二) CCU 病区管理

1. CCU 收治范围

收治各种心血管危重症病人,如急性心肌梗死合并心源性休克、心力衰竭、心律失常病人;急性心肌梗死静脉溶栓病人;急性或择期冠状动脉介入治疗病人;不稳定性心绞痛病人;心肺复苏后病人;拟行主动脉内球囊反搏治疗病人;心血管急危重症如高血压危象、主动脉夹层、急性冠脉综合征、急性心力衰竭等病人;需要进行有创动脉血压、漂浮导管监测的病人;恶生心律失常需要监测的病人等。

2. 探视管理

CCU应进行外来人员限制与管理。CCU病室内无家属陪住,病人入住CCU后,家属在家属休息室静候,家属可留下电话、地址以便及时联系。病情较稳定,暂无危及生命可能时,限制探视,限制一次探视的人数和时间。

3. 设备管理

CCU内电子仪器设备多,要求严格管理,各种抢救仪器均应处于备用状态,完好率应保持100%。

（1）CCU护士应熟练掌握各种仪器的性能,熟悉仪器的操作、消毒及管理措施。

（2）及时进行仪器的清洁、消毒,定期检查和维修。

（3）CCU仪器应专人负责,一般不得外借或挪用。每班均要对仪器设备进行交接和记录。

（4）对各种仪器、设备应建立档案（登记造册）、保存说明书及维修卡等。

第二节　重症医学科常见监测技术护理常规

一、ICU一般护理

（1）根据病情,准备好所需物品和药品。明确每个病人的责任护士。

（2）保持环境安静、舒适,空气清新、流通,调节室温为22~24℃,湿度为50%~60%之间;定期消毒环境,减少环境对病人的不良刺激。妥当安置病人,采取适当体位,保证其舒适安全。

（3）持续心电监护,定时观察、记录病人神志、瞳孔、面色、心律及生命体征（呼吸、脉搏、体温、血压、血氧）。

（4）保持气道通畅,及时吸除呼吸道分泌物,给予气道湿化和适当吸氧,持续监测氧饱和度。对人工气道病人,按气管插管和气管切开护理常规执行。

(5) 建立、保留静脉通道,备齐急救物品、药品。所有治疗及药物使用时必须"三查七对",一般情况下不允许执行口头医嘱(抢救情况除外),抢救时护理人员应分工明确、团结协作、保持镇静,配合医生进行抢救,口头医嘱在执行前必须复述一遍,确保无误后方可执行,并保留空安瓿以备抢救后查对。

(6) 留置导尿管病人按常规做好尿管护理,观察尿量、颜色、性质,必要时记录每小时尿量。

(7) 熟悉各类监护仪器及抢救仪器的使用,了解报警原因,并确保抢救用物时刻处于备用状态。

(8) 置有各种引流管的病人要妥善固定、标志明确,并保持引流通畅,观察并记录引流液的量及性状。

(9) 烦躁、谵妄、昏迷等意识不清或有障碍的病人应使用保护性约束,松紧适宜,并做好局部皮肤的观察。

(10) 加强病情观察,认真做好记录。病情如有变化,应立即报告医师,及时做必要处理。

(11) 准确记录24h出入量,按时总结,出入量不平衡时汇报医生,及时给予处理。

(12) 酌情确定饮食种类、方式。

(13) 及时留送检验标本。

(14) 做好基础、生活及心理护理。

(15) 对于动脉置管、深静脉置管、血滤置管和心内膜临时起搏电极导管的病人,积极配合医生操作,并做好局部护理和观察,及时记录有关参数。

二、循环功能监测

血流动力学监测是ICU重要的内容之一,有利于对疾病的诊治和预后的评价,是救治危重病人不可缺少的手段。可分为无创伤性和创伤性两大类;无创伤性血流动力学监测(noninvasive hemodynamic monitoring)的特点是安全、无或很少发生并发症。创伤性血流动力学监测(invasive hemodynamic monitoring)通常是指经体表插入各种导管或监测探头到心腔或血管腔内,利用各种监测仪或监测装置直接测定各项生理学参数。

(一) 无创伤性测压法

无创伤性测压法可根据袖套充气方式的不同,分为手动测压法和自动测压法两大类,自动测压法又称自动化无创测压法(automated noninvassive blood pressure, NIBP),是当今临床麻醉和ICU中使用最广的血压监测方法之一,是20世纪80年代心血管监测史上的又一重大发现。NIBP的优点:无创伤性,重复性好;操作简单,易于掌握;适用范围广泛,包括各年龄的病人和拟行各种大小手术的病人;自动化的血压监测,能够按需要定时测压,省时省力;能够自动检出袖套的大小,确定充气量;血压超出设定的上下限时能自动报警。虽然自动测压法无创伤和相对安全,但在临床中如不合理正确使用,频繁测压、测压时间过长或测压间隔太短,有发生疼痛、上臂瘀点和瘀斑、上肢水肿、静脉瘀血、血栓性静脉炎、外周神经病变等并发症的报道,因此,对意识抑制、有外周神经病变、动静脉功能不全及心律不齐者使用时应加以小心。

(二) 有创性动脉压监测

1. 有创性动脉压监测的指征

(1) 各类危重病人、循环功能不全病人以及体外循环下心内直视手术病人、大血管外科及颅内手术病人等,均需连续监测周围动脉内压力。

(2) 严重低血压、休克和需反复测量血压的病人,以及用间接法测压有困难或脉压狭窄难以测出时,采用直接动脉内测压,即使压力低至30~40mmHg,亦可准确测量。

(3) 术中血流动力学波动大,病人需用血管收缩药或扩张药治疗时,连续监测动脉内压力,不但可保证测压的准确性,且可及早发现使用上述药物引起的血压突然变化,如嗜铬细胞瘤手术。

(4) 术中需进行血液稀释、控制性降压的病人。

(5) 测量心排血量时,由周围动脉内插管连续采取动脉血样分析。

(6) 需反复采取动脉血样做血气分析病人,为减少采取动脉血样的困难,以及频繁的动脉穿刺引起的不适和损伤,一般也主张做动脉内插管,既可对循环动力学进行监测,又可在病人稳定状态下采样,提高测量数据的准确性。

2. 动脉插管途径

周围浅表动脉只要内径够大、可扪及搏动,均可供插管。桡动脉常为首选,此外肱、股、足背和腋动脉均可采用。在做桡动脉插管前需检查尺动脉供血是否畅通。清醒病人可用改良 Allen 试验法测试。操作步骤如下:

(1) 病人若手部寒冷,应先将其手浸于温水中,使动脉搏动更清楚,且便于察看手掌部的颜色。

(2) 测试者用手指压迫病人预备穿刺侧手的桡动脉,中止血流;嘱病人将手举过头部并做握拳、放松动作 5 次,然后紧紧握拳。

(3) 保持对桡动脉的压迫,嘱病人将手下垂,并自然伸开。

(4) 观测手掌部颜色由苍白转红的时间。若尺动脉畅通和掌浅弓完好,转红时间多在 3s 左右,最长也超不过 6s。若颜色恢复延迟至 7~15s 为可疑,说明尺动脉充盈延迟、不畅。当手部颜色在 15s 以上仍未变红,说明尺动脉血供有障碍。

(5) 测定桡动脉通畅情况可重复以上试验,用压迫尺动脉代替对桡动脉的压迫。

昏迷病人可用脉搏血氧饱和度方法测试,测试步骤如下:

① 穿刺侧食指夹 SpO_2 探头,记录 SpO_2 数值及波幅高度。

② 检查者以双手食指同时按压病人穿刺侧手腕尺、桡动脉,待 SpO_2 波形为直线,SpO_2 数值不显示时,将解除尺动脉压迫后出现食指脉搏波的时间记录为尺侧食指波恢复时间,记录食指尺动脉供血脉搏波幅及 SpO_2 值。

③ 检查者再次同时压迫尺、桡动脉,将解除桡动脉压迫后出现食指脉搏波的时间记录为桡侧食指波恢复时间,记录食指桡动脉供血脉搏波幅及 SpO_2 值。

④ 判断:SpO_2 波形恢复时间>7s,提示 SpO_2 试验阳性;SpO_2 波

形恢复时间＞15s,提示尺-桡吻合供血不足。

3. 动脉置管护理

（1）置管前的护理：

① 用物准备：动脉穿刺套管针 1 个、无菌手套、无菌巾、碘酒酒精、无菌棉签、胶布、敷贴、生理盐水、压力袋及一次性压力传感器。

② 环境准备：病室安静整洁,温湿度适宜,采光良好。

③ 病人准备：

Ⅰ．向病人解释置管的目的、方法、重要性,取得病人的配合,做好心理护理以消除病人的顾虑和恐惧。

Ⅱ．以穿刺部位为中心常规备皮。

Ⅲ．选择插管动脉：常用的插管部位有股动脉、肱动脉、桡动脉、足背动脉。

Ⅳ．桡动脉穿刺前应该常规做 Allen 试验,阴性者方可插管。

（2）动脉导管及测压的护理：

① 用盐水持续冲洗导管,以维持导管通畅和预防血栓形成,如果无条件持续冲洗,至少每小时要冲洗一次,导管内有回血时要随时冲洗。

② 每次经测压管抽取动脉血后,均应快速用盐水冲洗导管,以防凝血。

③ 管道内如果有血块堵塞时应立即抽出,切勿将血块推入,以防发生动脉血栓。

④ 保持测压管道通畅,妥善固定导管及延长管,防止导管受压扭曲。对于躁动的病人应该严密观察,必要时对其约束或使用使其镇静的措施,防止导管或接头松脱导致大量出血。

⑤ 各管道三通换能器之间必须连接紧密,不能有漏气漏液,每次进行操作时注意严防空气进入管道,以免形成空气栓塞。

⑥ 观察局部皮肤,尤其是穿刺点有无发红、肿胀、脓性分泌物、破溃。如有渗血、潮湿等应及时更换敷贴。置管时间一般为 3 日,最多不超过 6 日,时间过长易发生感染和栓塞。

⑦ 严格无菌操作原则,防止感染。当病人出现寒战、高热时及时寻找感染源,必要时拔除导管做血培养。拔管后局部加压止血,压

迫 5~10min,无活动性出血后加压包扎 30min。

⑧ 加强置管侧肢体的观察和护理。要严密观察肢体的温度、皮肤的颜色、肢体的感觉及有无肿胀疼痛等情况,帮助病人活动关节以促进血液循环,减少血栓形成。

⑨ 持续监测血压,换能器位置与零点持平,即与右心房水平(腋中线第四肋间)。间断调零,注意观察压力波形的变化,若监测过程中出现波形改变,应分析原因并做相应的处理。

⑩ 行直接动脉血压监测的同时,可行间断测量无创动脉血压对照,排除其他干扰因素。

(3) 拔除动脉置管的护理:

① 病人生命体征基本稳定后,遵医嘱停止直接动脉血压监测。

② 股动脉、桡动脉穿刺置管拔管时,以无菌纱布按压止血 5~10min,无活动性出血者,再以绷带加压包扎,松紧以病人不感觉穿刺侧肢体麻木为准。局部穿刺点加压固定,上肢制动 2h,下肢制动 6~12h,并观察穿刺侧肢体末梢循环情况。

③ 足背动脉穿刺置管拔管后,以干棉签按压局部穿刺点至无活动性出血后,以纱布加压包扎。

(4) 常见并发症及其预防:

动脉插管的主要并发症是由于血栓形成或栓塞引起血管阻塞。至于阻塞的远端是否出现缺血或坏死,则取决于侧支循环和阻塞后的再通率。其他并发症包括出血、感染、动脉瘤和动静脉瘘等。

① 血栓:血栓多由于导管的存在而引起。随着导管留置时间延长,血栓形成的发生率增加。为了减少较长时间留管拔管后血栓形成,一般主张在测压结束拔除动脉内导管时,压迫阻断近端动脉血流,用注射器连接测压导管边吸边拔,尽量吸出导管周围的凝血小块。拔管后局部包扎注意松紧度,一方面要防止血肿形成,另一方面也要防止长时间过度压迫而促使血栓形成。如果桡动脉血栓形成,只要尺动脉血供良好,一般问题不大,但由于桡动脉分支供应大鱼际区域常是终末动脉,在桡动脉血栓阻塞后容易出现鱼际区血供不足的临床表现。桡动脉血栓形成有 70% 发生在拔管后的 24h 以内,最迟在 7 日内形成。血栓形成后绝大多数可以再通。

② 栓塞:栓子多来自围绕在导管尖端的小血块、冲洗时误入气泡或混入测压系统的颗粒状物质。一般认为用连续冲洗法可减少血栓栓塞的机会。间断冲洗时血凝块要抽吸出而不能注入。在桡动脉插管后,若发生了近端局部皮肤坏死。显然是由于桡动脉的皮支栓塞引起的。腋动脉插管后最好采用连续冲洗,若进行间断冲洗,则只能用少量肝素溶液轻轻冲洗,避免大容量带着血凝块或气泡逆入动脉进入脑血流而引起脑栓塞。

③ 出血:穿刺时损伤、出血可引起血肿,一般加压包扎均可止血。拔管后若处理不当也可发生血肿进而引起感染。拔除桡动脉测压管后应局部压迫并高举上肢10min,然后加压包扎以防血肿,通常在30min后便可放松加压包扎。

④ 感染:导管留置时间越长,感染机会越大。一般导管留置不要超过3~4日。当局部出现感染或有任何炎症征象时,即应立即拔除导管。

(三) 中心静脉压监测

中心静脉压(CVP)是测定位于胸腔内的上、下腔静脉或右心房内的压力,是衡量右心对排出回心血量能力的指标。

1. 插管的指征

(1) 严重创伤、休克以及急性循环机能衰竭等危重病人。

(2) 需长期输液或静脉抗生素治疗。

(3) 全胃肠外营养治疗。

(4) 需接受大量、快速输血、补液的病人,利用中心静脉压的测定可随时调节输入量和速度。

(5) 心血管代偿功能不全的病人,进行危险性较大的手术或手术本身会引起血流动力学显著变化,如嗜铬细胞瘤、大动脉瘤和心内直视手术等。

(6) 研究麻醉药或治疗用药对循环系统的作用时收集有关资料。

(7) 经导管安置心脏临时起搏器。

2. 插管的途径

通过不同部位的周围静脉均可插入导管至中心静脉部位,但目前临床上经下腔静脉插管已很少,原因在于在腹股沟部插管有引起血栓性静脉炎和败血症的危险;而且如导管尖端未越过膈肌平面,实际测得的可能是腹腔内压,造成临床判断困难。目前多数采用经皮穿刺锁骨下静脉或颈内静脉进行插管。

3. 深静脉置管护理

(1) 防止感染,严格无菌操作。

(2) 每日更换输液管道。

(3) 定期更换置管穿刺点覆盖的敷料。更换时间为:无菌纱布2天/次,无菌透明敷料每周1~2次。如果纱布或敷料出现潮湿、松动、可见污染时立即更换。

(4) 妥善固定插管,防止其脱出。

(5) 针栓与三通及输液器各部须紧密连接、妥善固定,防止脱节,禁止高压冲管,防止血栓脱落。

(6) 深静脉插管内不能输血、抽血,一般不可小壶加药(抢救除外)。

(7) 观察有无并发症,穿刺侧肢体、颈部有无水肿,若为锁骨下静脉置管,还需注意穿刺点周围有无皮下气肿,有无呼吸困难,发现异常及时通知医生。

(8) 注意输液速度,营养液匀速输入,防止气栓、血栓、液体走空。

(9) 长期输注脂肪乳、胃肠外营养液、血浆等黏稠度高的液体,应每6~8h用生理盐水冲管一次。

(10) 当发生导管阻塞时,遵医嘱使用药物溶栓,具体方法:取下原输液接头,使用三通管,一侧接含5000U/mL的尿激酶溶液10mL以上的注射器,另一侧接10mL以上的空注射器,通过负压,尿激酶自动进入导管内溶解凝固的血液,保留10~20min,回抽出被溶解的纤维蛋白或血凝块,若无效,可重复进行。

(11) 封管方法:如不需输液,应每12h封管一次,封管方法有肝素封管和生理盐水封管法。肝素封管法:注入5mL肝素稀释液在正压状态下夹管封管。生理盐水法:采用10mL生理盐水脉冲式冲洗导管并在正压状态下夹管封管。

（12）拔管时剪取管端，做细菌培养。

4. 中心静脉压测定常见并发症

（1）心包填塞。多数由心脏穿孔引起，一旦发生后果严重。留置中心静脉导管的病人突然出现发绀、面颈部静脉怒张、恶心、胸骨后和上腹部痛、不安和呼吸困难，继而出现低血压、脉压变窄、奇脉、心动过速、心音低远，都提示有心包填塞的可能。由于病情进展迅速，在心搏停止前常难以做出正确的诊断。因此，遇有上述紧急情况应做如下处理：

① 立即中断静脉输注。

② 降低输液容器的高度，使之低于病人的心脏水平，利用重力尽量吸出心包腔或纵膈内积血或液体，然后慢慢地拔出导管。

③ 如经由导管吸出的液体很少，病情未得到改善，应考虑做心包穿刺减压。

④ 严密观察病人，防止心包积血再现。

（2）气胸。这是较常见的并发症。穿刺时损伤了肺尖，发生局限性气胸，病人可无临床症状，小的肺刺破口也可自行闭合。但若穿刺后病人应用机械通气，则有可能引起张力性气胸，应有所警惕。

（3）血胸、水胸。穿刺过程中若将静脉甚或锁骨下动脉壁撕裂或穿透，同时又将胸膜刺破，血液经破口流入胸腔，则形成血胸。胸腔存在负压可造成血液大量流入，此时导管可位于中心静脉内。若中心静脉导管误入胸腔或纵膈，液体注入上述部位，就引起水胸或水纵膈。为避免水胸或水纵膈的发生，插管后应常规测试管端是否位于血管腔内。方法是降低输液瓶高度，使之低于心脏水平，放开输液调节器，观察回血是否畅通。胸片有助于诊断。为争取时间，临床一旦出现肺受压症状，应立即拔除导管并做胸腔穿刺引流。

（4）空气栓塞。空气经穿刺针或导管进入血管多发生在经针孔或套管内插入导引钢丝或导管时，常在取下注射器而准备插管前 1~2s 内有大量的空气经针孔进入血管。实验证明若压差为 $5cmH_2O$，空气通过 14G 针孔的量可达 100mL/s。静脉系快速误入 100~150mL 空气，就足以致命，病人取头低位穿刺，多可避免此种意外。若取头低位有困难时，操作应特别小心。

(5)血肿。在进行抗凝治疗的病人,血肿形成的机会比较多,穿刺插管应慎重。

(6)感染。导管在体内留置时间过久可引起血栓性静脉炎。导管留置期间无菌护理很重要,定期更换置管穿刺点敷料,更换间隔时间为:无菌纱布2天/次,无菌透明敷料每周1~2次,如果纱布或敷料出现潮湿、松动、可见污染时应立即更换。经中心静脉导管进行静脉营养疗法,发生感染的机会将增加,可能由于这类病人情况较差,或早已存在感染,加之营养液适合细菌、真菌生长,故应随时提防感染的发生与发展。当临床上出现不能解释的寒战、发热、白细胞数升高、局部压痛和炎症等症状,应考虑拔除导管并作细菌培养。

(四)周围循环监测

周围循环监测主要用于反映人体外周组织灌流状态,目的是维护周围循环的功能正常。动脉压和体外循环阻力(SVR)是周围循环监测的重要指标。此外还有:

1. 毛细血管充盈时间——主要观察甲周循环

毛细血管充盈试验:压迫甲床后放松,记录转红时间,正常为2~3s。充盈时间延长,同时有口唇和甲床青紫,口及肢体发冷和苍白,提示周围血管收缩、微循环供血不足和血流淤滞,常见于休克和心力衰竭的病人。

2. 体温

正常时中心温度(如肛温)与足趾温度的差值<2℃,>3℃表示外周血管极度收缩。严重休克病人,CO减少和微循环障碍,足趾温度降低,温差明显增加。测量时要注意环境温度的影响。

3. 尿量

肾功正常时持续监测尿量是反映血容量、CO和组织灌注的简单可靠指标。低血容量、休克、CO减少和周围组织灌注不足将导致尿量减少。尿量正常则提示心功能和周围血管灌流良好。

(四)主动脉球囊反搏(IABP)术护理

主动脉球囊反搏术是一种机械辅助循环的方法,是通过穿刺股动脉将一球囊导管放置在胸主动脉,球囊在心脏舒张期快速充气以增加冠状动脉的灌注压,增加冠状动脉血流以辅助功能衰竭的心脏,改善心肌供血、供氧,减轻心脏负担,改善左心室功能。

1. 术前准备

(1) 向病人及家属做好解释,说明手术的必要性、有效性和安全性,以消除其顾虑,并指导病人如何配合。

(2) 物品准备:股动脉穿刺包、软包装肝素盐水(500mL 生理盐水加肝素 12500U)、球囊测压装置、IABP 导管 1 套、供气装置,并检查相关设备,保证其处于正常工作状态。同时备好急救药品及仪器,如除颤器等。

(3) 抽血检查血常规、电解质、凝血指标等。

(4) 做好碘和抗生素过敏试验。

(5) 选择股动脉穿刺置管部位备皮。

(6) 了解双侧股动脉及足背动脉搏动状况。

2. 术中护理

(1) 密切监测生命体征:连接心电监护,观察病人心率、心律、血压,关注病人主诉,如有胸痛、胸闷、呼吸困难、心律失常及栓塞表现,通知医生,停止操作。

(2) 固定导管及三通外连接管,防止导管脱位、打折或扭曲,保持气囊管道通畅。

3. 术后护理

(1) 心理护理:多与病人交流,安慰病人,以消除其顾虑。

(2) 保持正确的体位:病人应绝对卧床,取平卧位,使用气垫床,插管侧大腿弯曲不应超过 30°,床头抬高<30°。

(3) 球囊导管护理:严密观察球囊导管有无打折、移位、脱落情况。每次操作后检查球囊导管是否移位,确保导管位置正常。使用肝素盐水通过换能器以 2mL/h 的匀速持续冲洗中心腔,保持管腔通畅,以免形成血栓。每日消毒导管穿刺部位周围皮肤,更换敷料并检查穿刺处有无红肿、渗血情况。

(4) 观察 IABP 辅助循环运行情况:严密观察动脉收缩压、舒张压、平均压、反搏压与波形,使反搏压维持高于血压 10~20mmHg。持续心电监护,严密观察心率、心律及 QRS 波形变化,维持病人心率

80～100次/min,如过快或过慢应立即查找原因并处理。记录病人4h出入量,监测血电解质、尿比重、酸碱平衡情况;严格控制输液速度和量,以免增加心脏前负荷,加重病情。

(5) 正确使用抗凝治疗:在应用肝素抗凝治疗过程中,定时抽血检测全身凝血酶原激活时间(ACT),根据 ACT 参数调节肝素盐水用量,同时观察病人尿液颜色,并注意穿刺部位有无渗血,牙龈、鼻、皮下出血情况及有无柏油样便。

(6) 末梢循环状态的检测:观察双侧足背动脉搏动情况。

(7) 基础护理:保持室内安静,限制探视,加强生活护理。

(8) 拔管撤机:循环稳定,血液动力学参数平稳12h,且全身情况得以改善即拔管撤机。拔管前先将球囊反搏比率减至2:1,最终到4:1,观察数小时,无异常即可拔管撤机。拔管后立即用无菌纱布按压穿刺部位≥30min,加压包扎,用沙袋压迫12～24h,并注意观察局部渗血情况。撤除沙袋后,该侧肢体避免用力或负重,并继续观察局部有无出血、血肿形成及肢体远端血运情况。

三、呼吸功能监测

(一) 呼吸监测的目的

(1) 评价病人呼吸功能状态。

(2) 诊断呼吸功能障碍的类型和程度。

(3) 掌握高危病人呼吸功能的动态变化,以估计病情和调整治疗方案。

(4) 对呼吸治疗的有效性做出合理评价。

(二) 一般概念与监护

(1) 潮气量:平静呼吸时,一次吸入或呼出的气量。正常人为500mL 左右。当呼吸频率<5次/min 或>35次/min 时,成为人工通气的指征。

(2) 每分钟通气量:由潮气量与呼吸频率的乘积获得,正常成人男性为6.6L,女性为5L。当其值大于10L时为通气过度,小于3L时为通气不足。

(3) 每分肺泡通气量:此为有效通气量,等于潮气量减去无效腔量后再乘呼吸频率。肺泡通气量不足可致缺氧及二氧化碳潴留、呼吸性酸中毒,通气量太多可致呼吸性碱中毒。解剖或生理无效腔的增大,皆可致肺泡通气量减低。

(4) 功能残气量:平静呼吸后肺脏所含气量,正常男性约为2300mL,女性约为1580mL,功能残气量在生理上起着稳定肺泡气体分压的缓冲作用,减少了呼吸间歇对肺泡内气体交换的影响,即防止了每次吸气后新鲜空气进入肺泡所引起的肺泡气体浓度的过大变化。

(5) 时间肺活量:深吸气后作一次快速呼气,计算最初3s内的呼气量,求出每秒出量占肺活量的百分比。正常值:第1s占肺活量的83%,第2s占94%,第3s占97%。时间肺活量减低表示有阻塞性通气。提前完成(如2s内呼完),表示有限制性通气。

(6) 通气储备百分比:最大通气量减去每分钟静息通气量后与最大通气量的百分比例。正常值为93%,愈低,通气功能愈差;降为60%~70%,通气功能严重损害,接近气急阈。

(7) 气速指数:最大通气量实际数占预计值的百分数与肺活量实际数占预计值的百分数相比。正常值为1,气速指数大于1,则表示限制性通气损害;小于1则表示阻塞性通气损害。

(8) 最大呼气中期流速:测验与意义同时间肺活量,但更为敏感,对考核阻塞性通气损害有一定价值。正常值为2~4L/s,时间<0.5s。

(9) 弥散功能试验:采用一氧化碳弥散功能测定法。正常值为29.5mL/(mmHg·min),弥散功能减低主要造成缺氧。凡影响肺泡功能呼吸面积和肺毛细血管面积的各种疾病,皆可致弥散功能障碍。

(10) 气体分布试验:常采用一次呼气测验肺泡氧浓度差(750~1250mL)。正常成人不应超过1.5%,老年人不应超过4.5%。

(11) 血液气体分析:用以评价肺泡的通气功能及体液的酸碱度,通常采用动脉采血或经皮测定的方法进行,以检测血的氧及二氧化碳分压等,这是一个有效的非创伤性的动脉血气监测法,但不适用于低灌注的病人。正常值——氧分压:10.7~14.7kPa(80~

110mmHg）；氧饱和度：97%～100%；二氧化碳分压：5.33kPa（40mmHg）。

（12）吸气力：即病人在吸气时对抗完全阻塞道20s的条件下所发生的低于大气压的最大气压。正常值为－7.35～－9.8kPa（－75～－100cmH_2O），吸气力下降，表示肺顺应性下降或呼吸肌功能减退。

（三）气管插管护理

（1）在病情许可的情况下，抬高床头30°～45°。对于烦躁、谵妄、昏迷等意识不清或障碍的病人应使用保护性约束，并做好局部皮肤的观察。

（2）定期观察口插管刻度标记（正常成人一般男：平门齿处为22～24cm，女：20～22cm），要求每班记录一次。

（3）气管插管可选用胶布或者衬带固定。胶布或者衬带被污染时应立即更换。

胶布固定法：

① 准备牙垫1个，胶布3条：一条长约10cm，其余两条长约25cm。

② 插管成功后在口腔内气管导管旁放置牙垫，用一条长约10cm的胶布将导管和牙垫进行初步的固定。

③ 以胶布的中段围绕导管和牙垫绕一到两圈，然后将胶布的两端固定在两边脸颊的上端。

④ 将另外一条胶布再以同样的方法反方向缠绕，并将两端固定在两边脸颊的下端。使用胶布固定时应观察病人对胶布有无过敏反应，注意保护口唇及其周围皮肤，防止破溃。

衬带固定法：在气管插管成功后可直接将衬带对折，以一手的手背套于反折处同时抓住两条带子将反折处翻转过来，便成为一条双套结的带子，并将带子的两个套同时套入气管插管和牙垫至门牙0.5cm处。拉紧套结，沿两耳上方及枕部系于侧面，在耳后方打结，松紧以能容一指为度。系于气管插管与咬口之间的双套结不宜打得太紧，以防气管插管受阻而影响通气及吸痰。

气管插管固定器固定法：
① 检查固定器各部件是否完整。
② 松开固定螺母,将固定器置入病人口中,注意缺口方向向下。
③ 调整气管插管于固定螺母中间,调整好深度后拧紧螺母。
④ 将固定带缠绕病人颈部固定妥善。

(4) 病情稳定的病人由2~3名护士共同完成口腔护理,6h/次,要求做到口腔无异味。操作方法:先去除胶布,松开牙垫固定绳,测量气囊压力及插管深度。病人头偏向一侧,一名护士固定病人头部和气管插管,另一名护士按常规方法进行操作,一只手持压舌板,另一只手持弯血管钳夹紧棉球,用口腔护理液擦净口舌、牙齿、颊部、舌苔、上颚等各个部位,用50mL注射器抽吸口腔护理液,从高处注入病人口中,再用吸痰管从低处吸出,进行口腔冲洗,直至冲洗液澄清无味为止,吸尽口腔内残余的液体,更换牙垫,固定牙垫和气管导管或使用可冲洗式牙刷进行口腔护理。

(5) 定时监测气囊压力,观察气囊是否漏气。保持气囊压力在$25\sim30cmH_2O$。

(6) 保持气道通畅,及时吸除气道分泌物。气道湿化用的溶液应选用灭菌注射用水,每24h更换一次。病人行气管插管(切开)后即刻予以气道湿化,使用呼吸机者开启呼吸机湿化罐。

(7) 拔除气管插管的护理:
① 备好吸氧装置,根据医嘱给予甲强龙、优米乐。
② 吸尽鼻腔、口腔及胃内物,防止拔管时呕吐误吸。
③ 气管内充分吸痰。
④ 提高吸氧浓度3~5min。
⑤ 解除固定气管插管的胶布。
⑥ 观察SpO_2及其他生命体征。

(8) 拔管后的护理:
① 做好口腔护理。
② 遵医嘱予以雾化吸入,首次雾化吸入时,护士不得离开床边。
③ 观察有无呼吸困难,出现鼻翼翕动、呼吸浅促、唇甲发绀、心率加快,$SpO_2<90\%$时应及时处理,必要时重新给予气管插管。

④ 拔管后遵医嘱复查动脉血气。嘱病人安静休息,观察病人有无声音嘶哑、呛咳现象。

⑤ 鼓励病人咳嗽排痰,叩拍背部,定时更换体位,必要时吸痰。

(四)气管切开护理

观察要点:

(1) 气管切开后套管有无移位。

(2) 切开部是否感染。

① 将病人置于安静、清洁、空气新鲜的病室内,室温保持在18~22℃,湿度保持在50%~60%。

② 体位:保持颈部伸展位,保证气管套管在气管内的居中位置,防止套管移位、闭塞或脱出而造成窒息。

③ 妥善固定:固定带在颈部的松紧以能容纳1指为宜,防止套管脱出。气管切开的当日要注意观察有无出血、皮下气肿等并发症。

④ 及时吸痰:气管切开病人吸痰的要点如下:

Ⅰ. 持续监测 SpO_2,定时进行肺部听诊和叩诊,以判断吸痰时机,有痰时及时吸痰。

Ⅱ. 吸痰前加大氧浓度,可上调至60%~100%。吸痰时,先阻断负压,将吸痰管送入气管深部后先向上提1cm,然后接通负压吸引,并左右旋转吸痰管,同时向上提拉,吸出痰液,每次吸痰时间不宜超过15s。

Ⅲ. 需要重复吸痰时,在两次吸痰之间要充分给氧,并监测血压、心率及血氧饱和度等。吸痰时可鼓励病人配合咳嗽,以便将分泌物吸出。吸痰后立即听诊呼吸音,以判断吸痰效果。

Ⅳ. 每2h协助病人翻身、叩背一次,翻身时注意妥善固定气管套管,防止其脱出。当日要注意观察有无出血、皮下气肿等并发症。

⑤ 充分湿化:连接T型管持续雾化湿化。

⑥ 预防感染:

Ⅰ. 气管切开处及其周围皮肤应用1%碘伏消毒,使用高吸收性敷料,每日更换2次,根据敷料渗出情况及时更换敷料,保持敷料清洁干燥。

Ⅱ．气管套管内给氧时,可使用雾化用喉罩或 T 型管。

Ⅲ．使用一次性吸痰管以减少交叉感染。

Ⅳ．每天清洁口腔至少 2 次,防止口腔溃疡。

Ⅴ．怀疑感染发生时,应做痰培养和药敏试验。

Ⅵ．如是金属气管套管,气管内套管每天取出清洁消毒 3 次。

⑦ 拔管前的功能锻炼:拔管前堵管以锻炼病人呼吸功能。堵管全程必须进行生命体征和 SpO_2 的监测,以防发生意外。如果病人脱机后呼吸功能已经恢复,有足够的咳嗽力量,也可采用不堵管直接拔管的方法,拔管后继续观察呼吸情况 24~48h。

⑧ 关心体贴病人,给予精神安慰,病人经气管切开后不能发音,可采用书面交谈或动作表示,预防病人因烦躁而自己将套管拔出,必要时约束病人双手。

(五)机械通气护理

机械通气是利用呼吸机把气体送入及排出肺部的一种技术,是抢救危重病人和治疗呼吸功能不全的重要工具和有效方法。

1. 目的

机械通气可纠正急性呼吸性酸中毒、低氧血症,缓解呼吸肌疲劳,防止肺不张,为使用镇静和肌松剂保驾,稳定胸壁。

2. 适应证

任何当肺部不能提供足够的供氧及通气功能情况时应用。

(1) 中枢控制衰竭。

(2) 外围肌肉神经衰竭。

(3) 胸部受伤。

(4) 肺部感染。

(5) 心搏骤停后的支持。

(6) 大型手术后的支持。

(7) 长期全身麻醉后的支持。

3. 相对禁忌证

因机械通气可能使病情加重,气胸及纵隔气肿未行引流者可造成肺大疱和肺囊肿,低血容量性休克未补充血容量者可造成严重肺出血、气管—食管瘘。但在出现致命性通气和氧合障碍时,应在积极处理原发病(如尽快行胸腔闭式引流,积极补充血容量等)的同时,不失时机地应用机械通气,以避免病人因为严重 CO_2 潴留和低氧血症而死亡。因此,机械通气无绝对禁忌证。

4. 通气模式与参数调节

(1) BIPAP:双相气道正压,自主呼吸时交替给予两种不同水平的气道正压。应用此模式时,病人的基本呼吸方式是连续气道正压(CPAP),但 CPAP 水平不是恒定的,而是在交替的高压力水平(high PAP)与低压力水平(low PAP)之间定时切换,利用从 IPAP 切换至 EPAP 时功能残气量的减少,增加呼出气量,从而通气辅助。缺点:病人需要有较稳定的自主呼吸。

(2) IPPV:间歇正压通气,呼吸机不管病人自主呼吸的情况如何,均按预调的通气参数为病人间歇正压通气,主要用于无自主呼吸的病人,它在吸气相是正压,呼气相压力降为零。

(3) SIMV:同步间歇指令通气,呼吸机在每分钟内按事先设置的呼吸参数(频率、流速、流量、容量、呼吸比等)给予病人指令性呼吸,病人可以有自主呼吸,但自主呼吸的频率、流速、流量、容量、呼吸比等不受呼吸机的影响,均由病人自己控制和调节。

(4) 呼吸末正压,吸气由病人自发或呼吸机发生,而呼吸终末借助于装在呼气端的限制气流活瓣等装置,使气道压高于大气压。这种呼气末正压能使肺泡在呼气末仍保持膨胀,防止小气道闭合,因而有利于减少肺泡萎陷,增加功能残气量,改善肺顺应性。

(5) CPAP:持续气道正压,病人通过按需活瓣或快速、持续正压气流进行自主呼吸,正压气流大于吸气气流,呼气活瓣系统对呼出气流给予一定的阻力,使吸气期和呼气期气道压均高于大气压。呼吸机内装有灵敏的气道测压和调节系统,随时调整正压气流的流速,维持气道基本恒定在预调的 CPAP 水平,波动较小。

(6) PSV:压力支持通气,自主呼吸期间,病人吸气相一开始,呼吸机即开始送气并使气道压迅速上升到预置的压力值,并维持气道压在这一水平,当自主吸气流速降低到最高吸气流速的 25% 时,送气停止,病人开始呼气,也就是说呼吸机开始送气和停止送气都是以自主触发气流来启动的。

（7）PRVC：其特点是呼吸机连续测定呼吸系统顺应性（受肺、胸廓、气道阻力影响），自动调整压力切换水平，保证潮气量。呼吸机首次送气的压力为 5cmH_2O，呼吸机自动计算该压力下获得的通气量。在随后的 3 次通气中，呼吸机逐步调整压力水平，达到预定潮气量的 75%，此后呼吸机根据前一次通气计算出的顺应性，自动调节吸气压力以便达到预定肺容积。每次通气之间的压力差不超过 3cmH_2O，最大压力不超过预定压力（压力上限）下 5cmH_2O。

5. 设置初始参数

（1）FIO_2：40%～100%。

（2）潮气量：成人为 7～10mL/kg，小儿为 5～6mL/kg。

（3）呼吸频率：成人 12～16 次/min，儿童 16～25 次/min，婴儿 28～30 次/min，新生儿 40～50 次/min。

（4）峰流速 FLOW：30L/min 左右（如使用压力控制模式须调大流速），灵敏度：-2～-0.5cmH_2O（压力），2～5L/分（流量）。

（5）PEEP（根据病情需要调节）：3～12cmH_2O，一般不超过 15cmH_2O。

（6）吸呼比（1∶1.5）～（1∶2）。

6. 报警限的调节

（1）高压报警限的调节：① 最高气道压力加上 10～15cmH_2O 的压力；② 直接设为 40cmH_2O（成人）。

（2）低压报警限的调节：根据呼吸机的不同来调节设置，通常比气道峰压低 10cmH_2O，比 PEEP 高 5cmH_2O。

（3）低分钟通气量报警限的调节：3～5L/min。

（4）高分钟通气量报警限的调节：病人实际分钟通气量上加 50%。

（5）呼吸频率：要根据病人的病情及具体应用的呼吸模式，一般上限设置为 30 次/min，下限设置为 8 次/min。

（6）高 Vt：不超过基础 Vt 的 1.5 倍。

7. 护理

（1）监测并记录病人的神志、血压、心率、呼吸次数、SpO_2、呼吸机参数。

(2) 机械通气中应监测血气分析和电解质,及时调整呼吸机参数。重视呼吸机报警信号,及时查明原因并处理。

(3) 检查人机系统情况:① 管路是否密封;② 报警限设定;③ 病人是否舒适;④ 管路对插管有无牵引;⑤ 升起护栏,进行保护性约束。

(4) 保证简易呼吸器紧靠呼吸机放置。

(5) 病人吸入气体必须加温、湿化。检查呼吸机管道中是否有积水,如有及时倾倒,切忌反流入湿化器内。

(6) 为病人做胸部物理治疗 q2h~q3h。

(7) 持续机械通气者应每 12h 测气囊压力一次:白班和前夜班各记录一次。气管导/套管气囊压力:$25\sim30cmH_2O$。

(8) 按需吸痰,注意无菌操作。

(9) 每日更换气管插管位置,同时给予口腔护理,妥善固定气管插管,及时更换气管插管的胶布。开口纱布每日更换 2 次,分泌物多时随时更换,保持清洁干燥,并经常检查伤口及周围皮肤有无感染。

(10) 随时与清醒病人沟通,做好心理护理。昏迷或躁动病人给予适当镇静剂和必要的约束,以防意外拔管。

(六) 呼吸末二氧化碳分压监测

呼吸末二氧化碳监测($P_{ET}CO_2$)已经被认为是除体温、脉搏、呼吸、血压、动脉血氧饱和度以外的第六个生命体征,反映终末期呼出的混合肺泡气含有二氧化碳分压($P_{ET}CO_2$)或浓度($C_{ET}CO_2$),正常值为 35~45mmHg。

1. 监测适应证

(1) 麻醉剂和呼吸机的安全应用。

(2) 各类呼吸功能不全。

(3) 心肺复苏。

(4) 严重休克。

(5) 心力衰竭和肺梗死。

(6) 确定全麻气管内插管的位置。

2. 正常的 $P_{ET}CO_2$ 波形

(1) Ⅰ相：吸气基线，应处于零位，是呼气的开始部分，为呼吸道内死腔气，基本不含二氧化碳。

(2) Ⅱ相：呼气上升支，较陡直，为肺泡和无效腔的混合气。

(3) Ⅲ相：呈水平，称呼气平台，是混合肺泡气，终点为呼气末气流，为 $P_{ET}CO_2$ 值。

(4) Ⅳ相：吸气下降支，二氧化碳曲线迅速而陡直下降至基线新鲜气体进入气道。

3. 异常的 $P_{ET}CO_2$ 波形

(1) $P_{ET}CO_2$ 波形降低：

① 突然降至零附近：呼吸末二氧化碳分压突然降低至零或极低水平常预示情况危急，如气管导管从气管内脱出、呼吸回路脱落或阻塞、呼吸机障碍，监测仪器故障。

② 数值突然降低，但不到零，多见于呼吸管路漏气，气道压力降低，监测仪传感器位置不当时可产生类似图形。

③ 数值逐渐在 1～2min 逐渐降低，常提示有肺循环或肺通气的突然变化，如心搏骤停、肺梗死、血压严重降低和过度通气等均可出现这种改变。

④ 持续低分压：没有正常的平台，说明吸气前肺换气不彻底或呼出气被新鲜气流所稀释，后者可在低潮气量和高气体抽样率时发生。

(2) $P_{ET}CO_2$ 波形升高：

① $P_{ET}CO_2$ 曲线逐渐增高：见于通气不足、腹腔镜检查或手术时注入的 CO_2 逐渐吸收、体温意外升高、过度加温、脓毒症等情况。

② 在快速注入碳酸氢钠后可呈一时性的升高。

(3) $P_{ET}CO_2$ 波形平台异常：

① 平台偏低：最有可能与生理死腔量增大有关。

② 平台逐渐降低：可能与低体温、过度通气、全身麻醉和(或)肺血容量不足、肺灌注降低有关。

4. 护理要点

(1) 确保监测装置正常：正确连接监测装置，监测前对监护仪进行性能测试,无机械性误差。

(2) 正确监测及动态观察波形及数值的变化。

(3) 密切观察呼吸频率、幅度、血氧饱和度与 $P_{ET}CO_2$ 的关系。

(4) 妥善固定监测导管。

(5) 保持监测装置清洁,做好终末消毒。

四、中枢神经系统监测

(一) 意识和意识障碍

意识障碍:高级中枢神经系统受损时的意识状态,指人对周围环境及自身状态的识别和觉察能力出现障碍。

(1) 嗜睡:是一种病理性的倦睡,病人处于持续的睡眠状态,可被唤醒,并能正确回答和做出各种反应,但当刺激去除后很快又入睡。嗜睡是意识障碍的早期表现,在临床上应引起重视。

(2) 意识模糊:意识清晰度显著下降,精神活动迟缓,对疼痛刺激反应迟钝,定向力部分或完全发生障碍。

(3) 昏睡:病人呈深度的睡眠状态,难于唤醒,需大声呼其姓名或给以疼痛刺激方能唤醒,醒时答非所问或答话含糊,很快又进入昏睡状态。其反射(角膜反射、瞳孔对光反射及吞咽反射等)一般无显著改变。

(4) 昏迷:是重度的意识障碍,意识完全丧失,按其程度分:① 浅昏迷:各种反射如角膜反射、瞳孔、吞咽、咳嗽反射均保存,给以强烈的疼痛刺激(压眶或针刺人中)可以出现瞳孔散大及痛苦表情,防御反射存在。② 深昏迷:对各种强刺激均无反应,瞳孔散大,瞳孔对光反射、角膜反射、吞咽、咳嗽反射等均消失,肌张力降低,各项防御反射消失,只维持呼吸、循环功能。

(二) Glasgow 昏迷评分量表

Glasgon 昏迷评分具体见表 5.1。

表 5.1　Glasgow 昏迷评分量表

睁眼反应 E		言语反应 V		运动反应 M	
自动睁眼	4	回答正确	5	遵嘱活动	6
呼唤睁眼	3	回答错误	4	刺痛定位	5
刺痛睁眼	2	语无伦次	3	躲避刺痛	4
不能睁眼	1	只能发声	2	刺痛肢屈	3
		不能发声	1	刺痛肢伸	2
				不能活动	1

临床意义:Glasgow 昏迷评分法表示意识障碍程度。最高 15 分,表示清醒;8 分以下表示昏迷;最低 3 分,表示濒死状态。

(三)肌力评估

临床意义:不同程度的肌力减退可分别称为完全性瘫痪和不完全性瘫痪。

0 级:不能活动,完全瘫痪。

1 级:肌肉可收缩,但不能产生动作。

2 级:机体在床面上能移动,但不能对抗重力。

3 级:肢体能抬离床面,但不能对抗阻力。

4 级:能对抗阻力,但较正常差。

5 级:正常。

(四)颅内压监测

1. 颅内压增高的定义

颅内压(intracranial pressure. ICP)是指颅内容物(脑组织、脑脊液、血液)对颅腔壁的压力,正常为 0.67～2kPa(5～15mmHg)。颅内压增高是指颅内压持续超过 15mmHg。

2. 颅内压增高主要引起两个方面的病理生理改变

(1)使脑灌流量减少或停止,导致或加剧脑缺血性损害。

(2)引起脑组织移位和脑疝,危及病人生命。

因此,实施持续颅内压监护对神经外科重症病人具有十分重要的价值。

3. 颅内压监测基本原理及意义

(1) 颅内压监测的基本原理:颅内压的监测是指应用微型压力传感器将颅内压力转换为电动势,进行测量和记录。颅内压监护仪主要分为两大类,一类为单项监护仪,仅用于测量颅内压;另一类为多项监护仪,可同时监测其他生理指标。

(2) 意义:颅内压监测可对各种降压措施做客观评价,有助于观察各种降压治疗的效果,并进行针对性治疗,可有效降低伤残率和死亡率。

4. 颅内压监测的方法

(1) 脑室内压监测。

(2) 硬脑膜下压监测。

(3) 硬脑膜外压监测。

(4) 脑组织压监测。

5. 颅内压监护的适应证

(1) GCS 评分在 8 分以下的重型颅脑损伤病人。

(2) 头颅 CT 扫描有异常发现的重型颅脑损伤病人应常规监护。

(3) 重型颅脑损伤颅内血肿清除术后的病人。

(4) 年龄在 40 岁以上,动脉收缩压小于 90mmHg 的病人。

上述四项指征中存在两项者,无论 CT 扫描有无异常,均应进行颅内压监测。

有其他引起颅内压增高的因素者,如伤后出现过休克、明显的低氧血症、高碳酸血症等亦可考虑行颅内压监护。

6. 颅内压监护下的降颅压治疗

(1) 一般治疗:除休克和脊髓损伤外都应采用头高位,还应避免颈部扭曲,保持呼吸道通畅和防止体温过高。

(2) 过度换气:过度换气可迅速降低颅内压,使脑损伤区的小动脉收缩,毛细血管压力下降,静脉回流增加,改善损伤区的血管灌注,降低颅内压;也能造成呼吸性碱中毒,有利于克服脑组织酸中毒。还能使中心静脉压降低,加快颅内静脉血液回流,减少毛细血管渗出,因而减轻脑水肿。

（3）脑室引流：脑室引流是降颅压的方法之一，特别在施行脑室内压监护时，此方法更是方便易行。引流时颅内压应缓慢下降并稍高于正常水平，流出压以15~20mmHg为宜。颅内压剧降容易造成颅腔动力学紊乱、脑室塌陷、小脑幕上疝和颅内血肿等并发症。预防感染和保持引流通畅是引流期间的两项重要任务。严格无菌操作和密闭式引流是预防感染的重要环节。

（4）应用脱水剂：目前降低颅内压最好的药物是甘露醇，甘露醇主要通过提高血浆渗透压，迅速增加血容量。

15mmHg≤ICP<20mmHg 可给予少量脱水剂；

20mmHg≤ICP≤25mmHg 应用半量脱水剂；

ICP>25mmHg 采用全量脱水剂，必要时可将两种以上脱水剂交替使用。

7. 颅内压监测护理

（1）体位。术后应去枕平卧，待生命体征相对稳定后，如无特殊禁忌，病人均应取头高15°~30°自然体位。以利颅内静脉回流，减少脑组织耗氧量，从而减轻脑水肿，降低颅内压。

（2）病情观察：

① 严密观察呼吸状态变化：在监测过程中如发现颅内压缓慢升高，伴有呼吸困难及 SpO_2 下降，而病人意识瞳孔无明显变化时，应考虑有呼吸道阻塞。及时清除呼吸道分泌物，保证气道通畅。通过翻身叩背有效吸痰，提高氧流量均不能使 SpO_2 和 ICP 恢复正常，必要时行气管插管或气管切开。

② 严密观察病人体温的变化，将体温控制在36~37℃。如有体温升高及时采取降温措施，如物理降温或药物降温。对因中枢性高热使颅内压持续升高的采取冬眠亚低温治疗。降温期间加强皮肤护理，避免冻伤和压疮的发生。

（3）症状护理：

① 监测期间应避免病人躁动。应排除病人躁动的原因，如尿潴留或排便困难，尿潴留时应留置尿管并保持其通畅，告知病人排便时呼气，便秘者服用缓泻剂或开塞露通便，以防过度用力使ICP升高。

② 预防颅内感染。要保持监护系统及引流装置的全封闭，避免漏液，操作时，严格无菌操作。放置引流导管和光纤探头时要严格遵守无菌操作规程，各管道接头每天用碘伏消毒，并用无菌纱布包裹，病人头下铺垫无菌敷料垫，每 4h 更换一次，尽量缩短颅内压监测的时间，颅内压监测一般不超过 5 天。及时观测脑脊液的颜色是否为无色透明且无沉淀，一般术后 1~2 天转为橙黄色，当脑室引流瓶内脑脊液达到最高刻度时通知医生更换引流瓶，更换前夹闭引流管，以防脑脊液逆流入脑室引起感染。同时使用抗生素抗感染治疗。

(4) 心理护理。做好病人及家属的心理护理，向他们讲解颅内压监护仪使用的目的及意义，使之配合。

(5) 其他护理：

① 严密观察引流管道是否通畅，准确记录引流液的量及颜色，防止引流管堵塞、扭曲、脱出。如病人 ICP 持续升高，引流量减少，经检查发现引流管堵塞，在无菌操作下立即用生理盐水溶液冲洗。保证整个引流系统的无菌性，防止颅内感染的发生。

② 确保监测装置正常：护士首先要正确连接监测装置，监测前对监护仪进行性能测试，使各部件工作正常，无机械性误差，减少故障报警，减少不良刺激，每次监测前均要校准"0"点。

③ 保持 ICP 监测的准确性，各种操作如：翻身、吸痰、躁动、尿潴留等，均可影响 ICP 值。因此，操作动作必须轻柔，尽量减少刺激，及时发现、排除外界因素的干扰。当出现颅内血肿、严重脑水肿、伤口疼痛、缺氧等，均可出现躁动不安，应及时查找原因，对症处理，必要时使用镇静剂，让病人平静后测量，确保 ICP 监测的准确性。

(五) 使用降温毯的护理

降温毯是运用计算机程序控制冷循环系统，经毯面与病人身体进行热交换，降低病人体温。它可以同时对两位病人进行各自独立的降温治疗。冰毯和冰帽可同时使用。适用于因各种原因引起的持续性高热及需要进行亚低温治疗的病人。

护理措施：

(1) 严格遵照操作规程进行操作。

(2) 在使用前要检查水箱中的水位,使之保持在规定的范围内,缺水时要及时补充。

(3) 使用中一定要正确连接各管路,连接口要拧紧。

(4) 根据医嘱准确设定所需水温、体温的控制范围。

(5) 病人在使用冰毯降温时,一定要严密观察其皮肤的颜色、体表温度,定时按摩皮肤,以防冻伤,并记录。

(6) 严密注意温度探头的位置是否正确,谨防温度探头脱出。

五、肝肾功能监测

连续肾脏替代疗法(continuous renal replacement therapy, CRRT),又名床旁血液滤过(continue blood purification, CBP),是指采用每天24h或接近24h的一种长时间、连续的体外血液净化疗法以替代受损的肾功能。

CRRT临床应用目标是清除体内过多水分、清除体内代谢废物、毒物,纠正水电解质紊乱,确保营养支持,促进肾功能恢复及清除各种细胞因子、炎症介质,可用于各种心血管功能不稳定的、高分解代谢的或伴脑水肿的急慢性肾衰,多脏器功能障碍综合征,急性呼吸窘迫综合征,挤压综合征,急性坏死性胰腺炎,慢性心衰,肝性脑病,药物及毒物中毒等的救治。

1. 分类

目前CRRT包括9种技术:

① 连续动静脉血液滤过(CAVH)。

② 连续静脉-静脉血液滤过(CVVH)。

③ 动静脉连续缓慢滤过(SCUF)。

④ 连续动静脉血液透析(CAVHD)。

⑤ 连续静脉-静脉血液透析(CVVHD)。

⑥ 连续动静脉血液透析滤过(CAVHDF)。

⑦ 连续静脉-静脉血液透析滤过(CVVHDF)。

⑧ 连续静脉-静脉血液透析和/或滤过-体外膜氧合(CVVH/DF-ECMO)。

⑨ 连续静脉-静脉血液透析和/或滤过静脉-静脉旁路(CVVH/

DF-VVBP)。

2. 护理要点

(1) 严密观察生命体征:CRRT治疗过程中,应密切监测病人的体温、心率、血压、呼吸、血氧饱和度、中心静脉压,持续心电监护,平稳者每小时监测一次,每4h测体温一次,病情变化者随时监测,准确记录每小时液体出入量,包括置换液出入量、滤出量、营养液入量、自主尿量等,及时发现和处理各种异常情况并观察疗效。

(2) 监测血电解质及肾功能:急性肾功能不全病人电解质及酸碱平衡严重紊乱。治疗中输入大量含生理浓度电解质及碱基的置换液,能有效纠正这种内环境紊乱。电解质的测定可以提示病人的电解质情况,血尿素氮及肌酐的变化可以反映肾功能的好坏。配置置换液时必须严格遵医嘱加入钾、钠、钙、镁等电解质,严格执行查对制度,无误后方可用于病人。治疗过程中,应定期检测病人内环境状况,根据检测结果随时调整置换液配方,现配现用,以保证病人内环境稳定。遵医嘱每2~3h查一次生化、凝血功能、血气分析,发现异常及时处理。每日查尿电解质、肌酐、尿素氮排出率。

(3) 血管通路的管理:首次血滤时在严格无菌操作下行股静脉穿刺置管术,血滤结束后用生理盐水冲净动、静脉管针后,分别注满肝素盐水,在下一次血滤时丢弃,上好无菌肝素帽,以无菌纱布包裹,以后每次血滤前用20mL针筒分别抽吸动、静脉管针检查是否通畅,若导管不畅,切忌强行向导管内推注生理盐水等,以防血凝块进入体内形成血栓。若穿刺部位有出血情况发生,应及时现换敷料并加压包扎,以防继续出血,血滤结束后适当给予鱼精蛋白中和肝素,并观察穿刺部位有无感染现象,若有感染及时应用抗生素或及时拔管。

嘱病人腿的放置与活动勿与躯干成90°,或做大幅度运动,以防留置管反折或意外脱落。

(4) 血滤监护:经常性观察血滤器内血液颜色,如滤器内血液颜色变深甚至发黑,提示滤器凝血的可能,将直接影响超滤的效率,发现此情况应及时报告,通过调整肝素用量、加强滤器前置换液输入等方法解决,必要时更换滤器。密切注意各个连接管有无松脱、漏血等,尤其血泵内部分管道由于连续摩擦易致破损。

(5) 严密监测超滤和置换液输入速度,强调总出入量的基本平衡,如超滤量超过入量,将直接引起循环容量不足,发生低血压,应每小时计算超滤量和置换液输入量;如发现超滤量过多应及时调整,相反,超滤量不足会导致病人容量过负荷,达不到CVVHDF的治疗目的,应分析原因:如超滤效率低下或超滤速度控制过慢,应采取相应措施。

(6) 并发症的观察及预防:

① 出血:肾功能不全病人多存在出血或潜在出血,CRRT中抗凝剂的应用使出血危险明显增加或加重出血。因此,应注意观察引流液、大便、创口、牙龈、皮肤、气道、消化道和泌尿系统等出血情况,防止因肝素使用不当导致出血。做好记录,及早发现、及时调整抗凝剂的使用或使用无肝素技术,如果肝素用量过大,尤其在全身肝素化的时候,应注意观察伤口及穿刺点出血情况,如有持续渗血,又不能降低肝素用量,则多采取局部压迫止血。

② 凝血:病人在行CRRT时肝素用量少甚至无肝素,治疗时间长,极易发生体外凝血。为此,在行CRRT之前用肝素盐水浸泡滤器及管路30min,再以生理盐水冲净肝素后方开始CRRT,且在CRRT过程中保持血流量充足、血循环线路通畅,可有效或避免体外凝血。同时应密切检测静脉压(VP)、跨膜压(TMP)值及波动范围,并做好记录,以便及时采取处理措施。当血路中颜色变暗,温度下降,滤出量明显减少,表明即将或已经发生凝血。如发现较早,应立即中断血滤,以肝素盐水灌洗全套滤过装置,并检查处理致凝血原因。如有严重凝血时,应更换滤器及血液管路。

③ 感染:病人病情危重,抵抗力低下,加之各种侵入性的检查、治疗,细菌极易侵入、繁殖而引起感染。护理人员在进行各项护理技术操作时须严格执行无菌操作原则。配制及更换置换液和透析液时严格无菌操作,减少致热反应的发生,做好留置管的护理,防止医源性感染。保持尿管通畅,预防泌尿系感染。

(7) 做好基础护理:由于病人病情危重、治疗时间长、活动受限、生活不能自理,所以应做好口腔、皮肤等基础护理,动作应轻柔、仔细,防止各种管路的脱落、扭曲;注意牙龈有无出血;保持床单整洁、干燥,使用气垫床,防止皮肤压伤;病房每日定时通风,并每天进行空气消毒2次。加强生活护理,协助病人被动运动,每2h翻身预防褥疮的发生。

(8) 心理护理:如病人及其家属对血液滤过治疗心存疑虑,做好其思想工作,说明血液滤过的疗效及其必要性。护士应熟练掌握仪器操作技巧,在操作仪器的同时,应注意保持病人镇静,同时操作时应注意自己的语言,安慰病人,介绍成功病人的经验、效果。使病人消除顾虑,自觉、及时接受血滤治疗。

(9) 常见故障的处理方法:

① 机械治疗过程中,突然出现黑屏有可能是机械运转时间过长、电力中断或供电波动电压不稳。应选择单一电源或加用 UPS。

② 出现废液泵旋转突然加速,原因可能为有些夹子未打开。

③ PFILE 过高时可如下处理:敲打滤器,提高血流速,降低血流速。

④ 出口压过低时先停止治疗,后将压力传感器卸下再重新装上,调整穿刺的位置,更换新袋后将气体排出。

六、膀胱压监测

膀胱压(UBP)是间接反映腹内压的指标。任何原因引起的腹腔脏器充血、水肿、出血、腹胀等均可导致腹内压急剧升高,当腹内压持续超过 20mmHg 时会导致急性肾功能衰竭、急性肺损伤、腹腔脏器血流减少和颅脑功能障碍,即腹腔间室综合征(ACS)。及时准确监测腹内压,有助于预防 ACS 的发生,降低病死率。临床上监测腹内压的方法有直接测压法和间接测压法。直接测压法是将传导测压装置通过腹腔内置管测量,因损伤大等原因极少使用。间接测压法包括 UBP 测定、胃内压测定、下腔静脉压测定等。连续监测 UBP 是早期发现 ACS 的金标准。

(一) 膀胱压分级

(1) 正常膀胱压为 $0\sim6cmH_2O$。

(2) 膀胱压分4级:

Ⅰ级为 $12\sim15mmHg(1mmHg=1.36\ cmH_2O)$。

Ⅱ级为 16~20 mmHg。

Ⅲ级为 21~25 mmHg。

Ⅳ级>25 mmHg。

膀胱压持续升高超过 25 mmHg 会出现腹膜间隔综合征。

(二) 监测 UBP 的护理要点

(1) 专人操作,专人护理,减少误差。临床根据实际情况,遵医嘱测量。

(2) 护士掌握 UBP 的影响因素:

① 病人因素。病人咳嗽、呼吸困难、屏气等,可根据病情使用镇静剂,如有膀胱手术史、膀胱肿痛、膀胱炎等都会影响测量值。

② 外部因素。病人使用胸腹带、棉被等重压腹部,机械通气使用正压通气等会对腹内压产生影响。监测机械通气病人时根据病情许可,可适当脱离呼吸机,以排除正压通气对监测的影响。

(3) 每次测压前排空膀胱,取平卧位,经尿管注入液体不超过 100mL。

(4) 操作过程中严格无菌技术操作,在分离或连接管道及向膀胱内注入生理盐水时避免污染。

(5) 做好 UBP 数值的观察记录。UBP 增高明显时应及时向医生汇报。

七、肠内营养护理

将可直接被消化或经简单的化学性消化就能吸收的营养剂经口或通过鼻置管或胃肠道造口注入胃肠道的方法称为肠道内营养。

(一) 途径和方式

(1) 经胃:分鼻胃管和胃造瘘管。

(2) 经空肠:空肠造口或鼻肠管(营养管的管尖位于幽门后高位空肠)。

(3) 灌注方式:

① 一次性输注:每次定时用注射器推注 200~250mL 肠内营养液进行喂养的方法。此方法仅适用于经鼻胃置管或胃造口病人。空

肠置管或肠造口病人不宜使用,可导致肠管扩张而产生明显的症状,使病人难以耐受。

② 间隙重力滴注:指在1h左右的时间内,将配制好的营养液借重力作用缓缓滴入病人胃肠内的方法。一般4～6次/天,250～500mL/次。间隙滴注法多数病人可以耐受。

③ 连续输注:指营养液在输液泵的控制下连续输注18～24h的喂养方法。适合病情危重病人及空肠造口喂养病人。优点为营养素吸收好,病人大便次数及量明显少于间隙性输注,胃肠道不良反应少。实施时输注速度由慢到快,营养液浓度由低到高。

(二) 护理

(1) 病人体位:床头抬高大于30°,以减少反流的概率。

(2) 营养管的维护:

① 妥善固定营养管,鼻肠管应该列入特殊管道给予加固,防止脱出。

② 空肠营养管应每班检查缝线是否牢固,必要时及时加固。

③ 胃造瘘管常规每班更换造瘘口敷料;更换时旋转造瘘管180°,以防粘连;保持造瘘管固定夹与皮肤之间的松紧度合适,太松易造成营养液渗漏,太紧易造成皮肤破损。

④ 对于长期经胃管鼻饲病人,应当每月更换胃管;每次换管时,应更换鼻孔。

(3) 营养液的准备:

① 肠内营养液温度一般控制在37～40℃:太冷刺激肠道易引起腹泻;太热易引起营养液凝结成块,导致管路堵塞。

② 营养液开启后放置冰箱,24h内有效。

(4) 检查胃内残余量。

(5) 每次喂饲前确认营养管的位置,拍胸片可确认营养管位置。

(6) 并发症的预防和处理:

① 反流、误吸与肺部感染:

Ⅰ. 肠内营养前后30min内尽量避免做吸痰及翻身等操作。

Ⅱ. 肠内营养液定时灌注者前后半小时内保持床头抬高30°～

45°,连续输注者若无禁忌证尽量保持床头抬高大于30°。

Ⅲ. 管饲前确认管道位置正确。

Ⅳ. 肠内营养液连续输注者应注意胃排空情况,定时灌注的病人鼻饲前常规回抽胃潴留,检查潴留量和颜色。如果胃潴留为鲜红色,量多,则告知医生,暂停管饲;如果胃潴留为咖啡色,量小于200mL,告知医生,遵嘱管饲及使用制酸药;当胃潴留大于500mL时,告知医生,遵嘱暂停管饲一次。对于有潴留的病人可应用胃动力药如莫沙必利等促进胃的排空及肠蠕动。

Ⅴ. 灌注速度不可过快,每次灌注的量不超过300mL。

Ⅵ. 证实有反流的病人应选择其他的营养途径。

② 胃肠道并发症:

Ⅰ. 腹泻:多因长期未进食、初次鼻饲、灌注速度过快、吸收不良、浓度太高、乳糖不耐症等。处理是初次应从低浓度开始,逐渐增加浓度,降低灌注速度;对于乳糖不耐受的病人,应给予无乳糖配方。处理措施见腹泻护理常规。

Ⅱ. 腹胀、便秘和腹痛:病人在开始肠道喂养时,注意减慢速度,降低浓度,并配合胃肠动力药的应用,密切监测胃或肠内潴留量。

Ⅲ. 恶心与呕吐:灌注速度过快、温度过低、胃排空障碍引起的潴留,可导致恶心与呕吐。鼻饲病人呕吐的处理:立即侧卧,清除口腔呕吐物,有人工气道病人给予气道内吸引,观察体温及氧合情况。

Ⅳ. 倾倒综合征:放置空肠营养管的病人或胃切除术后病人可出现此并发症。多发生在餐后10~30min内,因胃容积减少及失去对胃排空的控制,多量高渗溶液快速进入小肠所致。可表现为胃肠道和心血管两大系统症状。胃肠道症状为上腹饱胀不适、恶心、呕吐、肠鸣音频繁,可有绞痛腹泻;循环系统症状有全身无力、头昏、晕厥、面色潮红或苍白、大汗淋漓、心动过速等。此时应减慢输注速度,适当稀释营养液以降低渗透压,选择低碳水化合物、高蛋白营养液,可使症状缓解。

③ 机械性并发症:

Ⅰ. 肠内营养管堵塞,预防措施:

a. 管饲前后均应用20mL温水冲洗导管,防止管道堵塞。

b. 持续利用营养泵维持肠内营养者须 4～6h 温水冲管一次。

c. 管饲给药时应先碾碎,完全溶解后注入。

d. 酸性物质容易导致蛋白质配方的营养液凝固。在一些营养管堵塞时使用温开水可再通,对于顽固性的胃管堵塞可使用一片胰脂肪酶加 320mg 碳酸氢钠(增加 pH)溶于 5mL 温水中,注入前先尽量回抽胃管内的东西,以使脂肪酶能充分接触堵塞物质。5min 之后用温开水冲洗。

Ⅱ. 鼻咽食管和胃黏膜损伤及炎症。

④ 代谢并发症:注意观察血糖、电解质、肝功能等指标,根据医嘱监测血糖,必要时使用胰岛素控制血糖。

八、完全胃肠外营养(TPN)护理

将脂肪乳剂、氨基酸、葡萄糖、电解质、微量元素及胰岛素等混合于 3L 袋中称全营养混合液(TNA)。目前,PN 均采用 TNA,其优点:

① 各种营养成分同时均匀输入,有利于机体更好地代谢利用。

② 减少静脉输液管接头操作的次数,降低空气栓塞的发生率,减少导管污染或感染的机会。

③ 溶液稳定性好,便于配制规范化、标准化。

④ 减少护理工作,减少配制时间,简化输注设施。

(一) TNA 输注的观察和护理

1. 输注前

(1) 对神志清醒的病人讲解完全胃肠外营养的治疗方法和意义,以消除其顾虑,取得病人合作。

(2) 插管时注意无菌操作,防止感染。插管后注意观察穿刺点有无出血,病人有无发绀气急、呼吸困难。穿刺侧有无呼吸音减弱或消失等症状,防止气胸。

2. 输注中

(1) 开始 3 天为避免不良反应可在输入营养液前推注 5mg 氟美松。

（2）严格无菌操作，定期更换穿刺点覆盖的敷料。更换时间为：无菌纱布 2 天/次，无菌透明敷料每周 1~2 次，如有浸湿或污染及时更换。输液管道使用 24h 必须更换，接头处消毒后用无菌敷料包裹。穿刺部位有红肿、疼痛等炎症反应，或有渗出、脓性分泌物等感染征象，或有血源性全身感染及不需要继续中心静脉营养时，应拔除导管，并将导管尖端一小段送细菌培养及药物敏感试验以指导临床用药。

（3）保持中心静脉导管通畅，接头连接紧密牢固，防止导管扭曲折叠，更换 3L 袋时，宜将病人连接管道放低并迅速接上，防止空气进入造成空气栓塞。

（4）TNA 液力求 24h 均匀输入（最好使用输液泵输入），特别是首次用，要防止速度时快时慢引起不良反应，如低血糖和高糖高渗性非酮性昏迷。

（5）营养液要现配现用，每日更换输液管，严禁随机拆卸输液管接头以及在营养液中加入其他药物，以防增加感染的机会。配制好的营养液应在 24h 内输完，如暂时不输入应放在 4℃ 低温下保存，但不超过 24h。使用前 1~2h 取出，在室温下使用。

（6）监测生命体征及观察病人反应，如病人面色潮红、心跳加快、轻度发热，见于初次 TNA 输入时，多由脂肪乳剂引起，减慢输液速度数小时后会自动消失，若不良反应加重及出现高热、胸闷、气急等时，应及时报告医生处理。

（7）中心静脉导管仅用于输注 TNA，禁止从中心静脉加药、抽血、输血或血浆等，以防污染。

（8）一般每周查 1~2 次血常规及肝肾功能，以了解营养支持对血液系统和肝功能的影响；肠外营养最初 3 天内需每日测定一次血清钠、钾、氯、钙、镁、磷等电解质水平，以便及时了解机体电解质平衡和调整电解质的供给量，如果测得结果稳定，可改为隔日或者每周 2 次，长期肠外营养病人可每周检测一次。每天检测血糖变化，如有异常，及时报告医生处理。

3. 输注后

输注结束应用 20mL 生理盐水或肝素水（10^U/mL）进行常规冲

管,并妥善固定,每班进行严格的交接班。

(二)代谢并发症

包括糖代谢紊乱、氨基酸代谢紊乱、脂肪代谢紊乱、电解质酸碱平衡紊乱和维生素及微量元素缺乏症。

1. 糖代谢紊乱

(1) 高血糖和高渗性非酮性昏迷:应激情况下,机体对糖的利用率下降与输入葡萄糖浓度过高、速度过快有关。预防的方法有以下几点:① 降低葡萄糖输注速度。② 在静脉营养时应用脂肪乳剂,满足部分能量需求,减少葡萄糖的利用。③ 如果发生高渗性高血糖症,应立即停止静脉营养,并纠正高渗状态,输注等渗或低渗盐水,加用胰岛素,补充胶体溶液,维持人体的血容量,控制血糖浓度在 10mmol/L 以下。④ 糖尿病、胰腺炎、胰腺手术、全身感染、肝病及使用皮质激素的病人应特别注意,防止高血糖及高渗性非酮性昏迷。

(2) 低血糖。外源性胰岛素用量过大或高浓度葡萄糖输入时,机体持续释放胰岛素,若突然停输葡萄糖后可出现低血糖。所以在静脉营养支持的过程中,必须监测血糖和尿糖的水平。静脉营养应持续慢速滴入,停用静脉营养时应输入等渗糖溶液作为过渡。

2. 氨基酸代谢紊乱

静脉营养液含氨量过高,输入后极易发生高氨血症或氮质血症,因此对于容易产生氨基酸不耐受的病人,应在短时间内改用特殊的氨基酸制剂,以预防相关并发症的发生。

3. 脂肪代谢障碍

脂肪乳剂输入过多或过快则可导致高甘油三酯血症,应避免过量或者过快输入脂肪乳剂,对于一些脂肪不耐受病人,脂肪乳剂应适当减量。

4. 水、电解质酸碱平衡紊乱

静脉营养病人容易导致体液和电解质平衡失调。表现为容量失调、低钠血症、高钠血症、低钾血症、高钾血症、低磷血症、低钙和低镁血症等。此外,静脉营养时输注氨基酸溶液可导致高氯性酸中毒及代谢性酸中毒。碳水化合物过量可导致呼吸性酸中毒。因此进行静脉营养时应注意及时补充上述各种电解质,应做好预防、监测工作,发现问题及时处理。

5. 维生素及微量元素缺乏症

长期禁食者可能出现微量元素缺乏,最常见的是锌、铜等,故进行静脉营养时每天应补充微量元素。

第三节　急危重症监护

一、急性呼吸窘迫综合征

急性呼吸窘迫综合征(ARDS)是急性肺损伤(ALI)的严重阶段,两者为同一疾病过程的两个阶段。ALI和(或)ARDS是由心源性以外的各种内、外致病因素导致的急性、进行性呼吸困难。临床上以呼吸急促、呼吸窘迫、顽固性低氧血症为特征。主要病理特征为肺微血管的高通透性所致的高蛋白质渗出性肺水肿和透明膜形成,可伴有肺间质纤维化。病理生理改变以肺顺应性降低、肺内分流增加及通气/血流比例失调为主。

诊断要点:目前采用中华医学会呼吸病分会1999年制订的诊断标准,符合下列5项条件者可诊断为ALI或ARDS。

(1) 有ALI和(或)ARDS的高危因素。

(2) 急性起病,呼吸频数>28/min或呼吸窘迫。

(3) 低氧血症:氧合指数≤300mmHg时为ALI,≤200mmHg时为ARDS。

(4) 胸部X线检查显示两肺有浸润阴影。

(5) PCWP≤18mmHg或临床上能除外心源性肺水肿。

(一) 身心评估

(1) 一般状态:有无体温升高、脉率增快、血压异常、意识障碍。

(2) 体位与皮肤黏膜:是否有口唇、甲床青紫伴鼻翼扇动,咳嗽时痛苦表情;是否有强迫体位,如端坐呼吸。

(3) 胸部:有无呼吸频率、节律和深度异常,胸廓两侧运动是否对称,听诊是否有肺泡呼吸音改变及异常呼吸音,有无干、湿啰音等。

(4) 心理-社会反应:有无焦虑、抑郁等不良情绪反应;是否对病人的日常生活和睡眠造成很大的影响。

(5) 实验室及其他检查:痰液检查有无致病菌;血气分析有无 $PaCO_2$ 升高;肺功能测定有无异常。

(二) 临床监测与病情观察

(1) 体位:帮助病人取舒适且有利于改善呼吸状态的体位,一般呼吸衰竭的病人取半卧位或坐位,趴伏在床桌上,借此增加辅助呼吸肌的效能,促进肺膨胀。

(2) 临床监测与病情观察

呼吸衰竭和 ARDS 病人均需收住 ICU 进行严密监护,监测项目包括:

① 呼吸状况:呼吸频率、节律和深度,使用辅助呼吸肌呼吸的情况、呼吸困难的程度。

② 缺氧及 CO_2 潴留情况:如有无发绀、球结膜水肿,肺部听诊有无异常呼吸音及啰音。

③ 循环状况:监测心率、心律及血压,必要时进行血流动力学监测。

④ 意识状况及神经精神症状:观察有无肺性脑病的表现,如有异常应及时通知医生。昏迷者应评估瞳孔、肌张力、腱反射及病理反射。

⑤ 液体平衡状态:观察和记录每小时尿量和液体出入量,有肺水肿的病人需适当保持负平衡。

⑥ 实验检查结果:监测动脉血气分析和生化检查结果,了解电解质和酸碱平衡情况。

⑦ 使用机械通气病人按机械通气护理常规护理。

⑧ 气管切开者按气管切开护理常规护理。

(3) 心理支持:呼吸衰竭和 ARDS 病人因呼吸困难,预感病情为重症、可能危及生命,常会产生紧张、焦虑情绪。应多了解和关心病人的心理状况,特别是对建立人工气道和使用机械通气的病人,应经常巡视,让病人说出或写出引起或加剧焦虑的因素,指导病人应用放松、分散注意力和引导性想象技术,以缓解病人的紧张和焦虑情绪。

(三) 健康指导与康复

(1) 疾病知识指导:向病人及家属讲解疾病的发生、发展和转归。语言应通俗易懂。对一些文化程度不高的病人或老年人可借助简易图片进行讲解,使病人理解康复保健的意义与目的。

(2) 呼吸锻炼的指导:教会病人有效咳嗽、咳痰技术,如缩唇呼吸、腹式呼吸、体位引流、拍背等方法,提高病人的自我护理能力,加速康复,延缓肺功能恶化。

(3) 用药指导:出院时应将病人使用的药物、剂量、用法和注意事项告诉病人,并写在纸上交给病人以便需要时使用。指导并教会低氧血症的病人及家属学会合理的家庭氧疗方法及其注意事项。

(4) 活动与休息:与病人一起回顾日常生活中所从事的各项活动,根据病人的具体情况指导病人制订合理的活动与休息计划,教会病人避免氧耗量较大的活动,并在活动中增加休息时间。

(5) 增强体质、避免诱因:

① 鼓励病人进行耐寒锻炼和呼吸功能锻炼,如用冷水洗脸等,以提高其呼吸道抗感染的能力。

② 指导病人合理安排膳食,加强营养,达到改善体质的目的。

③ 避免吸入刺激性气体,劝告吸烟病人戒烟。

④ 避免劳累、情绪激动等不良因素刺激。

⑤ 尽量少去人群拥挤的地方,避免与呼吸道感染者接触,减少感染的机会。

⑥ 呼吸衰竭的征象及处理:若有气急、发绀加重等变化,应尽早就医。

二、急性呼吸衰竭

呼吸衰竭简称呼衰,是指各种原因引起的肺通气和(或)换气功能严重障碍,以致在静息状态下亦不能维持足够的气体交换,导致低氧血症伴(或不伴)高碳酸血症,进而引起一系列病理生理改变和相应临床表现的综合征。由于临床表现缺乏特异性,明确诊断需依据动脉血气分析,若在海平面、静息状态、呼吸空气条件下,动脉血氧分压(PaO_2)<60mmHg,伴或不伴二氧化碳分压($PaCO_2$)>50 mmHg,并除外心内解剖分流和原发于心排血量降低等因素所致的低氧,即可诊断为呼吸衰竭。急性呼吸衰竭(ARF)是指原呼吸功能正常,由于多种原因导致动脉血气分析结果出现异常,达到呼吸衰竭的诊断标准。

(一)身心评估

(1)一般状态:有无体温升高、脉率增快、血压异常、意识障碍。

(2)体位与皮肤黏膜:是否有口唇、甲床青紫伴鼻翼扇动,咳嗽时痛苦表情;是否有强迫体位,如端坐呼吸。

(3)胸部:有无呼吸频率、节律和深度异常,胸廓两侧运动是否对称,听诊是否有肺泡呼吸音改变及异常呼吸音,有无干、湿啰音等。

(4)心理-社会反应:有无焦虑、抑郁等不良情绪反应,是否对病人的日常生活和睡眠造成很大的影响。

(5)实验室及其他检查:痰液有无致病菌;血气分析结果;肺功能测定有无异常。

(二)护理措施

(1)体位护理:呼吸衰竭病人的体位取决于肺损伤的类型和引起低氧血症的原因。单侧肺病病人采用健侧向下卧位;弥散障碍病人采用右侧卧位;肺泡低通气病人采用坐位或半坐位。

(2)防止低氧血症和降低氧耗:临床护理过程中可采取多种措施防止低氧血症和降低氧耗。吸痰前后充分氧合;尽量减少对病人不必要的操作;各种操作间隙让病人得到充分休息和恢复;限制病人活动、控制焦虑、控制高热等措施可降低氧耗。

(3)促进气道分泌物的排出:促进气道分泌物排出是维持气道通畅和促进气体交换的重要措施。保持机体充足的水分和湿化可防止气道分泌物黏稠,有利于分泌物咳出或吸引出。指导病人咳嗽和适时进行吸痰有助于及时清除气道分泌物。叩拍和振荡胸部、体位引流可松解痰液,有利于排出,并观察痰液的色和量。

(4) 注意监测病人血气分析结果,咳痰、喘息及意识的变化。

(5) 观察病人气道反应性并记录。

(6) 观察病人应急性溃疡的情况,必要时给予胃物减压。

(三) 健康指导及康复

(1) 告知病人发病的病因及诱因、病理生理、临床症状和体征。

(2) 讲解用药的重要性。

(3) 讲解促进呼吸的技术,如缩唇呼吸、深呼吸等。

(4) 讲解预防感冒和肺部感染的措施,如注意保暖、合理营养、洗手、避免接触有害气体、保持居室内空气清新、适当锻炼身体和增强抵抗力。

(5) 教会病人和家属识别肺部感染的症状和体征,如发热、痰液颜色改变、气短等。

(6) 教会病人咳嗽技术,如爆发性咳嗽、分段咳嗽、喷气式咳嗽和呼吸末咳嗽等。

(7) 了解戒烟的重要性、如何戒烟及避免吸入二手烟。

三、急性心力衰竭

急性心力衰竭是指心肌遭受急性损害或心脏负荷突然增加,使心排量在短期内急剧下降,甚至丧失排血功能导致组织器官灌注不足和急性瘀血的综合征,主要是由急性广泛性心肌梗死,高血压危象,严重的心律失常,输血、输液速度过快等原因引起的。以急性左心衰最为常见。临床以阵发性呼吸困难、端坐呼吸、肺水肿等为主要特征。

(一) 身心评估

(1) 身体状况评估:

① 观察生命体征。如呼吸状况及脉搏快慢、节律,有无交替脉和血压降低。

② 评估意识与精神状况。

③ 取合适体位:是否采取半卧位或端坐位。

(2)病史评估:

① 既往史:了解病人有无冠心病、高血压、风湿性心瓣膜病、心肌炎、心肌病等病史;有无呼吸道感染、心律失常、劳累过度、妊娠或分娩等诱发因素。

② 过敏史:了解病人有无药物或食物过敏史。

③ 用药史:了解病人用药情况。

(3)辅助检查评估:胸部X线检查(查看有无肺瘀血征)、心电图(查看有无心肌缺血、心肌梗死和心律失常)、超声心动图检查(查看射血分数是否正常)、中心静脉压监测、血气分析、电解质等。

(4)心理-社会状况评估。

(二)护理措施

1. 无创监护

(1)持续心电监护(ECG),观察心率、心律变化。

(2)末梢氧饱和度监测(SpO_2)。

2. 有创监护

中心静脉压监测(CVP),正常值为 $5\sim12cmH_2O$,当CVP高于$12cmH_2O$时,提示右心衰竭或全心衰竭。

3. 一般护理

(1)保持室内适宜的温度、湿度,环境安静,减少对病人的刺激,保证病人充足的睡眠,必要时睡前可给予药物帮助睡眠。

(2)病人应绝对卧床休息,采取半坐位或端坐位,保证病人舒适。

(3)饮食宜清淡,少量多餐,限制含钠食物的摄入量,利尿药应用时间较长的病人要补充多种维生素和微量元素。

(4)保持大便通畅,有便秘者饮食中加入膳食纤维,必要时可给予缓泻药和开塞露。

(5)给予高流量吸氧 6~8L/min,湿化瓶内盛 30%~50%酒精。

(6)输液过程中用输液泵控制输液量及速度。

4. 病情观察

(1)观察病人心率、心律、血压、氧饱和度变化。

(2) 注意呼吸频率、节律,如突然出现端坐呼吸、咳粉红色泡沫痰、呼吸窘迫则提示为急性肺水肿,应及时协助医生处理。

5. 药物护理

(1) 遵医嘱给予吗啡 3~5mg,稀释后缓慢静脉注入。

(2) 应用强心甙时观察药物的疗效及副作用。

(3) 应用利尿剂时准确记录 24h 出入量,并观察尿量、颜色及性质,测量尿比重,防止低血钾。

(4) 应用血管扩张剂时应从小剂量开始逐渐加大剂量,并观察心率、心律、血压等变化,防止血压骤降。

(三) 健康指导与康复

(1) 给予低盐、清淡、易消化、富有营养饮食,每餐不宜过饱,多食蔬菜、水果,防止便秘。

(2) 嘱病人避免各种诱发因素,如感染、过度劳累、激动、输液过快等。

(3) 指导病人根据心功能状态进行体力活动锻炼。

四、急性肝功能衰竭

急性肝功能衰竭是指原来无肝病者肝脏受损后短时间内发生的严重临床综合征,可在急、慢性肝炎,中毒及其他系统器官功能衰竭等过程中发生,预后凶险,病死率高。最常见的病因是病毒性肝炎。临床以肝性脑病、黄疸、出血、肝臭等为主要特征。

(一) 身心评估

(1) 身体状况评估:评估病人的体温、心率、呼吸、血压、尿量、神志及水、电解质和酸碱平衡紊乱程度、肝功能等,判断急性肝衰竭程度。

(2) 病史评估:了解病人有无心、肝、肾严重疾病,有无感染以及使用对肝脏有损害的药物等诱因。

(3) 辅助检查评估:肝炎病毒学检查,肝功能检查转氨酶升高或发生胆-酶分离现象,血生化检查凝血酶原时间延长。

(4) 社会-心理评估:有无焦虑、恐惧等情绪。

(二) 护理措施

1. 临床监测

(1) 绝对卧床休息,对神志不清、躁动者应用护栏保护,专人护理。

(2) 密切观察病人生命体征、神志变化,如有肝性脑病前驱症状,及时协助医生处理。

(3) 保持胃肠减压通畅、有效,观察引流液的量、颜色及性质。

(4) 保持静脉输液通畅,防止穿刺部位出血。

(5) 准确记录出入量,进行连续微创血流动力学监测。

2. 支持疗法

(1) 给予营养丰富、清淡、可口的饮食,如进食少或不能进食者,静脉补充营养,注意维持电解质和酸碱平衡。

(2) 根据病情给予输新鲜血,以补充多种凝血因子和血小板,防止出血;输注白蛋白、血浆以提高血浆胶体渗透压。

3. 并发症护理

(1) 肝性脑病:

① 避免使用麻醉、镇痛、催眠等中枢抑制药物,及时控制感染和上消化道出血,注意纠正水、电解质和酸碱平衡紊乱。

② 降低血氨:

Ⅰ. 禁止经口摄入蛋白质,尤其是动物蛋白,以减少氨的形成;

Ⅱ. 可使用新霉素、甲硝唑抑制肠道产氨细菌生长;

Ⅲ. 清除肠道积食、积血或其他含氨物质,应用乳果糖或拉克替醇,口服或高位灌肠,酸化肠道,促进氨的排出,减少肠源性毒素的吸收;

Ⅳ. 可根据病人电解质的酸碱平衡选择使用谷氨酸钠、谷氨酸钾、精氨酸等降氨药物;

Ⅴ. 使用支链氨基酸或支链氨基酸与精氨酸混合制剂,以纠正酸碱失衡。

(2) 脑水肿、脑疝:

① 密切观察病人有无头痛、呕吐、眼底视盘水肿及意识障碍等

表现。

② 床头抬高15°～30°以利颅内静脉回流,减轻脑水肿。

③ 脱水治疗,首选20%甘露醇,定时监测电解质。

④ 限制水的摄入量,每日输入量不超过1500mL。

(3) 预防感染:

① 遵医嘱应用有效抗生素,并注意观察药物作用及副作用。

② 严格执行无菌操作。

(4) 出血监护:

① 严密观察有无出血倾向,如皮肤、黏膜的出血,呕血、便血或颅内出血等,及时补充凝血因子,输新鲜血、血浆等。

② 监测DIC指标:出凝血时间、血小板等。

③ 胃肠道出血者可用冰盐水加血管收缩药物局部灌注止血。

(三) 健康指导与康复

(1) 疾病知识指导:应帮助病人和家属掌握本病的有关知识与自我护理的方法,并发症的预防及早期发现,分析和消除不利于个人和家庭应对的各种因素。

(2) 指导病人参加轻度工作,避免过度疲劳,失代偿期病人以卧床休息为主,应视病情适量活动,活动量以不增加疲劳感和出现其他症状为度。指导病人睡眠充足,生活起居有规律。

(3) 沐浴时应注意避免水温过高,或使用有刺激性的皂液,嘱病人勿用手抓挠,以免皮肤破损。

(4) 按医师处方用药,以免服药不当加重肝脏负担和肝功能损害,护士应向病人详细介绍所用药物的名称、剂量、给药时间和方法,教会病人或家属观察药物疗效和不良反应。

五、急性肾功能衰竭

急性肾功能衰竭是指各种原因使肾脏排泄氮质代谢产物能力急剧下降,导致氮质代谢产物在体内迅速潴留,形成氮质血症和水、电解质代谢。主要是由于肾前性如低血容量;肾性如肾实质病变,肾小管坏死、肾小球、肾小血管疾患;肾后性如输尿管梗阻等引起的。

临床分为少尿期、多尿期及恢复期。少尿期:成人24h尿量持续少于400mL或每小时尿量不足17mL。少尿期易发生水潴留、电解质紊乱,代谢性酸中毒及氮质血症。多尿期:成人24h尿量超过2500mL。多尿期易发生水、电解质紊乱。恢复期:尿量减少逐渐恢复正常。

(一)身心评估

(1)身体评估:评估病人生命体征、体重、尿量、水肿情况、腹部移动浊音等症状。

(2)病史评估:评估既往有无引起肾脏衰竭的疾病。

(3)辅助检查评估:24h尿蛋白定量、血浆清蛋白、肾功能等。

(4)社会-心理评估:有无焦虑、恐惧等情绪。

(二)护理措施

(1)原发病的监护:密切观察病情,注意生命体征及心肺功能变化。

(2)尿常规的监测:留置导尿病人注意监测每小时尿量和尿比重,准确记录24h出入量。

(3)水、电解质和酸碱平衡失调的监测:

① 观察神志,注意有无意识障碍,若出现头痛、呕吐、烦躁,则提示脑水肿。

② 每日监测血钾、钠、氯及血气分析,随时了解电解质的动态变化,防止高血钾,必要时监测血钙、血磷、血镁浓度。

③ 遵医嘱严格控制入量,量出为入,准确记录出入量。

④ 定时监测尿素氮、肌酐、尿素氮/肌酐比值,如尿素氮每日大于11mmol/L为高分解代谢,宜及早透析治疗。

(4)严密监测血压及病人水肿情况。水肿病人着装宽松、柔软,长期卧床病人应经常变换体位,做好病人全身皮肤清洁,擦洗时动作轻柔。水肿病人肌肉注射时应将水肿皮肤推向一侧进针,拔针后用干棉签按压穿刺部位,防止渗液感染。严重水肿者避免肌肉注射。

(5)饮食护理:

① 少尿期原则上应给予低钾、低钠、高热量、高维生素及低蛋白

饮食。

② 多尿期时血尿素氮下降,应逐渐增加蛋白质摄入量,以加速机体修复,并可给予适量含钾的食物。

③ 恢复期病人血肌酐和血尿素氮接近正常,膳食中的蛋白质供应可恢复到发病前水平。

(6) 感染的监护：

① 密切观察体温变化。

② 有创伤性治疗伤口,观察有无红、肿、热、痛,并定时换药。

③ 常见的继发感染部位为呼吸道、尿道、血液、胆道及皮肤,注意加强护理,一旦发生感染,须根据细菌培养和药物敏感实验结果选用无肾性或肾毒性低的抗生素治疗。

(三) 健康指导与康复

(1) 预防疾病指导：慎用氨基糖苷类抗生素。尽量避免使用大剂量造影剂的X线检查。加强劳动防护,避免接触重金属及工业毒物等。

(2) 对病人指导：恢复期病人应加强营养,增强体质,适当锻炼。注意个人卫生,注意保暖。避免妊娠、手术、外伤等。指导病人定期进行尿量与肾功能的监测,教会其测量与记录尿量的方法。

六、多发性创伤监护

多发性创伤是指在同一致伤因素作用下身体两个或以上解剖部位或脏器遭受损伤,其中至少一处损伤是危及生命的。它包括三个内容：① 两个以上解剖部位同时或相继发生创伤;② 各个创伤即使单独存在,也不能被视为轻微创伤,亦即单个创伤就可能对生命构成威胁或致残;③ 各个创伤均为同一致伤因素所造成。

(一) 身心评估

1. 初步评估

(1) A——颈椎制动和气道维持(Airway)

(2) B——检查呼吸和通气(Breathing)

(3) C——检查循环、控制出血(Circulation)

(4) D——神经系统-意识水平(Disabiling)

(5) E——暴露/环境控制(Exposure/Envioromentel Control)

2. 进一步评估

(1) 病史和损伤机制。

(2) 评估头面部损伤,意识状态,颈部胸部损伤,腹部评估,骨盆、四肢和脊柱损伤情况。

(二) 护理措施

1. 一般监护

护理人员在协助医师对多发伤病人进行诊疗时,应按照"一问、二看、三摸、四测、五穿刺"的顺序,做出初步判断,明确处理重点。

一问:询问伤情、受伤部位及伤后做出何种处理。

二看:看面色、呼吸、瞳孔及伤部情况。

三摸:感觉皮肤温度和湿度、腹部压痛、反跳痛及四肢有无异常活动情况。

四测:测体温、脉搏、呼吸、血压。

五穿刺:对疑有胸腹伤者应行胸腹部穿刺,并做好记录。

2. 紧急救护

(1) 先处理后诊断,边处理边诊断。

(2) 可迅速致死而又可逆转的严重情况先处理。

① 通气障碍:及时清除气道分泌物,保持呼吸道通畅,必要时建立人工气道。

② 循环障碍:对病人可能会出现低血容量、心力衰竭和心搏停止、张力性气胸、开放性气胸、连枷胸、心脏压塞等紧急情况进行对症处理。

③ 出血不止:如果给予病人大量补充血容量仍不能纠正病人血压,要考虑其出血原因。

Ⅰ. 检查伤口,外出血是否停止;

Ⅱ. 是否存在胸腔出血,如胸壁血管破裂;

Ⅲ、是否存在腹部内出血,如肝、脾破裂;

Ⅳ. 是否存在腹膜后出血,如肾损伤、骨盆骨折等;

Ⅴ．四肢骨折如果损伤大血管，则出血量大，局部形成大血肿，而且血肿还会不断扩大。

（3）病人平卧，注意监测生命体征、意识、瞳孔情况，保持呼吸道通畅，吸氧，必要时行心肺复苏及气管插管。

（4）必要时行中心静脉置管，及时补液、输血，纠正失血性休克。对颅脑损伤及胸部损伤者，既要维持血压，又要控制输液量，以防脑水肿、肺水肿。

3. 重要器官监护

（1）呼吸系统监护：呼吸系统的监护包括两个方面，一是临床观察，另一方面是人工气道管理。临床观察又包括三个方面：

① 呼吸变化：应观察呼吸节律、频率、方式及困难程度，以及其与体位、病情的关系。

② 神志变化：病人出现神志改变如烦躁不安、嗜睡等，提示存在缺氧和二氧化碳潴留。

③ 肤色变化：缺氧可使肤色暗淡、发绀。

（2）循环系统监护：对多发伤病人，循环系统的监护包括临床观察和监测两个方面。临床观察包括意识、皮肤色泽、体温、尿量、脉搏等。除临床观察外，对多发伤病人还应根据病情进行某些指标监测：① 用多功能心电监护仪进行持续生命体征监测；② 进行中心静脉压和尿量监测；③ 血流动力学监测；④ 动脉内置管持续监测动脉血压、平均动脉压。

（3）肾功能监测：包括监测尿量、尿比重、内生肌酐清除率、生化检验。

（4）中枢神经系统监测：观察意识和瞳孔，GCS 评分。

（5）准确记录出入量，按时执行医嘱，及时记录。

（三）健康指导与康复

按多发伤部位、损伤程度给予相应的健康教育。

七、多器官功能障碍综合征监护

多器官功能障碍综合征（multiple organ dysfunction syndrome，

MODS),是指严重创伤(如大手术、外伤)、休克、感染等原发病发生24h后,同时或序贯发生2个或2个以上脏器功能失常以至衰竭的临床综合征。

(一)身心评估

(1)全身炎症反应综合征(SIRS):① 体温>38℃或<36℃;② 心率>90次/分;③ 呼吸>20次/分或$PaCO_2$的值<32mmHg;④ 白细胞>$12×10^9/L$或<$4×10^9/L$,或幼粒细胞>10%。

(2)器官功能不全,如表5.2所示。

表5.2 器官功能不全指标

器官或系统	功能障碍	功能衰竭
肺	低氧血症需呼吸机支持至少3~5天	进行性ARDS,需FEEP>$10cmH_2O$和FiO_2>0.50
肝	血清胆红素≥34~50μmol/L,GOT、GPT等≥正常2倍	临床黄疸,胆红素≥272~340μmol/L
肾	少尿≤479mL/24h或肌酐上升≥177~270μmol/L	需肾透析
肠、胃	腹胀,不能耐受口进饮食>5天	应激性溃疡需输血,无结石性胆囊炎
血液	PT和PTT升高>25%或血小板<$(50~80)×10^9/L$	DIC
中枢神经	意识混乱,轻度定向力障碍	进行性昏迷
心血管	射血分数降低或毛细血管渗漏综合征	心血管系统对正性血管和心肌药无反应

(二)护理措施

1. 体位

病人一般严格卧床,床头摇高30°,如有休克体征,给予中凹卧位。

2. 病情观察

（1）感染病人应监测体温，低体温为严重创伤的常见表现，体温异常须及时通告医生。

（2）监测尿量、尿色、比重、酸碱度和血中尿氮、肌酐的变化。

（3）监测心率（律）、血压，及时发现心律失常和血压变化。观察呼吸频率和节律，有助于及时发现呼吸衰竭。

（4）手术或创伤病人，应严密观察伤口或创面有无渗血、渗液，详细记录引流液的性状、量。

（5）严密观察病人神志、意识水平，及时发现有无中枢神经系统功能障碍。

（6）详细体检，及时发现有无皮肤和黏膜出血点、瘀斑，观察皮肤的色泽、温度和湿度，观察面色有无苍白、口唇和甲床有无紫绀。

（7）耐心听取病人关于腹痛、腹胀的主诉，观察病人有无呕血或黑便。

（8）遵医嘱进行动脉血气监测。有条件者进行血流动力学监测，如中心静脉压、肺毛细血管契压、心排血量等。定期采血进行肝功能、肾功能、血清电解质、血糖、血乳酸、血小板、纤维蛋白原等测定。中毒病人及时进行毒物测定，判断中毒程度和疗效。

3. 症状护理

（1）呼吸衰竭病人护理：

① 保持呼吸道通畅，保证有效给氧，必要时行气管内插管或气管切开。

② 严密观察肺部体征，呼吸音微弱提示气道堵塞，注意气道湿化和雾化，及时、彻底清除呼吸道分泌物。

③ 及时有效吸痰，防止坠积性肺炎或肺不张。

④ 妥善固定气管插管，防止气管黏膜损伤或气管导管脱出。

⑤ 做好机械通气的护理，根据病情变化设置呼吸机通气模式和参数。

（2）肾功能障碍病人的护理：

① 注意血压变化，监测出入量、血清钾、血尿素氮、血肌酐等指标，排除肾前性或肾后性少尿。

② 行透析病人按血滤护理常规护理。

③ 严格记录24h出入量,观察补液量是否合适,可通过CVP监测指导输液。

(3) 肝功能障碍病人的护理：

① 预防肝昏迷,熟悉肝昏迷的诱因和早期表现,早发现早处理。

② 预防继发感染和出血。

③ 灌肠时忌用肥皂水。

(4) 中枢神经系统功能障碍病人的护理。注意识别和观察病人、神志和瞳孔的变化,及时判断中枢系统的功能状态。

(5) 休克病人的护理：

① 严密观察和监测病人的末梢循环状态。

② 创伤性休克病人注意伤口情况,及时做好术前准备,建立两条或三条静脉通路。

③ 感染性休克伴有高热者,给予物理降温,同时应用有效抗生素,注意观察药物疗效及副作用。

④ 中毒性休克病人,迅速洗胃或做血液滤过,减少毒物吸收,促进毒物排出。

⑤ 加强基础护理。

⑥ 保证营养与热量的摄入：MODS病人机体处于高代谢状态,应给予高蛋白质和高热量的食物。不能经口进食者,可经鼻饲管或胃肠造口进行胃肠道内营养。消化功能障碍者给予静脉营养或两者联合应用。

⑦ 防止感染：严格执行床边隔离和无菌操作,防止交叉感染。

4. 心理护理

MODS病人病情危重,心理反应复杂,应及时了解病人的心理状态,及时做好心理护理,以消除病人顾虑,树立战胜疾病的信心。

5. 其他护理

(1) 用药观察：根据医嘱补液,可在CVP及PAWP指导下调整补液速度及量,避免发生肺水肿。使用血管活性药物按常规进行。应用利尿剂后观察尿量变化,血压过低时不可使用。保护肾脏功能,避免应用肾毒性药物。

(2) 按医嘱进行一般监护和特殊监护，准确及时记录病情变化。

(3) 准备好抢救药品和物品。

(4) 建立人工气道，使用机械通气、床旁血滤治疗时按照相关护理常规护理。

(5) 防止院内感染，遵守无菌操作原则。

(三) 健康指导与康复

MODS病人病情复杂，应根据受损脏器给予具体健康教育及指导，促进病人康复。

八、弥散性血管内凝血监护

弥散性血管内凝血(DIC)是指在某些致病因子作用下凝血因子和血小板被激活，大量可溶性促凝物质入血，从而引起一个以凝血功能失常为主要特征的病理过程(或病理综合征)。在微循环中形成大量微血栓，同时大量消耗凝血因子和血小板，继发性纤维蛋白溶解(纤溶)过程加强，引起严重的凝血和循环功能障碍，导致低凝状态而出血。

(一) 身心评估

(1) 评估病人体温、血压、心率、呼吸等情况。

(2) 评估病人原发疾病。

(3) 出血倾向：

① 皮肤黏膜出现瘀斑，口鼻、牙龈出血，关节肿胀疼痛等。

② 颅内出血，表现为头疼、运动和感觉功能丧失、意识改变及瞳孔变化。

③ 消化道出血，观察大便色、质、量、形状。

④ 呼吸道出血，观察有无痰中带血情况。

(4) 营养状况：白蛋白水平、血色素、体重等。

(5) 症状体征：有无出血、微血栓、溶血及肾、肺、脑及胃肠道功能障碍。

(6) 实验室检查：血小板数、凝血酶原时间、纤维蛋白原、3P实验结果。

（7）心理-社会状况：病人和家属有无恐惧、焦虑等不良情绪。

（二）护理措施

（1）绝对卧床休息，注意安静、保暖。

（2）病情观察：

① 观察出血症状：是否有可有广泛自发性出血，皮肤黏膜瘀斑，伤口、注射部位渗血，内脏出血如呕血、便血、泌尿道出血、颅内出血等症状。应观察出血部位、出血量。

② 观察有无微循环障碍症状，有无皮肤黏膜紫绀缺氧、尿少尿闭、血压下降、呼吸循环衰竭等症状。

③ 观察有无高凝和栓塞症状，如静脉采血血液迅速凝固时应警惕高凝状态，如肾栓塞引起腰痛、血尿、少尿，肺栓塞引起呼吸困难、紫绀，脑栓塞引起头痛、昏迷等，深静脉血栓形成表现肢体肿胀、皮温增高等。

④ 观察有无黄疸溶血症状。

⑤ 观察实验室检查结果如血小板计数、凝血酶原时间、血浆纤维蛋白含量、3P试验等。

⑥ 观察原发性疾病的病情。

（3）症状护理：

① 出血的护理：

Ⅰ. 按各系统疾病护理的出血护理常规护理。

Ⅱ. 按医嘱给予抗凝剂、补充凝血因子、成分输血或抗纤溶药物治疗。正确、按时给药，严格掌握剂量，如肝素，严密观察治疗效果，监测凝血时间等实验室各项指标，随时按医嘱调整剂量，预防不良反应。

② 微循环衰竭的护理：

Ⅰ. 意识障碍者要执行安全保护措施。

Ⅱ. 保持呼吸道通畅，氧气吸入，改善缺氧症状，必要时建立人工气道。

Ⅲ. 定时测量体温、脉搏、呼吸、血压、观察尿量、尿色变化。

Ⅳ. 建立静脉通道，按医嘱给药，纠正酸中毒，维持水、电解质平衡,维持血压。

Ⅴ. 做好各项基础护理,预防并发症。

Ⅵ. 严密观察病情变化,若有重要脏器功能衰竭时应作相关护理,详细记录。

(4) 心理护理。DIC病人病情危重,心理反应复杂,应及时了解病人的心理状态,及时做好心理护理,以消除病人顾虑,树立战胜疾病的信心。及时安慰病人,鼓励其说出内心的忧虑和恐惧。在不违反保护性医疗制度的前提下,耐心向病人解释病情经过及治疗情况,取得其密切配合,减少损伤和出血并发症。

(5) 其他措施:

① 按原发性疾病护理常规护理。

② 给予高营养、易消化食物,应根据原发疾病调整饮食的营养成分和品种。

③ 正确采集血标本,根据实验室检查以判断病情变化和治疗效果。

(三) 健康指导和康复

(1) 配合治疗的指导:向病人及家属解释疾病的相关知识,特别是反复进行抽血化验的重要性,以缓解病人的不良情绪,使其树立战胜疾病的信心。

(2) 生活指导:保证充足的休息和睡眠;根据病人的饮食习惯,给予可口、易消化、富含营养的食物,少量多餐;循序渐进地增加运动,促进身体的康复。

第六章 内科护理常规

第一节 内科疾病一般护理常规

(1) 病人入病室后,根据病情由值班护士安排床位。危重病人安置在抢救室或监护室,并及时通知医生。

(2) 病室应当保持清洁、整齐、舒适,室内空气应当保持清新,光线充足,温湿度适宜。

(3) 危重病人、行特殊检查和治疗的病人需卧床休息,根据病情采取合适体位。病情轻者可适当活动。

(4) 新入院病人,应立即测血压、脉搏、体温、呼吸、体重等生命体征。病情稳定病人每日测体温、脉搏、呼吸各一次,体温超过37.5℃或危重病人,每日测3次,体温较高或波动较大者,随时测量。

(5) 严密观察病人的生命体征,如血压、呼吸、瞳孔、神志、心率等变化以及其他的临床表现,同时还要注意观察分泌物、排泄物、治疗效果及药物的不良反应等,如果发现异常,应当及时通知医生。

(6) 按医嘱给予饮食护理,向病人宣教饮食在治疗疾病和恢复健康过程中的作用。在执行治疗膳食原则的前提下帮助病人选择可口的食物,鼓励病人按需要进食。危重及营养失调病人,及时请营养科医生会诊,合理调配膳食,给予喂食或鼻饲。

(7) 按时准确执行医嘱,并观察药物治疗效果及副作用。根据病情,准确记录出入量。

(8) 按要求及时完成新入病人各类标本的采集和送检。

(9) 实施责任制整体护理,应用护理程序进行疾病护理。做好病人的心理疏导、健康教育和康复护理。

（10）按医嘱进行分级护理，对病人进行护理评估，提出护理问题，采取相应护理措施，及时给予评价，做好护理记录。

（11）按时做好晨、晚间护理，满足病人生活需要，保持病人的个人卫生，预防压疮、口腔感染等护理并发症。

（12）保持急救药品、物品的完好，处于备用状态。

（13）严格执行交接班制度，做好书面、口头、床边交班。

（14）主动了解病人心理需求，给予心理支持，耐心、细致地做好解释工作，严格执行保护性医疗制度，并向病人宣教精神因素在治疗疾病和恢复健康过程中的重要性，帮助病人克服各种不良情绪的影响，引导病人正确对待病情，以便更好地配合治疗，早日恢复健康。

第二节　呼吸系统疾病护理常规

一、呼吸系统疾病一般护理

（1）按内科疾病一般护理常规护理。

（2）保持病室内空气清新，阳光充足，每日定时通风。有条件者可用湿化器或干燥剂，调节室内湿度为50%～60%，温度为18～22℃。

（3）根据病情给予合适的饮食，高热和危重病人给予流质或半流质饮食。

（4）及时正确留取各类标本，送检要及时，标本容器要清洁、干燥。

（5）密切观察病情变化，注意体温、脉搏、呼吸、血压、血氧饱和度、神志等生命体征的变化；注意感染性疾病所致的全身毒性反映，如畏寒、发热、乏力、食欲减退、体重减轻、衰竭等；注意本系统疾病的局部表现，如咳嗽、咳痰、咯血、气喘、胸痛等。

（6）根据病情备好抢救仪器、物品、药品等。

（7）病人进行特殊检查时，如支气管造影、纤维支气管镜、胸腔穿刺、胸膜活检等，应做好术前准备（告知检查过程的配合及检查后的注意事项）、术中配合和术后观察的护理。

(8) 呼吸困难者给予氧气吸入:护士掌握给氧的方法(如持续或间断给氧、控制性给氧的流量、给氧器材的选择),根据医嘱正确给氧,监测血氧饱和度情况。

(9) 呼吸衰竭病人如出现兴奋、烦躁、谵妄时应慎用镇静剂,禁用吗啡、地西泮等巴比妥类药物,以防抑制呼吸中枢。

(10) 结合临床,了解肺功能检查和血气分析的意义,发现异常及时通知医师。

(11) 指导正确咳嗽、排痰方式及呼吸康复训练,教会病人使用各类气雾剂的方法及使用后的口腔护理。

(12) 做好健康指导工作,积极宣教预防和治疗呼吸系统疾病的知识。指导病人戒烟,适当进行体育锻炼,注意保暖和预防感冒。

二、急性上呼吸道感染护理

急性上呼吸道感染是指鼻腔、咽腔或喉部急性炎症的概称。常见病原体为病毒,少数由细菌引起。主要临床表现为:鼻塞、流涕、咽痛、发热、轻咳、声嘶。

(一) 身心评估

(1) 评估病人健康史和发病史,是否有受凉、淋雨、感冒史。

(2) 观察病人体温的变化及呼吸形态。

(3) 观察病人有无并发症症状,如头痛、耳鸣、脓涕等。

(4) 观察病人有无紧张、焦虑等不良情绪。

(二) 护理措施

(1) 观察病人生命体征及主要症状,尤其是体温、咽痛、咳嗽等的变化。

(2) 保证室内适宜温、湿度和空气新鲜,每日通风 2 次,每次15~30min。

(3) 保证病人适当休息,病情较重者或年老者应卧床休息。

(4) 多饮水,饮水量视病人体温、出汗及气候情况而异,给予清淡、易消化、含丰富维生素、高热量、高蛋白的饮食,避免食用刺激性食物。

(5) 做好高热护理,体温超过 38.5℃给予物理降温或按医嘱使用药物降温,观察降温后的效果。出汗多的病人要及时更换潮湿衣物,做好皮肤的清洁护理,观察血压、脉搏,防止虚脱。注意观察药物的不良反应。

(6) 做好口腔护理,进食后漱口或给予口腔护理,防止口腔黏膜的损伤或感染。

(7) 寒战时注意保暖。

(8) 防止交叉感染:注意隔离病人,减少探视。

(9) 咽痛声嘶时用淡盐水漱口,头痛时遵医嘱给予解热镇痛剂。

(10) 预防心肌炎发生,病毒性呼吸道感染极易导致病毒性心肌炎。

(11) 给予疾病健康指导,减轻病人紧张情绪,保持身心愉悦。

(三) 健康指导与康复

(1) 避免诱发因素,如受凉、过度疲劳,少去公共场所,防止交叉感染。

(2) 增强机体抵抗力:保证充足的营养,劳逸结合,加强体育活动。

(3) 戒烟。

(4) 坚持用冷水洗脸,提高机体对寒冷的适应能力。

三、急性气管-支气管炎护理

急性气管-支气管炎是气管-支气管黏膜的急性炎症性疾病。常由感染、物理、化学因素刺激或过敏反应等引起,多见于寒冷季节或气候突变时,也可由急性上呼吸道感染迁延而来。

(一) 身心评估

(1) 观察体温、呼吸、脉搏变化。

(2) 评估咳嗽、咳痰量及鼻塞、流涕、咽痛全身酸痛情况。

(3) 评估有无紧张、焦虑情绪。

(二) 护理措施

(1) 密切观察生命体征及咳嗽、咳痰情况。

(2) 保证室内适宜温、湿度和空气新鲜,每日通风 2 次,每次15～30min。

(3) 给予清淡、易消化的高蛋白、高热量饮食,多饮水,保持每日饮水量在 1500mL 以上。

(4) 正确留取痰标本,做痰培养及药敏试验。

(5) 观察体温的变化,体温超过 38℃给予物理降温,出汗后及时更换衣服,并注意保暖。

(6) 指导并鼓励病人有效的咳痰,痰黏稠者,遵医嘱雾化吸入,以稀释痰液。

(7) 遵医嘱给予抗生素、解热、镇咳、祛痰剂,并注意观察药物效果及不良反应。

(8) 观察痰液的颜色、量、性质及其他症状,如鼻塞、流涕、咽痛等症状。

(9) 加强疾病相关知识宣教,减轻紧张、焦虑情绪。

(三) 健康指导与康复

(1) 保持环境整洁、舒适,减少环境的不良刺激,避免接触吸入性过敏原。

(2) 饮食应清淡、富于营养,不宜食用油腻、辛辣等刺激性食物。

(3) 增强体质,平时应加强耐寒性锻炼,如用冷水洗脸等。生活要有规律,避免过度劳累、受寒等诱发因素。

(4) 在流感期间,室内用食醋 5～10mL/m³,加水稀释一倍,关闭门窗以温火加热熏蒸,每日一次,连用 3 次。凡应用抗生素者,注意观察有无迟缓过敏反应及副作用发生,发现异常及时就诊。口服氨茶碱应在饭后服用,以避免对胃黏膜的刺激。

四、支气管哮喘护理

支气管哮喘简称哮喘,是由多种细胞(如嗜酸性粒细胞、肥大细胞、T 淋巴细胞、中心粒细胞、气道上皮细胞等)和细胞组分参与的气道慢性炎症性疾病。

(一) 身心评估

(1) 评估血氧、血压、体温、脉搏、呼吸、神志和尿量等情况。

(2) 评估哮喘发作先兆症状,如胸闷、鼻咽痒、咳嗽、打喷嚏等。

(3) 评估有无使用药物治疗,观察疗效及副作用。

(4) 评估有无焦虑、恐惧等不良情绪。

(二) 护理措施

(1) 提供安静、舒适、温湿度适宜的环境,保持室内清洁、空气流通,避免摆放花草及使用皮毛、羽绒等物。

(2) 协助病人取舒适卧位或半卧位,或在床上放一小桌,以便让病人伏桌而坐,减轻体力消耗。

(3) 饮食护理:指导进清淡、易消化、足够热量的饮食,避免进食硬、冷、油煎食物。

(4) 口腔及皮肤护理:哮喘发作时,病人常会大量出汗,每天给予温水擦浴,勤换衣服和床单,保持皮肤清洁、干燥和舒适。协助并鼓励病人咳嗽后用温水漱口,保持口腔清洁。

(5) 多关心病人,耐心解释病情和治疗措施,给予心理疏导和安慰,消除过度紧张情绪。

(6) 遵医嘱及时准确应用支气管解痉剂(糖皮质激素、β_2受体激动剂、氨茶碱),并观察药物效果及不良反应。应用茶碱类药应观察病人有无恶心、心律失常症状;应用 β_2 受体激动剂注意有无心悸及骨骼肌震颤等副作用;应用糖皮质激素应观察有无消化性溃疡等副作用;应用呼吸兴奋剂应观察呼吸、意识情况,保持呼吸道通畅。

(7) 合理用氧,鼓励多饮水,保证每日一定的饮水量。

(8) 给予翻身拍背、雾化吸入以利痰液排出,必要时吸痰。

(9) 重症哮喘的护理。重症哮喘是指哮喘病人虽经糖皮质激素和应用长效 β_2 受体激动剂或氨茶碱类药物治疗后,哮喘症状仍持续存在或继续恶化;哮喘发作后短时间内即进入危重状态,临床上常难以处理。这类哮喘发作病人可能迅速发展至呼吸衰竭,并出现一系列的并发症。

① 有明确过敏原者,应尽快脱离。协助病人取舒适卧位,提供床旁桌支撑以减少体力消耗。

② 雾化吸入糖皮质激素、$β_2$ 受体激动剂及抗胆碱能药。

③ 氧疗：给予鼻导管或面罩吸氧，吸氧流量为 1～3L/min，吸入氧浓度一般不超过 40%。为避免气道干燥和寒冷气流的刺激而导致气道痉挛，吸入的氧气应尽量温暖湿润。在给氧过程中，监测动脉血气分析，病人出现神志改变，$PaO_2 < 60mmHg$ 或伴有 $PaCO_2 > 50mmHg$ 时，应准备进行机械通气。

④ 建立静脉通道：静脉滴注糖皮质激素和氨茶碱类药物，适当补充液体以减少黏液痰栓的形成，维持水、电解质与酸碱平衡，控制感染。

⑤ 病情观察：重点观察病人意识、呼吸频率、节律、深度及辅助呼吸肌是否参与呼吸运动，监测呼吸音、哮鸣音变化、监测动脉血气分析和肺功能情况。若使用机械通气，需监测和评价病人对呼吸机的反应，预防并发症，满足病人的基本需要。

⑥ 专人看护，予心理疏导和安慰病人，消除紧张情绪。

（三）健康指导与康复

（1）指导病人了解疾病知识，提高病人的治疗依从性。

（2）避免诱因：指导有效控制可诱发哮喘发作的各种因素，如避免摄入引起过敏的食物；避免强烈的精神刺激和剧烈运动；避免持续的喊叫等过度换气动作；不养宠物；避免接触刺激性气体及预防呼吸道感染；缓解期加强体育锻炼、耐寒锻炼及耐力训练，以增强体质。

（3）病情监测指导：指导及时识别哮喘发作的先兆表现和病情加重的征象，学会简单的紧急自我处理方法。

（4）用药指导：指导掌握气管解痉气雾剂的正确使用方法，预防并发症。

五、支气管扩张症护理

支气管扩张（简称支扩）是由于急、慢性呼吸道感染和支气管阻塞后，反复发生支气管炎症致使支气管壁结构破坏而引起的支气管异常和持久性扩张。临床主要表现为慢性咳嗽，伴大量脓痰和反复间断咯血。其痰液静止后常分三层,即上层为泡沫,中层为浆液或黏液,下层为脓液及坏死性物质等。其治疗原则主要是控制呼吸道反复感染,促进痰液引流以及有效用的抗菌药物的使用。

(一)身心评估

(1)评估痰液的颜色、性质、气味和量。

(2)评估感染病灶的位置和咯血量。

(3)评估有无窒息的先兆症状。

(4)观察各种药物的疗效和副作用。

(5)评估有无焦虑、恐惧等不良情绪。

(二)护理措施

(1)饮食宜高热量、高蛋白质、高维生素,以补充消耗。保持口腔清洁,要勤漱口,以减少感染并增强食欲。鼓励病人多饮水,每天1500mL 以上,提供足够的水分,促进排痰。

(2)急性感染期的病人要卧床休息,大咯血时要绝对卧床休息,缓解期可适当进行户外活动。

(3)根据病情,遵医嘱使用抗生素、祛痰剂和支气管扩张剂。

(4)清除痰液,保持呼吸道通畅,可先用超声雾化吸入或氧气驱动雾化吸入使痰液变稀,并辅以拍背,指导做有效的咳嗽。

(5)体位引流:

① 引流前向病人解释引流的目的和配合方法,引流的时间以饭前、睡前或晨起为宜。

② 依病变部位的不同而采取痰液易流出的体位。

③ 引流时间可从每次 5~10min 到每次 15~30min,嘱病人间断做深呼吸后用力咳痰,同时用手轻拍患部以提高引流的效果,引流结束后给予漱口,保持口腔清洁。

④ 观察并记录排出的痰液的颜色、量、性质,痰液静置数分钟后是否分层。

⑤ 注意事项:引流宜在空腹进行,在为痰液量较多的病人引流时,应注意将痰液咳出,以防发生痰液过多涌出而窒息;引流过程中注意观察,如病人出现咯血、发绀、头晕、出汗、疲劳等情况,应及时中

止;如患有高血压、心力衰竭及高龄病人禁止体位引流。

⑥ 咯血病人按咯血护理常规护理。

(6) 心理护理,给予精神安慰,消除焦虑心理。

(三) 健康指导与康复

(1) 注意保暖,预防上呼吸道感染;戒烟,避免烟雾和灰尘刺激。

(2) 保持口腔清洁,勤漱口,多刷牙,定期更换牙刷。

(3) 加强营养,锻炼身体,增强抗病能力,积极治疗副鼻窦炎和扁桃体炎,预防支气管扩张。

(4) 掌握有效的咳嗽、胸部叩击及体位引流排痰方法,补充足够的营养和水分,稀释痰液,以利于排痰。

六、自发性气胸护理

自发性气胸是指肺组织及脏层胸膜的自发破裂,或靠近肺表面的肺大泡、细小支气管肺泡自发破裂,使肺及支气管内的气体进入胸膜腔所致的气胸。临床以急性胸痛、胸闷、渐进性呼吸困难、轻中度的刺激性干咳为主要特征。

(一) 身心评估

(1) 评估胸痛、咳嗽、呼吸困难的程度。

(2) 观察病人的呼吸、脉搏、血压及面色变化。

(3) 胸腔闭式引流术后应评估创口有无出血、漏气、皮下气肿及疼痛等情况。

(4) 评估有无紧张、恐惧心理。

(二) 护理措施

(1) 保持环境清洁、安静、舒适、温湿度适宜,给予高蛋白、高热量、高维生素、适量粗纤维的食物,保持大便通畅,必要时给予缓泻剂,避免用力排便。

(2) 绝对卧床休息,取半卧位或坐位,尽量减少过多的搬动和不必要的活动,尽量避免用力咳嗽,必要时遵医嘱给予止咳药,卧床休息期间每 2h 翻身一次。

(3) 出现呼吸急促或紫绀时,应迅速给予氧气吸入,保证病人

$SaO_2>90\%$,必要时给予面罩吸氧。

(4)胸痛剧烈病人,可遵医嘱给予相应的止痛剂。

(5)心理护理:了解疼痛的性质、程度、部位,与病人共同寻求减轻疼痛的方法,必要时予镇静剂,减轻焦虑情绪,促进有效通气。

(6)根据病情做好胸腔抽气或胸腔闭式引流的准备和配合工作,使肺尽早复张,减轻呼吸困难症状。胸腔闭式引流时按胸腔引流护理常规护理。

(三)健康指导与康复

(1)饮食护理,多食高蛋白饮食,不挑食,不偏食,适当进粗纤维食物。

(2)气胸痊愈后,1个月内避免剧烈活动,避免抬、举重物,剧咳,屏气,用力排便。

(3)保持大便通畅,便秘者应采取有效措施。

(4)气胸复发处理:一旦出现突发胸痛、胸闷、气急,应及时就诊。

(5)预防上呼吸道感染,避免剧烈咳嗽。

七、胸腔积液护理

胸腔积液是指胸膜的壁层和脏层之间积有较多的液体,液体可分为渗出液和漏出液。渗出液最常见于结核病,也可因恶性肿瘤或其他原因产生。漏出液多因心功能不全、肾病综合征、门静脉高压或黏液性水肿所致,临床主要表现为胸痛、呼吸困难、患侧饱满且胸壁运动受限、有气短及胸闷感,甚至呈端坐呼吸,高热,气管、纵膈移位等。主要治疗原则是对因治疗,进行抽胸水、抗炎、抗结核等对症治疗。

(一)身心评估

(1)评估呼吸困难情况。

(2)评估咳嗽、咳痰、体温变化情况。

(3)评估胸闷、胸痛情况。

(4)观察药物的疗效及副作用。

(5) 评估有无焦虑、恐惧等不良情绪。

(二) 护理措施

(1) 卧床休息,减少氧耗,给予舒适的体位,如半卧位或患侧卧位,减少胸水对健侧肺的压迫。

(2) 保持病室内空气流通,温湿度适宜。

(3) 给予高蛋白、高维生素、高热量饮食,并鼓励病人多饮水。

(4) 鼓励病人说出疼痛的部位、范围以及疼痛的程度,协助病人取患侧卧位,必要时用宽胶布固定胸壁,以减少胸廓活动幅度,减轻疼痛,或遵医嘱给予止痛剂。

(5) 必要时协助医生行胸腔抽液或引流、术前向病人做好解释工作,术中密切观察神志、面色、脉搏、呼吸的变化。详细记录胸水量及其性质,及时送检胸水。术后严密观察并予胸腔闭式引流护理。

(6) 根据病人缺氧情况给予低、中流量持续吸氧,鼓励病人积极排痰,保持呼吸道通畅。

(7) 胸膜炎病人在恢复期,应每天督导病人进行缓慢的腹式呼吸,以减少胸膜腔粘连的发生,提高通气量。

(8) 胸液抽吸或吸收后,鼓励病人逐渐下床活动,增加肺活量。

(9) 观察病人呼吸困难的程度及体温的变化,监测血氧饱和度或动脉血气分析值的改变。高热病人按高热护理常规护理。

(10) 注意抗结核药物的毒副作用。服用激素药物病人,应注意病人病情有无变化,并督促病人按时按量服药。

(11) 加强与病人沟通,消除其悲观、焦虑不安的情绪,使其配合治疗。

(三) 健康指导与康复

(1) 指导病人有效执行治疗方案。

(2) 指导病人合理安排休息与活动,避免疲劳。

(3) 指导病人进高热量、高蛋白、高维生素饮食,增强机体抵抗力。

八、传染性非典型性肺炎护理

传染性非典型性肺炎(严重急性呼吸综合征,又叫 SARS)是一种传染性强的呼吸系统疾病,其病原体为一种新型的冠状病毒,主要传播途径为近距离飞沫和密切接触传播。

其临床表现潜伏期一般为1~12日,多数病人在4~5日发病。起病急,以发热为首发症状,多数体温高于38℃,偶有畏寒,伴有头痛、关节痛、肌肉酸痛、腹泻,常无上呼吸道卡他症状,可伴有咳嗽、少痰,偶痰中带血,严重者出现呼吸加速、气促,部分病人发展为ARDS或MODS。

(一)身心评估

(1)密切观察病情变化,监测体温、血压、呼吸频率、皮肤色泽、SpO_2或动脉血气分析等。若出现气促、$PaO_2<70mmHg$或$SpO_2<93\%$,给予持续鼻导管或面罩吸氧。

(2)注意有无休克、ARDS、MODS、DIC等并发症,若发生异常,及时协助医师处理。

(3)观察有无腹泻现象,注意粪便颜色和形状,若出现腹泻,应及时给予处理,并留取标本。

(4)密切观察药物的疗效及其副作用,如抗病毒药、抗生素、免疫增强药、糖皮质激素等。

(5)评估病人有无焦虑、恐惧等情绪。

(二)护理措施

1. 常规护理措施

(1)主动热情接诊,采取严密隔离。

(2)保持病室内整洁、舒适、通气,温、湿度适宜。

(3)休息:卧床休息,避免劳累,根据病情选择适当体位。

(4)心理护理:支持、安慰、鼓励病人,尽快稳定病人情绪,并给以有效信息。当病情危重时应安抚病人,使其镇静,要注意与病人的情感交流。

(5)饮食:给予高热量、高蛋白、多维生素易消化饮食,避免食用刺激性食物。

(6)保持口腔及皮肤清洁,预防并发症发生。

(7)保持呼吸道通畅,协助病人翻身拍背,促进排痰,避免剧烈咳嗽。咳嗽剧烈者给予镇咳药,咳痰者给予祛痰药。

2. 重症护理措施

(1) 动态监测:

① 监测生命体征,尤其是呼吸频率的变化,如呼吸频率大于25次/min,常提示有呼吸功能不全,有可能是ARDS先兆期的表现。

② 观察意识状态、皮肤温湿度和黏膜的完整性;观察有无出血倾向、发绀有无加重以及球结膜有无充血、水肿。

③ 准确记录出入量,必要时监测每小时尿量,并注意电解质尤其是血钾的变化。

④ 观察血气变化和血氧饱和度的变化。

(2) 氧疗护理:给予高浓度吸氧,记录吸氧方式、吸氧浓度及吸氧时间,密切观察氧疗的效果。

(3) 机械通气护理:

① 使用无创正压机械通气(NPPV)。模式采用持续气道正压(CPAP)的通气方式。压力水平一般为$4\sim10cmH_2O$;吸入氧流量一般为$5\sim8L/min$;维持血氧饱和度93%;应持续应用NPPV(包括睡眠时间),暂停时间不宜超过30min,直至病情缓解。其护理按无创正压机械通气护理常规护理。

② 若病人不耐受NPPV或氧饱和度改善不满意,应及时进行有创正压机械通气治疗。采用压力支持通气加呼气末正压(PSV+PEEP),PEEP水平一般为$4\sim10cmH_2O$,吸气压力水平一般为$10\sim20cmH_2O$。其护理按有创正压机械通气护理常规护理。

(4) 保持呼吸道通畅,按时翻身、拍背,及时吸痰。

(5) 维持体液平衡及适当营养,鼓励病人进食高蛋白、高热量、多维生素富含营养食物,按医嘱做好鼻饲或全胃肠外营养护理。

(6) 注意有无气胸、纵隔气肿、多器官功能障碍综合征、消化道出血、二重感染等并发症。

3. 严密隔离护理措施

(1) 介绍疾病知识、个人卫生要求、隔离病区的管理规定、消毒隔离制度等。

(2) 告知病人在住院期间佩戴口罩的目的、方法及注意事项。

(3) 向病人解释住院期间不开放亲友探视及陪护的意义,以取得病人的理解和合作。嘱病人住院期间不要随意离开病室,防止交叉感染。

(4) 基本消毒隔离知识介绍:

① 病室开窗通风,门应随时关闭,传递窗口应单向开放。

② 与其他病人或医务人员接触时要佩戴口罩。

③ 介绍大小便、痰液的处理方法。

④ 介绍用物、污物的处理方法。

(三) 健康指导与康复

(1) 强调与病人有密切接触者要接受监测和隔离,医学观察14日后方可解除隔离。强调家庭环境和工作环境进行消毒处理的重要性。

(2) 病人出院后实施家庭医学隔离观察2周,每日测体温2次,并按时服药。如体温超过38℃并伴有其他不适时,应及时到原治疗医院就诊。

(3) 注意休息,保证充足睡眠,生活要有规律,注意劳逸结合并进行自我心理调整,清除紧张、恐惧情绪,防止出现情绪低落和心理疲劳。

(4) 天气变化时应注意防寒保暖,少去人群密度高或不通风的场所,必要时戴口罩。

(5) 加强营养,合理膳食,可适当多食高蛋白、多维生素等富有营养食物,每日饮用1~2杯牛奶,食用肉、鱼、豆、蛋类200~250g,食用3种以上蔬菜,加2种以上水果,可搭配少量油脂,获取均衡营养。避免食用辛辣、刺激性食物。

(6) 保持良好的卫生习惯,勤洗手、勤洗脸、勤饮水、勤通风。

(7) 适当进行锻炼,通过增强体质改善各系统的功能,提高机体免疫力。

(8) 出院时外周血象、肝功能等各项检查和胸部X片已正常者,出院后1周内复查一次;不正常者每周复查一次,直至正常为止。

九、肺炎护理

肺炎是指终末气道、肺泡和肺间质的炎症,可由多种病因引起,如感染、理化因素、免疫损伤等。临床主要表现为咳嗽、咳痰、寒战、高热、胸痛。当肺部炎症广泛时,通气/血流比例减低,出现低氧血症,表现为气促、紫绀。严重感染可伴发休克、胸膜炎。治疗主要为选择敏感抗菌药物、对症支持治疗。

(一)身心评估

(1)定时测量体温、脉搏、呼吸、血压,评估病人呼吸频率、节律、形态、深度,有无皮肤色泽和意识状态改变。

(2)观察病人精神症状,是否有神志模糊、昏睡和烦躁等。

(3)评估痰液的色、质、量的变化。

(4)评估药物的疗效和副作用。

(5)评估有无紧张、焦虑等情绪。

(二)护理措施

(1)密切观察生命体征及咳嗽、咳痰情况,观察有无潜在并发症感染性休克的发生。体温升高时,做好高热护理,防止虚脱;做好口腔护理,防止继发感染。

(2)病室空气新鲜,每日通风2次,每次15～30min,避免病人直接吹风,以免受凉,保持适宜的温湿度:室温18～20℃,湿度50%～60%。

(3)卧床休息,协助病人取舒适体位,指导有效咳嗽的技巧,协助排痰,或给予雾化吸入,应用祛痰剂,做好痰液引流,保持呼吸道通畅,并观察痰液的色、质、量。

(4)气急发绀者应给予氧气吸入,以提高血氧饱和度,纠正组织缺氧,改善呼吸困难,并可湿化呼吸道。

(5)给予高蛋白、高热量、高维生素、易消化的流质或半流质饮食,鼓励病人多饮水,高热暂不能进食者则需静脉补液,滴速不宜过快,以免引起肺水肿。

(6)抗生素使用前及时留痰送检或留取血培养,根据检验结果,遵医嘱选用敏感抗生素,观察药物的作用及副作用。

(7) 胸痛、咳嗽、咳痰可采取对症处理。

(8) 加强疾病相关知识宣教,减轻紧张情绪。

(三) 健康指导与康复

(1) 锻炼身体,增强机体抵抗力,保持日常生活有规律。

(2) 季节变换时避免着凉。

(3) 避免过度劳累,流感季节少去公共场所。

(4) 早期治疗上呼吸道感染。

(5) 戒烟,不过量饮酒。

十、肺结核护理

肺结核是指由结核分枝杆菌引起的肺部慢性传染病。结核分枝杆菌可侵犯多个脏器,其中以肺最为常见,人体感染结核菌后不一定发病,当抵抗力降低或细胞介质的变态反应增高时,方可引起发病。临床多呈慢性过程,表现为消瘦、低热、乏力等全身症状与咳嗽、咯血等呼吸系统表现。

(一) 身心评估

(1) 评估体温变化情况及有无乏力、食欲减退、盗汗和体重减轻等全身毒性症状。

(2) 评估咳嗽、咳痰、咯血、胸痛及呼吸困难情况。

(3) 观察有无自发性气胸、脓气胸等并发症。

(4) 评估有无紧张、焦虑等不良情绪。

(5) 观察抗结核药物的疗效和副作用。

(二) 护理措施

(1) 保持室内空气新鲜,定时开窗通风,保持适宜的温度和湿度。

(2) 急性活动期病人应卧床休息,胸痛时取患侧位,病情好转后可增加活动,但应注意劳逸结合。

(3) 给予高蛋白、高热量、多维生素、易消化的饮食,多食水果、新鲜蔬菜等。每周测体重一次并记录,了解营养状况是否改善。

(4) 正确留取痰标本,通常出诊病人应留3份痰标本(即时痰、清晨痰和夜间痰),夜间无痰者,应在留取清晨痰后2~3h再留1份,必要时留24h痰液送检。复诊病人应每次送检2份痰标本(夜间痰和清晨痰)。

(5) 督促病人按医嘱服药,观察疗效及药物反应。定期检查肝功能及听力情况,如出现肝区疼痛、巩膜黄染、耳鸣、眩晕等不良反应时应及时通知医生,给予相应处理,不要自行停药。

(6) 盗汗者防止受凉,保持皮肤清洁,勤换衣被,严重盗汗者应多饮水。

(7) 观察病人体温、脉搏、呼吸等变化,如出现高热、咳嗽加剧,应注意有无结核播散。

(8) 咯血病人,应注意有无窒息先兆表现,一旦发现应及时抢救。

(9) 高热病人按高热护理常规护理。

(10) 指导病人注意呼吸道隔离,每天用紫外线消毒病室。

(三) 健康指导与康复

(1) 开放性肺结核病人单独使用餐具并消毒;不随地吐痰,接触痰液后用流动水清洗双手;衣物、书籍等污染物可在烈日下暴晒进行杀菌。

(2) 避免去公共场所。

(3) 合理安排休息,恢复期逐渐增加活动,保证营养的摄入,增强机体免疫力。

(4) 坚持规律、全程、合理用药,保证督导短程化疗(directly observed treatment+short course chemotherapy,DOTS)顺利完成;定期复查胸片和肝、肾功能,若出现药物不良反应及时就诊。

(5) 加强心理咨询,帮助病人树立治疗康复信心。

十一、肺脓肿护理

肺脓肿是由多种病原菌引起的肺组织坏死性病变,形成包含坏死物或液化坏死组织的脓腔。临床特征为高热、咳嗽和咳大量脓臭痰。本病可见于任何年龄，青壮年男性及年老体弱有基础疾病者多见。治疗原则是抗菌和痰液引流。

（一）身心评估

（1）观察体温、呼吸、脉搏变化。

（2）评估咳嗽、咳痰量及性状情况；评估胸痛、咯血及呼吸困难情况。

（3）评估营养失调情况。

（4）心理评估：有无恐惧、焦虑等不良情绪。

（5）评估药物治疗的疗效与不良反应。

（二）护理措施

（1）体位引流。依病变部位做好体位引流，于睡前及晨起空腹进行。嘱病人轻咳、深呼吸，使痰由气管自动排出，记录每次引流量，痰液黏稠，可先行雾化吸入。严重衰竭、中毒症状明显及大咯血者禁用。

（2）保持室内空气流通，定期消毒。因痰有恶臭而且咳嗽严重者，最好单独居住。

（3）注意口腔清洁。

（4）给予高蛋白、高维生素、高热量、易消化的饮食以补充营养，增加机体抵抗力。

（5）急性期有高热及衰竭病人，应卧床休息，待感染得到控制，体温正常可适当下床活动。

（6）加强疾病知识宣教，健康指导，减轻恐惧心理。

（三）健康指导与康复

（1）应彻底治疗口腔、上呼吸道慢性感染性疾病，重视口腔清洁，积极治疗皮肤外伤感染、痈、疖等化脓性感染病灶，避免受寒、醉酒和极度疲劳等导致的机体免疫力低下与气道防御清除能力减弱而诱发吸入性感染。

（2）注意休息，劳逸结合，生活应有规律，戒烟、酒。

（3）每日开窗通风，保持室内空气新鲜。少去人多的场所，预防感冒。

（4）适当进行体育锻炼。

（5）加强营养，进食高蛋白、高热量、低脂肪的饮食。

（6）掌握正确的咳痰方法，保持呼吸道通畅。

（7）每日进行体位引流2～3次，进行正确叩背，促进痰液排出。

十二、肺间质纤维化护理

肺间质纤维化是各种原因引起肺部分正常组织被纤维化的组织代替，失去正常的气体交换功能，是原因不明的慢性肺间质病中一种较为常见的代表性疾病。临床上多表现为进行性呼吸困难伴有刺激性干咳。病情一般持续进展，最终因呼吸衰竭而死亡。目前治疗措施主要是肾上腺皮质激素和免疫功能抑制剂的使用，但效果并不理想。

（一）身心评估

（1）观察呼吸频率、节律、深浅度和咳嗽、咳痰情况。

（2）评估营养状况，观察药物副作用。

（3）心理评估：有无预感性悲哀、绝望、恐惧无助、抑郁等负面情绪。

（二）护理措施

（1）给予有效的排痰措施，必要时行雾化吸入，嘱病人饮水1500～2000mL/日。

（2）遵医嘱给予吸氧，4～6L/min，并观察病人的缺氧症状改善情况。

（3）给予舒适的卧位，依病人情况取半卧位或端坐卧位。

（4）保持病室空气新鲜，每日通风2次，每次15～30min。鼓励病人有效地咳嗽，及时咳出痰液，避免痰液潴留。

（5）如体温过高，给予物理降温处理。

（6）提供高蛋白、高热量、高维生素的饮食，必要时协助病人进食。

（7）心理护理：认真而坦诚地回答病人提出的有关治疗与护理方面的问题，清楚地解释诊断结果，允许病人表达其心理感受，与病人及家嘱建立信任关系，了解病人的想法，鼓励病人讲出关心的问题。在病情允许的情况下，可让病人进行自我护理，以分散其注意力。帮助病人家属了解医院的环境和病人的情况。

（三）健康指导与康复

（1）休养环境要舒适安静，空气要新鲜，如室温高且干燥可使用加湿器。

（2）根据气候的变化随时增减衣服，避免受凉，避免接触感冒或流感人员，预防上呼吸道感。戒烟并减少被动吸烟。

（3）饮食上应多食高维生素（如绿叶蔬菜、水果）、高蛋白（如瘦肉、豆制品、蛋类）、粗纤维（如芹菜、韭菜）的食物，少食动物脂肪以及胆固醇含量高的食物（如动物内脏）。

（4）避免剧烈运动，可选择适合自己的运动，如散步、打太极拳等。

（5）肾上腺皮质激素是控制此病的主要药物，用药应注意：

① 按时按量服药，在医生指导下减药或换药，不要自行添加或减量。

② 服药后会有食欲增加、肥胖、兴奋等症状，无需担忧，停药后会好转。

③ 此类药物还会引起骨质疏松，应注意安全，防止骨折。

（6）定期到门诊复查，如有不适反应，及时到医院就诊。

十三、原发性支气管肺癌护理

原发性支气管肺癌简称肺癌，为起源于支气管黏膜或腺体的恶性肿瘤。肺癌发病率为男性肿瘤的首位，由于早期诊断不足致使预后差。目前随着诊断方法进步、新药及靶向治疗药物的出现，规范化、个体化的多学科综合性治疗技术的进展，使肺癌缓解率及病人的长期生存率已经得到提高。肺癌的病因复杂，迄今尚不能确定某一致癌因子，吸烟者约占发病者的75%。

（一）身心评估

（1）观察呼吸、脉搏、血压的变化，有无疼痛并评估疼痛程度。

(2)评估咯血病人的出血量及神志变化,有痰的病人观察痰的量、性质。

(3)静脉给化疗药过程中,观察输液是否通畅,确保药液不外渗,观察副作用。

(4)心理评估:有无绝望、预感性悲哀、否认、抑郁、恐惧等不良情绪。

(二)护理措施

(1)取舒适体位,患侧卧位,晚期病人卧床休息,呼吸困难者取半坐卧位;病人需要咳嗽时,以手压迫疼痛部位,鼓励病人咳嗽。

(2)予高蛋白、高热量、高维生素、易消化饮食,注意食物的色、香、味,增进病人的食欲,病情危重者可予鼻饲或静脉补充营养,注意电解质平衡,化疗期间可给予清淡饮食。

(3)心理护理:与病人及家属建立信任关系,了解病人的想法,寻求家人支持陪伴;鼓励病人,积极配合治疗;认真地回答病人提出的有关治疗与护理方面的问题;病情允许的情况下,可让病人进行自我护理,以分散其注意力;鼓励病人倾诉,疏导不良情绪;根据病人及家人对疾病接受和认知的情况,医护一致,进行病情告知,特殊病人实行保护性医疗制度。

(4)对症护理:咳嗽、胸痛者可遵医嘱给止咳药、镇痛药;憋喘伴胸腔积液者可吸氧,配合胸腔穿刺抽液;咯血者保持呼吸道通畅,遵医嘱正确使用止血药物;全身乏力、消瘦、恶病质者可给予支持疗法;化疗者按肿瘤科化疗护理常规护理。

(5)静脉注射化疗药物,注意用药剂量、方法,选择合适的血管,避免药物外渗造成组织坏死。

(6)遵医嘱按癌症病人三级止痛原则给予止痛。

(7)做纤维支气管镜检查和活组织检查、胸腔穿刺、胸腔积液离心沉淀脱落细胞检查时,护士应做好术前准备和术中配合工作。标本及时送检。

(三)健康指导与康复

(1)休养环境要舒适、安静。戒烟及减少被动吸烟,根据气候变化及时增减衣服,避免感冒。少去公共场所,加强自我保护。

(2) 指导病人采用放松术缓解疼痛,如:缓慢深呼吸,全身肌肉放松,听音乐等。

(3) 指导病人正确对待放疗、化疗的副反应,化疗后应定期监测血象,如有体温升高及其他不适,应随时就诊,脱发是化疗药物的副作用所致,停药后会重新生成,不需担忧,短期内可戴假发。

(4) 指导缓解心理压力的技巧,学会沟通、发泄等。

(5) 注意饮食搭配,科学进餐。多食新鲜水果及蔬菜,保证足够的热量、丰富的蛋白质(如瘦肉、豆制品、鸡蛋、虾等)及维生素的摄入,保持大便通畅,每日饮水量不少于1500mL。

(6) 适当地增加活动量,注意劳逸结合,自我调适,达到最佳身心状态。

十四、慢性阻塞性肺部疾病护理

慢阻肺是一种以气流受限为特征的可以预防和治疗的疾病,其气流受限多呈进行性发展,与气道和肺组织对烟草烟雾等有害颗粒的慢性炎症反应增强有关。慢阻肺主要累及肺脏,但也可以引起全身(或肺外)的不良效应。慢阻肺可存在多种合并症。急性加重和合并症影响病人整体疾病的严重程度。肺功能检查对确定气流受限有重要意义。临床上以咳、痰、喘为主要表现。

(一) 身心评估

(1) 观察生命体征、呼吸形态。

(2) 观察痰液的颜色、性质、黏稠度、气味和量的变化。

(3) 皮肤黏膜评估:有无紫绀、水肿。

(4) 监测动脉血气分析和水、电解质、酸碱平衡情况。

(5) 心理评估:有无焦虑、抑郁、悲观厌世、孤独感和过度依赖等不良情绪。

(二) 护理措施

(1) 卧床休息,呼吸困难时抬高床头,取半卧位或坐位。

(2) 给予低流量吸氧或控制性氧疗,指导病人正确留取痰标本,同时观察痰液的颜色、性状、气味等。

（3）排痰困难者可行雾化吸入或体位引流，必要时吸痰。

（4）病室每日通风2次，每次30min，保持室内空气新鲜，温度、湿度适宜。

（5）饮食以高热量、易消化的流质、半流质为宜，鼓励病人多饮水，勿食用产气的食物，少量多餐。

（6）加强口腔护理，使口腔清洁湿润舒适。

（7）制订呼吸训练计划，指导病人进行腹式呼吸和缩唇式呼吸，提高通气量，改善呼吸功能。恢复期逐渐增加活动量。

（8）做好心理护理：建立良好的护患关系，并帮助建立良好的群体关系，同病室人构成一个群体，引导病人互相关心、帮助、鼓励。使病人间呈现愉快、和谐氛围。增强病人战胜疾病的信心和勇气，解除病人的后顾之忧。

（9）遵医嘱使用无创通气治疗。

（三）健康指导与康复

（1）休养环境要舒适安静，每日通风换气，保持空气新鲜。

（2）缓解期指导病人进行呼吸康复训练（缩唇、腹式呼吸），呼吸锻炼每日2~3次，每次10~20min。避免剧烈运动，可选择适合自己的运动，如散步、打太极拳等，注意劳逸结合。

（3）戒烟并减少被动吸烟。

（4）引导病人以积极的心态对待疾病，保持最佳的心理应对状态。

（5）指导家庭氧疗方法。

（6）根据气候变化随时增减衣服，避免受凉，避免接触感冒人员，预防上呼吸道感染。

（7）饮食上应多食高维生素（如绿叶蔬菜和水果）、高蛋白（如瘦肉、豆制品、蛋等）、粗纤维（如芹菜、韭菜）的食物，少食动物脂肪及胆固醇含量高的食物（如动物内脏）。

十五、睡眠呼吸暂停低通气综合征护理

睡眠呼吸暂停低通气综合征指各种原因导致的睡眠状态下反复

出现呼吸暂停和(或)低通气,引起低氧血症、高碳酸血症、睡眠中断,从而使机体发生一系列病理生理改变的临床综合征。病情逐渐发展可导致肺动脉高压、肺心病、呼吸衰竭、高血压、心率失常、脑血管意外等严重并发症。临床上以每晚睡眠 7h 中发生 30 次以上呼吸暂停,或每小时睡眠发作 5 次以上呼吸暂停,或呼吸紊乱指数大于 5 为诊断标准。

(一)身心评估

(1)评估生命体征、呼吸形态和睡眠状况。

(2)监测动脉血气。

(3)心理评估:有无知识缺乏和焦虑情绪。

(二)护理措施

(1)病情观察:观察呼吸频率、节律,监测血氧饱和度,协助行多导睡眠监测。

(2)减少白天的睡眠时间,注意睡眠情况,出现呼吸暂停时唤醒病人。

(3)给予低流量吸氧。病情严重者予无创呼吸机辅助呼吸。

(4)加强无创呼吸机管理,注意面罩有无漏气,保护受压部位的皮肤。

(5)控制饮食,减轻体重,多食水果、蔬菜。

(6)加强安全防护,防止外伤。

(7)心理护理:加强疾病知识宣教,减轻其焦虑、恐惧心理。

(三)健康指导与康复

(1)生活有规律,戒烟、酒。

(2)进行适当的体育锻炼。

(3)合理膳食,坚持减肥。

(4)学会并遵医嘱使用呼吸机。

十六、呼吸衰竭护理

呼吸衰竭是指各种原因引起的肺通气/换气功能严重障碍,以致在静息状态下不能维持足够的气体交换,导致缺氧,伴或不伴二氧化碳潴留,从而引起一系列生理功能和代谢紊乱的综合征。

临床分为急性和慢性两类。急性呼吸衰竭多由溺水、电击、创伤、药物中毒等所致;慢性呼吸衰竭多继发于慢性呼吸系统疾病,临床表现除原发病症状外,主要是缺氧和二氧化碳潴留引起多脏器功能紊乱、呼吸困难、发绀、精神神经症状、心血管系统症状等。

(一)身心评估

(1)评估神志、生命体征、皮肤颜色。

(2)观察有无肺性脑病症状及休克先兆。

(3)观察尿量及粪便的颜色。

(4)监测动脉血气分析和各项化验指标的变化。

(5)心理评估:有无焦虑、紧张、恐惧无助、抑郁绝望等不良情绪。

(二)护理措施

(1)保持环境温度适宜,湿度控制在50%~60%。

(2)卧床休息,取半卧位或坐位,病情缓解时可适当下床活动。

(3)鼓励病人多进高蛋白、高维生素、营养丰富、易消化的饮食,少量多餐,不能自食者给予鼻饲,做好口腔护理,必要时予静脉营养支持。

(4)保持呼吸道通畅,鼓励病人咳嗽、咳痰,更换体位和多饮水,危重病人每2h翻身拍背一次,协助排痰,必要时吸痰。

(5)合理用氧,根据病人病情,选择合适给氧方式,使氧分压迅速达到60~80mmHg,氧饱和度在90%以上。

(6)病情危重、长期卧床者应做好生活护理、皮肤护理、记录好危重护理记录单,准确记录出入量,备好抢救药品及器械。

(7)使用机械通气不能言语者,与病人交流时要有耐心,以免病人紧张和烦躁;同时监测呼吸机性能和病人血气分析指标。

(8)用药护理:遵医嘱正确使用抗生素、呼吸兴奋剂等药物,并观察疗效及副作用,慎用镇静剂。

(9)心理护理:积极安慰病人,抢救操作熟练,良好的医德将给病人带来心理上的良好感受,从而使其产生信赖、安全感;避免在病人抢救时过多谈论疾病;减少仪器设备噪音干扰,保证病人休息时间充足。

(三) 健康指导与康复

(1) 坚持缩唇腹式呼吸以改善肺功能。

(2) 鼓励病人进行适当的体育锻炼,避免剧烈活动。

(3) 预防上呼吸道感染,保暖,生活有规律,戒烟、酒,季节变换和流感季节少去公共场所。

(4) 加强营养,进食高蛋白、高热量、低脂肪的饮食。

(5) 指导家庭氧疗和家庭无创通气治疗。

十七、慢性肺源性心脏病护理

慢性肺源性心脏病(简称肺心病)是由于肺组织、肺血管或胸廓的慢性病变引起肺组织结构和(或)功能异常,产生肺血管阻力增加,肺动脉压力增高,使右心室扩张和(或)肥厚,伴或不伴右心功能衰竭的心脏病,为我国常见病和多发病。在我国肺心病主要由慢性支气近管炎、肺气肿引起,一般占80%～90%,其发病率一般吸烟者高,中老年比青年高。临床主要表现根据其病程发展分早期功能代偿期、晚期功能失代偿期。功能代偿期主要表现为肺源性疾病,如肺动脉高压和右心室肥大,长期慢性咳嗽、咳痰或哮喘病史,易感心悸、气短,桶状胸,肺部听诊过清音、干湿性啰音;功能失代偿期主要表现为心力衰竭和呼吸衰竭并肺心病等。主要治疗原则是急性加重期积极控制感染,通畅呼吸道,改善呼吸功能,纠正缺氧和二氧化碳潴留,控制呼吸和心力衰竭;缓解期要增强病人的免疫功能,去除诱发因素,减少或避免急性加重期的发生。

(一) 身心评估

(1) 观察生命体征、尿量、水肿部位和程度。

(2) 观察痰液的颜色、性质、气味和量。

(3) 评估呼吸困难的程度和呼吸形态改变。

(4) 观察有无肺性脑病的发生,评估病人表情、精神、神志的变化。

(5) 监测动脉血气分析和水、电解质、酸碱平衡情况。

(6) 心理评估:有无焦虑、抑郁、悲观厌世、孤独无助感和病人角色强化等心理变化。

(二) 护理措施

(1) 病情观察:观察病人呼吸频率、节律、深度及体温、脉搏、血压情况;观察神志变化、出入量是否平衡。观察痰的颜色、性质、量及日常活动的耐受水平。

(2) 保持环境安静、空气新鲜,维持适当温湿度,有计划地进行护理治疗活动,以减少不必要的干扰。

(3) 注意休息,必要时绝对卧床休息,予半坐卧位,经常更换体位。

(4) 给予持续低流量吸氧,必要时可通过面罩或呼吸机给氧,定时监测血气分析。

(5) 遵医嘱正确使用抗感染、强心利尿、祛痰平喘、营养支持等药物,观察疗效和副作用。

(6) 给予清淡、易消化、富含营养、高维生素饮食,少量多餐,保持大便通畅。

(7) 水肿的病人应限制水、盐摄入,抬高下肢,做好皮肤护理,避免长时间受压;准确记录24h出入量,严密控制输液速度和输液量。

(8) 保持呼吸道通畅,促进排痰,做好翻身、拍背,给予雾化吸入,必要时吸痰。

(9) 保持口腔清洁,促进食欲,预防口腔并发症。

(10) 病人烦躁不安时要警惕呼吸衰竭、电解质紊乱等,切勿随意使用安眠、镇静剂,以免诱发或加重肺性脑病。

(11) 指导病人有效咳嗽和使用呼吸技巧,以增加肺活量,恢复肺功能。

(12) 做好心理护理:建立良好的护患关系,并帮助建立良好的群体关系,同病室人构成一个群体,引导病人互相关心、帮助、鼓励。使病人间呈现愉快、和谐氛围;增强病人战胜疾病的信心和勇气,解除病人的后顾之忧;注意病人不良情绪的疏导,鼓励倾诉,家人应多

（三）健康指导与康复

（1）适当的全身运动，注意劳逸结合，增强机体抵抗力，进行呼吸功能锻炼（缩唇腹式呼吸训练）。

（2）戒烟、酒。

（3）指导家庭氧疗方法。

（4）注意保暖，预防感冒，出现呼吸系统感染、神志变化，及时到医院就诊。

十八、肺血栓栓塞症护理

肺血栓栓塞症（PTE）是肺栓塞（PE）最常见的一种类型，是来自静脉系统或右心的血栓阻塞或其分支所致的疾病，其主要临床和病理生理特征表现为肺循环和呼吸功能障碍，是深静脉血栓形成引起的严重并发症。

（一）身心评估

（1）呼吸状态观察：监测呼吸频率和节律、血氧饱和度、动脉血气、肺部体征的变化。

（2）循环状态观察：监测血压、心率、心电图等变化，记录出入液量。

（3）测量比较双下肢周径，并观察有无皮肤颜色的改变。

（4）抗凝溶栓治疗过程中观察有无皮肤黏膜出血，尤其注意血管穿刺处有无出血不止现象。

（5）心理评估：有无紧张不安、恐惧、焦躁等情绪。

（二）护理措施

（1）胸痛轻，能够耐受，可不处理；但对胸痛较重、影响呼吸的病人，应给予止痛处理，以免剧烈胸痛影响病人呼吸运动。

（2）氧气吸入，根据血氧饱和度或动脉血气调整吸氧流量和浓度。

（3）抗凝和溶栓护理：严密观察出血征象，严密监测血压、血小板计数和各项凝血指标，留置静脉套管针，避免反复穿刺血管。

（4）消除再栓塞危险因素：急性期在充分抗凝的前提下绝对卧床2～3周，避免下肢过度屈曲，保持大便通畅；恢复期下肢须进行适当的活动或被动关节运动，穿抗栓袜或气压袜。

（5）病人的房间应该舒适、安静、空气新鲜。

（6）绝对卧床休息，抬高床头。

（7）饮食宜清淡、易消化，适当增加液体摄入，保持大便通畅。

（8）做好有效沟通，保证沟通顺利进行，减轻紧张、焦虑情绪，进而取得良好的护理效果。

（三）健康指导与康复

（1）防止血液淤滞：避免久坐或久站不动，特别是架腿而坐；鼓励卧床病人进行床上主动或肢体运动，病情允许情况下尽早下地活动。

（2）降低血液黏滞度：积极治疗导致血液高凝固性的原发病；适当增加摄入液体量，防止血液浓缩；有高危因素的病人指导其按医嘱使用抗凝药物。

（3）指导病人认识深静脉血栓形成和肺血栓栓塞症的表现：长期卧床病人，如单侧肢体疼痛、肿胀，或突然出现胸痛、呼吸困难、咯血等，应及时就诊。

十九、经皮肺活检术护理

（1）详细评估病人的病情，估计可能出现的并发症，制订相应的护理措施。

（2）配合医生做好出、凝血时间及血小板计数测定。

（3）术前4h禁食，防止因穿刺引起胸膜反应引发恶心呕吐。术前1h口服磷酸可待因60mg，安定10mg肌注，以减轻胸膜反应。

（4）术中除常规导管吸氧外，应密切观察呼吸、血压和脉搏改变，必要时行心电监护、监测血氧饱和度。

（5）术后12h内继续注意病人的呼吸、血压、脉搏变化。

（6）并发症护理：

① 气胸：如病人出现呼吸困难，穿刺侧出现叩诊鼓音，听诊呼吸

音消失。一旦出现上述情况,立即向医生汇报,配合医生行胸穿排气。让病人保持安静,卧床,吸氧。

② 咯血:少量者无需处理或口服止血药物2～3天即可。大咯血极为少见,一旦出现应积极抢救,让病人取患侧头低脚高卧位,高速输氧,防止血液流入对侧肺造成窒息。迅速消除病人口腔内、鼻腔内血液,保持呼吸道通畅。配合医生使用止血剂、镇静剂或介入导管栓塞治疗。

第三节 循环系统疾病护理常规

一、循环系统疾病一般护理

（一）休息与体位

（1）根据心功能情况合理安排病人的活动与休息。心功能Ⅰ级,病人应适当休息,保证睡眠,注意劳逸结合。心功能Ⅱ级,应增加休息时间,避免劳累。心功能Ⅲ级,限制活动,增加卧床休息时间。心功能Ⅳ级,绝对卧床休息。

（2）有呼吸困难者应给予半卧位或端坐卧位。

（二）饮食及排泄

（1）予低盐、低脂清淡、易消化饮食,少食多餐,忌暴饮暴食,禁烟、酒。

（2）心功能不全病人限制钠盐及水摄入。

（3）保持大便通畅,勿用力排便。

（三）病情观察

（1）密切观察神志、血压、心率和心律、尿量的变化,评估胸痛累及的部位、呼吸困难程度、皮肤有无水肿或发绀。

（2）呼吸困难者给予氧气吸入,并监测血氧饱和度,根据病情调节氧流量。

（3）如出现呼吸困难加重、发绀、剧烈胸痛、晕厥或意识障碍等立即通知医生并配合抢救。

(4) 保证抢救器械、药品及用物处于完好备用状态。

(四) 用药护理

(1) 准确执行医嘱,根据病情和药物性质严格控制输液速度,密切观察药物的疗效和不良反应。

(2) 应用洋地黄类或抗心律失常药物时,严格按时按医嘱给药。密切监测心率、心律变化,并注意观察有无恶心、呕吐、头晕、眼花、黄绿视等,脉搏小于60次/min或节律发生改变时,应立即停药,报告知医生。使用血管扩张剂过程中需每15~30min测血压一次,必要时行有创血压监测。使用利尿剂时观察并记录24h出入量,监测体重变化及电解质变化。

(五) 皮肤护理

全身水肿或长期卧床者,加强皮肤护理,防止压疮发生。

(六) 心理护理

注意评估病人心理状态,加强心理护理和健康教育,消除不良情绪。

(七) 康复护理

对没有康复护理禁忌证的病人,制订和实施个体化康复护理计划,提高病人日常生活质量。

二、急性心力衰竭护理

急性心力衰竭是指由于急性心脏病引起心排血量在短时间内显著、急剧下降,导致组织器官灌注不足和急性瘀血的临床综合征。临床以急性左心衰较为常见,以肺水肿或心源性休克为主要表现,是严重的急危重症。

(一) 身心评估

(1) 生命体征评估:呼吸的频率、节律,心率、心律,血压,血氧饱和度变化。

(2) 症状评估:意识情况,呼吸困难程度,有无发绀、咳嗽咳痰、水肿等。

(3) 心理状况评估:是否极度烦躁和恐惧。

(二) 急救及护理措施

(1) 休息与体位:绝对卧床休息,取端坐位或半卧位,两腿下垂。

(2) 氧疗:给予高流量吸氧,6~8L/min 为宜,并给予 30%~50%酒精湿化,必要时给予面罩吸氧或采用机械辅助通气支持。

(3) 迅速开放两条静脉通道,遵医嘱及时、准确地应用镇静剂、强心剂、利尿剂及血管扩张药物等,并观察疗效及不良反应。

(4) 病情观察:密切观察病人面色、神志、呼吸、心率、心律、血压、氧饱和度及尿量变化,监测血气分析、电解质变化。

(5) 心理护理:给予病人精神安慰,稳定其情绪,避免躁动。

(6) 严格控制输液速度,必要时使用微量泵。

(7) 保持皮肤清洁干燥,防止压疮。

(8) 保持大便通畅,必要时给予缓泻剂,排便时勿用力。

(9) 准确记录出入量。

(10) 避免诱发因素,如呼吸道感染、过度劳累、情绪激动、钠盐摄入过多、输液过度过多等。

(三) 健康指导与康复

(1) 根据心功能分级进行休息与活动指导;保证夜间睡眠充足,采用高枕或半卧位姿势睡眠;心衰较重时,采取半卧位休息,给予氧气吸入。

(2) 长期卧床易产生下肢静脉栓塞、肢体萎缩、肺炎、褥疮等,病情允许后,可适度下床活动,如出现脉搏大于 110 次/min,或比休息时快 20 次/min,或有心慌、气急等心脏不适症状,应立即停止活动并休息。

(3) 避免诱因:注意防寒保暖,防止感染,避免劳累及情绪激动。

(4) 给予低盐饮食,每日摄入食盐控制在 5g 以下,控制水分摄入;少食多餐勿过饱。戒烟、酒。

(5) 保持大便通畅,勿用力排便,如发生便秘,应用小剂量缓泻剂和润肠剂。

（6）树立良好心态，过度忧虑紧张反而会加重病情。

（7）严格按医嘱用药，不可擅自停药或换药，以免引发严重不良后果；熟悉常用药物的毒副作用，及时处理不良反应。

（8）定期复查，包括心电图、心功能测定、体重与水肿情况，定期复查地高辛浓度和血钾、钠、镁以及尿素氮、肌酐等，若发现异常，要及时就医。

三、慢性心力衰竭护理

心力衰竭是指在静脉回流正常的情况下，由于原发的心脏损害引起心排血量减少，不能满足机体代谢需要，伴肺循环和（或）体循环瘀血的临床病理生理综合征。按发展速度可分为急性心衰和慢性心衰，以慢性居多。慢性心力衰竭是大多数心血管疾病的最终归宿，也是最主要的死亡原因。

（一）身心评估

（1）生命体征评估：呼吸的频率、节律，心率、心律，血压，血氧饱和度变化。

（2）症状评估：意识情况，呼吸困难程度，有无发绀、咳嗽咳痰、水肿等。

（3）心理状况评估：是否焦虑和恐惧。

（4）各种护理风险评估：ADL 评分，Morse 评分，Braden 评分，疼痛评分等。

（二）护理措施

1. 休息与体位

根据心功能分级合理安排休息与活动，急性期和重症心衰病人须绝对卧床休息。呼吸困难者给予半卧位或端坐卧位。

2. 饮食及排泄

（1）予低盐、清淡、易消化饮食，并限制水摄入，少食多餐，忌暴饮暴食，禁烟、酒。

（2）保持大便通畅，勿用力排便。

3. 病情观察

（1）密切观察神志、血压、心率、心律、尿量的变化及有无呼吸困难、水肿、发绀。

(2) 如出现呼吸困难加重、发绀、咳粉红色泡沫痰等立即通知医生并配合抢救。

(3) 保证抢救器械、药品及用物处于完好备用状态。

4. 用药护理

(1) 准确执行医嘱,根据病情和药物性质严格控制输液速度,密切观察药物的疗效和不良反应。

(2) 应用洋地黄类药物时,必须监测心率、心律变化,并注意观察有无恶心、呕吐、头晕、眼花、黄绿视等,脉搏小于 60 次/min 或节律发生改变,应及时告知医生做相应处理。

(3) 使用血管扩张剂过程中需每 15~30min 测血压一次,必要时行有创血压监测。

(4) 使用利尿剂时观察并记录 24h 出入量,监测体重变化及电解质变化。

5. 症状护理

(1) 呼吸困难:

① 取半卧位或端坐位,鼓励病人多翻身、咳嗽。

② 根据缺氧程度及病情选择吸氧方式及氧流量。

③ 遵医嘱给予强心、利尿、扩血管药物,注意观察药物作用及不良反应。

④ 密切观察病人呼吸困难的程度、发绀情况、肺部啰音的变化、血气分析及血氧饱和度等。

(2) 水肿:

① 观察水肿的程度,每日测量体重,准确记录出入液量。

② 限制钠盐及水摄入,钠盐每日小于 5g,并限制含钠高的食物:饮料、发酵面食、味精、啤酒等。

③ 加强皮肤护理,协助病人经常更换体位,穿柔软的衣物,预防压疮。

④ 遵医嘱正确使用利尿剂,观察尿量及电解质情况。

6. 心理护理

注意评估病人心理状态,加强心理护理和健康教育,消除不良情绪。

7. 皮肤及口腔护理

长期卧床及水肿病人,应保持皮肤清洁干燥,定时翻身,保持床单整洁,防止压疮的发生。呼吸困难者易发生口干和口臭,应加强口腔护理。

(三) 健康指导与康复

(1) 根据心功能分级进行休息与活动;保证夜间睡眠充足,采用高枕或半卧位姿势睡眠;心衰较重时,采取半卧位休息,给予氧气吸入。恢复期进行适当康复运动。

(2) 长期卧床易产生下肢静脉栓塞、肢体萎缩、肺炎、褥疮等,病情允许时,可适度下床活动,如出现脉搏大于110次/min,或比休息时快20次/min,或有心慌、气急等心脏不适症状,应立即停止活动并休息。

(3) 给予低盐饮食,每日钠盐控制在5g以下,控制水分摄入。少食多餐,切忌过饱,戒烟、酒。

(4) 保持大便通畅,勿用力排便,如发生便秘,应用小剂量缓泻剂和润肠剂。

(5) 避免心力衰竭的诱发因素,如呼吸道感染、过度劳累、情绪激动、钠液吸入过多、输液过度等。

(6) 保持情绪稳定,避免焦虑、忧郁,树立战胜疾病的信心。

(7) 严格按医嘱服药,不能擅自增加或减少药量,服洋地黄者应会识别中毒反应并及时处理。

(8) 门诊定期复查。当出现夜间不能平卧、呼吸困难、咳粉红色泡沫痰、水肿等情况,应及时就医。

四、心律失常护理

心律失常是指心脏冲动起源部位频率、节律及冲动传导途径、速度中任何一项异常。主要是由各种器质性心血管病、药物中毒以及电解质和酸碱平衡失调等因素引起的,部分心律失常也可由植物神经功能紊乱所致。按心律失常发作时心律的快慢分为快速性和缓慢性两类。症状的发生与活动、情绪、嗜好、药物间关系密切。可有心悸、胸闷、气急、恐慌等症状,亦可有晕厥、黑矇、心绞痛等不适,亦可无任何不适。

(一)身心评估

(1)询问有无发热、贫血、甲亢、血钾异常、服用特殊药物等。

(2)症状评估:有无心悸、胸闷、晕厥、黑矇等不适及诱发因素和伴随症状。

(3)评估意识、心率、心律、血压、血氧饱和度、电解质变化。

(4)心理状况评估:是否焦虑和恐惧。

(二)护理措施

1. 休息与活动

对于偶发、无器质性心脏病的心律失常,不需卧床休息,注意劳逸结合。有血流动力学改变的轻度心律失常病人应适当休息,避免劳累。严重心律失常者应卧床休息,避免劳累,直至病情好转后再逐渐起床活动。

2. 饮食与排泄

(1)予低盐、低脂、清淡、易消化饮食,少食多餐,忌暴饮暴食,禁烟、酒。

(2)心功能不全病人限制钠盐及水摄入。

(3)保持大便通畅,勿用力排便。

3. 病情观察

(1)心率:若出现听诊心率<40次/min或心率>160次/min的情况时,应立即报告医师并及时处理。

(2)心律:当心电图或心电监护中发现以下任何一种心律失常,应及时与医生联系,并准备急救处理。

① 频发室性早搏(每分钟5次以上),室早二联律,室早三联律,多源性室早,室性早搏落在前一波动的T波之上,短阵室性心动过速,心室颤动,心室扑动。

② Ⅱ度房室传导阻滞,Ⅲ度房室传导阻滞,高度房室传导阻滞。

③ 窦性停搏。

（3）血压：如病人血压低于80mmHg，脉压差小于20mmHg，面色苍白，脉搏细速，出冷汗，神志不清，四肢厥冷，尿量减少，应立即进行抗休克处理。

（4）阿-斯综合征：病人意识丧失，昏迷或抽搐，此时大动脉搏动消失，心音消失，血压测不到，呼吸停止或发绀，瞳孔散大。

（5）心脏骤停：突然意识丧失、昏迷或抽搐，此时大动脉消失，心音消失，血压测不出，呼吸停止或发绀，瞳孔散大。

（6）检测血电解质变化。

4. 用药护理

根据不同抗心律失常药物的作用及副作用，给予相应的护理，如利多卡因可致头晕、嗜睡、视力模糊、抽搐和呼吸抑制，因此静脉注射累积每2h不宜超过300mmg；胺碘酮可引起血压下降、Q-T延长、肺间质纤维化、甲状腺功能异常、角膜色素沉着，应定期复查胸片、甲状腺功能、心电图；普罗帕酮易致恶心、口干、头痛等，故宜饭后服用；奎尼丁可出现神经系统方面改变，同时可致血压下降、QRS增宽、Q-T延长，故给药时须定期监测心电图、血压、心率，若血压下降，心率慢或不规则应暂时停药。

5. 对症护理

（1）阿-斯综合征抢救配合：

① 立即进行持续胸外心脏按压，通知医师，并备齐各种抢救药物及用品。

② 心室颤动时积极配合医师进行非同步电除颤。

③ 保持呼吸道通畅，给予氧气吸入，必要时配合医师行气管插管及应用辅助呼吸器，并做好护理。

④ 迅速建立静脉通道，遵医嘱静脉使用抢救药物。

⑤ 严密监护：密切观察意识、瞳孔、心率、心律、呼吸、血压、尿量、末梢循环的变化。

⑥ 密切观察病情变化，并做好记录。

（2）心脏骤停抢救配合：

① 立即进行持续胸外心脏按压，通知医师，并备齐各种抢救药物及用品。

② 保持呼吸道通畅,给予氧气吸入,必要时配合医师行气管插管及应用辅助呼吸器,并做好护理。

③ 迅速建立静脉通道,遵医嘱静脉使用抢救药物。

④ 注意保暖,防止并发症。

⑤ 脑缺氧时间较长者,头部可置冰袋或冰帽,必要时进行人工冬眠治疗,并防止脑水肿。

⑥ 严密监护:密切观察意识、瞳孔、心率、心律、呼吸、血压、尿量、末梢循环的变化。

⑦ 严密观察病情变化,并做好记录。

6. 安全护理

(1) 评估危险因素:了解病人晕厥发作有无诱发因素及先兆症状、持续时间、伴随症状。

(2) 心律失常频繁发作时应卧床休息,避免单独外出,防止意外。

(3) 避免诱因:如剧烈运动、情绪激动、快速改变体位。

(4) 一旦有头晕、黑矇等先兆应立即平卧,以免跌倒。

7. 心理护理

注意评估病人心理状态,加强心理护理和健康教育,消除不良情绪。

(三)健康指导及康复

(1) 积极治疗各种器质性心脏病,调整自主神经功能失调。

(2) 心理指导:避免焦虑、悲观心理,正视疾病,增强信心,积极配合治疗,以利于康复。

(3) 休息与活动:注意休息,避免劳累,出现严重心律失常须绝对卧床休息。

(4) 饮食指导:予低盐、低热量饮食,食物宜清淡、易消化,含丰富维生素,少食多餐,避免过饱。保持大便通畅,勿用力排便。

(5) 用药指导:必须按医嘱服药,勿擅自加减药、停药,并注意观察用药反应,服药后如出现不适,应立即报告医生及时处理。

(6) 避免情绪波动,戒烟、戒酒,不宜饮浓茶、咖啡。

(7) 加强锻炼,预防感染。

(8) 学会自测脉搏,指导病人及家属掌握紧急情况下的急救措施。

(9) 避免从事过于紧张、高空危险等工作。

(10) 定期复查心电图,电解质、肝功能、甲状腺功能等。因为抗心律失常药可影响电解质及脏器功能,用药后应定期复诊及观察用药效果和调整用药剂量。

五、恶性心律失常护理

恶性心律失常是指有血流动力学异常,可能恶化为室速或室颤的室性心律失常,又称为高危心律失常或致命性心律失常。恶性室性心律失常是引发心源性猝死(SCD)的主要的原因。它包括:

① 心室率>230次/min的单行性室性心动过速。

② 多行性(包括长QT综合征合并的尖端扭转型)室速。

③ 室速伴有严重血流动力学障碍如低血压休克、左心衰。

④ 心室率逐渐加速有发展为室扑或室颤(VT/VF)的危险。

⑤ 特发性室扑或室颤。

(一) 身心评估

(1) 评估意识、心率、心律、血压、血氧饱和度、电解质变化。

(2) 症状评估:有无心悸、胸闷、胸痛、呼吸困难、晕厥、意识丧失、抽搐、休克等。

(3) 心理状况评估:是否焦虑和恐惧。

(二) 护理措施

1. 休息与体位

保持环境安静,应绝对卧床休息,取舒适体位。

2. 饮食与排泄

忌饱食、刺激性食物,少食多餐,低血钾者鼓励多食含钾食物,多食粗纤维食物,保持大便通畅,避免用力排便。

3. 病情观察

(1) 心电监护:进行24h持续监护,放置监护电极应避开除颤位置,每15~30min观察并记录心律、心率变化,注意预警心电图的识别,如频发室早、多源多形性室早、室早二联律、RonT性室早、Q-T间期延长、高度或完全性房室传导阻滞、室性逸搏等。

(2) 观察病人是否有心悸、胸闷、胸痛、呼吸困难、晕厥、意识丧失、抽搐、休克等,绝不能认为病人安静就是病情稳定。

4. 急救护理

(1) 将病人安置在CCU监护病房,应绝对卧床休息。

(2) 保持呼吸道通畅,给予中流量吸氧。

(3) 建立两条静脉通道,严格遵医嘱用药,并备好急救药品和仪器,将除颤器放置在床旁备用。

(4) 血流动力学稳定者配合医生使用药物治疗,并观察药物疗效及不良反应;血流动力学不稳定者配合医生按除颤流程进行除颤,同时观察除颤后效果及有无并发症发生。

5. 用药护理

(1) 胺碘酮:胺碘酮稀释需用5%葡萄糖溶液,不宜与其他药物在同一通道使用。

注意保护血管防止静脉炎,防止药物外渗引起局部损伤;严格控制输注速度,需用输液泵输注;需进行心率、心律、血压监测,观察病人有无低血压、心动过缓、恶心、呕吐、腹胀、肺纤维化、甲亢或甲减、日光敏感性皮炎、角膜色素沉着等不良反应。

(2) β受体阻滞剂:观察有无心动过缓、低血压、眩晕、嗜睡、幻觉及心衰加重等不良反应,远期需随访Q-T间期的变化。

(3) 硫酸镁:大剂量用药会出现毒副作用,严重者出现低血压、呼吸抑制、房室结功能异常或心脏骤停。

(4) 补钾:鼓励病人多吃蔬菜、水果等含钾较高的食物,注意检查电解质变化,观察有无四肢无力、恶心、呕吐、全身乏力、腹胀等低钾症状,出现低钾时应及时报告医生。需快速补钾建议经中心静脉泵入,血钾浓度升至3.5mmol/L时,改为口服补钾。

6. ICD(植入式心律转复除颤器)安置术的护理

(1) 术前准备:向病人及家属说明安装ICD的必要性及费用,宣教ICD有关知识,按人工心脏起搏器安置术准备。

(2) 术后护理：术后平卧，予弹性绷带加压包扎、沙带压迫 6～8h，术肢制动 3 日。注意监护心律、心率、起搏器功能及有无放电现象，观察有无创口渗血、皮下瘀血、红肿疼痛等异常。

7. 安全护理

(1) 评估危险因素：了解病人晕厥发作有无诱发因素及先兆症状、持续时间、伴随症状。

(2) 心律失常频繁发作时应卧床休息，避免单独外出，防止意外。

(3) 避免诱因：剧烈运动、情绪激动、快速改变体位。

(4) 一旦有头晕、黑矇等先兆应立即平卧，以免跌倒。

(三) 健康指导与康复

(1) 积极治疗各种器质性心脏病，调整自主神经功能失调。

(2) 心理指导：避免焦虑、悲观心理，正视疾病，增强信心，积极配合治疗，以利于康复。

(3) 休息与活动：注意休息，避免劳累，出现严重心律失常须绝对卧床休息。

(4) 饮食指导：低盐、低热量饮食，食物宜清淡、易消化，含丰富维生素，少食多餐，避免过饱。保持大便通畅，勿用力排便。

(5) 合理用药：必须按医嘱服药，勿擅自加减药、停药，并注意观察用药反应，服药后出现不适，应立即报告医生及时处理。

(6) 避免情绪波动，戒烟、戒酒，不宜饮浓茶、咖啡。

(7) 防止电解质紊乱、药物中毒等诱发因素，改善心功能不全，积极治疗冠心病，戒烟，控制血压、血糖，降血脂，以降低心源性猝死发生率。

(8) 学会自测脉搏，指导病人及家属掌握紧急情况下的急救措施，如心肺复苏技术。

(9) 避免从事过于紧张、高空危险等工作。

(10) ICD 术后病人术侧上肢避免过度上举、外展、负重，避免剧烈运动，以免心率加快触发 ICD 放电；远离高压电区或磁场区；严格按医嘱服用抗心律失常药物，预防心律失常发生，减少 ICD 放电，延长起搏器使用寿命;说明定期复查的必要性,当有胸闷、心悸、触电感时应及时来医院就诊。

(11) 随访:定期复查心电图、电解质、肝功能、甲状腺功能等,随身携带有关病情内容的小卡,出现异常情况及时就诊。

六、风湿性瓣膜病护理

心脏瓣膜病是指由于炎症、黏液样变性、退行性改变、先天性畸形、缺血性坏死、创伤等原因引起的单个或多个瓣膜结构的功能或结构异常,导致瓣口狭窄及(或)关闭不全。二尖瓣最常受累,其次为主动脉瓣。

风湿性心脏病简称风心病,是风湿性炎症过程所致瓣膜损害。是我国常见的心脏病之一。二尖瓣狭窄早期无症状,随着病情的进展出现呼吸困难、咳嗽、咯血、急性肺水肿等,呈现二尖瓣面容,心尖区出现舒张期隆隆样杂音;二尖瓣关闭不全,轻度仅有轻微呼吸困难,严重者有急性左心衰、急性肺水肿或心源性休克,心尖区出现舒张期吹风样杂音。

(一) 身心评估

(1) 评估意识、体温、心率、心律,血压、呼吸、血氧饱和度情况。

(2) 症状评估:有无二尖瓣面容、皮肤环形红斑、皮下结节、四肢大关节游走肿痛、舞蹈症、心悸、胸闷、胸痛、呼吸困难等。

(3) 心理状况评估:是否焦虑和恐惧。

(二) 护理措施

1. 休息与活动

风湿活动期、心功能Ⅲ级以上及严重心律失常者应绝对卧床休息,协助生活护理,减少活动量。房颤的病人不宜剧烈活动。

2. 饮食与排泄

给予低盐、高热量、高蛋白、高维生素、易消化饮食。

3. 病情观察

(1) 栓塞的观察:① 脑栓塞:观察病人有无神志及瞳孔改变;② 肺栓塞:观察有无胸痛、呼吸困难、咯血等;③ 肢体栓塞:有无肢体疼痛、肢体皮肤颜色改变、四肢活动度下降等;④ 肾栓塞:观察有无腰痛、血尿等。

(2) 如体温升高、皮肤黏膜出现出血点及瘀斑,应警惕感染性心内膜炎发生。

(3) 心力衰竭者按心力衰竭护理常规护理。

4. 用药护理

使用抗凝药物观察有无牙龈出血、皮肤瘀点瘀斑、血尿、黑便等出血倾向,定期复查出、凝血时间及凝血酶原时间;使用洋地黄类药物应观察有无洋地黄中毒反应;使用利尿剂时应注意观察尿量及定期监测电解质的变化。

5. 预防呼吸道感染

病室定时通风,温度适宜,防止因呼吸道感染引起风湿活动及加重病情。

6. 心理指导

该病病程较长,指导病人避免产生焦虑、悲观心理,正视疾病,增强信心,积极配合治疗,以利于康复。

(三) 健康指导与康复

(1) 有易患因素(人工瓣膜置换术后、感染性心内膜炎史、心脏瓣膜病等)的病人,在接受口腔、上呼吸道、泌尿、生殖和消化道手术时,应预防性使用抗生素。

(2) 指导病人避免诱发因素,及时治疗链球菌感染,如扁桃体炎、龋齿等。

(3) 发热时注意体温变化,必要时给予物理降温,注意保持口腔、皮肤清洁。

(4) 注意休息,避免劳累,有赘生物形成时多卧床休息,避免剧烈活动。

(5) 高蛋白、高热量、高纤维、易消化半流食或软食为主,少食多餐,避免过饱。保持大便通畅,勿用力排便。

(6) 避免在潮湿寒冷的环境中居住,以免诱发风湿热。防寒保暖,预防感冒。

(7) 严格遵医嘱用药,勿擅自加减药、停药,服药后如出现不适,应立即处理。

(8) 病情得到控制后,应注意锻炼身体,增强体质,提高机体免疫力。

(9) 心功能Ⅲ、Ⅳ级育龄妇女不可妊娠。

(10) 定期复查。

七、心绞痛护理

心绞痛分为稳定型心绞痛和不稳定型心绞痛。

稳定型心绞痛是指在冠状动脉狭窄的基础上,由于心肌负荷的增加而引起心肌急剧、暂时的缺血与缺氧的临床综合征。

除稳定型劳累性心绞痛以外的缺血性胸痛统称为不稳定型心绞痛。临床表现为阵发性的前胸压榨性疼痛感,主要位于胸背后部,可放射至心前区或左上肢,常发生于劳累或情绪激动时,持续数分钟,休息或含服硝酸酯类药物后消失。

(一) 身心评估

(1) 询问病人疼痛的部位、性质、强度、诱因、持续时间及缓解方式,近期服用的药物。

(2) 评估病人的神志、心率、心律、血压等生命体征情况以及有无皮肤湿冷或出汗。

(3) 家族史:询问病人家族中有无冠心病、其他心血管疾病及糖尿病。

(4) 疾病史:询问病人有无高血压、高血脂、高血糖等疾病。

(5) 日常生活形态:了解病人饮食习惯,特别是摄盐习惯和饮食种类;是否吸烟,了解开始吸烟的时间及每日吸烟量。

(6) 心理状况:是否紧张和焦虑;了解性格类型。

(7) 运动状况:了解是否参加规律运动以及运动的种类、每周运动次数、每次运动持续时间和强度。

(二) 护理措施

1. 休息与体位

保持室内温度适宜,卧床休息,保持舒适体位。

2. 饮食与排泄

（1）给予高维生素、低热量、低动物脂肪、低胆固醇、适量蛋白质、易消化的清淡饮食，少食多餐，避免过饱及刺激性食物与饮料，禁烟、酒，多吃蔬菜、水果。

（2）保持大便通畅，勿用力排便。

3. 病情观察

（1）典型心绞痛具有以下特征：

① 部位：常见于胸骨中段或上段之后，其次为心前区，可放射至颈部、咽部、背部、上腹部或左肩与左臂内侧。

② 性质：突然发作的胸痛，常呈压榨、紧闷、窒息感、常迫使病人停止原有动作。

③ 持续时间：多在 1~5min，很少超过 15min。

④ 诱发因素：疼痛多发生于体力劳动、情绪激动、饱餐、受寒等情况下。

⑤ 缓解方式：休息或含服硝酸甘油后几分钟内缓解。

（2）体征：体检常无明显异常。心绞痛发作时可伴有心率增快、血压升高、焦虑、出汗等。

（3）掌握心绞痛病人典型的临床症状和体征后，应密切观察脉搏、血压、呼吸的变化情况；密切观察疼痛的部位、性质、范围、放射性、持续时间、诱因及缓解方式，以便于及时正确地判断、处理。在有条件的情况下应进行心电监护，无条件时，对心绞痛发作者应定时监测心电图，观察其改变。

4. 症状护理

（1）心绞痛发作时：指导病人停止活动，卧床休息；舌下立即含服硝酸甘油，必要时静脉滴注；吸氧；护士观察胸痛的部位、性质、程度、持续时间，严密监测心率、心律、血压、脉搏及心电图变化，并嘱病人避免引起心绞痛的诱发因素。

（2）防止发生急性心肌梗死：指导病人避免心肌梗死的诱发因素，观察心肌梗死的先兆，如心绞痛发作频繁且加重、休息及含服硝酸甘油不能缓解、心律失常等，积极去除危险因素。

5. 心理护理

了解病人的心理状况,主动倾听病人的陈述,亲切安慰病人,帮助病人解决心理问题。性格急躁、生活节奏快的病人要学会减慢活动的节律,注意休息,戒烟少酒,避免心绞痛的诱因,养成健康的生活方式。

(三) 健康指导与康复

(1) 指导病人合理安排工作和生活,彻底戒烟,且远离烟草环境。急性发作期间应就地休息,缓解期注意劳逸结合。

(2) 消除紧张、焦虑、恐惧等情绪,避免各种诱发因素。

(3) 指导病人正确使用心绞痛发作期及预防心绞痛的药物。

(4) 宣传饮食保健的重要性,让病人主动配合。

(5) 定期随访。

八、急性心肌梗死护理

心肌梗死是指在冠状动脉病变的基础上,发生冠状动脉血供急剧减少或中断,使相应心肌严重而持久的缺血导致心肌坏死。主要是由于冠状动脉粥样硬化,造成管径狭窄或闭塞使心肌供血不足,且有血供急剧减少或中断,使心肌严重而持久性的急性缺血,而发生心肌梗死。

临床以持久的胸骨后剧烈疼痛、发热、白细胞计数和血清心肌酶增高及心电图 ST-T 的进行性改变为特点,可发生心律失常、心力衰竭或心源性休克,属急性冠脉综合征(ACS)的严重类型。

(一) 身心评估

(1) 询问病人此次发病前数日或数周有无乏力、胸部不适,活动时有无心悸、气短、烦躁等前驱症状,疼痛的部位、性质、强度、持续时间及缓解方式,有无过度用力、剧烈运动、情绪激动、劳累等诱因,以及近期服用的药物。

(2) 评估病人的神志、体温、心率、心律、血压等生命体征情况,有无全身性表现,包括发热、恶心呕吐、出汗、头晕目眩、呼吸困难等。

(3) 家族史:询问病人家族中有无冠心病、其他心血管疾病及糖尿病。

（4）疾病史：询问病人有无高血压、高血脂、高血糖、冠心病等疾病。

（5）日常生活形态：了解病人饮食习惯，特别是摄盐习惯和饮食种类；是否吸烟，了解开始吸烟的时间及每日吸烟量。

（6）心理状况：是否紧张、焦虑和恐惧。

（7）运动状况：了解是否参加规律性运动，运动的种类、每周运动次数、每次运动持续时间和强度。

（二）护理措施

1. 休息与体位

保持室内温度适宜，卧床休息，保持舒适体位。给予床边心电监护，室内应配备必要的抢救设备和用物，如氧气装置、吸引装置、人工呼吸机、急救车、各种抢救器械包以及除颤器、起搏器等。急性心肌梗死病人应绝对卧床休息1～3日，一切日常生活由护理人员帮助解决，避免不必要的翻动，并限制探视，防止情绪波动。如无并发症视情况从第4～7日开始，非低血压者可鼓励病人床上活动四肢并坐起，以防止下肢血栓形成。1周后，病情稳定病人可逐步离床，在室内缓步走动。第3周可在走廊活动，第4周可在上下一层楼之间走动。对有并发症者应适当延长卧床休息时间。

2. 饮食与排泄

（1）基本按心绞痛病人饮食常规执行，但第1周应给予半量清淡流质或者半流质饮食，伴心功能不全者应适当限制钠盐摄入。

（2）保持大便通畅，勿用力排便。

3. 病情观察

（1）突然严重的心绞痛发作或原有心绞痛程度加重、发作频繁、时间延长或含服硝酸甘油无效并伴有胃肠道症状者，应立即通知医师，并加以严密观察。心电图检查：ST段抬高性心梗——出现宽而深的Q波(病理性Q波)，ST段弓背抬高；非ST段抬高性心梗——无病理性Q波，有普遍性ST段压低，T波倒置。

（2）三大并发症观察。

① 心律失常：

Ⅰ．室性早搏落在前一心搏的T波之上（RonT现象）。

Ⅱ．频发室性早搏，每分钟超过5次。

Ⅲ．多源性早搏或室性早搏呈二联律。

以上情况有可能发展为室性心动过速或心室颤动，必须及时给予处理。

② 心源性休克：病人早期可能出现烦躁不安、呼吸加快、脉搏细速、皮肤湿冷，继之血压下降、脉压变小。

③ 心力衰竭：心衰早期病人突然出现呼吸困难、咳嗽、心率加快、舒张早期奔马律，严重时可出现急性肺水肿，易发展为心源性休克。

其他并发症：如乳头肌功能失调或断裂、心脏破裂、室壁瘤、栓塞等。

4. 症状护理

（1）疼痛：病人绝对卧床休息，注意保暖，并遵医嘱给予解除疼痛的药物，如硝酸甘油，严重者可选用吗啡等。

（2）心源性休克：应将病人头部抬高20°～30°，下肢抬高15°～20°，高流量吸氧，密切观察生命体征、神志、尿量，保证静脉输液通畅，可在血流动力学监测下采用升压药、血管扩张剂、补充血容量和纠正酸中毒等抗休克处理。如上述处理无效时，应选用在主动脉内球囊反搏术的支持下，立即直接PTCA或支架植入。

（3）心律失常与心力衰竭护理见各有关章节的相关内容。

（4）密切观察生命体征的变化，预防各种并发症。

（5）溶栓介入治疗护理见各有关章节相关内容。

5. 药物护理

（1）使用硝酸甘油等扩血管药物应监测血压，严格控制滴速。

（2）使用抗凝药物前要注意病人是否有出血病史、消化性溃疡或肝功能不全，应指导病人预防和观察有无出血现象。

6. 心理护理

对心肌梗死的发生，不同病人会表现出不同的反应，焦虑、害怕、恐惧是病人常表现出的心理问题。护理人员应了解病人的心理状况,主动倾听病人的陈述,亲切安慰病人,缓解病人的各种不良情绪。

(三) 健康指导与康复

(1) 积极治疗高血压、高脂血症、糖尿病等疾病。

(2) 合理调整饮食,适当控制进食量,禁食刺激性食物,戒烟、酒,少吃动物脂肪及胆固醇较高的食物。

(3) 避免各种诱发因素,如紧张、劳累、情绪激动、便秘、感染等。

(4) 注意劳逸结合,当病人进入康复期后可适当进行康复锻炼,锻炼过程中应注意观察有否胸痛、心悸、呼吸困难、脉搏增快,甚至心律、血压及心电图的改变,一旦出现应停止活动,并及时就诊。

(5) 遵医嘱服药,随身常备硝酸甘油等扩张冠状动脉血管的药物,并定时门诊随访。

(6) 教会病人及家属病情突然出现变化时应采取的简易急救措施。

九、急性大面积心肌梗死行急诊 PCI 护理

急性大面积心肌梗死($>40\%$)者多会合并泵衰竭,包括心源性休克和左心衰竭,病情变化迅速,需要尽早开通冠状动脉以挽救濒死缺血的心肌。急诊经皮冠状动脉介入术(PCI)是应用介入方法直接开通闭塞的冠状动脉,是恢复冠状动脉血流最直接、最有效的方法。

(一) 身心评估

配合医生进行病情评估,评估病人的疾病史、用药史、过敏史、手术史、心理状况、配合度。

(二) 护理措施

1. 术前护理

(1) 将病人安置于 CCU 病房,绝对卧床休息。

(2) 使用留置针建立静脉通道,吸氧。

(3) 向病人家属交代 PCI 术的必要性及风险,取得病人配合,解除思想顾虑和恐惧心理,树立信心,确保手术的顺利进行。

(4) 协助医生完成血常规、出凝血时间、凝血酶原时间、肝肾功能、心电图等检查。

（5）口服阿司匹林 300mg，硫酸氢氯吡格雷 300mg。

（6）右侧桡动脉穿刺处禁止任何穿刺、输液或置管。

（7）麻醉方式为局麻，告知病人无需禁食水，术前宜予清淡、易消化饮食，勿过饱、勿过量饮水。

（8）嘱病人介入术前排空大小便，必要时可遵医嘱肌肉注射地西泮 10mg。

2. 术中护理

（1）术中护士应严密观察病人心电监护变化，注意识别恶性心律失常，并积极配合医生处理。

（2）加强对血流动力学的监测，及早识别并配合处理严重低血压状态、急性左心衰等情况，以维护血流动力学稳定。

（3）术中给予肝素应用，持续肝素化。

3. 术后护理

（1）CCU 监护：持续心电、血压监测，严密监测心律、血压、尿量及心电图变化，监测凝血酶原时间、电解质等。

（2）伤口及穿刺侧肢体局部血循环情况的观察及护理：病人卧床休息，桡动脉穿刺者腕部制动，适当活动手指，股动脉穿刺者术侧肢体制动 12h。术后应密切注意穿刺术侧血液循环情况，密切观察桡动脉及下肢足背动脉搏动、皮肤色泽、温度等，如有异常，及时通知医师。观察穿刺处有无渗血、出血及血肿。

（3）术后适量补充液体，交代病人少量多次饮水，一般在最初的 6～8h 内饮水 1000～2000mL，术后 4h 尿量达到 800mL，并遵医嘱给予水化治疗。

（4）严密观察心电、血压等变化。

（5）拔管护理：术后保持平卧，防止术肢活动致鞘管脱落或出血。术后 4h 协助医生拔出动脉鞘管，预先准备抢救及拔管所需物品（无菌手套、无菌纱布、绷带、多巴胺、阿托品），拔管时观察病人有无恶心、呕吐、血压下降、面色苍白、四肢发冷、心动过缓等迷走神经反射亢进症状。密切观察心电、血压变化。拔管后用沙袋压迫 4～8h，指导病人术肢制动 12h。

（6）加强各项基础护理，使病人舒适。

(7) 心理护理：保持乐观平和的心态。

4. 并发症：支架内血栓的观察与护理

(1) 严格抗凝治疗：术后要注意合理的抗凝治疗，严密观察全身及穿刺局部的出血情况。

(2) 术后急性或亚急性支架血栓形成：严密进行心电监护，经常询问病人有无胸闷、胸痛、出汗、心慌等症状，一旦出现上述不适，立即采取必要措施向医师汇报病情，必要时行溶栓治疗，做好紧急行PTCA的各项准备。

（三）健康指导与康复

(1) 定时门诊复查：如出现心肌缺血症状随时复查。

(2) 遵医嘱坚持服用抗凝药物，可有效防止术后血管再狭窄。

(3) 病人术后应注意休息，逐渐增加活动量，切不可操之过急。

(4) 指导病人做好冠心病的二级预防。

十、急性大面积心肌梗死静脉溶栓治疗护理

急性大面积心肌梗死(＞40%)者多会合并泵衰竭，包括心源性休克和左心衰竭，病情变化迅速，需要尽早开通冠状动脉(到达医院30min内开始溶栓)，挽救濒死缺血的心肌。溶栓治疗是指通过静脉注入溶栓剂溶解梗死相关冠状动脉的新鲜血栓。

（一）身心评估

(1) 配合医生进行病情评估，评估病人的疾病史、用药史、过敏史、手术史、心理状况、配合度。

(2) 应特别注意有无溶栓的禁忌证，如近期有活动性出血、心肺复苏术后、严重且未控制的高血压、有出血性脑血管疾病、出血性疾病或有出血倾向、严重肝肾功能障碍、恶性肿瘤等。

（二）护理措施

1. 溶栓前护理

(1) 入住CCU病房，进行心电监护，绝对卧床休息，给予氧气吸入。

(2) 进行全导联心电图、血常规、肾功能、心肌酶谱、肌钙蛋白、

凝血检查。

(3) 使用留置针建立两条静脉通道,遵医嘱口服抗凝药物。

(4) 准备好除颤仪、吸痰器、临时起搏器、心电图机及多巴胺、阿托品、肾上腺素等急救药品。

(5) 配合医生向病人和家属解释溶栓治疗的必要性、疗效及可能出现的并发症。

(6) 溶栓方法:静脉内溶栓:目前常规使用尿激酶 150 万 IU 溶于 100mL 生理盐水,30min 内静滴完毕。还可选用重组组织纤维蛋白溶酶原激活剂(rt-pA)100mg 在 90min 内静脉滴注;辅助用药:溶栓口服抗凝剂肠溶阿司匹林片 300mg 或硫酸氢氯吡格雷 300~600mg,溶栓后配合低分子肝素皮下注射 5~7 日。

2. 溶栓后护理

(1) 观察病人溶栓后胸痛有无减轻。

(2) 观察心梗发病后 8~12h、18~24h 和 48h 三次心肌酶变化。

3. 溶栓成功间接指征

① 胸痛于用药后 2h 内基本消失。

② 心电图抬高的 ST 段于 2h 内回降>50%。

③ 血清 CK-MB 峰值前移至 12~14h 内出现。

④ 溶栓后 2h 内出现再灌注心律失常。

具备以上两项或以上者视为再通(但①和④组合除外)。

4. 并发症的观察与护理

(1) 再灌注性心律失常的观察与护理:溶栓后 3h 内每 30min 进行一次心电图检查,注意心率、心律变化,准备好各种抗心律失常的药物及做好除颤准备,协助医师采取紧急治疗措施。

(2) 低血压的观察及护理:溶栓后每 10min 监测血压的变化,发现病人烦躁不安、面色苍白、皮肤湿冷、大汗淋漓等,应及时报告医生,采取相应措施处理。

(3) 出血的观察与护理:在溶栓治疗过程中,要密切观察病人皮肤黏膜有无出血点、瘀斑、穿刺局部有无出血,注意病人意识、瞳孔的变化,注意观察呕吐物、排泄物的颜色,警惕消化道、颅内出血的发生。

(4) 溶栓后再梗死：病人溶栓后病情无缓解，持续胸痛、烦躁等，或 ST 段再度抬高，提示梗死面积扩大或未通，应尽快行再灌注治疗，急诊行经皮冠状动脉介入治疗。

（三）健康指导与康复

(1) 溶栓后如无并发症发生，24h 后可循序渐进地开始早期活动。

(2) 预防冠心病的危险因素，指导病人戒烟、酒，避免情绪紧张、激动，注意饮食，降低体重，积极控制高血糖、高血压及高脂血症等危险因素。

(3) 嘱病人遵医嘱服药，随身备有硝酸甘油或速效救心丸以便发作时急用，并定期门诊随访。

(4) 进食清淡及富含维生素、优质蛋白质及纤维素的食物，进食不可过快、过饱。

(5) 教会家属简单的心肺复苏技术。

(6) 注意劳逸结合，适当进行康复锻炼。

十一、高血压病护理

高血压是指以体循环动脉压增高为主要表现的临床综合征，是最常见的心血管疾病。分为原发性高血压和继发性高血压两大类。目前，我国采用国际统一标准，即收缩压大于或等于 140mmHg 和舒张压大于或等于 90mmHg，即诊断为高血压，根据血压水平的定义和分类标准，可分为高血压 1 级、2 级、3 级。

（一）身心评估

(1) 询问病人是否有头痛、眩晕、恶心、呕吐、视力模糊等症状，评估头痛的位置及严重程度，有无呼吸困难、疲倦、夜尿多等。

(2) 评估病人的神志、瞳孔、肢体活动度和生命体征情况。

(3) 家族史：询问病人家族中是否有人患有高血压以及其他心血管疾病。

(4) 日常生活形态：了解病人饮食习惯，是否吸烟嗜酒。

(5) 心理状况：是否有紧张和焦虑等情绪。

（二）护理措施

1. 休息与体位

血压不稳定或症状加重时必须卧床休息,卧床休息时将头部抬高。当病人出现恶心、呕吐时,协助病人采取坐位或侧卧位,头偏向一侧。

2. 饮食与排泄

（1）予低盐、低脂、清淡、易消化饮食,少食多餐,忌暴饮暴食,禁烟、酒。

（2）保持大便通畅,勿用力排便。

3. 病情观察

（1）需在固定条件下测量血压,测量前病人需静坐或静卧30min。

（2）当发现病人血压急剧升高,同时出现头痛、呕吐等症状时,应考虑发生高血压危象的可能,注意监测其神志、心率、呼吸、血压等变化。

4. 症状护理

（1）当病人出现明显头痛、颈部僵直感、恶心、颜面潮红等症状时,应让病人卧床休息,并设法去除各种诱发因素。

（2）对有失眠或精神紧张者,在进行心理护理的同时配以药物治疗或针刺疗法。

（3）对有心、脑、肾并发症病人应严密观察血压波动情况,详细记录出入液量,对高血压危象病人应立即通知医师并让病人卧床、吸氧,同时准备快速降压药物、脱水剂等,如病人抽搐、躁动,则应注意安全。

5. 心理护理

了解病人的性格特征和引起精神紧张的心理社会因素,根据病人不同的性格特征给予指导,训练自我控制的能力,同时指导亲属要尽量避免各种可能导致病人精神紧张的因素,尽可能减轻病人的心理压力。

（三）健康指导与康复

（1）保持平衡的心理和乐观的情绪,减轻精神压力,避免过度的喜怒哀乐和激动。

(2) 养成规律的生活习惯,合理安排工作,劳逸结合,充足睡眠。

(3) 合理膳食,提倡低盐、低脂饮食;戒烟限酒,少饮浓茶、咖啡。定期检查血脂,肥胖者需控制体重。

(4) 无明显脏器功能损害者,除保证足够的睡眠外可适当参加体育活动,如散步、做操、打太极拳等,不宜长期静坐或卧床。

(5) 衣裤、领带不宜过紧,弯腰不要过度,不宜突然改变体位。

(6) 冬季应注意保暖,室内温度应适宜,洗澡时避免受凉、水温过高或洗澡时间过长。

(7) 高血压需长期治疗,应定期监测血压,遵医嘱服用降压药,避免突然停药或减药,药效欠佳或出现副作用时需在医生指导下调整用药。老年人降压不宜过快,有脑梗死病史者收缩压宜控制在140~159mmHg。

(8) 异常情况处理:血压升高或过低,突然眼花、头晕、恶心呕吐、视物不清、偏瘫、失语、意识障碍、呼吸困难、肢体乏力等立即就医。

十二、病毒性心肌炎护理

病毒性心肌炎是指由嗜心肌性病毒感染引起的,以心肌非特异性间质性为主要病变的心肌炎,包括无症状的心肌局灶性炎症和心肌弥漫性炎症所致的重症心肌炎。

(一) 身心评估

(1) 询问病人近期(1~4周)内是否有发热、咽痛、全身酸痛、呕吐、腹泻等病毒感染的表现;是否有心悸、胸闷、气促、心前区隐痛、乏力等心脏受累的表现;是否伴有咳嗽、呼吸困难、发绀。

(2) 评估体温、心率、心律、血压、有无心律失常。

(3) 心理状况:是否紧张和焦虑。

(二) 护理措施

1. 休息与体位

急性期需完全卧床休息,取舒适卧位,伴有心力衰竭的病人给予半坐卧位。合并低血压或休克的病人给予去枕平卧,抬高头部和下肢15°～20°。

2. 饮食与排泄

(1) 予高蛋白、高维生素、富于营养、易消化饮食;易少量多餐,避免过饱或食用刺激性饮料及食物;心力衰竭者给予低盐饮食。

(2) 保持大便通畅,勿用力排便。

3. 病情观察

(1) 定时测量体温、脉搏。

(2) 密切观察病人呼吸频率、节律的变化,及早发现有无心力衰竭。

(3) 定时测量血压,观察记录尿量,以及早判断有无心源性休克的发生。

(4) 密切观察心率与心律,及早发现有无心律失常,如室性早搏、不同程度的房室传导阻滞等,严重者可出现急性心力衰竭、心律失常等。

4. 症状护理

(1) 心悸、胸闷:保证病人休息,急性期卧床。按医嘱及时使用改善心肌营养与代谢的药物。

(2) 心律失常:当急性病毒性心肌炎病人出现Ⅲ度房室传导阻滞或窦房结病变引起窦房阻滞、窦房停搏而致阿-斯综合征者,应就地进行心肺复苏,并积极配合医师进行药物治疗或紧急做临时心脏起搏处理(见人工起搏器护理常规)。

(3) 心力衰竭:按心力衰竭护理常规。

5. 心理护理

病毒性心肌炎病人的心理状态随病情的轻重及不同时期、不同年龄、不同文化背景而有所不同。其中,大部分为青少年和儿童,以学生居多,因恐耽误学习而产生焦虑心理,另外,由于暂时脱离集体易产生孤独心理,应多与病人沟通,反复向病人宣教急性期积极治疗的重要性,使病人理解,摆正学习和治疗的关系,还可联系其同学来医院适当探视,以调整病人心态,积极乐观地配合治疗。

（三）健康指导与康复

（1）出院后休息3～6个月，避免劳累。

（2）进食营养丰富、易消化的食物，尤其是补充富含维生素C的食物，以促进心肌代谢与恢复。戒烟、酒。

（3）鼓励病人进行适当的体育锻炼，提高和增强机体抗病能力。

（4）加强饮食卫生，注意保暖，防止呼吸道和肠道感染。

（5）有心律失常者应按医嘱服药，定期随访。

十三、心肌病护理

心肌病亦称原发性或原因不明的心肌病。分为扩张型、肥厚型、限制型、致心律失常型右室心肌病4类。扩张型心肌病可能与病毒、细菌、药物中毒和代谢异常等所致心肌损害以及免疫反应因素有关，肥厚型心肌病可能与遗传因素有关。

扩张型心肌病的主要特征是单侧或双侧心腔扩大，心肌收缩功能减退，伴或不伴有充血性心力衰竭。肥厚型心肌病临床早期无症状，病程进展时，出现心悸、胸痛、呼吸困难、眩晕、晕厥等主要特征。

（一）身心评估

（1）询问病人有无活动后心悸、气促，呼吸困难类型和轻重程度。

（2）评估是否有浮肿、肝大、腹水等心力衰竭体征以及心律失常。

（3）心理状况：是否焦虑和恐惧。心肌病病人一旦确诊，大部分病人预后较差，5年存活率较低，而且反复发作，反复住院，病人和家属均有沉重的心理压力和经济负担。病人易产生焦虑、烦躁、内疚、绝望等不良情绪，家属也因长期照顾病人而身心疲惫。这些不良情绪又成为诱发和加重心衰的因素。

（二）护理措施

1. 休息与体位

根据心功能情况合理安排病人的活动与休息。以左心衰呼吸困难为主的病人，协助取半坐卧位；以右心衰组织水肿为主的病人，应避免下肢长期下垂和某种固定姿势的卧位。

2. 饮食与排泄

（1）低盐、低脂、清淡、易消化饮食，少食多餐，忌暴饮暴食，禁烟、酒。

（2）保持大便通畅，勿用力排便。

3. 病情观察

（1）观察生命体征变化，一旦发生心脏骤停、严重心律失常时，应及时配合抢救。

（2）注意有无栓塞症状表现，如肺栓塞时可出现咯血、胸痛、呼吸困难、发绀等；脑栓塞时可出现神经精神症状及运动障碍；肾栓塞时可出现血尿、腰痛；肢体动脉栓塞时可出现皮肤温度下降、面色苍白、动脉搏动减弱或消失。

（3）心力衰竭者按心力衰竭护理常规护理；心律失常者按心律失常护理常规护理。

（4）严密观察病情变化，防止猝死的发生。

4. 用药护理

（1）心肌病变时对洋地黄类药物敏感，应用剂量宜较小，并注意毒性反应，或使用非强心甙正性肌力药物。

（2）应用利尿剂期间必须注意电解质平衡。

（3）在使用抑制心率的药物或电转复快速型心律失常时，应警惕同时存在病窦综合征的可能。

（4）在应用抗心律失常药物期间，应定期复查心电图。

（5）在使用抗凝药期间，应注意出血表现，定期复查出、凝血时间及凝血酶原时间。

5. 症状护理

（1）呼吸困难：按心力衰竭呼吸困难护理常规护理。

（2）水肿：按心力衰竭水肿护理常规护理。

6. 心理护理

护士应多与病人沟通，向病人宣教不良心理对疾病的影响，关心体贴病人，评估病人产生不良心理的原因，根据病人的性格特点，采取不同的心理护理措施，如请治疗效果好、乐观的病人现身说法，让亲人陪伴等。

(三) 健康指导与康复

(1) 心理指导：避免焦虑、悲观心理，正视疾病，增强信心，积极配合治疗，以利于康复。

(2) 休息与活动：注意休息，减轻心脏负荷，根据心功能分级进行休息与活动，进行适当的康复运动。心功能Ⅲ级以上须绝对卧床休息，病情好转后再逐渐增加活动量，根据病情制订作息时间表。

(3) 给予低钠、低脂、易消化食物，多食新鲜蔬菜和水果，忌烟、酒、浓茶、咖啡；少食多餐，避免过饱；保持大便通畅，以避免因用力排便而增加心脏负担。

(4) 进行呼吸功能锻炼，避免上呼吸道感染。

(5) 坚持长期服药，勿擅自加减药、停药，服药后出现不适，应立即报告医生及时处理。

(6) 定期随访。

十四、感染性心内膜炎护理

感染性心内膜炎是指各种病原微生物经血流侵犯心内膜（心瓣膜）或邻近的大血管内膜所引起的一种感染性炎症。局部赘生物形成是其特征之一，以心瓣膜受累最为常见。致病菌以细菌、真菌多见，亚急性感染以草绿色链球菌为常见。急性者主要由金黄色葡萄球菌引起，临床分为急性和亚急性两类。

临床表现为急性者呈现爆发性败血症过程，高热、寒战、呼吸急促，常诉头、胸、背和肌肉关节痛，常见突发心力衰竭。亚急性起病隐匿，会出现全身不适、软弱无力、食欲不振和体重减轻等非特异性症状；呈现弛张性低热，体温低于39℃，午后和晚上高热，伴寒战和盗汗、头痛、背痛和肌肉关节痛。

(一) 身心评估

(1) 了解病人有无风湿性心瓣膜病和先天性心血管病；询问病人是否近期行拔牙、扁桃体摘除、泌尿系器械检查等；是否做过心脏起搏器安装术或心血管支架植入术。

(2) 了解病人是否发热,发热的程度和热型,有无寒战、盗汗、头痛、背痛和肌肉关节痛等。

(3) 评估有无瘀点、指(趾)甲下线状出血、Osler 结节、Roth 斑、Janeway 损害。

(4) 心理状况:是否有紧张和焦虑等不良情绪。

(二) 护理措施

1. 休息与体位

保持室内温度适宜,卧床休息,保持舒适体位。

2. 饮食与排泄

(1) 进高蛋白、高热量、高纤维素、易消化饮食,少食多餐,忌暴饮暴食、禁烟、酒。

(2) 保持大便通畅,勿用力排便。

3. 病情观察

(1) 观察发热及其伴随症状,高热时按高热护理常规护理。

(2) 观察病人的生命体征、意识状态及胸痛的部位、性质及呼吸困难的程度,有无心脏压塞的表现。

(3) 注意皮肤黏膜有无出血点及瘀斑、指(趾)甲下线状出血、Osler 结节、Roth 斑、Janeway 损害。

(4) 注意观察有无动脉栓塞,其中以脑和脾栓塞最为常见,以心、肺和脑栓塞危险性较大,其他还有肾、肠系膜和肢体等部位的栓塞,若有腰痛、胸痛、意识障碍等症状应及时处理。

(5) 注意有无呼吸困难、水肿、咳嗽、尿量减少等心功能不全表现,心力衰竭时按心力衰竭护理常规护理。

(6) 长期使用抗生素应注意有无霉菌感染。

(7) 正确采集血标本,并观察结果。

4. 用药护理

(1) 根据血培养和药敏试验结果选用敏感的抗生素。

(2) 长期、大剂量静脉应用抗生素时,应严格遵医嘱用药,用药过程中注意观察药物疗效及不良反应。

(3) 注意保护静脉,可使用静脉留置针。

5. 症状护理

（1）发热：监测体温，观察体温的动态变化，配合医生选择血培养采血的最好时机。体温＞39℃时，应给予物理降温如温水擦浴等，并做好口腔护理，预防继发感染；体温下降过程中，出汗较多，应及时为病人更换衣服和床单，以防受凉。

（2）栓塞：叮嘱病人不可过度活动，以免因剧烈运动引起心脏内栓子脱落而导致栓塞。同时观察病情，有异常及早报告医生并协助处理。

6. 心理护理

本病的治疗时间较长，费用较高，易发生栓塞、心衰等并发症，且预后不良，病人及家属心理压力大，易产生焦虑、消极等不良情绪。护士应多与病人及家属进行沟通，告知本病病程较长，需坚持治疗，才能彻底治愈。做好安抚工作和日常生活指导，使病人树立战胜疾病的信心。同时告诫病人切忌情绪激动，以免心跳加速，心脏收缩过度，促使赘生物脱落。

（三）健康指导与康复

（1）指导病人保持口腔清洁，防止感染。嘱病人饭前、饭后漱口。施行口腔手术，如拔牙、扁桃体摘除术或其他侵入性检查和手术前，应告诉医生自己有心内膜炎病史。

（2）注意防寒保暖，避免感冒；避免剧烈运动和干重体力活，可适当进行锻炼，增强抵抗力。

（3）进食高蛋白、高热量、高纤维素、易消化饮食，禁烟、酒及刺激性强的食物。

（4）保持大便通畅，养成良好的排便习惯。多食含粗纤维的食物，如蔬菜、水果、杂粮等。

（5）按医嘱定期服药，定期复查，出现腰部不适、腰痛、胸痛或咯血等及时就诊。

十五、心包炎护理

心包炎是指心包脏层和壁层的炎症。分为急性和慢性两类。主要是由病毒、转移性癌肿、结核、细菌(化脓)性心肌梗死、风湿病、黏液性水肿、尿毒症、血液系统疾病及理化因素损伤等原因所致。急性心包炎临床以胸痛、呼吸困难、发热、干咳、嘶哑、吞咽困难及心包摩擦音为主要特征。

(一)身心评估

(1)评估病人是否有胸痛及胸痛的程度;是否有呼吸困难及呼吸困难出现的时间及程度;是否有声嘶、干咳或吞咽困难;是否有上腹部闷胀不适、下肢水肿;是否有心包摩擦音等。

(2)心理评估:是否有紧张和焦虑等不良情绪。

(二)护理措施

1. 休息与体位

根据病情协助病人采取不同的卧位,如病人呼吸困难明显时,采取半坐卧位或前倾坐位。

2. 饮食与排泄

(1)给予高热量、高蛋白、高维生素饮食,限制钠盐摄入。少食多餐,忌暴饮暴食,禁烟、酒。

(2)保持大便通畅,勿用力排便。

3. 病情观察

(1)急性心包炎病人主要表现为心前区尖锐剧痛或沉重闷痛。可放射至左肩,疼痛可随呼吸或咳嗽加剧,有典型的心包摩擦音。应十分重视病人的主诉并及时给予处理。

(2)呼吸困难为急性渗出性心包炎最突出的症状,也是慢性缩窄性心包炎最主要的症状。护理人员应密切观察病人呼吸频率及节律,及时报告医师。有大量积液时可在左肩胛骨下出现浊音及左肺受压迫所引起的支气管呼吸音,称心包积液征。

(3)当病人出现心脏压塞征象时可出现心动过速、血压下降、脉压变小及静脉压明显上升,如心排出量显著下降可引起急性循环衰竭、休克。亚急性或慢性心脏压塞表现为因体循环静脉瘀血而引起的颈静脉怒张、静脉压升高、奇脉等。

4. 用药护理

(1)遵医嘱给予解热镇痛药,注意观察有无胃肠道症状、出血等不良反应。

(2) 疼痛剧烈者,可应用吗啡类药物,观察有无副作用。

(3) 应用抗结核、抗菌、糖皮质激素及抗肿瘤等药物治疗时,应做好相应观察与护理。

5. 症状护理

(1) 心包积液:护理人员应积极做好心包穿刺术准备,并做好对病人的解释工作,协助医师进行心包穿刺及做好术后护理。

(2) 疼痛护理:评估疼痛的部位、性质及其变化情况,指导病人卧床休息,勿用力咳嗽、深呼吸或突然改变体位,以免引起疼痛加剧,遵医嘱使用镇痛剂,观察药物不良反应。

6. 心理护理

护士应了解病人及家属的心理状态,及早发现问题,并根据病人病情、性格特点及个人需求采取针对性措施,帮助病人及家属消除不良心理,增强战胜疾病的信心。

(三) 健康指导与康复

(1) 强调充分休息、加强营养、坚持长期服药治疗的重要性。

(2) 告知病人坚持足够疗程药物治疗的重要性,不要擅自停药,防止复发。

(3) 选择高热量、高蛋白质、高维生素、易消化饮食,以增强抵抗力。

(4) 鼓励病情稳定者参加力所能及的社交活动,有利于病人不良情绪的释放;症状明显者应注意卧床休息。

(5) 避免受凉,预防呼吸道感染。

(6) 对缩窄性心包炎病人,讲明行心包切除术的重要性,解除思想顾虑,尽早接受手术治疗。

(7) 定期门诊随访,复查超声心动图、心电图等,长期进行抗结核治疗者需复查肝肾功能,出现异常情况及时就诊。

十六、主动脉夹层护理

主动脉夹层是主动脉内的血液经内膜撕裂口流入囊样变性的中

层,形成夹层血肿,随血流压力的驱动,逐渐在主动脉中层内扩展,是主动脉中层的解离过程。

分型:最常用的分型或分类系统为 De Bakey 分型,根据夹层的起源及受累的部位分为三型:

Ⅰ型:夹层起源于升主动脉,扩展超过主动脉弓到降主动脉,甚至腹主动脉,此型最多见。

Ⅱ型:夹层起源并局限于升主动脉。

Ⅲ型:病变起源于降主动脉左锁骨下动脉开口远端,并向远端扩展,可直至腹主动脉。

(一) 身心评估

(1) 询问病人疼痛的部位、性质、强度、诱因、持续时间及缓解方式,近期服用的药物。

(2) 评估病人的神志、心率、心律、血压等生命体征情况以及有无皮肤湿冷或出汗。

(3) 家族史:询问病人家族中有无高血压,其他心血管疾病。

(4) 疾病史:询问病人有无高血压、高血脂、高血糖等疾病。

(5) 日常生活形态:了解病人饮食习惯,特别是摄盐习惯和饮食种类;是否吸烟,了解开始吸烟的时间、每日吸烟量。

(6) 心理状况:是否有紧张和焦虑等不良情绪;性格类型。

(7) 运动状况:了解是否参加规律性运动,运动的种类、每周运动次数、每次运动持续时间和强度。

(二) 护理措施

1. 休息与体位

保持室内温度适宜,卧床休息,保持舒适体位。予以 24h 监护,室内配备必要的抢救措施,嘱病人严格卧床,尽可能减少活动,以免导致血压升高及夹层进一步撕裂。限制探视人员,保持病房安静,一切生活护理由护理人员协助。

2. 饮食与排泄

(1) 予清淡、易消化、富含维生素的流质或半流质饮食,避免过饱或食用刺激性食物。

(2) 保持大便通畅，勿用力排便。

3. 病情观察

(1) 本病的急性胸痛为首要症状，可产生多系统血管的压迫，导致组织缺血或夹层破入某些器官，引发多种症状。

(2) 心电监护：进行 24h 持续监护，监测血压、心律、心率及出入液量平衡，凡有心衰或低血压者还应监测中心静脉压、肺毛细血管楔压和心排血量。

(3) 给予强化的内科药物治疗，升主动脉宜急诊外科手术，降主动脉夹层范围不大且无特殊血管并发症时可实行内科药物治疗，若症状不缓解或发生特殊并发症应立即行介入或手术治疗。

4. 对症处理

(1) 疼痛。为胸背部撕裂样疼痛，伴有虚脱表现，嘱病人绝对卧床休息，强效镇静或镇痛，注意观察疼痛的时间、性质、程度、部位，必要时静脉注射较大剂量吗啡或冬眠治疗（杜冷丁 100mg＋异丙嗪 50mg＋氯丙嗪 50mg）。

(2) 休克与血压、心率变化。病人常出现颜面苍白、大汗淋漓，皮肤湿冷、脉搏细速甚至消失，血压下降程度与上述症状表现不平行，某些病人可因剧痛引起血压增高。严重的休克见于主动脉夹层破入胸膜腔大量内出血时。低血压多数由心脏压塞或急性重度主动脉瓣关闭不全所致。治疗的目的是降低心肌收缩力，减慢左室收缩速度和外周动脉压，遵医嘱予以硝酸甘油或硝普钠静脉应用控制血压，予 β 受体阻滞剂应用控制心室率，目标是使收缩压控制在 100～120mmHg，心室率控制在 60～70 次/min。

(3) 其他系统损害，由于夹层血肿的扩展，可压迫临近组织或波及主动脉大分支，从而出现不同的症状与体征，致使临床表现错综复杂。

5. 用药护理

(1) 应用硝普钠时注意，硝普钠是一种速效、强效的血管扩张剂，应使用微量泵给药，以便精确控制给药速度，达到合理降压效果。药液不稳定，遇光易分解，故药液应该新鲜配制，给药时应该避光，配置好的药液使用时间不超过 6h。

(2)人工冬眠时须专人护理,密切观察血压、脉搏、呼吸、意识、瞳孔、肢体活动等,保持呼吸道通畅。

6. 心理护理

对主动脉夹层的发生,不同病人会表现出不同的反应,焦虑、害怕、恐惧是病人常表现出的心理问题。护理人员应了解病人的心理状况,主动倾听病人的陈述,亲切安慰病人,缓解病人的各种不良情绪。

7. 介入治疗护理

按介入治疗护理常规护理。

(三)健康指导与康复

(1)有高血压的病人,应每天至少监测血压变化2次,采用健康的生活方式,合理地应用药物,控制血压在正常的范围。

(2)合理调整饮食,控制进食量,忌辛辣刺激性食物及烟、酒。

(3)保持大便通畅。

(4)定期随访,出现胸痛、血压升高、心率增快等症状应及时就医。

十七、心包穿刺术护理

心包穿刺是指用心包穿刺针经体表穿入心包腔内,从而得到一定量的心包积液,并对后者进行化验,以明确疾病的性质;或对急、慢性心脏压塞的病人进行穿刺抽液,以缓解压塞症状;或对慢性化脓性心包炎进行治疗,抽出浓液,注入抗生素等。目的:① 检查心包积液的性质,以协助诊断;② 引流心包腔内积液,减轻心包压塞症状;③ 心包腔内注射药物。

(一)身心评估

(1)配合医生进行病情评估,评估病人的疾病史、用药史、过敏史、手术史、心理状况、配合度。

(2)行心脏超声检查,定位并标记穿刺点,确认穿刺部位。

(二)护理措施

1. 术前护理

(1)用物准备:常规消毒治疗盘1套、心包穿刺包、引流袋、手套、利多卡因、无菌试管、量杯、心电监护仪、抢救药品及器械等。

(2) 病人准备。

(3) 向病人说明穿刺的目的和注意事项,必要时给予镇静剂。

(4) 术前嘱病人排便。

2. 术中护理

(1) 携用物至床旁,进行沟通解释,消除病人紧张情绪。

(2) 建立静脉通道,以备抢救之用。

(3) 协助病人取坐位或卧位。

(4) 穿刺点局部常规消毒,严格无菌操作。

(5) 打开穿刺包及无菌手套,配合医师穿刺,给予利多卡因局部麻醉,穿刺成功后给予妥善固定导管。

(6) 首次抽液不超过100mL,以后再抽渐增至300~500mL,抽液速度要慢,过快过多抽液可使回心血量增加导致肺水肿,抽液如为鲜血应立即停止抽吸。

(7) 术中嘱病人勿咳嗽和深呼吸。予以心电监护,注意观察神态、血压、脉搏、呼吸及面色的变化。

3. 术后护理

(1) 抽液结束后,如治疗需要,可注入药物,术毕拔除针头,覆盖无菌纱布,用胶布固定。如留置导管则做好导管护理。

(2) 整理用物,记录抽出液量及颜色、性质,及时送检。

(3) 术后嘱病人绝对卧床4h,每30min测心率、脉搏、血压、呼吸一次,至平稳。

(4) 密切观察术后病人神志、面色、血压、心率、心律等变化,谨防休克的发生。

十八、人工心脏起搏器安置术护理

人工心脏起搏是一种医用电子仪器,它通过发放一定形式的电脉冲,刺激心脏,使之收缩和激动,即模拟正常心脏的冲动形成和传导,以治疗由于某些心律失常所致的心脏功能障碍。主要用于治疗缓慢的心律失常,也可通过超速抑制治疗异位快速心律失常。

(一)身心评估

配合医生进行病情评估,评估病人的疾病史、用药史、过敏史、手术史、心理状况、配合度。

(二)护理措施

1. 术前护理

(1)用物准备:常规消毒治疗盘1套、起搏器器械包、起搏器敷料包、起搏器(检查其性能,如对脉冲发放器、起搏导管、电池、相关电极及接头插件进行测试)、手套、利多卡因、心电监护仪、除颤器、吸引器、气管插管、呼吸机及氧气、各种急救药品。

(2)病人准备:

① 向病人及其家属做好解释工作,解除其顾虑及紧张情绪,以取得其配合。

② 根据医嘱做抗生素过敏试验,训练床上排便。

③ 术前可适量进食,排空大小便,术前30min给镇静剂。

④ 建立静脉通道,吸氧。

⑤ 完成各种化验、心电图检查。

(3)环境准备:如床边做紧急临时起搏,术前病室内进行紫外线照射消毒,准备X线光机。

2. 术中护理

(1)病人平卧,按常规消毒手术部位皮肤。

(2)临时起搏常选择右侧股静脉穿刺。永久起搏选用静脉切开,锁骨下静脉穿刺。

(3)协助医生,单腔起搏器将电极导管送至右心室心尖部心内膜下,双腔起搏器另一根电极导管送至右心耳处,之后连接起搏器配合固定导管。

(4)术中严格无菌操作。持续心电监护,注意观察起搏信号、有无心脏停搏和室性心律失常的发生。

(5)手术结束后用无菌纱布覆盖包扎,再以沙袋压迫8~12h。

(6)护送病人至病房,详细交代术中情况,安置起搏器的类型、起搏阈值及频率。

3. 术后护理

(1) 术后应将病人安置在 CCU,安置永久起搏器者,应绝对卧床 1～3 日,术侧肢体肩关节制动 24h,勿用力咳嗽,第 2～3 日肩关节可做 20°～30°活动,禁止安置起搏器侧的肢体上抬超过头部或负重。安置临时起搏器者,应绝对卧床休息,且术侧肢体避免屈曲和活动过度,禁忌牵拉起搏导线。

(2) 心电监护 2～3 日。如病情不稳定、心律不齐或停搏,可适当延长心电监护时间。

(3) 术后遵医嘱常规应用抗生素,术后第二天换药一次,以后视伤口情况换药,注意伤口有无渗血及局部感染情况,一般术后 7～10 日拆线。

(4) 密切观察生命体征,详细填写临床护理记录单。

4. 并发症的观察与护理

密切观察并发症:如感染、起搏器故障、电极移位、偶有心脏穿孔(出现心包摩擦音、心包填塞症状)、膈肌收缩引起呃逆、血栓形成栓塞、切口出血、血肿等,应早期预防,及时发现及时处理。

(三) 健康指导与康复

(1) 嘱病人外出时随身携带急救药品和起搏器登记卡,以便发生意外时及时就诊。

(2) 指导病人学会自测脉搏,远离强磁场、高压电变压器、电视台发射站等场所,以免引起起搏器故障。

(3) 指导病人雷雨天气减少外出,装有起搏器的一侧上肢应避免过度用力或幅度过大的动作。

(4) 定期复查心电图,监测起搏器的安置和起搏功能。

十九、心脏电复律护理

电复律是利用短暂高能量的脉冲电流通过心肌,使所有心肌纤维在瞬间同时除极,消除异位快速性心律失常,尤其是对药物治疗无效者(如转复心室颤动、心房颤动和扑动、室性和室上性心动过速),可使之恢复窦性心律。

(一) 身心评估

评估病人的疾病史、神志、心电图表现、前胸部皮肤。

(二) 护理措施

1. 电复律种类与能量选择

(1) 直流电非同步电除颤：临床上用于心室颤动，能量选择在200～360J。

(2) 直流电同步电复律。适用与除心室颤动以外的快速型心律失常。心房颤动：单相波——200J、双相波——120～200J；房扑：50～100J；室速：100～200J。

2. 操作前护理

(1) 用物准备：除颤仪、心电监护仪、抢救车、各种急救药、抗心律失常药、氧气、硬板床或心脏按压板、生理盐水纱布、导电糊。

(2) 病人准备：

① 择期电复律者应安置在单独房间，无电磁波干扰，并做好解释工作，消除其恐惧心理，以取得合作。

② 服用洋地黄类药物者，术前1～2日停药。

③ 纠正低钾和酸中毒。

④ 建立静脉通道，吸氧。

⑤ 记录心电图，了解心律失常的类型。

3. 操作中护理

(1) 病人睡硬板床(或垫心脏按压板)，解开衣领、腰带。

(2) 检查及调试除颤仪(试机、充电、检测机内放电及同步性能)。

(3) 给予病人地西泮静脉注射，紧急除颤无需注射，严密观察病人生命体征。

(4) 涂上导电糊，将两电极板分别置于并紧贴病人胸骨右缘第二肋间和心尖部。选择同步或非同步后，按需充电，操作者避免接触床边，以9～13kg的力量按压并放电。

(5) 放电后立即进行心电图记录和血压测量。

4. 操作后护理

(1) 连续监护心律、心率、呼吸、血压，每5～10min测量一次，直至平稳,并给予吸氧。

(2) 观察病人神志、面色及肢体活动情况,并作记录。

(3) 卧床休息1~3日,给予高热量、高维生素、易消化饮食,保持大便通畅。

(4) 注意观察有无高钾血症、肺水肿、心律失常、栓塞、低血压和皮肤灼伤等并发症。

(5) 观察抗心律失常药物的副作用,对术前作抗凝治疗者,术后仍需给药,并作凝血监测,观察有无出血倾向。

5. 并发症的预防及护理

(1) 皮肤灼烧:电击时电极板均匀涂抹导电糊,要与皮肤充分接触,勿留间隙。如发生皮肤灼伤,给予换药处理。

(2) 心肌损伤:应合理选择电击能量和次数。

(3) 心律失常:按医嘱应用药物控制心率及预防心律失常复发,根据心律失常的类型选择是否再次除颤。

(4) 栓塞:怀疑有血栓者,遵医嘱抗凝治疗,观察局部血液循环情况。

二十、心导管射频消融术护理

射频消融术是经外周血管插管,将射频消融导管送至心脏内的特定部位,在局部产生阻抗性热效应,使局部心肌细胞干燥性坏死,从而达到治疗各种快速性心律失常的目的。

(一) 身心评估

评估病人的疾病史、用药史、手术史、过敏史、心率、血压、心律失常的类型、配合度。

(二) 护理措施

1. 术前护理

(1) 向病人及家属解释治疗的目的及易发生的问题,消除其紧张情绪,取得配合。

(2) 术前常规检查血常规、血小板、出凝血时间、肝肾功能、电解质、心肌酶谱等。

(3) 药物准备：ATP、异丙肾上腺素、利多卡因、肝素、常规抢救药品。

(4) 物品准备：手术敷料、多导射频仪、消融导管、标测电极、电极导管、除颤仪、临时起搏器、氧气、电动吸引器、气管插管等抢救仪器。

(5) 在左侧肢体建立静脉通道。

(6) 遵医嘱术前 30min 给予地西泮 10mg 肌肉注射。

2. 术中护理

(1) 取平卧位，保持静脉通道通畅。

(2) 密切观察生命体征变化。

(3) 给予心电监护，以观察有无心律失常，并记录心电图变化。

(4) 如动脉穿刺者，术中遵医嘱按时按量给予肝素应用。

3. 术后护理

(1) 单纯穿刺股静脉者术后平卧 4~6h，术肢伸直；穿刺股动脉的病人，先用手加压 30min，后用绷带、纱布加压包扎 12~24h，并用沙袋压迫 6~8h，平卧位 12h。

(2) 病情观察：

① 观察病人生命体征变化，注意有无气胸、心包压塞等并发症的发生。

② 持续心电监护，及时发现和记录心律失常。

③ 观察切口有无渗血，防止血肿发生，注意足背动脉搏动，防止上下肢动脉血栓及脉管炎的发生。

④ 加强穿刺处皮肤护理，避免发生感染。

(3) 常规服用抗凝药，如阿司匹林。

(4) 给予富含纤维素、蛋白质的食物。

(三) 健康指导与康复

(1) 消融成功后停用所有抗心律失常药物；遵医嘱继续服用抗凝药。

(2) 出院后不要负重或剧烈运动。如有心悸、胸闷等症状时，应及时就医，行心电图检查。

二十一、主动脉球囊反搏术护理

主动脉球囊反搏术(IABP)是一种以左心室功能辅助为主的循环辅助方式,是通过穿刺股动脉将一球囊导管放置在降主动脉起始下方1～2cm处,球囊在心脏舒张期快速充气以增加冠状动脉的灌流,增加冠状动脉血流以辅助功能衰竭的心脏,改善心肌供血、供氧,减轻心脏负担,改善左心室功能。

(一) 身心评估

配合医生进行病情评估,评估病人的疾病史、用药史、过敏史、手术史、心理状况、配合度及各项生命体征。

(二) 护理措施

1. 术前护理

(1) 向病人及家属做好解释,说明手术的必要性、有效性和安全性,以消除顾虑,并指导病人如何配合。

(2) 物品准备:手术衣、无菌纱布、无菌手套、主动脉球囊反搏泵、股动脉穿刺包、肝素盐水、球囊测压装置、IABP导管1套、供气装置,检查相关设备保证其处于正常工作状态,并准备好急救药品和仪器,如除颤仪等。

(3) 配合医生完善各项检查,如血常规、电解质、凝血指标等。

(4) 遵医嘱做好抗生素过敏试验。

(5) 清洁穿刺部位皮肤并消毒。

(6) 了解双侧股动脉及足背动脉搏动情况。

(7) 遵医嘱应用镇静等药物。

2. 术中护理

(1) 密切监测生命体征:连接心电监护,观察病人心率、心律、血压,关注病人主诉,如有胸闷、胸痛、呼吸困难、心率失常及栓塞表现,通知医生,停止操作。

(2) 建立静脉通路,协助术者消毒穿刺部位,铺无菌单。

(3) 固定导管及三通外连接管,防止导管脱位、打折或扭曲,保持气囊管道通畅。

（4）记录IABP前病人生命体征、心率、心律、心排出量、心脏指数等相关指标，以利于术后评价效果。

3. 术后护理

（1）心理护理：多与病人交流，安慰病人，以消除其顾虑。

（2）保持正确的体位：病人绝对卧床休息，取平卧位，穿刺侧下肢伸直，避免弯曲，床头抬高<30°。

（3）球囊导管护理：严密观察病人球囊导管有无打折、移位、脱落情况。每次操作后检查球囊导管是否移位，确保导管正常位置。使用肝素盐水通过换能器每小时匀速持续冲洗中心腔，保持导管通畅，以免形成血栓，注意严格无菌操作，每日消毒导管穿刺部位周围皮肤，更换敷料并检查穿刺处有无红肿、渗血情况。

（4）观察IABP辅助循环运行情况：严密观察动脉收缩压、舒张压、平均压、反搏压与波形，使反搏压维持高于血压10～20mmHg。持续心电监护，严密观察心率、心律及QRS波形变化，维持病人心率80～100次/min，如过快或过慢立即查找原因并处理。记录病人24h出入量，监测血电解质、尿比重、酸碱平衡情况，严格控制输液速度和量，以免增加心脏前负荷，加重病情。

（5）正确使用抗凝治疗：在应用肝素抗凝治疗过程中，定时抽血监测激活全血凝固时间（ACT），根据ACT值遵医嘱调节肝素的用量，同时观察病人尿液颜色，并注意穿刺处有无渗血，牙龈、鼻、粘膜、皮下出血情况及有无柏油样便。

（6）末梢循环状态的监测：观察病人双侧足背动脉搏动及皮肤温度情况，如果发现异常及时汇报医生。

（7）加强基础护理与营养支持：

① 循环稳定的病人应每2h翻身及拍背一次。预防肺炎，肺不张等肺部并发症。

② 预防发生压疮。

③ 确保肢体处于功能位置，防止关节强直，促进血液循环，防止血栓。

④ 加强营养，配合医生给予鼻饲或静脉高营养。保持室内安静，限制探视，加强生活照护。

(8) 拔管撤机:循环稳定,血流动力学参数平稳 12h,且全身情况得以改善即拔管撤机。拔管前先将球囊反搏比率减至 2∶1,观察数小时无异常即可拔管撤机。拔管后立即用无菌纱布按压穿刺部位≥30min,加压包扎,用沙袋压迫 6～8h,并注意观察局部渗血情况。撤除沙袋后,该侧肢体避免用力或负重,并继续观察局部有无出血、血肿形成及肢体远端血运情况。

4. 并发症的预防与护理

(1) 心肺功能不全的预防:

① 观察并保持稳定的血压:注意调整使用正性肌力药物,并根据血压回升情况逐渐适时地减量至停用。

② 预防及纠正心律失常,注意防止术后机体缺氧或缺血加重。保持血液容量平衡、呼吸道通畅以及纠正电解质紊乱。

(2) 下肢动脉栓塞的预防:

① 及时检查置管一侧下肢的动脉搏动,观察下肢皮肤的颜色、温度、感觉及下肢周径等变化并与对侧比较。

② 将置管一侧下肢垫高,每 4h 进行一次下肢功能锻炼。

③ IABP 病人的半卧位应小于 45°,避免屈膝、屈髋引起的球囊管打折。

④ IABP 病人需要抗凝治疗。抗凝治疗前遵医嘱监测 ACT,抗凝治疗后观察有无出血或凝血现象。

⑤ 避免导致停搏交替或停搏的因素,如触发不良,循环波动引起的低反搏压,1∶3 IABP 大于 8h 或停搏超过 30min 而未及时拔管等。

(3) 局部感染的预防:

① 球囊管置管处的局部观察:每日更换敷料的同时检查穿刺局部有无渗血、红肿或分泌物。敷料污染时应及时更换。

② 观察每日体温、血象的动态变化。

③ 观察应用各类抗生素的效果,效果不佳时应及时报告医生。

(4) 球囊破裂的预防:

① 密切观察有无顽固性低反搏压;置管外侧管道内有无血液流出。

② 发生上述两种情况应及时报告医生,立即停止 IABP,行撤管处理,如有必要协助医生更换新管再行置入。

(三)健康指导与康复

(1)定期门诊复查:如有心悸、胸闷等症状时,应及时就医,行心电图检查。

(2)病人术后注意休息,逐渐增加活动量,不要负重或剧烈运动。

(3)积极配合医生治疗原发疾病。

二十二、冠状动脉造影术护理

冠状动脉造影术是指经皮穿刺外周动脉将冠状动脉造影管送至主动脉根部或左右冠状动脉开口处,推注造影剂,用 X 线机连续摄像。它可以清楚显示心脏冠状动脉结构,为冠心病的诊断、治疗方案的选择和预后判断提供科学依据。

(一)身心评估

配合医生进行病情评估,评估病人的疾病史、用药史、过敏史、手术史、心理状况、配合度及各项生命体征。

(二)护理措施

1. 术前护理

(1)心理护理:讲解介入治疗的目的、方法及重要性,使病人配合手术。

(2)协助医生完成血常规、出凝血时间、凝血酶原时间、肝肾功能、心电图、心脏超声、胸片等检查。

(3)维护桡动脉血管及皮肤的完整性,穿刺处禁止任何针刺、输液或置管;同时做好双侧腹股沟、会阴部备皮准备。

(4)建立静脉通路,留置静脉套管针。

(5)手术当日可正常进食,但不可过饱。

(6)指导病人床上排便,训练病人深呼吸、憋气及咳嗽动作。

(7)术前 30min 遵医嘱肌肉注射地西泮 10mg。

2. 术中护理

(1) 协助病人去枕平卧位,吸氧。

(2) 连接心电监护,保持静脉通畅。

(3) 病情观察,询问病人主诉,观察有无低血压及心律失常的发生。

3. 术后护理

(1) 伤口及穿刺侧肢体局部血循环情况的观察及护理:行桡动脉穿刺者术后根据病人情况采取合适体位,腕部制动,不可弯曲负重,手指可适量活动,穿刺侧手腕 3 日内勿在穿刺侧肢体行血管穿刺、测量血压等动作;行股动脉穿刺者术后病人绝对卧床休息 12h,术侧肢体制动。术后应严密观察穿刺侧肢体血运情况,密切观察桡动脉及下肢足背动脉搏动、皮肤色泽、温度等情况,如有异常,及时通知医生。观察穿刺处有无渗血、血肿。

(2) 术后适当补充液体,交代病人适量饮水,无心衰的病人术后当天饮水量为 1500mL,观察病人排尿情况。

(3) 严密观察病人心率、心律、血压等变化。

(4) 观察病人有无局部渗血及血肿、低血压、尿潴留、消化道出血及皮肤黏膜出血等并发症。

(5) 加强各项基础护理工作。

(6) 心理护理,嘱其保持乐观平和心态。

(三) 健康指导与康复

(1) 预防冠心病的危险因素,指导病人戒烟、酒,避免情绪紧张、激动,注意饮食,降低体重,积极控制高血糖、高血压及高血脂等危险因素。

(2) 定时门诊随访,复查血常规、肝肾功能、血脂等,如有不适及时就医。

(3) 嘱病人遵医嘱服药,随身备硝酸甘油或速效救心丸,以便发作时急用。

(4) 进食清淡及富含维生素、优质蛋白及纤维素的食物,进食不宜过快、过饱、限制甜食及高脂饮食,忌烟、酒。

二十三、经皮冠状动脉介入治疗护理

经皮冠状动脉介入治疗(PCI)是用心导管技术疏通狭窄甚至闭塞的冠状动脉管腔,从而改善心肌的血流灌注的方法,包括经皮冠状动脉腔内成形术(PTCA)、经皮冠状动脉内支架植入术、冠状动脉内旋切术、旋磨术和激光成形术。其中,PTCA 和支架植入术是冠心病的重要治疗手段。

(一) 身心评估

配合医生进行病情评估,评估病人的疾病史、用药史、过敏史、手术史、心理状况、配合度及各项生命体征。

(二) 护理措施

1. 术前护理

(1) 心理护理:讲解介入治疗的目的、方法及重要性,使其配合手术。

(2) 协助医生完成血常规、出凝血时间、凝血酶原时间、肝肾功能、心电图、心脏超声、胸片等检查。

(3) 术日晨口服阿司匹林 300mg、硫酸氢氯吡格雷 300mg,继续服用硝酸酯类药物和钙离子通道拮抗药。

(4) 维护桡动脉血管及皮肤的完整性,穿刺处禁止任何针刺、输液或置管。建立静脉通道,留置静脉套管针。

(5) 手术当日可正常进食,但不可过饱。

(6) 指导病人床上排便,训练病人深呼吸、憋气及咳嗽动作。

(7) 术前 30min 遵医嘱肌肉注射地西泮 10mg。

2. 术中护理

(1) 协助病人平卧位、吸氧。

(2) 连接心电监护,保持静脉通畅。

(3) 术中给予肝素应用,持续肝素化。

(4) 病情观察:询问病人主诉,观察有无低血压及各种心律失常的发生。

3. 术后护理

(1) 穿刺侧肢局部血循环情况的观察及护理:行桡动脉穿刺术

后根据病人情况采取合适卧位,腕部制动,手指可适量活动,穿刺侧手腕3日内勿在穿刺侧肢体行血管穿刺、测量血压等动作;行股动脉穿刺者术后病人绝对休息12h,术侧肢体制动。术后应密切注意穿刺侧肢体血液循环情况,密切观察桡动脉及下肢足背动脉搏动、皮肤色泽、温度等,如有异常,及时通知医师。观察穿刺处有无渗血、出血及血肿。

(2) 术后适量补充液体:交代病人适量饮水,无心衰的病人手术当天饮水量为1500mL左右,观察病人排尿情况。

(3) 严密观察心电、血压等变化。

(4) 拔管护理:术后严格保持平卧,防止术肢活动致鞘管脱落或出血。术后4~6h医生拔除动脉鞘管,预先准备抢救及拔管所需物品,拔管时应观察病人神志情况及有无恶心、呕吐、血压下降、面色苍白、四肢发冷、心动过缓等迷走神经反射亢进症状。密切观察病人心律、心率、血压变化。拔管后用沙袋压迫6~8h。嘱患侧制动12h。

(5) 观察有无局部渗血及血肿、低血压、尿潴留、消化道出血、恶性心律失常等并发症。

(6) 加强各项基础护理,使病人舒适。

(7) 心理护理:保持乐观平和心态。

(三) 健康指导与康复

(1) 定期门诊复查:告知病人术后定期复查,如出现心肌缺血症状应随时复查。

(2) 遵医嘱坚持服用抗凝药物,可有效防止术后再狭窄。

(3) 病人术后注意休息,逐渐增加活动量,切不可操之过急。

(4) 指导病人做好冠心病的二级预防。

二十四、先天性心脏病介入治疗护理

先天性心脏病是一种常见病,其中动脉导管未闭(PDA)、房间隔缺损(ASD)、室间隔缺损(VSD)是临床最常见的几种先天性心脏病。

介入治疗方法:通过一根小小的导管经大腿切开的一个8~10mm大小的切口,由右侧腹股沟动脉或静脉将封堵器准确放到心脏或血管内的缺损或异常通道部位,将其堵塞。

(一) 身心评估

(1) 配合医生进行病情评估,评估病人的疾病史、用药史、过敏史、手术史、心理状况、配合度及各项生命体征。

(2) 了解先天性心脏病的分类及缺损大小程度。

(二) 护理措施

1. 术前护理

(1) 心理疏导:向病人及家属讲解手术目的及必要性、大致方法及可能出现的不适,使其配合治疗。

(2) 必要时遵医嘱进行抗生素皮试。

(3) 术前一天嘱病人练习床上大小便,洗澡并更换病员服,术前排空大小便。

(4) 建立静脉通道,给予外周静脉置管。

(5) 告知病人术后卧床、肢体制动、沙袋压迫的时间,以便病人配合。

(6) 详细了解病情,协助医师做好心电图、心功能、出凝血时间、血常规、血生化等各种检查。

(7) 合理饮食,一般以清淡饮食为宜,不宜过饱;年龄较小需全麻的病人,禁食、禁水 12h。

2. 术中护理

(1) 协助病人取平卧位,吸氧。

(2) 连接心电监护,保持静脉通畅。

(3) 病情观察:询问病人主诉,观察有无低血压及心律失常的发生。

3. 术后护理

(1) 心理护理:加强沟通,缓解病人的紧张心理。

(2) 心电监护:严密监测病人心率、心律、呼吸、血压变化。

(3) 嘱病人绝对卧床休息 12h,肢体制动 6h,沙袋压迫的时间为 6h,注意观察局部有无出血、渗血情况,避免咳嗽、打喷嚏、用力排便、憋尿等增加动脉压及腹压的因素。

4. 并发症的观察与护理

(1) 感染:观察病人的体温及血常规变化,如出现体温过高,按发热护理常规处理,遵医嘱给予抗生素应用。

(2) 封堵器脱落及异位栓塞:密切观察病人有无胸闷气促、胸痛、发绀等症状,密切观察心电图及心脏杂音的变化,如有异常,及时汇报医生。

(3) 心律失常:除室早、房早等心律失常外,还可能出现房室传导阻滞或束支传导阻滞,密切观察心电图改变,及时汇报。

(4) 血栓形成:术后予抗凝药物应用,观察病人出、凝血时间等变化,及时询问病人病情变化,注意观察病人皮肤黏膜及消化道有无出血倾向,防止抗凝过度。

(5) 溶血:溶血是 PDA 封堵术罕见的严重的并发症,72h 内应严密观察病人心脏杂音变化,睑结膜及尿液颜色,及时记录汇报。

(三) 健康指导与康复

(1) 保持心情舒畅,注意休息,术后 3 个月内禁止剧烈体力活动,穿刺处 1 周内避免洗澡,防止出血。

(2) 预防感冒,术后 6 个月内注意预防感染性心内膜炎。

(3) 遵医嘱应用药物,并于术后 1 个月、3 个月及 6 个月来院随访,门诊复查心脏彩超,如有不适,及时到医院就诊。

第四节 消化系统疾病护理常规

一、消化系统疾病一般护理

消化系统疾病是临床常见病,主要包括食管、胃、肠、肝、胆、胰等脏器的器质性和功能性疾病,病变可局限于消化系统或累及其他系统,其他系统或全身性疾病也可引起消化系统疾病或症状。

(一) 身心评估

(1) 询问病人的饮食习惯、用药史以及有无应激因素等,了解与疾病有关的诱因。

（2）评估病人生命体征、意识状态、营养、睡眠状况等。

（3）评估病人有无嗳气、反酸、食欲减退、上腹饱胀、腹痛、恶心、呕吐等胃肠道症状。

（4）评估病人有无黑粪或呕血，并评估呕吐物和排泄物的量及性状。

（5）评估病人对疾病的认知程度及心理状态，有无焦虑、抑郁等情绪。

（二）护理措施

1. 体位

急性期或重症病人，如上消化道出血、肝硬化晚期、肝性脑病、急性胰腺炎等，应绝对卧床休息。轻症及重症恢复期病人可适当活动。

2. 病情观察

（1）注意评估有无恶心、呕吐、腹痛、腹胀、腹泻、呕血、黑粪、黄疸、吞咽困难等症状。

（2）呕吐、呕血、便血、严重腹泻时，应观察血压、体温、脉搏、呼吸、神志，并详细记录呕吐、便血或腹泻的次数、量、性质。

（3）腹痛时，注意观察其他部位、性质、持续时间及与饮食的关系，如有病情变化及时汇报医师处理。

（三）症状护理

1. 疼痛的护理

（1）观察疼痛特点：评估疼痛的性质、部位，是否伴有严重恶心、呕吐、吞咽困难、呕血及黑便等。

（2）药物止痛：遵医嘱给予抗酸、胃黏膜保护剂等药物，必要时给予解痉止痛药。

（3）安慰病人情绪，解释病情予以心理支持，协助病人选择舒适的体位，运用多种方式分散注意力，缓解疼痛。

2. 呕吐的护理

（1）观察呕吐物的内容、颜色、气味、次数、时间、皮肤的弹性和静脉充盈等情况。

(2) 药物治疗:遵医嘱给予补液纠正水电解质平衡治疗,呕吐剧烈者可以给予止呕药应用。

(3) 呕吐时嘱病人坐起或头偏向一侧,以免误吸引起吸入性肺炎或窒息。及时清除口腔呕吐物,保持口腔洁净。

3. 腹泻的护理

(1) 观察大便的次数、量、颜色、形状、性质。腹泻严重者暂予禁食,并观察有无脱水征。

(2) 遵医嘱补液,给予止泻剂等。

(3) 排便频繁者每次便后宜用湿纸巾擦肛门,并用温水清洗干净,以防肛周皮肤黏膜破溃、糜烂。

4. 饮食护理

根据病情合理安排饮食,保持营养均衡。定时进餐,少食多餐,饮食宜清淡,避免过冷、过热、过酸等刺激的食物。对溃疡病、肝硬化腹水、急性胰腺炎、溃疡性结肠炎等病人,指导食用易消化、高蛋白、低盐或无盐、低脂肪或无油无渣的治疗饮食。肝功能显著损害并有血氨偏高或肝性脑病先兆者,应限制或禁止蛋白质摄入;胃底静脉曲张者以无渣的软食为宜;消化道急性活动性出血期间禁食、戒烟、戒酒。

(四)心理护理

及时巡视、关心病人。根据病情做好与家属的沟通工作,建立良好和护患关系,加强心理支持,以取得病人信任、家属的配合和理解。缓解病人紧张、烦躁不安、焦虑、恐惧、悲观等心理反应。

(五)健康指导与康复

(1) 强调饮食质量及饮食规律,节制烟酒。

(2) 指导慢性消化系疾病病人掌握发病的规律性,防止复发和出现并发症。

(3) 向病人介绍一些与疾病有关的医疗知识。

(4) 说明坚持长期服药及定期复查的重要性。

(5) 指导病人保持情绪稳定。

二、急、慢性胃炎护理

胃炎是指各种病因导致的胃黏膜的炎性病变。按临床发病的缓急,一般分为急性胃炎和慢性胃炎。另有其他特殊型胃炎,如急性化脓性胃炎,急性腐蚀性胃炎等。

(一)身心评估

(1)评估既往用药史。

(2)评估有无十二指肠液反流和感染史。

(3)评估有无不良生活方式。

(4)评估病人有无焦虑、抑郁、烦躁、无望等一系列负性情绪。

(二)护理措施

1. 体位

急性发作期应卧床休息,注意保暖,减少活动,恢复期避免劳累。

2. 病情观察

(1)观察病人呕吐物和粪便的颜色、性质、量。

(2)观察病人腹痛的部位、性质,用药后有无改善。

(3)有无呕血、黑便、消化道出血的征象。

3. 症状护理

(1)腹痛护理:严密观察腹痛性质。腹痛剧烈时可给予局部热敷或解痉剂,并观察药物的作用与副作用。

(2)呕吐护理:呕吐频繁有失水情况时,抽血送检钠、钾、氯及二氧化碳结合力,及时纠正水、电解质和酸碱失衡,测量脉搏、血压并记录。记录呕吐次数、性质和量,清除呕吐物并漱口。

(3)饮食护理:病情轻者可给予清淡流质饮食,并多饮水。剧烈呕吐时应暂禁食。强酸中毒性胃炎可口服牛奶、蛋清,强碱中毒性胃炎可口服橘子汁,以起中和作用。

(4)生活指导:忌饮大量烈性酒、茶等。避免进食过冷、过热、刺激性食物,少食多餐,注意饮食卫生。

(5)安全护理:病情严重病人卧床休息;呕吐剧烈时需床旁守护。

(6)用药护理:指导病人遵医嘱服药,观察药物治疗效果和不良反应。

(7) 心理护理：对于不同病因所导致的急、慢性胃炎，给予不同心理护理。对于吞服强酸、强碱有自杀企图的病人，应给予精神安慰，引导病人适当的情绪发泄，以达到心理平衡，并帮助病人正确对待各种矛盾。

(三) 健康指导与康复

(1) 注意饮食卫生，勿吃腐败变质的食物，不暴饮暴食。
(2) 养成良好的生活习惯，保持饮食规律。
(3) 加强锻炼，增强身体抵抗力。
(4) 讲解疾病有关病因，避免复发。

三、消化性溃疡护理

消化性溃疡是指发生在胃和十二指肠黏膜的慢性溃疡，也可以发生在食管下端、胃空肠吻合口周围。溃疡的形成与胃酸、胃蛋白酶的消化作用有关，故称消化性溃疡。消化性溃疡的发生是损害因素与防御因素之间平衡失调的结果。十二指肠溃疡多见青壮年；胃溃疡发病年龄较晚，男性多与女性。胃溃疡和十二指肠溃疡发病率之比约为3∶1。

临床以慢性过程、周期性发作与节律性上腹部疼痛为主要特征。发病常与季节变化、精神紧张、过度疲劳和饮食不当等有关。

(一) 身心评估

(1) 评估病人有无幽门螺杆菌感染史。
(2) 评估病人有无应激和心理因素。
(3) 评估病人疼痛发作部位及性质，疼痛有无规律；评估病人全身状况和腹部体征，病人身体自理能力情况。
(4) 评估病人及家属对于疾病的认识程度，了解病人家庭-社会的支持情况。

(二) 护理措施

1. 体位

嘱病人保持安静，溃疡活动期及大便隐血试验阳性应卧床休息

1～2周。一般休息4～6周,避免劳累。

2. 病情观察

(1) 及时了解病人有无腹痛、嗳气、反酸、恶心、呕吐等表现。

(2) 当病人出现四肢厥冷、脉速、血压下降、黑便、呕血、腹痛剧烈、呕吐,提示有出血、穿孔等并发症时,应及时报告医师处理。

3. 症状护理

(1) 腹痛护理:严密观察腹痛性质。腹痛剧烈时可给予局部热敷或解痉剂,并观察药物的作用与副作用。

(2) 呕吐护理:呕吐频繁有失水情况时,抽血送检钠、钾、氯及二氧化碳结合力,及时纠正水、电解质和酸碱失衡,测量脉搏、血压并记录。记录呕吐次数、性质和量,清楚呕吐物并漱口。

(3) 用药护理:指导病人用药并观察药物副作用,抗酸药应在两餐之间或临睡前服用;黏膜保护剂宜研碎或嚼碎;长期服用出现便秘者可给予缓泻剂,慎用或不应用非甾体类药(NSAIDS)、激素等药物。

(4) 饮食护理:应定时进餐,少食多餐,每天5～6顿,以柔软、易消化、清淡为原则,忌粗糙生冷或多纤维饮食,保证足够的热量和维生素,尽量避免食用刺激胃液分泌亢进的食物,如浓茶、咖啡、烟酒和辛辣调味品,以偏碱食物为宜。进食时细细咀嚼。伴消化道出血时,应根据病情禁食。

(5) 并发症护理:出血时取平卧位,禁食,建立静脉通路,补充血容量,观察生命体征,积极配合抢救;穿孔时禁食,做好术前准备;幽门梗阻行胃肠减压,观察病人胃内潴留物的颜色、气味、性质等情况。

(6) 心理护理:评估病人疼痛特点与饮食关系,有无放射痛,指导病人使用松弛术、局部热敷、针灸等方法以减轻腹痛。评估病人及家属的心理反应,积极进行健康宣教,减轻不良心理反应,协助病人取得家庭和社会支持。

(三) 健康指导与康复

(1) 向病人讲解疾病病因、诱因,避免精神紧张、过度疲劳,保持情绪乐观;应戒烟忌酒;生活要有规律,遵守饮食疗法,建立合理的饮食习惯和结构。

（2）遵医嘱用药，坚持服药，以防疾病复发，定期复查，防止癌变。

（3）加强观察，如发现有上腹部疼痛、不适、压迫感、恶心呕吐、黑便，应及时就诊。

（4）如使用对胃黏膜有刺激的药物，应在医生指导下服用，安全用药。

四、上消化道出血护理

上消化道出血是指屈氏韧带以上的消化道，包括食管、胃、十二指肠和肝、胰、胆道病变引起的出血，以及胃空肠吻合术后的空肠病变所致的出血。上消化道出血病因常为消化系统疾病或全身性疾病。

（一）身心评估

（1）评估病人有无引起消化道出血的疾病（食管疾病、胃十二指肠疾病、门静脉高压症、胆道疾病及血管性疾病等）。

（2）评估病人呕血、黑便的量、颜色、性状，判断出血的量、部位及时间。

（3）评估病人的意识状态、气道、呼吸、循环。观察病人面色，评估有无失血休克前兆。

（4）评估病人有无焦虑、恐惧、紧张不安的情绪。

（二）护理措施

1. 体位

绝对卧床休息至出血停止，取侧卧位或平卧位，双下肢略抬高，指导病人头偏向一侧，防止误吸或窒息；使用床栏，随着病情的好转，逐渐增加活动量。

2. 病情观察

（1）观察血压、体温、脉搏、呼吸的变化。

（2）在大出血时，每 15～30min 测脉搏、血压，有条件者使用心电监护仪进行监测。

（3）观察神志、末梢循环、尿量、呕血和便血的色、质、量，进行血液检查,观察血红蛋白浓度、红细胞计数等变化。

(4) 如有头晕、心悸、出冷汗等休克表现,及时报告医师对症处理并做好记录。

3. 症状护理

(1) 烦躁者给予镇静剂;门静脉高压出血病人烦躁时慎用镇静剂。

(2) 迅速建立两组以上静脉通路,尽快补充血容量,用5%葡萄糖生理盐水或血浆代用品;大量出血时应及时配血、备血,准备双气囊三腔管备用,必要时行内镜治疗或介入治疗。

(3) 注意保暖。

(4) 行胃管冰盐水冲洗时,应观察冲洗液颜色变化。

(5) 口腔护理:出血期禁食,每日口腔护理2次。呕血时应随时做好口腔护理,保持口腔清洁、无异味,防止感染。

(6) 便血护理:大便次数频繁者每次便后应擦洗干净,保持臀部清洁、干燥,以防发生湿疹或压疮。

(7) 饮食护理:消化性溃疡小量出血者予以温凉流质饮食,大出血期间禁食;出血停止后按顺序给予温凉流质、半流质及易消化的软饮食;出血后3天未解大便者,慎用泻药。

(8) 使用双气囊三腔管压迫治疗时,参照双腔二囊管护理常规护理。

(9) 使用特殊药物,如生长抑素及类似药、垂体后叶素时,应严格掌握滴速,持续静脉滴注或使用微量泵静脉泵入,如出现腹痛、腹泻、心律失常等副作用时,应及时报告医师处理。

(10) 心理护理

尊重病人,消除孤独感。耐心细致地做好解释工作,安慰、体贴病人,消除紧张、恐惧心理。污染被服应随时更换,避免不良刺激,护理人员守护陪伴病人,使其有安全感。

(三) 健康指导与康复

(1) 保持良好的心境和乐观主义精神,正确对待疾病,积极治疗原发病。

(2) 合理安排休息时间,注意劳逸结合。适当进行体育锻炼,增强体质。

(3) 禁烟酒、浓茶、咖啡等对胃有刺激的食物,注意饮食卫生,保持生活规律。

(4) 对于一些可诱发或者加重溃疡病的症状,甚至引起并发症的药物应忌用,如水杨酸类、利血平、保泰松等。

(5) 定期复查,如出现呕血、黑便应及时就医。

五、急性胰腺炎护理

急性胰腺炎是指胰酶在胰腺内被激活后引起胰腺组织自身消化的化学炎症。常因胆道疾病、胆管阻塞、大量饮酒、暴饮暴食、手术创伤、感染等引起,以青壮年者居多,女性多于男性。

临床以急性上腹疼痛、恶心、呕吐、发热、血与尿淀粉酶增高以及重症伴休克、腹膜炎等为主要特征。临床分型为充血水肿型、出血坏死型。

(一) 身心评估

(1) 评估病人发病原因,有无胆道疾病、饮酒过量或饮食不当、十二指肠反流、创伤因素、胰腺循环障碍、高脂血症、高钙血症等。

(2) 评估病人腹部疼痛时间、部位、性质、程度、呕吐次数、呕吐物性质及量,有无腹膜刺激征、腹胀及肠鸣音变化。

(3) 评估病人的意识状态、生命体征、皮肤黏膜色泽、肢体温度、尿量,有无休克和 ARDS 症状。

(4) 评估病人有无紧张、恐惧、悲观等消极情绪。

(二) 护理措施

1. 体位

绝对卧床休息,取弯腰屈膝侧卧位,病人剧烈疼痛辗转不安时,应注意安全;必要时加用床档,防止其坠床。

2. 病情观察

(1) 生命体征观察:严密观察体温、脉搏、呼吸、血压、神志的变化。

(2) 疼痛的观察:认真听取病人主诉,观察腹部疼痛的具体部位、性质、持续时间等。

(3) 引流液的观察:使用胃肠减压时应观察引流液的颜色、内容物及量。

(4) 出血的观察:注意观察病人有无出血倾向,如脉速、出冷汗、血压下降等休克表现,以及病人有无腹胀、肠麻痹、脱水等症状,发现异常及时报告医师。

3. 症状护理

(1) 抑制胰腺分泌,禁食、水和胃肠减压,使胰液分泌量减少到最低限度,避免和改善胃肠胀气并保持管道通畅。

(2) 疼痛护理:解痉止痛,与病人交谈分散其注意力,教会病人放松技巧,缓解疼痛。

4. 用药护理

指导病人遵医嘱服药,观察药物治疗效果和不良反应。

5. 心理护理

由于病程长,病情反复,病人常出现紧张、恐惧、痛苦、悲观、消极情绪,应加强陪护,耐心做好解释工作,满足病人安全舒适需求。了解病人感受,耐心解释问题,帮助病人树立战胜疾病的信心。

(三) 健康指导与康复

(1) 向病人说明本病好发特点及治疗中注意事项,悉心安慰病人,使其情绪稳定,积极配合治疗。

(2) 1～2月内避免过度劳累或提举重物。

(3) 禁食高脂饮食,避免进辛辣刺激性食物,避免暴饮暴食、酗酒,少食多餐,以防疾病复发。

(4) 积极治疗原发病。定期复查,一旦出现左上腹剧烈疼痛,立即到医院就诊,以免延误病情。

六、肝硬化护理

肝硬化是一种以肝组织弥漫性纤维化、假小叶和再生结节形成为特征的慢性肝病。主要由病毒性肝炎、酒精中毒、胆汁淤积循环障碍、工业毒物或药物、代谢营养障碍等引起。

临床表现以肝功能损害和门静脉高压为主要特征,晚期可出现消化道出血、肝性脑病、继发感染等严重并发症。

(一)身心评估

(1)评估病人有无病毒性肝炎、慢性中毒、肠道感染及胆汁瘀滞病史;评估病人饮食习惯、饮酒史、长期服药史及职业和工作环境。

(2)评估病人肝功能失代偿期表现:乏力、食欲减退、恶心、厌油、腹胀、肝功能、肝脏肿大、全身营养情况,有无消化道症状、内分泌功能失调。

(3)评估病人有无门脉高压失代偿表现及出血情况。

(4)评估病人有无精神、神经系统症状。

(5)评估病人对肝硬化知识的了解和治疗配合程度,有无焦虑、恐惧、悲观失望、多疑敏感、易激动等心理变化,家庭成员对本病的认知程度和态度。

(二)护理措施

1. 体位

肝功能代偿期病人,可参加力所能及的工作;肝功能失代偿期病人应卧床休息。大量腹水的病人,可取半卧位或取病人舒适地体位。

2. 病情观察

(1)密切观察病人意识、血压、脉搏、呼吸、尿量、皮肤色泽及温湿度变化等。

(2)根据病情随时观察神志、表情、性格变化及扑翼样震颤等肝性脑病先兆表现。

(3)观察鼻、牙龈胃肠等有无出血倾向。若有呕血及便血时做好记录,及时与医师联系、处理。

(4)躁动不安的病人,应用约束带、床栏等保护措施,避免坠床。

3. 饮食

予以高热量、优质蛋白、低脂肪、低盐、多维生素软食,忌食粗糙过硬及油炸的食物,适当补充多种维生素,尤以 B 族维生素为主。伴有水肿和腹水的病人应限制水和盐(每日 1.2~2.0g)。肝功能不全昏迷期或血氨升高时,限制蛋白每日≤30g。禁烟,忌酒、咖啡等刺激性饮料及食物。

4. 正确记录 24h 出入液量

注意观察使用利尿药后的尿量变化及电解质情况,随时与医生取得联系。大量腹水的病人,每日测量并详细记录腹围和体重;衬衣、裤要宽松舒适,每日用温水擦身,保持皮肤清洁、干燥;有脐疝时要用腹带保护;有牙龈出血者,用软毛刷或含漱液清洁口腔,切忌用牙签剔牙。

5. 并发症护理

胃底食管静脉破裂出血参照上消化道出血护理常规护理;肝性脑病参照肝性脑病护理常规护理;定期检查肾功能及心肌酶、尿酸等指标,防止肝肾综合征发生;感染时遵医嘱给予抗生素应用;出现发热给予物理降温。指导病人遵医嘱服药,观察药物治疗效果和不良反应。

6. 心理护理

保持情绪稳定,树立坚强意志,心情开朗,振作精神,消除思想负担,培养积极、乐观的情绪和平和的心理状态,以助于病情的改善。

(三)健康指导与康复

(1)帮助病人及家属掌握相关症状的病因、诱因、病种、表现以及药物的用法、用量等。

(2)保持良好心情,正确对待疾病。

(3)按时按量正确服药。

(4)指导病人生活有规律,注意劳逸结合。

(5)避免感冒等各种感染的不良刺激。

(6)饮食指导:康复期坚持三高(高热量、高蛋白、高维生素)一低(低脂)饮食,禁辛辣、刺激、坚硬食物。戒烟酒,适当限制摄入动物脂肪。

(7)定期复查,发现病情变化及时就诊。

七、肝性脑病护理

肝性脑病是指严重肝病引起的、以代谢紊乱为基础的中枢神经系统综合征。主要是由各种肝硬化、重症病毒性肝炎、中毒性肝炎、药物性肝炎、门静脉分流术后引起的。

由于来自肠道和体内的一些有害的代谢产物（氨），不能被肝脏解毒和消除，进入体循环，透过血脑屏障，导致大脑功能紊乱。临床以意识障碍、行为失常、昏迷为主要特征。根据意识障碍程度、神经系统表现及脑电图改变情况可分为前驱期、昏迷前期、昏睡期、昏迷期四期。

（一）身心评估

（1）评估病人有无病毒性肝炎、肝硬化、原发性肝癌、急性脂肪肝、严重胆道感染和手术史。

（2）评估病人是否长期服用损坏肝功能的药物或饮酒。

（3）评估病人有无上消化道出血、感染、大量利尿、放腹水、高蛋白饮食、便秘、使用镇静剂麻醉等诱发因素。

（4）评估病人思维、认知变化，判断意识障碍程度、生命体征变化及神经系统体征。

（5）评估病人的心理状态，有无焦虑、恐惧、抑郁等心理变化；评估病人及家属对于疾病的认识程度，了解病人家庭-社会支持情况。

（二）护理措施

1. 体位

一般病人卧床休息，根据病情协助病人取舒适体位。昏迷者仰卧位，头偏一侧，防止舌根后坠阻塞呼吸道。必要时应用约束带，防止其坠床。

2. 病情观察

（1）严密观察病人性格、行为和意识的改变。如有无反常的冷漠或欣快，有无精神失常、扑翼样震颤等。

（2）观察各种反射是否存在，以判断昏迷程度。发现瞳孔、血压及呼吸异常时，应及时与医生联系并协助处理。

（3）观察原发肝病体征有无加重，如出血倾向、黄疸等，有无上消化道出血、感染等并发症。

3. 症状护理

（1）意识混乱护理：病人卧床休息，对兴奋躁动者须采取安全防护措施，去除病房内的不必要设备和危险物品，以免病人伤人或自伤。

（2）保持呼吸道通畅，昏迷病人头偏向一侧，有分泌物应及时消除。

（3）对有脑水肿病人可用冰帽降低颅内温度，保护脑细胞功能。

4. 用药护理

使用谷氨酸钠或谷氨酸钾时，应注意观察尿量、腹水和水肿状况；尿少时慎用钾剂；明显腹水和水肿时慎用钠盐；应用精氨酸时，滴注速度不宜过快，以免引起流涎、面色潮红与呕吐。遵医嘱慎用镇静剂，避免使用经肝脏代谢的药物，并随时观察呼吸和神经反射情况。

5. 饮食护理

一开始数日禁食蛋白质，以糖为主，每日热量保持在1500～2000cal。昏迷者可进鼻饲流质，神志清醒后逐渐增加蛋白质（每日控制在40g以下）及多种维生素，限制钠盐摄入。

6. 其他措施

（1）消除病因，及时止血，避免诱因。

（2）训练病人对人、地点和时间的定向力，可以用电视、收录机等操作予以刺激。

（3）注意维持水、电解质和酸碱平衡。补充钾，限制钠盐，准确记录出入液量。

（4）清洁肠道，以减少产氨。出血停止后吸除胃内积血或用生理盐水加1/5食醋进行灌肠（忌用肥皂水灌肠）或用乳果糖每日3次口服（每次10mL），保持肠道酸性环境。

（5）注意保暖：使用热水袋时应加外套，水温不应超过60℃。

7. 心理护理

对病人及家属应进行细致、全面的心理评估，安慰病人，提供情感支持。

（三）健康指导与康复

（1）保持良好心态。

(2) 积极治疗原发病。向病人及家属宣教本病病因及诱因等相关知识。

(3) 指导规范服药。

(4) 指导病人生活规律,注意卧床休息,保持大便通畅。

(5) 避免感染和大量进食蛋白质食物,指导病人多食植物蛋白,少食动物蛋白。

(6) 出现思维、性格、行为、睡眠等方面的改变等,应立即就诊。

八、溃疡性结肠炎护理

溃疡性结肠炎是一种病因未明的直肠和结肠的慢性炎症性疾病,病理表现为结肠黏膜和黏膜下层有慢性炎症细胞浸润和多发性溃疡形成,也称非特异性溃疡性结肠炎。本病多见于20~40岁,男性多于女性,精神刺激、劳累、饮食失调为发病诱因。

(一) 身心评估

(1) 评估病人有无家族史,是否有工作紧张、劳累等诱发因素。

(2) 评估病人腹泻次数及症状,有无口渴、皮肤弹性减弱、消瘦、乏力、血压下降、水电解质平衡紊乱、营养障碍等临床表现。

(3) 评估病人的情绪和心理状态,有无抑郁、焦虑。

(二) 护理措施

1. 体位

轻者适当休息,指导病人晚间安然入睡,重症病人应卧床休息,以减轻肠蠕动和肠痉挛。

2. 病情观察

(1) 观察腹泻的频率次数和大便的性状。

(2) 爆发型病人应观察是否有口渴、皮肤弹性减弱、消瘦、乏力、心悸、血压下降等水、电解质、酸碱平衡失调和营养障碍的表现。

(3) 如病情恶化、毒血症明显、高热伴腹胀、腹部压痛、肠鸣音减弱或消失或出现腹膜刺激征,提示有并发症发生,应立即与医师联系协助抢救。

3. 症状护理

(1) 腹痛的护理:观察腹痛部位、性质、时间。必要时遵医嘱应用解痉剂。观察生命体情况、肠鸣音及腹部体征变化,及时发现有无急性肠穿孔、弥漫性腹膜炎等并发症,有病情变化及时通知医师。腹痛应用解痉剂时,剂量宜小,避免引起中毒性结肠扩张。

(2)腹泻的护理:准确记录大便次数与性质,血便量多时应估计出血量并及时留取化验标本,同时通知医师,遵医嘱给予止血药物。严重者观察生命体征变化、准确记录出入量。连续便血和腹泻时要特别注意预防感染,便后行温水坐浴或肛门热敷,改善局部循环;局部涂擦抗生素软膏,保持皮肤清洁干燥。

4. 营养支持

指导病人进食刺激性小、纤维素少、高热量饮食。大出血时禁食,根据病情过渡到流食和无渣饮食,慎用牛奶和乳制品等含糖高的食物。

5. 严重发作者的护理

严重发作者,应遵医嘱及时补充液体和电解质、血制品,及时纠正贫血、低蛋白血症等。

6. 相关检查

需行结肠内窥镜或钡剂灌肠检查时,以低压生理盐水灌肠完善肠道准备,避免压力过高,防止肠穿孔。需行药物保留灌肠时,宜在晚间睡前执行,先嘱病人排便,后取左侧卧位,行低压盐水灌肠。需家庭灌肠的病人,应教会其家属灌肠方法及注意事项。

7. 心理护理

鼓励病人树立信心,促进治疗疾病的主动性,尊重病人,保护隐私,帮助病人和家属认识本病,明确精神因素可为诱发和加重因素,使病人以平和的心态对待疾病,缓解焦虑。

(三)健康指导与康复

(1)向病人讲解疾病的诱发因素、治疗后的效果,指导病人保持情绪稳定,劳逸结合,合理休息。

(2)按时按量正确服药,积极配合治疗和护理,坚持治疗,观察药物的不良反应。

(3)指导摄入足够的营养,避免进食粗纤维及刺激性食物,忌冷食,合理饮食,注意饮食卫生。

(4) 定期门诊复查,如出现排便次数或性状改变伴腹部疼痛,及时就诊。

九、胃、肠息肉摘除术护理

胃、肠息肉是指任何突出于胃肠腔内的隆起性病变,一般指黏膜局限性隆起。根据息肉位置分类为食管息肉、胃息肉、小肠息肉、大肠息肉等。其中以胃和大肠息肉最常见。胃息肉多发于胃窦、胃底,结肠息肉好发于乙状结肠及直肠。

(一) 身心评估

(1) 评估病人饮食习惯,有无上腹隐痛、腹胀不适,有无恶心呕吐、胃酸厌食,消化不良,体重下降,有无下腹部疼痛、腹泻、便血、大便里急后重。

(2) 评估病人有无家族史及息肉大小。

(3) 了解病人身体状况及有无禁忌证。

(4) 评估病人的情绪和心理状态,有无紧张、焦虑以及病人的配合情况及自理情况。

(二) 护理措施

1. 体位

轻者适当休息;病人术后清醒返回病房后,给予去枕平卧位,头偏向一侧;6h后应取半卧位,以降低切口张力,以利呼吸和引流。为防止肠粘连并促进肠蠕动恢复,术后6h开始鼓励病人床上翻身活动或坐起,术后24h即可下床活动。

2. 病情观察

(1) 观察病人有无活动性出血、呕血、便血等情况。

(2) 观察病人有无腹胀、腹痛及腹膜刺激征症状。

(3) 观察病人咽部有无水肿、疼痛。

(4) 观察病人生命体征改变。

3. 症状护理

(1) 出血护理:观察病人有无呕血、腹痛、腹胀等症状,并注意观察肠鸣音及大便次数及颜色、性状。如腹部疼痛加剧,有便血且出血量多、面色苍白、四肢发冷、脉速、血压下降,立即向医生报告,按消化道出血处理。

(2) 穿孔护理:观察病人有无剧烈腹痛,查体有腹部压痛、反跳痛、肌紧张,考虑穿孔可能,应立即通知医生行相关检查,明确有无穿孔,对症处理,必要时行外科手术治疗。

4. 饮食护理

胃息肉切除后一般禁食 6～8h 或 24h。24h 后给予温凉流质饮食。在进食前给予胃黏膜保护剂,根据大便情况改为半流质或少渣饮食。肠息肉术后无渣饮食 1 周,以后过渡到普食。少量多餐。3 周内病人饮食以清淡、易消化食物为主。保持大便通畅。

5. 心理护理

向病人和家属介绍内镜技术、治疗过程、注意事项及配合方法,帮助病人调节状态,减轻心理压力。

(三) 健康指导与康复

(1) 进食易消化、清淡食物,避免辛辣刺激性食物,禁烟禁酒。保持大便通畅。

(2) 术后 3 周内避免性生活,6 周内避免持重物、长途步行,3 月内禁骑自行车。

(3) 教会病人观察大便颜色、性质、量,发现异常及时就医。

(4) 术后 1 个月、3 个月、半年及 1 年复查。

十、食管-贲门失弛缓症护理

食管-贲门失弛缓症又称贲门痉挛、巨食管,是由食管神经肌肉功能障碍所致的疾病,其主要特征是食管缺乏蠕动,食管下端括约肌(lower esophageal sphincter,LES)高压和对吞咽动作的松弛反应减弱。临床表现为咽下困难、食物反流和下端胸骨后不适或疼痛。

(一) 身心评估

(1) 评估病人进食情况、腹部体征。

(2) 评估病人生命体征、精神和意识状态等。

(3) 评估病人既往史。

(4) 评估病人对疾病的认知程度和家庭-社会支持度。

（二）护理措施

1. 体位

嘱病人餐后 1~2h 不宜平卧，采取头高位，将床头适当抬高，避免弯腰或用力大便等增加腹压的活动。

2. 病情观察

(1) 观察病人胸痛的程度、性质、持续时间。

(2) 观察有无呕吐及呕吐物、大便的颜色及性质。

(3) 观察病人进食量及返酸、烧心、吞咽情况。

3. 症状护理

疼痛时遵医嘱给予硝酸甘油类药物，有弛缓平滑肌作用，直接松弛 LES，改善食管的排空。

4. 饮食护理

指导病人少量多餐，每 2~3h 一餐，每餐 200mL。避免食物温度过冷过热，注意细嚼慢咽，减少食物对食管的刺激。禁食酸、辣、油煎炸、生冷食物，禁烟、酒。

5. 用药护理

指导正确服药。药片须碾成粉末，加凉开水冲服。

6. 心理护理

鼓励病人保持愉快的心态，树立战胜疾病的信心。

（三）健康指导与康复

(1) 嘱病人生活要有规律，避免暴饮暴食，少进油腻食物。

(2) 不穿紧身衣服，保持心情愉快，睡眠时抬高头部。

(3) 有返酸、烧心、吞咽困难等症状随时就诊。

(4) 指导病人及家属保持乐观态度、情绪稳定，以积极的心态面对疾病。坚持锻炼身体，增强机体抵抗力。

(5) 遵医嘱合理用药，勿擅自停药。

十一、胃食管反流病护理

胃食管反流病（gastroesophageal reflux disease, GRED）是由胃

内容物反流入食管引起不适症状或并发症的一种疾病。其发病率呈逐渐上升趋势。GRED 的典型症状是烧心和泛酸。其他少见或不典型的相关症状包括上腹痛、胸痛、嗳气、腹胀、上腹不适、咽部异物感、吞咽痛、吞咽困难等。

（一）身心评估

（1）评估病人有无胸骨下烧灼感、疼痛、反酸、嗳气情况。

（2）评估病人有无反食及吞咽困难等情况。

（3）评估病人既往史。

（4）评估病人对疾病的认知程度和家庭-社会支持度。

（二）护理措施

1. 体位

指导病人养成餐后散步习惯或采取直立位，睡眠时将床头抬高 25～30cm 的生活习惯，以避免食物反流和促进胃的排空。

2. 病情观察

注意观察病人疼痛、胸骨下烧灼感、反酸等症状发生的时间、性质。

3. 症状护理

严格遵医嘱应用抑制胃酸分泌、促进胃动力等药物，必要时使用镇痛药。餐前 15～30min 服用胃复安或吗丁啉，可增加食管下段括约肌的压力，加速胃的排空，减少反流。

4. 饮食护理

指导病人饮食要有规律，少食多餐，食物宜清淡、易消化，睡前 2～3h 不宜进食；避免进食促进胃酸分泌的肉汤、鸡汤、浓茶、咖啡、巧克力、橘汁、辣椒等食物。

5. 其他护理措施

指导病人建立良好的生活习惯；避免吸烟、饮酒、受凉及腹压增加等诱发因素。

6. 心理护理

向病人解释胃食管反流病的病因、主要临床表现、诱发因素。让病人主动参与自身的治疗和护理过程。

（三）健康指导与康复

（1）由于肥胖使负压增加，可诱发或加重食物反流，故肥胖者应减轻体重。

（2）改变生活方式，避免餐后立即卧床、睡前进食、弯腰和搬重物，以免增加腹压诱发反流。

（3）治疗咳嗽、便秘，减少因腹压增加而诱发反流。

（4）定时定量进食清淡饮食，忌烟、酒、咖啡、浓茶、辛辣食物。

（5）遵医嘱规律服药，勿擅自停药。如出现上腹部不适，及时复查。

十二、三腔二囊管压迫术护理

三腔二囊管利用气囊压力压迫胃底和食管下段以达到止血的目的。

（一）身心评估

（1）了解、熟悉病人情况，适用于一般止血措施难于控制的门静脉高压症合并食管胃底静脉曲张静脉破裂出血。

（2）解释应用三腔二囊管止血的意义作用及如何配合，以及操作过程中的风险及意外，争取清醒病人配合。

（3）评估有无鼻息肉、鼻甲肥厚和鼻中隔偏曲，选择鼻腔较大侧插管，清除鼻腔内的结痂及分泌物。

（4）器械准备：三腔二囊管、50mL 注射器、血管钳 3 把、治疗盘、无菌纱布、液状石蜡、0.5kg 重沙袋（或盐水瓶）、血压表、绷带、宽胶布。

（二）操作步骤

（1）洗手，戴口罩、帽子。

（2）认真检查三腔二囊管气囊有无松脱、漏气，充气后膨胀是否均匀，通向食管囊、胃囊和胃腔的管道是否通畅。找到管壁上 45cm、60cm、65cm 三处的标记及三腔通道的外口。

（3）对躁动不安或不合作病人，可肌肉注射安定 5～10mg。清除鼻腔内的结痂及分泌物。

(4)抽尽双囊内气体,将三腔二囊管之前端及气囊表面涂以液状石蜡。将三腔管从病人鼻腔送入,达咽部时嘱病人吞咽,使三腔管顺利送入至65cm标记处。如能由胃管腔抽出胃内容物,表示管端已至幽门。

(5)用注射器先向胃气囊注入250～300mL空气(囊内压5.33～6.67kPa,即40～50mmHg),使胃气囊充气,用血管钳将此管腔钳住,然后将三腔管向外牵拉,感觉有中等度弹性阻力时,表示胃气囊已压于胃底部。再以0.5kg沙袋通过滑车持续牵引三腔管,以达到充分压迫之目的。

(6)经观察仍未能压迫止血者,再向食管囊内注入100～200mL空气(囊内压4～5.33kPa,即30～40mmHg),然后钳住此管腔,以直接压迫食管下段的曲张静脉。

(7)定时由胃管内抽吸胃内容物,以观察是否继续出血,并可自胃管进行鼻饲和有关治疗。

(8)每2～3h检查气囊内压力一次,如压力不足应及时注气增压。每8～12h食管囊放气并放松牵引一次,同时将三腔管再稍深入,使胃囊与胃底黏膜分离,放气前先口服液体石蜡15～20mL,以防胃底黏膜与气囊粘连或坏死。30min后再使气囊充气加压。

(9)出血停止24h后,取下牵引沙袋并将食管气囊和胃气囊放气,继续留置于胃内观察24h,如未再出血,可嘱病人口服液体石蜡15～20mL,然后抽尽双囊气体,缓缓将三腔二囊管拔出。

(三)健康指示与康复

(1)严密观察气囊有无漏气和滑出,定时用水银血压计测定囊内压力。

(2)病人一旦出现极度呼吸困难、烦躁不安甚至窒息时,应注意是否为胃囊滑脱进入食管压迫气管所致。应立即解除牵引,抽出囊内气体或剪断三腔管自动排除气体。

(3)病人置管后应侧卧或头偏向一侧,以利于吐出唾液和排出咽喉部的分泌物,防止发生吸入性肺炎。

(4)病人出现胸骨后不适、心律失常等症状时,先观察三腔管的固定标志是否向外移动,另外需要观察食管囊内的压力是否过高。

(5)三腔二囊管一般放置不超过3～5日,否则食管和胃黏膜可因受压过久而发生缺血、溃烂、坏死和穿孔。每隔12h应将气囊放空10～20min,如果出血继续可以再充气压迫。放空胃囊前切记先解除牵引。

(6)拔除三腔管后仍应禁食观察,然后逐步由流食、半流食过渡到软食。

十三、腹腔穿刺术护理

腹腔穿刺术是为了诊断和治疗疾病,以明确腹水的性质,降低腹腔压力或向腹腔内注射药物,进行局部治疗的方法。

(一)身心评估

1. 适应证评估

(1)疑有腹腔脏器损伤而不能明确诊断者。

(2)各种原因引起的腹水过多,致使腹腔内压力过高,严重影响呼吸、循环、肾功能者。

(3)需向腹腔内注射药物者。

(4)腹水浓缩回输治疗者。

2. 禁忌证评估

(1)怀疑有卵巢囊肿、腹腔内广泛粘连、肝昏迷前期、严重低蛋白血症、结核性腹膜炎及低钾者忌放腹水。

(2)妊娠中、晚期者。

(3)既往有腹部手术或炎症史者。

(4)躁动不能合作者。

3. 心理评估

评估病人有无焦虑、紧张情绪。

(二)操作步骤

(1)协助病人坐在靠椅上,或取平卧、半卧、稍左侧卧位。

(2)选择合适的穿刺点。一般选择左下腹部脐与髂前上棘连线中外1/3交点处,也有取脐与耻骨联合中点上1cm,偏左或偏右

1.5cm处,或取侧卧位脐水平线与腋前线或腋中线的交点处。对少量或包裹性腹水,须在B超定位下穿刺。

(3) 穿刺部位常规消毒,戴无菌手套,铺消毒洞巾,自皮肤至腹壁层用2%利多卡因逐层做局部浸润麻醉。

(4) 术者左手固定穿刺部位皮肤,右手持穿刺针刺向腹腔,待感针尖抵抗突然消失时,表示针尖一穿过腹膜壁层,即可行抽取和引流腹水,并置腹水于消毒试管中以备检验用。诊断性穿刺可选用7号针头进行穿刺,直接用无菌的20mL或50mL注射器抽取腹水。大量放液时可用针尾连接橡皮管的8号或9号针头,在放液过程中,用血管钳固定针头并夹持橡皮管。

(5) 如抽不到液体,可变换针头方向、塑料管深度或改变体位再抽吸。

(6) 观察抽出液的性状:血液、胃内容物、混浊腹水、胆汁或尿液,以判断是哪一类脏器受损。

(7) 抽液和放水完毕,根据需向腹腔内注入抗生素。

(8) 放液结束后拔出穿刺针,针眼处用0.5%活力碘棉球消毒,穿刺部位用无菌纱布覆盖并用多头绷带将腹部包扎,如遇穿刺处继续有腹水渗漏时,可用蝶形胶布或涂上火棉胶封闭。

(9) 术中应密切观察病人有无恶心、头晕、心悸、气短、面色苍白等,一旦出现应立即停止操作,并对症处理。注意腹腔放液速度不宜过快,以防腹压骤然降低、内脏血管扩张而发生血压下降甚至休克等现象。肝硬化病人一次放腹水一般不超过3000mL,过多放液可诱发肝性脑病和电解质紊乱,但在补充输注大量清蛋白的基础上,也可以大量放液。

(三) 健康教导与康复

1. 术前护理

(1) 向病人解释穿刺的目的、方法及操作中可能会产生不适,一旦出现立即告知医生。

(2) 检查前嘱病人排尿,以免穿刺时损伤膀胱。

(3) 放液前测量腹围、脉搏、血压和腹部体征,以观察病情的变化。

2. 术后护理

（1）穿刺放液后平卧24h，密切观察T、P、R、BP、神志、尿量及腹围的变化。

（2）密切观察穿刺部位有无渗液、渗血，有无腹部压痛、反跳痛及腹肌紧张的腹膜感染征象。

（3）保持局部敷料清洁干燥。

（4）防止便秘，避免剧烈咳嗽，防止腹内压增高。

（5）肝功能差者要注意肝性脑病的先兆症状，如有异常，应及时处理。

十四、肝穿刺术护理

肝穿刺是肝穿刺活体组织检查术的简称，是采取肝组织标本的一种简单手段。由穿刺所得的组织块进行组织学检查或制成涂片做细胞学检查，以判断原因未名的肝肿大或某些血液系统疾病。

（一）身心评估

（1）评估病人生命体征及腹部体征变化，包括黄疸情况，如皮肤、巩膜颜色及大、小便颜色，肝功能恢复情况。

（2）观察引流液的颜色、性状、量。

（3）观察穿刺周围皮肤及伤口敷料情况。

（4）评估病人有无紧张、焦虑等不良情绪。

（二）护理措施

1. 术前护理

（1）根据医嘱测定病人肝功能、出、凝血时间，凝血酶原时间及血小板计数，发现异常应根据医嘱肌注维生素K_1 110mg，连续3天后复查，正常后方可实施。

（2）术前行胸片、心电图及腹部B超情况，进一步了解心肺功能、肝脏及腹水情况，验血型，以备必要时输血。

（3）心理护理：向病人讲解穿刺的目的、意义、方法，消除顾虑及紧张情绪，并训练其屏气呼吸方法（深吸气、呼气、憋住气片刻）以利于术中配合,情绪紧张者可术前 1h 口服地西泮 5mg。

(4) 穿刺前测量血压、呼吸、脉搏,并做记录。

2. 术后护理

(1) 术后病人应卧床 24h。

(2) 密切观察病人生命体征,如有脉速、血压下降、烦躁不安、面色苍白、出冷汗等内出血的现象,应立即通知医生。

(3) 注意观察穿刺部位,注意伤口有无渗血、皮下血肿、疼痛,若腹痛剧烈、腹肌紧张明显,有胆汁性腹膜炎征象者,应立即通知医生进行紧急处理,局部疼痛为术后最常见的并发症。由于局部和肝包膜受到刺激,伤口和肝区甚至右肩部会出现轻度疼痛,一般可忍受,12~24h 内自行缓解,疼痛剧烈者,排除出血及其他创伤后可遵医嘱给予解痉、镇痛的药。

(4) 遵医嘱给予止血药物。

(5) 做好病人的基础护理,协助病人进食,进行大、小便护理。

(三) 健康指导与康复

(1) 指导病人进行肝穿刺术中的配合性训练(练习呼气、吸气、屏气)。

(2) 训练病人床上排便,防止术后因不习惯排便而发生尿潴留。

(3) 指导病人 1 周内防止剧烈运动和干重体力活,生活有规律,适当进行锻炼。

(4) 保持穿刺点清洁、干燥,如出现腹痛、腹胀情况及时通知医生。

(5) 宜进高蛋白、高维生素、清淡、易消化的饮食,忌烟、酒、辛辣食物。

第五节 内镜检查治疗护理常规

一、胃镜检查护理

通过胃镜能清晰地观察食管、胃、十二指肠球部甚至降部的黏膜状态,而且可以进行活体的病理学和细胞学检查的过程称胃镜检查。

(一) 身心评估

了解病史、检查目的、其他检查情况,有无内镜检查禁忌,有无药物过敏史及急性、慢性传染病等。检查前禁食至少 6～8h,已作钡餐检查者,最好 3 日后再做该项检查,幽门梗阻者则应禁食 2～3 日,必要时需洗胃,术前排空大、小便。评估病人是否有紧张、焦虑情绪。

(二) 护理措施

(1) 向病人讲解检查的目的、术中配合方法和可能出现的并发症,耐心解答疑问,消除病人恐惧心理,充分与其沟通,以取得其信任和配合。

(2) 协助病人取左侧卧位,头部略向前倾,双腿屈曲,取下病人活动义齿,松解领扣和裤带,咬住口圈(垫)。

(3) 在插镜过程中密切观察病人的呼吸、面色等情况,同时不断向病人作简单解释,指导其做深呼吸,不能吞下唾液,让其自然流入弯盘内。

(4) 需做活检者,使用活检钳要稳、准、轻巧、小心地钳取病灶组织,放入10%甲醛溶液中固定,及时送检。

(5) 如需胃镜下治疗者,积极配合医生做好胃镜下治疗。

(三) 健康指导

(1) 术后 1～2h,待麻醉作用消失后,才能进食。当天宜进温软食物。

(2) 检查后病人若有剧烈腹痛、黑便、呕血,及时就诊。

二、肠镜检查护理

肠镜又称结肠镜,结肠镜检查是医生经肛门将肠镜循腔插至回盲部用来检查大肠及结肠内部病变的一种诊断方式。

(一) 身心评估

检查前 2～3 日吃少渣半流质饮食,检查前一天晚进半量流质饮食,晚 8 时后禁食,检查当日晨 9 时予清洁肠道,直到病人大便呈清水样为止;评估病人是否有紧张、焦虑情绪。

(二)护理措施

(1)向病人解释肠镜检查的目的及检查的步骤;术中配合的方法与可能出现的不适;耐心倾听并解答病人的疑问,消除病人恐惧心理,取得其信任和配合。

(2)协助病人取左侧卧位,病人换上清洁的检查裤(后裆开洞的长裤),露出肛门。按常规调试好肠镜注气注水及吸引装置,使其处于正常工作状态。

(3)介绍术中的注意事项及配合方法,如术中要更换体位,护士应协助病人改变体位,动作应轻柔,避免擦伤肠黏膜,使病人了解操作过程。

(4)术中严密观察生命体征的变化,发现异常时及时配合医生处理。

(5)需做活检者,使用活检钳要稳、准,应轻巧、小心地钳取病灶组织,放入10%甲醛溶液中固定,及时送检。

(6)如需肠镜下治疗者,积极配合医生做好肠镜下治疗。

(三)健康指导与康复

(1)术后应观察病人有无腹痛、腹胀、黑便、面色苍白、出冷汗等症状,及时监测生命体征,发现异常立即汇报医生。

(2)饮食护理:术后病人腹胀好转可进食温热的流质或半流质食物,行活检者3日内进软食,忌生、冷、硬、刺激性食物,注意观察大便颜色。

三、急诊内镜止血术护理

消化道出血是常见的内科急症,内镜下止血术是现代治疗消化道出血的重要手段,它的开展明显缩短部分上消化道出血病人的出血时间及减少出血量,减少外科手术的需要。

(一)身心评估

术前做血常规、血型、出凝血时间、肝肾功能等检查,常规作血型交叉配血、备血等;评估病人对出血有无紧张情绪。

(二)护理措施

(1) 向病人及家属说明本操作对病人的必要性及术中、术后可能出现的并发症,取得病人及家属同意后方可进行本治疗。

(2) 协助病人取正确体位。

(3) 根据出血的部位以及出血量的多少,需要镜下喷洒药物止血者,遵医嘱给予镜下喷洒止血。

(4) 需行钛夹止血者,在视野不清、出血部位未充分显露时,可遵医嘱先以冰盐水或去甲肾上腺素局部冲洗,找到出血病灶后再行金属钛夹止血术。

(5) 术中密切注意血压、脉搏、神志的变化。

(三)健康指导与康复

(1) 观察病人的血压、脉搏、神志,如无异常,用平车(床)送病人回病房;做好口腔清洁,协助做好生活护理。

(2) 饮食护理:禁食24h,静脉补充水分、营养及电解质,注意水电解质平衡,如无特殊情况,第2天可进流质饮食,以后渐予半流质饮食及普食,饮食以清淡为宜。

四、急诊内镜异物取出术护理

消化道异物系指各种原因造成的非自身所固有的物质潴留于消化道内,小而光滑的异物对机体影响不大,可自行排出,较大和锐利的异物会对消化道黏膜造成一定伤害,严重者可导致消化道穿孔,故应尽早采取急诊内镜下异物取出术。

(一)身心评估

病人空腹6~8h,询问吞食异物史,了解异物的部位、形状、大小及吞食时间,吞入金属性异物者还应做X线透视或摄片检查,以了解异物的大小、形态和异物潴留的部位,但切忌行吞钡检查;评估病人对检查及治疗方式的认知程度。

(二)护理措施

(1) 应详细询问吞食异物史,了解异物的部位、形状、大小及吞食时间,向病人及家属交代取出异物的重要性和必要性,以取得其信任和配合。

(2) 协助病人取左侧卧位,松开衣领及裤带,病人如有义齿应取下。

(3) 根据异物的大小与形状,协助医生采用不同的器械取异物;取到异物后,应尽量收紧取物器材,并使其紧贴内镜,这样有利于异物与内镜同时退出。

(4) 异物取出时在贲门或咽喉部等狭窄部位容易被卡住而难以退出。此时应将内镜前推,将异物推入胃内或食管,调整异物的位置,直至异物能顺利通过狭窄处。

(5) 密切观察病人反应,做好心理护理;异物取出后应注意有无消化道损伤,如有损伤应及时处理。

(三) 健康指导与康复

(1) 全麻下取异物时,应待病人完全苏醒后再让其回家。怀疑有消化管损伤时,应留院观察或住院治疗。

(2) 并发症的观察和处理,如有消化道黏膜损伤和继发感染等,应积极采取有效措施治疗。

五、超声内镜护理

将超声探头和内镜技术结合,将内镜送入消化道时,既可通过内镜直接观察黏膜表面病变,又可进行实时超声扫描,以观察消化管管壁各层组织结构及其邻近器官的超声图像,在消化道隆起性病变的诊断中具有独特的价值。

(一) 身心评估

术前评估病人有无心、肺、脑疾病及严重程度,高龄或疑有心血管疾病者给予氧气吸入和行血氧饱和度、心电监护。禁食、禁饮 6～8h;评估病人的紧张焦虑情绪。

(二) 护理措施

(1) 协助病人采取正确的检查体位,松开衣领及裤带,病人如有义齿应取下。

(2) 严密观察病情:检查过程中应密切观察病人的呼吸、面色反应等情况,监测动脉血氧饱和度和心率的变化,必要时给予吸氧及心电监护。

(3) 密切配合医生,协助插镜操作,根据病人不同的病灶,在检查过程中配合调整不同的体位,使病灶处取得最佳图像,缩短检查时间。

(4) 做好病人心理护理。

(三) 健康指导与康复

(1) 如病人出现面色苍白、冷汗、头昏、乏力等不适,应关心安抚病人,留观察室平卧休息至症状缓解,严重者静脉滴注5%葡萄糖溶液500mL。

(2) 并发症观察:如出现腹痛、腹壁紧张、呕吐、消化道穿孔、出血、严重感染等,一旦发现,及时报告医生并配合处理。

六、食道狭窄扩张术护理

食道狭窄可由多种原因引起,如肿瘤的生长与浸润、术后的瘢痕与狭窄、各型食管炎、食管化学性烧伤、硬化剂治疗后等,主要症状为吞咽困难,严重狭窄者甚至不能进食进水,导致营养不良、脱水及电解质紊乱。

(一) 身心评估

病人术前先行胃镜检查或食道钡餐造影,其检查结果术中携带,便于术中参考,术前做心肺功能、血常规、血型、血小板、出凝血时间检查,检查前24～36h进流食,扩张前禁食水8h,有义齿的病人要先取出义齿,遵医嘱予术前用药;评估病人对治疗方式的认知程度。

(二) 护理措施

(1) 术前应主动和病人谈话,告知手术操作的主要步骤,使其了解操作程序,便于配合。

(2) 病人取左侧卧位,由于操作的刺激,病人憋气恶心呕吐时,嘱病人大口换气,尽量保持镇静。

(3) 术中密切配合医生,监测心电末梢血氧浓度的变化,持续高浓度吸氧。

(4) 熟悉食道狭窄扩张整体过程步骤,密切配合医生进行操作。

(5) 术中消化道出血时遵医嘱予内镜下止血治疗。

(三) 健康指导与康复

(1) 观察胸痛、腹痛情况以判断有无气胸及消化道穿孔等情况,掌握病人动态,给予相应指导。嘱病人平卧休息 5~10min,待病人自觉无不适,血氧饱和度>90%,心率<100 次/min 时可送入病房。

(2) 术后静卧休息 12~24h,避免用力咳嗽、提取重物或过多活动,以免加重出血。

(3) 术后禁食水 2h,以防呛咳。餐后 2h 或睡眠时应抬高床头 15°~30°,防止食物反流,进食高蛋白无渣饮食。

(4) 注意休息,不洗热水澡,不用热水泡脚,以免出血。

(5) 向病人解释可能在 1~2 日内有短暂的咽痛及咽后壁异物感,必要时用盐水漱口,数天后症状自行消失,加强口腔清洁卫生。

七、食道支架置入术护理

食道支架置入术是近年来开展的非手术治疗各种原因造成的食管狭窄较为理想的姑息治疗手段,对失去手术机会的晚期食管癌引起的食管狭窄,食管手术以后或放疗引起的瘢痕狭窄以及肿瘤复发引起的狭窄,部分良性食管狭窄,包括贲门失弛缓症、手术后吻合口狭窄以及化学灼伤予以支架置放术,以提高病人的生活质量。

(一) 身心评估

术前行胸部 X 线摄片,胃镜检查,常规检查血、尿、粪、肝、肾功能,出、凝血时间,心电图等,术前禁食 8h,各项化验单齐全,说明治疗目的及注意事项,签知情同意书;评估病人的紧张程度。

(二) 护理措施

(1) 术前应主动做好安慰、解释工作,并向病人讲清手术的目的、步骤、优越性、配合方法以及可能发生的副反应,从而消除其焦虑、恐惧心理,积极配合手术。

(2) 配合医师在胃镜直视下将导入钢丝通过狭窄口达胃腔,协助医师在退出胃镜时维持钢丝在胃腔内,并略用力顶住钢丝防止滑出。

(3)密切配合医生,护士熟悉食道狭窄扩张及支架置入整体过程,支架置入的关键是位置必须准确,主动配合医生进行操作。

(4)密切观察病情,消化道出血时遵医嘱予内镜下止血治疗。

(三)健康指导与康复

(1)饮食护理:术后病人不宜进冷食,鼓励病人多饮热开水,使支架扩张到最佳状态。

(2)正确的体位:置入支架后,病人床头应抬高15°～30°,因置入段部分食管丧失蠕动功能,且支架支撑部分无"活瓣"作用,易使胃内容物发生反流。

(3)食管支架置入术后,可能发生食管穿孔、出血、支架移位及堵塞等较严重的并发症,应严密观察病情变化。

八、食道静脉曲张套扎及硬化治疗术护理

食道静脉曲张破裂出血是肝硬化病人主要并发症和主要的死亡原因之一,食管静脉曲张可在内镜直视下注射硬化剂或用皮圈结扎食管曲张静脉闭塞血管,从而达到止血和预防出血的目的。内镜下食管静脉曲张套扎及硬化治疗是目前一种安全、有效的治疗方法,并发症少,是一项无需外科手术和全身麻醉的治疗。

(一)身心评估

禁水、禁食6~8h,遵医嘱予术前用药;评估病人对检查及治疗的认知情况。

(二)护理措施

(1)鼓励病人,热情接待病人,耐心、细致地做好解释工作,提供心理护理,使其以最佳心身状态接受治疗。

(2)密切观察神志、血压、脉搏、呼吸、血氧饱和度变化,熟悉操作的每个过程及可能产生的并发症。

(3)密切配合医生,熟悉套扎器的安装流程,安装套扎器动作要快而准确。

(4) 需硬化治疗者的注射针应使用一次性注射针。组织黏合剂治疗严格按操作程序进行,预防损伤及阻塞内镜孔道。

(5) 若术中发生大出血者,应保持镇静,安慰病人,量多应中止硬化剂注射及套扎治疗,立即遵医嘱采取紧急救护措施。

(三) 健康指导与康复

(1) 帮助病人擦净面部,清除呕吐物,严格要求病人卧床休息2周,同时避免咳嗽等使腹压增高的诱因。

(2) 饮食护理:术后禁食1～2日后,可进流质饮食,1周后逐渐过渡成半流质饮食,勿食热、硬及刺激性食物。

(3) 并发症的护理:大出血是最严重的并发症,多因术后进食粗糙的食物及剧烈运动所造成,故应调整饮食,保持大便通畅。

九、经胃镜空肠营养管置入术护理

经胃镜空肠营养管置入术是指先经鼻腔将营养管插入胃内,再经口将胃镜插入胃内后,放入活检钳或异物钳,钳夹住营养管的前端,随同胃镜一起下至十二指肠降部,松开活检钳或异物钳,取出胃镜,再将营养管继续下送置入空肠。

(一) 身心评估

术前做血常规、肝肾功能等检查,术前禁食8h,遵医嘱予术前用药等;评估病人对检查及治疗的紧张及焦虑情绪。

(二) 护理措施

(1) 首先向病人及家属解释置管的目的、必要性和方法以及术中配合、术后注意事项等,以取得同意及配合。

(2) 病人取左侧卧位,双腿屈曲,腰带、衣领解松。心电监护监测生命体征。

(3) 术中密切注意血压、脉搏、神志的变化,如有异常及时报告医生处理。

(4) 在胃腔内用活检钳或异物钳夹住鼻肠管头端,轻柔操作推送胃镜带鼻肠管至十二指肠降部,此时助手固定鼻肠管,医生退出胃镜至胃腔,松开活检钳或异物钳,后退钳至胃腔。

（5）第2次及以后推送鼻肠管时，钳夹住胃腔内鼻肠管管身，同前推送胃镜送鼻肠管至十二指肠降部并后退胃镜及异物钳，通常3～4次就可将其送至Treitz韧带以下20～40cm，此时助手固定鼻肠管，边吸气边后退出胃镜。

（三）健康指导与康复

（1）观察病人对肠内营养的反应和适应状况，输注过程中密切观察病人有无发热、腹胀、腹痛腹泻、恶心、呕吐等不适。

（2）妥善固定营养管是防止营养管移位的最重要措施。

（3）连续输注营养液时，应每2～4h用无菌水冲洗营养管一次，以防止营养物沉积于管腔内堵塞导管，每日输注完毕后，亦应用无菌水冲洗营养管。

十、电子小肠镜检查护理

小肠镜检查是最常用于病因不明的慢性消化道出血及各种小肠病的检查和诊断方法，适用于经胃镜、结肠镜、全消化道钡剂造影、腹部B超、腹部CT或MRI等检查未能发现可以解释临床症状的小肠病变。

（一）身心评估

完善相关检查，如经口进镜，检查前2日进食流质饮食，检查当天禁食10h以上；如经肛进镜，则需检查前2～3日吃少渣半流质饮食，术前需清洁肠道；评估病人对检查的认知情况。

（二）护理措施

（1）向病人及家属交代检查的重要性和必要性，消除病人恐惧心理，与其充分沟通，以取得其信任和配合。

（2）协助病人取左侧卧位，松开衣领及裤带，经口进镜者如有义齿应取下。

（3）严密观察病人血压、脉搏、呼吸频率及血氧饱和度等监测指标，如有异常应及时报告医生，保持呼吸道通畅；经肛进镜时的护理与结肠镜检查时基本相同。

（4）密切配合医生，协助插镜操作，在插镜过程中要注意观察病人的反应。

(5) 如需内镜下治疗者,积极配合医生做好内镜下治疗。

(三) 健康指导与康复

(1) 无痛小肠镜检查结束后必须继续监测生命体征直至病人苏醒,部分病人清醒后会主诉有轻微的头昏及咽痛,要做好解释工作。

(2) 严密观察病人术后腹部症状及体征,病人若无特殊不适,术后4h可按照医嘱进食。

十一、支气管镜检查护理

支气管镜检查是将支气管镜经鼻腔或口腔置入病人的下呼吸道,即经声门进入气管和支气管以及更远端,直接观察气管和支气管的病变,并根据病变进行相应的检查和治疗。

(一) 身心评估

评估病人的一般情况,术前6~8h禁食、禁饮水,排空大小便,有义齿者先取下。遵医嘱予术前麻醉。评估病人对检查是否有紧张、焦虑情绪。

(二) 护理措施

(1) 向病人详细说明检查的目的、意义、大致过程、常规并发症和配合检查的方法等,同时应了解病人的药物过敏史,取得病人及家属的积极配合。

(2) 病人取平卧位,头稍后仰,用治疗巾包裹双眼,吸氧,接心电监护仪。

(3) 操作过程中,病人会有憋气感、窒息感甚至呛咳,护士应安慰病人,稳定其情绪,遵医嘱给予术中用药。

(4) 严密观察病人的呼吸、意识、心率及SpO_2的变化,如有异常及时通知医生。

(5) 连续吸痰时间不宜太长,吸痰器的负压不超过50kPa。吸引某一部位时不宜过久,以免引起出血;一旦出血,立即遵医嘱予以镜下用药。

（三）健康指导与康复

（1）嘱病人平卧休息 5～10min，给予氧气吸入，情况稳定后可送回病房。

（2）术毕 1h 内严密观察病人的生命体征、咳嗽、咳痰及咯血情况，禁食禁饮 2h，2h 后可进温凉的半流食饮食。

十二、经支气管镜氩气刀治疗术护理

氩等离子体凝固（APC）又称氩气刀，是一种利用氩等离子体束传导高频电流，无接触地热凝固组织的治疗方法。将氩等离子体用导管经支气管镜导入支气管内进行治疗即称为经支气管镜氩气刀治疗。

（一）身心评估

评估病人的一般情况，术前禁食、禁饮 6～8h，排空大小便，有义齿者先取下，遵医嘱予术前麻醉；评估病人心理状况。

（二）护理措施

（1）向病人介绍气管镜室的环境、仪器，消除恐惧感，关心体贴病人，指导病人如何配合手术，取得病人及家属的积极配合。

（2）病人取平卧位，头稍后仰，用治疗巾包裹双眼，吸氧，接心电监护仪。

（3）经支气管镜操作导入 APC 导管至病变部位，脚踏开关（电凝）进行治疗，治疗后退出 APC 导管，观察局部治疗情况。

（4）治疗后局部坏死组织较多时，可用活检钳夹除。

（5）严密监测心电图、血氧饱和度和血压的变化，发现异常及时通知并配合医生处理。

（三）健康指导与指导

（1）术后禁食水 2h，嘱病人卧床休息，必要时可吸氧，患侧卧位，尽量减少说话，以利于声带的恢复。

（2）积极观察有无感染、出血、窒息等并发症，如有异常及时报告医生处理。

十三、经支气管镜肺泡灌洗术护理

通过支气管镜对支气管以下肺段或亚肺段水平,反复以无菌生理盐水灌洗、回收,对其进行一系列检测和分析,从而获得下呼吸道病变的性质特点和活动程度,有助于确立诊断,缓解气道阻塞,改善呼吸功能,控制呼吸道感染。

(一)身心评估

术前评估病人的一般情况;禁食、禁饮 4~6h;遵医嘱予术前麻醉;评估病人对检查及治疗有无焦虑情绪。

(二)护理措施

(1)向病人及家属讲解检查的目的、必要性、肺灌洗术过程、术中的不适及配合方法,以减轻或消除病人的焦虑和恐惧,同时取得病人及家属的积极配合。

(2)病人取平卧位,头稍后仰,用治疗巾包裹双眼,吸氧,接心电监护仪。

(3)严密观察病情:如果 SpO_2 降至 90%以下或心率增加超过基础心率的 20%以上或收缩压超过 180mmHg,应及时通知医生退镜,确保病人生命体征的平稳。当 SpO_2 回升到 95%以上,血压、心率恢复正常再行灌洗,实行灌洗治疗时应根据心率、SpO_2 变化情况来确定每次进镜治疗的时间。

(4)密切配合医生,熟悉支气管镜治疗整体过程步骤,主动配合医生进行治疗和应急处理。

(5)做好安全防护,注意病人神志改变,过度躁动者应给予适当的约束措施或按医嘱予镇静药物。

(三)健康指导与康复

(1)嘱病人平卧休息 5~10min,待病人自觉无不适、血氧饱和度>90%、心率<100 次/min 时可送入病房。

(2)术毕 1h 内严密观察病人的生命体征、咳嗽、咳痰及咯血情况,术后 2h 可进食温凉流质或半流质饮食。

(3)支气管肺泡灌洗术后常见的不良反应为低热和少量出血,

无需特殊处理。

十四、经内镜逆行胰胆管造影术护理

经内镜逆行胰胆管造影术(ERCP)是指将十二指肠镜插至十二指肠降部,找到十二指肠乳头,由活检管道内插入造影导管至乳头开口部,注入造影剂后行 X 线摄片以显示胰胆管的技术。ERCP 首先可以达到诊断目的,再根据诊断结果采取进一步介入治疗,是目前公认的诊断胰胆管疾病的金标准。

(一) 身心评估

术前检查病人心肺功能、出凝血时间,测定血、尿淀粉酶、血小板及白细胞计数等,术前病人禁食、禁饮 6~8h,穿着不宜太厚并去除义齿和金属饰品以适宜摄片,做好碘过敏试验,遵医嘱予术前用药;评估病人的心理状况。

(二) 护理措施

(1) 术前应耐心地向病人介绍 ERCP 的操作过程、告知手术的优点,增加病人对 ERCP 的了解和信任,以减轻或消除病人的焦虑和恐惧,取得病人的积极配合。

(2) 协助病人取俯卧位,头偏向右侧,双手放于身体两侧或右手放于胸右侧。松开衣领及裤带,病人如有义齿应取下。

(3) 严密监测生命体征,观察病人神态、面色、表情变化,了解病人疼痛情况,发现异常及时处理,必要时建立静脉通道,准备好急救物品。

(4) 操作时弄清医生意图,紧密配合。器械的收放不可粗暴,导丝不可插入过深,应反复轻柔试进,网篮忌骤放骤收。

(5) 严格无菌操作,各附件操作中避免污染,防止发生医源性感染。

(6) 做好病人心理护理。

(三) 健康指导与康复

(1) 术后常规禁食,24h 后可进低脂流质,逐步过渡为正常饮食。禁食期间做好口腔护理,保持口唇湿润,使病人舒适。

(2) 密切观察病人的面色、体温、脉搏、呼吸、血压的变化；密切观察有无恶心、呕吐、腹痛、腹胀、皮肤黄染以及是否排出结石等。

十五、胶囊内镜检查护理

胶囊内镜是通过让病人吞服一粒小型的胶囊，它随着消化道蠕动进入体内，其所拍摄的图像将传递到阵列分布在腰部的传感器中，传感器与 Given Data Recorder 数据记录仪连接，数据记录仪则挂在病人的腰部并保存数据信号，检查结束后即将数据记录仪中的信息下载到工作站。

（一）身心评估

检查前 2 日吃少渣、半流食饮食，每日 3 餐吃米粥、面汤等；不吃蔬菜、水果、海带等不易消化的食物，检查前一天晚上及检查当日早晨禁食，检查前予以清洁肠道；评估病人有无紧张及焦虑情绪。

（二）护理措施

(1) 耐心做好解释工作，向受检者讲清胶囊内镜的构造和应用原理、检查步骤、安全可靠性及检查目的和配合方法，取得受检者的信任。

(2) 备好胶囊内镜、腰带，电池充电，数据记录仪初始化。

(3) 服用胶囊后观察病人是否感到腹痛、恶心、呕吐，如有须立即通知医生。

(4) 胶囊内镜检查期间，勿剧烈运动、屈体、弯腰及移动腰带，切勿撞击图像记录仪。避免受外力的干扰，不能接近任何电磁波区域。

(5) 指导病人每 15min 查看一次记录仪指示灯是否正常闪烁 (2s/次)，同时须多次巡视。

(6) 护士指导病人进行日常活动，吞服胶囊后 2h 可饮无色葡萄糖水，防止低血糖。4h 后可进食简餐，8h 以后方可正常进食。

（三）健康指导与康复

(1) 胶囊内镜工作 8h 后且胶囊停止工作后可由护士协助医生拆除设备。

(2) 在持放、运送、拆除所有设备时要避免冲击、震动或阳光照射,否则会造成数据信息的丢失。

(3) 嘱受检者观察胶囊内镜排出情况,强调胶囊排出前切勿接近强电磁区域,勿做 MRI 检查。一般胶囊内镜在胃肠道内 8～72h 随粪便排出体外,若受检者出现难以解释的腹痛、呕吐等肠道梗阻症状或检查后 72h 仍不能确定胶囊内镜是否还在体内,应及时联系医师,必要时行 X 线检查。

十六、消化道息肉治疗术护理

消化道息肉指突出于胃、肠腔内的隆起性病变,但一般指黏膜局限性隆起。息肉的组织学类型分为:腺瘤性、错构瘤性、炎症性和增生性。目前镜下治疗息肉的方法有高频电切、高频电灼、活检摘除等。

(一) 身心评估

术前做血常规、血型、出凝血时间、肝肾功能等检查。胃息肉检查前禁食至少 6～8h;肠息肉检查前 2～3 日吃少渣半流质饮食,检查前 1 日晚进半量流质,晚 8 时后禁食,检查当日晨 9 时予清洁肠道,直到病人大便呈清水样为止,清洁肠道药物禁用甘露醇。评估病人对检查及治疗的认知程度。

(二) 护理措施

(1) 向病人及家属说明本操作对病人的必要性及术中、术后可能出现的并发症,取得病人及家属同意后方可进行本治疗。

(2) 协助病人取正确体位。

(3) 用湿纱布擦去肌肉丰厚处皮屑,将电极片贴于病人肌肉丰厚处,遵医嘱予解痉剂肌注,配合医生进镜,发现息肉后观察息肉所在部位,根据息肉大小及蒂的情况,合理调整好角度,暴露充分情况下进行操作。

(4) 根据息肉情况合理选择圈套器、注射针、活检钳、异物钳等治疗附件,配合医生进行息肉治疗。

(5) 术中密切注意血压、脉搏、神志的变化,息肉治疗后观察残端确定无出血、穿孔后等方可退镜。

（三）健康指导与康复

（1）饮食护理：术后当天禁食，3日内进食无渣、流质饮食，勿进食牛奶及豆制品以免引起胀气，可进食米汤、菜汤、肉汤等，以后可改为半流质饮食或普食。2周内保持大便通畅，给予缓泻剂软化大便，避免因干硬粪便摩擦创面致焦痂脱落导致大出血。

（2）并发症的预防：注意术后有无出血、腹痛、腹胀、肠穿孔等并发症，病人应卧床休息1~2日，1周内勿进行剧烈运动及重体力劳动。

第六节 内分泌及代谢系统疾病护理常规

一、内分泌与代谢性疾病病人护理

内分泌系统由内分泌腺和分布于全身各组织的激素分泌细胞以及它们所分泌的激素组成。内分泌系统辅助神经系统将体液性信息物质传递到全身各细胞组织，包括远处的和相近的靶细胞，发挥其对细胞的生物作用。

内分泌科疾病以病理生理分类，可表现为功能亢进、功能减退或功能正常；根据其病变发生部位在下丘脑、垂体或周围靶腺，可分为原发性和继发性；内分泌腺或靶组织对激素的敏感性或应答反应降低也可导致疾病。非内分泌组织恶性肿瘤如异常地产生过多激素，或治疗过程应用激素和某些药物，也可导致内分泌疾病。

（一）身心评估

（1）一般状况：病人的精神、意识状态、生命体征、身高、体重、体型、营养状态等有无异常。

① 甲状腺功能亢进症病人常有烦躁、易激动、脉搏增快，而甲状腺功能减退的病人常有精神淡漠、脉搏减慢；糖尿病酮症酸中毒、高渗性昏迷时常有意识改变。

② 血压增高见于Cushing综合征、糖尿病，血压低见于肾上腺功

能减退症。

③ 巨人症体格可异常高大,侏儒症体格可异常矮小,Cushing 综合征可出现向心性肥胖,呆小症病儿身高不能随着年龄而正常长高,上半身与下半身的比例失调等。

④ 肥胖症病人可出现体内大量脂肪堆积,体重增加;神经性厌食和甲亢病人皮下脂肪减少,表现为消瘦、体重减轻等。

(2) 皮肤黏膜检查:有无皮肤黏膜色素沉着、干燥、粗糙、潮热、多汗、水肿、感染、溃疡;有无毛发稀疏、脱落、多毛、痤疮等。

(3) 头颈部检查:有无头颅及面容改变、突眼、眼球运动障碍、视力或视野异常、甲状腺肿大等改变。

(4) 胸腹部检查:有无乳房溢乳、腹部皮肤紫纹。如垂体瘤病人常有闭经溢乳,Cushing 综合征病人可有腹部皮肤紫纹。

(5) 四肢、脊柱、骨关节检查:有无疼痛、畸形、肌力、腱反射有无异常。骨质疏松症可导致脊柱、骨关节疼痛、变形、甚至驼背;痛风可引起急性关节疼痛;肌无力可见于 Cushing 综合征。

(6) 心理评估:评估病人患病后的精神、心理变化,告知患病对日常生活、学习或工作、家庭的影响,询问是否适应病人角色转变;病人对疾病的性质、发展过程、预后及防治知识的认知程度,多与病人接触及交流,鼓励病人表达其感受,交谈时语言要温和、耐心倾听。消除病人紧张情绪,树立自信心。必要时安排心理医生给予心理疏导。

(二) 护理措施

1. 体位

休息与卧位应根据不同疾病进行具体护理,轻者休息或卧床休息,危重或做特殊检查者应绝对卧床休息。如低血糖昏迷病人应绝对卧床休息;突眼的病人采取高枕卧位;危象病人休克时立即采取中凹卧位,以利于增加回血量等。

2. 病情观察

(1) 观察病人的精神、意识状态、生命体征、身高、体重、体型、营养状态等有无异常。

(2) 有无皮肤黏膜色素沉着、干燥、粗糙、潮热、多汗、水肿、感染、溃疡；有无毛发稀疏、脱落、多毛、痤疮等；有无突眼；甲状腺是否肿大、大小是否对称、质地及表面有无结节；有无压痛和震颤；听诊有无血管杂音。

3. 一般护理

（1）按内科及本系统疾病的一般护理常规护理。

（2）根据不同疾病给予各种治疗饮食并嘱病人遵守膳食原则。

（3）向病人做必要的解释，取得合作，以保证试验过程和标本采集准确无误。

（4）根据病人所患疾病提供相应的专业指导，让病人对疾病有正确的认识。

（5）功能危象。病人应绝对卧床休息，必要时安排专人护理，保持环境安静，避免声光等不良刺激。

4. 心理护理

根据病人所患疾病给予相应的心理护理，消除病人紧张情绪，树立信心。讲解疾病的有关知识，给病人提供疾病康复资料和患有相同疾病并已治疗成功病人的资料。教导病人积极配合治疗，必要时安排心理医生给予心理疏导。

（三）健康指导与康复

（1）疾病知识指导：指导病人了解疾病的相关知识，教会自我护理。

（2）饮食指导：指导病人进食与疾病相关的饮食，如腺垂体功能减退症病人进食高热量、高蛋白、高维生素、易消化的饮食，少量多餐，以增强机体抵抗力。

（3）用药指导：教会病人认识所服药物的名称、剂量及不良反应，如肾上腺糖皮质激素过量易致欣快感、失眠；服甲状腺激素应注意心率、心律、体温、体重变化等。指导病人认识到随意停药的危险性，必须严格遵医嘱按时服用药物，不得随意增减药物剂量。

（4）指导病人定期门诊随访：如糖尿病病人一般每2～3月复检糖化血红蛋白，体重每1～3月测一次，每3～6月门诊定期复查，每年全身检查一次,以便尽早防治慢性并发症。

(5) 自我监测:给病人讲解相关疾病的原因及表现,使病人学会自我观察。

(6) 康复及预后:告知病人相关疾病预后情况、如何进行治疗及疾病病程等相关情况。

二、甲状旁腺功能亢进症护理

甲状旁腺功能亢进症(hyperparathyroidism)简称甲旁亢,可分为原发性、继发性和三发性3种。原发性甲状旁腺功能亢进症是由于甲状旁腺本身病变(肿瘤或增生)引起的甲状旁腺激素(PTH)合成、分泌过多,通过其对骨与肾的作用,而导致血钙增高和血磷降低。主要临床表现为反复发作的肾结石、消化性溃疡、精神改变与广泛的骨吸收。继发性甲旁亢是由于各种原因所致的低钙血症刺激甲状旁腺,使其代谢性分泌过多的PTH,常见于肾功能不全、骨质软化症和肠道吸收功能受损的疾病。三发性甲旁亢是在继发性甲旁亢的基础上,由于腺体受到持久和强烈的刺激,部分增生组织转变为腺瘤伴功能亢进,自主地分泌过多的PTH,主要见于肾衰竭病人。

(一) 身心评估

1. 一般评估

评估病人骨骼系统症状:是否有骨折、骨痛、骨骼变形、钙化性关节炎;是否有泌尿系统结石症状,如腰痛、血尿;是否有精神症状;呼吸道是否通畅;疼痛的部位、性质、程度等。

2. 心理评估

评估病人对疾病性质、发展过程、预后及防治知识的认知程度,树立战胜疾病的信心,做好心理辅导。

(二) 护理措施

1. 体位

(1) 急性期:① 甲状旁腺功能亢进症病人昏迷时应立即采取去枕平卧位,头偏向一侧,防止窒息。② 甲状旁腺功能亢进症病人产生心力衰竭时取半坐卧位,减轻心脏负担。

（2）非急性期：甲状旁腺功能亢进症伴骨质疏松的病人疼痛时可取仰卧位或侧卧位，卧床休息数天到1周，可缓解疼痛。

2. 病情观察

（1）监测血电解质，尤其要定期监测血钙、血磷。

（2）定期测尿钙。

（3）记录出入量。

（4）手术后的病人，注意观察有无低血钙的发生及轻重，及时用药，并观察低血钙的改善情况。

3. 症状护理

（1）骨质疏松的护理。广泛的骨质疏松、骨质脱落的病人，应缓慢移动病人，减轻病人疼痛，长期卧床的病人，给予按摩，协助病人做各个关节的运动，防止肌肉萎缩。

（2）急危重症的护理：

① 观察：

Ⅰ．血钙＞3.75mmol/L。

Ⅱ．消化系统：恶心、呕吐、厌食、消化道出血。

Ⅲ．循环系统：烦渴、多尿导致全身脱水、高热、血压下降、虚脱、心律失常、心肌病、心力衰竭。

Ⅳ．中枢神经系统：神志改变、淡漠、精神错乱、幻觉、嗜睡、昏迷。

② 处理：

Ⅰ．大剂量补液，静脉滴注生理盐水200～300mL/h。

Ⅱ．注意监测心脏的功能。

Ⅲ．利尿，抑制肾小管重吸收钙质，分2～4次静脉注射速尿药40～100mg（需补足血容量后进行）。

Ⅳ．使用降钙素。

Ⅴ．使用皮质激素，抑制肠道内钙质的吸收，降低血钙。

Ⅵ．二磷酸盐可以抑制骨质的吸收，减低血钙，对恶性肿瘤性高血钙效果较好。

Ⅶ．维持治疗，血钙＜3.25mmol/L时口服速尿片每日40～160mg、氯化钠400～600mmol/dL，入水量每日至少3L，注意补钾、补镁。

(3) 并发症的观察与护理：

① 呼吸困难和窒息,立即报告医生,遵医嘱给予吸氧、大剂量激素等,或协助医生立即进行床边抢救、环甲膜穿刺或气管切开。

② 观察病人发音和吞咽、面部麻木、手足抽搐、甲状腺危象等,及早发现并及时通知医生、配合治疗。

③ 低钙血症,多在1～3日发生,表现为手足麻木、抽搐,严重者可发生喉支气管痉挛造成窒息,遵医嘱补钙,检测血钙值及效果,一般术后2周左右甲状旁腺功能开始恢复正常。

4. 心理护理

甲旁亢病人因种种原因易造成误诊、误治,常情绪低落,容易产生焦虑、恐惧或悲观心理,护理人员应针对病人的具体情况,做好病人思想工作,使他们树立战胜疾病的信心。

5. 其他措施

(1) 活动：嘱病人要卧床休息,减少活动或降低劳动强度,必要时提供适当的辅助工具。

(2) 饮食护理：提供色、香、味俱全的食品或让病人家属自带食品。提高饮食中纤维素的含量,多吃含有纤维素的饮食,注意补充钙、磷,给予高热量、高维生素、高蛋白的饮食。多饮水,减少泌尿系统结石的发生。

(三) 健康指导与康复

(1) 环境：应安静,床铺应整洁、舒适。

(2) 饮食指导：可食易消化及合高纤维素、高蛋白质、高钙、高磷的食物；多饮水,减少泌尿系统结石的发生。

(3) 活动：骨质疏松严重时,应卧床休息；如需活动,给病人提供适当的辅助工具,如手杖、拐杖等；指导病人及家属掌握正确锻炼的方法。

(4) 心理指导：给病人及家属讲解此病的相关知识,缓解焦虑和恐惧心理。

(5) 骨质脱落、骨质疏松的病人,应睡硬板床,协助病人翻身,动作应柔和,减轻病人疼痛感。

(6)康复与自我护理指导:指导病人正确面对疾病,控制情绪,保持心情愉快、心境平和。

三、甲状旁腺功能减退症护理

甲状旁腺功能减退症(hypoparathyroidism)简称甲旁减,是指甲状旁腺素(PTH)分泌过少和(或)效应不足而引起的一组临床综合征。其临床特点是手足抽搐、癫痫发作、低钙血症、高磷血症。临床常见类型有特发性甲旁减、继发性甲旁减、低血镁性甲旁减和新生儿甲旁减。

(一)身心评估

1. 一般评估

(1)评估病人的生命体征,观察有无体温升高、手足抽搐等。

(2)评估病人的精神症状,观察有无神经衰弱、多梦、烦躁、易激动、抑郁或精神病。

(3)评估病人的血清总钙、血镁、血磷、血PTH的值。

2. 心理评估

评估病人对疾病的性质、发展过程、预后及防治知识的认知程度,树立战胜疾病的信心,做好心理辅导。

(二)护理措施

1. 体位

(1)急性期:甲状旁腺功能减退症病人癫痫发作时立即去枕仰卧或侧卧,头偏向一侧,保持呼吸道通畅。

(2)非急性期:甲状旁腺功能减退症病人发生水肿时,应抬高患肢,减轻水肿。

2. 病情观察

(1)定期监测血钙、血磷、尿钙,了解病情变化。

(2)经常巡视病房,了解病人需要,及时帮助病人解决实际问题,并观察病情,如发生手足抽搐、癫痫,立即给予处理。

3. 症状护理

(1)低钙血症的护理:① 避免应用加重低血钙的药物,如苯妥英钠、安定、避孕药等。② 长期口服补充钙剂,每天摄入元素钙1～1.5g,并可以加用维生素D及其衍生物,促进钙质的吸收,提高血钙的水平。

(2) 癫痫的发作护理:① 如病人癫痫发作时,应注意保持呼吸道通畅,保护病人不受到损害,即刻按医嘱静脉注射10％的葡萄糖酸钙10～20mL,必要时1～2h后重新给药。② 提供安静、舒适的休息环境,保证病人睡眠充足。

4. 心理护理

(1) 耐心细致地解释病情,提高病人对疾病的认知水平,鼓励病人表达内心感受,理解和关心病人,建立互信关系。

(2) 关心病人,讲解疾病相关知识,缓解病人焦虑情绪。

5. 其他措施

(1) 饮食:进食高钙低磷的饮食,不宜吃过多的乳制品、蛋黄及菜花等。

(2) 活动:注意休息,提供安静舒适的环境,保证病人睡眠充足。

(3) 急危重症的护理措施

① 观察:

Ⅰ. 血钙水平。

Ⅱ. 有无发热、感染等应急情况,或妊娠时引起的血钙下降而导致的手足抽搐或类似癫痫大发作。

Ⅲ. 做好ECG的监测。

② 处理:

Ⅰ. 采血检查钙、磷、镁等。

Ⅱ. 给予10％的葡萄糖酸钙10～20mL缓慢静脉注射,速尿药不可以超过2mL/min,如有症状可以每小时反复注射1～2次。

Ⅲ. 至症状缓解或血钙上升至1.75mmol/L以上后,且维持在1.87～2.25mmol/L之间,做ECG监护,每小时查尿钙。

Ⅳ. 可将10％葡萄糖酸钙10～15mL加入5％葡萄糖溶液1000mL静脉滴注,调整滴注速度。

Ⅴ. 维生素D治疗,给予维生素D_3肌肉注射。

Ⅵ. 如有可能可以口服钙剂。

Ⅶ. 如治疗6h以后,血钙仍下降至1.87mmol/L以下或血钙已经正常但仍有抽搐,可能是缺乏镁离子所致,可考虑补充镁。

（三）健康指导与康复

（1）心理指导:给病人及家属讲解此病的相关知识,缓解焦虑和恐惧心理。

（2）饮食指导:进食高钙、低磷的饮食。

（3）注意休息:指导病人及其家属如有癫痫发作、手足抽搐时应采取的应对措施,如随身携带病情卡片,上面标记姓名、年龄、疾病的名称、就诊医院、药物等,以得到别人的帮助。

（4）避免长期使用降低血钙的药物,定期监测血钙、尿钙、血磷,掌握病情的变化。病情严重时,立即到医院就诊。

四、甲状腺功能亢进症护理

甲状腺功能亢进症（hyperthyroidism）简称甲亢,是指由多种病因导致甲状腺腺体本身产生甲状腺激素（TH）过多而引起的甲状腺毒症。

（一）身心评估

1. 身体评估

（1）一般状态:

① 生命体征。观察有无体温升高、脉搏加快、脉压增加等表现。

② 意识精神状态。观察病人有无兴奋易怒、失眠不安等表现或神情淡漠、嗜睡、反应迟钝等。

③ 营养状况。评估病人有无消瘦、体重下降、贫血等营养状况改变。

（2）皮肤黏膜:观察皮肤是否湿润、多汗,有无皮肤紫癜。

（3）眼征:观察和测量突眼度,评估有无眼球突出,眼裂增宽等表现,有无视力疲劳、畏光、复视、视力减退、视野变小,角膜有无溃疡。

（4）甲状腺:了解甲状腺肿大程度,是否呈弥漫性、对称性肿大,有无震颤和血管杂音。

(5) 心脏、血管：有无心尖搏动位置变化、搏动增强、心率增快、心尖部收缩期杂音、心律失常等，有无周围血管征。

(6) 消化系统：有无腹胀、肠鸣音增强等。

(7) 骨骼肌肉：是否有肌无力、肌萎缩等。

2. 心理评估

评估病人患病后对日常生活的影响，是否有睡眠、活动量及活动耐力的改变。甲亢病人因神经过敏、急躁易怒，易与家人或同事发生争执，导致人际关系紧张，评估病人的心理状态，有无焦虑、恐惧、多疑等心理变化。

（二）护理措施

1. 体位

(1) 急性期：甲亢危象病人发生休克时应立即采取中凹卧位，有利于气道通畅，改善缺氧症状。

(2) 非急性期：甲亢伴突眼的病人采取高枕卧位，以减轻球后水肿。

2. 病情观察

(1) 观察体温、脉搏、血压、呼吸、心率、心律及肝功能以及甲亢严重程度等变化。

(2) 观察体重、情绪及症状的发展变化，了解治疗反应，脉搏减慢、体重增加是治疗有效的标志。

(3) 监测激素水平。

(4) 观察有无甲状腺危象早期表现。

(5) 观察病人精神状态和手指震颤情况，以及有无焦虑、烦躁、心悸等甲亢加重的表现，必要时使用镇静剂。

3. 症状护理

(1) 病人易多汗，应勤洗澡、更衣，保持清洁舒适。腹泻较重者，注意保护肛周皮肤。

(2) 甲状腺危象护理：

① 休息与体位：绝对卧床休息，必要时遵医嘱给予适量镇静剂，取半卧位，给氧，迅速建立静脉通路。

② 用药护理:遵医嘱使用丙硫氧嘧啶、碘剂、糖皮质激素、β受体阻滞剂。

③ 病情监测:监测生命体征,评估意识状况和心肾功能。

④ 对症护理:高热时物理降温,必要时施行人工冬眠降温。

⑤ 营养支持:维持营养与体液平衡。

⑥ 治疗配合:用血透、腹透或血浆置换等措施降低血 TH 浓度者应做好相应的护理。

(3) 突眼护理:① 戴深色眼镜,复视者戴单侧眼罩。② 保持眼部湿润,防感染,勿用手直接揉搓眼睛。③ 睡眠或休息时抬高头部,减轻球后水肿。④ 使用免疫抑制剂及左甲状腺素片控制浸润性突眼。⑤ 定期眼科角膜检查。

4. 心理护理

(1) 告知病人坚持治疗能够改善病情,以解除病人焦虑,积极配合治疗。

(2) 鼓励病人参与集体活动以免出现社交障碍而产生焦虑。

(3) 避免刺激性语言,指导病人使用自我调节的方法,保持最佳状态,鼓励其面对现实,增强战胜疾病的信心。

5. 其他措施

(1) 环境和休息:环境舒适,避免嘈杂。依据病情指导休息。

(2) 饮食护理:宜选择高热量、高蛋白、高维生素及矿物质丰富的饮食,主食足量,多摄取新鲜蔬菜和水果,避免刺激性及含碘丰富的食物,多饮水。

(3) 相关治疗护理:

① ATD(抗甲状腺药物)治疗的护理。

机制:抑制甲状腺激素合成。

ATD 分类:硫脲类和咪唑类。

疗程:初治期、减量期和维持期;1.5~2 年。

不良反应:粒细胞减少和皮疹。

注意事项:治疗时应监测血象;白细胞低于 $3 \times 10^9/L$ 或中性粒细胞低于 $1.5 \times 10^9/L$,应立即停药;症状缓解但甲状腺反增大或突眼加重,应遵医嘱加服甲状腺片。

② ^{131}I治疗的护理。

机制：^{131}I释放β射线，破坏甲状腺组织细胞。

用法：空腹服用^{131}I。

注意事项：治疗前后1个月避免服用含碘的药物和食物，服药后2h内不吃固体食物，服药后24h内避免咳嗽以减少^{131}I的丢失；服药后2～3日，饮水2000～3000mL/日以增加排尿；服药后第1周避免用手按压甲状腺。服用^{131}I后病人的排泄物、衣服、被褥及用具等需单独存放，待放射作用消失后再做清洁处理。

（三）健康指导与康复

（1）向病人及亲属介绍甲亢的基本知识和防治要点。使其认识甲亢发生和加重的常见因素，并懂得如何避免。

（2）指导病人合理安排工作和休息，保持心情愉快，维持充足的睡眠时间，避免精神紧张和过度劳累。鼓励亲属与病人建立良好的家庭关系，并提供良好的社会支持系统。

（3）告诉病人和亲属合理膳食的重要性以及食物选择方法。

（4）教会病人保护眼睛的方法。告诉病人上衣领宜宽松，避免压迫甲状腺，严禁用手挤压甲状腺以免引起甲状腺激素分泌过多加重病情。

（5）告知病人及亲属病情观察的内容，出现异常及时就医。

（6）指导病人按时服药，定期到医院复查。按剂量、疗程服药，不随意减量和停药，监测血象。对妊娠期甲亢禁用^{131}I治疗。

（7）康复及预后：本病病程较长，经积极治疗预后较好，少数病人可自行缓解。单纯ATD治疗的病人，复发率较高。部分放射性碘治疗、甲状腺手术治疗所致甲减者需TH终身替代治疗。

五、甲状腺功能减退症护理

甲状腺功能减退症（hypothyroidism）简称甲减，是由各种原因导致的低甲状腺激素血症或甲状腺激素抵抗而引起的全身性低代谢综合征，其病理特征是黏多糖在组织和皮肤堆积，表现为黏液性水肿。

（一）身心评估

（1）评估甲状腺功能减退症典型表现：一般表现，如怕冷、少汗、乏力、少言懒动、反应迟钝、动作缓慢等;黏液性水肿表现,如表情淡漠、面色苍白、眼睑水肿、皮肤干燥、毛发脱落等;精神神经症状,如记忆力减退、智力低下等;肌肉与关节症状,如肌肉软弱无力、进行性肌萎缩等;心血管系统症状,如心动过缓;消化系统症状,如厌食、腹胀、便秘等;内分泌系统症状,如性欲减退,男性出现阳痿,女性出现月经失调等。

(2) 评估有无黏液性水肿、昏迷先兆表现,如嗜睡、呼吸徐缓、心动过缓、血压下降、四肢肌肉松弛等。

(3) 评估病人的心理状态,有无反应迟钝、抑郁、多虑等神经质表现。

(二) 护理措施

1. 体位

(1) 急性期:甲减危象的病人发生休克时应立即采取中凹卧位,头、躯干抬高 20°～30°,下肢抬高 15°～20°,即头脚抬起、中间凹的体位,以利于增加回心血量。

(2) 非急性期:甲状腺功能减退症病人发生水肿时抬高患肢,减轻水肿。

2. 病情观察

(1) 密切观察病情变化,注意尿量及全身水肿消退情况,准确记录 24h 出入量,避免发生水、电解质紊乱。

(2) 治疗过程中注意观察病人心脏反应情况,特别是在有冠心病情况下,补充甲状腺素过快易诱发心绞痛甚至心肌梗死,应复查心电图。如出现嗜睡、低体温(<35℃)、呼吸减慢、心动过缓、血压下降、四肢肌肉松弛、反射减弱或消失,甚至昏迷,应立即配合医师抢救,迅速建立静脉通道,严格掌握药物用量,及时补液,维持水、电解质平衡;注意保暖,体温低时,室温应保持在 22～24℃。

(3) 保持呼吸道通畅,给予氧气吸入,识别 CO_2 麻醉,必要时行气管插管或气管切开,密切观察神志、呼吸、血压及心率、尿量的变化,准确记录出入量。

3. 症状护理

(1) 甲减危象的护理:

① 指导病人避免受寒等诱发因素,保持环境温暖、舒适;指导病

人适时增加衣服、被褥等。注意保暖,避免局部热敷,以免烫伤和加重循环不良。

②应注意保温,必要时使用空调,使室温保持在22～23℃的范围,但一般不主张加温处理。

③保持呼吸道通畅,吸氧,必要时配合气管插管或气管切开。

④准备好治疗药品及抢救物品,建立静脉通道,遵医嘱及时、准确地使用甲状腺激素、糖皮质激素等药物,配合对症、支持治疗。

⑤监测生命体征和动脉血气分析的变化,记录24h出入量。

(2)便秘护理:

给予高蛋白、高维生素、低热量、低盐饮食,严重水肿者给无盐饮食,注意观察病人的饮食情况,定时测体重,宜多食粗纤维的食物,适当活动以防便秘,必要时使用轻泻剂。合并心肾功能不全或黏液性水肿病人,应卧床休息,同时做好皮肤及口腔护理,皮肤干燥者,每日用温水擦浴。

(3)体温过低的护理:

①加强保暖,调节室温至22～23℃,避免病床靠近门窗,以免病人受凉。

②监测病人生命体征,观察病人有无寒战、皮肤苍白等体温过低表现及心律不齐、心动过缓等表现,并及时处理。

4. 心理护理

由于甲减需终生替代治疗,加之形象的改变,易产生悲观、自卑的心理;同时由于理解力迟钝和记忆力减退,可导致以抑郁为主的情感障碍,因此,要关心、体贴和爱护病人,鼓励其只要坚持治疗,就能像正常人一样生活。

5. 其他措施

(1)治疗护理:原发性甲减需终生替代治疗,注意观察药物替代治疗后病情有无改善,如在服药过程中发生心动过速、心律不齐、心绞痛、多汗、体重明显减轻,则提示药物剂量过大,应警惕药物过量致心肌梗死的可能,慎用镇痛药、麻醉药。

(2)加强皮肤护理,预防压疮,对于皮肤干燥者可涂润肤液。

(3)用药护理:指导病人遵医嘱配合药物治疗,评估药物对身体外形有无改善作用或者加重的倾向,并注意药物的不良反应,抗甲状腺药物主要不良反应是粒细胞减少,甲硫氧嘧啶(MTU)多见,甲巯咪唑(MM)次之,丙硫氧嘧啶(PTU)最少见。治疗过程中一般不宜中断,如治疗中症状缓解而甲状腺肿或突眼反而加重,可酌减抗甲亢药,并同时加用甲状腺激素如干甲状腺素或左甲状腺素。

(三) 健康指导与康复

(1) 嘱遵医嘱按时按量服药,不能随意增减或停药。指导病人自我监测药物的疗效及过量的症状。若发生骨折、冠心病加重,提示可能药物过量。

(2) 指导病人避免影响用药的因素,如各种应激、腹泻、吸收不良、使用某些药物(糖皮质激素、利福平、卡马西平、氢氧化铝、苯妥因钠等)须报告医师,以便调整剂量。

(3) 指导便秘者腹部按摩。

(4) 对于长期替代治疗者,交代病人需要监测体重、心功能等。交代病人出院后,一旦出现心动过缓、低血压、低体温等不适,应及时就医。

(5) 告知病人使疾病加重的常见诱发因素,避免受寒、感染、精神紧张等,慎用镇静药、中枢性止痛药及麻醉药等,以免诱发甲减危象。

(6) 康复及预后:告知永久性甲减者若坚持治疗可生活如常人,不及时治疗或中断治疗者可因严重并发症而死亡。

六、单纯性甲状腺肿护理

单纯性甲状腺肿(simple goiter)是指由多种原因引起的非炎症性或非肿瘤性甲状腺肿大,一般不伴有甲状腺功能异常的临床表现。当本病患病率超过10%时,称为地方性甲状腺肿。

(一) 身心评估

1. 身体状况评估

(1) 甲状腺肿大或颈部肿块:甲状腺肿大是单纯性甲状腺肿征性的临床表现,呈弥漫性,表面光滑,质软,随吞咽上下活动,无震颤及血管杂音。

(2)压迫症状:压迫症状是单纯性甲状腺肿最重要的临床表现:

① 压迫气管可引起喘鸣、呼吸困难、咳嗽。

② 压迫食管可引起吞咽不畅或困难。

③ 压迫喉返神经可引起声带麻痹、声音嘶哑、双侧喉返神经受累还可引起呼吸困难。

④ 胸骨后甲状腺肿可压迫颈静脉、锁骨下静脉甚至上腔静脉,引起面部水肿,颈部和上胸部浅静脉扩张。

2. 心理评估

明显肿大的甲状腺导致颈部外形改变,将使病人产生自卑、挫折感,导致焦虑、恐惧感。在流行病区,因患病人数多,人们习以为常,不愿配合治疗。应做好病人的心理辅导,消除其紧张情绪。

(二)护理措施

1. 体位

(1)急性期:单纯性甲状腺肿意识清醒的病人出现呼吸困难时应立即采取半坐卧位,使呼吸困难得到改善。

(2)非急性期:单纯性甲状腺肿病人产生水肿时,应立即抬高患肢,减轻水肿。

2. 病情观察

(1)观察体温、脉搏、呼吸、血压及压迫症状有无改善,如发现异常及时通知医生。

(2)嘱咐病人按时按量服药,并观察药物疗效及不良反应。

(3)观察病人甲状腺肿大的程度、质地,有无结节及压痛,颈部增粗的进展情况。结节在短期内迅速增大,应警惕恶变。

3. 症状护理

自我形象紊乱护理:① 鼓励病人倾诉,表达其内心感受。② 鼓励病人对自我形象重新设计,并进行修饰,如穿高领毛衣。③ 加强学习,提高自身素质与涵养。让病人了解到遵医嘱坚持服药并正规治疗后,甲状腺肿大症状会逐渐改善。④ 用药护理:观察甲状腺药物治疗的效果和不良反应。如病人出现心动过速、呼吸急促、食欲亢进、怕热多汗、腹泻等甲状腺功能亢进症表现,应及时通知医师处理。结节性甲状腺肿病人避免大剂量使用碘治疗,以免诱发碘甲状腺功能亢进症。

4. 心理护理

(1) 关心、理解病人,让病人倾诉,缓解其心理压力。

(2) 指导病人恰当修饰,消除自卑心理。

5. 其他措施

(1) 饮食:予高蛋白、高维生素、易消化饮食;如压迫食管,进食困难者,可进食流质或静脉补液。

(2) 活动:注意休息,避免过度劳累。

(三) 健康指导及康复

(1) 环境:宜舒适、安静,温度、湿度适宜。

(2) 饮食指导:可进食高蛋白、高维生素、易消化饮食,必要时可进食流质饮食。多进食含碘丰富的食物,如海带、紫菜等海产类食品,并食用碘盐,以预防缺碘所致的地方性甲状腺肿。避免摄入大量阻碍 TH 合成的食物,如卷心菜、花生、菠菜、萝卜等。

(3) 活动:在一般情况下不会影响工作学习,压迫症状明显时如出现呼吸不畅、声音嘶哑等症状,应卧床休息。

(4) 教导病人正确面对疾病,正确面对形象改变,建立战胜疾病的信心。

(5) 用药指导:指导病人坚持服药,告诉病人服药时的注意事项及不良反应。定期复查,学会观察药物疗效和不良反应,如出现心动过速、呼吸急促、食欲亢进、怕热多汗、腹泻等甲状腺功能亢进症表现,应及时就诊。避免服用硫氰酸盐、保泰松、碳酸锂等阻碍 TH 合成的药物。

(6) 康复及预后:我国是碘缺乏病较严重的国家之一,应在妊娠期、哺乳、成长发育期增加碘的摄入,以防本病的发生,预后良好。

七、库欣综合征护理

库欣综合征(cushing syndrome)是由于各种原因引起的肾上腺

分泌过多糖皮质激素（主要是皮质醇）所致病症的总称，其中以垂体促肾上腺皮质激素（ACTH）分泌亢进所引起者最为多见。主要临床表现有满月脸、多血质、向心性肥胖、皮肤紫纹、痤疮、糖尿病倾向、高血压和骨质疏松等。

（一）身心评估

1. 健康评估

重点询问病人的健康状况，有无垂体瘤及其他肿瘤，如肾上腺皮质腺瘤、肾上腺皮质瘤及肺癌等，以初步了解产生库欣综合征的原因。

2. 身体评估

（1）脂肪代谢紊乱：向心性肥胖、满月脸、水牛背、多血质、紫纹、锁骨上窝脂肪垫。颊部及锁骨上窝脂肪堆积有特征性。

（2）蛋白质代谢紊乱：皮肤菲薄，皮肤弹性纤维断裂，可见微血管的红色紫纹。毛细血管脆性增加，易有皮下瘀血、肌萎缩及无力、骨质疏松、病理性骨折。

（3）糖代谢紊乱：外周组织糖利用减少、肝糖输出增多、糖异生增加、糖耐量受损、继发性（类固醇性）糖尿病。

（4）电解质紊乱：过多氢化可的松（cortisol）致高血钠、低血钾、水肿及夜尿增加、低血钾性碱中毒等。

（5）全身及神经系统：肌无力，不同程度的神经、情绪反应。

3. 心理评估

病人易产生精神紧张、烦躁不安，因家庭和社会生活受影响而产生自卑感，必要时给予心理辅导。

（二）护理措施

1. 体位

（1）急性期：库欣综合征病人引起心力衰竭时应立即采取半坐卧位，使静脉回心血流量减少，减轻心脏负担。

（2）非急性期：库欣综合征病人体液过多时尽量取平卧位，抬高双下肢，以利于静脉回流，避免水肿。

2. 病情观察

（1）观察生命体征：注意血压、心律、心率变化，防治心衰。

(2) 观察血钾：测血钾和描述心电图及注意低钾表现，如出现恶心、呕吐、腹胀、乏力及心律失常等临床表现，应及时报告医生处理等。

(3) 监测血糖：了解是否存在类固醇糖尿病倾向。

(4) 监测体温：定期检查血常规，注意有无感染征象。

(5) 记录出入水量：水肿者，每日测量体重变化，记录 24h 液体出入量；水肿严重时，根据医嘱给予利尿剂，观察疗效及副作用。

(6) 观察有无关节痛或腰背痛等情况，及时报告医生。

(7) 观察皮肤情况：评估病人水肿情况，每天测量体重，监测电解质浓度和心电图变化。

(8) 观察病人有无关节疼痛或腰背部疼痛等情况，必要时可由骨科评估是否需要使用拐杖等辅助工具。

3. 对症护理

(1) 发生感染危险的护理：

① 保持皮肤、阴部、衣着、用具等清洁卫生，减少感染机会。

② 观察体温变化。

③ 一旦发生感染应按医嘱及早治疗，以免扩散。

④ 皮肤和口腔护理：协助做好全身皮肤清洁，避免皮肤擦伤破损。长期卧床者预防压疮发生，危重者做好口腔护理。

(2) 有受伤危险的护理：

① 对有广泛骨质疏松和骨痛的病人，应嘱其注意休息，避免过度劳累。

② 移除环境中不必要的家具或摆设，浴室应铺上防滑脚垫，防止因碰撞或跌倒引起外伤或骨折。

③ 避免剧烈运动，严防摔伤。

(3) 体液过多的护理：

① 休息：尽量取平卧位，抬高双下肢，以利于静脉回流，避免水肿。

② 饮食护理：予低钠、高钾、高蛋白及低热量饮食，避免刺激性食物，食用柑橘类、枇杷、香蕉及南瓜等含钾高的食物，预防低钾血症和高血糖。适当摄取富含钙及维生素 D 的食物以预防骨质疏松。

4. 心理护理

稳定病人情绪,给予情感支持,以尊重和关心的态度与病人交谈,消除病人因形体改变而引起的失望与挫折感以及焦虑、害怕的情绪,正确认识疾病所导致的形体外观改变,提高对形体改变的认识和适应能力,如可建议穿宽松的衣服。

5. 其他措施

(1) 用药护理:遵医嘱应用肾上腺皮质激素合成阻滞药,注意观察疗效和不良反应。此类药物的主要不良反应是食欲不振、恶心、呕吐、嗜睡及乏力等。部分药物对肝脏损害较大,应定期做肝功能检查。

(2) 预防感染,保持皮肤清洁,勤沐浴,保持床单位的平整、清洁。做好口腔、会阴护理。

(3) 观察精神症状与防止发生事故。病人烦躁不安,异常兴奋或抑郁状态时,要注意加强看护,防止其坠床,宜用床档或用约束带保护病人,不宜在病人身边放置危险品,避免刺激性语言,应多加关心和照顾。

(4) 腺癌化疗的病人应观察有无恶心、呕吐、嗜睡、运动失调和记忆减退征象。

(5) 每周测量身高、体重,预防脊柱突发性、压缩性骨折。

(三) 健康指导与康复

(1) 告知病人有关疾病过程及治疗方法,指导病人正确使用肾上腺皮质激素合成阻滞药,学会观察药物疗效及不良反应,遵医嘱用药,不擅自减药或停药。

(2) 教会病人自我护理,避免感染,保持皮肤清洁,防止外伤性骨折,保持心情愉快。

(3) 指导病人和家属有计划地安排力所能及的生活活动,增强其自信心和自尊感。

(4) 指导病人在日常生活中注意预防感染,防止外伤及骨折。

(5) 指导病人正确地摄取营养平衡的饮食,给予低钠、高钾、高蛋白食物。

(6) 定期门诊随访。

(7) 康复及预后：垂体腺瘤经手术摘除后，病情在数月后逐渐好转，血压下降，向心性肥胖等症状减轻，女病人月经恢复，甚至可受孕。如病程已久，肾血管发生不可逆损害，则血压不易降至正常。

八、垂体功能减退症护理

垂体功能减退症(simmonds-sheehan syndrome)系腺垂体激素分泌减少或缺乏所致的复合症群，可以是单种激素减少如生长激素(GH)、催乳素(PRL)缺乏或多种激素如促性腺激素(Gn)、促甲状腺激素(TSH)、促肾上腺皮质激素(ACTH)同时缺乏。腺垂体功能减退症可原发于垂体病变，或继发于下丘脑病变，表现为甲状腺、肾上腺、性腺等功能减退或蝶鞍区占位性病变。临床表现变化较大，容易造成诊断延误，但补充所缺乏的激素治疗后症状可迅速缓解。

(一) 身心评估

1. 身体状况评估

(1) 评估有无垂体、下丘脑病变，如垂体肿瘤、Sheehan综合征，下丘脑肿瘤、炎症、浸润性病变，蝶鞍区手术、创伤或放射性损伤等。

(2) 评估有无性腺功能减退情况，如女性有无产后大出血、休克及昏迷病史；阴道分泌物，外阴、子宫和阴道，毛发脱落等情况；成年男子有无性欲减退、阳痿，睾丸松软缩小，胡须、腋毛和阴毛稀少等。

(3) 评估有无甲状腺功能减退情况，如：病人怕冷、嗜睡、思维迟钝及精神淡漠，皮肤干燥变粗、少汗，食欲不振、便秘及心率减慢。严重者可有黏液性水肿面容、精神失常等。

(4) 评估肾上腺皮质功能减退情况，如病人表现为极度疲乏、食欲不振、恶心、呕吐、体重减轻及血压偏低等。黑色素细胞刺激素减少而使皮肤色素减退，面色苍白。对胰岛素敏感性提高而出现血糖降低，伴生长激素缺乏时可加重低血糖发作。

2. 心理状况评估

评估病人因腺垂体功能减退而出现闭经、性功能减退、生长发育障碍、记忆力减退、精神萎靡及体力不支等，影响家庭生活与社交活动,病人常出现悲观、忧郁和焦虑等心理。

(二)护理措施

1. 体位

(1)急性期:垂体危象伴昏迷的病人应立即采取去枕平卧位,头偏向一侧,防止窒息。

(2)非急性期:垂体功能减退症伴水肿的病人应抬高患肢,以利于静脉回流,减轻水肿。

2. 病情观察

密切观察病人生命体征和意识状态的变化,注意有无低血糖、低血压、低体温等情况,观察瞳孔大小、对光反射等,以尽早发现垂体危象的征象。

3. 症状护理

(1)便秘者,增加纤维素和豆制品的摄入,并鼓励其从事适量体育活动,养成按时排便的习惯。

(2)性腺功能障碍护理:

① 评估性功能障碍的形态:提供一个隐蔽舒适的环境和恰当的时间,鼓励病人描述目前的性功能、性活动与性生活形态,使病人以开放的态度讨论问题。

② 提供专业指导:

Ⅰ. 护士应接受病人讨论性问题时所呈现的焦虑,对病人表示尊重和支持。

Ⅱ. 提供可能的信息咨询服务,如咨询专业医生、心理咨询师,看性咨询门诊等。

(3)垂体危象护理:

① 避免诱因:避免感染、失水、饥饿、寒冷、手术、不恰当用药等诱因。

② 病情监测:密切观察病人的意识状态、生命体征变化,注意有无低血糖、低血压、低体温等情况。评估病人神经系统体征及瞳孔大小、对光反射的变化。

③ 紧急处理:一旦发生危象,立即报告医师并配合抢救。主要

措施有：

Ⅰ．迅速建立静脉通路，准确使用高渗糖和激素类药物。

Ⅱ．保持呼吸道通畅，给氧。

Ⅲ．低温者注意保暖，遵医嘱给予小剂量甲状腺激素；循环衰竭者，纠正低血容量状态；有感染、败血症者遵医嘱给予抗感染治疗；高热者降温处理；水中毒病人在加强利尿的同时给予泼尼松或氢化可的松治疗。

Ⅳ．做好口腔护理、皮肤护理，通畅排尿，防止尿路感染，慎用麻醉剂、镇静剂、催眠药或降糖药等，防止诱发昏迷。

4．心理护理

（1）病人身心变化较大，对之前的工作和社会角色适应能力下降，会感到力不从心，对前途丧失信心，产生焦虑、恐惧等不良心理。护士要正确评估病人的心理状态，接受其表现出的焦虑、恐惧或抑郁情绪，关心、体贴、尊重、支持病人。

（2）患病后，病人会不同程度地出现第二性征消退、生理周期改变、性欲减退、性交痛，女性会出现阴道分泌物减少，男性会存在勃起障碍等，影响夫妻生活。应在病人同意的情况下，在隐秘的环境中与病人一起分析，向病人讲解不良情绪对疾病的影响，指导病人采取正确的应对方法。

（3）帮助病人获得社会支持系统，如丈夫（妻子）和儿女的支持。

（4）请治疗效果好的病人现身说法，营造一个良好的病室氛围。

5．其他措施

（1）保证生活有规律，避免过度疲劳，注意保暖。症状明显时应卧床休息。

（2）给予高热量、高蛋白、高维生素饮食。血压较低者适当补充钠盐，以利血压稳定。

（3）用药护理：告知病人本病为终身性疾病，需要终身激素替代治疗。先补充糖皮质激素，然后再补甲状腺激素，以防发生肾上腺危象和循环衰竭。注意依病情调节糖皮质激素剂量，符合皮质醇生理性分泌节律。甲状腺激素应从小剂量开始，缓慢递增。育龄女性需采用人工月经周期治疗，可维持第二性征和性功能，促进排卵和生育。男性病人用丙酸睾酮治疗。

（4）运动指导：垂体功能减退的病人通常会出现精神淡漠、血压偏低、反应迟钝，记忆力和注意力减退，动作缓慢，对周围感知能力下降，不能及时感知环境中的危险因素或发生直立性低血压而造成病人意外。护理中应给病人提供一个安全的环境，病情严重者应留陪伴，并告知病人及家属相关注意事项，注意安全，避免劳累，保证充足的睡眠和休息时间。

（三）健康指导与康复

（1）避免诱因：指导病人保持情绪平稳，注意生活有规律，避免过度劳累。冬天注意保暖，更换体位时动作应缓慢，以免发生晕厥。平时注意皮肤清洁，预防外伤，少到公共场所或人多之处，以防发生感染。

（2）生活指导：生活有规律，情绪乐观，避免过劳，注意保暖。预防外伤和呼吸道感染。

（3）饮食指导：予高热量、高蛋白、高维生素及易消化饮食，少量多餐，以增强机体抵抗力。

（4）病情监测指导：指导病人及家属识别垂体危象的征兆。外出时随身携带个人疾病信息识别卡。

（5）用药指导：教会病人认识所服药物的名称、剂量、用法及不良反应，如肾上腺糖皮质激素过量易致欣快感、失眠；服甲状腺激素应注意心率、心律、体温、体重变化等。指导病人认识到随意停药的危险性，必须严格遵医嘱按时按量服用药物，不随意增减药物剂量。

（6）观察及随访：指导病人识别垂体危象的征兆，若有感染、发热、外伤、腹泻、呕吐、头痛等情况发生时，应立即就医。外出时随身携带识别卡，以防意外发生。

（7）康复及预后：积极防治产后大出血及产褥热，在垂体瘤手术、放疗时也应预防此症的发生。本病多采用靶腺激素长期替代治疗，可适应日常生活。

九、原发性慢性肾上腺皮质功能减退症护理

原发性慢性肾上腺皮质功能减退症又称为阿狄森(addison)病，

是由于结核、自身免疫、感染、肿瘤等原因使双侧肾上腺的绝大部分遭破坏,导致肾上腺皮质激素分泌不足,特别是糖皮质激素类固醇分泌不足所造成的疾病。

临床表现为起病缓慢,疲乏无力,食欲减退,精神萎靡,皮肤色素沉着及低血压,体重减轻,胃肠症状(食欲不振、恶心、呕吐、便秘)。

(一)身心评估

1. 身体评估

(1)评估病人皮肤的颜色、湿度及弹性,注意有无脱水的表现。

(2)评估病人血浆、尿皮质醇、促肾上腺皮质激素(ACTH)水平。

(3)评估病人是否存在厌食、恶心、腹胀、腹痛、腹泻,体重下降等胃肠道症状。

(4)评估病人是否存在低血压或体位性低血压导致头晕、眼花。

(5)评估病人是否存在肌无力、下肢软瘫或四肢麻痹。

2. 心理评估

评估病人对疾病的掌握情况,树立信心,积极配合治疗和护理,消除病人恐慌心理和紧张情绪,必要时请专业心理咨询师进行心理辅导。

(二)护理措施

1. 体位

(1)急性期:肾上腺危象的病人昏迷时采取去枕平卧位,头偏向一侧,以防窒息的发生。

(2)非急性期:① 原发性慢性肾上腺皮质功能减退症病人产生黏液性水肿时应绝对卧床休息,由于长期浮肿、感觉障碍、长期卧床,应预防褥疮的发生,每2h翻身或变换体位一次,翻身时肢体要离开床面,不要强拉,以免损伤皮肤。② 告知病人由卧位改为坐位或立位时,要缓慢起身,以防止发生直立性低血压。

2. 病情观察

(1)准确记录出入量。

(2)遵医嘱给药。

(3) 做好预防隔离保健工作,注意与传染病病人隔离,预防院内感染,以防肾上腺危象发生。

(4) 观察病人恶心、呕吐、腹泻情况并记录。

3. 症状护理

(1) 体液不足的护理:

① 指导病人摄入含盐的饮料,特别是大量出汗后及时补充。

② 有恶心、呕吐、腹痛、腹泻、严重脱水、血压下降、心率快、精神失常、高热、低血糖、低钠血症等危象先兆时,应遵医嘱补充生理盐水和葡萄糖盐水。

③ 准确记录出入量,观察病人皮肤颜色、湿度及弹性,注意有无脱水表现。

④ 用药护理:使用盐皮质激素的病人密切监测血压、肢体水肿、血清电解质等的变化,为调整药量和电解质的摄入量提供依据。

(2) 肾上腺危象的护理:

① 病情观察:严密观察病情变化,评估病人意识状态,监测刺激反应,测 4hT、P、R、BP 并记录。如发现病人嗜睡、低体温、呼吸浅慢或呼吸困难,血压下降等甲状腺功能减退症危象发生时,及时抢救。准确记录出入液量,严密观察尿量和水肿消退情况,每两天查一次电解质水平,避免发生电解质紊乱。昏迷病人每 4h 查一次电解质水平和动脉血气分析,根据化验结果及时补充纠正。

② 处理:

Ⅰ. 在发热、劳动强度增强时,适当增加糖皮质激素的量。

Ⅱ. 预防感染、创伤的发生。

Ⅲ. 食盐摄入量充分,大量出汗时增加盐的摄入。

Ⅳ. 有恶心、呕吐、腹痛、腹泻、严重脱水、血压下降、心率快、精神失常、高热、低血糖、低钠血症等危象先兆时,应遵医嘱补充生理盐水和葡萄糖盐水。

4. 心理护理

向病人及其家属讲解本病知识及长期坚持激素替代治疗的必要性和意义,树立信心,使其积极配合治疗和护理。病人由于皮肤黏膜色素沉着常有自卑感,护士及家属应避免此方面的刺激性言语,关心、理解病人,知道病人的需要,使病人心情放松,主动配合治疗。

5. 其他措施

(1) 饮食护理:给予高糖、高蛋白、高维生素饮食,及时补充氯化钠,维持水、电解质平衡,防止低血糖的发生。指导病人摄入含盐的饮料,特别是大量出汗后注意补充盐分。三餐按时按量进食,不能饥饿,以免发生低血糖。

(2) 活动:保证病人睡眠和休息的时间,肾上腺危象时绝对卧床休息,昏迷病人加床挡保护。

(3) 加强营养,适当休息,轻病人可以适当活动,黏液性水肿病人应卧床休息;昏迷病人,要注意安全,防止其坠床。

(4) 加强皮肤护理:保持床铺平整、清洁、干燥,避免物理刺激。皮肤干燥的病人,每天用温水擦搓一次,防止皮肤干裂、脱屑,引起皮肤感染。

(5) 预防感染:在应用广谱抗生素的同时病室空气要清新,室温调节至22~24℃,湿度控制在40%左右,发挥上呼吸道自然防御功能,以免引起肺内感染。

(三) 健康指导与康复

(1) 环境:应安静、舒适、温度、湿度适宜。

(2) 饮食指导:给予高糖、高蛋白、高维生素饮食。食盐摄入量应充分,每日至少8~10g,特别是大量出汗后注意补充盐分。三餐按时按量进食,不能饥饿,以免发生低血糖。

(3) 活动:保证病人有充足的睡眠休息时间,病人随身携带卡片,应写明姓名、地址、诊断,一旦发生紧急情况能立即送医院进行诊治。

(4) 心理指导:告知病人疾病的一般情况,关心、安慰病人,缓解其心理压力,避免不良刺激,使其主动配合治疗。

(5) 指导病人持续按时服药,预防感染、创伤的发生。让病人正确认识此病,了解药物作用及不良反应,要遵医嘱坚持用药,定期复查,不可自行停药。

(6) 避免加重病情的因素:指导病人避免感染、创伤、过度劳累等病情加重的因素。鼓励家属给予心理上的安慰与支持,使病人保持情绪稳定。

(7) 加强自我保护:教导病人外出时避免阳光直晒,以免加重皮肤黏膜色素沉着。随身携带识别卡,写明姓名、地址并说明自己为肾上腺皮质功能不全者,以便发生紧急情况时能得到及时处理。

(8) 康复及预后:本症病人终身使用肾上腺皮质激素替代治疗,可维持正常生活。

十、尿崩症护理

尿崩症是指精氨酸加压素(AVP,又称 ADH)缺乏,或肾脏对 AVP 不敏感,致肾小管吸收水的功能障碍,从而引起以多尿、烦渴、多饮、低比重尿和低渗尿为特征的一组综合征,是颅脑手术后,特别是鞍区肿瘤手术后常见的并发症。

(一) 身心评估

1. 生命体征的评估

注意各项生命体征、瞳孔、神志的变化及中心静脉压的监测,反映病人的有效血容量、心功能和血管张力等综合状况。中心静脉压(CVP)正常值范围为 $5\sim12cmH_2O$。意识改变的原因有术后颅内血肿、脑水肿、下丘脑的损害及水钠代谢紊乱等。尿崩症时伴随水分的丢失,大量电解质随即排出,导致水、电解质紊乱,出现烦躁、嗜睡、抽搐、定向力障碍,甚至意识丧失等深昏迷表现,提示机体水、电解质严重失调,如不尽快控制尿崩症,则会导致机体其他器官的衰竭。

2. 尿量评估

密切观察并准确记录每小时尿量、颜色、尿比重,准确记录 24h 出入量。尿崩症的病人主要表现为多尿,其诊断标准为尿量 > 200mL/h,尿比重 < 1.005,尿渗透压 < 200mmol/L,血渗透压 > 300mmLol/L,为尿崩症。

3. 饮食评估

评估有无食欲不振、便秘、发热、皮肤干燥、倦怠、睡眠不佳等症状。

4. 心理状况评估

评估病人患病后的精神、心理变化,患病对日常生活、学习或工作、家庭的影响,是否适应病人角色转变;消除病人紧张情绪,树立自信心。必要时安排心理医生给予心理疏导。

(二) 护理措施

1. 体位

急性期:尿崩症病人产生脑水肿时,立即采取头高脚低位,减轻颅内压。非急性期:尿崩症病人产生肢体水肿时,立即抬高患肢,以减轻水肿。

2. 病情观察

(1) 准确记录病人尿量、尿比重、饮水量,观察液体出入量是否平衡,以及体重是否发生变化。

(2) 观察饮食情况,有无食欲不振以及便秘、发热、皮肤干燥、倦怠、睡眠不佳等症状。

(3) 观察有无脱水症状,如头痛、恶心、呕吐、胸闷、虚脱、昏迷等。

(4) 高钠血症的护理:输入不含盐的等渗溶液,每日补液量3000~4000mL,并以口服白开水为主,有利于钠盐的排出,静脉和口服不宜过快,否则会使细胞外渗透压突然下降,水分进入细胞内而加重脑水肿,且加重心脏的负担。

(5) 低钠血症的护理:限制等渗液体和饮水,同时给予少量脱水药(呋塞米20mg/日),静脉输注以减少细胞外液量,减少脑水肿,还可输新鲜血浆和复方氨基酸以支持。补钠时不应使血钠升高太快,避免加重脑水肿。补液过程中,应经常巡视,防高渗溶液漏出血管外引起组织坏死。

(6) 预防感染:因失水常使唾液及汗液分泌减少,引起口腔黏膜及皮肤干燥、弹性差,造成损伤致感染,应加强口腔及皮肤的护理,保持床单位清洁干净,皮肤干燥时可涂甘油、凡士林等;留置尿管病人需保持会阴部清洁,防止泌尿系统感染。

(7) 心理护理:对于清醒病人要注重心理护理,个别病人及家属会对治疗缺乏耐心,护士需多安慰、开导病人,解释疾病的过程及良好的情绪疾病对恢复的重要性,使其树立信心,消除顾虑,能更好地配合治疗。

(8) 基础护理:

① 对于多尿、多饮者应给予扶助与预防脱水,根据病人的需要供应水。

② 测尿量、饮水量、体重,从而监测液体出入量,正确记录,并观察尿色、尿比重等及血电解质、血渗透压情况。

③ 病人因夜间多尿而产生失眠、疲劳及精神焦虑等应给予护理照料。要注意保持安静舒适的环境,有利于病人休息。

④ 注意病人出现的脱水症状,一旦发现要及早补液。

⑤ 保持皮肤、黏膜的清洁。

⑥ 药物治疗及检查时,应注意观察疗效及副作用,嘱病人准确用药。

⑦ 定时测血压、体温、脉搏、呼吸及体重,以了解病情变化。

(三) 健康指导与康复

(1) 病人由于多尿、多饮,要嘱病人在身边备足温开水。

(2) 注意预防感染,尽量休息,适当活动。

(3) 指导病人记录尿量及体重的变化。

(4) 准确遵医嘱给药,不得自行停药。

(5) 康复及预后:尿崩症病人应该定期门诊随访,避免感染。

十一、低血糖护理

低血糖症是一种由某些病理性、生理性或医源性因素,致血浆葡萄糖浓度低于 2.8mmol/L 而引起的以交感神经兴奋和中枢神经、精神异常为主要表现的临床症候群。

低血糖分类:

① 低血糖:生化指标。正常人:血糖≤2.8mmol/L;糖尿病病人:血糖≤3.9mmol/L。

② 低血糖症:生化指标+临床表现——多数病人属于此类血糖

<2.8mmol/L(50mg/L),同时有临床症状和体征。

③ 低血糖反应:临床名词——易发生于血糖迅速下降时,指病人有与低血糖相应的临床症状及体征,血糖多低(< 2.8mmol/L),亦可不低。

临床表现为血糖低于正常,出现出汗、心慌、饥饿、软弱无力、面色苍白、肢体发冷、头晕、反应迟钝、步态不稳等。

(一)身心评估

(1)评估诱因:糖尿病病人发生低血糖有2种临床类型,即反应性低血糖和药物性低血糖。前者见于少数2型糖尿病病人患病初期,由于餐后胰岛素分泌高峰延迟,出现反应性低血糖,大多数发生在餐后4~5h,尤以单纯性进食糖时为重。后者多见于胰岛素使用不当或过量,以及口服磺脲类药物不当。当从动物胰岛素改用人胰岛素时,发生低血糖的危险性增加。

(2)评估病人有无肌肉颤抖、心悸、出汗、饥饿感、软弱无力、紧张、焦虑、性格改变、神志改变、认知障碍以及严重时发生抽搐、昏迷等相关症状。

(3)评估病人的饮食习惯和生活习惯。

(4)心理评估:评估病人对低血糖知识的了解程度,有无焦虑、恐慌等心理变化,家庭成员对本病的认知程度和态度,多与病人进行交流、沟通,关心体贴病人,及时掌握心理状态并进行疏导,使病人树立战胜疾病的信心。

(二)护理措施

1. 体位

(1)急性期:发生低血糖昏迷时,绝对平卧位,一方面可保持呼吸道通畅,另一方面可维持足够的脑血流量。

(2)非急性期:轻症神志清醒者,立即就地卧位,进食15g单糖类化合物,15min后复测血糖仍过低的病人,继续补充以上食物。

2. 病情观察

(1)观察病情的变化,若出现头晕、疲乏无力、出汗、饥饿、反应迟钝、昏迷等症状时立即通知医生并监测血糖并详细记录。

(2) 观察瞳孔及意识的变化,监测生命体征并记录。

3. 症状护理

低血糖昏迷的护理:

① 绝对卧床休息。

② 立即静脉推注 50% 葡萄糖 20~40mL,若症状缓解后短时间再次出现低血糖昏迷或血糖持续低于正常,则建立静脉通道,静滴葡萄糖。

③ 昏迷躁动者提供保护性护理。

4. 心理护理

(1) 关心病人,了解病人的工作、生活、思想情况。

(2) 消除病人对疾病的恐惧及悲观情绪,帮助病人寻找低血糖的原因。

5. 其他措施

(1) 饮食:应用降糖药时应按时按量有规律地进食,预防低血糖的发生。

(2) 活动:嘱病人注意休息,不宜空腹运动,运动量要循序渐进、持之以恒,出现低血糖时立即停止运动并进食,随身携带糖块。

(3) 绝对卧床休息,迅速补充葡萄糖是决定预后的关键。及时补糖将使症状完全缓解;而延误治疗则将出现不可逆的脑损害。因此,应强调在低血糖发作的当时,立即给予任何含糖较高的物质,如饼干、果汁等。

(4) 能自己进食的低血糖病人,饮食应低糖、高蛋白、高脂肪,少食多餐,必要时午夜增加糖饮料。血糖小于 3.9mmol/L 者,应迅速补充含糖的食物,如半杯甜果汁、半杯糖水、1 汤匙蜂蜜、3~5 块饼干、3~4 块方糖、2~3 块糖果等,10~15min 后若症状还未消失可再次进食 15g 单糖类化合物。若症状消除,但离下一餐还有 1 个多小时,则加食 1 份主食,如 1 片面包、1 个馒头、3~5 块饼干等。如出现神志不清、突发昏迷等,家属应及早将病人送往医院。

(三) 健康指导与康复

(1) 饮食指导:选择低糖、高蛋白、高纤维、高脂肪饮食,以减少对胰岛素分泌的刺激,饮食要有规律,宜少量多餐。

(2）活动劳逸结合，不宜在进餐前运动。根据血糖情况调整活动，当有低血糖发生时应立即卧床休息并进食或吃糖块。

(3）心理指导：安慰病人，给予心理疏导，消除顾虑。

(4）指导病人坚持治疗方案，不可随意更改。应用药物者注意药物的不良反应，学会自我观察，特别是糖尿病病人应避免医源性低血糖。

(5）指导糖尿病病人外出时应随身携带食物，如糖果、饼干等，以备发生低血糖时急用，及时纠正低血糖，避免导致严重低血糖。必要时携带急救卡片，它提供了与糖尿病急救有关的重要信息，使发生严重低血糖时能在最短时间得到诊断和治疗。

(6）合理使用胰岛素和口服降糖药。药物使用过多是低血糖发生的主要原因。根据病情及时调整药物剂量，尤其是并发肾病、肝病、心脏病、肾功能不全者。

(7）掌握各种胰岛素的特点及正确的注射技术。定期轮流更换注射部位，防止产生皮下硬结，影响胰岛素吸收。

(8）生活应有规律，养成良好的生活习惯，戒烟戒酒，饮食定时定量，保持每日基本的稳定的摄食量。积极采用分餐制，一日至少进食三餐。易出现低血糖的病人或病情不稳定的病人还应在三次正餐之间进行2~3次加餐，即从三次正餐中匀出一部分食品留作加餐食用。

(9）康复及预后：糖尿病为终身疾病，目前尚不能根治，低血糖是糖尿病常见的并发症，所以尽量减少低血糖的发生，提高生活质量。

十二、肥胖症护理

肥胖症(obesity)是指体内脂肪堆积过多和分泌异常，体重增加，是遗传性因素和环境因素共同作用的结果。肥胖症作为代谢综合征的主要组分之一，与多种疾病如2型糖尿病、血脂异常、高血压、冠心病、卒中和某些癌症密切相关。肥胖症及其相关疾病可损害病人身心健康，使生活质量下降、预期寿命缩短，已成为重要的世界性健康问题之一。

临床特点为脂肪堆积，一般男性呈苹果型，女性呈梨形。

(一)身心评估

(1) 评估病人肥胖症的发病原因,询问病人单位时间内体重增加的情况。

(2) 评估病人饮食习惯,每天进餐次数及量,食后感觉和消化系统吸收情况,排便习惯。

(3) 评估病人是否出现伴随症状,如气急、行动困难、腰痛、便秘、怕热、多汗、头晕、心悸等及其程度。

(4) 心理评估:评估病人是否因肥胖导致焦虑、抑郁等不良情绪导致食量增加,是否存在影响摄食行为的精神心理因素,应针对其精神心理因素给予相应的辅导,有严重情绪问题的病人应建议给予心理专科治疗。

(二)护理措施

1. 体位

(1) 急性期:产生心悸引起呼吸困难的病人应立即采取半坐卧位,可利用重力作用,使膈肌位置下降,胸腔容积扩大,同时也减轻内脏对心肺的压力,使呼吸困难症状得到改善。

(2) 非急性期:过度肥胖症病人长期卧床时,要避免褥疮的发生,经常变换体位,2~3h翻身一次,翻身时应注意勿使头部屈曲及过伸。

2. 病情观察

(1) 定期评估病人营养状况和体重的控制情况,动态观察实验室有关检查的变化。

(2) 注意热量摄入过低可引起衰弱、脱发、抑郁甚至心律失常,应严密观察并及时按医嘱处理。

3. 症状护理

(1) 身体意向紊乱护理:

① 提供心理支持:

Ⅰ. 评估病人对其身体变化的感觉及认知,多与病人接触和交流,鼓励病人表达其感受,交谈时语言要温和,耐心倾听。

Ⅱ. 讲解疾病有关知识,给病人提供有关疾病资料和患有相同疾病并已治疗成功病人的资料,向病人说明身体外形的改变是疾病发生、发展过程的表现,只要积极配合治疗和检查,部分改变可恢复正常。使其明确治疗效果及病情转归,消除紧张情绪,树立自信心。

② 恰当修饰:指导病人改善自身形象,选择合身的衣服,增加心理舒适和美感。

③ 建立良好的家庭互动关系:家庭成员是病人最亲密的互动者,可给予病人最大的支持。鼓励家属主动与病人沟通,互相表达内心的感受,促进家人之间的联系,改善互动关系。鼓励家属主动参与对病人的护理,以减轻病人内心的抑郁感。

(2) 对使用药物辅助减肥者,护士应指导病人正确服用药物,并观察和处理药物不良反应。① 芬特明、安非拉酮应早、晚餐前服用;② 西布曲明不良反应有恶心、口干、食欲不振、心率快、紧张、便秘和失眠;③ 脂肪酶抑制剂奥利司他的主要不良反应是由于粪便中含脂肪多而呈烂便、脂肪痢、恶臭。肛门常有脂滴溢出而容易污染内裤,应指导病人及时更换,并注意肛周皮肤护理。

4. 心理护理

(1) 鼓励和协助病人表达与其感觉、思考和看待自我的方式有关的感受,与病人交谈时语气应温和,耐心倾听病人的述说。

(2) 与病人讨论疾病的治疗及预后,使其明确治疗效果和转归,增加战胜疾病的信心。

(3) 鼓励病人进行自身修饰,穿着合适的衣着,增加心理舒适和美感。

(4) 加强自身修养,提高内在气质。

(5) 鼓励其与他人交往,鼓励其加入社会中的支持团体。教育家属和周围人群勿歧视病人,避免伤害自尊。

5. 其他措施

(1) 饮食护理:

① 宜选择低脂肪、低糖、低热量、高纤维食品,增加素食。逐渐减少饭量,少量多餐,忌暴饮暴食。帮助病人制订饮食行为干预计划和减轻体重的目标,其内容包括食物行为(选购、贮存、烹饪)、摄食行为(时间、地点、陪伴、环境、用具、菜单)和保护自尊,使病人在少吃一些的同时感觉良好,护士应监督和检查计划执行情况,使病人每周体

重下降0.5~1kg。

② 教导病人改变不良饮食行为的技巧,如限定只在家中餐桌进食,使用小容量的餐具,保持细嚼慢咽,每次进食前先喝250mL水。如不进食油煎食品、方便面、快餐、零食、巧克力、少食甜食等,可适当添加胡萝卜、芹菜、苹果等低热量蔬菜、水果以满足饱腹感。尽量避免和减少在社交场合由于非饥饿性的因素进食。

(2)合理活动:

① 视本人躯体条件选择运动项目,运动后2min内恢复正常心跳,视为运动量不足;15min后恢复,视为运动量过大。指导病人固定每日运动的时间,每天间歇活动的时间应累计有30min以上,并充分利用一切增加活动的机会,如走楼梯而不乘电梯等。若出现头昏、眩晕、胸闷或胸痛、呼吸困难、恶心、丧失肌肉控制能力等应停止运动。

② 帮助病人制订每日活动计划,注意逐渐增加活动量,避免活动过度和过猛。

(三)健康指导与康复

(1)宣讲肥胖的危害:肥胖症的发生与遗传及环境有关,环境因素的可变性提供了预防肥胖的可能性。应做好宣传教育工作,鼓励人们采取健康的生活方式,尽可能使体重维持在正常范围内;早期发现有肥胖趋势的个体,并对个别高危个体具体进行指导。预防肥胖应从儿童时期开始,尤其是加强对学生的健康教育。

(2)积极预防:要阻止肥胖症的流行,应从预防开始。特别是有肥胖家族史的儿童,产后及绝经期的妇女,中年以上或病后恢复期的男性尤应注意。

(3)饮食指导:宜选择低脂肪、低糖、低热量、高纤维食品,增加素食。逐渐减少饭量,少量多餐,忌暴饮暴食。

(4)加强运动:指导病人坚持运动,告知短暂、间断性的运动达不到减轻体重的目的,只有坚持每天运动方能奏效。使其坚信个人的主观动机是减轻体重计划获得成功的根本保证。鼓励病人家属共同参与运动计划。

(5) 心理指导:安慰病人,给予心理疏导,消除顾虑。

(6) 指导病人坚持减肥计划并严格遵守,应用药物者注意不良反应及不要擅自增加药物剂量。定期测量体重、腹围等以便评价自己的减重情况。

(7) 康复及预后:单纯性肥胖症若坚持长期治疗,可减少心血管疾病、高血压和糖尿病等并发症的发生,预后较好。继发性肥胖症者要同时治疗原发病,其预后与原发病的性质有关。

十三、骨质疏松症护理

骨质疏松症(osteoporosis)是一种系统性骨病,其特征是骨量下降和骨的微细结构破坏,表现为骨的脆性增加,因而骨折的危险性大为增加,即使是轻微的创伤或无外伤的情况下也容易发生骨折。骨质疏松症是一种多因素所致的慢性疾病。在骨折发生之前,通常无特殊临床表现。该病女性多于男性,常见于绝经后妇女和老年人。原发性骨质疏松是以骨量减少、骨的微观结构退化为特征的,致使骨的脆性增加以及易于发生骨折的一种全身性骨骼疾病。

(一) 身心评估

(1) 评估病人疼痛的部位、性质、间隔时间等。

(2) 评估病人有无身长缩短、驼背。

(3) 评估病人有无呼吸功能下降。老年人多数有一定程度肺气肿,肺功能随着增龄而下降,若再加骨质疏松症所致胸廓畸形,病人往往可出现胸闷、气短、呼吸困难等症状。

(4) 心理评估:评估病人及家属对疾病的了解程度,同时注意评估病人有无因疼痛或骨折而产生不良心理反应,如紧张、恐惧等。

(二) 护理措施

1. 体位

(1) 急性期:骨质疏松病人股骨骨折时,应立即采取平卧位,抬高患肢并置于中立位,脚穿"丁"字鞋,限制外旋,在两大腿之间放一个枕头,防止患肢内收。胫腓骨骨折时应立即采取平卧位,抬高患肢并置于中立位,离于心脏平面 $10°\sim20°$。

(2) 非急性期：骨质疏松病人产生疼痛时，可取仰卧位或侧卧位，卧床休息数天到1周，可缓解疼痛。

2. 病情观察

（1）注意观察病人疼痛发作的部位、程度及持续时间和疼痛时的行为表现。

（2）应用止痛药时注意观察药物的副作用，观察病人是否产生依赖性等。

（3）观察是否有病理性骨折的发生。

（4）定期进行骨质密度、血清钙、性激素及尿钙检测。

3. 症状护理

疼痛的护理：

（1）使用硬板床，取仰卧位或侧卧位，卧床休息数天到1周，可缓解疼痛。

（2）对疼痛部位给予湿热敷，可促进血液循环，减轻肌肉痉挛，缓解疼痛。

（3）给予局部肌肉按摩，以减少因肌肉僵直所引发的疼痛。

（4）用药护理：药物使用包括止痛剂、肌肉松弛剂或抗炎药物，要正确评估疼痛程度，按医嘱给药。

4. 心理护理

与病人交朋友，应理解、尊重他们，做到关心、耐心、细心，与他们建立良好的护患关系。认真倾听病人的感受，了解他们的心理活动和生活情况，对有心理问题的病人给以开导，帮助他们纠正心理失衡状态，鼓励他们参加社交活动，适当娱乐、听音乐、冥想，使情绪放松以减轻疼痛。这样不仅有利于消除病人的心理压力，减轻症状，提高疗效，促进康复，还有利于改善病人的生命质量。

5. 其他措施

（1）饮食护理：钙有广泛的食物来源，通过膳食来源达到最佳钙摄入是最优先的方法。在饮食上要注意合理配餐，烹调时间不宜过长。主要进食高维生素D、高钙、高蛋白饮食。

（2）运动指导：运动项目的选择应依个体的年龄、性别、健康状况、体能等特点及运动史选择适当的方式、时间、强度等。急性期卧床休息,不要勉强活动。好转时要注意活动的强度,劳逸结合,多晒太阳,如病情允许,由家人陪伴多进行户外运动。

(3) 用药护理:指导病人根据不同的疏松程度,按医嘱及时、正规用药,严密注意药物的疗效及不良反应,掌握合理的用药途径,每种药的用法、注意事项必须详细告诉病人,如使用激素时要注意乳腺癌、中风和血栓形成等并发症的预防。

(4) 改变不良生活、饮食习惯:做到营养搭配合理;避免酗酒、嗜烟、饮过量的浓茶、浓咖啡及碳酸饮料;保证充足的睡眠。

(5) 安全护理:① 保证环境安全,加强日常生活护理,预防跌倒。② 增加富含钙质和维生素 D 的食物,补充足够维生素 A、C 及含铁的食物,以利于钙的吸收。③ 指导病人用药及使其了解常见不良反应。

(三) 健康指导与康复

(1) 疾病预防指导:随着年龄的增长,每个人均有不同程度的骨量丢失,对于骨质疏松症的预防,在达到峰值骨量前就应开始,以争取获得较理想的骨峰值骨量。合理的生活方式和饮食习惯可以在一定程度上降低骨量丢失的速率和程度,延缓和减轻骨质疏松症的发生及其病情。其中运动及保证充足的钙剂摄入较为可行有效。成年后的预防主要是尽量延缓骨量丢失的速度和程度,对绝经后骨质疏松应早期补充雌激素或雄、孕激素合剂。

(2) 注意营养:注意增加营养,重视蛋白质、维生素(特别是维生素 D)和钙、磷的补充,改善膳食结构,多摄入富含钙质的食物,如可多食牛乳、骨头汤、豆制品、水果及新鲜蔬菜等。

(3) 戒烟戒酒:酒精中毒可致骨质疏松,吸烟过多能增加血液酸度,使骨质溶解。

(4) 重视运动:经常进行适当体育锻炼,如散步、走路、太极拳、健身操、小跑步、轻跳步或原地轻跳以及游泳等,但不宜剧烈运动。应自幼养成每日适度运动的良好习惯,并长期坚持。

(5) 多接受日光浴:多到户外活动,进行适量日光浴,以增加维生素 D 的生成。并注意防寒保暖。

(6) 不滥用药物:某些药物对骨代谢有不良影响,因此用药时要权衡利弊,不随意用药,不滥用药物,特别是要慎用激素类药物。

(7) 尽早预防:研究表明,骨质疏松症发生与否,取决于一个人青年时期峰值骨量达到的水平。若峰值骨量比较高,则发生骨质疏松症的危险性就低。人从出生至20岁时是骨量随年龄增长而持续增加的时期,30岁时人体骨量达到峰值后,又随年龄增加而逐渐丢失。因此预防骨质疏松症要从儿童时期做起,至少应从年轻时开始,以努力提高峰值骨量,增加抗骨质疏松的储备能力,进而延缓骨质疏松症的发生或减轻其程度。

(8) 避免发生骨折:户外活动、外出、夜间起床应倍加小心,减少和避免受伤,以免引起骨折。一旦发生骨折,即需卧床休息,并用夹板或支架妥善固定,及时送往医院医治。

(9) 心理指导:多关心病人,了解其生活饮食习惯,多和病人沟通,使病人能够正确对待疾病。

(10) 康复及预后:骨质疏松症病人经过综合治疗可提高疗效,减少骨折的发生。老年人OP的治疗较困难,而继发性OP的预后取决于原发病的性质和治疗效果。

十四、糖尿病护理

糖尿病(diabetes mellitus,DM)是由遗传及环境在内的多种因素共同作用而引起的一组以慢性高血糖为特征的代谢性疾病。因胰岛素分泌绝对或相对不足,导致血糖升高,出现糖尿症状而引起糖、脂肪、蛋白质、水及电解质等代谢异常。可能与遗传、自身免疫、病毒、基因突变、组织对胰岛素产生抵抗及其他因素如生活方式改变、高热量饮食、体育锻炼减少等因素有关。

(一) 身心评估

1. 病史评估

(1) 详细询问病人患病的有关因素,如有无糖尿病家族史、病毒感染等。

(2) 询问病人起病时间、主要症状及其特点,如有无烦渴多饮、多食、腹胀、便秘、腹泻、体重减轻、伤口愈合不良、感染等。

(3) 对糖尿病原有症状加重,伴食欲减退、恶心、呕吐、头痛、嗜睡、烦躁者,应警惕酮症酸中毒的发生,注意询问有无感染、胰岛素治疗不当、饮食不当,以及有无应激状态等诱发因素。

(4) 对病情较长者注意询问病人有无心悸、胸闷及心前区不适感;有无肢体发凉、麻木或疼痛和间歇性跛行;有无视物模糊;有无经常发生尿频、尿急、尿痛、尿失禁、尿潴留及外阴瘙痒等情况。

2. 身体评估

(1) 一般评估:评估病人生命体征、精神和神志状态。酮症酸中毒昏迷及高渗性昏迷者,应注意病人瞳孔的大小及对光反射情况。体温、血压、心率及节律有无异常,有无呼吸节律、频率的改变,以及呼气中有无出现烂苹果气味。

(2) 营养状况:有无消瘦或肥胖,如 1 型糖尿病病人常表现为消瘦,儿童则出现发育障碍和延迟;2 型糖尿病病人多为肥胖,特别是腹型肥胖。

(3) 皮肤和黏膜:有无皮肤的湿度和温度改变,足背动脉搏动有无减弱;局部皮肤有无发绀或缺血性溃疡、坏疽,或其他感染灶的表现。

(4) 眼部有无白内障、视力减退、失眠等。

(5) 神经和肌肉系统:肌张力及肌力有无减弱,腱反射有无异常;有无间歇性跛行。

3. 心理评估

糖尿病为终身性疾病,漫长的病程、严格的饮食控制及多器官、多组织结构障碍易使病人产生焦虑、抑郁等心理反应,对治疗缺乏信心,不能有效地应对,治疗的依从性较差。护士应详细评估病人对疾病知识的了解程度,患病后有无焦虑、恐惧等心理变化,家庭成员对本病的认知程度和态度,以及病人所在社区的医疗保健服务情况等。

(二)护理措施

1. 体位

(1) 急性期:糖尿病病人发生高渗性昏迷和低血糖昏迷时采取

去枕平卧位,头偏向一侧,保持呼吸道通畅,以防止窒息;糖尿病病人休克时立即采取中凹卧位,以利于增加回心血量。

(2) 非急性期:糖尿病肾病病人产生水肿时,抬高患肢,减轻水肿;糖尿病病人心悸时立即采取端坐位,必要时两腿下垂,可减少从腹腔和下肢来的回心血量,减轻心脏负担和肺瘀血,从而改善缺氧症状。

2. 病情观察

(1) 询问既往饮食习惯、饮食结构和进食情况以及生活方式、休息状况、排泄状况,有无特殊嗜好。

(2) 询问有无糖尿病家族史,泌尿道、皮肤、肺部等有无感染。

(3) 观察有无低血糖表现。

(4) 有糖尿病慢性并发症的病人,注意观察有无血管、神经系统异常。

3. 症状护理

(1) 酮症酸中毒护理:

① 病情监测,予以心电监护及氧气吸入,保持呼吸道通畅。

② 监测病人生命体征的变化,记录神志状态、瞳孔大小和反应,记录液体出入量。

③ 监测病人的临床症状,有无口渴、多饮、多尿、食欲减退、恶心、呕吐、头痛、烦躁、嗜睡、呼吸深快有烂苹果味、昏迷等,发现病情变化立即通知医师处理及配合抢救。

④ 监测并记录尿糖、血糖和血、尿酮水平。遵医嘱监测动脉血气分析。监测血钾水平,注意有无低血钾症状,如意识障碍、震颤、虚弱、出汗等,根据病人症状遵医嘱给予补钾处理。

⑤ 一旦发生酮症酸中毒,则立即建立静脉通路,遵医嘱补液,确保液体和胰岛素的输入。病人应绝对卧床休息,注意保暖,给予低流量持续吸氧。加强生活护理,特别注意皮肤和口腔的护理。昏迷病人按照昏迷护理常规护理。

(2) 低血糖护理:当病人出现强烈饥饿感,伴软弱无力、恶心、心悸甚至意识障碍时,或于睡眠中突然觉醒伴皮肤潮湿多汗时,均应警惕低血糖的发生。发生低血糖昏迷时,采取的措施包括:立即静脉推

注50%葡萄糖20~40mL,若症状缓解后短时间再次出现低血糖昏迷或血糖持续低于正常,则建立静脉通路,静滴葡萄糖。

(3) 皮肤护理:糖尿病病人因皮肤的抵抗力低,易受感染,如发生外伤,伤口不易愈合。护理人员应注意对病人皮肤的保护,措施如下:① 鼓励病人勤洗澡、勤换衣服,保持皮肤清洁,以防皮肤化脓感染。② 每日用温水清洁皮肤,并施以皮肤按摩促进局部血液循环。③ 指导病人选择质地柔软、宽松的衣服,避免使用松紧带和各种束带。④ 护理时应严格无菌操作。⑤ 如有外伤或皮肤感染时,不可任意用药,尤其是刺激性大的药物,例如碘酒等,应由专业人员处理。

(4) 糖尿病足的护理:

① 评估病人有无足溃疡的危险因素。足部观察与检查:每天检查足部一次,评估足部神经感觉、足背动脉搏动情况以及皮肤颜色、温度的改变,以早期发现感染及感觉的改变。检查时应注意趾甲、趾间及足底部位皮肤变化,有无胼胝、鸡眼、甲沟炎、皮癣、红肿、青紫、水泡、溃疡、坏死等,如发现异常要及时处理。定期做足部感觉的测试,及时了解足部感觉功能。

② 促进肢体的血液循环:

Ⅰ. 冬天注意足部的保暖,避免长期暴露于寒冷或潮湿环境。

Ⅱ. 每天进行适度的运动,以促进血液循环;

Ⅲ. 经常按摩足部,按摩方向由趾端往上;

Ⅳ. 积极戒烟。

③ 选择合适的鞋袜,避免足部受压。病人应选择轻巧柔软、前头宽大的鞋子,袜子以弹性好、透气及散热性好的棉毛质地为佳。新鞋不可一次穿得太久,最好逐渐增加穿着时间,如第1天只穿半小时,以后每天增加半小时。外出时不可穿拖鞋,以免受伤。

④ 保持足部清洁,避免感染。每天用中性肥皂和温水清洁足部,水温与体温相近即可,脚趾缝之间要洗干净,洗净后应以清洁、柔软的毛巾轻轻擦干,若足部皮肤干燥,可采用羊毛脂涂擦,但不可常用,以防皮肤过度浸软。趾甲不要剪得太短,应与脚趾平齐。积极预防足癣,勤换鞋袜,保持足部清洁。如有红肿热痛,应及时治疗。

⑤ 预防外伤:教育病人不赤脚走路,以防刺伤。冬天使用电毯

或烤灯时谨防烫伤。及时治疗鸡眼、胼胝、脚癣。

（5）泌尿道的护理：病人因尿糖的刺激，使阴部皮肤常有瘙痒现象，尤其是女病人，每次小便后，最好用温水清洗外阴，洗后擦干，以防止或减少瘙痒和湿疹发生。如有自主神经紊乱造成的尿潴留，尽量避免插入导尿管以免感染，可采用人工诱导排尿、膀胱区热敷或按摩等方法，以上方法无效时，应在严格无菌操作下行导尿术。

4. 心理护理

糖尿病是一种以持续高血糖为基本症状的综合病症。因需要终生治疗，长期的血糖波动以及病人对各种糖尿病急、慢性并发症恐惧，加上对糖尿病的不了解以及社会上一些对糖尿病夸大和不实的宣传，使糖尿病病人易发生心理障碍，从而影响糖尿病预后，所以对糖尿病病人首先要正确评价病人的身体状况以及心理状况，提高管理自己的能力。为病人制订合理的运动、饮食计划。根据病人的接受能力、自身性格的不同，通过语言及非语言沟通，因人而异地应用各种心理干预方法，改变病人的心理状态和行为，达到促进和保持健康的目的。

5. 其他措施

（1）饮食中的主副食数量应基本固定，要严格按照营养师制订的食谱，避免随意增减。选用任何新品种食物时，要先了解其主要营养成分，经医师同意后可适量调换。如偶然发生低血糖时，可立即饮用易于吸收的果汁、糖水或吃少量糖果予以缓解。如经常出现低血糖症状，要及时就诊，调整饮食或药物。

（2）严格限制食用各种食糖及糖果、点心、冷饮、水果及各种酒类，个别轻型病人如需增加水果时，应严格依据其血糖谱。体重过重者，要忌吃油炸、油煎食物。植物油中含不饱和脂肪酸多，有降低血清胆固醇的作用，如花生油、豆油、菜籽油等，动物油因其含饱和脂肪酸多，可使血清胆固醇升高。因此炒菜宜用植物油，忌吃动物油。饮食要少盐，且要少吃含胆固醇多的食物，如动物内脏、蟹黄、虾子、鱼子等，以免促进和加重心、肾血管并发症的产生。

（3）病人早晨进行体育锻炼时不宜空腹。平日如劳动强度有较大的变化，如游泳、长跑等，也应增加适量食物，防止低血糖。

(4) 病人如生活不规律,经常出差时,应注意随身携带一些方便食品,如奶粉、方便面、咸饼干等。外出吃饭时也要遵照平时饮食定量,不可暴饮暴食而使病情加重。

(5) 每周应定期测量一次体重,衣服重量要相同,且用同一磅秤。如果体重改变超过 2kg,应通知医师。

(6) 严格限制饮食,口服降血糖药物及注射胰岛素者应注意:每餐应将计划饮食吃完,如果不能吃完全餐,须当天补足未吃完食物的热量与营养素;定时进食,如果进餐时间延后,应在餐前先喝一杯牛奶或吃一点饼干,以避免发生胰岛素休克反应;长时间的运动应根据需要增加热量摄入,以预防发生低血糖反应。

(7) 呼吸道、口鼻腔的护理:指导病人保持口腔清洁卫生,做到睡前、早起后刷牙,饭后要漱口;保持呼吸道通畅,避免与呼吸道感染者接触,如肺炎、感冒、肺结核等。

(8) 休息与运动:

① 运动可促进体重减轻并维持适当的体重,使胰岛素受体上升,对胰岛素的敏感性提高;促进葡萄糖进入肌肉细胞,促进肌肉和组织利用葡萄糖,使血糖下降;促使肌肉利用脂肪酸,降低血清甘油三酯、极低密度脂蛋白,提高高密度脂蛋白,从而减少胆固醇,降低血压,有利于预防冠心病、动脉硬化等并发症的发生;改善血液循环与肌肉张力,防止骨质疏松;还可减轻病人的压力和紧张,使人心情舒畅。

② 体育锻炼的方式:以步行锻炼为主,包括慢跑、骑自行车、健身操、打太极拳、游泳及家务劳动等活动。

③ 运动的适应证及禁忌证。适应证:2 型糖尿病以及 1 型糖尿病血糖稳定的病人。禁忌证:并发急性感染、活动性肺结核病人;严重急慢性并发症病人,如心、肾并发症、酮症酸中毒者和严重糖尿病病人等。

④ 运动原则:根据年龄、性别、体力、病情及有无并发胰岛素治疗及饮食治疗等情况决定,循序渐进,逐步增加运动量,持之以恒,切忌随意中断。

⑤ 虚弱的病人应增加卧床时间,同时可指导病人进行床上肢体活动,促进病人血液循环。

(9) 药物治疗:① 使用口服降糖药治疗。② 口服降糖药的服用方法:磺脲类药物宜在餐前半小时口服,双胍类药物宜在餐后或餐中用。副作用:磺脲类副作用主要为低血糖反应、肝肾功能损坏,双胍类药物的不良反应为胃肠道不适等。

(10) 胰岛素治疗:① 剂量必须准确。② 经常更换注射部位,以防注射部位产生硬结,吸收不良,影响疗效。③ 未开封的胰岛素应放在2～8℃冰箱内保存,避免剧烈晃动。已使用的胰岛素在常温下(不超过28℃)可使用28日,避免过热、太阳直射,否则会因蛋白凝固变性而失效。④ 对于采用胰岛素笔注射的病人,应教会病人如何使用。⑤ 注射胰岛素的过程中,应监测血糖的变化,以免发生低血糖反应。

(三) 健康指导与康复

(1) 增加对疾病的认识:采取多种方法,指导病人及家属增加对疾病的认识,如讲解、放录像、发放宣传资料等,让病人和家属了解糖尿病的病因、临床表现、诊断与治疗方法,提高病人对治疗的依从性,使之以乐观、积极的态度配合治疗。

(2) 掌握自我监测的方法:① 指导病人学习和掌握监测血糖、血压、体重指数的方法,如微量血糖仪的使用、血压的测量方法、体重指数的计算等。② 了解糖尿病的控制目标。

(3) 提高自我护理能力:① 需向病人详细讲解口服降糖药及胰岛素的名称、剂量、给药时间和方法,教会其观察药物疗效和不良反应。使用胰岛素的病人,应教会病人和家属掌握正确的注射方法。② 强调饮食和运动的重要性,并指导病人掌握具体实施及调整的原则和方法。生活应有规律、戒烟、酒,注意个人卫生。③ 心理调适,说明情绪、精神压力对疾病的影响,并指导病人正确处理疾病所致的生活压力。④ 病人及家属熟悉糖尿病常见的急性并发症,如低血糖、酮症酸中毒、高渗性昏迷等的主要临床表现、观察方法及处理措施。⑤ 指导病人掌握糖尿病足的预防和护理知识。

(4) 指导病人定期复诊:一般每2～3月复检糖化血红蛋白,如原有血脂异常,每1～2月监测一次,如原有血脂无异常,每6～12

监测一次即可。体重每1～3月测一次,以了解病情控制情况,及时调整用药剂量。每3～6月门诊定期复查,每年全身检查一次,以便尽早防治慢性并发症。

(5) 预防意外发生:教导病人外出时随身携带识别卡,以便发生紧急情况时及时处理。

(6) 康复及预后:糖尿病为终身疾病,目前尚不能根治,并发大血管病变和微血管病变可使病人致死、致残,应注意治疗和防治并发症的发生。

十五、痛风护理

痛风是嘌呤代谢障碍所致的一组异质性慢性代谢性疾病,其临床特点为高尿酸血症、反复发作的痛风性急性关节炎、间质性肾炎和痛风石形成,严重者呈关节畸形及功能障碍,常伴有尿酸性尿路结石。

(一) 身心评估

(1) 评估是否有急性关节炎(关节红、肿、热、痛)、痛风性肾病、尿酸性尿路结石等症状。

(2) 评估平日饮食习惯及对痛风日常保健知识的了解程度。

(3) 心理状况评估:是否积极配合治疗,是否存在抑郁、焦虑情绪。

(二) 护理措施

1. 体位

注意休息,避免过度劳累。急性关节炎期应绝对卧床,抬高患肢,避免受累关节负重。待关节疼痛缓解72h后方可恢复正常活动。

2. 病情观察

(1) 观察疼痛部位、程度、性质、间隔时间,有无午夜因剧痛而惊醒。

(2) 受累的关节有无红、肿、热和功能障碍。

(3) 有无过度劳累、寒冷、潮湿、紧张、饮酒、饱餐、脚扭伤等诱发因素。

(4) 有无痛风石的体征,了解结石的部位及有无症状。

(5) 观察病人体温变化,有无发热等。

(6) 监测尿酸水平变化。

3. 症状护理

(1) 疼痛:① 绝对卧床休息,抬高患肢,避免受累关节负重,也可在病床上安放支架支托盖被,减少患部受压。② 若手、腕或肘关节受侵犯时用夹板固定制动,可减轻疼痛,也可予受累关节冰敷或25%硫酸镁湿敷。③ 注意保护患肢的皮肤,因痛风严重时可能导致溃疡发生,故要注意维持患部皮肤清洁,避免发生感染。

(2) 发热:① 严密监测体温变化。② 采用有效降温措施:通常用物理降温方法,如用冰袋冷敷头部或大动脉走行处,用温水、酒精擦浴。③ 保持病室适宜的温湿度,定期通风换气,保持空气清新流通。④ 补充营养和水分:每日保证足够的热量和液体摄入,给予高维生素易消化的流质或半流质饮食。⑤ 加强口腔、皮肤护理:协助病人餐前、餐后、睡前漱口,高热病人大量出汗后,应及时用温水擦拭,更换浸湿的床单被褥和衣裤,以保持皮肤清洁、干燥。

4. 心理护理

病人由于疼痛影响进食和睡眠、疾病反复发作导致关节畸形和肾功能损害,思想负担重,常有情绪低落、忧虑、孤独等感受,护士应向其讲解痛风的有关知识,饮食与疾病的关系,并给予精神上的安慰和鼓励,增强其战胜疾病的信心。

(三) 健康指导与康复

(1) 嘱其保持心情愉快,避免情绪紧张,生活应有规律,防止受凉、劳累、感染、外伤等。

(2) 饮食指导:避免进食高蛋白、高嘌呤食物,如动物内脏、鱼虾类、菠菜、豆制品、啤酒等,蛋白质控制在 $1g/(kg \cdot d)$;指导病人进食碱性食物,如牛奶、鸡蛋、水果、蔬菜等;总热量的摄入应限制在1200～1500kcal/日,防止肥胖;低盐饮食;忌饮酒;每天至少饮水2000mL,特别是在用排尿酸药物时更应多饮水,有助于尿酸排泄。

(3) 用药指导:应用药物时注意副作用,避免应用降低排泄尿酸的药物如利尿剂、青霉素、胰岛素、VB_1、VB_{12}等。

(4)病情检测指导:平时用手触摸耳轮及手足关节处,检查是否产生痛风石,定时复查血尿酸。

(5)指导病人尽量使用大肌群,如能用肩部负重者不用手提,能用手臂者不用手指。

(6)指导病人交替完成轻重不同的工作,避免长时间持续进行重体力劳动。

(7)经常改变姿势,保持受累关节舒适。

(8)告知病人如有关节局部温热和肿胀,尽可能避免其活动;如运动后疼痛超过1~2h,应暂时停止此项运动。

十六、糖尿病酮症酸中毒护理

糖尿病酮症酸中毒(DKA)是由于胰岛素不足和升糖激素不适当升高引起的糖、脂肪和蛋白质代谢严重紊乱综合征,以致水、电解质和酸碱平衡失调,临床以高血糖、高血酮和代谢性酸中毒为主要表现。

1型糖尿病和2型糖尿病均可发生,但1型糖尿病比2型糖尿病常见。近年来的研究及临床观察有以酮症起病的成人隐匿性自身免疫糖尿病(LADA),LADA是1型糖尿病的一种亚型。

(一)身心评估

(1)了解病人既往有无糖尿病及其类型,有无糖尿病症状加重的表现。

(2)了解病人有无感染、胰岛素中断或不适当增减、饮食不当、胃肠疾病、脑卒中、心肌梗死、手术、创伤、妊娠和分娩、精神刺激等诱发因素。

(3)评估体温、脉搏、呼吸、血压、意识、面色、末梢温度及尿量,特别注意呼吸频率、深度及呼气有无烂苹果味。

(4)了解血糖、血酮等检测结果。

(5)了解病人及家属对疾病的认识及心理反应,有无焦虑、恐惧等心理变化。

(6) 了解病人家庭经济能力及家庭支持情况。

（二）护理措施

1. 体位

绝对卧床休息。

2. 病情观察

(1) 严密监测生命体征及神志变化,尤其注意血压、体温、呼吸形态及呼气时有无烂苹果样气味(酮味)。

(2) 监测血、尿糖,血、尿酮体及电解质,肾功能及血气分析。

(3) 随着失水加重出现脱水,尿量减少,皮肤干燥无弹性,眼球下陷。观察尿量的变化,准确记录出入量。

(4) 观察病人皮肤状况,有无压疮、皮肤损伤等。

3. 症状护理

(1) 昏迷:

① 确诊糖尿病酮症酸中毒后,绝对卧床休息,立即配合医生抢救。

② 快速建立静脉通道,纠正水、电解质及酸碱平衡紊乱,纠正酮症酸中毒症状。

③ 遵医嘱运用普通短效胰岛素。小剂量胰岛素应用时抽吸剂量要准确,以减少低血糖、低血钾、脑水肿的发生。

④ 协助处理诱因和并发症,严密观察生命体征、神志、瞳孔及出入量,协助做好血糖的测定和记录。

⑤ 加强口腔、皮肤护理,保持呼吸道通畅,预防呼吸系统、泌尿系统感染,防止血栓性静脉炎及肌肉萎缩,防止病人坠床受伤等。

(2) 发热:

① 严密监测体温变化。

② 采用有效降温措施:通常用物理降温方法,如用冰袋冷敷头部或大动脉走行处,用温水擦浴,必要时遵医嘱用药。

③ 保持病室适宜的温湿度,定期通风换气,保持空气清新流通。

④ 补充营养和水分:每日保证足够的热量和液体摄入,清醒者给予高维生素、易消化的糖尿病流质或半流质饮食,昏迷者遵医嘱

补液。

⑤ 加强口腔、皮肤护理:高热病人大量出汗后,应及时用温水擦拭,更换浸湿的床单被褥和衣裤,以保持皮肤清洁、干燥;并做好口腔护理,防止继发感染。

(3) 乏力:

① 合理安排休息活动时间,保证充足的睡眠。

② 将病人常用物品置于易取处。

③ 加强巡视,及时协助生活护理,如洗漱、进餐、如厕等。

(4) 脱水:迅速建立静脉输液通路,遵医嘱快速补充血容量,确保胰岛素及时输入,纠正水、电解质紊乱和调节酸碱平衡。输液时应根据病人年龄、心、肺、肾功能情况,酌情调整补液的成分及速度,避免发生心力衰竭、肺水肿等并发症。

(5) 恶心呕吐:

① 观察病人呕吐的特点,记录呕吐的次数,呕吐物的性质和量、颜色气味。

② 遵医嘱应用止吐药及其他治疗。

③ 积极补充水分和电解质,清醒者给予口服补液时应少量多次饮用,以免加重恶心、呕吐。

④ 注意腹部保暖,及时清除口腔呕吐物,及时更换湿污的床单及衣物。

(6) 感染:

① 注意观察病人体温、脉搏等变化。

② 上呼吸道感染:注意保暖,减少探视人数,保持病室通风良好,空气清新。

③ 泌尿道感染:勤用温水清洗外阴部并擦干,导尿病人应定期更换尿袋,做好会阴部护理。

④ 皮肤护理:保持皮肤清洁,贴身衣服应选择棉质、宽松、透气衣服;皮肤瘙痒病人嘱其勿抓挠皮肤,防止损伤。

4. 心理护理

指导病人正确处理疾病所致的生活压力,帮助病人及家属正确认识疾病,树立其与糖尿病做长期斗争及战胜疾病的信心。

（三）健康指导与康复

（1）指导病人正确使用胰岛素，避免随意停用或突然减量。

（2）避免受凉、精神创伤及过度劳累，积极治疗各种感染。

（3）教会病人自我监测血糖的方法及相关注意事项。

（4）指导病人口干多饮多尿症状加重，伴恶心呕吐时，应及时就诊。

（5）坚持糖尿病饮食控制及运动锻炼，保持生活规律，戒烟限酒。

（6）注意清洁卫生，防止皮肤损伤，预防感冒及其他感染。

（7）外出时应随身携带识别卡，以便发生紧急情况时及时处理。

（8）做好保健指导，使病人和家属掌握有关糖尿病的知识，树立战胜疾病的信心。

十七、甲状腺功能亢进症浸润性突眼护理

甲状腺功能亢进症浸润性突眼为弥漫性甲状腺肿伴甲状腺功能亢进症中的一种特殊严重的眼部表现，又称恶性突眼，会出现相应的严重症状和体征。

常见症状为双眼突出，多出现于男性病人，眼球突出明显，突眼度常大于18mm。伴有眼球胀痛、畏光、流泪、视力减弱、眼肌麻痹眼球转动受限，出现斜视、复视。严重时球结膜膨出，红肿而易感染；由于眼睑收缩，眼球突出，眼睑不能关闭，角膜暴露，引起角膜干燥，发生炎症，继之溃疡，并可能继发感染，甚至角膜穿孔而失明。

（一）身心评估

（1）评估有无体温升高、脉搏加快、脉压加大等临床表现。

（2）评估意识精神状态：有无兴奋易怒、失眠不安等表现或神志淡漠、嗜睡、反应迟钝等。

（3）评估营养状况：有无消瘦、体重下降、贫血等营养状况改变。

（4）观察和测量突眼度，评估有无眼球突出、眼裂增宽等表现、有无视力疲劳、畏光、复视、视力减退、视野变小，角膜有无溃疡。

（5）了解甲状腺肿大的程度，是否呈弥漫性、对称性肿大，有无

震颤和血管杂音。

(6) 评估有无心功能不全、甲亢性心脏病。

(7) 家庭经济能力评估;家庭-社会支持系统情况、心理状况等。

(二) 护理措施

1. 体位

取高枕卧位。

2. 病情观察

(1) 监测神志、体温、呼吸、脉搏、血压的变化。

(2) 观察球后水肿的消长情况,定期眼科角膜检查以防止角膜溃疡造成失明。

(3) 警惕甲亢危象的发生,若心率大于 140 次/min,伴有食欲减退、恶心、呕吐、腹泻、脱水等要及时报告医生并协助处理。

(4) 必要时监测体重,观察有无贫血、消瘦、体重下降等症状。

3. 症状护理

(1) 突眼:

① 加强眼部护理:对于眼睑不能闭合者必须注意保护角膜和结膜,经常点眼药,防止干燥、外伤及感染,外出戴眼镜或眼罩以避免强光、风沙及灰尘的刺激。睡前涂抗生素眼膏,并覆盖纱布或眼罩。眼睛勿向上凝视,以免加剧眼球突出和诱发斜视。

② 指导病人减轻眼部症状的方法:0.5%甲基纤维素或 0.5%氢化可的松溶液滴眼,可减轻眼睛局部刺激症状;高枕卧位和限制钠盐摄入可减轻球后水肿,改善眼部症状;每日做眼球运动以锻炼眼肌,改善眼肌功能。

③ 定期到眼科进行角膜检查以防角膜溃疡造成失明。

④ 突眼异常严重者,应配合医生做好手术前准备,做好眶内减压术,减低眶内压力。

⑤ 睡眠时适当抬高头部、减轻眼睑水肿。

(2) 消瘦:

① 饮食护理:为满足机体每日需要量,给予高热量、高蛋白质、高维生素(尤其是复合维生素 B)及矿物质的饮食。限制钠盐摄入,

以减轻球后水肿症状,主食应足量,可增加奶类、蛋类、瘦肉等优质蛋白以纠正体内的负氮平衡,两餐之间添加点心。每日饮水量2000～3000mL,但有心脏疾病的病人应避免大量饮水,以防水肿和心衰。

② 每周监测体重一次,观察变化。

(3) 乏力:

① 保持病室光线适宜,环境安静,为病人提供良好的休息环境。

② 合理安排休息活动时间,保证充足的睡眠。

③ 将病人常用物品置于易取处。

④ 加强巡视,及时协助生活护理,如洗漱、进餐、如厕等。

(4) 失眠:

① 将病人安置于阴凉、安静、无强光刺激的房间内。

② 治疗护理时间尽量安排集中,限制探视人员,为病人提供良好的睡眠环境。

③ 保持病人情绪稳定,避免摄入浓茶、咖啡等刺激性饮料。

④ 可采用音乐疗法等,使病人放松。

⑤ 必要时遵医嘱使用镇静催眠药物。

(5) 其他护理:

① 用药护理:抗甲药物应遵医嘱按时按量服用,同时注意观察病人服药后有无甲状腺功能减低的表现,如嗜睡、怕冷、水肿、体重增加过快等,及时报告医生,提供减少药量的依据。

② 因运动可使病人代谢率增高,应嘱咐病人注意休息,不要剧烈运动,避免劳累。

4. 心理护理

关心体贴病人,说话态度和蔼,掌握好交流的技巧,给予病人精神上的安慰,以免情绪波动。向病人说明病情发展与精神有紧密联系,使病人解除思想顾虑,积极配合治疗。

(三) 健康指导与康复

(1) 教会病人有关甲亢的疾病知识及眼睛保护方法,外出戴眼镜或眼罩以避免强光、风沙及灰尘的刺激。使病人学会自我护理。

(2) 遵医嘱按时服药,不随便自行停药和增减剂量。

(3) 预防感染,定期复查白细胞、眼部情况及相关指标。
(4) 坚持每日做眼球运动以锻炼眼肌,改善眼肌功能。
(5) 保持身心愉快,避免过度劳累和精神刺激。
(6) 病人可适当从事力所能及的工作,回归社会。

十八、垂体功能减退性危象护理

垂体功能减退性危象(垂体危象)是指慢性全垂体功能减退的病人在各种应激(感染、脱水、手术、外伤等)及应用麻醉及镇静催眠药、降糖药等情况下发生休克或昏迷等危象的表现,是一种罕见的急危重症。

临床可表现为高热型(体温>40℃)、低温型(体温<30℃)、低血糖型、低血压型、循环虚脱型水中毒型、混合型。

(一) 身心评估

(1) 评估病人危象类型(低血糖昏迷、感染诱发昏迷、中枢神经抑制药诱发昏迷、低温昏迷、低钠昏迷、水中毒昏迷)。
(2) 评估病人神志、意识状况,生命体征。
(3) 评估病人心理状况:有无焦虑、抑郁等情绪。
(4) 评估病人家庭-社会支持系统情况。

(二) 护理措施

1. 体位

病人应绝对卧床休息,给予合适的体位,如有休克者给予中凹卧位;恶心、呕吐者头偏向一侧,保持呼吸道通畅;昏迷病人予平卧位,头偏向一侧。

2. 病情观察

(1) 密切观察病人的意识状态、生命体征变化。
(2) 注意有无低血糖、低血压、低体温等情况。
(3) 观察病人神经系统体征、瞳孔大小、对光反射的变化。
(4) 一旦发生垂体危象,立即通知医生并协助抢救。

3. 症状护理

(1) 发热:

① 严密监测体温变化。

② 采用有效降温措施：通常采用物理降温方法，如用冰袋冷敷头部或大动脉走行处，用温水、酒精擦浴。

③ 保持病室适宜的温湿度，定期通风换气，保持空气清新流通。

④ 补充营养和水分：每日保证足够的热量和液体摄入，给予高蛋白、高热量、高维生素、易消化的流质或半流质饮食。

⑤ 加强口腔、皮肤护理：协助病人餐前、餐后、睡前漱口，高热病人大量出汗后，应及时用温水擦拭，更换浸湿的床单被褥和衣裤，以保持皮肤清洁、干燥。

(2) 低血糖：

① 迅速建立静脉通道，首先给予 50%GS 40~60mL 迅速静注以抢救低血糖，然后用 5%葡萄糖盐水每 500~1000mL 加入氢化可的松 50~100mg 静滴，以解除急性肾上腺功能减退危象。

② 密切监测血糖变化。

(3) 低血压：

① 提供适宜温度、湿度，通风良好，合理照明的整洁、安静、舒适的环境。

② 改变体位时动作宜慢。

③ 保持情绪稳定，生活有规律。

④ 密切监测血压变化。

(4) 低体温：

① 采用保暖措施，如可用保暖毯逐渐加热，使病人体温逐渐回升。

② 低温与甲状腺功能减退有关，可遵医嘱给予小剂量甲状腺激素。

③ 密切监测体温变化。

(5) 循环衰竭者按休克护理常规护理。

(6) 水中毒：遵医嘱加强利尿，可给予波尼松或氢化可的松。

4. 心理护理

指导病人保持情绪稳定，该病病程长，需要长期服药治疗，病人自理能力差，心理负担重，应帮助其树立战胜疾病的信心。

（三）健康指导与康复

（1）饮食指导：指导病人进食高热量、高维生素、高蛋白质、易消化的饮食，少食多餐，增进机体抵抗力。

（2）用药指导：教会病人认识所用药物剂量、用法及不良反应，必须严格遵医嘱按时按量用药，按时服药，不可随意增减药量或停药。

（3）自我观察：指导病人识别垂体危象的征兆，若有感染、发热、外伤、腹泻、呕吐、头痛等情况发生，应该立即就医。

（4）指导病人注意生活有规律，避免过度劳累；冬天注意保暖，更换体位时动作宜慢，以免发生晕厥。平时注意皮肤清洁，预防外伤，少到公共场所，以防发生感染。

（5）外出时随身携带身份识别卡，以防意外发生。

（6）指导病人定期随访。

十九、腺垂体功能减退症护理

腺垂体功能减退症是指不同病因引起腺垂体全部或大部分受损，导致一种或多种垂体激素分泌不足所致的临床综合征，如生长激素、催乳素缺乏，或多种激素如促性腺激素、促甲状腺激素、促肾上腺皮质激素同时缺乏。临床以性腺机能减退、甲状腺机能减退、肾上腺皮质机能减退和鞍区占位性病变为主要特征。

（一）身心评估

（1）评估有无垂体、下丘脑病变，如垂体肿瘤、希恩综合征，下丘脑肿瘤、炎症、浸润性病变，鞍区手术、创伤或放射性损伤等。

（2）评估有无性腺功能减退、甲状腺功能减退、肾上腺皮质功能减退、垂体危象的表现。

（3）心理-社会状况评估：有无悲观、忧郁、焦虑等心理。

（二）护理措施

1. 体位

适当休息，避免劳累。

2. 病情观察

(1) 密切观察病人生命体征及意识状态的变化。

(2) 注意有无低血糖、低血压、低体温等情况,观察瞳孔大小、对光反射情况,警惕有无垂体危象的发生。

3. 症状护理

(1) 危象护理:立即监测血糖变化,先给予静脉推注50%GS40~60mL,以抢救低血糖,继而补充10%葡萄糖盐水,以每500~1000mL加入氢化可的松50~100mg静脉滴注,以解除急性肾上腺功能减退危象。

(2) 意识不清者加床档,防止其坠床。

(3) 纠正周围循环衰竭,有感染、败血症者应当积极抗感染治疗。

(4) 低温与甲状腺功能减退有关,可给予小剂量甲状腺激素,并采取保暖措施使病人体温回升。高热者应给予降温治疗。

(5) 水中毒的病人应加强利尿,同时给予泼尼松或者氢化可的松治疗。

(6) 禁用或慎用麻醉剂、镇静药、催眠药或者降糖药等,防止诱发昏迷。

4. 心理护理

关心体贴病人,鼓励病人诉说使其烦恼的因素,向病人及家属详细解释病情,提供有关的信息咨询服务,帮助病人树立战胜疾病的信心,消除不良的心理状态。

(三) 健康指导与康复

(1) 饮食指导:指导病人进食高热量、高维生素、高蛋白质、易消化的饮食,少食多餐,增进机体抵抗力。

(2) 用药指导:教会病人认识所用药物的名称、剂量、用法及不良反应,如糖皮质激素过量易致欣快感、失眠;服甲状腺激素应注意心率、体温和体重变化,指导病人认识到随意停药的危险性,严格遵守医嘱按时按量服药,不可随意增减药物剂量或停药。

(3) 避免垂体危象诱因:如感染、失水、饥饿、寒冷、外伤、手术、不恰当用药等诱因。

（4）自我观察：指导病人识别垂体危象的征兆，若有感染、发热、外伤、腹泻、呕吐、头痛等情况发生，应该立即就医。

（5）指导病人注意生活有规律，避免过度劳累；冬天注意保暖，更换体位时动作宜慢，以免发生晕厥。平时注意皮肤清洁，预防外伤，少到公共场所，以防发生感染。

（6）外出时随身携带身份识别卡，以防意外发生。

（7）指导病人定期随访。

二十、代谢综合征护理

代谢综合征（MS）是指多种代谢异常簇集发生在同一个体的临床状态。这些代谢异常包括糖耐量低减、糖尿病、中心性肥胖（腹型肥胖）、脂代谢紊乱（高甘油三酯血症及高密度脂蛋白低下、低密度脂蛋白胆固醇升高）、高血压等。代谢综合征中的每一项都会增加心血管疾病的危险性，就糖尿病而言，其10年内新发心血管事件的危险与冠心病相似，同时合并多种异常时发生心血管疾病的危险性更大，诸多代谢异常集聚于一体，其协同作用远远大于各危险因素单独作用之和。这些代谢异常紧密联系，恶性循环，互为因果，严重影响人们的健康和生活质量。

（一）身心评估

（1）评估病人的身高、体重、腰围等，计算体重指数（BMI）。

（2）评估病人血压、血甘油三酯、高密度脂蛋白、低密度脂蛋白、血糖情况。

（3）评估病人日常生活习惯，饮食习惯及运动情况等。

（4）评估病人的心理状况，有无自卑、焦虑等情绪。

（二）护理措施

1. 体位

无特殊要求，取舒适体位。

2. 病情观察

（1）有无头晕、恶心、呕吐、嗜睡、水肿等症状。

(2) 监测其神志、心率、呼吸、血压、血糖等变化。
(3) 有无泌尿道、皮肤、肺部感染,女性有无外阴部皮肤瘙痒。
(4) 在固定的条件下测量血压,测量前静坐或静卧30min。
(5) 有无四肢麻木等周围神经病变表现。

3. 症状护理

(1) 高血压:

① 良好环境:提供适宜温度、湿度,通风良好,合理照明的整洁、安静、舒适的环境。

② 合理饮食:选择易消化、低脂、低胆固醇、低盐、高维生素及富含纤维素的食物,限制烟、酒、浓茶、咖啡的摄入。

③ 生活有规律:保持良好的生活习惯,注意保暖,避免冷热刺激等。

④ 控制情绪:避免精神紧张、情绪激动、烦躁、焦虑等诱发高血压的精神因素,加强自我修养,随时调整情绪,保持心情舒畅。

⑤ 坚持运动:积极参加力所能及的体力劳动和适当的体育锻炼,以改善血液循环,增强心血管功能。

⑥ 用药护理:详细讲解降压药物的作用和副作用,遵医嘱按时服药,观察药物的不良反应,保证药物治疗的连续性和有效性。

⑦ 加强监测:监测血压应做到"四定",即定时间、定部位、定体位、定血压计。

(2) 高血糖:

① 饮食护理:严格控制总热量的摄入,并保证糖、蛋白质和脂肪的比例。对病人营养状况进行评估,详细了解病人的膳食种类、量、餐次及有无不良饮食嗜好,给予相应的饮食指导。依据病人的病情、身高、体重、劳动强度等计算出病人每日所需的热卡,制订个性化的食谱,在确保提供各种营养素的前提下,帮助病人选择低热量、低胆固醇、较高纤维素的食物,并督促其执行。

② 运动护理:针对病人情况制订个体化的运动处方,提倡每日进行轻中等强度的体力活动至少30min,持之以恒。告知病人运动的益处,可减少胰岛素抵抗,增加胰岛素的敏感性,促进肌肉对葡萄糖的利用,以利于血糖的控制。并定期检查病人坚持运动的情况,督

促其执行。在运动过程中要随时观察有无不适症状。

③ 遵医嘱应用降糖药物,并加强血糖监测。

(3) 肥胖:

① 制订合适的饮食计划,指导病人选择食物,限制脂肪和含糖高的食品,鼓励病人多饮水。

② 指导病人建立良好的进食习惯,细嚼慢咽,减慢进食速度。

③ 克服疲乏、厌烦、抑郁期间的进食冲动。

④ 鼓励病人进行锻炼,应选择有氧运动,循序渐进并持之以恒。

⑤ 定时测量体重用作计算饮食和观察疗效的参考。

(4) 脂代谢紊乱:

① 低脂饮食,每日摄入油量不超过 20g。

② 鼓励病人进行锻炼,应选择有氧运动,循序渐进并持之以恒。

③ 戒烟戒酒。

④ 生活有规律。

4. 心理护理

了解病人的性格特征和引起精神紧张的心理社会因素,根据不同性格予以指导,训练自我控制的能力,尽可能减少病人心理压力。

(三) 健康指导与康复

(1) 教会病人自我监测血压、血糖、体重、腰围的方法和注意事项。

(2) 帮助病人及家属掌握与代谢综合征治疗及干预的相关知识。

(3) 掌握饮食治疗的具体措施,选择低热量、低胆固醇、较高纤维素的食物,控制总热量,少量多餐,保证膳食营养均衡。

(4) 指导病人及家属熟悉糖尿病及高血压的常见急性并发症及处理措施。

(5) 为病人制订切实可行的减肥计划,在减肥初期出现饥饿感时,可用含热卡极低的食品(如西红柿、黄瓜等)来填充,满足饱腹感。坚持一段时间后,逐渐适应,饥饿感会慢慢消失。运动时要备有糖块、饼干等,防止低血糖反应的发生。

（6）注意皮肤清洁，预防感染，有炎症及感染要立即治疗。
（7）戒烟戒酒，养成良好的生活习惯。
（8）保持积极、乐观的生活态度，劳逸结合，避免情绪波动过大。
（9）定期门诊复查，并携带相关病历及检查报告单。

第七节　肾脏系统疾病护理常规

一、肾脏系统疾病一般护理

（一）病情观察

（1）观察尿量、颜色、性状变化，有明显异常及时报告医师，每周至少化验尿常规和比重一次。
（2）根据病情定时测量血压，发现异常及时处理。
（3）每周测量体重一次，水肿明显、行腹膜透析和血液透析者，每日测量体重一次，做好记录。
（4）观察有无贫血、电解质紊乱、酸碱失衡、尿素氮升高等情况。
（5）根据病情记录24h出入液量。

（二）饮食护理

（1）急性肾炎：给予低盐、高维生素饮食，限制水的摄入。
（2）慢性肾炎、肾病综合征：给予低盐、低脂、优质高蛋白、高维生素饮食，有水肿者限制水的摄入。
（3）肾功能不全者：给予优质低蛋白、高钙、高铁、高维生素、低磷饮食，限制植物蛋白摄入量，尿少者限制水、钠、盐的摄入量。

（三）症状护理

1. 水肿护理

（1）准确记录24h出入液量，限制水和盐的摄入；定期监测病人的体重，观察水肿的消长情况，观察有无胸腔、腹腔和心包积液。
（2）卧床休息，严重水肿的病人应卧床休息，以增加肾血流和尿量，缓解水钠潴留；双下肢水肿的病人卧床休息时可抬高双下肢，以增加静脉回流,减轻水肿,水肿减轻后病人可起床活动,应避免劳累。

(3) 做好皮肤护理,预防皮肤损伤和感染。

(4) 用利尿剂时,注意观察尿量的变化及药物的副作用和水电解质的情况。

2. 尿异常的护理

(1) 交代病人留取尿标本的正确方法,容器要清洁,送检要及时。

(2) 如有血尿时要分清是初始血尿、全程血尿还是终末血尿,以协助诊断,同时观察血尿的量和颜色。

(3) 如有大量血尿时,应卧床休息,并注意观察血压和血红蛋白的变化,遇有异常及时报告医师进行处理。

(4) 适当多饮水,以冲洗尿路,防止血块堵塞和感染。

3. 注意观察血压变化

如血压低,要预防血容量不足,防止体位性低血压和摔跤;如高血压,要预防肾脏缺血、左心功能不全和脑水肿发生。

(四) 休息与活动

(1) 急性肾炎、急性肾衰病人必须绝对卧床休息,待病情稳定后,可逐步增加活动。

(2) 慢性肾炎、肾盂肾炎、急慢性肾功能不全者,急性期需要卧床休息,恢复期则可适当活动,但应合理安排生活,以免病情复发。

(五) 用药护理

对肾脏疾病常用的糖皮质激素、免疫抑制剂、利尿剂、降压药物,护士应掌握其作用和副作用,指导病人严格遵医嘱用药,提高病人用药依从性,观察药物治疗效果和不良反应。

(六) 预防感染

(1) 保持室内清洁,空气新鲜,保持一定的温度和湿度。

(2) 医护人员在做各项操作时,应保持无菌,严格执行操作规程。

(3) 保持口腔及皮肤清洁,勤换内衣,剪短指(趾)甲,保持个人卫生,长期卧床者应注意预防压疮发生。

（七）心理护理

评估病人心理状况，针对存在心理问题，采取心理护理措施给予有效干预。

二、IgA 肾病护理

IgA 肾病指肾小球系膜区以 IgA 或 IgA 沉淀为主的原发性肾小球病，IgA 肾病是肾小球源性血尿最常见的病因。

（一）身心评估

(1) 观察疼痛的部位及变化。

(2) 观察血尿的形状、量及持续时间，并准确记录 24h 尿量。

(3) 观察用药不良反应。

(4) 评估病人心理情况：有无焦虑、抑郁等不良情绪。

（二）护理措施

(1) 做好疾病知识宣教，提供书面材料和介绍国内关于本疾病治疗的最新动态。

(2) 做好解释工作，解释疼痛的原因，早期确诊的重要性，肾活检的必要性及术前、术后的注意事项。

(3) 定期查血压、尿常规、肾功能及血常规。

(4) 观察疼痛的性质、部位、强度及持续时间等。

(5) 协助病人更换体位以减轻疼痛，局部热敷或理疗。

(6) 让病人听音乐，与人交谈，以此来分散注意力，减轻疼痛。

(7) 遵医嘱给予止疼剂并观察疗效及副作用。

(8) 单纯性血尿者，无论伴或不伴蛋白尿，均以保养为主，防劳累、防感冒，及时治愈感染病灶，慎用肾损害药物。

(9) 有慢性扁桃体炎症反复发作者，急性期过后，应行扁桃体切除术，可减少肾脏损伤。

(10) 给予优质蛋白饮食。

(11) 定期通风，保持室内空气新鲜，减少探视，防止医院感染。

(12) 监测体温变化，指导病人预防肺部感染，如经常更换体位、有效咳嗽、加强排痰、防止误吸等。

(13) 加强皮肤护理,保持皮肤的完整性。嘱咐病人常换内衣;协助病人剪指(趾)甲;帮助病人使用无刺激或刺激性小的洗护用品;每次输液完毕,协助病人局部按压 3~4min。

(三) 健康指导与康复

(1) 环境:宜安静舒适,空气新鲜,定时通风,减少探视,防止医院感染。

(2) 饮食指导:病人食物中蛋白质摄入量可同正常人。

(3) 日常活动:病人可以从事轻体力工作,注意休息,避免劳累,预防感冒,以免加重病情。

(4) 心理卫生:指导病人思想上足够重视,不能轻视,正确对待此病。

(5) 提醒病人勿用对肾脏有损害的药物。

三、急性肾盂肾炎护理

肾盂肾炎为最常见的尿路感染,主要是由细菌引起的肾盂、肾盏和肾实质的感染性炎症。本病多见于女性,女:男之比约为 10:1,尤以婚育年龄的女性、女婴、老年妇女患病率最高。

(一) 身心评估

(1) 询问病人是否急性起病,起病前有无尿路结石、梗阻、性生活及进行器械检查,是否有长期卧床、留置导尿管等诱因。

(2) 评估病人的主要症状和体征,有无尿频、尿急、尿痛、腰痛、肋脊角压痛和(或)叩击痛等;有无全身感染中毒症状,如寒战、高热低血压等。

(3) 评估病人对疾病的认知程度和心理状态。

(4) 评估病人有无尿频、尿急、尿痛等尿路刺激症状,有异常及时通知医生。

(二) 护理措施

1. 一般护理

(1) 急性期可卧床休息。

(2) 进食清淡并富含维生素的食物。

(3) 多饮水,以增加尿量,冲洗尿路,减少炎症对膀胱和尿道的刺激。

2. 症状护理

(1) 高热护理:按高热护理常规执行。

(2) 尿路刺激征的护理:

① 多饮水,每日饮水量在 2500mL 以上。

② 遵医嘱合理使用抗生素。

③ 指导病人注意个人卫生,保持外阴清洁干燥。

④ 留取清洁中段进行尿培养和药敏试验。

3. 肾区疼痛的护理

卧床休息,采用屈膝位,尽量不要站立或坐立。

4. 心理护理

出现焦虑紧张等情绪,护士要了解其焦虑紧张的原因,进行心理疏导及健康指导。

5. 其他

收集尿标本时应注意除急症外以留取晨尿为宜,并立即送检。留取中段尿做细菌培养时,必须严格执行无菌操作。

(三) 健康指导与康复

(1) 做好卫生宣教,帮助病人养成勤洗澡、勤更衣的卫生习惯。

(2) 女性病人要注意经期、婚后及孕期卫生,保持会阴部清洁。

(3) 指导病人坚持适量饮水预防尿路感染。

(4) 避免过度劳累,多饮水、少憋尿是简单有效的预防措施。

(5) 坚持服药,定期门诊复查。

四、急性肾炎护理

急性肾炎是一组起病急,以血尿、蛋白尿、水肿和高血压为主要表现,且可有一过性氮质血症的一组疾病。本病常有前驱感染,多见于链球菌感染后或由其他细菌、病毒和寄生虫感染后引起。

(一) 身心评估

(1) 评估血压、浮肿、尿量变化,每日记录血压、尿量,出现血压上升、尿量减少,应该警惕合并心力衰竭、脑水肿、尿毒症、高血压的发生。

(2) 评估病人体温、脉搏、呼吸、血压、神志变化,发现异常及时报告医师。

(3) 观察用药不良反应。

(4) 评估病人有无焦虑、紧张等不良情绪。

(二) 护理措施

(1) 保持病房空气新鲜,有充足的阳光。

(2) 活动与休息:在病人起病2周内,应保证其卧床休息,对于病情严重的病人严格卧床休息,以使肾血流量增加,减轻心脏负担,促进病人降压、消肿,并减少并发症。病人血压平稳,水肿消退,可少量活动。

(3) 如果病人水肿严重,且排尿量少,应限定病人每日水钠的摄入量。

(4) 保持病人皮肤干燥,不在水肿部位进行肌肉注射,男性病人阴囊水肿严重时,可定期翻身,并用四头带托起,严重水肿病人用气垫圈垫其受压部位,以免长时间皮肤受压导致破损。

(5) 心理护理:向病人家属讲解急性肾炎的有关知识,告知药物疗效以及日常生活中的注意事项;由于病人对急性肾炎的认识欠佳,常易出现焦躁、恐惧甚至沮丧的情况,应耐心讲解病人关心的问题,向病人介绍已痊愈的案例,消除病人紧张、恐惧的心理。

(三) 健康指导与康复

(1) 预防感染,尤其是在上呼吸道感染易发季节,更应注意预防。

(2) 定期门诊随访。

(3) 保持皮肤清洁,注意个人卫生,预防皮肤感染。

(4) 女性病人近期不宜妊娠,以防复发。

(5) 3个月内不能有剧烈活动。

五、急性肾功能衰竭护理

急性肾功能衰竭简称急性肾衰,是指各种病因导致的肾功能短时间内急剧减退,以肾小球滤过率明显降低所致的氮质血症,以及肾小管功能障碍所导致的水、电解质、酸碱平衡紊乱为临床表现的一组综合征。

(一)身心评估

(1)少尿期评估:

① 评估病情变化,监测水、电解质平衡,按病情做好各种护理记录。

② 评估病人有无嗜睡、肌张力低下、心律不齐、恶心、呕吐等高钾血症,有异常立即通知医师。

(2)多尿期评估病人血钾、血钠的变化及血压的变化。

(3)恢复期评估病人用药不良反应,定期复查肾功能。

(4)评估病人对疾病的认知程度和家庭、社会支持度。

(二)护理措施

1. 少尿期

(1)严格限制液体进入量,以防水中毒,按医嘱准确输入液体。

(2)饮食护理:既要限制入量,又要适当补充营养,原则上应是低钾、低钠、高热量、高维生素及适量蛋白质。

(3)应绝对卧床休息,注意肢体功能锻炼。

(4)预防感染,做好口腔及皮肤护理,一切护理要严格执行无菌操作原则,以防止感染。

(5)如行腹膜透析或血液透析治疗,按腹膜透析、血液透析护理常规护理。

2. 多尿期

供给足够热量和维生素,蛋白质可逐日加量,以保证组织的需要,给予含钾多的食物。

(1)嘱病人多饮水或按医嘱及时补液,如补充钾、钠等,以防止脱水、低钾和低钠血症的发生。

(2)以安静卧床休息为主。

(3)恢复期:控制及预防感染,注意清洁及护理。

(4)准确记录出入量,特别是尿量。

(5) 做好保护性隔离。室内空气要新鲜,避免与易感人群接触,严格控制探视人员,各种介入性操作要严格执行无菌操作原则。

3. 恢复期

(1) 给予高热量、高蛋白饮食。

(2) 鼓励病人逐渐恢复活动,防止出现肌肉无力现象。

(3) 避免劳累和一切加重肾脏负担的因素,如高血压等。

4. 心理护理

针对病人存在心理问题,给予支持性心理护理措施。

(三) 健康指导与康复

(1) 饮食上注意增加营养。

(2) 适当参加活动,避免过度劳累。

(3) 定期复查。

六、慢性肾功能衰竭的护理

慢性肾功能衰竭,是一个临床综合征,它发生在各种慢性肾实质疾病的基础上,缓慢地出现肾功能减退而至衰竭。

(一) 身心评估

(1) 评估患病及治疗经过:慢性肾衰竭的病人一般有多年原发性或继发性慢性肾病史,因此应详细询问病人的患病经过,包括首次起病前有无明显的诱因,疾病类型,病程长短,病程中出现了哪些主要症状、有何特点,既往有无病情加重及其诱因。了解既往治疗及用药情况,包括曾用药物的种类、用法、剂量、疗程、疗效及不良反应等。

(2) 评估目前病情与一般状况:目前的主要不适及症状特点,有何伴随症状并发症等。有无出现畏食、恶心、呕吐、口臭、舌炎、腹胀、腹痛、血便;有无头晕、胸闷、气促;有无皮肤瘙痒、鼻出血、牙龈出血、皮下出血、月经过多(女病人)等;有无下肢水肿、少尿;病情有无逐渐加重或者出现新的症状等。

(3) 心理—社会状况评估:慢性肾衰竭病人的预后不佳,治疗费用又较昂贵,尤其是需要进行长期透析或做肾移植手术时,病人及其家属心理压力较大,会出现各种反应,如抑郁、恐惧、绝望等。护理人员应细心观察以便及时了解病人及其家属的心理变化。评估病人的社会支持情况,包括家庭经济情况、家庭成员对病的认识及态度、病人的工作单位所能提供的支持等。另外,也应对病人居住地段的社区保健情况进行评估。

(二)护理措施

(1)加强口腔护理,饭后漱口,观察呕吐物及粪便的颜色。

(2)贫血严重者,起床、上下床动作宜缓慢,防止因跌倒或碰撞造成意外伤害。

(3)皮肤护理:勤用温水擦洗,保持皮肤清洁,忌用肥皂和酒精;勤换衣裤、被子、床单,对有严重水肿者,尤其注意保护皮肤,更换卧姿,按摩受压部位,预防压疮。

(4)病情观察:观察体温、咳嗽、咳痰和尿量变化。

(5)预防感染:减少探视,避免与呼吸道感染者接触。

(6)合理营养:少量多餐,应予高热量、高维生素、高钙、优质低蛋白饮食,适当限制钠盐和钾盐,蛋白质量不可过多以免增加肾脏负担,对长期热量不足的病人,需经胃肠外补充热量。

(7)维持水电解质,酸碱平衡:

① 应准确记录24h出入量,行动方便时按时测体重,安排静脉液体有序进入,有严重高血压、心功能不全及少尿无尿者,应严格控制饮水量。

② 长期应用利尿剂及呕吐、腹泻致脱水时,饮食中不必严格控制钠盐摄入,水过多时,应严格钠盐4~6g/日。

③ 严密观察呼吸深度、血压、心率、心律以及神智变化,如有不适反应(血钠或血钾过低或过高)及时通知医师处理。

(8)指导病人遵医嘱用药,观察药物疗效和不良反应。

(9)心理护理:应理解、同情、关心病人,耐心向家属及病人解释疾病的有关知识,指导病人轻者可起床活动,重者卧床休息,避免劳累、受凉,加强与病人的沟通,减轻病人思想负担。

(三)健康指导与康复

(1)环境:保持病室空气新鲜流通。

(2) 饮食指导:指导饮食治疗原则,选用优质低蛋白饮食,并补充多种维生素,高血压、浮肿及少尿者应限盐,如行透析治疗,应增加蛋白质摄入。每日尿量少于500mL时,应避免进食高钾食物及饮料。

(3) 注意个人卫生,保持口腔清洁,做好皮肤护理,预防感染,避免受凉、过劳。以卧床休息为主,病情允许时,鼓励起床活动,卧床者坐起或被动运动。

(4) 心理护理:指导病人正确对待疾病,树立战胜疾病的信心,积极配合治疗,延缓疾病的进展。

(5) 定期门诊随访。

七、肾病综合征护理

肾病综合征是指由各种肾脏疾病所致的,以大量蛋白尿(尿蛋白>3.5g/日)、低蛋白血症(血浆清蛋白<30g/L)、水肿,高脂血症为临床表现的一组综合征。

(一) 身心评估

(1) 评估起病与症状特点:肾病综合征病人最常见和突出的症状是水肿,应详细询问病人水肿的发生时间、部位、程度、特点、消长情况,以及有无胸闷、气促、腹胀等胸腔积液,询问有无肉眼血尿、血压异常和尿量减少,有无发热咳嗽、咳痰、皮肤感染和尿路刺激等感染症状。

(2) 评估检查与治疗经过:了解是否做过尿常规、肾功能、肾B超等检查,其结果如何,询问以往用药情况。

(3) 评估心理-社会情况:本病病程长,易复发,部分病人可能出现焦虑、悲观等不良情绪,注意病人的心理反应和社会支持情况,如家庭成员的关心程度。

(4) 评估病人的精神状态、营养情况、生命体征,了解病人的体重有无异常。

(5) 评估水肿的范围、特点,有无胸腔积液、心包积液。

(二) 护理措施

(1) 病情观察:

① 密切观察血压、水肿、尿量变化,出现血压下降、尿量减少时,

应警惕循环衰竭或急性肾功能衰竭。

② 准确记录24h尿量。

③ 观察用药不良反应。

（2）症状护理：

① 水肿护理：下肢水肿的病人卧床休息时可抬高双下肢，以增加静脉回流，减轻水肿；做好皮肤护理，预防皮肤损伤和感染。

② 高血压护理：注意观察血压变化，如血压低，要预防血容量不足，防止体位性低血压和摔跤；如要预防肾脏缺血、左心功能不全和脑水肿发生。

③ 大量血尿时，应卧床休息，并注意观察血压和血红蛋白的变化，遇有异常及时报告医师进行处理；适当多饮水，以冲洗尿路，防止血块堵塞和感染。

（3）休息与活动：应卧床休息，保持适当的床上及床旁活动，以防止肢体血栓形成，疾病缓解后可增加活动，有利于减少合并症。

（4）预防感染：减少对外界的接触以防止外源性感染。

（5）饮食护理：给予低盐、低脂、优质高蛋白、高维生素饮食，有水肿者限制水的摄入。

（6）用药护理：指导病人严格遵医嘱用药，观察糖皮质激素和其他免疫抑制剂的治疗效果及不良反应；用利尿剂时，注意观察尿量的变化及药物的副作用和水电解质的情况。

（7）心理护理：针对病人存在心理问题，给予支持性心理护理措施。

（三）健康指导与康复

（1）出院后应继续保持良好的休息，合理饮食。

（2）饮食指导：告诉病人优质蛋白、高热量、低脂、高膳食纤维和低盐饮食的重要性，指导病人根据病情选择合适的事物，并合理安排每天饮食。

（3）预防感染：避免受凉和感冒，注意个人卫生。

（4）用药指导：告诉病人不可擅自减药或停药，介绍各类药物的使用方法、使用注意事项以及可能出现的不良反应。

(5) 自我病情监测与随访：监测水肿，尿蛋白和肾功能的变化，注意随访。

八、腹膜透析护理

腹膜透析是利用腹膜的半透膜特性，向腹腔内灌入一定量的生理性腹膜透析液，通过弥散、对流和渗透的原理，清除体内的代谢废物和过多水分，纠正电解质和酸碱失衡，以维持机体内环境稳定。

腹膜透析适合于各种年龄的尿毒症病人，对病人的血流动力学影响不大，尤适用于并发糖尿病、严重高血压及心血管疾病的老年病人。腹膜透析可以较好地保护残余的肾功能，降低替代治疗的总费用，故残余肾功能较好的病人，可首选腹膜透析。腹膜透析设备简易，不需要复杂的透析机和水处理等，更宜于基层医院开展。

（一）身心评估

(1) 置管后评估管口处有无渗血、渗液，腹透管是否通畅等。

(2) 密切评估透析液的颜色、超滤量、性状等。

(3) 评估病人有无腹膜炎、低血压、腹腔出血等并发症。

(4) 评估病人有无腹痛症状。

(5) 评估病人有无焦虑和恐惧心理。

（二）护理措施

1. 置管术后护理

(1) 注意切口处有无渗液、渗血及水肿，每1～3日换药一次，10日拆线，也可以术后封管至拆线，再做腹透。

(2) 术后半卧位或坐位，避免咳嗽、呕吐以防漂管。

(3) 保持引流管通畅，勿使蛋白质块或血凝块阻塞引流管，如有阻塞可用10mL生理盐水快速推注，切不可用注射器抽吸以免将大网膜吸入透析管微孔。

2. 透析过程护理

(1) 透析前房间以紫外线照射30min，每日2次；用500mg/L含氯消毒剂擦拭病人的床、桌等用物及墙壁、地面；每日更换病人床单、衣服一次；还应注意房间通风换气。

（2）透析液使用前应仔细检查有无混浊、絮状物、破漏及出厂日期，操作前按医嘱于透析液加入药物，并加热至37℃。

（3）掌握各种连接管道的分离和连接方法，妥善固定导管，防止牵拉、扭转导管，保持病人大便通畅及避免咳嗽，防止导管出口处外伤引起感染。

（4）透析过程中一定要注意无菌操作，无菌操作能有效预防细菌性腹膜炎和导管出口处感染等并发症。

（5）透析时进液速度不宜太快，控制在3min左右输完，腹腔停留为4h，然后将透析液引流出来，出液不宜太快，以防大网膜顺液流进透析管内。透析过程中密切观察透出液的颜色和澄清度。

（6）准确记录每次进出腹腔的时间、液量、颜色等，每2～3日测血钾、钠、氯、尿素氮、肌酐和血气分析等，及时调整透析浓度。定期送检透析液细菌培养。

3. 透析管路护理

（1）每日透析前，须将导管及其皮肤出口处用络合碘溶液消毒，盖以敷料，并保持其清洁、干燥，如有潮湿，立即更换。

（2）平时应仔细观察透析管出口处有无渗血、漏液、红肿等，若有上述情况应做相应处理。

（3）病人如需淋浴，淋浴前可将透析管用塑料布包扎好，淋浴后将其周围皮肤轻轻拭干，再用络合碘消毒，重新包扎，但不宜盆浴，以免引起腹膜炎。

4. 饮食的护理

给予易消化、高热量、高维生素饮食，补充高生物效价的蛋白质，如牛奶、鲜蛋、牛肉等高热量饮食，每日摄入热量应大于35kcal/kg。应避免高磷饮食，对于体重迅速增加、浮肿或高血压者，需限制水和钠的摄入。适量增加运动，以促进食欲。对不喜好动物蛋白质及消化能力弱者提倡进食大豆类食物。

5. 常见并发症预防与护理

（1）腹膜炎：腹膜炎是腹膜透析最常见的并发症，直接影响腹膜透析的继续进行及病人的存活率。病原体主要是沿着透析管腔及管周围进入腹腔，少数是临近器官感染蔓延所致。

① 保持室内环境整洁,空气新鲜,每日紫外线照射2次,每次30min。更换透析液时尽量在透析室进行。

② 透析温度以37～39℃为宜,用干燥恒温箱加温,勿用热水加湿,恒温箱每周消毒、擦洗一次。

③ 严格无菌操作,仔细检查透析液内有无杂质、沉淀、透析袋有无破损等。

④ 透析管出口每周换敷料两次,同时检查出口周围皮肤有无血肿,疑有感染要加强换药,每天更换敷料。

⑤ 透析液的观察,正常情况下每周进行一次细菌培养。病人出现腹痛时,应及时将透析液放出,观察是否混浊,应留取标本送常规生化和细菌培养。

⑥ 提高病人机体免疫力,鼓励病人锻炼身体,预防感冒,严格按照无菌操作规程换液、换药,换液、换药前必须洗手。

⑦ 注意导管处的护理,观察导管出口处及隧道有无红肿、压痛,及时进行分泌物的细菌涂片培养。

⑧ 对发热病人均应检查导管出口处及隧道有无感染迹象。

⑨ 注意个人卫生,勤换衣,洗澡时要防止导管口进水。

⑩ 保持大便通畅,不吃生冷及不洁食物,预防肠道感染。

(2) 腹膜管外口和隧道感染:腹膜管外口和隧道感染可导致难以治愈的或反复发作的腹膜炎,甚至不得不拔除腹膜透析管。透析病人的免疫功能低下,若无菌技术观念不强、操作不慎,会使细菌在腹膜透析管外口引起炎症反应。感染的病原菌大都是金黄色葡萄球菌,铜绿假单胞菌少见,其他有革兰阳性菌、阴性杆菌及真菌。

① 严格无菌操作,减少外口及隧道创伤,注意外口处的护理。

② 避免导管扭曲,导管应固定妥当。

③ 在常规护理中不能强行除去硬皮和痂皮,应用双氧水,生理盐水或碘附浸泡外口处,使之软化后除去。

(3) 预防腹腔出血:

① 嘱病人保护好伤口及导管,防止下腹部剧烈活动或挤压碰撞等。

② 为保证透析效果,透析液中尽量不加或少加药物,以免影响

渗透压及酸碱度刺激腹膜而致感染或粘连。

(4) 预防低蛋白血症、电解质紊乱：
① 嘱病人按透析要求进食优质高蛋白饮食。
② 注意补充维生素，服药、食补均可。
③ 必要时静脉输入白蛋白或氨基酸。
④ 防止腹透感染，以防蛋白质丢失。

(5) 肺部感染：腹透时由于腹腔内压力增高，部分肺泡扩张不全，易合并肺部感染。应鼓励病人晨起透析前做深呼吸。

(6) 腹痛：透析液温度过高或过低、灌注或排出液体过快、透析管位置过深、透析液 pH＜5.5 或高渗透析液都会引起腹痛，应尽量去除诱因，在透析液中加 1％～2％ 普鲁卡因或利多卡因 3～5mL，无效时减少透析次数或缩短留置时间。腹膜透析液灌入末期由于腹部膨胀而引起疼痛时，可立即排出液体或调整交换容量，腹痛即可缓解。大网膜包裹透析管时腹部固定性疼痛，尤以入液时疼痛明显，同时伴有引流不畅，应来院就诊。

(7) 腹透管引流不畅：主要为单向阻滞，即液体可进入，但流出不畅，发生双向阻滞者较少。其发生原因如下：透析导管堵塞，纤维蛋白凝块阻塞或大网膜包裹透析管；透析管位置不当或外移使部分引流孔裸露在腹腔液面之上；管腔、肠腔内气体过多，透析管移位或透析管扭曲，腹膜粘连等，应积极寻找病因做相应处理。此外，应鼓励病人走动、变换体位、轻压腹部、稍改变导管方向、腹部按摩或使用泻药增强肠蠕动。

(8) 代谢异常：腹膜透析时蛋白质和氨基酸丢失甚多，可引起低白蛋白血症，腹透病人每日摄入蛋白质应在 1.2g/kg，由于腹透液内大量糖被机体吸收，故可引起肥胖、高甘油三酯血症；因此应限制高糖透析液使用过多，不卧床式透析者 4.25％ 葡萄糖每日用一次。

(9) 血性透析液：常见于腹膜缝合不紧密、腹腔脏器表面血管损伤及女性病人月经期等情况下，如为少量渗血，不必停止透析，应寻找原因。

(10) 透析液渗漏：可因导管腹膜荷包缝合不紧密、固定线松脱或透析管放置过浅引起，多见于老年、腹壁水肿明显或低蛋白血症者。

(11) 水过多或肺水肿：在透析期间，水盐控制不当、滴注药物、透析液引流不畅、失超滤等原因可使病人水潴留加剧，如伴有难控制的高血压，则易发生肺水肿。

(12) 腹膜透析失超滤：腹膜炎反复发作，导致腹膜纤维化，使其对水的超滤和溶质清除能力下降；腹膜淀粉样病变导致腹膜毛细血管基底膜增厚，致糖梯度下降，超滤量下降。

(三) 健康指导与康复

(1) 指导病人清洁和固定腹膜透析管的方法，合理使用清洁和消毒剂清洁及消毒腹透管。

(2) 告知病人保持大便通畅，放液时排空膀胱，保证引流畅通。

(3) 指导并教会病人准备居家腹透环境，掌握洗手、腹透换液的操作方法。

(4) 指导病人饮食、运动、用药、病情监测、并发症预防和处理等自我管理的知识和技巧。

九、血液透析护理

血液透析是将病人的血液引入体外半透膜一侧，半透膜另一侧充满透析液，利用弥散原理清除代谢产物和纠正电解质平衡，从而达到治疗目的。常用于治疗急、慢性肾功能衰竭和急性药物及毒物中毒。

(一) 身心评估

(1) 血液透析前评估病人的一般情况和血管通路的情况。

(2) 评估病人家庭支持度与费用支付压力。

(3) 评估病人对疾病与治疗知识的掌握情况，有无焦虑、抑郁等不良心理。

(二) 护理措施

1. 透析前准备

(1) 透析前向病人说明透析的目的和过程，避免紧张，以配合治疗。

(2) 透析前晚保持良好睡眠,必要时给镇静剂。

(3) 建立血管通道:

① 临时血管通路:常优先选择右颈内静脉置管,心衰病人可优先选择右股静脉置管,尽量不要在内瘘侧肢体或计划制作内瘘侧肢体留置锁骨下静脉置管。

② 内瘘:自体动静脉内瘘是我国维持性血液透析病人的主要血管通路类型,在腕关节上方一般 5～8cm 处做桡动脉与头静脉吻合术。

③ 透析前排尿,测体重、脉搏、血压。

2. 透析中护理

(1) 帮助病人采取舒适体位,提高病人在治疗过程中的舒适度。

(2) 严密观察神志及生命体征变化,注意有无热源反应,失衡综合征及症状性低血压等并发症,及时遵医嘱给予对症处理。

(3) 注意透析器及血路管道有无漏血及滑脱,如出现失血情况,迅速用血管钳阻断血流,随之关闭血泵。

(4) 注意设备的运行情况,如有异常及时处理。

(5) 透析结束,进行密闭式回血下机。

(6) 做动静脉内瘘者,需在穿刺处压迫 20min 以上,以免出血。

(7) 透析后测体重一次,评估水分消除的情况。

3. 透析后护理

(1) 注意观察内瘘及插管处有无出血、渗血。

(2) 定期测量体温、脉搏、呼吸及血压,注意有无出血倾向、低血压、心力衰竭等表现。

(3) 保持内瘘肢体正确位置,避免长时间弯曲。

(4) 给予高热量饮食,补充一定量蛋白质,少尿或无尿者严格控制入水量,有高血压及心功能不全,水钠潴留者应限制钠盐。

(5) 心理护理。鼓励病人树立治疗信心,防止意外发生。

(6) 透析后 8h 内,尽量避免各种注射、穿刺等。

(三) 健康指导与康复

(1) 加强教育,纠正不良生活习惯,包括戒烟、戒酒,生活应有规律等。

(2) 饮食控制,包括控制水和钠盐摄入,使透析间期体重不超过干体重的5%或每日体重增长不超过1kg;控制饮食中磷的摄入,少食高磷食物;控制饮食中钾的摄入,以避免发生高钾血症。保证病人每日蛋白质摄入量达到1.0~1.2g/kg,并保证足够的糖类摄入,以避免出现营养不良。

(3) 指导病人记录每日尿量及每日体重情况,并保证大便通畅;教育病人有条件的每日测量血压情况并记录。

(4) 指导病人维护和监测血管通路。对采用动静脉内瘘者每日应对内瘘进行检查,包括触诊检查有无震颤,也可听诊有无杂音;对中心静脉置管病人每日应注意置管部位出血、局部出现不适等表现,一旦发现异常应及时就诊。

(5) 指导病人进行合理的运动锻炼,提高病人的生活质量,回归社会。

十、动静脉内瘘护理

动静脉内瘘是通过外科手术,吻合病人的外周动脉和浅表静脉,使得动脉血液流至浅表静脉,达到血液透析所需的血流量要求,便于血管穿刺,从而建立血液透析体外循环。

(一) 身心评估

了解病人的一般情况和血管通路的情况,向病人及家属介绍动静脉内瘘的相关知识,使病人的紧张焦虑的情绪得到缓解,增进医患关系,积极配合治疗。

(二) 护理措施

1. 术前护理

(1) 按外科一般术前护理常规护理。

(2) 选择非惯用侧手臂备用做内瘘。

(3) 保护该侧血管避免动静脉穿刺。

(4) 保护该侧手臂皮肤勿破损,并保持皮肤清洁,防止术后感染。

2. 术后的护理

(1) 按外科一般术后护理常规护理。

(2) 术侧手臂应适当抬高，促进静脉回流，减轻肿胀。

(3) 每天检查内瘘口是否通畅，触及震颤、听到血管杂音表示瘘管通畅，否则应怀疑有血栓形成，应立即与医生联系并及时处理。

(4) 包扎伤口的敷料不可过紧，衣袖要宽松，避免吻合口及该侧手臂受压，禁止在该侧做输液、输血和血压测量等。

(5) 内瘘的成熟取决于自身血管条件及手术情况，若静脉扩张、管壁肥厚、有动脉震颤或搏动则表示内瘘已成熟，一般4~8周可使用，特殊情况下再需2~3周方可使用。

(6) 通常新的瘘管管壁薄而脆，最初几次穿刺很容易引起皮下血肿而影响下一次穿刺，穿刺时应谨慎，应尽量做到一次成功。透析结束后拔针时，按压穿刺点力度要适宜，不可过重，压迫位置应在血管进针处，而不是皮肤进针处，以免形成皮下血肿。嘱病人将手臂抬高，减少静脉回流阻力，加快止血。

(7) 钝针扣眼法穿刺具有提高内瘘穿刺成功率、减少渗血发生、减轻穿刺疼痛、缩短拔针后按压时间以及减少动脉瘤的发生率等优点，可以作为动静脉内瘘的首选方法。

(8) 每次穿刺前应观察瘘管有无炎症、感染、狭窄及动脉瘤等并发症，并触摸吻合口有无震颤，如发现异常及时通知医生并做出相应的处理。

(9) 注意观察有无并发症出现，如血流量不足、血栓形成、窃血综合征、感染、动脉瘤、高输出量心力衰竭等。如出现任何一种并发症应及早通知医生并给予处理。

(三) 健康指导与康复

(1) 应教会病人及家属学会自我监测瘘管吻合口有无震颤，发现瘘管疼痛、出血、感染及震颤消失应立即来院就诊。

(2) 嘱病人衣袖应宽松，瘘侧手臂勿负重、受压。在冬季建议家属在病人的毛衣和棉衣袖(瘘侧)下方加拉链，便于透析时穿刺及保暖。嘱病人透析前清洁瘘侧皮肤，透析后穿刺部位勿接触水，以免感染及出血。嘱病人在透析24～48h后局部适当行湿热敷或擦喜辽妥等,促进血液循环、渗血吸收、组织再生。

(3) 透析结束后,嘱病人于15～30min后再打开压迫绷带或减轻压迫,压迫时间过长易造成内瘘管闭塞,压迫时间应因人而异,原则上以止住血后,在最短的时间内解除压迫为目的。

十一、肾脏活体组织检查术护理

明确肾脏病变原因、病变进展、病理类型,以指导治疗、判断预后。

(一) 身心评估

(1) 评估病人术前检查是否完整,包括血常规、凝血全套、肝肾功能及双肾B超结果,为严格掌握肾穿刺术的适应证与禁忌证提供参考。

(2) 术前训练病人屏气及床上排尿,防止术后尿潴留。

(3) 询问病人术前准备是否充分,包括术前3日停用抗凝剂活血化瘀的药物,如肝素、双嘧达莫等;有无感冒或剧烈咳嗽;女性应处于非月经期;手术当日饮食不宜过饱;穿刺前后排空膀胱;对肾穿刺术的了解和心理状态。

(4) 评估检查器械及用物是否完备,如B超仪、急救车、肾穿包、肾穿刺针、自动负压活检装置、皮肤消毒用物、注射器、利多卡因、生理盐水、硬枕等。

(二) 术中护理配合

(1) 向病人解释穿刺目的和注意事项,以取得配合。

(2) 协助病人在硬板检查床上取俯卧位,俩肋下垫10cm厚的硬枕,防止肾脏在穿刺时向下滑动。

(3) 穿刺点定位多选择右肾下部。

(4) 常规消毒皮肤,打开肾脏穿刺包,待医生铺洞巾后以胶布固定,协助医师抽吸1%～2%利多卡因做局部麻醉。

(5) 操作过程中当穿刺针从肾囊进入肾实质时,指导病人屏气(或捏住鼻孔)至术者快速吸取活组织后拔出穿刺针,此过程约为

1/4s。

(6) 拔出穿刺针后，以无菌纱布按压穿刺点 5min，用胶布固定，局部用沙袋加压，以腹带包扎，将病人平移至平车送回病房。

(7) 协助医生用生理盐水将吸取的肾组织冲出，置于标本瓶内。

(8) 整理用物，嘱病人平卧 4h。

（三）术后护理

(1) 术后 1 周内不宜剧烈活动。

(2) 密切观察血压、脉搏、呼吸，注意有无胸痛、气急等症状，以防气胸、肺脂肪栓塞等并发症，观察穿刺处敷料是否干燥，有无渗血或渗液。

(3) 注意尿量、尿色的变化，留取尿标本送检，直至血尿消失 3 次以上。

(4) 术后 8h 取下沙袋，24h 取下腹带。

(5) 嘱病人多饮水，饮水量>1500mL，以冲洗尿路，防止血块堵塞输尿管。嘱其避免食用奶类及甜品，以免腹胀。预防性应用抗生素及止血药物。

(6) 平卧 24h 后，若病情稳定，无肉眼血尿，可下地活动。

(7) 交代病人如发现小便呈红色、肾区疼痛，及时报告医师处理。

第八节 风湿免疫系统疾病护理常规

一、系统性红斑狼疮护理

系统性红斑狼疮（SLE）是一种具有多系统损害表现的慢性自身免疫病。病人血清内可产生以抗核抗体为代表的多种自身抗体，通过免疫复合物等途径，损害各个系统、脏器和组织。本病病程迁延，病情反复发作。SLE 以女性多见，患病年龄以 20~40 岁最多。

(一)身心评估

1. 身体评估

病人的神志、生命体征有无改变;有无面部蝶形红斑及其他皮疹、口腔黏膜溃疡;有无肢体末梢皮肤颜色改变和感觉异常;有无关节畸形及功能障碍,有无肌肉压痛;有无肾损害的体征,如水肿、高血压,尿量有无减少。应进行全身各系统器官的详细评估,及早发现脏器损害。

2. 心理评估

本病反复发作,迁延不愈,并因关节疼痛、活动受限和脏器功能受损而影响病人的正常生活、工作和社会活动,加之长期治疗所造成的经济负担,可使病人出现各种心理问题。应注意评估病人的心理状态,有无紧张、焦虑、抑郁,甚至恐惧等。同时应了解病人及其家属对疾病的认识程度、态度以及家庭经济状况、医疗保险情况等。

(二)护理措施

1. 皮肤损害护理

SLE病人最具特征性的皮肤损害为面部的蝶形红斑。除常规的皮肤护理、预防压疮外,应注意:① 保持皮肤清洁干燥,每天用温水冲洗或擦洗,忌用碱性肥皂。② 有皮疹、红斑或光过敏者,指导病人外出时采取遮阳措施,避免阳光直接照射裸露皮肤,忌日光浴;皮疹或红斑处避免涂用各种化妆品或护肤品,可遵医嘱局部涂用药物性软(眼)膏;若局部溃疡合并感染者,遵医嘱使用抗生素治疗的同时,做好局部清创换药处理。③ 避免接触刺激性物品,如各种染发或烫发剂、定型发胶、农药等。④ 避免服用容易诱发风湿病症状的药物,如普鲁卡因胺、肼屈嗪等。鼓励病人摄入足够的蛋白质、维生素和水分,以维持正氮平衡,满足组织修复的需要。

2. 关节疼痛与肿胀护理

关节疼痛是关节受累最常见的首发症状,也是风湿病病人就诊的主要原因。① 休息与体位:根据病人的全身情况和受累关节的病变性质、部位、多少及范围,选择不同的休息方式与体位。急性期关节肿胀伴体温升高、倦怠等症状时,应卧床休息;帮助病人采取舒适的体位,尽可能保持关节的功能位置,必要时给予石膏托、小夹板固定;为避免疼痛部位受压,可用支架支起床上盖被。休息时间过久易发生肌力减弱、关节挛缩、压疮、骨质疏松、心肺耐力降低等,故应根据病人的病情变化调整休息的时间,必要时应用适当的运动治疗以减少或避免上述症状的发生。② 协助病人减轻疼痛:为病人创造适宜的环境,避免嘈杂、吵闹,或过于寂静,以免病人因感觉超负荷或感觉剥夺而加重疼痛感;合理应用非药物性止痛措施:如松弛术、皮肤刺激疗法(热敷、震动等)、分散注意力;根据病情使用蜡疗、水疗、磁疗、超短波、红外线等物理治疗方法缓解疼痛,也可按摩肌肉、活动关节,防治肌肉挛缩和关节活动障碍;遵医嘱用药:常用的非甾体类抗炎药有布洛芬、萘普生、阿司匹林、吲哚美辛等,告诉病人按医嘱服药的重要性和有关药物的不良反应。

3. 口腔黏膜受损护理

① 口腔护理:注意保持口腔清洁。有口腔黏膜破损时,每天晨起、睡前和进餐前后用漱口液漱口;有口腔溃疡者在漱口后用中药冰硼散或锡类散涂敷溃疡部,可促进愈合;对有口腔感染病灶者,遵医嘱局部使用抗生素。② 饮食护理:在营养师的指导下,维持病人良好的饮食平衡。鼓励进食高糖、高蛋白和高维生素饮食,少食多餐,宜软食,忌食芹菜、无花果、蘑菇、烟熏食物及辛辣等刺激性食物,以促进组织愈合。

4. 并发症护理:慢性肾衰竭

① 休息:急性活动期应卧床休息,以减少消耗,保护脏器功能,预防并发症发生。② 营养支持:肾功能不全者,应给予低盐、优质低蛋白饮食,限制水钠摄入。意识障碍者,鼻饲流质饮食。必要时遵医嘱给予静脉补充足够的营养。③ 病情观察:定时测量生命体征、体重,观察水肿的程度、尿量、尿色、尿液检查结果的变化,监测血清电解质、血肌酐、血尿素氮的改变。④ 用药护理:应用非甾体类抗炎药、激素、免疫抑制剂等药物时,应观察用药反应,雷公藤总苷的不良反应较大,对性腺具有毒性作用,也需注意肝损害等其他不良反应。长期应用氯喹可引起视网膜退行性变和心肌损害,应定期检查眼底、监测心脏功能。

5. 心理护理：焦虑

① 心理支持：鼓励病人说出自身感受，与病人一起分析原因，并评估其焦虑程度。在协助病人认识自身焦虑表现的同时，向病人委婉说明焦虑对身体状况可能产生的不良影响，帮助病人提高解决问题的能力，重点强调出现焦虑时应采取积极的应对措施。劝导病人家属多给予关心、理解及心理支持。介绍成功病例及治疗进展，鼓励病人树立战胜疾病的信心。② 采用缓解焦虑的技术：教会病人及家属使用减轻焦虑的措施，如音乐疗法、香味疗法、放松训练、指导式想象、按摩等。③ 病情观察及安全保护：观察病人的精神状态是否正常，发现情绪不稳定、精神障碍或意识不清者，应做好安全防护和急救准备，防止发生自伤或意外受伤等。

（三）健康指导与康复

1. 疾病知识指导

向病人及家属解释本病若能及时、正确、有效地治疗，病情可以长期缓解，从而过正常生活。嘱家属给予病人精神支持和生活照顾，以维持其良好的心理状态。在疾病缓解期，病人可逐步增加活动，参加社会活动和日常工作，但要注意劳逸结合，避免过度劳累。避免一切可能诱发或加重病情的因素，如日晒、妊娠、分娩、口服避孕药及手术等。为避免日晒和寒冷刺激，外出时可戴宽边帽子，穿长袖衣及长裤。

2. 皮肤护理指导

注意个人卫生及皮损处局部清洁，不滥用外用药物或化妆品，切忌挤压、抓搔皮疹或皮损部位，预防皮损加重或发生感染。

3. 用药指导

坚持严格按医嘱治疗，不可擅自改变药物剂量或突然停药，保证治疗计划得到落实。应向病人详细介绍所用药物的名称、剂量、给药时间和方法等，并教会其观察药物疗效和不良反应。

4. 生育指导

无中枢神经系统、肾脏或其他脏器严重损害，病情处于缓解期达半年以上者，一般能安全地妊娠，并分娩出正常婴儿。非缓解期的

SLE病人容易出现流产、早产和死胎,发生率约30%,故应避孕。病情活动伴有心、肺、肾功能不全者属妊娠禁忌。妊娠前3个月至妊娠期应用环磷酰胺、甲氨蝶呤、硫唑嘌呤者均可能影响胎儿的生长发育,故必须停用以上药物至少3个月方能妊娠。

二、风湿热护理

风湿热是A组乙型溶血性链球菌感染后发生的一种自身免疫性疾病,引起全身结缔组织病变,尤其好侵犯关节、心脏、皮肤,偶可累及神经系统、血管、浆膜及肺、肾等内脏,临床上多表现为关节炎、心肌炎、皮下结节、环形红斑、舞蹈病,本病有反复发作倾向,瓣膜炎症的反复发作可导致慢性风湿性心脏病。

临床表现最常见为发热、关节炎、心肌炎、环形红斑、皮下结节和舞蹈病偶尔可见。

(一) 身心评估

评估关节疼痛的部位、性质、程度,观察热型。评估有无焦虑、抑郁等心理反应。

(二) 护理措施

1. 病情观察

(1) 体温异常时,应及时通知医生,并采取相应措施。

(2) 遵医嘱给药。

(3) 提供合适的衣服与盖被。

(4) 观察疼痛的部位、性质、持续时间。

2. 一般护理

(1) 饮食:予易消化、富含营养的食物。

(2) 活动指导:急性期应卧床休息,并注意保暖及防寒,关节炎严重者,应注意保护关节,避免关节过度活动及受压,体温正常后开始活动。

(3) 心理护理:关心病人,心肌炎者应避免精神刺激。

3. 对症护理

(1) 控制和预防上呼吸道链球菌感染。

(2)有感染者,应用青霉素或其他有效抗生素进行为期10天的治疗。

(3)病情控制好后,定期(每3周)注射长效青霉素120万单位,儿童病人至少预防至18岁,成年病人不少于5年。

(4)病灶处理:慢性扁桃体炎反复急性发作者,可考虑在风湿活动停止2~4个月后行手术摘除。

(三)健康指导与康复

(1)环境:通风良好,防潮、保暖。

(2)饮食:予易消化、富含营养的食物。

(3)心理指导:保持平静的心境,避免精神刺激。

(4)活动:加强体育锻炼,提高抵抗力,急性期应卧床休息。

三、类风湿关节炎护理

类风湿关节炎是一种以慢性对称性周围性多关节炎为主要临床表现的异质性、系统性、自身免疫性疾病。异质性指病人遗传背景不同,病因可能也非单一,因而发病机制不尽相同。临床主要表现为受累关节疼痛、肿胀以及功能下降。当炎症破坏软骨和骨质时,出现关节畸形和功能障碍。

(一)身心评估

评估病人的营养状况、生命体征、关节肿痛程度,受累关节有无压痛、触痛,局部皮肤温度是否升高,有无活动受限及畸形等。评估病人的心理状态,如有无敏感多疑、易激惹、性格幼稚化、焦虑、抑郁和悲观等心理反应及程度。

(二)护理措施

1. 饮食护理

宜给予足量的蛋白质、高维生素、营养丰富的饮食;有贫血者增加含铁食物。

2. 休息与体位

急性活动期,除关节疼痛外,常伴有发热、乏力等全身症状,应卧床休息,以减少体力消耗,保护关节功能,避免脏器受损,但不宜绝对卧床。限制受累关节活动,保持关节功能位,如肩关节不要处于外旋位,肩两侧可垫枕头等物品,双臂间置枕头维持肩关节外展位;双手掌可握小卷轴,维持指关节伸展;髋关节两侧放置靠垫,预防髋关节外旋;平卧者膝下放一平枕,使膝关节保持伸直位;足下放置足板,定时给予按摩和被动运动,防止足下垂。每天至少取俯卧位2~3次,每次半小时以预防髋关节屈曲挛缩,足部伸出床外,全身肌肉放松,利用自身肌肉有助于伸直膝关节和髋关节。由于膝、腕、指、趾关节不易做到功能位,可借助可塑夹板固定,尤其夜间休息时,肌肉处于松弛状态,容易加重畸形。每晚临睡时,绑上夹板,晨起先卸掉夹板,在床上适当活动,日常梳洗、早餐后、再把夹板绑上,但每天应放开2~3次,让关节适当活动。

3. 病情观察

(1) 了解关节疼痛的部位、病人对疼痛性质的描述,关节肿胀和受限的程度,有无畸形,晨僵的程度,以判断病情及疗效。

(2) 注意关节外症状,如胸闷、心前区疼痛、腹痛、消化道出血、头痛、发热、咳嗽、呼吸困难等,如有则提示病情严重,应尽早给予适当的处理。

4. 晨僵护理

鼓励病人早晨起床后行温水浴,或用热水浸泡僵硬的关节,而后活动关节。夜间睡眠戴弹力手套保暖,可减轻晨僵程度。

5. 预防关节失用

为保持关节功能,防止关节畸形和肌肉萎缩,护士应指导病人锻炼。在症状基本控制后,鼓励病人及早下床活动,必要时提供辅助工具。训练手的灵活性、协调性,可做日常生活活动训练,包括饮食、更衣、洗漱等基本动作技巧,循序渐进,消除依赖心理,不断强化,提高熟练度和技巧性。肢体锻炼如摸高、伸腰、踢腿及其他全身性伸展运动等,由被动向主动渐进,配合理疗、按摩,以增加局部血液循环,松弛肌肉,活络关节,防止关节失用,活动强度应以病人能耐受为限。

6. 心理护理

病人因病情反复发作、顽固的关节疼痛、疗效不佳等原因,常表现出情绪低落、忧虑、孤独,对生活失去信心。护士在与病人的接触中要态度和蔼,采取疏导、解释、安慰、鼓励等方法做好心理护理。

① 认识和疏导负性情绪:重视病人的每一个反应,如否认、孤独、抑郁、愤怒、恐惧等。提供合适的环境使病人表达悲哀,尽量减少外界刺激,帮助病人认识负性情绪不利于疾病的康复,长期的情绪低落会造成体内环境失衡,引起食欲不振、失眠等症状,反过来又加重病情。

② 鼓励病人自我护理:与病人一起制订康复的重点目标,激发病人对家庭-社会的责任感,鼓励自强,正确认识、对待疾病,积极与医护人员配合,争取得到好的治疗效果。对已经发生关节功能障碍的病人,要鼓励发挥健康肢体的作用,尽量做到生活自理或参加力所能及的工作,体现生存价值。

③ 参与集体活动:组织病人集体学习疾病知识或座谈,以达到相互启发、相互学习、相互鼓励,也可让病人参加集体娱乐活动,充实生活。

(三) 健康指导与康复

1. 疾病知识指导

帮助病人及家属了解疾病的性质、病程和治疗方案,避免感染、寒冷、潮湿、过劳等各种诱因,注意保暖。强调休息和治疗性锻炼的重要性,养成良好的生活方式和习惯,在疾病缓解期,每天有计划地进行锻炼,增强机体的抗病能力,保护关节功能,延缓功能损害的进程。

2. 用药指导与病情监测

指导病人用药方法和注意事项,遵医嘱用药,不要自行停药、换药、增减药量,坚持规则治疗,减少复发。严密观察疗效及不良反应,定期检测血、尿常规及肝、肾功能等。一旦发现严重的不良反应,应立即停药并及时就医。病情复发时及早就医,以免重要脏器受损。

四、瑞特综合征护理

典型的瑞特综合征以关节炎、尿道炎及结膜炎为临床特征,初次发病以年轻男性居多,绝大部分病人在15~35岁之间,不过任何年龄均可发病,此病与HLA-B27有高度的相关性,属血清阴性脊柱关节病。

临床表现以突发性急性关节炎为特点。

(一) 身心评估

评估疼痛是否减轻、感染能否控制、有无恐惧和悲观心理。

(二) 护理措施

1. 病情观察

观察创面是否平整、光滑,有无渗液;观察生命体征变化及感染是否得到控制。

2. 一般护理

(1) 饮食:注意饮食卫生。

(2) 活动指导:正确热敷或理疗,取舒适体位。

(3) 心理护理:关心病人,了解病人的思想、生活及工作情况,消除病人对疾病的恐惧心理和悲观情绪。

3. 对症护理

(1) 指导病人掌握正确缓解疼痛的技巧,告诉病人所用止痛药的服用时间,一般在引起不舒适的活动前和疼痛的高峰到来前使用。

(2) 保持创面清洁、干燥,促进溃疡愈合。

(三) 健康指导与康复

(1) 环境:整齐、清洁、舒适。

(2) 饮食:注意饮食卫生,增强抵抗力。

(3) 活动:嘱病人经常洗手,尤其在便后、餐前、自我护理前后;注意口腔清洁,正确使用漱口液,用软毛牙刷刷牙;清洁卫生是有效预防瑞特综合征发病的关键。

(4) 心理护理:保持平静的心境,向朋友、亲人倾诉。

五、感染性关节炎护理

感染性关节炎是由各种病原体引起的关节炎症,可导致关节软骨和骨质的破坏、关节畸形和关节功能丧失。

临床表现为关节红、肿、热、痛、急性起病,大多侵犯单关节。

(一)身心评估

(1)评估关节疼痛的部位、性质、关节肿胀的程度,是否存在功能障碍。

(2)评估有无悲观心理。

(二)护理措施

1. 病情观察

注意关节疼痛的部位、性质、程度、是否存在功能障碍及用药后的反应。

2. 一般护理

(1)饮食:注意加强营养。

(2)活动指导:急性期卧床休息,维持关节功能位,炎症消退后,努力恢复关节的运动范围。

(3)心理护理:关心、安慰病人,以积极、乐观态度对待疾病。

3. 对症护理

关节疼痛的护理:① 配合医生及时做关节腔穿刺抽液检查,选择有效的抗生素。② 卧床休息,减少关节的活动。③ 常用物品放在病人易取之处,增加巡视病房次数,帮助病人解决生活问题。④ 指导病人掌握放松技巧。⑤ 遵医嘱正确给药。

(三)健康指导与康复

(1)环境:安静、温暖、清洁、舒适。

(2)急性期卧床休息,炎症控制后努力恢复关节活动范围。

(3)心理护理:保持乐观的情绪,积极配合医护人员治疗疾病。

(4)严格遵医嘱服药。

六、骨性关节炎护理

骨性关节炎又称退行性关节病、骨质增生、骨关节病,是中老年人常见的风湿性疾病。

临床表现以疼痛、关节晨僵和黏着感为特点。

(一)身心评估

(1)评估关节疼痛的程度、性质、持续时间以及对疾病认识、了解的程度和采取措施后效果。

（2）评估有无焦虑、悲观心理。

（二）护理措施

1. 病情观察

（1）观察疼痛的部位、性质、程度。

（2）观察用药后的反应。

2. 一般护理

（1）饮食：多食富含钙和胶质的食品。

（2）心理护理：关心、体贴、安慰病人，鼓励病人积极对待疾病，解除思想顾虑，告知病人该病不会导致全身残疾。

（3）活动指导：疼痛时卧床休息、制动，缓解后进行适量活动，如转颈、挺胸、摆腿、伸腰、摇动各小关节，外出时有人护送，必要时为病人提供拐杖、轮椅。

（三）健康指导与康复

（1）环境：房间应温暖、阳光充足、安静、利于休养。

（2）饮食：多食含钙丰富食品，如鱼、虾、海带等及胶质食物。

（3）活动：① 使受累关节充分休息，避免过度活动，尤其是膝、髋关节。② 肥胖病人应减轻体重。③ 进行关节肌肉锻炼，有利于肢体功能的维持或康复。

七、过敏性血管炎护理

过敏性血管炎是一种由过敏因素引起的血管炎性疾病。

临床表现为急性发病、各种皮疹，病人可出现全身症状，引起多系统病变。

（一）身心评估

（1）评估发病前服药史、接触史、皮疹的形态范围。

（2）评估有无焦虑、紧张等不良情绪。

（二）护理措施

1. 病情观察

观察皮疹的形态、范围。

2. 一般护理

(1) 保持病室清洁、整齐,注意通风,定期消毒。

(2) 床单、被服清洁、柔软,定期更换。

(3) 皮损严重,伴有高热、关节痛等全身症状者,严格卧床休息。

3. 对症护理

(1) 注意保持皮肤清洁,穿纯棉衣服。

(2) 剪短指甲,避免搔抓。

(3) 帮助病人正确使用外用药。

(4) 观察用药后皮疹有无消退及重要脏器功能。

(三)健康指导与康复

(1) 环境:病室清洁、整齐、安静,温、湿度适宜。

(2) 饮食:营养丰富,禁食辛辣、刺激性食物及牛奶、鱼、虾等易致敏食物。

(3) 心理指导:保持乐观向上的生活态度,正确对待疾病,积极去除各种不利因素。

八、大动脉炎护理

大动脉炎是指主动脉及其主要分支及肺动脉的慢性进行性非特异性炎症。

临床表现为颈动脉和椎动脉狭窄、闭塞,引起头昏、眩晕、头痛、记忆力减退;上下肢缺血可出现单侧或双侧上下肢无力、发凉、酸痛甚至肌肉萎缩,可伴高血压。

(一)身心评估

(1) 评估组织灌注量减少的体征即评估肢端皮肤颜色、温度、弹性。如果使用抗凝剂治疗,监测凝血酶原时间。

(2) 评估外周脉搏的性质、病人疲劳的原因以及有无焦虑。

(二)护理措施

1. 病情观察

(1) 观察血压的变化,观察肢端温度。

(2) 观察有无头痛、头晕症状,如有眼花、失语、昏迷时要立即报告医师。

2. 一般护理

(1) 活动:合理安排休息和活动,逐渐增加活动量。

(2) 心理护理:关心、安慰病人,缓解病人的焦虑情绪,以积极、乐观态度对待疾病。

3. 对症护理

(1) 头痛、头晕、血压升高的护理:① 卧床休息,保持安静,避免搬动病人,必要时给予氧气吸入。② 遵医嘱合理及时用药。③ 血压平稳后逐渐增加活动量。④ 避免突然站立或坐起等动作,防止体位性低血压。

(2) 保持患肢下垂,以增加血流量。

(3) 保持肢端温度,防止血管收缩。

(4) 遵医嘱用药,注意观察药物疗效和副作用。

(三) 健康指导与康复

(1) 环境:宜安静、光线柔和,避免噪音刺激,温度适宜。保持室内空气新鲜,每日通风 2 次,每次 15~30min。

(2) 活动:根据血压情况合理安排休息和活动,逐渐增加活动量。

(3) 指导病人坚持服药,不可随意停药。

(4) 提醒病人注意药物的不良反应。

九、银屑病关节炎护理

银屑病关节炎又称牛皮癣关节炎,是指发生在银屑病病人身上的一种炎症性关节炎。

临床表现以慢性发病、不对称性关节炎为特点。

(一) 身心评估

(1) 评估关节疼痛的部位、性质、程度、皮肤损害的范围和程度。

(2) 评估有无焦虑、抑郁等不良心理。

(二) 护理措施

1. 病情观察

(1) 注意关节疼痛的部位、性质、程度。

(2) 观察皮肤损害的范围、程度。

2. 一般护理

(1) 饮食:营养丰富,易消化,不宜饮酒及食用刺激性的食物。

(2) 心理护理:关心病人,了解病人的思想、工作、生活情况,鼓励病人树立与疾病长期斗争的信心,保持乐观情绪,防止病变的复发和发展。

3. 对症护理

(1) 关节炎的护理:

① 遵医嘱应用非甾体类抗炎药,止痛、抗炎。

② 协助病人取舒适的体位。

③ 指导病人掌握放松技巧。

④ 适当热敷。

⑤ 鼓励病人进行日常活动,锻炼关节。

(2) 皮肤护理:

① 保持床单、被服清洁,无污染。

② 勤沐浴,去除鳞屑,清洁皮肤,改善血液循环和新陈代谢。

③ 避免理化因素和药物的刺激。

(三) 健康指导与康复

(1) 鼓励病人保持积极、乐观的生活态度。

(2) 保持皮肤的清洁卫生。

(3) 饮食宜选择富含营养、易消化的食物。

(4) 严格按医嘱坚持治疗,防止滥用药物。

十、强直性脊柱炎护理

强直性脊柱炎以骶髂关节及脊柱中轴关节慢性炎症为主,也可累及内脏及其他组织的慢性、进展性风湿性疾病,属血清阴性脊柱关节病的一种。病因未明,临床上以累及骶髂关节,引起脊柱强直和纤维化,并可造成不同程度眼、肺、肌肉、骨骼病变为特征,以骶髂关节和脊柱附着点炎症为主要表现,影像学检查是临床诊断的关键。

(一) 身心评估

(1) 评估病人疼痛的部位、时间、性质,僵硬的持续时间,僵硬的程度。

（2）评估肢体畸形是否造成了生活自理能力的缺陷。

（3）评估有无焦虑、紧张或抑郁等不良情绪。

（二）护理措施

1. 病情观察

注意观察并评估关节僵硬及腰痛等症状严重程度及持续时间；注意活动受限的部位、范围；是否伴有发热、咳嗽、呼吸困难等症状，如果发现应警惕脏器受累。

2. 饮食护理

冬季寒冷地区病人可适当服用姜汤以祛寒防湿。多食用含有丰富的植物蛋白和微量元素的食物，如大豆、黑豆、黄豆等，有促进肌肉、骨骼、关节、肌腱的代谢及帮助修复病损的作用。

3. 休息和活动

鼓励病人坚持脊柱、胸廓、髋关节活动等医疗体育锻炼。游泳既有利于四肢运动，又有助于增加肺功能和使脊柱保持生理曲度，是最适合强直性脊柱炎病人的全身运动。运动后适当休息，如运动后疼痛持续 2h 以上不能恢复，则表明运动过量，应适当减少运动量。

4. 姿态护理

姿态护理可以有效地预防脊柱僵直、筋腱挛缩、肌肉萎缩、关节功能丧失等，因此，除急性期和严重期出现剧烈疼痛外强直性脊柱炎病人应坚持进行姿态的矫正和关节功能锻炼。在行走和站立时，应尽力保持正常姿态，做到坐姿要正，站立要直，切不可为了避免腰背疼痛或疲劳而放任不正确的姿势，否则易加速脊柱畸形。为保持脊柱及关节的活动功能，应经常进行颈、胸、腰椎各个方向的前屈、后仰、左右转动等活动；为保持胸廓的活动度，应经常进行深呼吸和扩胸运动；为保持髋关节、膝关节的活动度，防止髋、膝关节的挛缩畸形，应经常进行下蹲活动。

（三）健康指导与康复

1. 疾病知识指导

帮助病人增加对本病的认识，了解防治方法，保持乐观心态，积极配合治疗与功能锻炼,掌握自我护理的方法。在日常生活及工作中,均要注意保持行、立、坐和卧位的正常姿势,以尽可能保持最佳的功能位置,防止脊柱变形。平时睡眠应睡硬板床,取去枕或低枕仰卧位。避免各种诱因,如疲劳、受寒、各种感染、过度负重和剧烈运动等,戒烟、酒。

2. 运动指导

减少脊柱及关节畸形程度,尽可能维持正常生理功能。但应避免跑步、冲撞及接触性运动。常用运动方式如下:

① 保持脊柱及髋关节灵活性的运动:如进行脊柱及髋关节的屈曲与伸展锻炼,每天2次,每次活动量以不引起第2天关节症状加重为限。活动前应先按摩松解椎旁肌肉,可减轻疼痛,防止肌肉损伤。

② 肢体及局部肌肉的牵拉运动:如散步、俯卧撑、挺直躯干及伸展、形体操和瑜伽等,可防止局部肌肉失用性萎缩,维持骨密度,软化僵硬处,维持关节伸展性,延缓病变的发展。

③ 维持胸廓活动度的运动:如游泳、深呼吸、扩胸等。游泳集肢体运动与扩胸运动为一体,还有利于维持脊柱生理弯曲和避免关节过度负重。

3. 用药指导与病情监测

(1) 指导病人及家属了解常用药物的主要作用、服用方法、不良反应及处理,强调遵医嘱坚持用药、规范用药的重要性。

(2) 定期门诊随诊,病情复发或加重应及早就医。

十一、结节性多动脉炎护理

结节性多动脉炎是一种原因不明,主要累及全身中小动脉的炎性疾病,该病发展过程中有炎性渗出及增殖,可使受累动脉出现节段性结节。

临床表现以多系统损害,肢端皮肤坏死性病灶,网状青斑,外周神经病变为特点。

(一) 身心评估

(1) 评估病人体重下降程度,疼痛的部位、程度,网状青斑的部位,临床各项实验室检查是否正常。

(2) 评估有无焦虑心理。

(二) 护理措施

1. 病情观察

病人体重下降程度,疼痛的部位、程度、网状青斑的部位。

2. 一般护理

(1) 饮食:予易消化、高热量、高维生素饮食。

(2) 心理护理:关心、安慰病人,缓解病人的焦虑情绪,以积极、乐观态度对待疾病。

3. 对症护理

(1) 饮食:给予易消化、高热量、高维生素饮食。

(2) 严密观察病情变化,注意心、肾、脑等重要脏器功能。

(3) 休息:发作期间,注意休息。

(4) 应用免疫抑制剂,注意观察药物作用及副作用。

(5) 配合医生,积极完善各项辅助检查,尽早确诊。

(三) 健康指导与康复

(1) 饮食:易消化,富含营养。

(2) 积极控制感染,避免使用过敏性药物。

(3) 向病人讲解免疫抑制剂的作用及副作用,让病人学会自我观察。

(4) 嘱病人坚持按医嘱服药治疗,避免滥用药物。

(5) 注意定期复查。

十二、硬皮病护理

硬皮病是一种临床上以局限性或弥漫性皮肤增厚和纤维化为特征的可影响内脏,包括心、肺、肾和消化道等器官的结缔组织疾患。

临床表现为:

(1) 局限型硬皮病,以雷诺现象为主。

(2) 弥漫型硬皮病,内脏损害较多、较重。

（一）身心评估

（1）评估皮肤病变累及范围、程度、分期,内脏是否受累。

（2）评估病人是否有恐惧、紧张心理。

（二）护理措施

1. 病情观察

（1）皮肤病变的范围、程度、分期。

（2）内脏受累的情况。

（3）用药后的反应。

2. 一般护理

（1）饮食:应食用细软、易消化食物,避免食用干硬、辛辣过冷、过烫食物。少食多餐,细嚼慢咽,不吸烟、不饮酒,培养健康的生活方式。

（2）心理护理:关心、安慰病人,减轻病人恐惧心理和悲观情绪,鼓励病人积极与疾病作斗争。

（3）皮肤护理:注意保护手足,避免经常摩擦肢端,避免寒冷刺激,注意保暖。

（三）健康指导与康复

（1）环境:居室应安静、温暖、舒适,保证充分的休息。

（2）心理护理:保持乐观的情绪,积极配合医护人员治疗疾病。

（3）介绍疾病知识、常用药物知识,避免滥用药物。

（4）坚持按医嘱正确用药,定期复查,减慢疾病进展速度,提高生活质量。

十三、韦格纳肉芽肿护理

韦格纳肉芽肿是一种特殊类型的坏死性肉芽肿性血管炎。临床早期表现为全身性非特异性症状,以后出现各系统特异性表现。

（一）身心评估

（1）评估生命体征是否维持在正常水平,病人对活动的反应,各脏器功能是否正常。

（2）评估是否有悲观恐惧心理。

（二）护理措施

1. 病情观察

（1）密切观察生命体征及各脏器功能情况。

（2）注意用药的反应及副作用。

2. 一般护理

（1）饮食：营养丰富、易消化。

（2）活动：病情允许时，扶病人床边适量活动。

（3）心理护理：关心、安慰病人，减轻病人恐惧心理和悲观情绪，鼓励病人积极与疾病作斗争。

3. 对症护理

（1）指导病人严格按医嘱坚持治疗。

（2）提醒病人注意药物的副作用，若有副作用出现，应及时告诉医护人员。

（三）健康指导与康复

（1）环境：病室安静、温暖、舒适，保证病人得到充分的休息。

（2）心理：保持乐观的情绪，积极配合医护人员治疗疾病。

（3）严格执行医嘱，保证各项治疗正确、及时地完成。

十四、多发性肌炎和皮肌炎护理

多发性肌炎和皮肌炎为一组综合征。两者均为炎性肌病，临床上多表现为肌无力，多累及四肢近端及颈部肌群，皮肤上有特征性皮疹。

临床表现为肌无力、肌痛及肌肉压痛，还可累及其他组织系出现皮疹、关节痛、呼吸困难、干咳。

（一）身心评估

（1）评估病人的日常活动能力、在活动过程有无可能出现的身体受伤情况，在下床活动时是否要用辅助工具。

（2）评估有无紧张、恐惧等不良情绪。

(二) 护理措施

1. 病情观察

观察肌肉疼痛的部位及关节症状,是否伴有发热、呼吸困难、心律失常等变化,若有明显异常应做好急救准备。

2. 一般护理

(1) 休息与活动:急性期有肌痛、肌肉肿胀和关节疼痛者应绝对卧床休息,以减轻肌肉负荷和损伤。病情稳定后,有计划地进行锻炼,活动量由小到大,对肌肉无力的肢体应协助被动活动,并可配合按摩、推拿、理疗等治疗方法,缓解肌肉萎缩,帮助恢复肌力。

(2) 饮食:对咀嚼和吞咽困难者给予半流或流质饮食,少量缓慢进食,以免呛咳引起吸入性肺炎,必要时给予鼻饲。

3. 对症护理

(1) 局部皮肤护理:本病急性期病人皮肤红肿,局部要保持清洁干燥,避免擦伤。有水泡时可涂用炉甘石洗剂;有渗出时可用3%硼酸溶液湿敷;伴感染者,根据情况对症消炎及进行清创换药处理。

(2) 避免接触刺激性物品,避免服用诱发本系统疾病的药物。

(三) 健康指导与康复

(1) 心理指导:注意安慰病人,使其心情舒畅,避免焦虑、恐惧等不良情绪的影响。

(2) 避免一切诱因,如感染、创伤、情绪受挫等。有皮损者,避免日光照射。

(3) 育龄女性病人应避孕,以免病情复发或加重。避免一切免疫接种。

(4) 病人出院后继续执行治疗方案,规则服药,勿因为症状减轻就自行停药。

十五、白塞氏病护理

白塞氏病是一组以口腔溃疡、生殖器溃疡和眼色素膜炎为表现的慢性、复发性综合征。

临床表现为皮肤黏膜、口腔及生殖器溃疡、视力模糊,可累及各个系统。

（一）身心评估

（1）评估白细胞数、体温变化。

（2）评估疼痛部位、性质、持续时间、加剧及缓解的因素。

（3）评估有无紧张情绪。

（二）护理措施

1. 病情观察

（1）观察体温的变化，监测白细胞数。

（2）观察疼痛的部位、性质、持续时间，加剧及缓解的因素。

2. 一般护理

（1）环境：保持室内空气新鲜，每日通风2次，每次15～30min。

（2）保持皮肤清洁干燥，穿全棉内衣。

（3）接触病人前要洗手，防止医源性感染。

（4）遵医嘱正确用药，并观察药物的疗效和不良反应。

（5）有神经系统损害时，取平卧位，头偏向一侧，保持呼吸道通畅，定时翻身。

3. 对症护理

（1）口腔溃疡的护理：

① 观察溃疡面的大小、颜色，有无渗出。② 停止使用牙刷，改用消毒棉球和漱口液。

③ 选用两种以上漱口液交替使用。

④ 避免进温度高、硬、有刺激性的食物。

⑤ 口唇干燥者抹润唇油。

（2）眼部护理：白天滴眼药水，晚上涂眼膏并用纱布盖好。

（3）会阴部皮肤溃疡护理：清洁会阴，每日2次，然后用1∶1000利凡诺（依沙吖啶）液涂抹，保持创面干燥。

（三）健康指导与康复

（1）环境：安静、空气新鲜，每日紫外线照射消毒一次。

（2）饮食：避免进温度高、硬、有刺激性的食物。

（3）心理指导：做好心理护理，减轻病人的紧张情绪。

十六、成人斯蒂尔病护理

成人斯蒂尔病是一种少见的类风湿关节炎,临床表现类似于全身起病性的幼年型类风湿关节炎,可发生于任何年龄。

临床表现以发热、皮疹、关节痛或关节炎为特点。

(一)身心评估

(1)评估体温是否维持在正常范围、病人能否进行日常活动。

(2)评估有无恐惧、悲观情绪。

(二)护理措施

1. 一般护理

(1)饮食:给予清淡、易消化的高热量、高蛋白流质或半流质饮食。

(2)活动:卧床休息,限制活动量。

(3)心理:关心病人,了解病人的思想、生活及工作情况,消除病人对疾病的恐惧心理和悲观情绪。

2. 对症护理

(1)在医生指导下应用激素,严格遵医嘱,不得擅自改量或长期应用。

(2)控制关节炎症,维持关节功能和预防关节畸形。

(三)健康指导与康复

(1)环境:保持室内空气新鲜,每日通风 2 次,每次 15~30min,并注意保暖;保持室温 18~22℃,湿度 50%~70%。

(2)饮食:予流质或半流质饮食,宜选择清淡、易消化的高热量、高蛋白饮食。

(3)活动:病人适当地进行体育锻炼,训练宜循序渐进,先被动运动后主动运动。

(4)心理:稳定情绪,避免过度紧张、焦虑。

十七、干燥综合征护理

干燥综合征是一种以侵犯泪腺、唾液腺为主的自身免疫性疾病,它不仅侵犯外分泌腺体,表现为口干、眼干,还可侵犯全身多个器官,产生多种多样的临床表现,造成多系统损害。

临床表现以口干、眼干和多系统损害为特点。

（一）身心评估

(1) 评估口干、眼干程度、实验室检查及活检是否正常。

(2) 评估有无龋齿等。

(3) 评估有无紧张、焦虑等不良情绪。

（二）护理措施

1. 病情观察

口干、眼干的程度,实验室检查及活检是否正常。

2. 一般护理

(1) 饮食:养成良好的生活习惯,忌烟、酒。

(2) 心理:关心、安慰病人,指导其以积极、乐观的态度对待疾病。

3. 对症护理

(1) 保持口腔清洁卫生,勤刷牙、勤漱口。

(2) 不用牙签剔牙,勿食用带刺食物,以免刺伤口腔黏膜。

(3) 注意龋齿的预防、及时修补。

(4) 防止眼睛干燥,可用人工泪液点眼。

(5) 夜间戴潜水镜,防止泪液蒸发,睡前涂眼膏,保护角膜。

(6) 为病人提供所需学习资料及药物说明。

(7) 按教育计划,在彼此信任、合作、轻松的学习气氛下,完成健康教育。

（三）健康指导与康复

(1) 指导病人注意口腔卫生,防止口腔细菌增殖。

(2) 宜选用软毛牙刷,饭后漱口。

(3) 忌烟、酒,减少物理因素刺激。

(4) 经常检查牙齿,出现龋齿及时修补。

(5) 介绍常用药物的作用及副作用。

(6) 指导病人按时复诊,密切观察病情变化。

第九节 血液系统疾病护理常规

一、血液系统疾病一般护理

血液系统疾病是指原发或主要累及血液或造血器官的疾病。主要包括各类红细胞疾病、白细胞疾病以及出血性疾病。其共同特点表现为骨髓、脾、淋巴结等器官的病理损害,血细胞和血浆成分的病理性改变,免疫功能障碍以及出凝血功能紊乱。

(一) 身心评估

(1) 评估病人的贫血程度。
(2) 评估病人有无出血倾向。
(3) 评估病人有无感染征象。
(4) 评估病人有无器官浸润情况。
(5) 评估病人的心理状况:有无恐惧、紧张等不良情绪。

(二) 护理措施

1. 休息与活动
病情轻或缓解期病人适当休息,病情严重者,须绝对卧床休息。

2. 病情观察
(1) 严密观察病情变化,注意有无进行性贫血、出血,观察发热、神志及口腔唇、甲床色泽,观察皮肤有无出血点,注意有无头晕、呼吸困难,心悸气促的症状。
(2) 注意观察病人有无感染征象,密切监测体温变化,有无咳嗽咳痰。
(3) 注意观察病人有无器官浸润,如牙龈肿胀、肝、脾、淋巴结肿大等。
(4) 密切观察病人有无烦躁、焦虑等不良情绪。

3. 症状护理
(1) 贫血护理:

① 严重时要卧床休息,限制活动,避免突然改变体位后发生晕厥,注意安全。

② 贫血伴心悸气促时应给予吸氧。

③ 给予高热量、高蛋白、高维生素类食物。

④ 输血时护理:认真做好查对工作,严密观察输血反应,给重度贫血病人输血时速度宜缓慢。

(2) 出血护理:

① 明显出血时卧床休息,血小板低于 $20 \times 10^9/L$ 绝对卧床休息。

② 严密观察出血部位、出血量,注意有无皮肤黏膜瘀点及内脏出血,女性病人月经是否过多,特别要观察有无头痛、呕吐、视物模糊、意识障碍、喷射状呕吐等颅内出血症状,若有重要脏器出血及有出血性休克时给予急救处理。

③ 各类操作应动作轻柔,避免或减少肌肉注射,穿刺后应压迫或加压包扎止血。

④ 宜食温软易消化食物,避免进食刺激性食物及粗、硬食物,有消化道出血病人应禁食,出血停止后给予冷、温流质,以后给予半流质,软食,普食,循序渐进。

⑤ 按医嘱给予止血药物或输血治疗。

⑥ 保持口鼻腔清洁,勿用手挖鼻及牙签剔牙,明显出血者禁止刷牙。

⑦ 保持大便通畅,勿用力排便。

⑧ 保持情绪稳定。

(3) 感染的预防:

① 病室环境清洁卫生,定期开窗通风,限制探视,防止交叉感染,白细胞过低时进行保护性隔离。对严重粒细胞减少或缺乏者最好隔离在单人房间,医护人员进入必须戴口罩,穿隔离衣。

② 严格执行消毒隔离制度和无菌技术操作原则,防止各种医源性感染。

③ 保持病人皮肤清洁,加强口腔护理,嘱病人饭后漱口,保持会阴肛周清洁,预防感染。

④ 观察病人有无发热、感染性伴随症状及体征。注意保暖,高热时给予物理或药物降温,鼓励多饮水。

4. 心理护理

了解病人接受能力后,告知病人疾病治疗及愈后,关心病人,满足病人合理要求,使其积极配合治疗。

(三) 健康指导与康复

(1) 定期复查血象。
(2) 向病人讲明疾病病因,合理饮食,遵医嘱用药。
(3) 按时入院复查,配合治疗。

二、特发性血小板减少性紫癜护理

特发性血小板减少性紫癜是指血小板免疫性破坏、外周血中血小板减少的出血性疾病,主要与感染、免疫、雌激素等有关。临床以自发性皮肤、黏膜或内脏出血,血小板减少,血小板生存时间缩短,抗血小板抗体出现及骨髓巨核细胞发育成熟障碍为主要特征。

(一) 身心评估

(1) 评估病人有无皮肤出血点、口腔黏膜血泡。
(2) 评估病人的心理状况:有无紧张、焦虑等不良心理。

(二) 护理措施

1. 休息与活动

急性发作时,应卧床休息,出血严重或血小板自身低于 $20 \times 10^9/L$,应绝对卧床休息。

2. 病情观察

观察有无出血倾向,注意有无皮肤出血或瘀斑、鼻出血、牙龈出血等,如有头痛、呕吐或呕血、便血,应及时考虑脑出血或消化道出血,及时协助处理。

3. 症状护理

(1) 肾上腺糖皮质激素为治疗本病的首选药物,应向病人解释服用激素将引发库欣综合征,如满月脸等,停药后可恢复。同时易合并感染,高血压,糖尿病等并发症。要做好血压、血糖的监测。

(2) 应用免疫抑制剂可引起骨髓造血功能抑制、末梢神经炎、出血性膀胱炎等,必要时停药。

(3) 避免使用磺胺类、阿司匹林等药物。

(4) 大剂量丙球蛋白应用要注意保护血管。

(5) 饮食:给予富含营养、多维生素、温软易消化的饮食,忌过硬带刺食物摄入,有消化道出血者应禁食或进温凉流质。

(6) 保持口鼻腔清洁,勿用手挖鼻或用牙签剔牙。

(7) 勿用力排便,保持大便通畅。

4. 心理护理

告知病人避免情绪紧张及波动,一旦发生出血应给予安慰、疏导及心理支持。

(三) 健康指导与康复

(1) 注意休息及营养,增强体质。

(2) 保暖,避免受凉,预防感染。

(3) 坚持治疗,定期复查血小板。

(4) 血小板异常时,及时入院治疗。

三、缺铁性贫血护理

缺铁性贫血是指体内储存铁缺乏,导致血红蛋白合成减少而引起一种小细胞低色素性贫血。主要是铁摄入不足及慢性失血所致。临床以贫血、组织缺铁及发生缺铁的基础疾病为主要特征。

(一) 身心评估

(1) 评估病人有无疲乏、无力、皮肤黏膜苍白、头晕、眼花、耳鸣及活动后心悸、气促等情况。

(2) 评估病人饮食习惯、食欲,有无吸收不良、腹泻或便秘等。

(3) 了解有无慢性失血病史及月经情况。

(4) 评估病人的心理状况:有无抑郁、焦虑情况。

(二) 护理措施

1. 休息与活动

严重贫血(血红蛋白 60g/L)应卧床休息,限制活动。

2. 病情观察

观察贫血程度及皮肤、口腔、舌、神经、精神系统异常症状。

3. 症状护理

(1) 口服铁剂易引起胃肠道反应,应从小剂量开始,餐后或餐中服用,忌饮茶,加用维生素 C,以利于铁剂的吸收。血红蛋白恢复正常后,仍应服铁剂 3～6 个月。

(2) 口服铁剂后会出现黑便,告知病人勿紧张。

(3) 保持口腔清洁,防止口腔炎、口角炎的发生。

(4) 头晕严重者,做好安全护理,防止下床跌倒,必要时给予吸氧。

4. 心理护理

向病人耐心解释缺铁性贫血时完全可以治愈的,且治愈后对身体无不良影响,以安慰病人解除其心理压力。

(三) 健康指导与康复

(1) 向病人说明缺铁性贫血的病因,保持合理饮食习惯,不偏、不挑食。家庭烹饪建议使用铁制器皿,从中可以得到一定量的无机铁。

(2) 需治疗引起铁吸收不良或丧失过多的原发病。

(3) 定期复查血常规。

四、再生障碍性贫血护理

再生障碍性贫血是指有多种因素引起的骨髓造血功能衰竭的一组综合征。临床以进行性贫血、出血、反复感染为主要特征,根据病情轻重、起病缓急、临床表现等将再障分为急性和慢性两种。

(一) 身心评估

(1) 评估病人有无出血倾向。

(2) 评估病人有无感染征象。

(3) 评估病人有无进行性贫血加重。

(4) 评估病人有无恐惧、焦虑心理。

(二) 护理措施

1. 休息与活动

急性再障需卧床休息,慢性再障可以根据情况适当活动。

2. 病情观察

（1）急性期观察病人体温变化以及出血部位、程度，尤其是要观察有无重要脏器出血，如颅内出血等症状。

（2）观察慢性再障病人有无进行性贫血加重，急性发作表现。

3. 症状护理

（1）做好成分输血护理，控制出血和感染，但要禁用可能与再障病因有关的药物，如某些解热镇痛药。

（2）重型再生障碍性贫血可给予保护性隔离，严格执行消毒隔离制度，减少并发症。

（3）长期应用雄性激素可出现水钠潴留、毛发增多、女性病人停经等症状，应用糖皮质激素可出现类库欣综合征，应对病人加以观察和做好解释工作，注意尽可能减少各类药物的不良反应。

4. 心理护理

多和病人交谈，了解其心理因素及其对病人的影响，明确心理护理的方向，摆脱心理紧张状态。

（三）健康指导与康复

（1）避免接触有毒有害化学物质及放射性物质类，警惕家用染发剂、杀虫剂毒性对人体的损害，避免应用某些抑制骨髓造血功能的药物，如氯霉素、保泰松等。

（2）对病人加强疾病知识教育，预防感染和出血，坚持治疗，不擅自停药，定期复诊。

（3）适当锻炼，增强体质，促进治愈。

五、溶血性贫血护理

溶血性贫血是指红细胞寿命缩短，破坏加速而骨髓造血代偿功能不足时所发生的一组贫血。临床主要表现为贫血、黄疸、脾大、网织红细胞增多及骨髓中红系造血细胞代偿性增生。

（一）身心评估

（1）评估病人是否服用某些诱发溶血的药物。

（2）评估病人皮肤黄染情况。

(3) 评估病人含酸度。

(4) 评估病人有无紧张、恐惧心理。

（二）护理措施

1. 休息与活动

病情轻的病人可适当运动,贫血严重者应卧床休息。

2. 病情观察

注意观察急性溶血反应时出现的高热、腰背酸痛、头痛、呕吐、酱油样尿、黄疸等。

3. 症状护理

溶血性贫血病人,输血后使自身抗体和输入的红细胞抗原产生反应,易加重溶血,应输入洗涤红细胞,如出现溶血,立即停止输血,并遵医嘱予大剂量平衡液输注。应用糖皮质激素的治疗时要观察有无副作用。

4. 心理护理

关心病人,及时了解其心理动态。满足病人心理需要,使其配合治疗。

（三）健康指导与康复

(1) 普及疾病知识,使病人做到主动预防,减少疾病复发机会。

(2) 给予高蛋白、高维生素饮食,对阵发性睡眠性血红蛋白尿的病人,忌食酸性食物和药物；G6PD缺乏者,忌食蚕豆及其制品,避免服奎宁、磺胺、氯霉素等药物,以免诱发溶血。

(3) 教会病人自我护理,发现黄疸、尿色加深及时就医。

六、血友病护理

血友病是一组常见的遗传性凝血因子缺乏的出血性疾病,分为血友病甲:凝血因子Ⅷ缺乏；血友病乙:凝血因子Ⅺ缺乏；血友病丙:凝血因子Ⅺ缺乏症。以血友病甲较为常见。其特点为凝血活酶生成障碍、凝血时间延长、终生自发性或轻微创伤后出血倾向。

（一）身心评估

(1) 评估全身有无出血现象,尤其有无关节肿胀、疼痛及关节活动受限。

(2) 评估病人有无抑郁、绝望等不良情绪。

(二) 护理措施

1. 休息与活动

若出现关节出血时,应卧床休息,停止活动。

2. 病情观察

(1) 观察有无自发性或轻微受伤后出血现象,如皮下大出血、肢体肿胀、关节腔出血、关节疼痛、活动受限等。

(2) 观察有无深部组织血肿压迫重要脏器出血,如腹痛、消化道出血、颅内出血。

3. 症状护理

(1) 外伤或小手术后引起的出血可局部加压或冷敷止血,也可用肾上腺素等药物止血。

(2) 关节出血护理:

① 卧床休息,停止活动。

② 局部冷敷止血,适当包扎,将肢体固定在功能位置。

③ 抬高患肢。

④ 按医嘱补充凝血因子。

⑤ 肿胀消退后,逐步帮助恢复关节活动和功能。

(3) 其他脏器严重出血时应及时补充血容量,补充凝血因子做急救处理,如输入成分血、抗血友病球蛋白浓缩剂或凝血酶原复合物等,并注意有无发热等并发症。

(4) 避免各种手术,必要时补充凝血因子,纠正凝血时间,直至伤口愈合。

(5) 尽可能采用口服给药,避免或减少肌肉注射,必须注射时采用细针头,拔针后延长压迫止血时间。

(6) 有出血倾向病人应限制活动,卧床休息,出血停止后逐步增加活动量。

4. 心理护理

告知病人疾病治疗相关知识,使病人积极配合治疗,保持乐观情绪,加强与病人沟通,及时了解其心理状况。

(三) 健康指导与康复

(1) 避免各种外伤及从事可能受伤的工作。

(2) 避免应用扩张血管以及抑制血小板凝聚的药物。

(3) 对病人家属做好血友病遗传知识的指导。

(4) 学会出血的急救处理方法。

七、急性白血病护理

急性白血病是指造血干细胞的克隆性疾病,发病时骨髓和外周血中的异常的原始细胞大量繁殖并浸润各器官、组织,使正常造血受到抑制。发病可能与病毒、电离辐射、化学物质、药物和遗传等因素有关。临床以贫血、发热、出血和肝脾、淋巴结肿大为主要特征。

(一) 身心评估

(1) 评估病人有无出血、感染、贫血征象等。

(2) 评估心理状况:有无焦虑、恐惧等不良情绪。

(二) 护理措施

1. 休息与活动

贫血严重者卧床休息,限制活动,血小板低于 $20 \times 10^9/L$ 或有出血现象绝对卧床休息。

2. 病情观察

(1) 观察皮肤黏膜苍白程度。

(2) 观察有无牙龈肿胀、淋巴结肿大、中枢神经系统损坏等白血病细胞浸润症状。

(3) 观察体温,注意各系统可能出现的感染症状。

(4) 观察有无出血倾向,如有皮肤黏膜瘀斑、消化道出血、泌尿道出血、颅内出血等症状时,警惕 DIC 发生。

3. 症状护理

(1) 贫血:限制活动,卧床休息,注意安全,有心悸气促的病人可给予氧气吸入,做好输血护理。

(2) 出血:

① 鼻出血:鼻部冷敷,用 1:1000 肾上腺素棉球填塞止血。

② 牙龈出血:保持口腔卫生,饭后漱口或口腔护理,避免刷牙损伤黏膜,局部可用吸收性明胶海绵止血剂贴敷止血。

③ 消化道出血:可有呕血、黑便。病人出现头晕、心悸、脉细速、出冷汗和血压下降时应及时抢救,给予止血和补充血容量。

④ 颅内出血:取平卧位或头高位,吸氧,补充呼吸道通畅,按医嘱应用止血药物及降颅内压药物,输入成分血。

(3) 预防和控制感染:

① 保持病室清洁,定期开窗通风,避免呼吸道感染。

② 病人白细胞低下时可采取保护性隔离措施,有条件者移至无菌洁净层室,防止交叉感染。

③ 保持口腔清洁,经常用漱口液漱口,真菌感染时选用 1‰~4‰ 碳酸氢钠溶液漱口。

④ 保持全身皮肤清洁,特别要注意会阴、肛门的清洁,防止肛周脓肿。

⑤ 高热病人应执行高热护理常规,但要避免使用乙醇擦浴及引起白细胞减少的退热药物。

⑥ 监测血常规变化。

⑦ 遵医嘱合理应用抗生素。

(4) 化学治方护理:① 选择正确输液工具;② 密切监测药物不良反应,及时给予相应处理。

4. 心理护理

加强与病人的沟通,及时了解其心理状态,稳定情绪,帮助病人克服焦虑、恐惧、悲观等不良心理反应,增强治疗信心。

(三) 健康指导与康复

(1) 预防感染和出血,注意保暖,讲究个人卫生,避免接触有害物质。

(2) 坚持用药,定期强化治疗、巩固和维持疗效,定期复诊,病情出现变化应及时就医。

八、慢性白血病护理

慢性白血病按细胞类型分为粒细胞、淋巴细胞、单核细胞三型。我国以慢性粒细胞白血病多见,慢性淋巴细胞白血病较少见,慢性单核细胞白血病罕见。

(一)身心评估

(1)评估病人有无感染、贫血程度等。

(2)评估有无淋巴结肿大,评估脾脏大小。

(3)评估病人心理状况:有无绝望、恐惧、抑郁等不良情绪。

(二)护理措施

1. 休息与活动

贫血严重者卧床休息,限制活动。血小板低于 $20\times10^9/L$ 或有出血现象绝对卧床休息。

2. 病情观察

(1)观察病人有无低热、乏力、出汗、体重减轻、浅表淋巴结肿大、肝脾肺大、胸骨压痛等症状。

(2)严密观察病人有无急变的症状,如出现贫血加重及原因不明的高热、出血倾向,明显的持续骨痛、肝脾迅速增大时,要考虑急变的可能,及时与医生联系。

3. 症状护理

(1)巨脾的病人要保护好脾区,防止巨脾受到压迫或撞击而发生意外,饭后要调整体位,减少巨脾对消化道的压迫症状。

(2)化疗护理:① 使用羟基脲密切监测血常规变化,根据白细胞数量及时调节用药剂量,② 鼓励病人每日饮水 3000mL 左右,防止尿酸性肾病。③ 口服伊马替尼时,著有有无皮疹、腹泻、肌肉痉挛等不良反应。

(3)保持个人清洁卫生,避免着凉,防止呼吸道感染。

4. 心理护理

加强与病人沟通,嘱其保持良好情绪,建立信任感,使其积极配合治疗。

（三）健康指导与康复

（1）指导病人加强自我保护，避免去公共场所。

（2）有流感症状或其他部位轻微感染时应及时就医治疗。

（3）按医嘱坚持用药，定期体检和复查。

九、淋巴瘤护理

淋巴瘤是指原发于淋巴结或其他淋巴结组织的恶性肿瘤，分为霍奇金病和非霍奇金病淋巴瘤两大类，主要与EB病毒、遗传性或获得性免疫缺陷有关。临床表现为无痛性进行性淋巴结肿大或伴有发热、盗汗及皮肤瘙痒、酒精疼痛、组织器官受累等症状。

（一）身心评估

（1）评估有无淋巴结肿大，有无淋巴结肿大引起的压迫症状。

（2）评估病人心理状况：有无紧张、恐惧及知识缺乏等。

（二）护理措施

1. 体位

早期病人可适当活动，有发热、明显浸润症状时应卧床休息，以减少消耗，保护机体。

2. 病情观察

（1）观察全身症状，如有无贫血、发热、乏力、消瘦、盗汗、皮肤瘙痒、肝脾肿大等。

（2）观察淋巴结肿大及累及范围、大小。

（3）严密观察有无深部淋巴结肿大引起的压迫症状，如纵膈淋巴结肿大引起咳嗽、呼吸困难、上腔静脉压迫症，腹膜后淋巴结肿大可压迫输尿管引起肾盂积水。

3. 症状护理

（1）病人发热时按发热护理常规护理。

（2）应用美罗华治疗时，要注意观察有无药物不良反应，如发热、寒战、血管性水肿、呼吸困难、皮疹等，常于第一次输注1～3h发生。

（3）放疗按放疗护理常规进行。

4. 心理护理

加强与病人沟通,嘱其保持良好情绪,积极配合治疗。

(三)健康指导与康复

(1)注意个人清洁卫生,做好保暖,预防各种感染。

(2)加强营养,提高抵抗力。

(3)遵医嘱坚持治疗,定期复诊。

十、多发性骨髓瘤护理

多发性骨髓瘤是指浆细胞异常增生的恶性肿瘤。骨髓内有大量异常浆细胞的克隆性增殖,引起骨骼破坏,血清出现单克隆免疫球蛋白,正常的多克隆免疫球蛋白合成受到抑制,尿内出现本周蛋白,引起肾功能损害、贫血、免疫功能异常。目前认为骨髓瘤细胞起源于B细胞或更早阶段。临床以骨骼病变、局部肿块、肾脏损害、贫血、出血、感染、淀粉样变和神经浸润症状为主要特征。

(一)身心评估

(1)评估病人有无骨痛、骨骼变形和病理性骨折等。

(2)评估有无骨髓瘤细胞对其他组织器官的浸润,有无肝脾淋巴结肿大、蛋白尿等。

(3)心理评估:有无焦虑、恐惧等不安情绪。

(二)护理措施

1. 休息与活动

骨痛病人多卧床休息,活动宜缓慢,防止病理性骨折。

2. 病情观察

(1)观察有无发热、感染及伴随症状和体征。

(2)观察有无高钙血症的表现:食欲减退、恶心呕吐、便秘多尿,严重者可出现昏迷。

(3)观察有无血栓形成的征兆。

3. 症状护理

(1)轻微疼痛时可通过注意力转移的方法止痛,严重疼痛则应用药物止痛,并观察用药后反应。

(2) 注意监测肾功能,肾功能损害时选择低盐优质低蛋白饮食,忌食富含钙磷的食物。

(3) 指导病人多喝水,每日尿量大于 2000mL,促进尿酸的排泄。指导病人适当限制活动,防止摔伤及病理性骨折发生。

4. 心理护理

疏导病人说出自己的忧虑,给予关爱和照顾,尽力缓和病人的精神压力,帮助病人正视现实,摆脱恐惧,平稳情绪。

(三) 健康指导与康复

(1) 介绍预防病理性骨折的措施。

(2) 腰椎压缩性骨折病人应睡硬板床,定时更换体位,做好生活护理。

(3) 定期复查血常规、尿常规、肾功能。

十一、造血干细胞移植术护理

骨髓移植、外周血干细胞移植和脐血移植是指对病人实施免疫抑制处理后使机体失去排斥异体组织的能力,再将采集的供血的造血干细胞通过静脉回输至病人体内,使之重建正常的造血和免疫功能的过程。根据造血干细胞的来源不同,骨髓和外周血干细胞移植分为异体及自体移植。造血干细胞移植术适用于白血病、多发性骨髓瘤、恶性淋巴结瘤、再生障碍性贫血等。

(一) 身心评估

(1) 评估病人有无预处理后恶心、呕吐等不良反应。

(2) 评估病人有无皮疹、腹泻等移植物抗宿主病症状。

(3) 心理评估:有无恐惧、抑郁、预感性悲哀等不良情绪。

(二) 护理措施

1. 移植术前护理

(1) 洁净室准备。启用前对技术指标全面检测以符合标准。环境包括墙板、台面、门窗、地面及物品表面均采用消毒液擦拭;进行空气尘埃粒子监测,进入病室后使用物品包括被褥、衣服、用品等进行高压蒸汽灭菌或环氧乙烷消毒。使用前开机净化 30~60min,做空气与物品的细菌培养。

(2) 病人入层流病室前的处理：

① 入室前必须全面检查身体，包括口腔、鼻、耳、眼、皮肤及潜在感染的部位，消除易感染部位局部病灶。

② 入室前修剪指(趾)甲、理发、清洁灌肠、沐浴后经1∶2000醋酸氯己定药浴。

③ 更换无菌衣裤、鞋、帽，戴无菌口罩，然后进入百级层流病室，在此需要全环境保护。

(3) 全环境保护：

① 居住在百级无菌病房：墙壁、台面、门窗、地面均用消毒剂擦拭，每日一次。

② 进无菌饮食：病人所有饮食需经过微波炉消毒后食用。

③ 肠道消毒：口服肠道不吸收的抗生素，如新霉素、制霉菌素等。

④ 皮肤消毒：每日做好眼、耳、鼻腔黏膜及脐周、肛周、全身皮肤的消毒。

⑤ 口腔护理：3次/日，经常用碳酸氢钠溶液、硼酸溶液、氯己定溶液交替漱口。

(4) 预处理护理：

① 按放疗、化疗护理常规护理。

② 严密观察病人病情变化，注意药物不良反应，如消化道反应及有无出血症状，及时记录。

③ 鼓励多饮水，增加尿量，促进毒物排泄。

④ 严格执行无菌操作。

2. 移植术中护理

(1) 骨髓移植：

① 做好骨髓采集的配合：给予供髓者心理护理，解除紧张、疑虑心理。骨髓采集科安排手术中进行，严格执行无菌操作，骨髓液须加肝素并过滤，置于标准血袋中。供髓后须卧床休息数周，应用适量抗生素及止血药，加强营养，促进恢复。

② 骨髓液输注的护理：无论异体移植或自体移植，输注方法同

一般密闭式输血,不需过滤,采骨髓时应加入适量肝素,输骨髓同步输入适量鱼精蛋白,以中和骨髓内的肝素。用另外一条静脉通路推注地塞米松10mg,减少输髓反应。要严密观察输髓过程中有无不良反应。

(2) 外周血干细胞输注护理。采集外周血干细胞前,需经集落刺激因子动员后,通过单采机采集,外周血干细胞一经分离后,应立即静脉输注。输注程序通密闭式输血,于输注后输入生理盐水,避免损失干细胞,为预防变态反应输注前需静脉推注地塞米松5mg。

(3) 脐血输注护理。脐血冷冻保存,输注前需复温,在40℃水温箱中复温,复温后以200滴/min速度静脉滴注,输血袋用生理盐水冲洗回输,避免损失干细胞,脐血全部输完后立即给予呋塞米20mg利尿。输注过程中密切观察生命体征。

3. 移植术后护理

(1) 严密观察病情变化,注意有无发热、出血、感染或移植物抗宿主病的症状。

(2) 观察尿量、尿色、尿pH,大便次数、量、颜色、性质,并协助送检、做培养。

(3) 营养护理:给予高蛋白、高维生素、高热量饮食,调节口味,鼓励多进食,多饮水,保持大便通畅。

(4) 严格执行无菌操作。

(5) 正确详细记录出入量和各种护理记录。

(6) 帮助病人及家属之间沟通和联系,可隔窗探视,使病人得到关心,消除孤独感,增强治病信心。

(7) 做好预防感染与出血护理。

(三) 健康指导

(1) 指导病人遵医嘱应用免疫抑制剂,预防移植物抗宿主病。

(2) 指导病人移植后康复期护理及预防复发的措施。

(3) 指导病人学会自我观察,定期复查。

十二、骨髓穿刺术护理

骨髓穿刺术是指采取骨髓液的一种常用诊断技术,其检查内容

包括细胞学、原虫和细菌学等几个方面,适用于:

(1) 各种血液病的诊断、鉴别诊断及治疗随访。

(2) 骨髓移植。

(3) 做骨髓细胞培养或骨髓涂片检查某些寄生虫。

(一) 身心评估

(1) 评估病人的配合程度。

(2) 心理评估:有无紧张、恐惧等不良情绪。

(二) 护理措施

(1) 向病人解释穿刺目的和注意事项,以取得合作。

(2) 协助病人取合适体位,如髂前上棘、胸前穿刺取仰卧位,髂后上棘、棘突穿刺取侧卧位或俯卧位。

(3) 常规消毒皮肤,打开骨穿刺包,待医生铺洞巾后以胶布固定,协助医生抽取1%~2%利多卡因做局部麻醉。

(4) 配合医生抽取骨髓液急速涂片数次。如送细菌培养,则注入液体培养基中并摇匀。

(5) 整理用物,嘱病人平卧2~4h。

(6) 穿刺过程中观察病人的反应,如出现面色苍白、精神紧张、出冷汗、脉速、血压下降等虚脱或者休克症状,应立即停止穿刺。

(7) 观察穿刺部位有无出血、水肿,血小板减少者应按压3~5min。

(8) 严格执行无菌操作,避免发生感染。

(三) 健康指导与康复

(1) 嘱病人平卧2~4h。

(2) 观察局部有无出血,保持局部清洁、干燥,穿刺后3日勿沐浴。

十三、骨髓异常增生综合征护理

骨髓异常增生综合征(MDS)是起源于造血干细胞的一组异质性髓素克隆性疾病,特点是髓系细胞分化及发育异常,表现为无效造血、难治性血细胞减少、造血功能衰竭,高风险向急性髓系白血病转化。MDS治疗主要解决两大问题:骨髓衰竭及并发症急性髓细胞白血病(AML)的转化。

（一）身心评估

(1) 评估病人有无感染症状。

(2) 评估病人有无出血倾向、贫血。

(3) 评估病人心理状况:有无恐惧、紧张、绝望等不良情绪。

（二）护理措施

1. 休息与活动

合理安排休息和活动,适当锻炼身体,避免劳累。

2. 病情观察

(1) 观察病人的皮肤黏膜苍白程度。

(2) 观察体温,注意可能出现的感染症状。

(3) 观察有无出血倾向,如有皮肤黏膜瘀斑,消化道、泌尿道、颅内出血等。

3. 症状护理

(1) 贫血的护理。注意休息,加强营养,如有胸闷、心悸者予以吸氧,做好输血护理。

(2) 预防感染:

① 保持病室内环境清洁,定时开窗通风。

② 注意个人卫生,保持口腔清洁,勤换衣裤,便后用温水清洁肛门,防止感染。

③ 限制探视,少去人多聚集的地方,避免交叉感染,必要时戴口罩。

④ 进行任何穿刺均应严格执行无菌操作原则。

⑤ 注意监测体温变化,体温过高及时通知医生处理。

(3) 出血的预防:

① 保持大便通畅,勿用力排便。

② 避免搔抓皮肤、用手挖鼻或用牙签剔牙。

③ 用软毛牙刷刷牙,防止牙龈出血。

④ 尽量避免注射用药,必须肌注时要充分压迫止血。

⑤ 要避免活动过度和外伤,尽量卧床休息,如有明显出血时应绝对卧床休息。

⑥ 有消化道出血的病人,应禁食,出血停止后给予温凉流质食物。

⑦ 严密观察出血部位、出血量,警惕重要脏器出血,并及时给予止血药物或输血治疗。

4. 心理护理

关心体贴病人,鼓励病人树立战胜疾病的信心,与医护人员密切配合,随着病情进展,会出现不同程度骨痛,我们要密切观察,遵医嘱用药,尽量减少病痛。

(三)健康指导与康复

(1)避免接触有毒、有害化学物质及放射性物质。

(2)对病人加强疾病知识教育,指导病人自我观察和自我防护,预防感染和出血,坚持治疗,不擅自停药,按时复诊。

(3)适当锻炼,增强体质。

十四、鞘内注射护理

鞘内注射法是临床上常用的一种治疗方法。在腰穿时将不易通过血脑屏障的药物直接注入蛛网膜下腔的方法就是鞘内注射。

(一)身心评估

(1)评估病人配合程度。

(2)评估病人神志、头痛、头晕情况。

(3)心理评估:有无紧张、恐惧等心理反应。

(二)护理措施

(1)术前做好病人的解释工作,使病人了解到鞘内注射化疗药物的优点及可能出现的不良反应,取得病人配合。

(2)帮助病人摆好体位,采取抱膝侧卧位,配合医生操作。

(3)穿刺后按压穿刺点 3~5min,有出血倾向者按压时间延长,妥善固定敷料。

(4)鞘注后去枕平卧 4~6h,防止头痛,有头痛者告知医生处理。

(5) 严密观察病人的生命体征及有无头晕、意识障碍、视物模糊等。有消化道反应者头偏向一侧,遵医嘱给予止吐药物,发现感觉异常或运动功能障碍者及时通知医生对症处理。

(三) 健康指导与康复

(1) 告知病人进食易消化、清淡饮食,勿食辛辣、刺激性食物。

(2) 指导病人保持穿刺点局部皮肤清洁、干燥,3日内勿淋浴,防止感染。

第十节 肿瘤疾病护理常规

一、肿瘤疾病一般护理

(1) 根据医嘱给予饮食指导,指导病人进食高蛋白、富含维生素的食物。

(2) 了解病人的心理状况,关心、安慰和鼓励病人,向病人及家属宣教肿瘤防治知识,使其树立战胜疾病的信心,积极配合治疗。

(3) 卧床病人落实基础护理,每2h翻身一次,使用合适的防压器具,保持床铺清洁,预防压疮发生,加强口腔护理,预防口腔感染。

(4) 加强病情观察,及时发现病情恶化。

(5) 疼痛护理:评估病人疼痛时间部位、性质及程度,应根据医嘱按时给予镇痛药,并观察用药的效果及不良反应。

(6) 健康指导:

① 戒烟、酒,养成良好的生活习惯,有利于疾病康复。

② 鼓励病人参加社会活动,在疾病缓解期参加力所能及的工作,帮助其树立战胜疾病的信心。

③ 注意饮食调理,根据病情给予合适的饮食,以保证机体的营养供给,提高机体的抗病能力。

④ 注意观察放疗和化疗的不良反应,坚持治疗,定期复查。

二、肿瘤化疗护理

化学治疗(chemotherapy)是利用化学药物杀死肿瘤细胞、抑制肿瘤细胞生长繁殖和促进肿瘤细胞分化的一种治疗方式,是一种全身性治疗手段,对原发灶、转移灶和亚临床转移灶均有治疗作用。抗癌药物能抑制恶性肿瘤的生长和发育,并在一定程度上杀死癌细胞。但同时对机体正常细胞,特别对增殖旺盛的上皮细胞损伤尤为严重,并对机体重要器官,如肝、肾等也有一定毒性作用,致使这些器官功能受损,严重者可危及生命。

(1) 按肿瘤病人一般护理常规护理。

(2) 保持病室环境整洁、空气新鲜、无异味。

(3) 用药护理:

① 给药方法和途径:根据医嘱选择合适的给药方法和途径,如为静脉给药,应根据药物的性质选择合适血管。静脉注射化疗药宜行中心静脉置管,拒绝置管者应选择粗、直弹性好的上肢大静脉,不宜采用下肢静脉,必要时行中心静脉置管;避免在曾做过放射治疗的肢体、有动—静脉瘘的肢体、乳腺手术后患侧肢体、淋巴水肿等部位给药,应避免在24h内被穿刺静脉的下方重新穿刺。在给药前、两种药物之间、给药后均应用0.9%生理盐水将药物冲净,以减少药物对血管的刺激。

② 给药顺序和时间:合理安排给药顺序,根据药物的性质和作用机制来决定给药时间。

(4) 饮食护理:

① 化疗期间应加强营养支持,根据病人喜好给予高蛋白、高营养、多维生素、清淡、易消化饮食,少量多餐,注意色香味的搭配。

② 因口腔大面积溃疡不能进食者,应给予胃肠外营养。

③ 食欲不振者可根据病人平时喜好的口味选用一些能增进食欲的食品。

(5) 化疗药物反应的观察与护理:

① 胃肠道毒性反应:化疗前后给予合适的止吐药可预防恶心、呕吐的发生。对于严重呕吐的病人,准确记录出入量,监测血电解质

变化,维持水、电解质平衡。

② 口腔炎:化疗期间应注意口腔卫生,督促病人睡前及晨起用软毛牙刷刷牙,饭前、饭后漱口。如口腔溃疡疼痛时,可用2%利多卡因液喷雾。如局部有真菌感染应给予抗真菌治疗。

③ 静脉炎:如发生静脉炎,可在化疗后给予50%硫酸镁湿敷或沿静脉走向涂喜疗妥霜剂,外敷如意金黄散、土豆片等。

④ 药物外渗:化疗药物在静脉给药过程中意外渗漏在血管外,可导致局部皮肤及软组织非特异性炎症。在用药过程中要严密观察,一旦怀疑或出现外渗,应立即停止给药,将针头保留并连接注射器尽量抽出局部外渗的液体后注入解毒药,抬高患肢48h,局部间断冷敷至肿胀完全消退。

⑤ 骨髓抑制:注意观察感染、出血和贫血征象,遵医嘱定期查血常规,出现Ⅳ度白细胞计数减少(白细胞$<1.0\times10^9/L$)的病人必须采取一般性保护隔离。

⑥ 心理护理:主动关心病人,帮助病人掌握自我护理知识,使其在情绪稳定状态下接受化疗。

⑦ 健康指导:化疗期间注意休息、减少外出防止感染。定期复诊,保证治疗的连续性,以达到最佳治疗效果。

三、肿瘤放疗护理

放射治疗(radiotherapy)是利用放射线的电离辐射作用破坏或杀灭肿瘤细胞,是治疗恶性肿瘤的重要方法之一,射线在破坏肿瘤细胞的同时,对人体的正常组织也有一定的损伤,当放疗达到一定剂量时,不可避免地出现一些放射反应。

(1) 按肿瘤病人一般护理常规护理。

(2) 饮食护理:

① 给予高热量、高蛋白质、富含维生素、易消化的饮食,忌油腻食物,少量多餐。

② 口干者少量多次饮水及富含维生素C的果汁。

③ 口腔黏膜溃疡严重者进微冷、无刺激的流质或半流质饮食,必要时给予肠内外营养支持。

(3) 皮肤护理：

① 保持照射野皮肤清洁、干燥，标记清楚，切勿搔抓皮肤，防止溃烂、感染，禁贴胶布或涂碘酊、酸碱等化学性物质，防止日光直接曝晒。

② 宜穿柔软的棉织内衣，局部避免摩擦刺激。

③ 如出现干性皮炎，瘙痒时根据医嘱涂抹止痒药物。出现湿性皮炎可用放射性皮炎膏，必要时暂停放疗。

(4) 观察照射器官功能：肿瘤所在器官或照射野内的正常组织受射线影响可发生一系列的反应，如膀胱照射后出现血尿，胸部照射后出现放射性肺炎、放射性食管炎，胃肠道受损后发生出血、溃疡、放射性肠炎等，放疗期间应加强对照射器官功能状态的观察，对症处理，有严重不良反应时暂停放疗。

(5) 心理护理：关心病人，介绍放疗知识及疗效，增强病人对治疗的信心。

(6) 健康指导：

① 定期检查：定期检查血常规及重要脏器功能。

② 自我护理：指导病人在放疗期间多饮水，保护照射野的定位标记，衣着柔软、宽松，学会对皮肤黏膜的自我护理方法，如漱口、鼻腔冲洗、会阴部护理等。

③ 预防感染：增强自我保护意识，减少与感染人群接触，外出时注意防寒保暖。

四、原发性支气管肺癌护理

原发性支气管肺癌起源于支气管黏膜或腺体的恶性肿瘤，常有区域性淋巴转移和血行转移。

(一) 身心评估

(1) 评估咳嗽、咳嗽、胸闷、咯血及气喘情况。

(2) 评估病人疼痛的部位、性质程度及持续时间。

(3) 心理评估：有无绝望、预感性悲哀、抑郁、恐惧等不良情绪。

（二）护理措施

1. 病情观察

对中晚期病人需仔细观察，了解是否有远处转移，凡有胸痛、腰痛明显者提示有肋骨、胸膜或脊柱转移；如有头痛伴恶心呕吐、精神异常甚至偏瘫者，表明有颅内转移；若出现上腹胀痛、肝脏进行性肿大伴黄疸者，提示肝转移。

2. 症状护理

（1）对化疗病人要定期查血象，白细胞低于 $3\times10^9/L$ 应暂停化疗，给予升白细胞药物应用。注意观察有无口腔炎、恶心、呕吐等胃肠道反应，定期查肝、肾功能。使用靶向药物时，密切观察药物的不良反应，如皮疹、腹泻、间质性肺炎等。

（2）对于放疗病人要注意观察有无放射性肺炎、放射性食管炎、放射性皮炎等放疗副反应，指导放疗病人穿宽松全棉内衣，保护照射野皮肤。

（3）呼吸困难者，协助取半卧位或坐位，持续低流量吸氧。如有胸腔积液应协助医生行胸腔穿刺积液术，注意观察穿刺点及引流液的情况。

（4）声音嘶哑者，应少说话或行超声雾化以减少不适。

（5）咯血时嘱病人不要紧张，不要屏气，轻轻将血咯出，并注意卧床休息，取侧卧位，保持呼吸道通畅，防止窒息。

（6）上腔静脉压迫病人，输液时选择下肢静脉，抬高头颈部，利于静脉回流。

（7）疼痛者首先在精神上给予支持，转移注意力，以减轻疼痛。疼痛明显时可遵循三阶梯止痛治疗原则使用止痛剂，注意观察止痛药物的疗效及副反应。

3. 心理护理

加强与病人及家属的沟通，观察病人的言行，了解病人心理状况。医护人员应多关心病人，鼓励亲朋好友探望病人，给予情感支持，减轻病人的恐惧和不安心理，帮助病人树立战胜疾病的信心。

（三）健康指导与康复

（1）加强营养，进行免疫治疗，增强体质。

(2) 坚持治疗,定期复查,出现疲乏、体重减轻、咳嗽加重或咯血时应随时就诊。

(3) 宣传吸烟对人体有害,提倡不吸烟或戒烟,避免被动吸烟。

(4) 保持良好的心态,提倡健康的生活方式。

五、胃癌护理

胃癌指发生在胃上皮组织的恶性肿瘤,是常见的消化道恶性肿瘤之一。其发病率和死亡率与国家、地区及种族有很大关系。在我国以西北地区发病率最高,华东、中南、西南地区最低。

(一) 身心评估

(1) 评估有无恶心、呕吐及胃部饱胀、疼痛等情况。

(2) 评估有无消化道出血的症状,如呕血、黑便等。

(3) 评估病人疼痛的部位程度、性质及持续时间。

(4) 心理评估:有无绝望、预感性悲哀、否认、抑郁、恐惧等不良情绪。

(二) 护理措施

1. 病情观察

(1) 观察有无恶心、呕吐、食欲减退、消瘦、乏力及胃部疼痛。

(2) 观察呕吐物的性状及大便的颜色、量,了解有无消化道出血。

(3) 观察有无黄疸、腹水等癌肿转移的体征。

2. 症状护理

(1) 对化疗病人要定期查血象,白细胞低于 $3\times10^9/L$ 应暂停化疗,给予升白细胞药物应用。注意观察有无口腔炎、恶心呕吐、腹胀及腹泻等胃肠道反应,定期查肝、肾功能。

(2) 疼痛者首先在精神上给予支持,转移注意力,以减轻疼痛。疼痛明显时可遵循三阶梯止痛治疗原则使用止痛剂,注意观察止痛药物的疗效及副反应。

(3) 饮食指导:评估病人的进食情况及营养状况,指导病人少食多餐,对于腹胀不能进食或呕吐明显、恶液质者给予静脉营养支持治疗。

(4) 幽门梗阻时,可行胃肠减压,做好胃管护理及口腔护理。

3. 心理护理

加强与病人及家属沟通,观察病人的言行,了解病人心理状况。医护人员应多关心病人,鼓励亲友探望病人,给予情感支持、治疗经费支持,减轻病人的恐惧和不安心理,帮助病人树立战胜疾病的信心。

(三)健康指导与康复

(1) 养成良好的生活、饮食习惯,多食新鲜蔬菜、肉类,勿吃腌制品、油煎炸食物、发霉食物。

(2) 积极治疗胃病和幽门螺旋杆菌感染。

(3) 坚持治疗,定期复查。

(4) 加强营养,进行免疫治疗,增强体质。

(5) 保持良好的心态,提倡健康的生活方式。

六、肝癌护理

肝癌是指发生于肝细胞或肝内胆管上皮细胞的癌,为我国常见的恶性肿瘤之一,其死亡率在消化系统恶性肿瘤中列第三位,仅次于胃癌和食道癌。

(一)身心评估

(1) 评估肝区疼痛的性质、部位程度及伴随症状。

(2) 评估有无黄疸、腹水、腹胀、恶心、呕吐。

(3) 评估意识状态有无改变。

(4) 评估有无肺、骨、胸腔及脑等远处转移症状。

(5) 心理评估:评估有无绝望、预感性悲哀、恐惧等不良情绪及家庭支持情况。

(二)护理措施

1. 病情观察

(1) 观察有无肝区疼痛、消瘦、乏力、食欲减退、腹胀、恶心、呕吐、腹泻等症状。

(2) 了解意识状态,观察有无肝昏迷的早期表现。

(3) 观察有无呕血、便血等消化道出血情况。

(4) 记录尿量,观察水肿程度、黄疸加深的程度。

2. 症状护理

(1) 癌痛病人首先在精神上给予支持,转移注意力,以减轻疼痛。疼痛明显时可遵循三阶梯止痛治疗原则使用止痛剂,注意观察止痛药物的疗效及副反应。

(2) 如病人突然腹痛伴有腹膜刺激征与休克,多为肝癌结节破裂。一旦确诊应绝对卧床,肝区腹带加压包扎,给予输血及止血药物应用。

(3) 肝癌并发上消化道出血者给予止血治疗,必要时行介入治疗。

(4) 继发感染者要注意口腔及皮肤的护理。

(5) 腹胀伴有腹水者,应取半卧位,衣物宽松柔软,记录24h出入量,观察并记录体重及腹围变化,行腹腔穿刺腹水,观察腹水的量及性质。

(6) 肝昏迷者使用降血氨药物,限制蛋白质的摄入,保持大便通畅,禁用肥皂水灌肠。

(7) 若病人出现黄疸、皮肤瘙痒等阻塞性黄疸的表现,可作经皮穿刺胆汁引流。

(8) 腹胀明显影响进食或有低蛋白血症时给予静脉营养支持。

3. 心理护理

加强与病人及家属沟通,了解病人心理状况。医护人员应多关心病人,鼓励亲友探望病人,给予情感支持、治疗经费支持,减轻病人的恐惧和不安心理,帮助病人树立战胜疾病的信心。

(三) 健康指导与康复

(1) HBsAg 阳性者应积极治疗,定期检查 AFP。

(2) 禁酒,保持生活有规律,防止情绪剧烈波动和劳累。

(3) 病人保持乐观的情绪,建立积极的生活方式。

(4) 按医嘱服药,忌服损肝药物。

(5) 全面摄取营养素,增强机体抵抗力。
(6) 定期复查,有利于治疗方案的调整。

七、乳腺癌护理

乳腺癌是指发生于乳腺导管及小叶上皮的恶性肿瘤,主要发生于女性,男性甚为少见,男女患病人数之比约 1∶100,40～50 岁为发病高峰期。月经初潮年龄和绝经年龄与乳腺癌的发病有关,初次足月产的年龄越大,乳腺癌发病的危险性越大。哺乳总时间与乳腺癌危险性呈负相关。有乳腺癌家族史病人、乳腺良性疾病者将增加其患乳腺癌的危险性。高脂饮食、肥胖亦可能增加发生乳腺癌的危险。

(一) 身心评估

(1) 评估病人术肢的皮肤色泽、温度、有无水肿或麻木感。
(2) 评估乳房皮肤及切口愈合情况。
(3) 心理评估:评估有无焦虑、恐惧、抑郁情绪及自我形象紊乱。

(二) 护理措施

1. 病情观察

(1) 注意观察术测上肢的末梢循环情况,询问有无水肿或麻木感。
(2) 观察对侧乳房皮肤及外形有无改变,乳头及乳晕有无异常。
(3) 观察有无骨、肺、胸膜、肝等远处转移的症状。如有无骨痛、呼吸困难、咯血、胸痛及肝功能损害等。

2. 症状护理

(1) 骨转移病人注意预防病理性骨折。静脉应用双磷酸盐药物时输液速度不宜过快,应大于 4h 输完,注意监测体温变化。
(2) 患肢水肿的护理:术后患肢抬高,循序渐进指导患肢功能锻炼,增加静脉侧肢循环建立,促进淋巴液回流。
(3) 对化疗病人要定期查血象,白细胞低于 3×10^9 应暂停化疗,给予升白细胞药物应用。注意观察有无口腔炎、恶心、呕吐等胃肠道反应,定期查肝肾功能。
(4) 对于放疗病人要注意观察有无放射性肺炎、放射性皮炎等放疗副反应。指导放疗病人穿宽松全棉内衣,保护照射野皮肤。放疗期间更应强调功能锻炼,预防局部组织纤维化。

(5) 内分泌治疗的病人注意观察药物疗效及副反应。

3. 心理护理

加强与病人及家属沟通,了解病人心理状况。医护人员应多关心病人,鼓励亲友探望病人,给予情感支持、治疗经费支持,减轻病人的恐惧和不安心理,帮助病人树立战胜疾病的信心。

(三) 健康指导与康复

(1) 指导病人避免用患侧上肢搬动、提拉过重物品,术后不宜经患侧上肢测量血压、行静脉穿刺。

(2) 教会病人术侧肢体功能锻炼的方法及乳房自检的方法。

(3) 术后 5 年内避免妊娠。

(4) 必要时佩戴义乳。

(5) 内分泌治疗的病人坚持长期服药。

(6) 要定期随访、定期放疗,以观察疗效,并及时到医院就诊。

八、腹腔灌注护理

腹腔灌注化疗是将化疗药物通过导管注入腹腔而达到治疗腹腔恶性肿瘤,包括腹膜转移癌的一种手段。腹腔化疗因其疗效好、安全、易于操作等优点已被临床广泛使用。

(一) 腹腔灌注护理

(1) 向病人解释腹腔灌注的目的和注意事项,减轻其紧张心理,熟练配合医生进行腹腔穿刺,密切观察病情,呼吸困难者给予吸氧。

(2) 准确记录腹水量,密切观察腹水颜色、形状。

(3) 腹腔灌注滴速宜快,以 120~160 滴/min 为宜。

(4) 腹腔灌注后病人应卧床,每 15~30min 变换卧位一次,有利药物吸收。

(5) 观察病人有无腹痛、恶心、呕吐等不适主诉,发现异常及时通知医生处理。

(6) 留置导管者妥善固定导管,防止脱出、折叠、扭曲。

(7) 观察穿刺点有无渗血、渗液,保持穿刺点清洁、干燥。拔管后按压穿刺点不少于 5min,消毒后予无菌敷料覆盖。

(二) 健康指导与康复

(1) 指导病人进食高蛋白、高维生素、易消化饮食。
(2) 留置导管者妥善固定导管,防止脱出、折叠、扭曲。
(3) 指导病人保持穿刺点局部皮肤清洁、干燥,防止感染。

九、胸腔灌注护理

恶性胸腔积液是晚期肿瘤病人常见并发症之一,此时病人病变范围较广,体质较差,已不适宜全身化疗,而有效地局部治疗可起到较好的姑息治疗作用。

(一) 一般护理

(1) 加强对病人和家属的心理疏导与支持,消除其紧张、恐惧心理。
(2) 熟练配合医生进行胸腔穿刺,密切观察病人呼吸和脉搏变化,呼吸困难者给予吸氧,注意血胸、气胸、肺水肿等并发症的发生。
(3) 引流速度不宜过快,一般速度不超过 50mL/min,首次引流量宜 500~800mL,以后每次不超过 1000mL,观察并记录引流物的颜色、性质及量。
(4) 妥善固定,防止导管脱落,观察穿刺点周围有无渗液、贴膜有无松动,并保证引流通畅,告诉病人适当活动,可使引流更加充分,活动时使引流袋低于引流平面,防止引流液逆流。
(5) 注药过程中密切观察病人反应,注药后嘱病人多翻身,以利于药液吸收。注意观察病人有无呼吸困难、疼痛、恶心、呕吐等不适主诉,发现异常及时通知医生处理。

(二) 健康指导与康复

(1) 指导病人进食高蛋白、高维生素、易消化饮食。
(2) 经常观察管道有无扭曲、折叠等情况。
(3) 嘱病人拔管后保持穿刺点清洁、干燥,72h 内禁止淋浴,以防感染。

十、心包引流及灌注护理

正常心包由脏层与壁层组成,腔内正常生理状态有20mL液体,为黄色透明澄清液,心包内的液体量增多25mL,引起相关症状为心包积液。恶性心包积液是肿瘤转移至心包膜引起渗出增多所致。心包积液过多时易出现气急、呼吸困难、咳嗽、胸痛(主要为心前区疼痛)、心包填塞、左肺受压征等。根据恶性心包积液量分为:积液量25~50mL为微量;积液量50~100mL为少量;积液量500mL为中量;积液量500mL以上为大量。

(一)一般护理

(1)术前予吸氧、心电监护,建立静脉通道,准备好抢救物品、药物,做好随时抢救的准备。且向病人做好解释工作,消除紧张心理。

(2)心包穿刺置管时注意观察病人的面色、表情及心率变化。若心率突然加快、面色苍白、出冷汗、呼吸困难加重时,配合医生做好抢救工作。

(3)术后密切监测病人生命体征。观察有无进行性血压下降、面色苍白、心率增快、气急加重、颈静脉怒张、烦躁不安等症状。

(4)密切观察引流液的色、性质、量,并定时记录引流量。每日开放引流2~6次,一次引流30~60min。

(5)协助病人缓慢更换体位,以利于药液吸收。

(6)注意观察穿刺点有无渗血、渗液,如有潮湿及时更换。

(7)心包积液大量引流后注意观察病人的呼吸频率、呼吸音等变化以及病人的主诉,如出现咳嗽加剧、气急,可暂停引流,待症状稳定后予以引流。

(8)如出现胃肠道反应,遵医嘱予止吐药物。

(二)健康指导与康复

(1)指导病人术后卧床休息,勿过度活动。

(2)嘱病人保持穿刺点局部皮肤清洁、干燥,防止感染。置管至拔管后72h内禁止淋浴,防止感染。

(3)妥善固定导管,避免牵拉、扭曲、折叠,保持引流畅通。

十一、PICC 导管护理

PICC 即经外周静脉置入中心静脉导管,是指经上肢贵要静脉、肘正中静脉、头静脉、下肢大静脉等穿刺置管,导管尖端位于上腔静脉或下腔静脉,如果维护得当,一般可以使用长达 1 年,能将各种药物直接输送到中心静脉处,能迅速稀释药物浓度,避免刺激性药物对血管的损伤。

(一) PICC 置管常规

(1) 评估病人血管、用药、既往病人病史、置管相关因素等情况。

(2) 告知病人 PICC 置管的相关知识,置管前签署知情同意书。

(3) 通知具有 PICC 穿刺资质人员进行置管。

(4) 严格遵守 PICC 置管操作规范。

(5) 24h 内穿刺点用无菌纱布、弹力绷带加压止血,严密观察出血情况,根据情况判断是否需要继续压迫止血,出血较多时随时更换敷料。

(6) 根据医嘱拍 X 线胸片确定导管尖端位置,并将 X 线胸片报告单存放于病历中。

(7) 及时填写 PICC 维护记录单,将置入导管的条形码粘贴在 PICC 维护记录单上。

(8) 带管回家病人,出院前做好长期护理宣教,填写《留置 PICC 病人带管出院告知书》,请病人(或授权委托人)及责任护士签名,留存于病例中存档。

(二) 一般护理

(1) 穿刺前做好心理护理,保持病人情绪稳定。

(2) 导管妥善固定,防止脱落。

(3) 观察局部有无红肿热痛及分泌物等静脉炎和感染情况,每周换药一次。若贴膜存在卷边、翘起或渗液等异常情况及时更换。

(4) 观察上肢肿胀情况,警惕静脉血栓的形成。

(5) 输液前后用 10mL 以上注射器脉冲式冲封管,防止堵管。

（三）健康指导与康复

（1）穿刺侧肢体勿提重物。

（2）可适当活动,促进血液循环。

（3）定时更换贴膜,因出汗较多、沐浴等因素导致贴膜褶皱、滑落时,应及时至医院更换贴膜,保持穿刺处皮肤的清洁干燥。

（4）禁止使用高压注射泵推注造影剂（紫色导管除外）,禁止置管侧肢体测血压。

（5）发现穿刺点周围皮肤出现红、肿、热、痛,导管内有血液反流,外露导管打折、脱落、漏水等异常情况,应及时至医院就诊。

（四）PICC 维护

1. 日常维护

（1）冲洗导管：

① 目的：保持导管通畅。

② 导管冲洗频率：

Ⅰ. 每次输液前、后及给予不相容的药物和液体前后。

Ⅱ. 每次输血、血制品、TPN、脂肪乳剂、白蛋白等大分子药物后。

Ⅲ. 采血后。

Ⅳ. 连续输液情况下,每 12h 应冲管一次。如连续输注高浓度液体,应每 6~8h 冲管一次。

Ⅴ. 不可将静脉输注溶液作为冲管液来源。

③ 注意事项：

Ⅰ. 每次输液前应抽回血,以判断导管是否在血管内。

Ⅱ. 不能高压注射造影剂（紫色抗高压导管除外）。禁止使用 10mL 以下的注射器。

Ⅲ. 不能用含有血液或药液的生理盐水冲洗导管。

Ⅳ. 病人剧烈咳嗽及呕吐、导管回血时应立即冲管。

Ⅴ. 采用脉冲冲管和正压封管手法,如冲管困难应回抽回血,不可暴力冲管。

Ⅵ. 前端开口式导管采用浓度为 10U/mL 的肝素盐水正压

封管。

(2) 更换敷料：

① 目的：预防感染。

② 贴膜更换频率：

Ⅰ. 穿刺置管后 24h 更换敷料一次。

Ⅱ. 以后每 7 日更换一次（无论治疗时或治疗间歇时均每 7 日更换一次，敷料和肝素帽一起更换），夏季可酌情增加更换频率。

Ⅲ. 在敷料松动、潮湿或有异常情况时立即更换。

③ 注意事项：

Ⅰ. 拆除原有贴膜的方向是从下向上，防止将导管带出体外。若导管带出体外，严禁回送导管，避免感染。必要时摄 X 线胸片重新定位。

Ⅱ. 拆除敷料时，不要用手碰触贴膜覆盖区域内的皮肤和导管，以防止污染贴膜所保护的无菌区。

Ⅲ. 锐利物品勿触碰体外导管部分，以免损伤导管。

Ⅳ. 不要将酒精棉球直接消毒穿刺点，应从穿刺点 0.5cm 处向外开始消毒。

Ⅴ. 贴贴膜时，采取无张力粘贴，并保持贴膜、导管和皮肤三者一体状态，导管蓝色部分置于贴膜范围内。

Ⅵ. 严禁胶布直接固定导管，以防在拆除胶布时损伤导管。

(3) 更换输液接头。

① 目的：降低感染。

② 更换频率：

Ⅰ. 正常情况下不少于 96h。

Ⅱ. 在血管通路装置的血液培养取样前。

Ⅲ. 不管什么原因取下连接装置后。

Ⅳ. 连接装置有可能已被破坏时，或明确被污染时。

Ⅴ. 输液接头内有血液残留物。

③ 注意事项：

Ⅰ. 无论什么情况下更换连接装置，均需脉冲冲管并正压封管。

Ⅱ. 严格无菌操作，每次使用前用 75% 乙醇或聚维酮碘（碘伏）着力摩擦连接装置的横切面及外围，保证将附着于其表面的微生物去除。

Ⅲ. 保证无菌输液接头与导管相连接。

(4) 更换固定装置：

① 目的：防止导管进出体内，降低感染。

② 更换频率：每 7 日更换一次，发现导管打折应立即更换固定部位及装置。

③ 注意事项：

Ⅰ. 分离固定装置时先用酒精棉球浸润固定垫的边缘及底部胶垫，直至将固定垫从皮肤上撤下，严禁直接撕取固定装置，以免造成皮肤损伤。

Ⅱ. 分离及去除固定装置时固定穿刺点导管，以防将导管带出。

Ⅲ. 固定导管前要评估导管固定后是否打折及影响病人日常生活舒适度。

Ⅳ. 用皮肤保护剂棉片在略大于预置透明敷贴范围内以穿刺点为中心在皮肤上擦拭形成保护膜，待干后方可固定导管。

(五) PICC 拔管

(1) 目的：治疗结束或出现并发症及导管故障需要拔管。

(2) 注意事项：

① 治疗结束、出院时或特殊情况应向病人(或授权委托人)解释拔管目的和必要性及可能出现的风险与并发症，签署 PICC 拔管知情同意书后方可拔管，并填写拔管操作记录。

② 严格执行查对制度和无菌操作原则。

③ 解释拔管的配合要点，缓解病人紧张情绪，防止血管痉挛。

④ 宜短距离、匀速拔管。

⑤ 导管拔出困难时不可暴力拔管。

⑥ 拔管后，告知病人及家属待穿刺点愈合后方可去除敷贴，不可暴露穿刺点，以防空气栓塞和穿刺点感染。

第十一节 疼痛护理常规

一、疼痛一般护理及癌痛护理

1986年疼痛研究国际协会(IASP)曾将疼痛定义为：与现存或潜在的组织受损有关所产生的不愉快感觉和情绪之体验；美国疼痛专家麦加福利曾说："疼痛是经历过疼痛的病人对他所做的任何陈述，疼痛所发生的时间是病人所提及的任何时间。"

癌性疼痛是以慢性疼痛为主并伴有急性爆发疼痛的复杂及多因素的疼痛。

(一)身心评估

(1) 评估病人的年龄、性别、基本病情、既往疼痛史，倾听病人主诉，病人的自述是疼痛评估资料的主要来源。

(2) 评估病人的疼痛部位、强度、性质、持续时间、伴随症状、治疗、效果评价及病人对疼痛的认识、心理状态及家庭社会支持系统。

常用的疼痛评估方法与工具：① 数字分级法(NRS)；② 目测模拟疼痛评估量表(VAS)；③ 面部表情分级法(FPS-2R)。

Ⅰ. 0～10数字疼痛强度评估标尺(NRS，图6.1)。0：无痛；1～3：轻度疼痛；4～6：中度疼痛；7～10：重度疼痛。由病人自己画出一个数字，表明疼痛的程度。

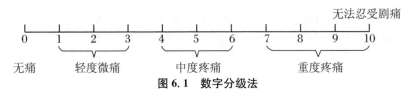

图6.1 数字分级法

Ⅱ. 目测模拟疼痛评估量表(VAS，图 6.2)：即画线法，用约10cm长的纸条或者一根直线，左端代表无痛，右端代表最剧烈疼痛，由病人在最能代表疼痛程度处画线表明。

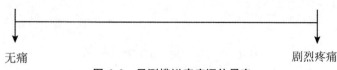

图 6.2　目测模拟疼痛评估量表

Ⅲ．疼痛面部表情分级法：对于无法理解数字的儿童和老人，可应用面部表情量表（图 6.3），即从无痛到无法忍受的剧痛有六个脸谱——0：无痛，1：微痛，2：较痛，3：更痛，4：非常痛，5：无法忍受的剧痛。

图 6.3　疼痛面部表情量表

（二）护理措施

1. 体位

协助病人取舒适体位。

2. 病情观察

（1）观察病人疼痛的部位、性质、程度、发生频率、持续时间，并记入病历。

（2）观察病人用药情况，及时进行用药后效果评价。

（3）观察病人有无用药副作用，如有无便秘、恶心、呕吐、嗜睡、眩晕、尿潴留、呼吸抑制等。做好用药指导，预防或减轻药物副作用。如出现神志改变、瞳孔缩小应考虑可能为吗啡中毒表现，需使用纳洛酮解救。

（4）观察病人心理状况：护理工作中应密切观察病人心理变化，及时给予针对性的心理疏导，预防自杀、自残等不良事件。

（三）健康指导与康复

（1）保持环境安静、舒适、光线充足、室温适中、空气新鲜，以减轻对病人的刺激。

（2）指导病人准确评估疼痛。

（3）指导并实施非药物止痛技巧：如协助病人取舒适部位；采用热敷、冷敷、按摩、针灸等非药物止痛方法辅助进行药物止痛；进行适当活动，如低强度体育活动、沐浴、做腹式深呼吸等。

（4）心理护理：根据病人情况鼓励病人参加富有情趣的文化娱乐活动，如多听悦耳的音乐，这对大脑是一种良性刺激，可缓解交感神经过度紧张，促进病人的情绪平静。

二、腰椎间盘突出症疼痛护理

腰椎间盘突出症是因椎间盘变性、纤维环破裂、髓核突出刺激或压迫了神经根、马尾神经所引起的一系列症状群。椎间盘突出症的病理基本包括髓核的退行性病变、纤维断裂等因素。常表现为腰腿痛、间歇性跛行、患肢发凉、大小便困难、鞍区感觉异常等一系列临床症状，男性可发生阳痿等性功能障碍。

（一）身心评估

（1）评估下肢疼痛性质、持续时间、有无间隙性或夜间痛加重。剧痛者疗程多较短；钝痛、隐痛者疗程较长。腰椎间盘突出症多为持续性疼痛，间隙性疼痛多为腰椎退变或腰椎狭窄，夜间疼痛加重要考虑肿瘤可能。

（2）评估下肢疼痛的部位：小腿前外侧疼痛多为L4～L5突出，小腿后外侧疼痛多为L5～S1突出，大腿前侧疼痛多为突出部位较高，单侧疼痛多为突出物压迫一侧神经根，双侧疼痛多为压迫两侧神经根。

（3）评估有无发病诱因：寒冷刺激、急性扭伤、劳损等均可导致腰椎间盘突出症发生。了解是否为首次发病，首次发病一般采取保守治疗效果较好，多次发病须了解既往治疗经过。

（4）评估病人的心理状态：有无紧张、焦虑等不良情绪。

（二）护理措施

1. 体位

急性期需卧硬板床，严禁坐起和下床活动，避免久站久立。翻身时用手扶病人的肩部和髋部进行轴线翻动。

2. 病情观察

（1）密切观察病人的生命体征，入院8h内准确进行疼痛评估。

（2）观察病人活动情况，如有无行走困难、不愿迈步、神经麻痹、肌肉瘫痪、功能受限（如下蹲动作困难、不能自己系鞋带）等。

（3）观察病人治疗后恢复情况。病人疼痛缓解后，可逐渐增加活动量，但每次活动时，腰部一定要使用腰部保护用具，并注意避免腰部突然受力。掌握正确的下床方法：病人先滚向床的一侧，抬高床头，其次将腿放于床的一侧，用胳膊支撑自己起来，最后再站起前坐在床的一侧，把脚放在地上。上床时按相反的顺序回到床上。

（4）观察病人饮食情况，饮食宜清淡，多饮水，宜多食含纤维丰富的蔬菜和水果，防止便秘。

（5）观察病人心理状态，做好心理护理：腰椎间突出症病人病程长，容易复发，护理人员要了解他们的心理状态，向病人讲解治疗的目的、家庭护理的重要性以及愈后的康复锻炼，解除其思想顾虑，使他们更好地配合治疗及护理。

（三）健康指导与康复

（1）增强免疫力，防止感染，卧硬床板，不做上身下弯、左右过度扭曲的活动。

（2）坚持要背肌五点式及飞燕式功能锻炼，注意腰部保暖、防寒、防潮。

（3）定期复查，如有感觉下肢运动功能及麻木症加重，及时就诊。

（4）1个月禁止重体力劳动，避免长时间行走及坐立，相对卧床休息，3个月后到门诊复查。腰椎间盘突出症出院3个月内戴护腰，注意休息，多平卧，少站立行走，避免重体力劳动。积极行腰背肌功能锻炼。不能用力过猛，以防复发。注意保暖，避免受凉。吸烟也会明显影响椎间盘外部的血管，也应当避免。低频震动（例如开机动车或操作工厂设备）与长时间坐位联合起来是脊柱疾病的高危因素，应避免。久坐或久站时应经常活动脊柱四肢。

三、带状疱疹疼痛护理

带状疱疹(HZ)是指潜于体内的疱疹病毒被激活后侵犯皮肤、黏膜及神经,引起其支配区疼痛及皮肤、黏膜出现疱疹为特征的一种疾病。多发生于年老体弱、免疫系统疾病及放化疗等病人。胸背部是最常见的好发部位,其次是头面部,四肢及其他部位较少见。在早期若伴有神经痛,则称为带状疱疹神经痛,若没有及时治疗或治疗不当,部分病人可在疱疹愈后残留长期的神经痛,称为带状疱疹后遗神经痛(PHN),主要表现为自发痛和痛觉超敏(触敏发痛)。目前常将疱疹出现持续1个月疼痛仍持续存在称为PHN。疼痛和皮肤黏膜疱疹是本病的两大特征。

(一)身心评估

(1)评估疼痛性质、程度、持续时间。

(2)评估局部皮肤的颜色,有无发红、发紫或褐色,有无苍白色瘢痕。

(3)评估局部皮肤有无发痒、蚁行感异常。

(4)评估病人有无紧张、焦虑等不良情绪。

(二)护理措施

1. 体位

严重时卧床休息,协助病人采取保护性体位以减轻疼痛。

2. 病情观察

(1)观察病人有无皮肤黏膜破损、溃烂等情况,积极治疗疱疹。保持局部清洁、干燥,防止感染。局部如有破损应及时换药,保护创面不受感染。

(2)观察病人疼痛情况,遵医嘱应用止痛药及营养神经药;穿宽松棉质衣物,防止衣服摩擦患处增加疼痛。气温高时可暴露患处,避免衣服摩擦。

(3)观察面部带状疱疹病人眼部损害情况。眼部分泌物多者可用外用生理盐水冲洗眼部,如有角膜溃疡禁止冲洗,可用棉签擦拭分泌物,每日2~3次,防止眼睑粘连。角膜、结膜受累时,注意做好眼部护理,嘱病人不宜终日闭紧双眼,应活动眼球,并交替使用抗生素眼药水和抗病毒眼药水滴眼,2h/次。洗脸毛巾要保持清洁,勿让污水溅入眼中。角膜疱疹有破溃时,要防止眼球受压,滴药时动作轻柔。

(4) 观察有无耳鸣、耳痛、面瘫、味觉下降等症状,如有异常及时报告医师处理。

(5) 观察用药疗效,遵医嘱准确用药。

(6) 观察病人心理状态,向病人解释病情,避免紧张和焦虑情绪。

(三) 健康指导与康复

(1) 注意休息,加强营养,坚持适当的户外活动,以增强体质,提高机体防御疾病的能力。

(2) **预防感染**:感染是诱发本病的原因之一。老年病人应预防各种疾病的感染,尤其是在春秋季节及寒暖交替时,要适时增减衣服,避免受寒引起上呼吸道感染。此外,应积极治疗口腔、鼻腔的炎症。

(3) **防止外伤**:外伤易降低机体的抗病能力,容易导致本病的发生。因此老年病人应注意避免发生外伤。

(4) **避免接触毒性物质**:尽量避免接触化学品及毒性药物,以防伤害皮肤,影响身体健康。

(5) **增进营养**:老年人应注意饮食的营养,多食豆制品、鱼、蛋、瘦肉等富含蛋白质的食物及新鲜的瓜果蔬菜,使体格健壮,预防发生与本病有直接或间接关系的各种疾病。

四、硬膜外腔自控镇痛(PCEA)护理

经硬膜外间隙注药镇痛的主要作用机制是:注入外源性阿片类药物(常用吗啡)渗透过硬腹后作用于脊髓相应节段的吗啡受体上,阻断了向中枢传导的通路,同时吗啡和受体相结合,激发内啡肽的释放而产生镇痛作用。经硬膜外间隙镇痛可能发生恶心、呕吐、瘙痒和尿潴留,极少数情况下也可能发生呼吸抑制,主要与吗啡等药物通过脑脊液作用于较高级中枢有关。

(一) 身心评估

(1) 评估病人硬膜外穿刺配合度及基础疾病,严重的低血容量、严重贫血、休克、明显的脊柱畸形、强直性脊柱炎、过度肥胖病人病人禁忌穿刺。

(2) 评估穿刺部位有无感染。

(3) 评估分娩镇痛的产科病人有无穿刺禁忌证,如患血液病或正接受抗凝治疗的病人。

(4) 评估病人有紧张情绪。

(二) 护理措施

1. 体位

遵医嘱摆放舒适体位。

2. 病情观察

(1) 观察并密切监测病人生命体征及病人的意识状态。

(2) 观察病人有无不良反应,如恶心、呕吐、瘙痒、尿潴留和呼吸抑制。

(3) 观察伤口有无出血、红肿及分泌物,妥善固定自控镇痛泵,防止硬膜外导管的脱落。严格无菌操作,按时换药。

(4) 观察病人有无疼痛,准确进行疼痛评估并记录。

(5) 观察病人进食情况,给予病人高营养、易消化的饮食。

(6) 做好病人的心理护理,减轻病人的恐惧、紧张心理。

(三) 健康指导与康复

(1) 鼓励病人早期下床活动,活动期间注意防脱管。

(2) 指导病人注意自我观察有无镇痛泵使用后不良反应,如有异常及时报告医生处理。

(3) 指导病人保持穿刺点清洁、干燥,预防感染。

第十二节 神经内科疾病护理常规

一、神经内科疾病一般护理

(1) 入院护理:接诊护士热情接待病人,详细做好入院介绍及专科指导,及时通知医生接诊病人,进行入院评估及各项治疗护理,填写护理病历。

(2) 饮食护理:保证营养的摄入,按需给予合理饮食,必要时给予鼻饲饮食。

(3) 基础护理:

① 皮肤护理:每2~3h为瘫痪或意识障碍的病人翻身一次,并轻拍背部,预防压疮。

② 排便护理:保持排尿、排便通畅,3日未排便者应通知医生,给予轻泻剂或灌肠处理并及时记录,尿潴留者给予保留导尿管。

(4) 病情观察:

① 密切观察生命体征变化,做好记录。

② 观察神志、瞳孔、头痛及呕吐情况,及时发现颅内高压征兆。

③ 观察运动、感觉等情况。

④ 严密观察有无肺部、泌尿系统、压疮等并发症发生。

(5) 协助诊疗,准确采集各种检验标本,及时协助做好影像学检查,保证各项诊疗计划落实。

(6) 按医嘱及时、准确、规范应用药物。应用脱水剂及抗感染等药物时,严密观察药物的疗效及不良反应。

(7) 康复护理:结合病人的实际情况,选择正确的康复方法,积极做好病人的康复护理,如肢体功能康复、语言功能康复、吞咽功能康复等。

(8) 安全护理:正确评估病人,对于有安全隐患的病人,床头挂警示牌,同时根据病人的情况选择安全、有效的安全措施。

(9) 心理护理:了解病人的心理状况,给予心理支持,使病人积极配合治疗,帮助其树立战胜疾病的信心。

(10) 健康教育:

① 知识宣教:讲解治病防病知识。

② 康复指导:指导、鼓励病人进行功能性锻炼。

二、神经系统疾病常见症状护理

(一) 头痛护理

头痛为临床常见的症状,通常是指局限于头颅上半部,包括眉弓、耳轮上缘和枕外隆突连线以上部位的疼痛,是由各种原因刺激颅内外对疼痛的敏感结构引起。

1. 身心评估

(1) 询问病人头痛前有无外伤,有无感染,有无高血压、脑血管病等既往病史;询问病人发病前有无情绪激动、过度活动、用力排便等诱因。

(2) 评估疼痛部位、程度、性质等。

(3) 心理-社会状态评估:了解头痛对日常生活、工作和社交的影响,病人是否因长期反复头痛而出现恐惧、抑郁或焦虑心理。

2. 一般护理

(1) 病情观察:注意观察头痛时间、部位、性质、程度以及有无神志、瞳孔的改变,有无喷射性呕吐、发热等伴随症状。

(2) 避免诱因:告知病人可能诱发或加重头痛的因素,如情绪紧张、进食某些食物、饮酒、月经来潮、用力性动作等;保持环境安静、舒适、光线柔和。

(3) 指导自我减轻头痛的方法:可采用缓慢深呼吸、听轻音乐、练气功、冷或热敷、理疗、按摩、推拿、压迫等方法。

(4) 对症护理:缺血型脑卒中病人禁头部冷敷,以免影响脑血供。出血性脑卒中病人可行头部冷敷,以减少脑组织耗氧量。因血管扩张的头痛可给予头部冷敷。偏头痛可用手指压迫颈总动脉或单侧头部动脉等,可短暂性控制血管的扩张而缓解头痛。

(5) 用药护理:遵医嘱正确服用止痛药物,避免产生药物依赖性。颅高压性头痛要遵医嘱快速滴注20％甘露醇。

(6) 休息:嘱病人多卧床休息,避免疲劳、过度活动、用力排便等引起颅内高压的不良因素。

(7) 饮食护理:不挑食,不饮酒(特别是红酒)及含有酒精的饮料,忌食动物肝脏、巧克力等含苯基乙胺的食物。

3. 心理护理

长期反复发作的头痛,病人可能出现焦虑、紧张心理,要理解同情病人的痛苦,耐心解释、适当诱导,解除其思想顾虑,训练身心放松,鼓励病人树立信心,积极配合治疗。

4. 健康指导与康复

(1) 保持情绪平稳,避免激动。

(2) 指导病人尽量避免一切诱发头痛的因素,定时起居,避免过度劳累,忌烟、酒等。

(3) 避免刺激性饮食,防止情绪激动,保持大便通畅,避免用力排便等诱发头痛的因素。

(4) 休息:嘱病人多卧床休息,避免疲劳、过度活动、用力排便等引起颅内高压的不良因素。

(5) 积极治疗原发病,按时服药,定期复诊。

(二) 意识障碍的护理

意识障碍是指人对外界环境刺激缺乏反应的一种精神状态。根据意识障碍的程度可分为嗜睡、昏睡、浅昏迷、深昏迷。

1. 身心评估

(1) 进行格拉斯哥评分,评估意识障碍程度。

(2) 评估病人皮肤情况、营养状况、生活自理能力、两便情况等。

(3) 了解病人性别、年龄、既往史、家族史等基本情况。

2. 一般护理

(1) 病情观察:严密监测并记录生命体征及意识、瞳孔变化;观察有无恶心、呕吐及呕吐物的性状与量,准确记录出入量,预防消化道出血和脑疝发生。

(2) 保持呼吸道通畅：注意翻身、拍背、吸痰、湿化气道。病情允许时平卧头偏向一侧或侧卧，防止呕吐物误吸。取下活动义齿，备好吸痰器，必要时可将病人肩下垫高，避免气道阻塞。

(3) 卧气垫床，定时翻身、拍背，保持床单位整洁、干燥，预防压疮；做好大小便护理，保持外阴部皮肤清洁，预防尿路感染；张口呼吸病人用温开水浸湿的纱布覆盖口唇，湿润口腔，做好口腔护理；给躁动者加用床栏，必要时加约束带。

(3) 急性昏迷病人可暂时禁食。若24～48h仍不能进食者尽早给予肠内营养支持。

(4) 做好大小便护理。男病人可用保鲜袋接取尿液，女病人可用尿布，并予以勤更换，必要时导尿。若便秘3日以上者，可使用开塞露等缓泻剂，保持排便通畅。

3. 健康指导与康复

(1) 加强安全防护，防止其坠床。禁用热水袋，防止烫伤。

(2) 宣教肢体和关节的活动训练方法，并持之以恒，鼓励病人及家属树立战胜疾病的信心。

(3) 早期给予肢体和关节的被动和主动运动，如肌肉按摩，大小关节的屈曲、伸直、外展、内收等，防止肌肉萎缩和下肢静脉血栓的形成。

(4) 意识恢复训练，根据意识障碍的程度进行相应的意识恢复训练。对意识模糊者，可纠正错误概念或定向错误，帮助病人恢复记忆力；对程度较深者，给予不断的听觉刺激，如音乐疗法、呼唤式护理。

(三) 感觉障碍护理

感觉障碍是指机体对各种刺激（痛、温、触、压、位置、震动等）无感知、感知减退或异常的综合征。

1. 身心评估

(1) 询问病人既往病史，是否有肢体活动不便等其他症状。

(2) 评估感觉障碍的部位、表现和程度。

(3) 心理状态评估：评估病人是否有焦虑、抑郁等心理状态。

2. 一般护理

（1）病情观察：观察病人是否出现感觉减退、缺失、过敏现象，是否有感觉异常、感觉倒错症状等。

（2）由于病人对损伤无保护性反应，容易受到损害，因此对病人应注意保暖，特别要防止高温或过冷刺激，对有感觉障碍患肢不使用暖水袋保暖，病人洗澡时应注意水温。

（3）进行良肢位摆放，实施中不断做好巡视，及时纠正错误体位。

（4）保持床单位整洁、干燥、无渣屑，防止感觉障碍的身体部位受压或受到机械性刺激。

3. 心理护理

关爱病人，主动完成日常生活活动，多和病人沟通，多解释，缓解病人心理压力，正确面对疾病，积极配合治疗。

4. 健康指导与康复

（1）对病人进行感觉功能再训练。可进行肢体的拍打、按摩、理疗等和各种冷、热、电的刺激。

（2）在关节活动训练中对不同位置、方向予以短暂的压缩及适当的负重训练。

（3）将音叉放置于骨关节隆突处来训练震动觉。用手轻捏手指、脚趾远端两侧并通过不同方向运动让病人感觉并判断来训练关节位置觉。

（4）在病人感觉有所恢复时，在布袋中放病人熟悉的物体，如手表、钥匙等，或用质地不同的布料卷成的不同圆柱体，用于探拿训练其实体感觉。

（5）结合日常生活活动进行训练，如指导病人穿、脱衣服，进食用餐，修饰等均能达到对患肢进行反复感觉再训练的目的。

（6）由简单到复杂，循序渐进，有针对性地进行上述训练。

（7）告诉病人感觉障碍处尽量不要置热水袋或冰袋，防止烫伤或冻伤。

（8）对感觉过敏的病人，要尽量避免一些不必要的刺激。

(四)运动障碍

运动障碍指运动系统的任何部位受损所导致的骨骼肌活动异常,可分为瘫痪、不随意运动和共济失调等。

1. 身心评估

(1)了解病人起病的缓急,运动障碍的性质、分布、程度及伴发症状;询问病人既往史和家族史,近期有无外伤、感染等疾病。

(2)评估病人瘫痪类型、肌力、肌张力情况。

(3)心理状态评估:注意病人有无情绪低落、焦虑、抑郁等症状。

2. 一般护理

(1)病情观察:注意观察病人有无发热、抽搐、疼痛、感觉障碍等伴随症状;观察动作的协调性与平衡性。

(2)安全护理:运动障碍的病人重点要防止其坠床和跌倒,确保安全。

(3)生活护理:根据病人的日常生活活动能力,并根据自理程度给予相应的协助。卧床及瘫痪病人应保持床单位整洁、干燥、无渣屑;瘫痪病人使用气垫床,预防压疮和下肢静脉血栓形成,用温水擦洗皮肤,协助二便护理。

3. 心理护理

关心病人,鼓励病人接受现实,适应角色的转变,积极配合治疗、康复训练,自强自立。

4. 健康指导与康复

(1)早期康复护理:

① 良肢位摆放:早期康复干预,重点在于建立正常的运动模式。卧床病人注意良肢位的摆放,建立抗痉挛体位。避免上肢屈曲,下肢外展。足下垫一软枕,不宜用厚被压足,防止足下垂。

② 被动运动:按摩病人肢体,进行关节被动运动,对患侧每个关节(肩、肘、腕、指、髋、膝、踝等)进行全方位(屈曲、伸展、旋转)被动运动。活动时注意力度适当,避免病人关节损伤,肌肉拉伤等意外。

③ 主动运动:指导神志清醒病人用健手按摩患肢,用健侧肢体带动患侧肢体活动。可以行床上主动运动:包括上肢的 bobath 握手

运动和下肢的桥式运动。

(2) 恢复期运动训练:主要包括转移动作训练、坐位训练、站立训练、步行训练、平衡共济训练、日常生活训练等,上肢主要采取运动疗法和作业疗法(如吃饭、洗脸、梳头、穿衣、抹桌等)相结合。下肢功能训练主要以改善步态为主。

① 坐位训练:抬高头部角度应从 30° 开始,每天增加 5°~10°,直到 80° 为止,每天坐起时间从 5min 过渡到 10min,再到 1h,每日增加坐起时间和次数,有一定的靠背坐起能力改为独立坐起,病人可采取扶助床沿或健手支撑的办法坐起,逐渐过渡到坐至床边椅子。避免因突然坐起引起的面色苍白、出冷汗、恶心呕吐、眩晕等不适症状,应由他人先扶助坐起,一般使用活动靠背床,或后背靠垫被褥,或用带靠背的座椅倒扣于床头等办法支撑身体。

② 行走训练:下肢主要训练步态。扶助病人从床旁站立到迈步行走,逐渐增加时间和行程,循序渐进。医护人员站在病人患侧,借助自己的内侧腿拖带病人患肢向前迈进,也可使用专业助行器协助行走,开始速度要慢,防止摔倒。

(3) 综合康复治疗:同时可以进行针灸、理疗、按摩等辅助治疗。在康复师指导下使用各种器械进行专业的康复训练。

(4) 鼓励病人坚持长期的功能锻炼,不能半途而废或者急于求成。锻炼时候注意安全,防止跌倒、关节损伤等意外。

(5) 积极治疗高血压、高血脂、糖尿病等原发病,做好脑卒中的二级预防。按时服药,门诊随访。

(五) 言语障碍的康复护理

言语障碍可分为失语症和构音障碍。失语症是由于脑损害所致的语言交流能力障碍;构音障碍是由于神经肌肉的器质性病变,造成发音气管的肌无力及运动不协调所致。

1. 身心评估

(1) 评估病人的职业、文化水平与语言背景;评估病人的意识水平、精神状态及行为表现。

(2) 身体评估:评估失语症的类型,如运动性失语、感觉性失语、传导性失语、命名性失语、完全性失语等。

(3) 心理状态评估:观察病人有无孤独、抑郁、烦躁及自卑情绪;家庭及社会支持情况。

2. 一般护理

(1) 病情观察:观察病人自发语言、听语理解、口语复述、匹配命名、阅读及书写能力;观察发音器官有无病变;观察有无伴随症状,如面部表情改变、皮肤感觉障碍、流涎或口腔滞留食物等。

(2) 沟通方式指导:鼓励病人采取任何方式向医护人员或家属表达自己的需要,可借助符号、描画、图片、表情、手势、交流板、交流手册等提供简单而有效的双向沟通方式。与感觉性失语病人沟通时,应减少外来干扰,避免病人注意力分散;对于运动性失语病人应尽量提简单问题,让病人回答"是""否"或点头、摇头示意;沟通时语速要慢,给予足够的时间做出反应;听力障碍的病人可利用实物图片法进行简单交流。

(3) 病人有流涎或口腔食物滞留时,协助病人饭后漱口,保持口腔卫生;及时清除残留的食物,防止误吸。

3. 心理护理

鼓励病人以适当方式发泄不良情绪,嘱病人保持愉悦的心情。关心、爱护、支持病人。

4. 健康指导与康复

(1) 向病人及家属宣教正确的言语训练的方法和技巧,多鼓励病人,树立克服困难的信心,使训练持之以恒。

(2) 嘱病人积极治疗各种原发疾病,控制脑卒中高危因素,做好二级预防。嘱病人按时服药,定期随访。

(3) 可在病人衣服口袋里放置联系卡,在病人走失或者外出时,方便寻求到帮助。

(4) 语言康复训练:对构音障碍病人,重点训练构音器官运动功能及构音能力。

① 肌群运动训练:指进行唇、舌、齿、软腭、咽、喉与颌部肌群运动,包括缩唇、扣齿、伸舌、卷舌、鼓腮、吹气、咳嗽等活动。

② 发音训练:由训练张口诱发唇音(a、o、u)、唇齿音(b、p、m)、舌

音,到反复发单音节音(pa、da、ka),当能够完成单音节发音后,让病人复诵简单句,如早-早上-早上好。

③ 复述训练:复述单词和词汇,可出示与需要复诵内容相一致的图片,让病人每次复述3~5遍,反复训练,巩固效果。

④ 命名训练:让病人指出常用物品的名称及说出家人的姓名等。

⑤ 刺激法训练:采用病人所熟悉的、常用的、有意义的内容进行刺激,多次反复给予刺激,且不宜过早纠正错误;可利用相关刺激和环境刺激法等,如听语指图、指物和指字。

(六) 吞咽障碍护理

吞咽障碍是指由多种原因引起的、可发生于不同部位的吞咽时咽下困难。吞咽障碍可影响摄食及营养吸收,还可导致食物误吸入气管导致吸入性肺炎,严重者危及生命。

1. 身心评估

(1) 询问病人有无进食呛咳、吞咽无力、言语不清、咽部不适等症状。

(2) 评估病人吞咽障碍的程度。

(3) 心理状态评估:脑卒中吞咽障碍病人由于肢体瘫痪或失语、语言不清、表达力差等原因,病人易出现烦躁、易怒和情绪抑郁,有的甚至拒食,应及时评估病人心理状态。

2. 一般护理

(1) 病情观察:观察病人是否有流涎、口内食物残留、声音嘶哑,音调过低现象。观察病人舌、咽活动灵活度,评估咽反射是否减弱。

(2) 进食护理:

① 餐前准备舒适、清洁、安静的就餐环境。

② 食物选择:以冻状或糊状食物为主。每次喂食的食物不宜过多,速度不宜过快。

③ 进食训练:进食前应嘱病人放松精神,然后让病人坐直(坐不稳时可使用靠背架)或头稍前倾45°。进食采用少食多餐等方法。每次将1/3勺的食物送到健侧舌的后方,用汤匙轻压病人的舌部,以促

进吞咽功能。

④ 提供充足的进餐时间,进餐速度要慢,病人的摄食量可从3~4mL/口开始,随后逐渐增加至1汤匙大小。每次给予病人一口后,嘱病人反复吞咽,使病人能够将食物全部咽下。

⑤ 在进食过程中病人出现呛咳应停止进食,休息片刻;如发生误吸时,给予拍背,及时清除口腔内残余食物,必要时吸痰,防止窒息。

⑥ 严重吞咽障碍者给予鼻饲饮食,保证足够的营养供给,避免发生误吸等意外。

(3) 进食后检查病人口腔,以免有食物残留,并注意口腔卫生,不能自理病人协助进行口腔护理。及时清除口腔分泌物及异物,避免引起误吸及吸入性肺炎等并发症。

3. 心理护理

同时还应针对老年人的性格特点有的放矢地进行心理疏导。

4. 健康指导与康复

(1) 保证进食安全,不能强迫存在吞咽障碍的病人进食。选择合适的食物种类,保证正确、合理的进食速度、体位、量等。

(2) 保证病人足够的营养供给,避免发生营养不良,鼻饲者做好管道护理,并教会病患家属鼻饲的方法。

(3) 及早进行各种康复训练。积极治疗各种原发病,做好卒中的二级预防。定期复诊。

(4) 康复护理:

① 舌部运动:嘱病人开口,将舌头向前伸出,然后作左右运动摆向口角,再用舌尖舔下唇后转向上唇,按压硬腭部。如不能自行进行舌部运动,可用纱布轻裹住舌,再进行上下左右的运动。

② 发音训练:嘱病人张口发"a"音,并向两侧运动发"yi"音,然后再发"wu"音,也可嘱病人缩唇后发"f"音,像吹蜡烛、口哨动作一样。通过张、闭口动作,促进口唇肌肉运动。

③ 脸、下颌及喉部运动:嘱鼓腮、吐气、吮指、咀嚼、咽空气等动作,每天反复练习3次。

④ 采用咽部的冷刺激法:用冷棉签蘸水,刺激病人的咽部,并嘱

病人做吞咽动作,每日2次,每次10～15min。使用棉签蘸冰水刺激病人的前腭弓,左右交替地摩擦5～8下,病人会有较强的刺激,引发吞咽动作。亦可以使用冷热口腔护理。

⑤门德尔森手法:喉部可以上抬者,当吞咽唾液时,让病人感觉有喉向上提时,保持喉上抬位置数秒;或吞咽时让病人以舌部顶住硬腭、屏住呼吸,以此位置保持数秒,同时让病人食指置于甲状软骨上方,中指置于环状软骨上,感受喉结上抬;喉部上抬无力者,用手上推其喉部来促进吞咽,即只要喉部开始抬高,用拇指和食指置于环状软骨下方,轻捏喉部并上推喉部,然后固定。

⑥K点刺激训练:K点刺激可反射性张口,利用压舌板通过刺激K点(位于腭舌弓侧面的黏膜和翼下颌皱襞中间,臼齿后区的顶端,即两牙线交点的后方)以促进张口和诱发吞咽反射,每日饭前进行。

(七)认知障碍护理

认知障碍是指病人无法认清周围的人、事、地和物,同时学习新知识的能力、计算力、定向力等也都下降。认知障碍包括感知障碍、知觉障碍、注意力障碍、记忆力障碍、语言障碍、理解力障碍、智力障碍等。

1. 身心评估

(1)询问病人的既往史、家族史,了解病人的教育背景。

(2)评估病人生活自理能力、排便功能、视觉能力、听觉能力等。

(3)评估病人反应是否迟钝,语句是否经常中断,有无反复说一件事情的现象或对于不同的话题以相同的方式回答。

(4)心理状态的评估。

2. 一般护理

(1)病情观察:观察病人思路是否清晰,有无联想障碍,思考内容是否现实,有无妄想、幻觉以及自大的想法;病人反应是否迟钝,语句是否经常中断,有无反复说一件事情的现象或对于不同的话题以相同的方式回答。

(2)生活不能自理者应给予关心照顾,协助处理。

（3）保证环境安全，将刀具、热水瓶等危险物品放置在病人不能取到的地方，避免病人发生自伤、烫伤等意外。不宜让病人单独外出活动。

（4）生活支持：帮助病人建立每日活动计划表，如几点起床、上厕所、饮水、进食、娱乐、午休及肢体活动锻炼等，按计划表循序渐进，由易到难，提高其对生活的兴趣及康复的信心，恢复其自我照料能力，不宜让病人长期卧床，应适量参加力所能及的体育活动与锻炼。

（5）对伴有各种躯体疾患时应及时治疗，应用一些抗氧化药物，并按时服药，观察有无嗜睡等不良反应。

3. 心理护理

帮助病人建立良好的社会支持系统，协调病人与亲人的关系，加强家属对疾病的正确认识，鼓励家人多陪伴病人。

4. 健康指导与康复

（1）训练病人的穿衣、洗漱、进食、大小便、语言交流。

（2）进行阅读、扑克排序、摆积木、简单计算等，训练时间由短到长，量由少到多，逐渐增加，由康复护士一对一指导训练。

（3）洗衣、做饭、购物、乘车、社交等，由家属帮助进行，每周2～3次，每次30min。

（4）除进行个体康复训练外，还应定期进行集体康复训练，增加病人之间的沟通，并通过部分康复病人的示范，提高病人康复意识，从而自觉遵从康复训练行为。

（5）病人后期出现失语，失去与人交流的能力，从而加重痴呆的发展，故应及早进行语言训练。训练从简单到复杂，可跟着数数，说单词，再说短句、长句，以防止或减慢病情的发展。

（6）注意生活规律，保证足够睡眠，摄入足够的营养，保持大、小便通畅。

（7）加强安全防护，保证病人的生活环境安全、温馨。

（8）在病人身上放置一联系卡，注明姓名、年龄、家庭住址、联系人和号码，当病人走失时，可以寻求帮助。

三、脑出血护理

脑出血指原发性非外伤性脑实质内出血,也称自发性脑出血,占急性脑血管病的 20%～30%,是病死率最高的脑卒中类型。80% 为大脑半球出血,脑干和小脑出血约占 20%。最常见的病因为高血压合并细、小脑动脉硬化。

(一) 身心评估

(1) 评估病人既往有无高血压病史和脑动脉硬化、血液病和家族脑卒中病史;既往用药情况;了解病人的性格特点、生活习惯与饮食结构。

(2) 评估病人起病状态;起病前有无明显的诱发因素。

(3) 评估病人意识水平、肌力、肌张力、语言、吞咽功能、皮肤完整性、营养状况等。

(4) 评估病人心理反应,病人及家属对疾病的病因和诱因、治疗护理经过、防治知识及预后的了解程度。

(二) 护理措施

1. 病情观察

(1) 观察意识、瞳孔、血压、脉搏、呼吸、血氧等变化。

(2) 及时发现脑疝前驱症状,如:剧烈头痛、喷射状呕吐、烦躁不安、血压升高、脉搏减慢、意识障碍进行性加重、双侧瞳孔不等大、呼吸不规则等脑疝先兆表现,如有应立即报告医生。

(3) 使用脱水剂降颅压药物时,注意观察尿量与水、电解质变化和肾功能的情况。

(4) 观察呕吐物和大便颜色性质,了解有无上消化道出血。观察病人有无面色苍白、口唇发绀、皮肤湿冷、烦躁不安、尿量减少、血压下降等失血性休克症状。

(5) 观察病人有无呕吐、头痛症状以及排便情况等。

(6) 并发症的观察:有无肺部感染、皮肤受损、误吸、痫性发作、下肢静脉血栓形成等的相应症状与体征。

2. 一般护理

(1) 绝对卧床休息 2～4 周,头部制动抬高 15°～30°,减轻脑水肿。维持正确体位,采取良肢位摆放。

(2) 意识障碍病人头偏向一侧或侧卧位,及时吸痰保持呼吸道通畅,防止舌后坠阻塞呼吸道而窒息、误吸。

(3) 保持环境安静,严格限制探视,避免各种刺激,各种治疗护理操作集中进行。避免各种引起颅内压增高的因素,如:剧烈咳嗽、打喷嚏、屏气、用力排便、大量输液和躁动不安等。

(4) 谵妄、躁动病人加床栏,适当使用约束带。过度烦躁不安病人可遵医嘱适量应用镇静剂。

(5) 给予低脂、高维生素、高蛋白的清淡饮食,少量多餐,入液量每天保证 2500mL 左右,以维持营养及水、电解质和酸碱平衡。伴有应激性溃疡的病人暂禁食。昏迷或吞咽障碍者,尽早实行肠内营养支持。

(6) 加强口腔、皮肤护理和两便护理,防止便秘。张口呼吸病人给予盐水纱布覆盖口腔。保持床单位整洁、干燥。每天床上擦浴 1～2 次,定时翻身,翻身时尽量减少头部摆动幅度,12h 内不宜大幅度翻身,以免加重出血。

3. 并发症护理

(1) 脑疝的护理:

① 配合抢救,立即为病人吸氧,建立静脉通道,遵医嘱快速静脉滴注甘露醇或静脉注射呋塞米,甘露醇应快速输注,防止输液外渗。备好气管切开包、监护仪、吸引器等抢救用物。

② 头部严格制动,冰帽低温脑保护,避免一切不良刺激及诱发因素;做好各项基础护理措施;及时清除呕吐物,防止误吸;做好安全防护措施。

(2) 上消化道出血的护理:

① 遵医嘱使用血管活性药物和 H2 受体拮抗剂或质子泵抑制剂药物。

② 暂禁食,出血停止后给予清淡、易消化、无刺激温凉流质饮食,少量多餐。防止胃黏膜损伤加重出血。

③ 鼻饲病人,每次鼻饲前先抽吸胃液并观察颜色。出血严重病人,可使用冰盐水+去甲肾上腺素胃管注入止血。

4. 心理护理

告诉病人及家属疾病原因、临床表现、主要治疗护理措施。安慰病人,消除其紧张情绪,避免过度紧张。

(三) 健康指导与康复

(1) 疾病预防指导:指导高血压病人避免引起血压骤然升高的各种因素,如保持情绪稳定和心态平和,避免过分喜悦、愤怒、焦虑、恐惧、悲伤等不良心理和惊吓等刺激;建立健康的生活方式,保证充足睡眠,适当运动,避免体力或脑力过度劳累和突然用力;低盐、低脂、高蛋白、高维生素饮食;戒烟、酒;养成定时排便的习惯,保持大便通畅。

(2) 用药指导和病情监测:告知病人和家属疾病的基本病因,主要危险因素和防治原则,如遵医嘱正确服用降压药物,维持血压稳定,教会病人及家属测量血压的方法和对疾病早期表现的识别,发现血压异常波动或无诱因的剧烈头痛、头晕、晕厥、肢体麻木、乏力或语言交流困难等症状应及时就医。

(3) 教会病人和家属自我护理的方法和康复训练技巧,例如:如何向健侧和患侧的翻身训练、桥式运动等肢体功能训练及语言和感觉功能训练的方法、正确的进食方法和吞咽功能训练等,使病人和家属认识到坚持主动或被动康复训练的意义。

四、蛛网膜下腔出血护理

蛛网膜下腔出血(SAH)是多种原因致脑底部或脑表面血管破裂,血液流入蛛网膜下腔引起的一种临床综合征。多由于先天性动脉瘤或动静脉畸形破裂,血液进入蛛网膜下腔而出现剧烈头痛,伴呕吐以及脑膜刺激征的典型临床表现。

(一) 身心评估

(1) 了解病人有无先天性颅内动脉瘤、动静脉畸形、高血压、脑动脉粥样硬化、血液疾病等引起本病的病因。了解病人起病前有无激动、饮酒、突然用力等诱因。

(2) 评估头痛情况,评估有无颈项强直等脑膜刺激症状。

(3) 了解实验室等检查结果,如脑脊液检查、CT、DSA、MRI 等。
(4) 评估病人及家属对疾病的认识和心理状态。

(二) 护理措施
1. 病情观察
(1) 观察病人意识、瞳孔、血压、脉搏、呼吸、血氧等变化。
(2) 观察病人有无头痛、呕吐、脑膜刺激征症状。
(3) 使用脱水剂降颅压药物时,注意观察尿量与水电解质变化和肾功能的情况;使用尼莫地平时注意观察有无皮肤发红、血压下降等症状。
(4) 观察病人有无头晕、头痛性质改变及轻偏瘫和失语等脑血管痉挛症状。
(5) 并发症的观察:有无肺部感染、皮肤受损、误吸、痫性发作、下肢静脉血栓形成等的相应症状与体征。

2. 一般护理
(1) 绝对卧床休息 4～6 周,头部制动抬高 15°～20°,告知病人和家属绝对卧床的重要性。
(2) 保持环境安静,严格限制探陪,避免各种刺激,各种治疗护理操作集中进行。避免各种引起颅内压增高的因素,如:剧烈咳嗽、打喷嚏、屏气、用力排便、大量输液和躁动不安等。
(3) 保持大便通畅,必要时予缓泻剂等药物应用。
(4) 缓解病人头痛不适:如缓慢深呼吸、音乐疗法、转移注意力,必要时遵医嘱使用镇静剂。
(5) 少食多餐,提供高热量、高维生素、优质蛋白质、清淡易消化食物,并告知病人多食含粗纤维的蔬菜、水果(韭菜、芹菜、香蕉),并保证营养,提高机体抵抗力,忌辛辣食物。
(6) 加强口腔、皮肤护理和两便护理,防止便秘。
(7) 意识障碍者按照意识障碍护理常规护理。
(8) 发热病人主要进行物理降温,头部禁用酒精。

3. 心理护理
告诉病人情绪稳定对疾病恢复和减少复发的意义,使病人了解卧床重要性，并配合治疗护理。指导家属关心体贴病人，减轻病人的焦虑、恐惧等不良心理反应。

（三）健康指导与康复

（1）疾病知识指导：向病人及家属介绍疾病的病因、诱因、临床表现、防治原则和自我护理方法。建议病人在首次出血后 3 日内或 3~4 周进行 DSA 检查。

（2）预防再出血：保持情绪平稳，避免一切诱发因素。女病人 1~2 年内避孕。

（3）日常生活指导：同脑出血。

（4）康复护理：蛛网膜下腔出血一般不会伴有各种功能障碍，如并发脑血管痉挛时可出现轻偏瘫和失语等症状，康复护理同症状护理中运动障碍和言语障碍护理。

五、短暂性脑缺血发作护理

短暂性脑缺血发作（TIA）是历时短暂并经常反复发作的脑局部供血障碍，导致供血区局限性神经功能缺失症状。每次发作持续数分钟至 1h，不超过 24h，不遗留神经功能缺损症状。可反复发作。

（一）身心评估

（1）评估病人既往有无高血压、脑动脉硬化、糖尿病、高血脂、心脏病和家族脑卒中病史。评估病人的性格特点、生活习惯与饮食结构，病人起病状态，既往有无类似发作病史。

（2）评估病人意识水平、肌力、肌张力、语言、吞咽功能等情况。

（3）了解病人有无影像学、实验室检查异常。

（4）评估病人心理反应，病人及家属对疾病的病因和诱因、治疗护理经过、防治知识及预后的了解程度。

（二）护理措施

1. 病情观察

（1）观察病人意识、瞳孔、血压、脉搏、呼吸、血氧等变化。

（2）观察病人每次发作时持续时间、间隔时间和伴随症状；观察发病时的主要临床表现。

(3) 观察病人 CT 或 MRI 检查是否正常；脑血管造影是否发现血管狭窄及闭塞部位；血脂、血糖等是否有异常。

(4) 使用抗凝药物时，注意观察病人有无出血倾向、出血皮肤黏膜有无出血点、牙龈有无出血、凝血时间延长等情况。

2. 一般护理

(1) 指导病人发作时卧床休息，枕头不宜太高（以 15°～20° 为宜），以免影响头部血液供应。仰头或头部转动时应缓慢且转动幅度不宜太大。

(2) 频繁发作者应避免重体力劳动。淋浴或外出时应有家属陪伴，以防跌倒和外伤。

(3) 指导病人遵医嘱正确服药，并自我观察有无出血倾向、皮肤瘀斑和瘀点、牙龈出血、大便颜色等。

(4) 缓解病人头痛不适，如缓慢深呼吸、音乐疗法、转移注意力，必要时遵医嘱使用镇静剂。

(5) 予低盐、低脂、足量蛋白、丰富维生素饮食，少摄入糖类，忌辛辣刺激饮食和暴饮暴食，戒烟、酒。

3. 心理护理

告知病人心理因素与疾病的关系，避免病人精神紧张和过度担心病情。保持心态平稳、情绪稳定。

（三）健康指导与康复

(1) 疾病知识指导：按医嘱正确服药，积极治疗高血压、高血脂、糖尿病、动脉硬化、肥胖症等。告知病人用药期间如何观察不良反应。嘱病人一旦发现肢体麻木、无力、眩晕、头痛、复视或突然跌倒应及时就诊。高危病人应定期体检。

(2) 疾病预防指导：注意劳逸结合，多参加一些有益身心的社交活动；保持情绪平稳，正确服药，指导病人增加对药物治疗的依从性；合理饮食，戒烟、酒；积极治疗原发病。

(3) 日常生活指导：除健康的生活方式外，频繁发作者避免重体力活动，尽量避免单独外出，卧床时避免使用高枕。

(4) TIA 一般不会遗留神经功能障碍。

六、脑梗死护理

脑梗死又称缺血性脑卒中,是指各种原因引起的脑部血液循环障碍、缺血、缺氧所致的局限性脑组织缺氧性坏死或软化。临床常见类型为脑血栓形成和脑栓塞。脑血栓形成是在动脉硬化等动脉壁病变基础上,脑动脉主干或分支管腔狭窄、闭塞或形成血栓,造成该动脉供血区局部脑组织血流中断发生缺血、缺氧性坏死,是临床上最常见的脑血管疾病。脑栓塞是指血液中各种栓子随血流进入颅内动脉系统,导致管腔急性闭塞,引起相应供血区脑组织缺血性坏死。

(一)身心评估

(1)了解病人有无动脉粥样硬化、高血压、高血脂、糖尿病、心脏病等基础疾病;了解病人起病前活动状态及发病时间;了解病人的性格特点、生活习惯与饮食结构以及有无家庭史。

(2)询问病人既往有无 TIA 病史,以及 TIA 发病情况及是否正规治疗。

(3)评估病人心功能情况,有无房颤、风心病病史。

(4)评估病人意识水平、肌力、肌张力、步态、语言、吞咽功能、皮肤完整性、营养状况、疼痛等情况。

(5)了解有无阳性辅助检查结果,如:头颅 CT、MRI、血糖、血脂、凝血功能、心电图等。

(6)评估病人心理反应,评估病人及家属对疾病的病因和诱因、治疗护理经过、防治知识及预后的了解程度。

(二)护理措施

1. 病情观察

(1)观察病人意识、瞳孔、血压、脉搏、呼吸、血氧、心率、心律等变化。

(2)观察病人意识水平、肌力肌张力、语言功能、吞咽功能、步态、感觉、排便等变化,有无呕吐、头痛等情况。

(3)心脏病病人注意观察有无心律失常、心衰等症状。

(4)用药观察:使用抗凝或溶栓药物时,注意观察病人有无出血倾向,以及有无头痛、血压升高、脉搏减慢、恶心呕吐等脑出血症状。使用脱水剂降颅压药物时,注意观察尿量与水、电解质变化和肾功能的情况。使用抗心律失常药物时注意观察有无药物中毒反应(详见循环系统心律失常护理)。

(5) 并发症的观察:有无肺部感染、皮肤受损、误吸、痫性发作、下肢静脉血栓形成等的相应症状与体征。

2. 一般护理

(1) 病情严重者(如大面积脑梗死、意识障碍、心功能不全者)需卧床至病情缓解,并给予心电监护,密切观察病情变化。

(2) 开启脑卒中绿色通道,发病后尽早配合医师进行溶栓治疗。

(3) 发热病人进行物理降温,头部禁用冰帽。

(4) 给予持续氧气吸入。头痛、烦躁不安者,按医嘱给降压药及止痛剂。

(5) 饮食护理:给予低脂、低盐、低胆固醇、高维生素、高蛋白的饮食。忌烟、酒,有意识障碍及吞咽困难者给予鼻饲流质饮食,轻度吞咽困难者给予糊状饮食,重度吞咽困难者给予鼻饲流质(详见吞咽障碍护理)。

(6) 偏瘫病人协助翻身、叩背、排痰,鼓励病人深呼吸,以防肺部感染和压疮。保持外阴清洁,鼓励多饮水,防泌尿系感染等。加强口腔、皮肤护理和两便护理,防止便秘。

3. 静脉溶栓护理

(1) 溶栓前准备:遵医嘱予抽血行血 Rt 及凝血指标检验;建立静脉通道,选择血管时应避开下肢,选择粗、大、直的血管,并予留置针应用;行心电监护,监测生命体征。

(2) 溶栓中护理:① 使用重组组织型纤溶酶原激活物(rt-PA),其中 10% 在最初 1min 内静脉推注,其余持续滴注 1h。使用尿激酶(UK):一般加入 100~200mL 0.9%NS 中静脉滴注,30min 内滴完。整个过程中需要严密监护病人有无泌尿道、口腔、牙齿黏膜等出血。

② 调整血压:急性期病人血压于较平时稍高水平,以保证脑部灌注,防止梗死面积过大。除非血压过高(收缩压>220mmHg 或舒张压大>120mmHg),不予应用降压药。出现持续性低血压病人,应

补偿血容量和或增加心输出量,必要时可应用多巴胺、间羟胺等升压药物。

③ 控制血糖:当血糖>11.1mol/L 时,应立即予普通胰岛素治疗,控制血糖在 8.3mol/L 以下。当血糖<2.8mol/L 时,给予葡糖糖注射液口服或静注并及时监测血糖变化。

4. 心理护理

病人常因肢体偏瘫、言语障碍、大小便失禁、生活不能自理而烦恼。护理人员应关心、体贴病人,使其树立治疗信心。

(三)健康指导与康复

(1)疾病知识指导:向病人及家属宣教疾病发生的基本病因和主要危险因素、早期症状和及时就诊的指征,指导病人遵医嘱正确服药、降糖、降脂,定期复查。坚持长期的康复训练。

(2)疾病预防指导:合理饮食,多食新鲜蔬菜、水果、谷类等食物,戒烟、酒;遵医嘱规则用药,学会自我监测血压、血糖和观察药物不良反应;告知改变不良生活方式,劳逸结合;洗澡时间不宜过长,水温不宜过高;气温变化时注意保暖,避免单独外出。

(3)日常生活指导:鼓励病人从事力所能及的家务劳动,不能过度依赖他人,增强自我照顾能力。

(4)病情许可者,提倡超早期康复护理,即病人发病后 24h 内即开始进行康复护理。不能进行主动锻炼的病人进行被动功能锻炼。并鼓励病人早日离床活动,活动时注意安全,避免意外发生。具体措施同脑出血,详见脑出血症状护理。

七、癫痫护理

癫痫是由不同病因导致脑部神经元高度同步异常放电所引起的,以短暂性中枢性系统功能失常为特征的慢性脑部疾病。每次发作或每种发作的过程称为痫性发作。一次癫痫发作持续 30min 以上,或连续多次发作致发作间期意识或神经功能仍未恢复至正常水平称为癫痫持续状态。

(一)身心评估

(1)询问病人是否有家族史,既往有无发作先例,有无颅脑外伤、脑血管疾病、颅内感染等基础疾病。

(2) 评估痫性发作持续时间及次数、间隔时间,发作时病人神志、瞳孔、呼吸、血压等变化。评估是否有舌咬伤及两便失禁。

(3) 心理状态评估:评估病人有无恐惧、紧张、焦虑、抑郁等心理状态。

(二) 护理措施

1. 病情观察

(1) 观察病人意识、瞳孔、生命体征、血氧等变化。

(2) 观察病人有无肢体抽搐、牙关紧闭、两便失禁情况。观察发作的症状,记录发作的持续时间与频率。

(3) 连续大量使用地西泮、鲁米那钠等药物时,严密观察病人呼吸、血氧等变化。

(4) 并发症的观察:有无舌咬伤、骨折等意外。

2. 一般护理

(1) 全面—阵挛发作(GTCS)的护理:

① 防止窒息:立即让病人平卧,解开衣领,取出义齿,头偏向一侧,保持呼吸道通畅,及时吸氧。对呼吸功能不能恢复者,及时做人工辅助呼吸。

② 尽快在病人上下臼齿之间垫开口器、牙垫或手帕,防止咬伤舌头和颊部。

③ 禁止向病人强行灌水喂药及暴力按压抽搐的肢体,以免造成窒息、吸入性肺炎及骨折、脱臼。

④ 专人陪护,详细记录发作经过、时间和主要表现。

⑤ 发作结束后轻轻将病人放置良好的姿势,以改善呼吸。

⑥ 注意观察病人精神症状,少数病人抽搐停止后,意识在恢复过程中,有短时间的兴奋躁动,应加强保护,以防自伤或他伤。

(2) 癫痫持续状态的护理:

① 尽快控制发作:遵医嘱予首选地西泮静推,注射速度不超过 2mg/min,无效则改用其他药物,也可予地西泮 100~200mg 溶于 5%葡萄糖盐水 500mL 中,于 12h 内缓慢静滴。

② 保持呼吸道通畅：取平卧头侧位，松开领带、衣扣和裤带；取下活动性义齿，及时清除口鼻分泌物；立即放置压舌板或牙垫，必要时用舌钳将舌拖出，防止舌后坠阻塞呼吸道，以利呼吸道通畅。

③ 立即采取维持生命功能的措施，纠正脑缺氧，防治脑水肿，保护脑组织。吸氧，监测呼吸、血氧、血压、ECG及血电解质变化。

④ 防治并发症：高热时给予物理降温，及时纠正血酸碱度和电解质的变化，预防感染，发生脑水肿时予甘露醇和呋塞米注射，注意预防和控制感染。

3. 心理护理

关心、支持病人，鼓励病人表达自己的心理感受，指导病人面对现实，采取积极的应对方式。

（三）健康指导与康复

（1）疾病知识指导：向病人及家属介绍疾病有关知识，使其正确面对疾病。病人应充分休息，环境应安静，避免光声刺激，保证病人睡眠充足。予高脂肪、低糖、低蛋白质的饮食，避免过饱，戒烟、酒，少进食辛辣食物。

（2）疾病预防指导：告知病人避免饥饿、疲劳、便秘、饮酒、睡眠不足、情绪激动、妊娠与分娩、强烈刺激、惊吓等诱发因素。

（3）用药指导：告知病人应长期、规律用药，切忌突然停药、减药、换药、漏服。用药期间定期复查血药浓度及肝肾功能。

（4）安全与婚育：告知病人外出时随身携带写有姓名、年龄、所患疾病、家庭住址、联系方式的信息卡。病人不应从事攀高、游泳、驾驶等工作。有家族史的女性病人不宜生育。

（5）癫痫发作或持续状态时避免发生各种并发症，如出现各种功能障碍，对症护理。

八、面神经炎护理

面神经炎是由茎乳孔内面神经非特异性炎症所致的周围性面瘫，又称为特发性面神经麻痹，或陈贝尔（Bell）麻痹。

（一）身心评估

（1）评估病人年龄、性别，发病前是否有受凉、感染病史。

（2）了解病人起病急骤情况。

（3）评估病人有无疼痛,是否有味觉、听觉异常。

（4）评估病人有无焦虑、紧张等不良情绪。

(二) 护理措施

1. 病情观察

（1）观察病人是否有表情肌瘫痪症状,如:一侧额纹消失、眼睑闭合不全、鼻唇沟变浅、口角歪斜、鼓腮不能等。

（2）观察病人是否有耳后疼痛,外耳道是否出现疱疹,是否出现角膜受损。

（3）观察药物作用及副作用:是否有消化道溃疡、体型发胖等症状。

2. 一般护理

（1）急性期(发病后1个月内)注意休息,防风、防寒,尤其是侧耳后茎乳孔周围应予以保护,预防诱发。

（2）外出时可戴口罩、系围巾,或使用其他改善自身形象的恰当修饰。

（3）眼睑闭合不全或不能闭合者予以眼罩、眼镜防护,或使用眼药水预防感染,保护角膜。

（4）进食清淡饮食,避免粗糙、干硬、干燥、辛辣食物,有味觉障碍的病人应注意食物温度,避免烫伤。

（5）指导病人饭后及时漱口,清除口腔患侧滞留食物,保持口腔清洁,预防口腔感染。

（6）早期介入,进行针灸、理疗等治疗方法,促进神经肌肉功能恢复。

3. 心理护理

鼓励病人表达面部形象改变后的心理感受和对疾病预后担心的真实想法;指导病人正确对待疾病,积极配合治疗。同时避免使用任何伤害病人自尊的言语。

(三) 健康指导与康复

（1）疾病知识指导:进食清淡饮食,保持口腔清洁,保护眼角膜;

面瘫未完全恢复时注意用围巾或高领风衣适当遮挡、修饰。

(2) 疾病预防指导:保持健康心态,生活有规律,避免面部长时间吹冷风、受凉或感冒。

4. 康复护理

指导病人尽早开始面肌的主动和被动运动。可对着镜子做皱眉、举额、闭眼、露齿、鼓腮和吹口哨等动作。每天数次,每次5~15min,并辅以面肌按摩,以促进早日康复。

九、多发性神经病护理

多发性神经病是肢体远端多发性神经损害,主要表现为四肢对称性末梢型感觉障碍、下运动神经元瘫痪和(或)自主神经障碍的临床综合征。亦称多发性神经炎、周围神经炎或末梢神经炎。

(一)身心评估

(1) 病史:询问是否接触药物、化学品、重金属及有无乙醇中毒等,询问病人既往有无营养缺乏或代谢障碍性疾病等。

(2) 评估病人感知觉、皮肤的温度及肢体活动情况等。

(3) 评估病人的有无紧张、焦虑等不良情绪。

(二)护理措施

1. 病情观察

(1) 观察病人有无感觉障碍(四肢远端对称性感觉缺失,呈手套、袜子形分布,出现感觉异常、感觉过度、感觉疼痛等刺激症状)。

(2) 观察病人有无运动障碍(肢体远端下运动神经元性瘫痪,表现为肌无力、肌萎缩和肌束颤动等,晚期可出现手、足下垂和肌肉挛缩)。

(3) 观察病人有无自主神经障碍(体位性低血压,肢体远端皮肤发凉,皮肤干燥、脱屑、多汗或无汗)。

2. 一般护理

(1) 饮食护理:给予高热量、高维生素、清淡易消化的饮食,多食富含B族维生素的食物,如杂粮、豆类、干果等,戒烟酒。

(2) 生活护理:评估病人的生活自理能力,满足病人生活需求,做好口腔护理、皮肤护理,协助翻身,以促进睡眠,提高舒适度,预防压疮等并发症。

(3) 安全护理:防止跌倒、坠床、烫伤、关节功能受损等并发症。

(4) 皮肤护理多汗者保持皮肤清洁干燥,皮肤干燥病人涂润肤乳。

(三) 健康指导与康复

(1) 疾病预防指导:生活有规律;合理饮食,均衡营养,戒烟限酒,尤其是怀疑慢性乙醇中毒者应戒酒;预防感冒;避免药物和食物中毒;保持平衡心态,积极治疗原发病。

(2) 用药指导:指导病人正确服药,注意观察药物不良反应。

(3) 每天坚持适度的运动和肢体功能锻炼,防止跌倒、坠床、外伤、烫伤和肢体挛缩畸形。

(4) 定期门诊复查,当感觉和运动障碍症状加重或出现外伤、感染、尿潴留或尿失禁时立即就诊。

(5) 康复护理:

① 指导病人进行肢体的主动和被动运动,并辅以针灸、理疗、按摩,防止肌肉萎缩和关节挛缩,促进知觉恢复。

② 鼓励病人在能够承受的活动范围内坚持锻炼,并为其提供宽敞的活动环境和必要的辅助设施。

十、吉兰-巴雷综合征护理

急性炎症性脱髓鞘性多发性神经病又称吉兰-巴雷综合征(GBS),为急性或亚急性起病的大多可恢复的多发性脊神经根(可伴脑神经)受累的一组疾病。

(一) 身心评估

(1) 询问病人年龄、性别,近期有无上呼吸道感染、腹泻等感染病史,是否接种疫苗。询问病人何时发生肢体无力情况。

(2) 评估病人意识、肌力、肌张力、皮肤、生活自理能力、Braden评分、疼痛评分、吞咽功能、营养状况等以及有无排便失禁。

(3) 评估病人有无感觉异常。

(4) 评估病人对疾病的认识以及有无紧张、焦虑、恐惧等不良心理。

(二) 护理措施

1. 病情观察

(1) 注意观察神志、心率、心律、血压、呼吸、体温等生命体征等变化;注意呼吸频率与节律。如有无咳嗽无力、呼吸费力、烦躁、出汗、发绀、吞咽困难等。

(2) 观察病人出现瘫痪的特点及累及的部位。

(3) 用药观察:使用激素、免疫抑制剂等药物,注意观察药物副作用,如消化道溃疡、继发感染等。

(4) 注意病人脑脊液、肌电图等辅助检查有无异常。

2. 一般护理

(1) 急性期卧床休息,取侧卧位,以利呼吸道分泌物流出。如有呼吸肌瘫痪,取平卧,头偏向一侧。

(2) 保持呼吸道通畅,注意翻身、叩背,鼓励病人深呼吸,进行有效咳嗽、咳痰,预防肺炎及肺不张,必要时吸痰,备呼吸机与抢救设备。

(3) 用药护理。指导病人遵医嘱正确用药,慎用镇静类失眠药,以免产生呼吸抑制。

(4) 对面神经受损、眼睑不能闭合者,要涂抗菌眼膏,加用眼罩,以防角膜溃疡及结膜炎。

(5) 给予营养丰富、高维生素、高蛋白、高热量、高维生素 B_{12}、易消化的饮食。对吞咽困难者,及早鼻饲。

(6) 瘫痪肢体应保持良肢位,两足可用软枕支撑。病情稳定后,及时做被动运动、针灸按摩,鼓励主动运动。

(7) 保持口腔及皮肤清洁。勤翻身,保暖,忌用热水袋,以防烫伤。对于生活不能自理病人给予补偿护理。

(8) 注意保暖,及时治疗原发病。

3. 心理护理

消除病人因呼吸困难而产生的紧张情绪。尤其是应用呼吸机者,树立治疗信心,积极配合抢救。

（三）健康指导与康复

（1）疾病知识指导:指导家人及家属了解病因、进展、常见并发症及预后,保持情绪平稳及良好的心态;加强营养,增强体质和机体抵抗力,避免淋雨、受凉、疲劳和创伤。

（2）病情监测指导:告知病人上消化道出血、营养失调、压疮、下肢静脉血栓形成的表现及预防窒息的方法。嘱病人出现不适及时就诊。

（3）加强肢体功能锻炼和日常生活活动训练,减少并发症,促进康复。

（4）肢体被动和主动运动应保持关节的最大活动度;运动锻炼过程中应有家人陪同,防止跌倒、受伤。

（5）GBS恢复过程长,需要数周或数月,家属应理解和关心病人,督促病人坚持运动锻炼。

十一、急性脊髓炎护理

急性脊髓炎是指急性非特异性的,局限于数个节段的横贯性脊髓炎症,病变特征为病变水平以下肢体瘫痪,各种感觉缺失或自主神经功能障碍。

（一）身心评估

（1）询问病人年龄、性别,重点询问病人近期是否有上呼吸道感染、腹泻、麻疹、水痘或疫苗接种的病史。

（2）评估病人意识、肌力、肌张力、皮肤、生活自理能力、Braden评分、Morse评分、疼痛评分、吞咽功能、营养状况以及有无排便失禁等。

（3）评估病人有无感觉异常。

（4）评估病人有无沮丧、绝望、紧张等不良情绪。

（二）护理措施

1. 病情观察

（1）观察脊髓病变水平以下肢体运动障碍、感觉障碍的程度。

（2）观察有无呼吸肌瘫痪症状，如感觉障碍平面上升、呼吸困难等。

（3）观察有无脊髓休克征象，如瘫痪肢体肌张力低、腱反射消失、病理反射引不出、尿潴留等。

（4）使用激素类药物时，注意观察有无药物不良反应。

2. 一般护理

（1）避免损伤皮肤，损伤平面以下忌用热水袋和其他暖具，以防烫伤。

（2）做好失禁护理，可使用皮肤保护膜或造口用品等保护肛周会阴皮肤，预防压疮及失禁性皮炎。如已发生压疮，应积极换药治疗。

（3）病人如出现尿潴留，给予诱导排尿，必要时保留导尿，并做好尿管护理，预防尿路感染。

（4）保持肢体良肢位，辅以理疗、针灸、按摩等，防止关节变形和肌肉萎缩。

（5）大剂量使用激素时，注意有无消化道出血倾向。

（6）注意保暖，避免受凉，经常翻身拍背和采取坐卧位，帮助排痰，防止坠积性肺炎。

（7）给予高热量、高维生素、高蛋白饮食，多吃纤维素丰富的食物，少吃胀气的食物，鼓励多饮水。

3. 心理护理

及时给予各种心理支持，帮助病人保持积极乐观的情绪。

（三）健康指导与康复

（1）偏瘫病人康复护理详见"运动障碍"护理常规。

（2）促进膀胱功能恢复。指导和督促病人进行收缩和放松会阴部肌肉的锻炼，每次肛门括约肌收缩10～30遍，每天3次。指导训练病人自行环形按摩及轻挤压膀胱区，每次5min，每天3次。每2～3h送一次便器，以训练有意识地排尿。留置尿管的病人每3～4h放松尿管一次，锻炼膀胱的舒缩功能，必要时采取间歇导尿。

（3）鼓励病人保持良好的心态，树立战胜疾病的信心。

（4）病情稳定后及早开始瘫痪肢体的功能锻炼，促进肌力恢复。

（5）合理饮食，饮食宜清淡，并保证足够的营养。

（6）加强各种生活护理，预防各种并发症。

十二、帕金森病护理

帕金森病(PD)又称震颤麻痹，是一种常见于中老年的神经系统变性疾病，临床上以静止性震颤、运动迟缓、肌强直和体位不稳为临床特征，主要病理改变是黑质多巴(DA)能神经元变性和路易小体形成的。

（一）身心评估

（1）评估病人年龄、性别、家族史，是否长期接触杀虫剂、除草剂等化工用品。

（2）评估病人活动、步态、肌力、肌张力、排便、皮肤、营养、吞咽功能等情况。

（3）评估病人睡眠情况，是否有认知障碍吞咽障碍等。

（4）评估病人心理反应；评估病人及家属对疾病的病因和诱因、治疗护理经过、防治知识及预后的了解程度。

（二）护理措施

1. 病情观察

（1）观察病人意识、瞳孔、生命体征等变化。

（2）观察病人活动时动作、面部表情、姿势步态；病人的运动是否减少，动作是否缓慢；语声变化；进食、饮水有无咳呛。

（3）观察是否有肢体震颤、自理缺陷。

（4）观察药物作用及副作用：如使用多巴胺药物，可有恶心、呕吐、视力模糊等症状。

（5）并发症的观察：观察是否有肺部感染、压疮等并发症。

2. 一般护理

（1）体位不稳时应有人陪伴，以免发生意外。肌强直时，护理操作动作要轻，不能强搬硬拉。

（2）唾液分泌增多时及时吸痰。

（3）提供生活方便，将病人常用物品放置在易够取的位置，方便病人使用,教会病人使用传呼铃。

(4) 采取有效沟通方式,对言语不清、构音障碍的病人耐心倾听病人主诉。可指导病人使用画板、笔纸、手势进行沟通。

(5) 排便困难的,应遵守医嘱给予药物,协助排便,必要时给予导尿。

(6) 用药护理:指导病人如何正确服药,并及时发现药物副作用,如"开关"现象、便秘、精神症状等,并且由于多巴胺具有对食物的一些特殊要求,服多巴胺应安排在饭前 30~60min,饮食上要注意减少脂肪含量。

(7) 饮食指导:帕金森病病人由于肌张力增加,胃肠蠕动能力相对减弱,应指导病人平衡进食糖、蛋白质、脂肪、维生素食物,不偏食,细嚼慢咽,食物品种多样化,防止便秘。

3. 晚期病人的重点护理

(1) 对于晚期运动严重障碍卧床病人应给全补偿护理,预防压疮、肺部感染并发症。

(2) 并发吞咽困难者,为防止误吸、肺部感染,应及早留置鼻饲管。排尿困难者给予保留导尿。

(3) 有精神症状、智能障碍的病人安置在严密监控区域,专人陪护,避免外伤、走失、自杀等各种意外。

4. 心理护理

建立良好的护患关系,尊重病人,鼓励病人积极参与各种娱乐活动,帮助病人与病人之间进行交往,激励战胜疾病信心,提高带病生活质量。

(三) 健康指导与康复

(1) 疾病知识指导:早期轻型病人鼓励病人进行适当的活动与体育锻炼。流涎要及时清理,避免吸入性肺炎的发生。坚持合理遵医嘱长期服药,并学会观察药物不良反应。

(2) 日常生活指导:鼓励病人做力所能及的事情,活动时做好各种安全防护,避免意外发生。

(3) 疾病晚期病人会出现不同程度的吞咽障碍、运动障碍,护理措施同症状护理。帮助并指导病人学会按摩肌肉,锻炼呼吸肌,如每日练习深呼吸 4~6 次,每次 5min;用提肛法锻炼会阴部肌肉等。按摩后肌张力减低,可进行运动锻炼。

十三、重症肌无力护理

重症肌无力(MG)是乙酰胆碱抗体介导,细胞免疫依赖及补体参与的神经-肌肉传递障碍的获得性自身免疫性疾病,由神经-肌肉接头突触后膜上乙酰胆碱受体受损引起。主要临床表现为骨骼肌极易疲劳,活动后症状加重,休息和应用胆碱酯酶抑制剂治疗后明显减轻。累及呼吸肌出现咳嗽无力和呼吸困难,需要用呼吸机辅助通气称为重症肌无力危象,是本病致死的主要原因。主要包括肌无力危象、胆碱能危象和反拗危象。

(一)身心评估

(1)评估病人年龄、性别、家族史,是否有胸腺瘤病史。

(2)评估病人起病前是否有感染、精神创伤、过度劳累、手术、妊娠和分娩等诱因。

(3)评估病人骨骼肌运动及呼吸情况,肌无力出现的特点及分布情况。

(4)评估病人自理能力及营养状况。

(5)评估病人心理反应;评估病人及家属对疾病的病因和诱因、治疗护理经过、防治知识及预后的了解程度。

(二)护理措施

1. 病情观察

(1)观察病人是否有眼外肌麻痹(如上睑下垂)、表情淡漠、咀嚼无力、饮水呛咳、发音障碍等症状。

(2)观察病人肌无力是否有活动后加重、晨重暮轻现象。

(3)注意观察病人呼吸频率、节律、深度的改变,是否出现肌无力危象,如咳嗽无力、呼吸困难。

(4)观察药物作用及副作用:是否有恶心呕吐、肌无力危象等症状。

(5) 并发症的观察：观察是否有误吸、肺部感染、呼吸肌麻痹等并发症。

2. 一般护理

(1) 指导病人充分休息，活动易选择清晨、休息后或肌无力症状较轻时进行，学会自我调节活动量，以不感到疲劳为原则。

(2) 调整饮食计划，给予高蛋白、高热量、高维生素、富含钾、钙的饮食。安排病人在用药后 15～30min 药效最强时进餐，注意进食安全，防止误吸。重症病人鼻饲饮食。

(3) 提供生活方便，将病人常用物品放置在易够取的位置，方便病人使用，教会病人使用传呼铃。根据病人自理能力提供补偿护理。

(4) 采取有效沟通方式，对言语不清、构音障碍的病人耐心倾听病人主诉。可指导病人使用画板、笔纸、手势进行沟通。

(5) 用药护理：指导病人如何正确服药，并及时发现药物副作用，避免加重肌无力症状和诱发危象的药物，如氨基糖苷类抗生素、普萘洛尔、氯丙嗪、镇静剂等。

(6) 饮食指导：帕金森病病人由肌张力增加，胃肠蠕动能力相对减弱，应指导病人平衡进食糖、蛋白质、脂肪、维生素食物，不偏食，细嚼慢咽，食物品种多样化，防止便秘。

3. 并发症护理：重症肌无力危象

(1) 严密观察病情，避免感染、外伤、疲劳和过度紧张等肌无力危象诱发因素。

(2) 鼓励病人咳嗽和深呼吸，抬高床头，及时吸痰，清除口鼻腔分泌物，保持呼吸道通畅，遵医嘱氧气吸入。

(3) 备好新斯的明、呼吸机等抢救物品，必要时配合建立人工气道和人工辅助呼吸。

(4) 根据危象不同类型实施不同处理措施：① 肌无力危象，立即注射新斯的明。② 胆碱能危象：应立即停用胆碱酯酶抑制药，可肌注阿托品。③ 反拗性危象：停用胆碱酯酶抑制药，输液维持。

4. 心理护理

应对病人进行耐心、细致的解释、安慰工作，每次操作前，向病人解释操作的目的、用途，以取得配合。因呼吸机辅助呼吸无法讲话的病人,以用卡片交流等形式进行护患交流。

(三)健康指导与康复

(1)疾病知识指导:指导病人正确服用抗胆碱能药物,避免漏服、停服、更改药量。因其他疾病就诊时应主动告知患有本病,以免误用药物加重病情。

(2)日常生活指导:帮助病人认识疾病,指导病人建立正确的生活方式,生活有规律,保证充分休息和睡眠,避免一切诱发因素。保持乐观情绪,女病人应避孕。

(3)康复护理:病人可能会出现不同程度的吞咽障碍、运动障碍,护理措施同症状护理。

十四、中枢神经系统感染护理

病原微生物(病毒、细菌、立克次氏体、螺旋体、寄生虫等)侵犯中枢神经系统的实质、被膜以及血管等引起的急性或慢性炎症性(或非炎症性)疾病及为中枢系统感染性疾病。根据感染的部位不同可分为脑炎、脑膜炎、脑膜脑炎。

(一)身心评估

(1)评估病人年龄、性别、发病前是否有结核等其他感染病史。

(2)评估病人前驱期是否有发热、全身不适、腹痛、腹泻、咽痛等症状。

(3)评估病人四肢活动情况。

(4)评估病人自理能力、营养状况以及皮肤情况(如有无红疹)。

(5)评估病人有无恐惧、焦虑、紧张情绪。

(二)护理措施

1. 病情观察

(1)观察病人生命体征、意识、瞳孔等的变化。

(2)观察病人是否有头痛、呕吐、脑膜刺激征症状及病人疼痛性质、部位、程度、时间等。

(3)观察病人是否出现谵妄、幻觉等精神症状。

(4)用药观察,注意有无水、电解质平衡失调,肾功能受损及过敏反应。

(5) 观察病人是否出现脑疝等并发症,如:头痛突然加剧,并发生抽搐、喷射性呕吐、呼吸不规律、瞳孔对光反应迟钝或两侧不等大。

(6) 观察病人脑脊液、头颅影像、血培养等检查化验结果。

2. 一般护理

(1) 对昏迷抽搐、意识迷糊、谵妄的病人,要专人护理,加用床档,防止其坠床。昏迷、颅内压增高呕吐的病人,要及时清理分泌物和呕吐物,保持呼吸道通畅,防止窒息。

(2) 对癫痫发作病人,要注意防摔伤,保护下颌,防止舌后坠、舌咬伤及骨折。取平卧位,头偏向一侧,防止呼吸道阻塞。

(3) 高热的护理:头置冰袋,物理降温,体温超过39℃给予酒精擦浴,遵医嘱予以退热药,多饮水,记录降温效果。

(4) 腰椎穿刺的护理:详见腰椎穿刺术护理。

(5) 定向力障碍病人的护理:与病人交谈时称呼病人的名字,提醒病人时间、地点,帮助回忆近期事件,外出应有人陪同,防止走失。

(6) 饮食:予高蛋白、高热量、高维生素的饮食,必要时予鼻饲或静脉营养支持疗法。

(7) 特殊感染病人注意隔离,避免交叉感染。

3. 心理护理

关心病人,了解病人的思想情况,耐心解释用药目的,使病人能积极配合治疗。

(三) 健康指导与康复

(1) 疾病知识指导:嘱病人按医嘱实施正规治疗,如有基础感染疾病,积极治疗原发病。指导病人及家属消毒隔离知识,培养良好的卫生习惯。如病人继发癫痫发作,则需遵医嘱服用抗癫痫药物。

(2) 日常生活指导:养成良好的生活习惯,生活有规律,戒酒,保证充足睡眠,规律饮食,加强体育锻炼,提高机体抵抗力。注意保暖,避免受凉,防止上呼吸道感染等诱发因素。

(3) 康复护理:瘫痪病人根据病情决定活动量,进行吞咽、肢体运动功能康复,降低致残率。遗留有智能障碍者给予病人各种生活自理能力指导,提高病人自理能力。

十五、腰椎穿刺术护理

(一) 目的

(1) 检查脑脊液的成分,了解脑脊液常规、生化、细胞学、免疫学测定以及病原学证据,以协助诊断中枢神经系统炎症性或出血性疾病。

(2) 测定颅内压力,了解蛛网膜下腔有无阻塞。

(3) 做造影或放射性等辅助检查,如气脑、脊髓空气造影、脑室脑池放射性核素扫描等。

(4) 做腰椎鞘内注射药物。

(二) 术前准备

(1) 用物准备:常规消毒治疗盘1个、腰椎穿刺包(腰穿针2根、针套、试管2根、洞巾、纱布、弯盘)、5mL注射器、一次性脑测压包、无菌手套、盐酸利多卡因注射液、治疗用药、无菌试管、弯盘、胶布及无菌纱布1~2块。

(2) 病人准备:向病人说明穿刺目的及注意事项,取得配合,并嘱病人排空大小便。因感染性脑水肿引起的颅内压增高,术前可静滴甘露醇脱水,减轻水肿,降低颅内压。病人有躁动不安不能配合者,术前应给予镇静剂。

(三) 操作及护理

(1) 帮助病人去枕侧卧位(多左侧卧位),背齐床沿,低头,两手抱膝,腰部尽量后凸,使椎间隙增宽。保持适当姿势,避免移动,以防断针。

(2) 穿刺部位常规消毒(第三或第四腰椎间隙),严格无菌操作。

(3) 打开穿刺包及无菌手套,配合穿刺。进入皮内,皮下韧带浸润麻醉。

(4) 当穿刺针进入4~6cm时,若有脱空感,提示进入蛛网膜下隙,协助医师按上脑压表或测压管。如做脑脊液细菌培养,按无菌操作原则,接取脑脊液3~5mL于无菌试管中送检。

(5) 若了解蛛网膜下腔有无阻塞,即于测定脑压后,压迫病人一侧颈静脉 10s,迅速放开观察压力变化。

(6) 术毕拔除穿刺针,穿刺点稍加压止血,覆盖无菌纱布,以胶布固定。

(7) 穿刺过程中注意观察意识、瞳孔、脉搏、呼吸的变化。若病情突变,立即通知医师停止穿刺,并配合抢救。

(8) 整理用物,嘱病人至少需要去枕平卧 30 min,随后可根据自身情况下床活动或者以自由体位继续卧床 2～6h。

(9) 保持纱布清洁、干燥,观察有无渗血、渗液等,如无异常,24h 后可去除。

十六、神经肌肉活检术护理

肌肉活检术是通过切取局部肌肉组织,通过病理技术帮助确定疾病性质的一项对肌肉和神经疾病的验证检查。

(一) 目的

(1) 一切疑为肌肉疾病、脊髓前角或周围神经疾病,临床不能判断是神经源性还是肌源性变化时,均应常规送检做定性诊断和鉴别诊断。

(2) 幼儿期发生的肌营养不良和脊髓性肌萎缩(病)的鉴别。

(3) 青春期常见的肌营养不良和少年型脊髓性肌萎缩(病)的鉴别。

(4) 成年人发生的远端型肌营养不良和肌萎缩侧索硬化症的鉴别。

(二) 术前准备

(1) 用物准备:常规消毒治疗盘 1 个、2mL 注射器、静脉切开包或活检包(刀片、刀柄、持针器、缝针、血管钳、镊子、治疗巾、纱布、弯盘)、一次性换药包(消毒棉球、纱布、弯盘、镊子)、手套、利多卡因、标本容器、敷贴。

(2) 病人准备:术前向病人说明做肌肉活检的目的及注意事项,以取得配合。协助病人清洗局部,着短袖或者宽大的棉质衣服。

(三) 操作及护理

(1) 帮助病人取仰卧位,左侧上肢外展。卷起病人衣袖。避免衣袖过紧。

(2) 穿刺部位常规消毒(左侧肱二头肌处),铺治疗巾,严格无菌操作。

(3) 以利多卡因局部浸润麻醉。

(4) 取肱二头肌肌腹长约 2cm 纵向切口,再依次切开皮肤、皮下组织,打开肌外膜,肉眼观察肌肉颜色及色泽。

(5) 于肌腹中央以血管钳钝性分离出一直径约 0.5cm 肌束,两头分别游离约 1cm 长度,以细线分别结扎,切除标本,放置容器中及时送检。

(6) 积极止血,逐层缝合,切口常规消毒并以无菌纱布覆盖,用弹力绷带包扎。

(7) 术中注意观察意识、瞳孔、脉搏、呼吸的变化。若病情突变,立即通知医师停止操作,并配合抢救。

(8) 整理用物,嘱病人减少左上肢活动,保持纱布清洁、干燥,观察有无渗血、渗液等。

(9) 术后 4~6h 松解绷带,观察肢体情况,如果术后肢体皮肤发绀、肿胀、温度降低,要随时放松绷带。

(10) 每 2 天换药一次,无并发症 10~14 天左右拆线。

十七、全脑血管造影术护理

全脑血管造影是经肱动脉或股动脉插管,在颈动脉和椎动脉注入含碘造影剂,然后在动脉期,毛细血管期和静脉期分别摄片,造影剂可显示颅内动脉,毛细血管和静脉的形态,分布和位置。

(一) 造影前准备

(1) 评估病人的文化水平及对造影剂检查的认知程度,指导病人及家属了解脑血管造影的目的、注意事项、造影过程中可能发生的危险与并发症,消除紧张、恐惧心理。征得家属的签字同意和病人的合作。

(2) 完善各项检查。如病人的肝肾功能、出凝血时间、血小板计数检查；做普鲁卡因和碘过敏试验。

（3）术区皮肤准备，沐浴更衣。

（4）用物准备：备好造影剂、麻醉剂、生理盐水、肝素钠、股动脉穿刺包、无菌手套、沙袋及抢救药品等。

（5）术前30min排空大小便，必要时建立静脉通道和留置导尿管等。

（6）观察病人血压并记录。

（二）造影后的护理

（1）密切观察意识、瞳孔、血压、脉搏、呼吸的变化，发现异常及时报告医生处理。

（2）拔鞘管后局部手法按压15～30min后用弹力绷带包扎，穿刺部位沙袋加压压迫6～8h，24h后拆除加压绷带；术后12h内密切观察足背动脉搏动情况和肢体远端皮肤颜色、温度等，双侧对比，如搏动减弱或消失，皮肤变白或皮温下降，说明动脉穿刺侧供血障碍，应检查穿刺部位是否包扎过紧，及时报告医生处理。

（3）注意穿刺局部有无渗血、血肿；指导避免增加负压的动作，如病人咳嗽或呕吐时协助按压穿刺伤口，防止出血。

（4）指导病人穿刺肢体制动12h，卧床期间协助生活护理。

（5）指导病人多饮水，以促进造影剂排泄。造影后出现血尿、尿量减少，要警惕是否发生急性肾功能不全。

十八、脑血管介入治疗护理

脑血管介入治疗是在气管插管全麻或者局部麻醉下，经股动脉穿刺插管行减影血管造影检查，从而明确病变部位，并根据病变性质通过微导管将栓塞材料或支架置入病变部位，使病灶闭塞或病变血管再通，最终达到治疗目的。整个手术过程均在心电监护下进行。分为血管成形术（球囊扩张，支架置入）、血管栓塞术、血管内药物灌注术等。

（一）术前准备

1. 心理护理

术前向病人介绍手术成功的病例。介绍治疗的目的、方法、安全性及注意事项,耐心解答病人提出的各种问题,消除病人的紧张及焦虑情绪。

2. 病人准备

(1) 术前做复方泛影葡胺、抗生素类皮试。

(2) 做好术区皮肤准备,沐浴及更衣。

(3) 手术前1～2天进易消化的食物,次日晨进食水,不饱食。

(4) 术前晚保证足够的睡眠。失眠者酌情使用镇静剂。

(5) 术前测量双侧足背动脉波动情况及双足皮肤温度,测量生命体征并记录。

(6) 建立静脉通道,要求用一次性静脉留置套管针穿刺左侧静脉血管以便于医生在右侧进行手术操作。

(7) 遵医嘱术前30min留置导尿,以免影响手术操作或尿液外溢污染术野区。

3. 药物使用护理

(1) 进行支架治疗时,为了预防支架置入后再狭窄,术前3～7日给抗血小板治疗,口服阿司匹林等。

(2) 术前2h起,为预防脑血管痉挛,静脉泵注尼莫地平注射液,每小时3mL,依据血压调整用量。

(3) 遵医嘱术前使用镇静剂。

4. 导管室准备

(1) 导管材料:根据病人身体情况选择合适的无菌导管及附件。

(2) 根据碘过敏试验结果准备离子或非离子造影剂。

(3) 备心电监护仪、氧气、吸引器、除颤仪、气管插管用物1套等。

(二) 术中护理

1. 术中配合

(1) 遵医嘱调节和记录给药时间、剂量、速度与浓度,根据病人血管情况及时更换所需器材、导管或导丝。

(2) 保证各管道通畅(尿管、液体),连接心电、血压、血氧饱和度监护仪。

(3)配合麻醉师予以麻醉,麻醉完毕后,于操作车上铺开无菌器械包,按无菌手术要求,投放所需无菌物品,备肝素盐水、局麻药物,接压力输液装置,压力袋加压至300mmHg,时刻观察压力带内液体滴注情况,关闭开关,避免负压使液体回流,防止气栓或血栓形成。

2. 术中观察

应密切观察病人的神志、瞳孔、血压、血氧饱和度的变化,如出现烦躁不安、意识障碍或程度加重、一侧瞳孔散大常提示病人脑部主要区域血管栓塞或者血管破裂,必须进行抢救。

(三)术后护理

(1)密切观察意识、瞳孔、生命体征变化,发现异常及时报告医生处理。

(2)拔鞘管后局部手法按压15～30min后用弹力绷带包扎,穿刺部位沙袋加压压迫6～8h,24h后拆除加压绷带;术后12h内密切观察足背动脉搏动情况和肢体远端皮肤颜色、温度等。

(3)注意穿刺局部有无渗血、血肿;指导避免增加负压的动作,如病人咳嗽或呕吐时协助按压穿刺伤口,防止出血。

(4)指导病人穿刺肢体制动12h,卧床期间协助生活护理。

(5)指导病人多饮水,以促进造影剂排泄。造影后出现血尿、尿量减少,要警惕是否发生急性肾功能不全。

(6)使用肝素钠和华法林时主要监测凝血功能,注意有无皮肤、黏膜、消化道出血;有无发热、皮疹、哮喘、恶心、腹泻等药物不良反应。

(7)术后休息2～3日,避免情绪激动、精神紧张和剧烈运动,防止球囊或钢圈脱落移位。

(四)并发症观察

(1)密切观察穿刺侧肢体远端的血运情况,皮肤的颜色、温度,双侧足背动脉波动情况(每小时一次),经常询问病人有无下肢疼痛现象,防止血管闭塞的发生。

(2)由于介入治疗中使用造影剂,要观察肾功能情况,要注意观察病人的尿量、颜色、性质的情况,并做好记录,谨防肾损伤。

(3)继发性脑血管痉挛:由介入材料及造影剂的刺激引起,术后密切观察病人的神志、瞳孔,注意言语、肢体运动情况,倾听病人的主诉是否有头晕、头痛、肢体麻木的情况。

(4)脑过度灌注综合:多数在重建术后短时间内发生,亦可发生在重建术后3周内的任何时间,临床表现有头疼、头胀、恶心呕吐、癫痫和意识障碍,严重的可发生颅内出血,术后有效地控制血压,是预防此病的关键,血压维持在120/80mmHg。

(5)注意观察有无颅内高压、脑血栓形成、颅内血管破裂等并发症的发生。

(五)健康指导与康复

(1)一般指导:注意休息,避免劳累,避免情绪激动,合理膳食,给予低盐、低脂、高纤维、易消化饮食,保证每日饮水量,劝其戒烟戒酒。

(2)药物指导:病人出院后常规服用抗凝药,向病人交代服药的目的、重要性及不良反应,避免间断不规律用药,以取得病人的理解和合作。服药期间如出现牙龈出血、皮肤有淤点瘀斑,即来医院就诊。

(3)术后避免过度运动和按摩术侧颈部,以免引起支架塌陷或移位。

(4)定期复查:术后1个月来门诊复查,出院后3~6个月来医院复查脑血管造影。

第七章 老年科疾病护理常规

第一节 老年科疾病一般护理常规

老年病是指在人老年期所患的与衰老有关的,并且有自身特点的疾病。老年病是在器官衰老的基础上发生、与退行性改变相关的疾病。老年病是老年人发病率明显增高的疾病,同时也包括中年期向老年期移行的疾病。这些疾病有高脂血症动脉硬化、冠心病、高血压、糖尿病、老年痴呆、脑血管病、肿瘤、骨质疏松症、老年慢性支气管炎、肺部感染、前列腺增生等。

(1) 入院护理:接诊护士热情接待,护送至床边,做好入院介绍。

(2) 病室应当保持清洁、整齐、舒适,室内空气应当保持新鲜,光线要充足,最好有空调装置,保持室温恒定。

(3) 了解病人生命体征、意识神志、智力、营养状况、活动能力、睡眠状况、心理需求、血氧饱和度、空腹血糖、饮食习惯、排便习惯及睡眠等。

(4) 根据病情和生活自理能力,遵医嘱给予分级护理。

(5) 饮食护理:根据疾病特点和医嘱给予合适的饮食,保证机体营养的摄入。

(6) 及时准确地执行医嘱。

(7) 入院 24h 内完成标本采集和送检工作。

(8) 病情观察:

① 新入院病人每日测量体温、脉搏、呼吸 2 次,共持续测 3 日;昏迷病人测量腋下或肛门温度。

② 根据病情测量体温、体重、血压、血氧饱和度。

③ 观察病人神志、心理、情绪及智力方面的变化,发现异常情况及时报告医生。

(9) 安全防护:做好安全防护,如床栏架、卫生间扶手等,预防跌倒、坠床、走失、压疮、失禁性皮炎等,必要时留家属陪护。

(10) 健康教育:

① 活动与休息:合理睡眠,适当活动,选择活动量较小的项目,循序渐进,并持之以恒。

② 饮食指导:注意饮食卫生,以低脂肪、低胆固醇、高蛋白质、多维生素、易消化吸收为原则。

③ 生活护理:保持良好精神状态,居室卫生,通风良好,温度适宜;衣着以暖、松、轻、宽大、穿着舒适为原则。

④ 心理护理:按照病人的年龄段、受教育程度以及个体差异等实施心理护理;以良好的医患关系为桥梁,运用心理学的原理与方法护理病人。

第二节　老年循环系统疾病护理常规

一、老年循环系统疾病一般护理常规

心脏和血管疾病是导致老年人病残的主要原因。心脏、血管和循环系统的功能改变使老年人活动缓慢、活动能力下降。循环系统老化改变往往是老年人退休时期,因此,工作活动减少、生活规律变化和正常老化与疾病过程有关。大量研究表明循环系统改变更多的是受生活方式和环境的影响。

(1) 按老年疾病病人一般护理常规护理。

(2) 病情评估:针对病人的循环系统疾病及其基本病情资料应详细评估和识别,针对老年病人的患病种类进行针对性评估工作,准确发现老年病人当前身体以及心理等各个方面存在的问题,制订完善的护理计划,提出有效的护理对策。

(3) 活动与休息:重症病人绝对卧床休息,心功能不全者取半卧

位或端坐卧位,病情稳定者鼓励床上活动,并逐渐过渡至下床活动。

(4) 饮食护理:给予低盐(食盐量每日<2g)、低脂(脂肪量每日<50g)、易消化饮食,少食多餐,避免刺激性食物。给予排便通畅,定时监测体重。

(5) 病情观察:严密观察心率、心律、呼吸和血压的变化,对危重病人应动态监测心电、呼吸、血压和血氧饱和度。呼吸困难者给予氧气吸入,氧流量为 2~3L/min。

(6) 药物应用:

① 洋地黄制剂:准确掌握剂量,用药前后观察心率、心律变化,心率≤60 次/min,禁用洋黄类药物。

② 利尿剂:注意尿量及电解质变化。

③ 扩血管药:监测血压变化,按医嘱准确控制和调节药物的浓度与速度。

④ 抗凝药:观察病人有无牙龈、皮下出血现象。

(7) 疼痛护理:密切观察病人的疼痛部位和反应,对其疼痛持续时间准确记录,准确地寻找诱因,观察病人的生命体征变化情况。

(8) 心理护理:耐心指导和说明,解释身体和疾病的反应,消除病人的不良心理情绪;和病人之间建立良好的护患关系,使病人心情保持平静和稳定。

(9) 健康指导:

① 知识宣教:向病人及家属宣教疾病的防治与急救知识,鼓励病人积极治疗,避免各种诱因。

② 生活护理:关心、体贴病人,加强生活护理。

二、老年心力衰竭护理

心力衰竭(heart failure)亦称心衰,是各种心脏疾病导致心功能不全的临床综合征,是心血管疾病终末阶段的临床表现,其发生与发展是一个进行性的过程。随着人口老龄化的加快和高血压、冠心病等常见心血管病发病率的上升,心衰的发病率正逐渐升高。心力衰竭是老年人死亡的主要原因之一。

(一)身心评估

1. 健康史

评估既往有无引起心衰的基本病因,如冠心病、糖尿病、风心病、高血压等;病人有无心衰的诱因,如感染、心律失常、过度劳累等。

2. 身体状况

询问有无呼吸困难、咳嗽、咳痰、疲乏无力、苍白、头昏、心脏增大、心率增快、食欲不振、恶心、呕吐、腹胀、上腹胀痛;颈静脉怒张、肝肿大和压痛、肝-颈静脉回流征阳性、下肢水肿等体征。

3. 评估病人心理反应

评估病人及家属对疾病的治疗护理经过、防治知识及预后的了解程度。

(二)护理措施

1. 病情观察

严密观察病情变化,发现心律失常、洋地黄中毒、急性左侧心力衰竭、心搏骤停等征兆,及时配合抢救。

2. 药物应用

长期使用利尿药应观察利尿效果,准确记录24h出入液量。严格控制输液量和补液速度(≤50滴/min)应用血管扩张剂时应从小剂量开始逐渐加大剂量,并观察心率、心律、血压等变化,防止血压骤降。

3. 对症处理

(1)活动与休息:保证病人休息,根据心功能分级情况合理安排活动。

① 心功能Ⅰ级:避免重体力活动。

② 心功能Ⅱ级:避免比较费力的活动。

③ 心功能Ⅲ级:活动受限,以休息为主。

④ 心功能Ⅳ级:不能从事任何体力活动,以卧床为主。

(2)有心慌、气短、呼吸困难者取半卧位或坐位。

(3)呼吸道感染:注意保暖,保持室内空气新鲜,定时翻身、拍背,鼓励指导病人有效咳嗽。

(4) 栓塞:鼓励病人作肢体活动或被动运动,及时检查,及早诊断处理。

4. 一般护理

(1) 按老年循环系统疾病病人一般护理常规护理。

(2) 饮食护理:予低盐(食盐量每日<2g)、易消化饮食,鼓励病人进食,但避免饱餐。

(3) 皮肤护理:伴有水肿时应加强皮肤护理,预防感染及压疮。

(4) 心理护理:根据老年人的心理特点,给予不同的引导方法

(三) 健康指导与康复

(1) 排便通畅,避免诱发因素,加强心理护理,提高病人战胜疾病的信心。

(2) 指导老人正确服用药物,药物做到看服到口。

(3) 定期复诊。

(4) 运动的形式:

① 耐力训练:主要形式有步行、骑车、爬山、慢跑、游泳、太极运动等。

② 抗阻训练:包括借助弹力带、轻的手持式重物、渐进增加重量的杠铃,以及各型重量训练器械等。

③ 柔韧性训练:老年人的运动项目应重视适当的伸展练习,特别是躯干上部和下部、颈部和臀部的训练。

(5) 运动的强度。2011年美国心脏病协会和美国心脏病基金会在《关于心脏病二级预防指南(修正案)》指出:心脏病病人应该进行5~7日/周、30min/日的中等强度的有氧运动训练

(6) 运动注意事项:

① 提高病人运动依从性。

② 确保老年心力衰竭病人运动中的安全。

三、老年心肌病护理

心肌病(cardiomyopathy,CM)是指合并有心脏功能障碍的心肌疾病,基础病因常不明,称为特发性或原发性心肌受累。患有冠心

病、糖尿病等疾病的老年人晚期可发生缺血性心肌病及糖尿病心肌病特异性心脏病变。临床均表现为心脏扩大、心室功能不良。特发性(原发性)心功能不良心肌病主要有三型:扩张型心肌病、肥厚型心肌病、限制型心肌病。

(一) 身心评估

1. 健康史

(1) 评估发病情况和病史,重点评估加重心肌损害的因素。

(2) 评估病毒易感因素,如细菌感染、营养不良、剧烈运动、寒冷、酗酒、过度疲劳、妊娠、缺氧等。

2. 身体状况

询问老人有无活动后心悸、气促,首次出现的时间,产生呼吸困难的活动类型和轻重程度,以帮助判断病人的心脏功能。

3. 心理评估

症状较轻或无明显不适的病人,常不重视;病人症状明显时往往有害怕患心脏病的顾虑,担心留下后遗症而紧张、焦虑。

(二) 护理措施

1. 病情观察

(1) 严密观察心率、心律、血压、呼吸、体重、尿量等变化,并注意有无水肿及水肿的程度,观察有无栓塞症状等,如有异常,及时报告医生并配合处理。

(2) 按医嘱给予强心、利尿、抗心律失常药物,严密观察不良反应。

2. 对症处理

(1) 呼吸困难时,给予半卧位,并给予氧气吸入。

(2) 栓塞:遵医嘱给予抗凝剂。观察有无偏瘫、失语、血尿、胸痛、咯血等症状出现,观察病人的足背动脉搏动情况。

(3) 心绞痛:立即取平卧位、抬高下肢。安慰病人,解除紧张情绪。如有心绞痛发作,遵医嘱给予舌下含服硝酸甘油药物,给予持续吸氧。准备好抢救用物和药品,电复律仪器等急救设施。

(4) 心衰的护理:按心功能不全护理常规护理。

3. 一般护理

(1) 按老年循环系统疾病病人一般护理常规护理。

(2) 休息与活动：

① 营造安静、舒适、整洁的环境，保证病人充足睡眠，必要时给予镇静剂。

② 活动无耐力取舒适卧位；伴有心力衰竭的病人给予半坐卧位，以缓解呼吸困难；合并低血压或休克病人给予去枕平卧，抬高头部和下肢15°～20°，以增加回心血量，保证心、脑、肾等重要脏器的血液供应。

③ 急性期应卧床休息至体温正常。

④ 脉搏低于100次/min，心电图显示心肌无损伤、听诊无心包摩擦音、血沉正常、病情稳定后逐渐增加活动量。

(3) 饮食护理：给予高蛋白（每日1.5～2g/kg）、高维生素、低盐饮食，少食多餐。高热者给予营养丰富的流质或半流质饮食。忌食煎炸、辛辣、腌制、熏烤食物，避免暴饮暴食，禁烟、戒酒。

(4) 保持二便通畅。

(5) 心理护理：防止情绪波动，鼓励病人配合治疗，增强病人战胜疾病的信心。

(三) 健康指导与康复

(1) 根据心脏功能进行适当的康复运动。

(2) 防呼吸道感染，定期复查。

(3) 避免用力大便，减轻心脏负担。

(4) 坚持长期服药，告知药物副作用，定期随访。

(5) 根据心脏功能进行适当的康复运动。

四、老年原发性高血压护理

老年高血压（hypertension）是指年龄大于60岁的老年人，在未使用抗高血压药物的情况下，血压持续或非同日3次以上收缩压≥140mmHg(18.7kPa)和(或)舒张压≥90mmHg(12.0kPa)。老年人高血压病是指除了血压升高，伴有心、脑、肾的损害，且排除假性或继发性高血压的全身性疾病。老年高血压病是导致老年人脑卒中、冠心病、充血性心衰、肾衰竭和主动脉瘤发病率和死亡率升高的主要危险因素之一。

(一) 身心评估

1. 健康史

评估家族史、发病年龄、饮食习惯,尤其是盐和脂肪的摄入情况,了解病人的职业、性格,有无烟酒嗜好等。

2. 身体状况

(1) 病人有可能会有头晕、头痛、头涨、健忘、失眠、面部潮红、耳鸣、眼花、注意力不集中、乏力、四肢麻木、心悸等症状。

(2) 靶器官损害的症状:脑血管疾病、心血管疾病、肾脏疾病、重度高血压性视网膜病变。

3. 心理评估

评估是否有情绪不稳定、情感脆弱、紧张、焦虑等心理。

(二) 护理措施

1. 病情观察

(1) 定期检查:测血压、计算体重指数、心血管系统检查、肺部检查、腹部检查、眼底检查、神经系统检查。

(2) 老年人高血压并发症监测,主要为心脑血管疾病。

(3) 观察低血压反应:如头痛、头晕、眼花、耳鸣等。

2. 对症处理

(1) 建立良好的生活方式:保持心理平衡,合理膳食,戒烟限酒,休息与运动结合,控制肥胖。

(2) 观察降压药物的疗效和副作用。

(3) 防止体位性低血压。

(4) 防止老年晨峰高血压。

(5) 老年高血压急症及亚急症详见高血压疾病护理。

(6) 提高服药依从性。

(7) 病人的随访与管理。

3. 一般护理

(1) 饮食指导:控制体重,控制热量的摄入,限钠盐,减少膳食脂肪,戒烟限酒。

(2) 适当运动:根据老人身体耐受情况进行适当的锻炼。

(3) 病情监测:老年人血压波动较大,所以应多次监测血压,同时注意观察有无靶器官损伤的征象。

(4) 心理护理:按照病人的年龄段、受教育程度以及个体差异等实施心理护理,尽可能缓解病人的情绪及压力,使其具有积极乐观的心态,摒弃错误行为,形成健康生活习惯,避免激动,保持心态平和。

(三) 健康指导与康复

(1) 疾病知识的指导:了解控制血压的重要性,指导老人调整心态,避免情绪激动,家属应给予充分理解、宽容和安慰。

(2) 指导老人安全正确服用药物:应本着缓慢降压、坚持按时按量用药的治疗原则,即便是血压值下降到正常范围内,也不可自行停药。

(3) 定期复诊。

(4) 运动疗法:

① 运动训练时间一般为 30~60min,每天一次,每周训练 3~7 日。训练效应的产生至少需要 1 周的时间,达到较显著的降压效应则需 4~6 周。

② 有氧训练:常用方法有步行、踏车、游泳、慢节奏韵交谊舞等。停止活动后心律应在 3~5min 内恢复正常。步行速度一般不超过 110 步/min,一般为 50~80m/min,每次锻炼 30~40min。50 岁以上者活动时的心律一般不超过 120 次/min。

(5) 放松训练:头低位时,不宜低于心脏水平位置。

(6) 纠正危险因素:降低体重、限制乙醇的摄入、减少钠盐 摄入,维持饮食中足够的钾、钙和镁;减少饮食中胆固醇和饱和脂肪酸的摄入。

五、老年心律失常护理

心律失常(cardiac arrhythmias)随年龄增长而发病率增高,不仅是因为老年人较多患有器质性心脏病(organic heart disease),也因为年龄本身影响了神经系统和心脏传导系统。外表健康的老年人，心律失常的检出率非常高，包括室上性期前收缩、室性期前收缩、心房颤动、房室传导阻滞、窦性心动过缓、窦房阻滞等。

（一）身心评估

1. 健康史

询问既往有无器质性心脏病；有无发热、贫血、休克等病理因素，有无药物影响，有无情绪激动、过度疲劳、剧烈运动等诱发因素。

2. 身体评估

评估心律失常可能引起的症状，如心悸、胸闷、乏力、晕厥等，观察其程度、持续时间以及给日常生活带来的影响。

3. 心理评估

评估有无焦虑、紧张、情绪激动，烦躁和恐惧，甚至对治疗失去信心。

（二）护理措施

1. 病情观察

（1）持续心电监护，如出现频发室性期前收缩、多源性室性期前收缩室速、心率<40 次/min 或心率>120 次/min 等，应通知医生做紧急处理，必要时做好电除颤或临时起搏器，心搏骤停者按心肺复苏抢救。

（2）如病人血压低于 80mmHg，脉压差小于 20mmHg，面色苍白、脉搏细速，出冷汗，神志不清，四肢厥冷，尿量减少，应立即进行抗休克处理。

（3）阿-斯综合征：病人意识丧失、昏迷或抽搐，此时大动脉搏动消失、心音消失、血压测不到、呼吸停止或紫绀、瞳孔散大。

（4）心脏骤停：突然意识丧失、昏迷或抽搐，此时大动脉搏动消失、心音消失、血压测不到、呼吸停止或紫绀、瞳孔散大。

（5）应用抗心律失常药物时应注意不良反应。

2. 对症处理

（1）阿-斯综合征抢救配合：

① 叩击心前区和进行胸外心脏按压，通知医师，并备齐各种抢

救药物及用品。

② 保证给氧,保持呼吸道通畅,必要时配合医师行气管插管及应用辅助呼吸器,并做好护理。

③ 心室颤动时积极配合医师做非同步电除颤。

④ 迅速建立动脉通道,静脉推注肾上腺素或阿托品。

(2) 便秘:告知病人形成每天按时排便的习惯,进行腹部环形按摩,加快排便,也可饮用番泻叶代茶饮,用开塞露塞肛,便秘严重可实施肥皂水灌肠。

3. 一般护理

(1) 按老年循环系统疾病病人一般护理常规护理。

(2) 活动与休息:轻度心律失常病人应适当休息,避免劳累;严重心律失常者应卧床休息,必要时吸氧。

(3) 饮食护理:给予低盐(每日食盐量<2g)、低脂肪(每日脂肪量<50g)、易消化饮食,少食多餐,防止因太饱加重心脏压力。禁忌刺激性的产气及发酵食物,以减轻腹胀,戒烟限酒,禁止浓茶、咖啡与过冷过热辛辣刺激性食品。

(三) 健康指导与康复

(1) 向病人及家属讲解心律失常的常见病因、诱因及防治知识。

(2) 活动与休息:根据病情适当活动,避免劳累,预防感染。

(3) 心理疏导:保持良好心情,避免劳累、情绪激动。

(4) 坚持服药,定期复查。

(5) 积极治疗基础疾病,避免诱因。

(6) 保持生活规律,注意劳逸结合。

(7) 无器质性心脏病者应积极参加体育锻炼,调整自主神经功能;器质性心脏病病人可根据心功能情况适当活动,注意劳逸结合,避免情绪激动、太过兴奋或悲伤;根据病情制订运动计划,选择正确的运动方式、强度、频率及时间,一般以太极拳、慢跑、步行等为主,每周3~4次,每次30min。

六、老年冠心病护理

冠心病(coronaryartery disease)是指冠状动脉粥样硬化和(或)

痉挛而引起的心肌缺血缺氧性心脏病。老年人冠心病的患病率高，但有症状者少，仅10%～30%。造成这种差异的原因为：① 老年人易感神经病变，导致痛觉迟钝，无症状性心肌缺血发生率增高；② 老年人常采取安静的生活方式，活动少，难以达到诱发心肌缺血的负荷；③ 心肌、心包增龄性变化，致心肌缺血时气促较胸痛更易发生。

(一) 身心评估

1. 健康史

评估有无高血压、高血脂、糖尿病等病史；评估吸烟史、饮食习惯、职业及性格等。

2. 身体状况

(1) 评估病人有无不明原因的疲乏、无力、气短或呼吸困难，并且有无活动时加重、休息时减轻、平卧时加重、坐位时减轻的特点；有无不明原因的胸闷、胸痛，心窝部或心腹部不适、晕厥等。

(2) 心绞痛症状：典型症状为发作性心前区压榨性疼痛或胸部不适。不典型症状为疼痛轻微或无疼痛，疲劳、憋闷、气急、头晕、意识模糊。

(3) 心肌梗死症状：典型症状为严重而持久的胸痛。不典型症状为无痛性心肌梗死；以休克、心力衰竭为表现的心功能不全性心肌梗死；以恶心、呕吐、上腹部疼痛为表现的胃肠型心肌梗死；以意识模糊、神志不清、头痛、晕厥、偏瘫等脑循环障碍型心肌梗死。

(二) 护理措施

1. 病情观察

(1) 心绞痛发作时，注意观察疼痛的部位、持续时间、面色、表情及用药疗效，行床边心电监护。

(2) 如疼痛性质发生变化或心绞痛发作频繁、加剧，应警惕急性心肌梗死的发生。

(3) 心绞痛发作时给予病人舌下含服硝酸甘油，用药后注意观察病人胸痛变化情况，静脉滴注硝酸甘油时应控制滴数，并告知老人及家属不可随意调节滴数，以防低血压发生。

2. 对症处理

(1) 积极控制糖尿病、高血压、冠心病的高危因素。

(2) 发生心肌梗死时,遵医嘱给予吗啡或哌替啶镇痛,注意有无呼吸抑制等不良反应。

(3) 保持排便通畅,避免排便时用力导致腹压增加。

3. 一般护理

(1) 按老年循环系统疾病病人一般护理常规护理。

(2) 活动与休息:隐匿性冠心病病人,可适当减少体力活动,当心绞痛发作时则应卧床休息,发生心肌梗死时,应绝对卧床休息1周,有合并症时相对延长卧床时间。

(3) 饮食护理:给予低盐(每日食盐量<2g)、低脂肪(每日脂肪量<50g)饮食,进食不宜过多,少食多餐。忌饱餐,忌烟、酒。

(4) 心理护理:通过疏泄、静默、说理方式将不开心以及生气的心情疏泄出来,从而平定病人的情绪,使其达到心身轻松的状态。

(三) 健康指导与康复

(1) 劳逸结合,避免受凉和情绪激动等,掌握自我防护及自救知识。

(2) 坚持按医嘱服药,定期复诊。

(3) 运动适量,循序渐进,注意劳逸结合。

(4) 在实际操作中,需要将病人的具体情况作为依据,使制订的运动方案更加规律性,如对坐位进行训练、对呼吸方法进行锻炼,在室内以及室外的环境下做好步行锻炼,同时,还需做好床上活动方案以及楼梯上下循环运动方案,从而使老年人的身心能够更加健康。

(5) 鼓励病人参与一系列的社会活动,如听音乐、打太极、学习书法等,使老年冠心病病人能够保证愉悦的心情,保持身心放松的状态。

第三节 老年呼吸系统疾病护理常规

一、老年呼吸系统疾病一般护理

(1) 按内科疾病一般护理常规护理。

(2) 保持病室内空气清新,阳光充足,每日定时通风。有条件者可用湿化器和干湿计,调节室内湿度为 50%～60%、温度为 18～22℃。

(3) 根据病情给予合适的饮食,高热和危重病人给予流质或半流质饮食。

(4) 及时正确留取各类标本,取样要新鲜,送检要及时,标本容器要清洁、干燥。

(5) 密切观察病情变化,注意体温、脉搏、呼吸、血压、血氧饱和度、神志等生命体征的变化;注意感染性疾病所致的全身毒性反映,如畏寒、发热、乏力、食欲减退、体重减轻、衰竭等;注意本系统疾病的局部表现,如咳嗽、咳痰、咯血、气喘、胸痛等。

(6) 根据病情备好抢救仪器、物品、药品等。

(7) 病人进行特殊检查时,如支气管造影、纤维支气管镜、胸腔穿刺、胸膜活检等,应做好术前准备(告知检查过程的配合及检查后的注意事项)、术中配合和术后观察的护理。

(8) 呼吸困难者给予氧气吸入,护士掌握给氧的方法(如持续或间断给氧、控制性给氧的流量、给氧器材的选择),根据医嘱正确给氧,监测血氧饱和度情况。

(9) 呼吸衰竭病人如出现兴奋、烦躁、谵妄时应慎用镇静剂,禁用吗啡、地西泮等巴比妥类药物,以防抑制呼吸中枢。

(10) 结合临床了解肺功能检查和血气分析的意义,发现异常及时通知医师。

(11) 指导正确咳嗽、排痰方式及呼吸运动训练,教会病人使用各类气喘气雾剂的方法及使用后的口腔护理。

(12) 做好健康指导工作,积极宣教预防和治疗呼吸系统疾病的知识。指导病人戒烟,适当进行体育锻炼,注意保暖和预防感冒。

二、老年肺炎护理

肺炎是指终末气道、肺泡和肺间质的炎症,可由多种病因引起,如感染、理化因素、免疫损伤等。临床主要表现为咳嗽、咳痰、寒战、高热、胸痛。当肺部炎症广泛时,通气/血流比例减低,出现低氧血症,表现为气促、紫绀。严重感染可伴发休克、胸膜炎。治疗措施主要为选择敏感抗菌药物对症支持治疗。

（一）身心评估

（1）定时测量体温、脉搏、呼吸、血压,评估病人呼吸频率、节律、形态、深度,有无呼吸困难,有无皮肤色泽和意识状态改变。

（2）精神症状:是否有神志模糊、昏睡和烦躁等。

（3）痰液的色、质、量的变化。

（4）药物的作用和副作用。

（5）评估有无紧张、焦虑等不良情绪。

（二）护理措施

（1）密切观察生命体征及咳嗽、咳痰情况,观察有无潜在并发症、感染性休克的发生。体温升高时,做好高热护理,防止虚脱;做好口腔护理,防止继发感染。

（2）病室空气新鲜,每日通风2次,每次15～30min,避免病人直接吹风,以免受凉,保持适宜的温湿度:室温18～20℃,湿度50%～60%。

（3）卧床休息,协助病人取舒适体位,指导有效咳嗽的技巧,协助排痰,或给予雾化吸入,应用祛痰剂,做好痰液引流,保持呼吸道通畅,并观察痰液的色、质、量。

（4）气急发绀者应给予氧气吸入,以提高血氧饱和度,纠正组织缺氧,改善呼吸困难,并可湿化呼吸道。

（5）给予高蛋白、高热量、高维生素、易消化的流质或半流质饮食,鼓励病人多饮水,高热暂不能进食者则需静脉补液,滴速不宜过快,以免引起肺水肿。

（6）抗生素使用前及时留痰送检或留取血培养,根据检验结果,遵医嘱选用敏感抗生素,观察药物的作用及副作用。

（7）胸痛、咳嗽、咳痰可采取对症处理。

（8）加强疾病相关知识宣教,减轻紧张情绪。

（三）健康指导与康复

（1）锻炼身体,增强机体抵抗力,保持日常的生活规律。

(2) 季节变换时避免着凉。

(3) 避免过度劳累,流感季节少去公共场所。

(4) 早期治疗上呼吸道感染。

(5) 戒烟、不过量饮酒。

三、老年支气管哮喘护理

支气管哮喘简称哮喘,是由多种细胞(如嗜酸性粒细胞、肥大细胞、T淋巴细胞、中性粒细胞、气道上皮细胞等)和细胞组成成分参与的气道慢性炎症性疾病。

(一)身心评估

(1) 观察血氧饱和度、血压、体温、脉搏、呼吸、神志和尿量等情况。

(2) 评估哮喘发作先兆症状如胸闷、鼻咽痒、咳嗽、打喷嚏等。

(3) 了解有无使用药物治疗,疗效及副作用。

(4) 了解有无焦虑、恐惧等不良情绪。

(二)护理措施

(1) 提供安静、舒适、温湿度适宜的环境,保持室内清洁、空气流通,避免摆放花草及使用皮毛、羽绒等物。

(2) 协助病人取舒适卧位或半卧位,或在床上放一小桌,以便让病人伏桌而坐,减轻体力消耗。

(3) 饮食护理:指导进清淡、易消化、足够热量的饮食,避免进食硬、冷、油煎食物。

(4) 口腔及皮肤护理:哮喘发作时,病人常会大量出汗,每天给予温水擦浴,勤换衣服和床单,保持皮肤清洁、干燥和舒适。协助并鼓励病人咳嗽后用温水漱口,保持口腔清洁。

(5) 多巡视病人,耐心解释病情和治疗措施,给予心理疏导和安慰,消除过度紧张情绪。

(6) 遵医嘱及时、准确应用支气管解痉剂(糖皮质激素、β_2受体激动剂、氨茶碱),并观察药物效果及不良反应。应用茶碱类药应观察病人有无恶心、心律失常症状,应用β_2受体激动剂应注意有无心悸及骨骼肌震颤等副作用,应用糖皮质激素应观察有无消化性溃疡等副作用,应用呼吸兴奋剂应观察呼吸、意识情况,保持呼吸道通畅。

(7) 合理用氧,鼓励多饮水,每日保证一定的饮水量。

(8) 给予翻身拍背、雾化吸入以利痰液排出,必要时吸痰。

(9) 重症哮喘的护理。重症哮喘是指哮喘病人虽经糖皮质激素和应用长效 β_2 受体激动剂或氨茶碱类药物治疗后,哮喘症状仍持续存在或继续恶化;哮喘发作后短时间内即进入危重状态,临床上常难以处理。这类哮喘发作病人可能迅速发展至呼吸衰竭,并出现一系列的并发症。

① 有明确过敏原者,应尽快脱离。协助病人取舒适卧位,提供床旁桌支撑以减少体力消耗。

② 雾化吸入糖皮质激素、β_2 受体激动剂及抗胆碱能药。

③ 氧疗:给予鼻导管或面罩吸氧,吸氧流量为每分钟 1～3L,吸入氧浓度一般不超过 40%。为避免气道干燥和寒冷气流的刺激而导致气道痉挛,吸入的氧气应尽量温暖湿润。在给氧过程中,监测动脉血气分析,病人出现神志改变,$PaO_2 < 60mmHg$,$PaCO_2 > 50mmHg$ 时,应准备进行机械通气。

④ 建立静脉通道:静脉滴注糖皮质激素和氨茶碱类药物,适当补充液体以减少黏液痰栓的形成,维持水、电解质与酸碱平衡,控制感染。

⑤ 病情观察:重点观察病人意识、呼吸频率、节律、深度及辅助呼吸肌是否参与呼吸运动,监测呼吸音、哮鸣音变化,监测动脉血气和肺功能情况。若使用机械通气,需监测和评价病人对呼吸机的反应,预防并发症,满足病人的基本需要。

⑥ 专人看护,予心理疏导和安慰病人,消除紧张情绪。

(三) 健康指导与康复

(1) 加强疾病知识指导,提高病人的治疗依从性。

(2) 避免诱因指导:指导有效控制可诱发哮喘发作的各种因素:如避免摄入引起过敏的食物;避免强烈的精神刺激和剧烈运动;避免持续的喊叫等过度换气动作;不养宠物;避免接触刺激性气体及预防

呼吸道感染;缓解期加强体育锻炼、耐寒锻炼及耐力训练,以增强体质。

(3)病情监测指导:指导及时识别哮喘发作的先兆表现和病情加重的征象,学会简单的紧急自我处理方法。

(4)用药指导:指导掌握气管解痉气雾剂的正确使用方法,预防并发症。

四、老年慢性肺源性心脏病护理

慢性肺源性心脏病(简称肺心病)是由于各种疾病引起肺脏的结构和功能异常,导致肺循环阻力增高、右心肥大,最后常常导致呼吸衰竭和心力衰竭,为我国常见病和多发病。在我国,肺心病主要由慢性支气近管炎、肺气肿引起,占80%～90%,其发病率是吸烟者高,中老年比青年高。临床主要表现根据其病程发展分早期功能代偿期、晚期功能失代偿期。功能代偿期主要表现为肺源性疾病,如肺动脉高压和右心室肥大,长期慢性咳嗽、咳痰或哮喘病史,易感心悸、气短,桶状胸,肺部听诊过清音、干湿性啰音;功能失代偿期主要表现为心力衰竭和呼吸衰竭并肺心病等。主要治疗原则是急性加重期积极控制感染,通畅呼吸道,改善呼吸功能,纠正缺氧和二氧化碳潴留,控制呼吸和心力衰竭;缓解期要增强病人的免疫功能,锻炼肺功能,去除诱发因素,减少或避免急性加重期的发生。

(一)身心评估

(1)评估生命体征、呼吸形态、尿量。

(2)观察痰液的颜色、性质、气味和量。

(3)评估皮肤黏膜:水肿部位和程度。

(4)评估呼吸困难的程度,有无紫绀。

(5)观察有无肺性脑病的发生,评估病人表情、精神、神志的变化。

(6)监测动脉血气分析和水、电解质、酸碱平衡情况。

(7)评估自理能力、活动耐力水平。

(8)焦虑、抑郁、悲观厌世,易产生孤独感。

（二）护理措施

（1）保持环境安静、空气新鲜,维持适当温湿度,有计划地进行护理治疗活动,以减少不必要的干扰。

（2）注意休息,必要时绝对卧床休息,予半坐卧位,经常更换体位。

（3）给予持续低流量吸氧,必要时可通过面罩或呼吸机给氧,定时监测血气分析。

（4）遵医嘱正确使用抗感染、强心利尿、祛痰平喘、营养支持等药物,观察疗效和副作用。

（5）给予清淡、易消化、富含营养、高维生素饮食,少量多餐,保持大便通畅。

（6）水肿的病人应限制水、盐摄入,抬高下肢,做好皮肤护理,避免长时间受压;准确记录24h出入量,严密控制输液速度和输液量。

（7）保持呼吸道通畅,促进排痰,做好翻身拍背、雾化吸入,必要时吸痰。

（8）保持口腔清洁,促进食欲,预防口腔并发症。

（9）病人烦躁不安时要警惕呼吸衰竭、电解质紊乱等,切勿随意使用安眠、镇静剂,以免诱发或加重肺性脑病。

（10）指导病人有效咳嗽和使用呼吸技巧,以增加肺活量,恢复肺功能。

（11）做好心理护理:建立良好的护患关系,并帮助建立良好的群体关系,同病室人构成一个群体,引导病人互相关心、帮助、鼓励。使病人间呈现愉快、和谐氛围。增强病人战胜疾病的信心和勇气,解除病人的后顾之忧。

（三）健康指导与康复

（1）适当的全身运动,注意劳逸结合,增强机体抵抗力,进行呼吸功能锻炼(缩唇腹式呼吸训练)。

（2）戒烟、酒。

（3）指导家庭氧疗方法。

（4）注意保暖,预防感冒,出现呼吸系统感染、神志变化时及时到医院就诊。

五、老年呼吸衰竭护理

呼吸衰竭(简称呼衰)是由于各种原因引起的肺通气和换气功能障碍,使机体产生缺氧或二氧化碳潴留所致的一系列生理功能和代谢紊乱的临床综合征。临床主要表现为呼吸困难、紫绀、烦躁不安、精神错乱、神志异常、心律失常、头痛多汗、低血压、震颤、运动失调、胸廓扩张无力、呼吸抑制、鼻翼扇动、瞳孔缩小;动脉血气分析:PaO_2下降,低于 8kPa(60mmHg),$PaCO_2$ 升高,超过 6.67kPa(50mmHg)等。其主要治疗原则为保持呼吸道通畅,氧气吸入,控制呼吸道感染,改善肺泡通气及肺组织血液循环,维持营养,保持水、电解质及酸碱平衡。

(一)身心评估

(1)评估神志、生命体征、皮肤颜色等。
(2)观察有无肺性脑病症状及休克。
(3)观察尿量及粪便的颜色,有无上消化道出血。
(4)评估动脉血气分析和各项化验指标的变化。
(5)评估有无恐惧、紧张等心理。

(二)护理措施

(1)保持环境温度适宜,50%~60%。
(2)卧床休息,取半卧位或坐位,病情缓解时可适当下床活动。
(3)鼓励病人多进高蛋白、高维生素、营养丰富、易消化的饮食,少量多餐,不能自食者给予鼻饲,做好口腔护理,必要时予静脉营养支持。
(4)保持呼吸道通畅,鼓励病人咳嗽咳痰,更换体位和多饮水,危重病人每 2h 翻身拍背一次,协助排痰,必要时吸痰。
(5)合理用氧,根据病人病情,选择合适给氧方式,使氧分压迅速达到 60~80mmHg,氧饱和度在 90%以上。
(6)病情危重、长期卧床者应做好生活护理、皮肤护理,记录好危重护理记录单,准确记录出入量,备好抢救药品及器械。

(7)使用机械通气不能言语者,与病人交流时要有耐心,以免病人紧张和烦躁;同时监测呼吸机性能和病人血气分析指标。

(8)用药护理:遵医嘱正确使用抗生素、呼吸兴奋剂等药物,并观察疗效及副作用,慎用镇静剂。

(9)心理护理:积极安慰、抢救操作熟练、良好的医德将给病人带来心理上的良好感受,从而产生信赖、安全感。

(三)健康指导与康复

(1)坚持缩唇腹式呼吸,以改善肺功能。

(2)鼓励病人进行适当的体育锻炼,避免剧烈活动。

(3)预防上呼吸道感染,保暖,生活有规律,戒烟、酒,季节变换和流感季节少去公共场所。

(4)加强营养,进食高蛋白、高热量、低脂肪的饮食。

(5)指导家庭氧疗方法。

六、老年咳嗽与咳痰护理

咳嗽是因咳嗽感受器受刺激引起的一种呈突然、爆发性的呼气运动,以清除气道分泌物。咳痰是借助支气管黏膜上皮的纤毛运动、支气管平滑肌的收缩及咳嗽反射,将呼吸道分泌物经口腔排出体外的动作。

(一)身心评估

(1)观察病人咳嗽的急缓、性质及时间。

(2)观察痰液的性状、量、色、气味,是否带血,能否有效咳痰。

(3)评估诱发因素、伴随症状等。

(二)护理措施

(1)保持环境整洁、舒适,减少环境的不良刺激,特别是避免尘埃与烟雾的刺激。维持适宜的温湿度,注意保暖,避免受凉。

(2)适当补充水分,给予高蛋白、高维生素饮食,不宜进食油腻、辛辣等刺激性食物。

(3)密切观察并记录痰液的颜色、量和性质。

(4)促进有效排痰:神志清醒、一般状况良好、能够配合的病人,应指导其掌握有效咳嗽的正确方法；痰液黏稠不易咳出的病人，可给予气道湿化（湿化治疗或雾化治疗）；长期卧床、排痰无力的病人可配合给予胸部叩击促进痰液排出；肺脓肿、支气管扩张等有大量痰液排出不畅时，排除禁忌证后，可给予体位引流；意识不清或建立人工气道病人，可给予机械性吸痰，保持呼吸道通畅。

（5）遵医嘱给予抗生素、止咳及祛痰药物，用药期间注意观察药物的疗效及不良反应。

（6）向湿性咳嗽及排痰困难病人解释并说明可待因等强镇咳药会抑制咳嗽反射，加重痰液的积聚，切勿自行服用。

（7）如病人突然出现烦躁不安、神志不清、面色明显苍白或发绀、出冷汗、呼吸急促、咽喉部有明显痰鸣音，提示有窒息的发生，及时采取机械吸痰，做好抢救准备工作，备齐抢救物品，通知医生，积极配合抢救。

（8）加强巡视，根据病情需要采取舒适体位，注意安慰病人，建立良好的护患关系，取得病人的信任。

（三）健康指导与康复

（1）指导有效咳嗽的方法。

（2）正确运用体位引流等方法排出痰液。

（3）提倡健康的生活方式，戒烟，预防呼吸道感染，保持良好的心理状态。

（4）必要时吸痰。

第四节 老年神经系统疾病护理常规

一、老年痴呆护理

老年期痴呆（dementia in the elderly）是指发生在老年期由于大脑进行性病变、脑血管性病变、脑外伤、脑肿瘤、颅脑感染、中毒或代谢障碍等各种病因所致的以痴呆为主要临床表现的一组疾病。老年期痴呆主要包括阿尔茨海默病（alzheimer's disease，AD，简称老年性痴呆）、血管性痴呆（vascular dementia，VD）、混合性痴呆和其他类型痴呆，如帕金森病、酒精依赖、外伤等引起的痴呆。老年痴呆病病人经常表现为记忆丧失、语言功能障碍、认知能力障碍、人格和行为方式突变以及丧失生活自理能力等，严重影响病人的日常生活。

（一）身心评估

1. 健康史

了解病人有无脑外伤、心脑血管疾病、糖尿病、既往卒中史、吸烟等病史。评估病人有无 AD 发病的可能因素：遗传因素；神经递质乙酰胆碱减少，影响记忆和认知功能；免疫系统功能障碍；慢性病毒感染；铅的蓄积；高龄；文化程度低。

2. 身体状况

评估病人病期，记忆力、定向力、理解力的障碍程度，失语、失用、失认严重程度，病人的自理能力。

3. 评估病人心理反应

有无焦虑、抑郁、情绪改变、幻觉妄想、攻击性及人格改变；病人及家属对疾病的治疗护理经过、防治知识及预后的了解程度。

（二）护理措施

1. 病情观察

（1）早期病人可出现近期记忆、定向、感知、语言和完成复杂步骤工作能力的减退、活动减少、易疲劳、眩晕、心悸、食欲减退、兴趣及活动性下降，情绪不稳定，感情淡漠或抑郁以及轻度健忘等临床表现。

（2）中期病人出现行为和人格的改变，心理症状如抑郁、焦虑较明显。

（3）晚期病人大多功能丧失，时空定向力和其他智能明显受损，呈现明显痴呆，并逐渐出现椎体外系运动障碍。

2. 对症处理

（1）日常生活护理：① 穿着。衣服按穿着先后顺序叠放，以拉链代替纽扣，选择不系带鞋子，穿宽松衣裤。② 进食。定时进食，观察病人进食情况,必要时协助进食。③ 睡眠。睡前协助病人如厕,尽量减少白天入睡时间,给予病人轻声安慰协助睡眠。

(2) 用药护理:① 全程陪伴:老年人用药必须有人在旁陪伴,帮助病人将药全部服下,以免遗忘或错服。② 重症老人用药最好研碎后溶于水中服用,昏迷病人由胃管注入药物。③ 密切观察药物不良反应。

(3) 行为能力训练:护理人员需指导病人进行一些基本的日常生活自理能力训练,比如穿衣、吃饭、如厕、服药等。注意训练过程中的态度和语气,尝试多鼓励病人,帮助其增强信心,有利于促进康复。

(4) 认知能力训练:帮助病人回忆过去生活中经历的人和事,指导病人进行语言和理解能力训练,提高病人预后的生活质量。

(5) 安全护理:提供较为固定的生活环境,佩戴标志,防意外发生。

3. 一般护理

(1) 休息:病房环境应尽量按病人原有的生活习惯设置,保证安全、安静,鼓励家人陪护、探视,安排有趣的活动。避免噪音对病人产生刺激。减轻病人的焦虑和不安全感,帮助其养成良好的生活习惯。

(2) 饮食:老年痴呆病人在给予原有疾病治疗的同时,一日三餐应定量、定时,尽量保持病人平时的饮食习惯。少食高糖及高胆固醇食物,多食含维生素的食物。最好有人监护和看管,必要时给予喂食。

(3) 心理护理:护理人员需要时刻关注病人的心理状态。老年痴呆病人经常会伴有抑郁、焦躁、沮丧以及幻觉等不良情绪反应。护理工作人员需要做好病人的心理疏导工作,主动与病人沟通,增进医患之间的信任感,使其能够主动配合医护人员的工作。另外需要鼓励病人家属多关心和爱护病人,有利于促进病人的预后康复。

(三) 健康指导与康复

1. 及早发现痴呆

重视对痴呆前期的及时发现,鼓励老人及早就医,以利于及时发现介于正常老化和早期痴呆之间的轻度认知障碍,对老年期痴呆做到真正意义上的早期诊断和干预。

2. 早期预防痴呆

老年期痴呆的预防要从中年开始做起,积极用脑、劳逸结合,培养广泛的兴趣爱好和开朗性格,培养良好的饮食习惯,戒烟、酒,尽量不用铝制炊具,积极防治高血压、脑血管病、糖尿病等慢性病,有效按摩和针灸。

二、老年帕金森病护理

帕金森病(parkinson's disease,PD)又称震颤麻痹,是中老年常见的神经系统变性疾病,以静止性震颤、运动减少、肌强直和体位不稳为临床特征,主要病理改变是黑质多巴胺(DA)能神经元变性和路易小体的形成。

(一)身心评估

1. 健康史

了解病人有无服用利血平、丁酰苯类抗精神病药(奋乃静等)、甲氧氯普胺(胃复安)、氟桂嗪等导致可逆性帕金森综合征的药物;有无多发性脑梗死、假性球麻痹、颅内肿瘤、脑外伤和脑炎等疾病史;有无一氧化碳、二氧化硫、焊接时烟尘等接触史。

2. 身体状况

评估病人有无静止性震颤、肌强直、运动迟缓、步态姿势障碍、流涎、吞咽困难等症状;评估病人的自理能力。

3. 评估病人心理反应

有无焦虑、抑郁、幻觉、错觉、精神错乱及意识模糊,病人及家属对疾病的治疗护理经过、防治知识及预后的了解程度。

(二)护理措施

1. 病情观察

PD多于60岁以后发病,个别早到20余岁,隐匿起病,进展缓慢,多以震颤为初发症状,常自一侧上肢开始,逐渐波及其他肢体,但症状出现先后因人而异。

(1)静止性震颤:双手不自主震颤,有"搓丸"样动作,随病程进展,震颤可逐步涉及下颌、唇、面和四肢。

(2) 肌强直:表现为屈肌与伸肌同时增高,关节被动运动时始终保持阻力增高,称为"铅管样强直",如肌强直与伴随的震颤叠加,检查时可感觉在均匀阻力重复出现,断续停顿,称为"齿轮样强直"。

(3) 运动迟缓:病人随意运动减少、减慢。面肌强直、面部表情呆板,造成"面具脸",手指精细动作很难完成,书写时字越写越小(写字过小征)。

(4) 姿势步态异常:早期走路拖步,迈步时身体前倾;晚期由坐位、卧位起立困难。迈步后碎步,往前冲,越走越快,不能立刻停步,称为"慌张步态"。

(5) 其他症状:口咽和腭肌运动障碍使讲话减慢,音量低,流涎,严重时吞咽困难;常见皮脂腺、汗腺分泌亢进引起"脂颜",多汗,消化道蠕动障碍引起顽固性便秘,交感神经功能障碍导致直立性低血压;部分病人晚期出现轻度认知功能障碍,常见抑郁及视幻觉,通常不严重。

2. 对症护理

(1) 药物治疗:以替代药物如复方左旋多巴胺、多巴胺受体激动剂等效果较好。但不能完全控制疾病的进展,且都存在不良反应和长期应用后药效衰减的缺点。抗胆碱能药物,如金刚烷胺等,仅适用于症状轻微者。

(2) 外科治疗:采用立体定向手术破坏丘脑腹外侧核后部可以控制对侧肢体震颤;破坏其前部则可制止对侧肌强直。若双侧手术会引起感情淡漠和构音障碍。采用 γ 刀治疗本病近期疗效较满意,远期疗效待观察。

(3) 康复治疗:如进行肢体运动、语言、进食等训练和指导,可改善病人生活质量,减少并发症。

3. 一般护理

(1) 生活护理:注意个人卫生,保持皮肤干净,预防压疮,提供生活方便,采取有效的沟通方式,保持大小便通畅。

(2) 饮食原则:给予适量含高热量、高维生素、高纤维素、低盐、低脂、优质蛋白的易消化饮食,并根据病情变化及时调整和补充各种营养素,戒烟戒酒。蛋白不宜盲目给予过多,以免降低左旋多巴类药物的疗效。避免使用拟胆碱能食物如槟榔,鼓励病人多食水果、新鲜蔬菜,及时补充水分,保持大便通畅。对于轻度吞咽困难病人,进食糊状、黏稠不易呛咳的食物,对于进食困难、饮水反复呛咳的病人,要及时给予鼻饲。

(3) 心理护理:鼓励病人表达并注意倾听他们的心理感受,鼓励病人尽量维持过去的兴趣与爱好,多与他人交往;指导家属关心、体贴病人,为病人创造良好的亲情氛围,减轻他们的心理压力。

(三) 健康指导与康复

1. 皮肤护理

勤洗勤换,保持皮肤卫生,卧床病人要勤翻身,预防压疮。

2. 康复训练

坚持适当的运动和体育锻炼,做力所能及的家务等;卧床病人协助被动活动关节和按摩肢体,预防关节僵硬和肢体萎缩。

3. 安全护理

指导病人避免高空作业,不要单独使用煤气、热水器及锐利器械,防止受伤意外。

4. 照顾者指导

从病人角度出发;协助其生活护理;协助用药,细心观察病情变化。

5. 就诊指导

定期门诊复查,动态了解血压变化、肾脏功能、血常规等指标。

第五节 老年内分泌系统疾病护理常规

一、老年糖尿病护理

老年糖尿病是指在 60 岁以上的全部糖尿病病人,是老年人内分泌代谢疾病中最常见的终身性疾病,以 2 型糖尿病为主。老年糖尿病的发病与多种因素有关：基础代谢率降低、能量摄入减少、体力活动减少、肥胖、机体组织成分改变、胰岛素分泌功能异常及胰岛素受体数目减少。

老年糖尿病主要特点是高血糖和高尿糖，典型的临床表现为多饮、多尿、多食及疲乏消瘦等症状，其并发症发生率高，是导致病人死亡的重要原因。

老年糖尿病病人伴随多种疾病、应用多种药物、智力和记忆力减退，常无症状或者症状不典型，甚至被其他慢性疾病所掩饰。随着人口老龄化，老年糖尿病的患病率势必增加，而老年糖尿病人的并发症较为常见，发病率和死亡率较高。

（一）身心评估

1. 一般状态

评估病人生命体征、精神和神志状态。酮症酸中毒昏迷及高渗性昏迷者，应注意病人瞳孔的大小及对光反射情况。体温、血压、心率及节律有无异常，有无呼吸节律及频率的改变，以及呼气中是否出现烂苹果味等。

2. 营养状况

有无消瘦和肥胖，如1型糖尿病病人常表现为消瘦；2型糖尿病病人常表现为肥胖，特别是腹型肥胖。

3. 皮肤和黏膜

有无皮肤的温度和湿度改变，特别是足部末端有无皮温下降，足背动脉搏动有无减弱，下肢的痛觉、触觉、温觉有无异常，局部皮肤有无发绀或缺血性溃疡、坏疽或其他感染灶的表现，如有无不易愈合的伤口等。

4. 眼部

有无白内障、视力减退、失眠等。

5. 神经和肌肉系统

肌张力及肌力有无减弱，腱反射有无异常，有无间歇性跛行。

6. 心理评估

病人对疾病知识的理解程度，患病后有无焦虑、恐惧等心理变化，家庭成员对本病的认识程度和态度。

（二）护理措施

1. 病情观察

（1）有无泌尿道、皮肤、肺部等感染，女性有无外阴部皮肤瘙痒。

（2）有无食欲减退、恶心、呕吐、嗜睡、呼吸加快、加深，呼气中有无烂苹果气味，有无脱水等酮症酸中毒表现。

（3）有无低血糖。

（4）有无四肢麻木等周围神经炎表现。

（5）辅助检查：尿糖定性、空腹血糖检查及口服葡萄糖耐量试验（OGTT），均要准确并符合操作规范。

2. 一般护理

（1）生活有规律、身体情况许可，可进行适当的运动，以促进糖的利用，减少胰岛素的需要量。

（2）注意个人卫生，预防感染。糖尿病病人常因脱水和抵抗力下降，皮肤容易干燥发痒，也易合并皮肤感染，应定时给予擦身或沐浴，保持皮肤清洁。此外，应避免袜紧、鞋硬引起血管闭塞发生坏疽或皮肤破损而致感染。

（3）定时测量体重以用做计算饮食和观察疗效的参考。

（4）必要时记录出入量。

（5）监测血糖变化。

3. 对症护理

（1）饮食护理：

① 让病人明确饮食治疗的重要性，从而自觉遵守饮食规定。

② 应严格按时进餐，对使用胰岛素治疗的病人尤应注意。

③ 检查每次进餐情况，如有剩余，必须计算实际进餐量，供医师治疗中参考。

④ 控制总热量，当病人出现饥饿感时可适当增加蔬菜及豆制品等副食。

⑤ 有计划地更换食品，以免病人感到食物单调乏味。

（2）应用胰岛素的护理：

① 胰岛素的保存：胰岛素使用期间宜保存在室温25℃以下；未

启封的胰岛素保存在 2～8℃的冰箱内。

② 应用时注意胰岛素剂量的换算,抽吸剂量必须准确。

③ 两种胰岛素合用时,先抽吸正规胰岛素,后抽吸鱼精蛋白胰岛素。

④ 胰岛素注射部位选择与安排:胰岛素常用于皮下注射,宜选择上臂、大腿前外侧、臀部、腹部(脐周 5cm 内不宜注射);有计划按顺序轮换注射部位,以防注射部位组织硬化、脂肪萎缩影响胰岛素的吸收;注射部位严格消毒,以防感染。

⑤ 注意有无低血糖反应,表现为疲乏、心慌、出冷汗、面色苍白、脉速、强烈饥饿感,甚至死亡。一旦发生低血糖反应,除检测血糖外,立即口服糖水或静脉注射 50%葡萄糖 40mL,待病人清醒后再让其进食,并寻找发生低血糖的原因。

(3) 口服用药的护理:应了解各类降糖药物的作用、剂量、用法、不良反应和注意事项,指导病人正确服用。

(4) 运动锻炼:

① 运动锻炼的方式以有氧运动为主,如散步、慢跑、打太极拳等。

② 运动不宜空腹进行,防止低血糖发生。

③ 运动后应做好运动日记,以便观察疗效和不良反应。

(三) 健康指导与康复

(1) 帮助病人(或家属)掌握有关糖尿病治疗的知识,树立战胜疾病的信心。

(2) 帮助病人学会自我血糖监测的技术和相关注意事项。

(3) 掌握饮食治疗的具体措施,控制总热量,按时进餐,避免偏食、多食与少食,饮食应清淡,菜谱多样化,多食蔬菜。

(4) 应用降糖药物时,须向病人详细讲解口服降糖药的名称、剂量、给药时间和方法,教会其观察药物疗效和不良反应。

(5) 帮助病人及家属学会胰岛素注射技术,掌握用药方案,观察用药后反应。

(6) 指导病人及家属熟悉糖尿病常见急性并发症,如低血糖反应、酮症酸中毒、高渗性昏迷等的主要临床表现、观察要点及处理措施。

(7) 注意皮肤清洁,尤其要保持足部、口腔、会阴部的清洁,预防感染,有炎症、痈和创伤时要及时治疗。

(8) 指导病人掌握糖尿病足的预防和护理知识。

(9) 避免精神创伤及过度劳累。

(10) 定期门诊复查,平时外出时注意携带糖尿病治疗情况卡。

二、老年骨质疏松护理

骨质疏松(osteoporosis,OP)是一种以骨量减少和骨组织微量结构破坏为特征,导致骨脆性增加和易于骨折的代谢性骨病。骨质疏松可分为原发性和继发性两种。原发性又可分为绝经后骨质疏松和老年性骨质疏松。老年性骨质疏松是老年人的常见疾病,随着人口老龄化和人均寿命的延长,原发性骨质疏松发病率逐年升高。

(一) 身心评估

1. 健康史

(1) 发病情况和病史:重点评估有无腰背疼痛或全身骨痛不能负重或负重能力下降等。

(2) 继发于其他疾病,如性腺功能减退症、甲亢、血液病、Cushing 综合征等。

2. 身体状况

询问病人有无腰背疼痛或全身骨痛,女性病人是否绝经。

3. 心理评估

症状较轻或无明显不适的病人,常不重视;病人症状明显时往往有疼痛和肌无力症状,担心不能负重劳动而紧张、焦虑。

(二) 护理措施

1. 病情观察

(1) 注意观察病人疼痛发作的部位、程度、持续时间和疼痛时的行为表现。

(2) 应用止痛药时注意观察药物的副作用,观察病人是否产生依耐性等。

(3) 观察是否有病理性骨折发生。

(4) 定期进行骨密度、血清钙、性激素及尿钙检测。

2. 一般护理

(1) 饮食护理：增加富含钙质和维生素 D 的食物，补充足够维生素 A、维生素 C 及含铁的食物，以利于钙的吸收。适度摄取蛋白质及脂肪。戒烟、酒，避免咖啡因的摄入过多。

(2) 活动与休息：急性期卧床休息，不要勉强活动。好转时要注意活动强度，劳逸结合，多晒太阳，如病情允许，家人陪伴多进行户外运动。并根据病人的具体情况确定运动的类型、方式和量。

(3) 心理护理：骨质疏松病人由于疼痛及害怕骨折，常不敢运动而影响日常生活，当发生骨折时，须限制活动，给予心理疏导，转移其注意力，减轻其心理上对疼痛的恐惧。

3. 对症护理

(1) 安全护理：

① 保证环境安全，加强日常生活护理，预防跌倒。

② 增加富含钙质和维生素 D 的食物摄入，补充足够的维生素 A、C 及含铁的食物，以利于钙的吸收。

(2) 疼痛的护理：

① 为减轻疼痛，可使用硬板床，取仰卧位或侧卧位，卧床休息数天到一周，可缓解疼痛。

② 对疼痛部位给予湿热敷，可促进血液循环，减轻肌肉痉挛，缓解疼痛。

③ 给予局部肌肉按摩，以减少因肌肉僵直所引起的疼痛。

(3) 用药护理：药物的使用包括止痛剂、肌肉松弛剂或抗炎药物，要正确评估疼痛的程度，按医嘱用药。

(三) 健康指导与康复

(1) 环境：保持整洁，温度、湿度适宜，阳光充足。

(2) 饮食：进食高维生素 D、高钙、高蛋白饮食，合理膳食，均衡营养。

(3) 活动:教育病人了解运动的重要性及目的,运动要循序渐进,持之以恒。

(4) 心理指导:多关心病人,了解其生活饮食习惯,多和病人沟通,使其能够正确对待疾病。

(5) 指导病人坚持饮食运动计划。应用药物止痛者,嘱病人注意药物的副作用及可能发生的依耐性。

第六节　老年肿瘤一般护理常规

肿瘤(tumor)是机体在各种致瘤因素的作用下,局部组织的细胞在基因水平上失去了对其生长的正常调控,导致异常增生而形成的新生物(neoplasm),通常表现为肿块(mass)。癌是老年人最为常见的致死性疾病之一,临床上75岁以上的老年人最高发的癌有:肺癌、大肠癌、食管癌、胃癌、肝癌、宫颈癌等。

(一) 身心评估

(1) 评估有无疼痛、发热、出血、恶心呕吐、突发食欲下降等。

(2) 评估有无上腹部包块、消化道梗阻、肝肾功能受损等。

(3) 心理评估:有无紧张、焦虑、抑郁悲观、不安和恐惧等。

(二) 护理措施

(1) 按老年疾病病人一般护理常规护理。

(2) 活动与休息:适当活动,勿过劳累,保证充足的睡眠。

(3) 饮食护理:根据病人病情及营养失调情况制订个性化饮食计划,进食高蛋白质(每日每千克体重:1.5～2g/kg)、高维生素、低脂肪(每日＜50g)、易消化的饮食,保证食物的色、香、味。不宜进食辛、辣等刺激性食物,戒烟、酒。

(4) 病情观察:密切观察病情变化,经常巡视病人,重视病人的主诉,做好详细记录与交班。

① 发热的护理:密切观察病人体温变化情况,并倾听病人发热

伴随的不适主诉,必要时遵医嘱给予药物应用,勤擦洗、勤更衣,保持床单位清洁、干燥。

② 疼痛的护理:密切观察病人的疼痛部位和疼痛性质,观察其疼痛持续的时间并准确记录,针对认知功能受损的病人选择合适的评估工具,根据评估结果及时、准确遵医嘱给予药物应用,做好用药后的评估并记录。

(5) 药物应用:病人常常多病共存,使用多种药物,应合理用药,并密切观察药物疗效及不良反应。

(6) 心理护理:主动、热情地关心病人,和病人之间建立良好的护患关系,安慰和鼓励其树立战胜疾病的信心。正确、合理应用评估表,针对已经存在心理问题的病人,积极给予心理干预,加强安全意识防范,消除病人的悲观厌世的情绪,唤起病人对生活的信心和勇气。

(7) 安全防护:做好安全防护工作,预防病人跌倒、误吸、坠床等。

第七节 老年前列腺增生护理常规

前列腺增生(benign prostatic hyperplasia,BPH)是因为男性前列腺内实质细胞数量增多而造成前列腺体积变大,若增大的前列腺组织明显压迫到前列腺尿道部,引起膀胱出口部分发生梗阻,而引起排尿困难等一系列症状时,即为前列腺增生症。经尿道前列腺电切术是当今世界上开展最广泛的治疗前列腺增生的手术方法之一,该手术对身体打击小,尤其对那些无法进行开放手术的病人,仍可进行。但对于体积过大的前列腺由于手术时间太长而不宜采用。

(一) 身心评估

(1) 评估有无排尿困难、尿失禁、排尿时间延长、尿线变细、排尿隐痛等。

(2) 评估有无肾功能受损、肾积水、上腹部包块等。

(3) 心理评估:有无紧张、焦虑、抑郁悲观、不安、恐惧等不良情绪。

(二) 护理措施

1. 术前护理

(1) 按泌尿外科疾病病人一般护理常规护理。

(2) 术前检查:检查心、肺、肾功能及全身状况。

(3) 引流护理:合并尿潴留留置尿管者或耻骨上膀胱造口者,保持引流管通畅,每天更换引流袋。

(4) 控制感染:合并尿路感染者术前给予抗感染、对症治疗。

(5) 皮肤准备:常规准备下腹部及会阴部皮肤。

(6) 肠道准备:术前晚用肥皂水或灌肠剂灌肠一次。

2. 术后护理

(1) 按外科病人术后一般护理常规护理。

(2) 体位护理:手术当天应绝对卧床休息,取舒适卧位并尽量避免翻身及活动,3~5日后方能下床活动。

(3) 饮食护理:术后第1天可进食流质饮食,术后2~3日胃肠功能恢复后可逐渐过渡到普食,鼓励多饮水。

(4) 基础护理:① 保持床铺清洁、干燥,鼓励病人咳嗽,协助翻身,预防肺炎及压疮的发生。② 保持排便通畅,术后给予缓泻药,必要时给予普通灌肠一次。

(5) 病情观察:

① 严密观察生命体征变化,监测体温、脉搏、呼吸、血压变化直至平稳。

② 注意观察有无电切术后并发症,如便血、腹膜炎、肛周刺痛、拔管后暂时尿失禁、水中毒及低钠血症;术后4~6周仍要注意有无继发出血。

(6) 对症处理:

① 膀胱冲洗:术后用无菌生理盐水冲洗膀胱。

② 冲洗速度:以引流通畅及无血块堵塞为原则,持续冲洗3~5

日,如血色不断加深,则加快冲洗速度,如血块堵塞,则用注射器冲洗导尿管,直至通畅为止,如经处理仍不通畅,应及时通知医生,必要时手术处理。

③ 观察冲洗量和排出量,注意观察出入量是否平衡。

(三) 健康指导与康复

(1) 指导病人禁烟酒,避免辛辣刺激食物,多饮水。

(2) 术后 1 个月内禁止剧烈活动、久坐、骑自行车、开车等。

(3) 术后禁食大补的食品,如桂圆、红枣等。

(4) 术后 3~6 个月内溢尿属于正常现象,每日加强肛门括约肌的收缩功能训练,4 次/日。

(5) 如出现阴囊肿大、发热、持续性血尿、尿潴留、尿线变细、疼痛等不适症状及时就诊。

(6) 定期复查。

第八节　老年综合评估

一、老年健康综合评估概述

老年健康综合评估起源于 20 世纪 60 年代,近 20 年得到较快发展。其在老年人多种病共存、疾病症状不典型、并发症多、疾病易反复、不良生活方式影响康复等背景下产生。它是通过将传统的问诊和体格检查、功能检查和治疗方法与功能评估、智力测验法等评估内容相结合,结合不同学科的内容,来建立观察老年病人整体情况的实用方法。它强调从社会、经济、精神、躯体、自理能力等多个维度测量老年人整体健康水平,克服了只从单一方面进行研究的局限性,可以全面深入地反映老年人群的健康状况,为制订卫生政策提供科学依据。对老年综合保健服务起到了重要的指导作用。

(一) 定义

老年健康综合评估常称为老年综合评估(comprehensive geriatric assessment,CGA),是医疗保健机构对老年人的健康进行全面、综合的评价过程,利用多学科团队评估,以确定其有无功能缺损,医疗、心理和社会问题,以建立适当的保健(治疗、护理)计划,以帮助解决和改善其整体功能和生活质量。

(二) 评估对象

老年健康综合评估的对象主要为:

① 出现新的、严重的或进行性的功能状态缺陷的病人。

② 筛查发现有新的活动能力丧失的病人。

③ 多病或有老年综合征的病人。通常是住院老年病人、门诊老年病人、居家老年人,护理之家或疗养院的老年人等。

适合CGA的老年人包括80岁以上的老年人,存在并发症的病人(如心力衰竭、癌症),存在心理障碍的病人(如抑郁、孤独),特殊老年群体(如痴呆、功能缺陷的老年人),过往或潜在的高医疗资源利用率老年人,生活环境变化的老年人(如从独立生活到需要协助的生活、养老院或者家庭照护)。门诊老年病人如果存在多个方面的健康问题,有重大疾病,如需住院治疗,或者需要增加家庭资源来满足医疗和功能性的需求,都应该纳入老年综合健康评估的范畴。

住院老年病人,超过85岁的老年人,或者存在特殊的医疗、外科手术(比如骨折、营养不良、反复发作的肺炎、压疮等)的老年人均应进行初步的老年健康综合评估。

不适合接受CGA者,包括严重疾病者,如疾病末期病患、重症加护病患、严重失智者、活动功能为完全依赖者,另外健康的老年人无法从中受益。

(三) 评估目的

(1) 获得老年人目前的基本信息:① 疾病既往史;② 用药状况及不良反应;③ 症状、疾病、综合征和功能损害状况;④ 卫生保健及照顾的提供者;⑤ 病人的功能和预后相关的生活环境。

(2) 设计有关治疗、康复、安置、拥有资源的优化利用等计划。

(3) 恢复健康或维持目前的健康状况。

(四)评估内容

老年人健康综合评估主要包括日常生活功能评估、跌倒风险评估、认知功能评估、心理状态评估、多重用药评估、社会支持系统评估、经济状态评估、健康目标评估、健康保健需求评估。其他的评估还包括营养状况评估、尿失禁评估、性功能评估、视觉/听觉评估、口腔状况评估、生活状态评估、宗教信仰评估。

二、老年健康综合评估的原则及注意事项

在老年健康综合评估过程中,护理人员应该运用相关的评估技巧,全面、客观地收集老年人的健康资料,并且遵循评估的原则及注意事项。

(一)评估原则

1. 以老年人为中心,重视老年人的权利

CGA评估是为老年人服务的,故评估时应该尊重老年人。评估人员、指导用语、时间、地点等的选择均应该考虑到老年人的需要。无论以哪种方法实施评估,都可能涉及病人的个人隐私,应该保护病人隐私,评估者应承诺替病人保守秘密,并必须严格遵守职业操守,妥善保管病人的个人资料。评估同样需要病人的知情同意和出于自愿,尊重病人权益,评估者绝不可自居职业角色优势,凌驾于病人意愿之上。

2. 客观、准确

老年综合评估应该客观、准确,不能因为时间仓促、评估内容较多而没有认真、客观评估。评估时对个别信息不仅要询问,还需要认真观察其与老年人实践情况是否一致。避免评估者的态度、偏见等对评估结果的影响,力求做出有意义的评估。

3. 选择适当的评估工具

针对不同认知、自理能力的老年病人,应该选择适宜的评估工具。例如自评的评估工具不适用于有认知障碍的老年人。

4. 适当的评估时间、地点

(1)评估时间:

① 危及健康或功能状态的衰退出现时。

② 重大事件或不寻常的应急事件发生后。

③ 生活环境发生重大改变时。

(2) 评估的地点可以是各种医疗保健、康复机构或社区卫生服务机构。包括：

① 社区卫生服务中心和病人家中。

② 老年护理之家、老年急性病房、老年慢性病房、老年康复病房和精神医院。

③ 老年门诊等。

5. 注重个体差异

评估时应该注重病人因年龄、疾病、认知不同等带来的差异，评估者应了解老年人身心变化的特点，明确老年人与其他人群实验结果的差异；重视老年人疾病的非典型性表现。

(二) 评估注意事项

1. 选择适当的评估者

不同的评估工具，应由不同操作者来执行。老年健康综合评估依赖于由医生、护士和社会工作者组成的核心团队来进行，同时也依赖于由物理治疗师、营养师、药剂师、精神病学家、心理学家、口腔医生、听力学专家、足病医生、眼科医生的多学科合作团队。由于医疗保障制度对老年健康综合评估的开展的限制，现在出现了"虚拟团队"的概念，即在需要进行健康综合评估时，各个评估者在不同时间地点进行评估，然后通过网络或电话的方式进行评估结果的整合。

2. 重视功能状况的评估

在老年健康综合评估中，功能状况评估的重要性等同于疾病、心理等评估。老年人的多数疾病的治疗效果评价均不能以完全治愈来评价，而是通过其功能状况评估来反映治疗效果。

3. 提供适宜的环境

避免对老人的直接光线照射，环境尽可能要安静、无干扰，注意保护老人的隐私。注意调节室内温度，以 20~24℃ 为宜。

4. 安排适当的时间，避免劳累

老年人特别是患病的老年人容易感到疲乏，同时老年人由于感官的退化，反应较慢，行动迟缓，思维能力下降，所需评估时间较长，评估者应该根据病人的精神、体力等情况决定安排适当的时间,避免老年人劳累。

5. 运用适当的评估及沟通技巧

(1) 提问及评估技巧:如评估打电话的能力时,应该询问"您最后一次打电话是什么时间?"而不是问"您能够打电话吗?"评估使用交通工具情况应该询问"今天您是怎样到医院来的?"而不是询问"您能够乘坐公共汽车吗?"观察病人进入访谈室、坐下、站立、穿脱衣服、移位等动作也可以得到很多的信息。评估者在与病人交谈时,一次只提一个问题,问题要提得简单清楚,便于病人有重点地回答问题,问题不要问得过急,要使病人有时间思考和理解。

(2) 保证有效交流:对认知正常的老年人,他评或自评时,其听觉、视觉功能改变会影响评估的顺利进行,应该为其提供助听器、眼镜等。评估人员采用关心、体贴的语气,语速减慢,语音清晰,语意通俗易懂,注意适时停顿和重复。注意观察非语言性信息,以便收集到完整而准确的资料。收集认知功能障碍的老人资料时,可由其家属或照顾者协助提供资料。

(3) 注意倾听:评估人员与老年人交谈时,注意倾听,准确地理解病人所表达的信息与情感以及对健康问题的反应。不要打断对方的谈话,不要急于做出判断或者随便评论对方谈话的内容,对对方的谈话要做出必要的反应,如点头、轻微的应答等。

(4) 注意情感交流:评估者在与病人交谈时,不仅要获取有关的资料与信息,更重要的是评估者应该表现出对病人的同情和体贴,要能体察病人的痛苦与需要,谈话时态度要和蔼,语调要温和。

(5) 争取老年人的配合:评估者应尽其所能让病人了解评估对其的积极意义,避免病人对评估产生误解或视作给评估者帮助,以确保评估结果的真实性与可靠性。

三、老年人躯体健康评估

老年人躯体健康评估包括生理功能、疾病及其日常生活能力即自理程度。评估人员通过对老年人全面而有重点的体格检查和评估,可以更好地了解老年人身体状况。

(一) 一般医学评估

1. 健康史

(1) 既往史：

① 评估手术、外伤史,食物、药物过敏史、家族史等。

② 评估其他疾病及住院病史。

③ 评估健康与不健康行为(吸烟、饮酒、服食药物、规律运动、其他兴趣及嗜好)。

④ 评估参与日常生活活动和社会活动的能力。

(2) 疫苗注射史。主要询问是否注射流感疫苗及肺炎双球菌疫苗,及其注射时间等。

(3) 用药史。老年人由于身患多种疾病,往往需要服用多种药物,这大大增加了老年人药物相互作用以及不良反应的风险。询问用药史,最好是要求老年人将目前现正在服用的药物全部带来,检查并且记录。老年人常常使用中药制剂或保健药品,可以询问老年人吃的什么处方药、非处方药、维生素、中药以及保健药品等,了解药物效果及副作用。每次评估均需重新评估所有用药是否有服用必要。

(4) 检查：

① 实验室检查情况,如血钙、血钠、肝指数及肌酸酐的等血液及生化检查。

② 心电图。

③ X线等。

2. 体格检查

(1) 生命体征：生命体征评估包括体温、脉搏、呼吸、血压的测量。

① 体温：应该注意 70 岁以上的病人如果午后体温比清晨高 1℃ 以上,应视为发热。

② 测脉搏的时间不应少于 30s,注意脉搏的不规则性。

③ 评估呼吸时注意呼吸方式与节律、有无呼吸困难。

④ 老年人测定血压应包括平卧 10min 后测一次,然后直立 1min、3min、5min 后各测定血压一次,如直立时任何一次收缩血压比

卧位降低≥20mmHg或舒张压降低≥10mmHg,提示有直立性低血压发生。

(2) 查体:进行全身体检,包括皮肤、头面部(头发、眼睛及视力、耳、鼻腔、口腔)、颈部、胸部、(乳房、胸、肺部、心前区)、腹部、泌尿深生殖器、脊柱、四肢及神经系统。

(二)步态与平衡评估

平衡力指人体处在一种姿势或稳定状态下以及不论处于何种位置时,当运动或受到外力作用时,能自动地调整并维持姿势的能力。平衡感觉主要来自前庭、视觉和躯体感觉。美国1/5的老年人步态或行动方面存在问题,75岁以上的老年人中,爬楼梯困难者占30%,行走困难者(250m)占40%,需要协助才能行走者占7%,每年有30%非住在赡养机构的老年人可能发生跌倒。

若老年人"在过去一年内曾跌倒在地,或者是跌倒撞到其他物品(如椅子或墙壁)"时,就必须评估其步态及平衡性。其中步态的稳定与否是预测受检者是否会发生再次跌倒的良好指标。评估人员由观察老年人走入诊室到坐下的过程即可大概预知老年人平衡与步态情况。

常用步态及平衡功能的具体评估方法见表7.1。

表7.1 步态及平衡功能的评估方法

评估名称	方法或内容	评估结果判断及作用
"起身-行走"测试法	受检者坐于直背的椅子上,尽量不借用扶手而站立,其在站立后能迅速保持静止,然后往前行走5m,转身走向椅子,再转身坐回原先的椅子上	坐姿时的平衡度、由椅子站起来的移动状况、走路时的步伐及稳定度及是否能稳定地转圈。上述的测验中,若其中有一部分不正常即有问题
"起身-行走"时间测试法	两手放在扶手椅上坐下,尽量不借助扶手站起来,走3m,计算回到椅子后坐下所需的时间	<15s为正常,>30s为显著活动障碍,如能在10s内完成则预测老年人1年内的自理能力将维持稳定

评估名称	方法或内容	评估结果判断及作用
Romberg 改良式检测法	先将两脚打开站立,与肩同宽,若受检者可保持平衡,则将两脚并拢,甚至将一脚往后移动一半的距离,最后将一脚的脚跟与另一脚的脚尖接拢	每一步骤分别评估睁眼与闭眼的平衡性,此项检查可帮助找出其可能的原因,如关节炎、足部问题、血管硬化、中风、疼痛等
前伸功能试验	病人肩靠墙壁站直,保持稳定状态,尽量将拳头前伸	前伸15cm仍然保持平衡,说明老年人平衡性较好,跌倒的危险性较低
Berg 平衡量表	Berg平衡量表共包括14个项目:由坐到站、独立站立、独立坐、由站到坐、床-椅转移、闭眼站立、双足并拢站立、站立位肢前伸、站立位从地上拾物、转身向后看、转身一周、双足交替踏台阶、双足前后站立、单腿站立	每个项目最低得分为0~4分,总分56分,量表按得分为0~20分、21~40分、41~56分3组,其对应的平衡能力则分别代表坐轮椅、辅助步行和独立行走3种活动状态;总分少于40分,预示有跌倒的危险性

临床上目前用各种量表来评估老年病人跌倒风险,常见的有 Morse 功能量表、跌倒功效量表等。国际多数指南推荐的 STRATI-FY 简单测评(St Thomas's risk assessment tool in falling elderly inpatients,STRATIFY)。STRATIFY 简单测评内容如下:

(1) 伴随跌倒入院或在住院期间发生过跌倒(是=1,否=0)。
(2) 烦躁不安(是=1,否=0)。
(3) 视力障碍对日常生活功能造成影响(是=1,否=0)。
(4) 频繁如厕(是=1,否=0)。
(5) 转移和活动的得分为3分或者4分以上(是=0,否=1)。

注 转移得分:0=不能移动,1=需要大量帮助,如一个或两个的人帮助,2=少量口头或身体帮助,3=独立转移。活动得分:0=不动活动,1=借助轮椅,2=一个人的帮助下行走,3=独立行走。

病人 STRATIFY 评分分数越高风险越大,需要用表 7.1 的方法继续评估。

(三) 上肢功能评估

上肢及手功能正常是维持老年人独立生活的重要部分。① 临床上检查手功能的简单方法是握力测试,其方法是:接受评估的老年人以拇指和食指夹住一张纸或评估者的两根手指,而评估者施力将其抽出,了解老年人握力的强度是否有力;② 肩部功能测试要求受评估老年人两手交叉置于头后或相扣置于下背部,检查是否顺利完成,有无疼痛、无力等症状等。

(四) 营养评估

营养不良是老年人常见的问题,在美国 15% 的老年人有营养不良,住院或是住在赡养机构的老年人,其比例高达 50%。评估营养不良需要依靠体格检查(如体重与体重指数、上臂皮皱厚度等)、生化检查(如低白蛋白、低胆固醇、贫血及淋巴球数目降低)及营养评估表。

1. 体重与体重指数

(1) 体重是反映老年营养变化最直接的方法,老年人一个月内体重减轻 5% 或在 6 个月内体重减轻 10% 有意义。合并体重、食欲及衣着松紧等系列性的检查结果是评估老年人营养状况实用而有效的方法。

(2) 体重指数(body mass index,BMI)是反映老年人营养状况的另一个常用指标,BMI=体重(千克)除以身高(米)的平方(kg/m^2),国外低于 22 时即认定为营养不良,国内老年人 BMI 的标准仍未确定。

2. 简易营养评价法

简易营养评价法(mini nutrition assessment,MNA)包括总体情况、身体状况、饮食等 18 个条目,>24 表示良好,17.0~23.5 表示有风险,<17 表示营养不良;其敏感性为 96%、特异性为 98%。简易营养评价法用于老年病人营养风险评估。研究发现,MNA 较其他营养评价量表更适合于发现 65 岁以上严重营养不足的病人。

(五) 感官功能评估

感官功能主要评估老年人的视力及听力。

1. 视力

视力评估常常用视力评估表进行评估,临床最常用的评估方法是要求受评估的老年人阅读报纸或书籍的标题及内容。如果被评估的老年人有任何述说眼部不适或视物不清,应该进一步请眼科专业医生评估并且给予佩戴适合的眼镜等处理。也可以用 Snellen 视力量表进行评估。

2. 听力

听力评估办法有纯音测听、自我听力评估(问卷形式)、言语测听等。评估听力有问题时,应该请耳鼻喉科医师进一步检查评估是否需要佩戴助听器。

最常用的方法是在检查者后方 15 cm 处,轻声说出几个字,如果被评估的老年人不能正确重复一半以上的字,则表示听力存在问题。

自我听力评估表(表 7.2)可帮助发现病人存在的听力问题,并且能够帮助确定需要优先解决的难题。

表 7.2 自我听力评估

是不是有别人说话嘟哝或者声音太轻的感觉?	是	否
是不是经常听不清女人和孩子说的话?	是	否
是不是别人总是抱怨你把电视或收音机的声音开得太大?	是	否
是不是在背景有噪音的时候有听力困难?	是	否
是不是在餐厅或人多的酒吧很难听清别人说话?	是	否
是不是经常需要别人重复所说的话?	是	否
是不是经常说"什么"?	是	否
是不是感到听电话或手机有困难?	是	否
是不是有家人或朋友告诉你可能错过了部分谈话内容?	是	否
是不是在听别人轻声说话时需要全神贯注?	是	否
是不是对快速演讲和意外会话有理解困难?	是	否
是否对听到的鸟叫、钟表嘀嗒声和门铃声感到困难?	是	否
是不是发现自己不愿去更多的地方主要是因为自己渐渐不能听清别人说些什么?	是	否
是不是对声音定位有问题?	是	否
是不是有时因为不确定别人说什么而答非所问?	是	否
是不是经常耳朵嗡嗡响(耳鸣)?	是	否

3. 疼痛

疼痛与年龄的相关性目前仍然有争议,但大多数研究显示疼痛发生率随着年龄的增加而减少。老年人疼痛严重程度常常采用 Wong-Baker 面部表情量表和疼痛评估尺进行评估。Wong-Baker 面部表情量表(图 7.1)的评分越高,疼痛越严重,其特别适用于交流障碍的老年人疼痛的评估。

图 7.1 Wong-Baker 面部表情量表

(六)压疮评估

压疮是皮肤局部持续受到压力所造成的局部皮肤组织的伤害。压疮好发于老年人群,具有发病率高、病程发展快、难以治愈、治愈后易复发的特点。可由于其久治不愈,延长老年人的住院时间,甚至由于其严重并发症,导致老年人死亡。

通过评估提高对老年人压疮风险的认识,有利于压疮的预防。压疮的评估有许多量表,包括 Norton、Braden、Shannol、An-derson 及 waterlow 等皮肤评分量表。

1. Norton 皮肤平分量表

Norton 皮肤评分量表(表 7.3)有很高的使用率,而且容易操作,它以 5 个状况来对压疮的危险性作评估,满分 20 分,若在 12~14 分之间表示有出现压疮的可能性;若小于 12 分表示是压疮的高危人群。该量表敏感性为 73%~92%,特异性为 61%~94%。

表 7.3 Norton 评分量表

记分	一般状况	精神状况	活动能力	运动能力	二便失禁
4	好	警觉	自由活动	不受限	无
3	一般	冷淡	帮助下活动	轻度受限	偶尔
2	差	迷惑	依赖轮椅	很大受限	小便
1	很差	昏迷	卧床	不能运动	二便

2. Braden 量表

Braden 量表(表 7.4)包含对感觉、潮湿、活动能力、移动能力、营养状况、摩擦力与剪切力六个因素的评分和预测。其中,感觉指个体对压迫所产生的不适应的感觉能力;潮湿是指皮肤暴露于潮湿的程度;活动能力指身体活动的程度;移动能力指改变和控制体位的能力。除了摩擦力与剪切力一项外,各条目得分均为 1~4 分,总分范围为 6~23 分。得分越低,发生压疮的危险性越高。18 分以上提示没有危险,15~18 分提示轻度危险,13~14 分提示中度危险,10~12 分提示高度危险,9 分以下提示极度危险。该量表敏感性为 83%~100%,特异性为 64%~77%。

表 7.4 Braden 评分量表

评分项目	1分	2分	3分	4分
感觉	完全受限	非常受限	轻度受限	未受损害
潮湿	持续潮湿	非常潮湿	偶尔潮湿	很少潮湿
活动能力	卧床不起	可以坐椅子	偶尔行走	经常行走
移动能力	完全不能移动	严重限制	轻度限制	不受限制
营养状态	非常差	可能不足	适当	良好
摩擦和剪切力	有问题	有潜在危险	无明显问题	

(七)尿失禁评估

尿失禁又称为"社交癌",严重影响老年人的生活质量。评估老年人是否有真性尿失禁的筛查,临床常用方法为询问"过去一年中是否尿过裤子?""尿裤子的时间累计有 6 天以上吗?"若回答"是"者,其真正有尿失禁的比例:女性为 79%,男性为 76%。若真有尿失禁的问题,就应该继续评估并且给予相应的干预。

(八)功能状态的评估

老年人的自理状态常与健康水平改变有关,并在很大程度上影响着他们的生活质量。通过功能状态的评估可以了解老年人的自理能力,测量评价慢性疾病的严重程度及治疗效果,同时也可用于预测某些疾病的发展。老年功能状态的评估包括日常生活能力(Activities of Daily Living,ADL)、功能性日常生活能力(Instrumental Activities of Daily Living,IADL)、高级日常生活能力(Advanced Activities of Daily Living,AADL)三个层次(表7.5~表7.7)。

表7.5 功能状况的评估

层次	定义	内容	常用量表
基本性日常生活能力	个人为维持基本生活所需的自我照顾能力,最基本的自理能力,是老年人自我照顾、从事每天必需的日常生活的能力	进餐、上厕、控制大小便、穿衣、洗漱、沐浴、上厕所、移位等	Katz ADL 量表、Barthel ADL 量表、Lawton ADL 量表
功能性日常生活能力	个人为独立生活在家中所需具备的自我护理活动的能力	购物、准备食物、交通工具使用、打电话、服药、处理财务、洗衣等	Lawton IADL 量表、IADL 量表
高级日常生活能力	反映老年人的智能能动性和社会自立性的功能	完成社会和家庭角色,参与娱乐、运动和休闲及职业事务的能力	AADL 量表

表 7.6　Katz 日常活动能力表(ADL)

项目	独立	是	否
沐浴（盆浴或淋浴）	不需要帮助或身体某一部分需要帮助		
穿衣	除了系鞋带外,拿衣服和穿衣服不需要帮助		
如厕	去厕所、用便器、整衣和返回均不需要帮助（可能用手杖或助步器,晚上用便盆或尿壶）		
移动	从床或椅子上下来不需要帮助（可以用手杖或助步器）		
大小便正常	自己控制大、小便(无偶然失禁)		
摄食	不需要帮助,自己摄食		

注　ADL 总分 6 分(即 6 项中获几次"是"):6 分表示功能完好;4 分中度损害;2 分严重损害。

表 7.7　Barthel 量表(ADL)

项目	分数	叙述
进食	10	可自行进食或自行取用穿脱进食辅具,不需别人协助
	5	需协助取用穿脱进食辅具
	0	无法自行进食或喂食时间过长
移位	15	可自行坐起,由床移位至椅子或轮椅不需协助,包括轮椅刹车及移开脚踏板,且无安全上的顾虑
	10	在上述移位过程中需些微协助或提醒,或有安全上的顾虑
	5	可自行坐起,但需别人协助才能移位至椅子
	0	需别人协助才能坐起,或需两人帮忙方可移位
个人卫生	5	可自行刷牙、洗脸、洗手及梳头发
	0	需别人协助

续表

项目	分数	叙述
如厕	10	可自行上下马桶,不会弄脏衣裤并能穿好衣服。使用便盆者,可自行清理便盆
	5	需帮助保持姿势的平衡,整理衣物或使用卫生纸;使用便盆者可自行取放便盆,但需依赖他人清理
	0	需别人协助
洗澡	5	可自行完成(盆浴或淋浴)
	0	需别人协助
平地上走动	15	使用或不使用辅具皆可自行行走50m以上
	10	需稍微扶持才能行走50m以上
	5	虽无法行走但可独立操纵轮椅(包括转弯、进门及接近桌子、床沿),并可推行轮椅50m以上
	0	无法行走或推行轮椅50m以上
上下楼梯	10	可自行上下楼梯(可抓扶手或用拐杖)
	5	需稍微扶持或口头指导
	0	无法上下楼梯
穿脱衣裤鞋袜	10	可自行穿脱衣裤鞋袜,必要时使用辅具
	5	在别人帮忙下,可自行完成一半以上动作
	0	需别人完全协助
大便控制	10	不会失禁,必要时会自行使用栓剂
	5	偶而会失禁(每周不超过一次),用栓剂需别人协助
	0	需别人协助处理大便事宜
小便控制	10	日夜皆不会尿失禁,或可自行使用并清理尿布或尿套
	5	偶而会失禁(每周不超过一次),使用尿布或尿套需别人协助
	0	需别人协助处理小便事宜

注 总分100分;61~80分为轻度功能障碍,生活基本自理;41~60分为中度功能障碍,生活需要帮助;21~40分为重度功能障碍,生活依赖明显;20分以下者为完全残疾,生活完全依赖。

四、老年人心理健康评估

(一) 心理健康的定义

心理健康是指人们的心理行为能够适应社会环境的变化,能够按照社会要求的标准来实现个人的意念,获得生活的满足。由于老年人的心理状况对其老化过程的进展、健康长寿、老年病的治疗及预后均有较大的影响,因此正确评估老年人的心理健康状况,了解老年人的心理活动特点和影响因素,对于维护和促进老年人的身心健康、有的放矢地进行心理健康指导具有重要作用。

(二) 心理健康的评估内容

老年人心理健康的评估包括认知、个性、情感等和生存意愿、宗教信仰等特殊心理问题。心理健康评估可以了解老年人存在的心理问题,以便做好心理支持,鼓励家庭及社会给予老年人更多的尊敬、关心和生活上的照顾,尤其是高龄女性及丧偶的老年人群。目前临床上对老年人心理健康的评估工具很多,下面主要介绍认知功能、抑郁症、焦虑症和孤独感的量化评估工具。

1. 认知功能

认知功能主要反映老年人对周围环境的认识和对自身所处状况的识别能力,主要用于评定老年人有无痴呆,是 CGA 的主要部分。痴呆进展缓慢,早期或轻微的认知障碍常被忽略而错失治疗机会。研究发现,有 37%~80% 的老年人存在痴呆却没有给予医疗诊断,只有 27% 的存在认知障碍的老年病人在出院时被正确诊断,而通过信度和效度较好的简短智能工具,就可以筛查出这些患有潜在认知障碍的老年人。

认知功能的项目包括对人物、时间、地点的定向能力、注意力、记忆能力、计算及书写能力、语言能力(流畅度、理解力、复述力)以及建构能力的评估。评估工具很多,最普及的测试是简易智力状态检查(mini-mental state examination,MMSE)、简易操作智力状态问卷

(short portable mental status questionnaire,SPMSQ)和改良的长谷川痴呆量表,最简便的测试是画时钟。

(1) 简易智力状态评估量表(MMSE)(表7.8):分值范围是0～30分。该测验要考虑被测者教育程度所产生的影响,一般来讲,不同教育程度的分界值为:文盲组17分,教育年限≤6年组20分,教育年限＞6年组24分,低于分界值认为有认知功能缺损。在测试受检者之前,需先对受检者解释此测试的目的及内容,以免受检者产生焦虑、害怕或自觉受到侮辱(因为有些问题对正常人而言很简单)的情绪。受检者若有视力或听力障碍时,评估者需要对其进行指导,否则可能干扰测验的结果。对于量表中的某些问题必要时可以稍做修改,例如受检者感觉100减7的系列减法难以实现,那么可改为20减3,或者改成以金钱为单位的系列减法,即"假如你有一百元,买了七元的东西,你还剩多少钱?"。

(2) 简易操作智力状态问卷(SPMSQ)(表7.9):包括定向力、个人史、最近记忆及计算力等10个问题,若答错两题以上即视为异常。评估时需要结合被试者的教育背景,适合用于评定老年人认知状态的前后比较。SPMSQ较MMSE简短、易记、易使用,且不需任何辅助器具。其敏感度约在50%～82%之间,特异性约90%,有些专家建议若再加上书写能力的评估(如签名、写句子或画时钟)可提高其检测力。如果SPMSQ检测出认知问题时,需再做进一步的评估。

表 7.8 简易精神状态检查表

内　容	评　分	内　容	评　分
定向问题：		语言：	
1. 时间：何年？	___ 1	6. 指着铅笔或手表,让病人讲出其名称	___ 2
何季节？	___ 1	7. 让病人重复说"不""和""但是""要不"等话	___ 1
哪一天？	___ 1		
星期几？	___ 1		
哪一月？	___ 1		
2. 地点：哪个省？	___ 1	8. 让病人执行三条命令："取一张纸放在右手中,再对折,然后丢在地上"	___ 3
哪个县？	___ 1		
哪个城镇？	___ 1		
哪层楼？	___ 1	9. 让病人口述并且做到"闭上你的眼睛"	___ 1
家庭地址/建筑名称？	___ 1		
记忆：		10. 让病人自己写出一个短句(这个句子应该有主语和谓语并有意义,评分时不计拼写错误)	___ 1
3. 讲述三件物品的名称,每秒说一个,逐一重复给病人听,然后要求病人逐一回答,直至病人全部学会三件物品的名称	___ 3		
注意力和计算：		11. 把下面的图形每边加大 1～5cm,然后让病人画下(如果所有的边和角都画出,并且交叉的边形成一个四角形,就给 1 分)	___ 1
4. 连续问七次,每答对一次给 1 分,回答五次后停止,然后改为拼写字词	___ 5		
回忆：			
5. 问问题 3 中学到的三件物品的名称,每答对一个给 1 分	___ 3	共___分	

表 7.9 简易操作智力状态问卷

条 目	正确	错误
1. 今天是几号?(可错一天)	0	1
2. 今天是星期几?(只有一个正确答案)	0	1
3. 这个地方是哪里?	0	1
4. 您家的电话号码?/无电话:您的家在哪条街?	0	1
5. 您多大年龄?	0	1
6. 您是哪年出生的?	0	1
7. 联合国秘书长是谁?	0	1
8. 上一任联合国秘书长是谁?	0	1
9. 您母亲的名字是?	0	1
10. 20 减去 3 等于多少?新的得数依次减 3 各等于多少?	0	1

(3) 改良的长谷川痴呆量表(表 7.10):评分简单,不受文化程度的影响,有较高的敏感度和特异度,而且与 MMSE 显著相关,是筛选老年人痴呆的可靠的工具量表。满分 30 分,界值 20 分。小于 20 分可疑为痴呆。

表 7.10 改良的长谷川痴呆量表

项 目	分 值		
1. 您今年多大年龄?(±2 岁的误差判为正确)	0	1	
2. 今天是哪年?	0	1	
哪月?	0	1	
哪日?	0	1	
星期几?			
3. 您现在是在什么地方?	0	1	2

续表

项　目	分　值				
4. 说出三个词语,然后请被试者即刻回忆这三个词语:					
花	0	1			
猫	0	1			
汽车	0	1			
5. 连减:100 减 7 等于多少?(若不正确,继续第 6 题)	0	1			
若正确:93 减 7 等于多少?	0	1			
6. 请倒背数字 6-8-2(若不正确,继续第 7 题)。	0	1			
若正确,继续倒背 3-5-9-2。	0	1			
7. 回忆问题 4 中说到的三个词语(花、猫、汽车)(再次复述)。					
花	0	1	2		
猫	0	1	2		
汽车	0	1	2		
8. 出示 5 种不相关的物品,然后收起来让老人回忆。	0	1	2	3	4	5
9. 说出尽可能多的蔬菜品种。(超过 10s 不能说出下一种即终止)(说出 5 种后,每说一种给 1 分)	0	1	2	3	4	5

（4）画时钟:要求受检者在纸上画一圆形时钟并填上阿拉伯数字 1~12,并指定一时间点(如 7 点 20 分)请受检者画上时针与分针。目前国际上普遍采用的是"四分法计分":第一步,画出一个封闭的圆(表盘),得 1 分;第二步,将刻度画在正确的位置,得 1 分;第三步,将数字安置在表盘上的正确位置,得 1 分;第四步,能准确地标注出 7 时 20 分,又得 1 分。认知障碍的老年人所画时钟会出现多种错误(图 7.2)。它是评估认知功能的有效方法,特别是对视觉空间及建构性方面的评估。

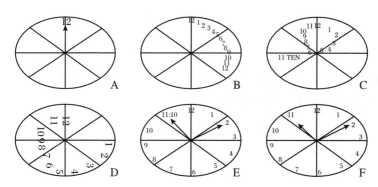

图 7.2 认知障碍老年人所画时钟

美国老年医学会所出版的手册(Geriatrics At Your Fingertips)中建议使用"迷你认知评估"(Mini-Cog Assessment)作为检验认知功能障碍的方法。迷你认知评估包含画时钟法和三个名词复述及记忆测试两个部分。

2. 抑郁的评估

抑郁是老年人最常见的精神疾病之一。在筛检抑郁方面,可以通过"过去一个月经常会感觉情绪低落、抑郁或无望吗?""过去一个月对任何事情都没有兴趣或乐趣吗?"作为询问抑郁问题的开端。如果受检者回答肯定,那么就需要进一步检查老年人是否达到抑郁障碍的诊断。

评估工具通常包括自评量表和他评量表。前者包括老年人精神抑郁量表(Geriatric Depression Scale,GDS)、Zung 自评抑郁量表(Zung Self-Rating Depression Scale,SDS)、Beck Depression Inventory for Primary Care(简称 BDI-PC)等;后者主要为 Hamilton 抑郁量表。目前临床最常用的评估工具为老年人精神抑郁量表(GDS)。

老年人精神抑郁量表分别有 30 题、15 题、10 题、4 题等版本,30 题的量表是 GDS 的最初版本,但由于其题目过多,Yesavage 等又设计出 15 题的简式版本(表 7.11)。目前临床上最常用的抑郁评估量表即为 GDS-15,敏感度为 72%,特异性为 57%。满分 15 分,0~4 分为正常,5~8 分为轻度抑郁,9~11 分为中度抑郁,12~15 分为重度抑郁。该量表不适合有认知功能障碍老年人。

3. 焦虑的评估

焦虑是指人们对环境中一些即将面临的、可能会造成危险和威胁的重大事件或者对预示要做出重大努力的情况进行适应时,心理上出现紧张和不愉快的期待情绪。

表 7.11 老年人精神抑郁量表

项目	是	否
1. 您是否基本满意您的生活?		
2. 您是否放弃了许多活动和兴趣爱好?		
3. 您是否感到生活空虚?		
4. 您是否常常感到厌烦?		
5. 大多数时间里您是否精神良好?		
6. 您是否害怕将有对您不利的事情发生?		
7. 大多数时间里您是否感到快乐?		
8. 您是否常常有无助的感觉?		
9. 您是否宁愿待在家里也不愿外出干些新鲜事?		
10. 您是否觉得您的记忆比大多数人差?		
11. 您是否认为现在还活着真是太奇妙了?		
12. 您是否觉得您现在一无用处?		
13. 您是否感到精力充沛?		
14. 您是否觉得您的处境没有希望?		
15. 您是否人认为大多数人处境比您好?		

注 表中"是"1 分,"否"0 分,问题编号 1、5、7、11、13 为反方向计分。

临床上焦虑评估常常首先询问"您是否感到紧张、焦虑或者不安?"如果回答肯定则进一步询问"是否有无法停止或者控制的焦虑不安?",如果回答依旧肯定则应该通过标准量表进一步筛查。常见的筛查工具为 Zung 焦虑自评量表(Self-rating Anxiety Scale,SAS)(表 7.12)、状态—特质焦虑问卷(State-Trait Inventory,STAI)、汉密顿焦虑量表(Hamilton Anxiety Scale,HAMA)和贝克焦虑量表

(Beck Anxiety Inventory,BAI)等。一般来讲,焦虑评估并不常规使用,只有当发现老年人存在焦虑可能时才进行焦虑评价。

临床最常用的为 Zung 焦虑自评量表。量表采用 1~4 分制记分,评定 1 周内焦虑者的主观焦虑感受。把 20 题的得分相加为原始分,然后原始分乘以 1.25,通过四舍五入取整法即得到标准分。评定的分界值为 50 分,分值越高,焦虑倾向越明显。

表 7.12　Zung 的焦虑自评量表(SAS)

评定项目	很少有	有时有	大部分时间有	绝大多时间有
1. 我感到比往常更加神经过敏和焦虑。				
2. 我无缘无故感到担心。				
3. 我容易心烦意乱或感到恐慌。				
4. 我感到我的身体好像被分成几块,支离破碎。				
5. 我感到事事都很顺利,不会有倒霉的事情发生。				
6. 我的四肢抖动和震颤。				
7. 我因头痛、颈痛和背痛而烦恼。				
8. 我感到无力而且容易疲劳。				
9. 我感到很平静,能安静坐下来。				
10. 我感到我的心跳较快。				
11. 我因阵阵的眩晕而不舒服。				
12. 我有阵阵要昏倒的感觉。				
13. 我呼吸时进气和出气都不费力。				
14. 我的手指和脚趾感到麻木和刺痛。				
15. 我因胃痛和消化不良而苦恼。				
16. 我必须时常排尿。				

评定项目	很少有	有时有	大部分时间有	绝大多数时间有
17. 我手总是温暖而干燥。				
18. 我觉得脸发烧发红。				
19. 我容易入睡,晚上休息很好。				
20. 我做噩梦。				

4. 孤独的评估

孤独是感到自己与外界隔离或受到外界排斥所产生的一种不愉快的、令人痛苦的心理感受。我国是世界上老年人口绝对数最大的国家,现代社会生活节奏的加快、居住环境的变化以及家庭模式的转变,使得越来越多的老年人不能尽情享受天伦之乐,特别是留守老年人会容易产生孤独的感觉。目前来讲,没有专门针对老年人的孤独感予以评测的量表,临床上常用 UCLA 孤独量表进行相关评定(表 7.13)。

表 7.13 UCLA 孤独量表(第 3 版,1988)

条目	从不	很少	有时	一直
1. *您常感到与周围人的关系和谐吗?	1	2	3	4
2. 您常感到缺少伙伴吗?	1	2	3	4
3. 您常感到没人可以信赖吗?	1	2	3	4
4. 您常感到寂寞吗?	1	2	3	4
5. *您常感到属于朋友们中的一员吗?	1	2	3	4
6. *您常感到与周围的人有许多共同点吗?	1	2	3	4
7. 您常感到与任何人都不亲密了吗?	1	2	3	4
8. 您常感到您的兴趣与想法与周围的人不一样吗?	1	2	3	4
9. *您常感到想要与人来往、结交朋友吗?	1	2	3	4
10. *您常感到与人亲近吗?	1	2	3	4

条　目	从不	很少	有时	一直
11. 您常感到被人冷落吗？	1	2	3	4
12. 您常感到您与别人的来往毫无意义吗？	1	2	3	4
13. 您常感到没有人很了解您吗？	1	2	3	4
14. 您常感到与别人隔开了吗？	1	2	3	4
15. *您常感到当您愿意时就能找到伙伴吗？	1	2	3	4
16. *您常感到有人真正了解您吗？	1	2	3	4
17. 您常感到羞怯吗？	1	2	3	4
18. 您常感到人们围着您但并不关心您吗？	1	2	3	4
19. *您常感到有人愿意与您交谈吗？	1	2	3	4
20. *您常感到有人值得您信赖吗？	1	2	3	4

注　带"*"的条目应该反序计分(即1=4,2=3,3=2,4=1)。然后将每个条目分相加。高分表示孤独程度高。

UCLA孤独量表是评价由于对社会交往的渴望与实际水平的差距而产生的孤独。目前采用的UCLA量表是在Russell等人于1978年编制的孤独量表基础上形成的。含有11个"孤独"的正序条目、9个"非孤独"的反序条目。有20个条目，每个条目采用4级评分：① 从不；② 很少；③ 有时；④ 一直。

五、老年人社会健康评估

老年人社会健康是指老年人的人际关系的数量和质量及其参与社会的程度和能力。老年人社会健康的评估包括：① 婚姻家庭、受教育程度、家谱。② 是否有代理人，是否接受帮助。③ 家庭及社会支持系统和社会联系。④ 社会功能。⑤ 老年人的社会适应能力、应付压力能力、社会交往能力、与周围环境接触能力、人际关系、处理周围发生的问题等能力。下面主要介绍环境及社会功能评估。

(一) 环境评估

老年人的健康与其生存的环境密切相关，如果环境因素的变化超过了老年人自身的调节范围和能力，就会引起功能减退甚至导致疾病的发生。通过对环境进行评估,可以更好地去除妨碍健康生活行为的不利因素,发挥补偿机体缺损功能的有利因素,促进老年人生活质量的提高。

1. 居住环境

居住环境是老年人的生活场所,是老年人学习、社交、娱乐、休息的地方,评估应了解老年人的生活环境、社区中的特殊要求,其中老年人的居家环境是评估的重点。

居家环境评估对于老年人安全非常重要,特别是容易跌倒的老年人。居家环境评估主要由两个部分组成:第一,评估居家环境的安全要素及影响老人功能障碍的因素(表 7.14);第二,评估老年人所需的医疗资源或可提供的人力资源的可近性。在居家安全方面,是否有适度而不闪烁的照明光源、浴室设置扶手、防滑垫、可能造成老年人跌倒的障碍物体、呼叫铃,当老年人身体不适时能够及时寻求帮助。

表 7.14 老年人居家环境安全评估要素

部位	项目	评估要素
一般居室	光线	光线是否充足?
	温度	是否适宜?
	地面	是否平整、干燥、无障碍物?
	地毯	是否平整、不滑动?
	家具	放置是否稳固、固定有序,有无阻碍通道?
	床	高度是否在老人膝盖下、与其小腿长基本相等?
	电线	安置如何,是否远离火源、热源?
	取暖设备	设置是否妥善?
	电话	紧急电话号码是否放在易见、易取的地方?
厨房	地板	有无防滑措施?
	燃气	"开""关"的按钮标志是否醒目?
浴室	浴室门	门锁是否内外均可打开?
	地板	有无防滑措施?
	便器	高低是否合适,有无设扶手?
	浴盆	高度是否合适?盆底是否垫防滑胶毡?

部位	项目	评估要素
楼梯	光线	光线是否充足?
	台阶	是否平整无破损,高度是否合适,台阶之间色彩差异是否明显?
	扶手	有无扶手?

2. 社会环境

社会环境包括个人参与家庭生活、社会生活以及与亲友交往的频度、老年人的家庭地位、家庭和睦度及夫妻关系等情感上的健康程度。该领域最为复杂,目前尚缺少可量化的、操作性强的全面评估工具。

(1)经济。经济状况水平对老年人的健康以及老年病人的角色适应影响最大。目前我国老年人的经济主要来源于离退休金、国家补贴、养老保险、家人供给等。经济状况的好坏对老年人的物质生活和精神生活会产生广泛的影响。经济状况的评定通过老年人收入是否能满足其个人需要、是否需要他人支持等衡量。评估者可通过询问以下问题了解经济状况,例如"您的经济来源有哪些?""家庭有无经济困难?""医疗费用的支付形式是什么?"等。

(2)家庭。家庭因素直接影响老年人的身心健康。家庭评估主要通过 APGAR 家庭功能评估表(表 7.15),它包括家庭成员基本资料、家庭类型与结构、家庭成员的关系、家庭功能与资源以及家庭压力 5 个方面。主要涉及家庭功能的适应度、合作度、成长度、情感度及亲密度 5 个部分。

表 7.15　家庭功能评估表

评定项目	经常	有时	从不
当遇到困难时,家人是否帮助您?	2	1	0
决定重要家庭事务时,是否征求您的意见?	2	1	0
当您想从事新的活动时,家人能接受并支持吗?	2	1	0
您满意家人对您情感表达的方式及情绪的反应吗?	2	1	0
您对目前的家庭生活满意吗?	2	1	0

（二）社会功能的评估

社会功能的评估应包括老年人对自己生活的安排与需求、与家人和亲友的关系、家人和照顾者对老年人的期望、经济状况、社交活动以及使用的交通工具等。

评估者应该首先了解其本身的身体功能及其支持的系统。支持系统包含非正式的系统（亲属、朋友及邻居）、正式的系统（养老津贴）以及半正式的系统（邻里互助组织、宗教团体）。

评估社会功能的工具并不常规使用于所有的老年人身上。常被采用的社会功能评估工具包括社会功能不良评量表（Social Dysfunction Rating Scale）及 Duke 大学的社会功能评估问卷。

（三）照顾者的负担

对老年人施行健康综合评估时也要考虑到照顾者的负担，特别要考虑陪伴认知障碍或 ADL 退化的老年人的照顾者。最好是在老年人不在场的时候评估照顾者的负担。可以询问："当您在照顾您所关心的人时，您最担心或在意的是什么事？"等。如果照顾者确实存在困难，必要时可指导照顾者寻求经济上的支持、其他照顾者的参与或建议使用日间照护资源等，以使照顾者获得适当的休息。

照顾者负担的工具并不常规使用于所有照顾者身上。常用的照顾者负担的评估工具有 Zarit 护理负担量表（表 7.16）。

表 7.16　Zarit 护理负担量表

项目	没有	偶尔	有时	经常	总是
1. 您是否认为，您所照料的病人会向您提出过多的照顾要求？	0	1	2	3	4
2. 您是否认为，由于护理病人会使自己的时间不够？	0	1	2	3	4
3. 您是否认为，在照料病人和努力做好家务及工作之间，你会感到有压力？	0	1	2	3	4
4. 您是否认为，因病人的行为而感到为难？	0	1	2	3	4
	无	轻	中	重	极重

续表

项 目	没有	偶尔	有时	经常
5. 您是否认为,有病人在您身边而感到烦恼?	0	1	2	3	4
6. 您是否认为,病人已经影响到了您和您的家人与朋友间的关系?	0	1	2	3	4
7. 您对病人的将来感到担心吗?	0	1	2	3	4
8. 您是否认为,病人依赖于您?	0	1	2	3	4
9. 当病人在您身边时,您感到紧张吗?	0	1	2	3	4
10. 您是否认为,由于护理病人,您的健康受到影响?	0	1	2	3	4
11. 您是否认为,由于护理病人,您没有时间办自己的私事?	0	1	2	3	4
12. 您是否认为,由于护理病人,您的社交受到影响?	0	1	2	3	4
13. 您有没有由于病人在家,放弃叫朋友来家的想法?	0	1	2	3	4
14. 您是否认为,病人只期盼着您的照料,您好像是他/她唯一可依赖的人?	0	1	2	3	4
15. 您是否认为,除外您的花费,您没有余钱用于护理病人?	0	1	2	3	4
16. 您是否认为您有可能花更多的时间护理病人?	0	1	2	3	4
17. 您是否认为开始护理后,按照自己的意愿生活已经不可能了?	0	1	2	3	4
18. 您是否希望,能把病人留给别人来照料?	0	1	2	3	4
19. 您对病人有不知如何是好的情形吗?	0	1	2	3	4
20. 您认为应该为病人做更多的事情吗?	0	1	2	3	4
21. 您认为在护理病人上您能做得更好吗?	0	1	2	3	4
22. 综合看来您怎样评价自己在护理上的负担?	0	1	2	3	4
	无	轻	中	重	极重

六、老年人生活质量评估

生活质量指不同文化和价值体系中的个体对他们的生存目标、期望、标准以及所关心的事情相关的生存状况的感受。老年人生活质量是指老年人的身体、精神、家庭和社会生活满意的程度和老年人对生活的全面评价。生活质量作为生理、心理、社会功能的综合评价指标,可用来评估老年人群的健康水平、临床疗效以及疾病的预后。生活质量可以采用主观幸福感量表、生活满意度量表以及生活质量综合问卷进行评估(表7.17)。

表 7.17　老年人生活质量评估

项　目	评估内容	评估工具
主观幸福感的评估	积极情感、消极情感、生活满意度	纽芬兰纪念大学幸福度量表
生活满意度的评估	生活的兴趣、决心和毅力、知足感、自我概念及情绪	生活满意度指数量表
生活质量的综合评估	躯体、心理、社会功能、环境等	生活质量综合评定问卷 老年人生活质量评定表

七、老年综合评估的实施与应用

(一) 老年综合评估的实施

老年综合评估强调从社会、经济、精神、躯体及自理能力等多个维度测量老年人整体健康水平。同时,它亦强调老年人的躯体健康、精神健康与社会经济状况三者之间的密切关系,从而克服了传统评估的单一性和局限性。这种综合评价的方法已逐渐发展成为老年医学的一个新领域,已被公认为是各种老年医学及老年护理学实践与研究的基础和必不可少的工具。

老年综合评估的内容涵盖多学科,故实施评估时需要多学科团队成员的参与与合作。评估结果应该及时反馈老年人,并且根据评估时的实际情况制订出符合老年人情况的防治计划,由团队成员共同监督实施。有研究发现,评估者根据评估结果做出的建议中,50%～70%的建议会被老年病人实施。

对老年人健康功能进行综合评估,可以较为全面深入地反映老年人群的健康状况,从而为制定卫生政策、提高老年人口的生活质量提供科学依据。

(二)老年综合评估的常用工具

对老年病人或其照顾者进行评估的问卷调查,可以为老年健康评估节省时间,同时获得大量评估需要的信息、药物使用情况、社会支持系统、身体系统回顾等。例如,执行功能任务和需要援助的能力,跌倒史,社会支持系统,尤其是来自家庭、朋友的支持,抑郁状况,视力或听力障碍。

1. 使用单一评估量表

国外已经建立了成熟的老年综合评估量表,其中最主要的有OARS量表(Older American Resources and Services)、综合评价量表CARE(The Comprehensive Assessment and Referral Evaluation)、多水平评价问卷(Philadelphia Geriatric Centre Multilevel Assessment Instrument,PGCMAI)等。以上3个量表均包括5个基本内容:躯体健康、精神健康、日常活动能力(ADL)、经济状况及社会资源状况。量表的条目均较繁多,有的多达1000多条。

(1) OARS量表:OARS量表内容全面,使用时间长,应用范围广。1975年,由Duke大学老年与人类发展研究中心编制,用于评估老年人的日常生活能力、躯体健康、精神健康、社会资源和经济状况5个方面的功能。每个方面采用6级评分制,5项内容的评分之和为综合得分,代表老年人的综合健康状况。该量表的信度和效度已得到广泛验证。

(2) CARE量表:CARE量表包括4个核心方面的1500个项目,涵盖精神、医学、营养、经济和社会问题。有研究表明,该量表具有较高的一致性、可靠性和接受度。

(3) PGCMAI问卷:PGCMAI问卷涵盖日常生活能力、认知水平、环境感知、自我调节、身体健康及社会互动和时间利用7个方面的内容。有研究表明,PGCMAI问卷具有较高的一致性和应答性。

但目前尚缺乏该问卷敏感性、特异性和精确度的研究。

2. 多个调查量表联合使用

老年综合评估可以按照不同的评估项目将不同的调查量表联合使用。同时应考虑评估工具的信度与效度、老年人的接受度及所需花费的人力与时间(表7.18)等。

表7.18　常用的评估工具及施测所需时间

问题	评估工具	平均评估所需时间（分钟）
听力障碍	轻声说话	1
视力障碍	Snellen视力量表	2
日常生活活动功能	Katz日常生活活动功能量表Lawton	2~4
	工具性日常生活活动功能量表	3~5
行动/平衡	起身-行走测试	1
	Tinetti平衡及步态评估表	5~15
认知障碍	简易智能测验	5~15
	画时钟测验	2
抑郁	老年抑郁量表(15题)	3~6
营养不良	体重指数	2
尿失禁	询问关于尿失禁的问题	1

目前所用量表复杂,花费时间较多。需要进一步将量表进行压缩、简化或利用计算机技术将评价过程程序化,以利于对老年人健康功能进行综合评价。在临床实践及研究中,常常非单一地采用一种量表,需要根据不同人群特征、评估目的选择最合适及最有效的量表。

(三)老年综合评估步骤

老年健康综合评估是对老年人的健康进行全面、综合的评价过程,是利用多学科团队评估,以确定其有无功能缺损以及医疗、心理和社会问题。大致分为六个步骤:

①数据收集,确定合适的评估对象。

② 评估团队对下一步的讨论。
③ 制定和完善评估方案。
④ 实施评估方案。
⑤ 监测评估方案的实施效果。
⑥ 修正治疗方案。

这些步骤是老年人能否获得最大的健康和功能状态的关键。越来越多的健康综合评估重视初级预防和二级预防。

（四）老年综合评估的应用前景

与传统的以疾病为导向的评估方式不同，老年综合评估强调老年人的健康状态不仅仅是受疾病本身的影响，而且与其功能状态、心智能力、社会、经济以及环境因素有关。老年综合评估是着重于功能状态的评估。老年综合评估通过老年科医师、护理人员、康复科医师、营养师、药剂师以及精神科医师等成员组成跨学科的医疗团队，对老年人进行系统性评估，找出可治疗的问题增进健康，找出潜在的问题促进健康。

多项随机对照研究证实老年人健康综合评估可以提高诊断的准确性，降低家庭病床的使用率，减少医疗费用，减少药物的使用，降低老年病人的死亡率，提高老年人的独立生活能力，提高老年病人的满意度。部分研究结果证实老年人健康综合评估可以降低老年人住院率，降低老年人看急诊的次数，提高老年病人的生存率的同时不降低病人的生活质量。

在国外，无论在医院、康复机构、护理之家还是在社区诊所，老年人的综合健康功能评估都已得到较广泛应用。其中，美国关于老年综合健康状况已经形成了完善的评估体系，用于了解老年人的身体健康、功能状况变化及了解某些治疗、康复及护理等卫生干预措施的有效性。目前我国老年健康综合评估尚处于起步阶段。老年综合评估及其管理系统应该借助简单、可行的筛查方法获取老年人的详细情况，通过团队的有效沟通讨论，制订和修订合适的防治计划，通过多学科的合作为老年人提供更全面的照顾，充分发挥老年健康综合评估的作用。

第八章 康复医学科疾病护理常规

第一节 康复医学科疾病一般护理常规

一、康复医学科疾病一般护理

(一) 一般护理

(1) 应用护理程序对康复病人实施整体护理。重点评估病人功能状况,掌握康复训练过程中残疾程度的变化和功能恢复情况,以便明确护理问题。采取切实可行的护理措施,做好心理疏导和健康教育,及时评价康复护理效果,并做好护理记录。整个康复过程坚守功能训练、全面康复、重返社会三项原则。

(2) 做好入院介绍,包括有关规章制度,如作息制度、探视制度、陪护制度、病房环境、健康教育等。

(3) 病室保持清洁、整齐、安静、舒适,室内空气保持新鲜,光线充足,限制探视时间,为确保病人安全,避免空间放置障碍物,室内物品摆放合理,做到无障碍通道,方便使用轮椅的病人有足够的空间移动及日常活动。

(4) 休息与卧位:根据病人情况给予良肢位摆放,促进病人舒适。在没有禁忌的情况下鼓励病人多下床活动,但避免过度疲劳,同一种疾病的病人,应尽量安排在同一病室,以便于相互交流和督促训练。

(5) 饮食及营养:根据评估结果和医师、康复治疗师、营养师一起帮助病人制定合适的饮食方案,要求饮食均衡、营养丰富,鼓励多吃新鲜蔬菜和水果,保证病人机体需要量,为吞咽功能障碍的病人提供安全的进餐环境,防止误吸等并发症的发生。

(6) 皮肤护理:加强康复病人皮肤的观察,保持床单位的清洁、平整。避免局部皮肤长期受压,帮助病人选择合适减压的器具,并教会其使用方法。长期卧床的病人定时给予翻身,做好便后处理。保证病人皮肤清洁、舒适,必要时使用气垫床。

(7) 二便护理:正确评估病人膀胱功能及肠道功能情况,根据病人情况选择合适的处理方法,并配合治疗师做好功能康复训练;尿潴留病人给予间歇性导尿,要求控制尿液在安全膀胱容量内;尿失禁病人帮助病人选择合适的集尿装置,大便失禁病人及时给予清除排泄物,保持肛周皮肤清洁干爽,帮助便秘病人养成定时排便的习惯;做好会阴护理,保证病人皮肤清洁、干燥。

(8) 药物护理:严格执行医嘱,观察药物的效果和不良反应。指导病人有关药物的知识及注意事项。

(8) 各种急救器械及药品完好备用,仪器要定时检查,保持性能良好,以便急救时使用。

(9) 心理护理:加强与病人沟通,建立良好的首因效应,取得病人及家属的信任和配合。向病人讲解一些疾病知识及其他病人成功后的案例,增加病人康复的信心,做好家属的健康教育,增加社会支持系统。

(二) 专科护理常规

(1) 定时配合医生、治疗师做好病人康复评定,根据病人评定结果制订个性化的康复护理计划,指导病人循序渐进地进行功能训练及日常生活能力训练,对于病人康复效果及时给予肯定,增加病人康复的信心。

(2) 针对不同病人的自理能力正确选择全补偿式生活护理、部分补偿式生活护理或自理的护理模式,并给予有效落实,确保病人残存功能最大化发挥。

(3) 配合康复医师和其他康复技术人员合理安排康复治疗计划和各项康复训练的实施,确保病人安全,防止并发症的发生。

(4) 根据病人的不同功能障碍指导选择合适的支具,如假肢、矫形器、助行器等,并教会病人正确佩戴及使用的方法,从而提高病人日常活动能力。

(5) 康复理疗时密切观察病人治疗效果及局部皮肤情况,指导病人配合的方法,告知注意事项,避免不良事件的发生。

(6) 协助和指导长期卧床病人的康复训练,如适当的体位转换,良肢位摆放,体位转移技术,排泄功能、关节活动能力及肌力训练等技术。

(7) 加强健康指导,鼓励病人行力所能及的事务,并及时给予肯定,增强康复信心,提高病人的依从性。

(8) 需长期康复的病人,出院前教会病人及家属居家康复技能,出院后定期随访病人居家康复效果。

(三) 健康指导

(1) 向病人及家属宣教有关疾病康复教育,使他们了解该疾病的危险因素及预防方法,明白持之以恒地进行康复训练的必要性。

(2) 指导病人建立科学的生活方式,保证充足的睡眠,劳逸结合,参加适当的户外活动和参加社会娱乐活动,维护自我健康。

(3) 鼓励病人积极治疗原发病,避免诱因,按时服药。指导相关药物知识和服用方法。

(4) 增强病人对自我健康管理的能力,根据不同疾病指导病人选择不同的治疗饮食,戒烟酒。指导肢体功能障碍者的肢体功能训练方法,皮肤护理和压疮的预防,大小便的管理,日常生活活动能力的训练及各种辅助器具的使用。

(5) 根据病人潜在的安全问题,指导其相应的安全防护知识,如防跌倒、防烫伤、防误吸等方法。

二、脊柱骨折康复护理(保守治疗病人)

(一) 身心评估

(1) 评估病人意识状态、生命体征、生活自理能力、四肢有无感觉、四肢活动、肌力情况、有无反射异常、有无大小便失禁。

(2) ICF通用组合项目评估。

(3) 家庭支持系统评估。

(二) 康复护理目标

1. 近期康复护理目标

(1) 预防病人并发症的发生,如:压疮、肌力下降、伤口感染、泌尿系感染、下肢血栓等。

(2) 改善病人心理状况,使病人积极主动参与康复训练。

(3) 掌握康复练习的方法,并能循序渐进地进行练习。

2. 远期康复护理目标

(1) 恢复病人日常生活自理能力。

(2) 回归家庭及社会。

(三) 护理措施

1. 愈合期病人康复护理

(1) 无需固定者,在骨折部垫软枕,使脊柱处于过伸位。

(2) 翻身时肩部应维持伸展位,保持肩与骨盆同步轴线翻身。

(3) 指导病人行仰卧位躯干肌肌力训练,训练时避免脊柱前屈与旋转,同时指导病人行股四头肌等长缩联系。

(4) 伤后2周后在康复治疗师的指导下进行腰背肌等训练,以不引起明显疼痛为宜。常用的方法有:三点式、飞燕式、五点式。

2. 恢复期病人康复护理

(1) 病人卧床6周后可在康复治疗师及护士的指导下行转移训练。教会病人起床及转移方法,并行脊柱后伸、侧弯和旋转练习,避免脊柱前屈的动作。

(2) 单纯稳定性脊柱骨折病人一般愈合期为1.5~2.5个月,待骨折愈合后加强脊柱活动度和腰背肌肌力练习。

(3) 指导病人进行日常生活活动能力训练,如穿衣、洗漱、如厕、转移等。

(4) 帮助病人选择合适的腰围等辅助器具,并教会病人正确使用。

(四)健康指导与康复

(1)康复:按照康复计划的要求循序渐进地行全面锻炼。整个康复过程中坚持早活动晚负重的原则。

(2)指导病人及家属日常生活保健知识。

(3)饮食指导:加强营养,可进食高蛋白、高热量、高维生素等食物。体型肥胖者应适当减肥。

(4)指导病人定期随访,一般病人伤后1个月、3个月、6个月骨科或康复科随访。

三、肢体骨折康复护理

(一)身心评估

(1)评估病人生命体征、精神心理状况、伤处疼痛、皮肤颜色、肢体肿胀、感觉等情况。

(2)评估病人关节活动度、肌力、肢体长度及周径情况。

(3)ICF通用组合六个维度评估(能量与驱力、情感功能、日常事务处理功能、步行、到处移动、疼痛)。

(二)康复护理目标

1. 近期康复护理目标

(1)改善病人心理状况,使病人积极主动参与康复训练。

(2)预防并发症发生,如肿胀、压疮、下肢血栓关节粘连等。

2. 远期康复护理目标

早日回归家庭和社会。

(三)护理措施

1. 一般康复护理

(1)按康复医学科疾病一般护理常规护理。

(2)饮食护理:多食含钙高的食物,保证足够的营养摄入,保持排便,预防便秘。

(3)病情观察:观察暴露部位血液循环、皮肤颜色、温度、感觉及部分的肌肉、关节的功能,防止肌肉萎缩和关节僵硬。

(4) 预防并发症:定时翻身,预防压疮。

2. 专科康复护理

(1) 注意被固定肢体的血液、淋巴循环。固定物不宜过紧或过松。

(2) 尽早鼓励病人对患肢近端与远端未被固定的关节进行功能锻炼,一天数次,根据病人的能力逐渐从被动运动、助力运动、主动运动到抗阻力运动。

(3) 在进行微波治疗,中、低频电刺激,红外线治疗,各种透热治疗,超声波治疗,按摩,脉冲超短波治疗等时,护士应按时完成治疗,每日 1～2 次,每次 15min,避免病人烫伤。

(4) 根据骨折的不同部位进行相应的康复护理。

① 肘关节附近的骨折,手术内固定后应尽早在支具、吊带的保护下进行肩关节的主动活动,幅度逐渐加大,术后 2～3 周可以每日定时去除外固定进行活动。

② 腕关节附近的骨折,抬高患肢,加强由远端向近端的向心性手法按摩。

③ 手局部的疼痛、肿胀,如果是局部血液循环障碍所致,可以进行冷热对比治疗,即将手浸入 42℃热水中 4min,然后浸入 20℃的冷水中 1min,交替进行以改善血管的舒缩功能,相当于对血管进行按摩。

④ 膝关节附近的骨折,手术内固定后,应尽早开始接受持续性被动活动(CPM)治疗,活动的范围和速度逐渐由小变大,由慢变快,骨折线穿越关节面的病人应注意减少关节的磨损。改善关节活动范围以牵引为主,肌力训练以静力性肌肉收缩训练为主。髌骨横行骨折作张力钢丝固定的病人,可以早期进行膝关节屈曲活动。

⑤ 脊柱融合、固定术后,卧床 3～4 周,卧床期间可做床上保健操,常见的有卧位活动、支撑站立活动、站立位活动等。

(5) 为病人的康复创造一个良好的治疗环境,减轻病人的精神负担和心理压力,调动病人的主观能动性,保证康复治疗计划的顺利完成。

(6) 心理护理:

① 建立良好的首因效应,取得病人及家属的信任和配合。

② 向病人讲解一些疾病知识及其他病人的成功预后的事例,增加病人康复治疗的信心。

③ 做好家属的健康教育,增加社会支持系统。

(四) 健康指导与康复

(1) 功能锻炼:根据康复评定的结果制订康复计划,按照康复计划的内容指导病人进行功能锻炼,要求遵循早活动、晚负重,循序渐进的原则。

(2) 饮食指导:加强营养,进食高蛋白质、高热量、高维生素及富含钙质的食物,有利于促进骨折愈合和机体恢复。

(3) 定期复查,如有异常及时就诊。

(4) 指导病人及家属日常生活保健知识,做好远期康复。

四、腰椎间盘突出症康复护理

腰椎间盘突出症(herniation of lumbar disc,HLD),亦称为髓核突出(或脱出),是由于创伤、退变等原因使椎间盘的纤维环破裂,髓核内容物突出刺激和压迫神经而引起的综合征,是腰腿痛最常见的原因之一。好发部位为腰 4、腰 5、骶 1 等椎间盘。

(二) 身心评估

(1) 评估病人年龄、身高、体重、生命体征、职业以及对运动的喜好等,有无排尿困难和尿潴留,以及有无便秘等。

(2) 询问病人既往史,有无外伤,了解病人的职业、工种、生活习惯及生活方式。

(3) 评估病人疼痛的部位、持续时间、疼痛的诱发因素,了解疼痛的性质、与活动的关系、改善或加重的影响因素;评估有无肢体麻木及麻木持续时间,了解有无下肢发凉、无汗或水肿,有无会阴部麻木、刺痛及排泄困难,评估患侧下肢有无肌萎缩,尤其是有无趾背屈肌力下降等。

(4) 评估病人的心理状况以及家庭-社会支持系统。

(5) 通过ICF通用组合项目的评估,了解病人整体功能情况。

(二) 康复护理目标

(1) 短期目标:减轻椎间压力,镇痛、消炎、解痉、松解粘连,恢复腰椎及其周围组织的正常结构和功能,改善心理状况,缓解焦虑、抑郁、紧张、暴躁等心理障碍。

(2) 长期目标:维持疗效,防止复发。

(三) 护理措施

(1) 体位与休息:急性期病人应绝对卧硬板床休息,有利于突出物的复位和炎症的消退,减轻病人疼痛。一般以2~3周为宜。卧床3周症状缓解后可佩戴腰围保护起床活动,3个月内不宜进行弯腰持物动作。

(2) 帮助病人选择合适的腰围,并指导病人正确使用,早期每天应佩戴10h左右,卧床时取下腰围。根据病人腰背肌力量情况缩短佩戴腰围的时间,长时间佩戴可导致腰部肌力减弱、腰肌萎缩,反而产生腰背痛。

(3) 保持正确的腰部姿势:

① 站:头抬起,下颌内收,肩平直,挺胸,收腹,腰后微凹。

② 坐:腰背坐直,双脚平放于地,使髋关节屈曲成直角。臀后靠,坐有靠背的椅子,可利用软枕保持腰的生理弧度。

③ 卧:首选仰卧位,枕头的长度为40~60cm,或以超过自己的肩宽10~16cm为宜。人仰卧时枕的高度应与其本人的拳头等高,约10cm;侧卧时枕头高度同肩宽,可用软枕置于腰后,使其保持生理弧度,用一小枕放于膝下,下肢微屈,更利于腰背肌肉放松。

④ 拾物时尽量避免弯腰,养成屈膝下蹲的习惯。

⑤ 不可提取太重的物件,尽量使用推车等工具搬运。不可避免时,物体要靠近身体,取下肢屈髋屈膝姿势,分次提取。

⑥ 起床时,应先转为侧卧,屈起双膝,放下床边,然后双手将上身撑起,以免腰部承受不必要的压力。

(4) 病情观察:观察病人疼痛、肢体麻木等情况,疼痛较重者给予非甾体类抗炎药物,合理选用激素类药物。卧床休息者观察双下肢运动、感觉变化及大小便情况,并记录好。

(5) 遵医嘱给予物理治疗、推拿、牵引等处理,操作过程中加强巡视,防止并发症的发生。

(6) 饮食护理:忌烟酒及辛辣刺激性食物,指导病人进食含钙高的食物,如牛奶、虾皮等。

(7) 指导病人行腰背肌锻炼,康复剂量安排要求循序渐进,以病人能够耐受为宜。

(8) 心理护理:建立良好的首因效应,加强沟通交流,取得病人及家属的信任和配合;向病人讲解一些疾病成功预后的事例,消除紧张情绪,保持情绪稳定,增加病人康复治疗的信心;做好家属的健康教育,增加社会支持系统。

(四) 健康指导与康复

(1) 体重控制在适当范围,避免长时间行走、负重及激烈运动。

(2) 指导病人在日常生活中纠正不良姿势,增强自我保护意识,避免向前弯腰及弯腰拾物等动作,平时尽量避免坐柔软的沙发及低矮的小凳。

(3) 保持排便通畅,避免用力排便,排便时应使用马桶或便盆架。

(4) 自我护理:注意保暖,预防感冒,防止腰腿部受凉。选用跟高3cm的平底鞋,鞋底不可过硬。避免因日常生活不良姿势而引起的腰痛,如电视机放置的高度和人体的视线相平。选择合适的坐具,长时间开会作报告时最好不要坐沙发,要注意调整身体的姿势,适当的时候站起来活动腰部,这样可以避免腰痛。做一些腰保健体操。合理使用空调,空调风切忌对着腰部及后背吹。开车时应把座位适当地移向方向盘,使方向盘在不影响转向的情况下尽量靠近胸前,同时靠背后倾角度以100°为宜,不要使后倾角度太大,并调整座位与方向盘之间的高度。

(5) 腰背肌锻炼的指导:通常使用以下几种方法:

① 手撑墙壁，挺胸伸腰锻炼法。
② 桥式法训练法。
③ 单侧下肢后伸锻炼法。
④ 飞燕背伸锻炼法。
⑤ 单侧下肢外展锻炼法。

五、脑性瘫痪康复护理

脑性瘫痪（cerebral palsies，CP）是出生前到出生后一个月内非进行性脑损伤所致的综合征，主要表现为中枢性运动障碍和姿势异常。严重病例还伴有智力低下、抽搐及视、听或语言功能障碍。

（一）身心评估

（1）评估患儿出生日期、出生体重、身长、头围、胎次、产次、胎龄等；了解父母亲一般情况，如年龄、职业、文化程度、有无烟酒嗜好等。

（2）患儿家族史，母亲孕期情况、分娩情况，患儿生长发育情况等。

（3）评估病人肌力、肌张力、关节活动度、原始反射或姿势反射、平衡反应、协调能力、站立和步行能力等。

（4）了解病人实验室检查及影像学检查结果。

（5）评估病人的心理状况以及家庭-社会支持系统。

（6）通过 ICF 通用组合项目评估，了解病人整体功能情况。

（二）康复护理目标

1. 近期康复护理目标

（1）在控制并发症的基础上创造良好的生活和训练环境，促进患儿身心的全面发展，在训练过程中加强安全防范，避免患儿二次损伤，提高其生活自理能力。

（2）加强家庭支持系统，取得家属的配合。

2. 长期康复护理目标

通过综合康复护理使脑瘫患儿在身体、心理、职业、社会等方面达到最大限度地恢复和补偿，实现最佳功能和独立性，提高生活质量。

(三)护理措施

1. 一般护理

(1)病室应光线充足、温暖、安静,进行保护性措施,室内定时通风换气,保持病房整洁,患儿病床应加防护设备,防止其坠床,认真检查家长及探视人员有无感染性疾病,病房与各治疗室每天按时进行空气消毒,病房每日开窗通风,保持空气清新。

(2)脑瘫患儿入院后应进行全面评估,在训练中不断充实完善,经常鼓励患儿增强自信,以保持患儿良好的心态。训练要经常检查,以达到满意的效果。

(3)经常深入病房,向家长做健康宣教,同家长交流,了解患儿家长的思想状况,发现问题及时解决,不仅使其消除顾虑,增强早日康复的信心,同时也能减少医患间的矛盾,增强相互间的信任感。

2. 对症护理

(1)运动障碍的康复护理:

① 0~6个月龄的小儿运动护理以做肢体的被动运动为主,并辅助自身的随意运动;头、颈、脊柱以做背伸运动为主;上肢以外展、内收、伸屈、交叉运动为主;手以伸指运动为重点;下肢以伸展及髋关节外展为主。每天操练3次,每次30min。

② 6月龄以后其自主运动增多,按神经发育学规律,逐渐进行有计划、有目标的康复训练,运动动作的编排要以粗大的运动开始,逐渐向精细运动过度。同时,观察患儿有无异常姿势出现,在纠正不良姿势过程中护理人员要有耐心,对于难以矫正又影响运动的异常姿势可选配适宜的辅助器具。

(2)语言康复:

对伴有听力、语言障碍的患儿,应按正常小儿语言发育规律进行训练。给患儿丰富的语言刺激,鼓励患儿发声,矫正发声异常,并持之以恒。

(3)生活能力康复护理:

① 进食护理:予高热量、高蛋白及富有维生素、易消化的食物,在给脑瘫患儿喂养时,最重要的是保持患儿正确的姿势,即头和肩向

前,髋关节屈曲。食物来自身体的前方,幼儿,或少年坐在椅子上时头、躯干端正,下肢髋、膝、踝关节均保持屈曲 90°,用奶嘴喂食时,要鼓励患儿自己拿奶瓶,可在患儿吸吮时用手控制其嘴部,并在胸前用力压。用勺喂食时,勺应从患儿的前面中央部位插入,要注意避免患儿头过度伸展和向一侧回旋,在喂食时,护理人员切勿在患儿牙齿紧咬的情况下将勺硬行抽出,以防损伤牙齿。

② 更衣训练:需卧位更衣时应采取俯卧位,可趴在护理者双腿上,双髋、膝关节屈曲并分开。需仰卧位穿衣时应在患儿枕部垫一个枕头,将膝、髋关节保持在屈曲位。坐位穿衣时,应保持坐位平衡,髋关节屈曲,躯干前倾。患儿的衣服应宽大、松软、易于穿脱。

③ 如厕训练:18月龄以上患儿即可进入此项康复训练,在护理工作中要训练患儿做到由简单表示到自己完成;以语言或手势表达大小便的需要;大小便自我控制训练;男女厕所识别的训练;坐在便器上排泄;衣服的穿脱及整理;便后的个人卫生处理。

3. 心理护理

与正常儿童相比,功能障碍儿童更容易出现心理障碍和不适应,比如行为异常、遗尿、自伤、情绪障碍等。心理问题如得不到矫治,则会加重其功能障碍。护理人员要善于观察患儿的非语言表现,体会患儿的心理状态,与其建立信赖关系,同时要使用儿童能理解的非语言沟通方法与儿童交流。

(四)健康指导与康复

(1)向患儿介绍脑瘫的一般知识,包括病临床表现、治疗方法及预后等。

(2)教给家长患儿日常生活活动训练的内容和方法,避免过分保护,应采用鼓励性和游戏化的训练方式。

(3)告诉家长脑瘫患儿正确的卧床姿势;侧卧位适合各种脑瘫患儿;在患儿卧床两边悬挂一些带声响或色彩鲜艳的玩具,吸引患儿伸手抓玩,让患儿经常受到声音和颜色的刺激,以利康复。

(4)教会家长如何正确抱脑瘫患儿,家长每次抱患儿的时间不宜过长,以便使患儿有更多的时间进行康复训练。抱患儿时要使其头、躯干尽量处于或接近正常的位置,双侧手臂不受压。应避免患儿面部靠近抱者胸前侧,防止丧失观察周围环境的机会。对于头部控制能力差而双手能抓握的患儿,可令其双手抓住抱者的衣服,或将双手搭在抱者的肩上或围住颈部。

(5)告诉家长预防脑瘫发生的知识和措施,包括产前保健、围生期保健和出生后预防。

六、膝关节置换康复护理

(一)身心评估

(1)评估病人目前意识状况、认识能力、配合程度。

(2)评估病人切口处有无渗血、疼痛,有无肿胀,关节活动度,肌力等情况。

(3)评估病人家庭支持系统情况。

(4)ICF通用组合六个维度评估,了解病人整体功能情况。

(二)康复护理目标

1. 近期康复护理目标

(1)预防并发症的发生,如切口感染、关节僵直、关节弯曲、压疮等。

(2)病人能按康复护理计划落实康复措施,关节活动度能够达到0°~115°左右。

(3)家庭支持系统良好。

2. 远期康复护理目标

回归家庭与社会。

(三)护理措施

(1)保持功能体位:保持患肢伸直位,并抬高患肢。

(2)受累关节活动:术后当天,麻醉恢复后开始踝关节主动伸屈活动,恢复小腿的肌肉收缩,促进局部血液循环。

(3)肌力训练:术后24~48h拔除引流管后即可协助病人进行膝关节屈伸训练。病人坐于床边,患腿自然下垂,患腿主动抬高,伸直小腿,缓慢屈伸膝关节或者在床上行直腿抬高练习。

(4) 术后 24~48h 拔除引流管后即可开始利用 CPM 机进行患肢的被动活动,每天 2~3 次,每次 1~2h,由 40°开始,根据病人情况每天增加 10°,术后 2 周达到 90°,频率为每分钟完成一个周期活动,锻炼期间应适当给予镇痛剂并鼓励安慰病人,使其能够坚持锻炼,一般维持 2 周左右。也可根据病人情况配合主动练习,效果更佳。

(5) 术后 1 周,协助病人站立于床边,重心放在健侧保持 10s,再将重心移向患侧保持 10s,休息片刻,在病人可耐受的情况下,可扶其在床边走 10 步左右,视病人身体状况可自由调节锻炼时间。

(6) 术后 2 周可进行扶物下蹲练习,增加肌肉力量,最大限度恢复关节活动。

(7) 关节活动度训练重点是加强患侧下肢负重或部分负重的主动运动,改善关节活动范围。

(四) 健康指导与康复

(1) 功能练习,按照康复计划进行功能练习:膝关节的伸直练习、肌力练习以及关节活动度的练习,从而达到日常生活自理。

(2) 指导病人劳逸结合。

(3) 饮食:指导病人加强营养,多食高蛋白、维生素、钙、铁丰富的食物。

(4) 定时复查,如有异常及时就诊。

七、髋关节置换康复护理

(一) 身心评估

(1) 评估病人全身情况,如认识能力、配合程度、生命体征等。

(2) 评估手术部位有无肿胀、渗液,伤口有无疼痛等。

(3) 了解辅助检查结果。如 X 线平片、CT、MRI。

(4) 评估病人心理与社会支持系统。

(5) ICF 通用组合项目的评估,了解病人整体功能情况。

(二) 护理措施

(1) 术后当天至第 5 天,取仰卧位、健卧位,并进行持续被动运动(CPM)训练。

(2) 术后第 1 周,康复的重点是减轻病人症状,促进创口愈合,防止肌肉萎缩,改善关节活动范围,维持患侧下肢关节中立位,取轻度外展位,绝对避免患侧内收。外侧路切口的病人,术后第 2 天开始膝部按摩,术后第 5 天训练直腿抬高动作,切忌身体移动时下肢仍固定不动而造成患髋内收。

(3) 术后第 2 周,康复的重点是加强患侧下肢不负重下的主动运动,改善关节的活动范围,进一步提高肌力,增加床上自主活动能力。

(4) 术后第 3 周,巩固以往的训练效果,提高日常生活自理能力,患腿逐渐恢复负重能力。教病人借助一些辅助设备独立完成日常穿裤、穿鞋袜、洗澡、移动、取物等活动,常用的辅助设备有助行器、拐杖、套袜器、穿鞋(裤)辅助具、持物器、洗澡用长柄海绵等,以减少病人患髋的弯曲度。

(5) 术后 4 周至 3 个月,进一步改善和提高第 3 周的训练效果,增加患髋的负重能力,使人工置换的髋关节功能逐渐恢复,达到全面康复的目的。

(6) 注意合理调节饮食,保证营养,但避免肥胖,戒烟酒。

(7) 关节活动训练中点是加强患侧下肢负重或部分负重的主动运动,改善活动范围。

(8) 向病人介绍关节置换的相关知识,让病人正确认识疾病,保持愉快的心情。

(9) 遵医嘱配合物理治疗,加强观察。

(三) 健康指导与康复

(1) 髋关节保护护理:

① 手术后 6 个月禁止髋关节内收、内旋,不要把患肢架在另一条腿上。

② 术后 3 个月防止髋关节过早负重,术后第 3 周可部分负重,3 个月以后逐渐过渡到完全负重。

(2) 指导病人利用推车移动物体,避免自己搬动物体。科学合理安排日常活动,避免不必要的重复动作。采用高椅凳坐位,避免长时间站立,保护关节,减少磨损,定期复查。

(3) 指导病人家居环境的改造,保持地面、过道无杂物堆放,以防跌倒,座椅、座凳及坐厕高度适中,不宜过低。

(4) 指导病人穿衣裤时应先患侧后健侧,脱衣裤时应先健侧后患侧,穿袜应伸髋屈膝,以鞋底为软胶的鞋子为宜,穿无需系鞋带的鞋。

八、脑卒中康复护理

脑卒中(cerebral apoplexy)又称脑血管意外(cerebral vascular accident,CVA),是由于各种病因使脑血管发生病变而导致脑功能缺损的一组疾病的总称。根据病因和临床表现的不同,分为出血性(脑出血、蛛网膜下腔出血)和缺血性(脑血栓形成、脑栓塞)两大类。

(一) 身心评估

(1) 评估病人健康史,了解病人的既往史及发病诱因。

(2) 评估肢体感觉及运动功能,评估日常生活、活动及排泄能力、摄食和吞咽功能。

(3) 了解实验室及辅助检查结果,如脑血管造影、头部 CT、MRI、脑血流测定及 B 型超声波检查结果。

(4) 评估病人生理、心理、认知、交流能力、家庭支持系统。

(5) ICF 通用组合项目评估,了解病人整体功能情况。

(二) 康复护理目标

1. 近期康复护理目标

病人能适应卧床和生活自理能力降低的状态,能采取有效的沟通方式表达自己的需要和感情,生活需要得到满足,情绪稳定,舒适感增强,能配合进行语言和肢体功能的康复训练,掌握进食恰当的方法,维持正常的营养供给,语言表达能力、躯体活动能力和吞咽功能逐步恢复正常,能描述可能导致受伤和感染的原因并采取积极应对措施。

2. 远期康复护理目标

通过实施物理疗法、作业疗法为主要综合措施,最大限度地促进功能障碍的恢复,防止废用和误用综合征,减轻后遗症;充分强化和发挥残余功能,通过代偿和使用辅助工具,争取使病人达到生活自理,回归社会。

(三) 护理措施

1. 软瘫期的康复护理

(1) 软瘫期正确给予病人良姿位摆放,早期良肢位摆放能预防和减轻上肢屈肌、下肢伸肌的痉挛模式,是预防预后出现病理性运动模式的方法之一。

(2) 指导病人进行深呼吸和有效的咳嗽训练,必要时可给予翻身叩背或体位排痰,预防呼吸道感染。

(3) 加强病人二便护理,保留导尿的病人可尽早给予拔出,可行间歇性导尿,帮助病人建立自主排尿功能,保持会阴部清洁,预防尿路感染。

(3) 加强病人营养,根据病人吞咽功能评定的结果,选择相应的进食方式,针对不能自主进食的病人,在配合医生、治疗师行康复治疗的同时,遵医嘱给予鼻饲管喂食,保证病人充足的水分和营养摄入,做好管道护理,在吞咽功能许可的情况下尽早拔出胃管,从糊状饮食开始给予经口进食,要求循序渐进。

(4) 定时给予翻身、拍背,勿拖拽患侧肢体防止关节脱位,保护骨突出部位皮肤预防压疮,禁止使用热水袋或其他取暖设备,以免发生烫伤等意外。

(5) 对于烦躁者给予适当保护性约束,防止其坠床。

(6) 鼓励病人积极配合治疗师进行主、被动训练,完成患侧肢体全范围的关节活动,预防关节挛缩。

(7) 指导病人尽早学会床上翻身技术,实现由坐位的转移训练以及做好各种离床准备。

2. 恢复期的康复护理

(1) 指导病人进行坐位、站立平衡训练时应注意循序渐进原则,逐步过渡到步行训练,及时纠正不良姿势,多给予鼓励,树立信心。

(2) 鼓励病人把运动训练技术合理运用于日常生活中,不仅利于巩固疗效,更利于建立自理模式,为后期回归家庭和社会打好坚实基础。

(3) 在病人坐位平衡的基础上,逐步完成 ADL 训练,包括进食、穿衣、如厕、床椅转移等,使病人尽可能实现生活自理。

(4) 在 ADL 动作训练的基础上指导病人双手协调操作,如编织、绘画、写字、搭积木等,促进患手的精细动作完成,提高手的综合能力。

(5) 针对失语的病人,配合治疗师指导并鼓励病人进行发音训练,可从单音节开始,逐步过渡到多音节字、词、段。多与病人沟通交流,可从封闭式提问逐步过渡到开放式回答,并及时给予鼓励和表扬,减轻病人心理负担。

(6) 多给病人自己动手做事的机会,对于进步及时给予肯定与表扬,让病人感受成功的欣慰和快乐,讲解成功的案例,树立康复的信心,让家属等支持系统多给予支持和鼓励,使病人保持愉快的心情。

(7) 在指导病人行 ADL 训练时注意实用性、代偿性;开始步行训练时穿戴舒适,选择无障碍环境,有专人陪护,避免跌倒等意外的发生。

3. 后遗症期的康复护理

(1) 指导病人学习和使用代偿性技术,如利用手杖、步行器、轮椅、支具等,争取最大限度的自理。

(2) 针对肩关节半脱位的病人,重在早期预防,可使用肩托,保持良肢位,同时指导病人使用 Bobath 手法带动患手进行肩关节的主动训练,促进肩带肌群的收缩和肌力的恢复,达到预防和治疗肩关节半脱位的目的。

(3) 针对肩手综合征的病人,应避免过度牵张、长时间垂悬,尽量避免患手静脉穿刺,对于严重者,应遵医嘱给予相应的理疗。同时保持病人正确的体位摆放,卧位时抬高患肢,加强患臂主、被动活动,以免发生手关节挛缩和功能丧失,必要时遵医嘱给予药物治疗,密切观察病人用药后的效果。

(4) 针对肩痛的病人,应利用手法治疗使肩胛骨充分前伸、上抬、外展,并向上旋转,加强对肩关节具有稳定性作用的肌肉刺激,促使其恢复功能,维持肩关节全范围无痛性的活动训练。

(5) 针对误用综合征的病人进行康复训练时应循序渐进,避免粗暴的关节被动活动引起的疼痛不适,避免错误的康复方法,如过早地进行步行训练;避免不正确的护理方法,如不正确的体位摆放或有肩关节半脱位时牵拉患肩诱发肩痛。

(6) 针对废用综合征的病人,应指导病人早期进行正确的康复训练,利用健侧肢体带动病人肢体进行自我康复训练,预防患侧出现失用性肌萎缩,给予正确的康复护理措施,指导加强营养,鼓励病人树立康复的信心,根据病人功能恢复情况,逐渐加大活动量,增强肌力。

(7) 指导家属对家庭环境做必要的改造,如门槛和台阶改成斜坡,蹲式便器改成坐式便器,厕所、浴室、走廊加扶手等。

(8) 与病人建立良好的护患关系,加强有效沟通,运用心理疏导,帮助病人从认识上进行重新调整,运用认知行为干预等方法给予病人心理和情感障碍的支持。

(四) 健康指导与康复

(1) 饮食指导:饮食宜清淡,多食蔬菜、水果,戒烟、酒,减少甜食摄入,培养规律性饮食习惯。

(2) 增加运动:以运动量较轻的户外活动为宜,坚持运动可以增强体质、促进血液循环。

(3) 情绪控制,情绪波动过大会导致气血上逆,不但不利于病情控制,还易诱发疾病。避免出现大喜或大悲等影响病情的情绪,尽量保持心态平和。

(4) 积极配合治疗原发病,遵医嘱按时服药,保持血压、血脂、血糖波动在正常范围。

(5) 指导规律生活,适当运动,保证充足睡眠,注意劳逸结合,保持情绪稳定,避免不良刺激。

(6) 积极参加社会活动,培养兴趣,怡情养性,增强个人耐受力,有助于整体水平的提高。

九、脊髓损伤康复护理

脊髓损伤(spinal cord lnjury)是指由外伤、疾病等原因引起的脊髓结构和功能损害,导致损伤平面以下运动、感觉、自主神经功能的障碍,是一种严重的致残性疾病,脊髓损伤可分为外伤性和非外伤性。

(一)身心评估

(1) 评估病人的健康史,了解受伤史及既往病史。

(2) 评估脊髓损伤的平面、程度、功能和预后;定时测量血压、脉搏、呼吸、体温;评估有无呼吸肌麻痹,有无自主神经功能紊乱引起的体温、血压调节失效;评估大小腿周径,观察肢体有无水肿,有无深静脉血栓形成;评估有无腹胀、排泄困难、失禁等排泄障碍。

(3) 了解辅助检查结果,如 X 线平片、CT、MRI。

(4) 评估病人的心理和社会支持状况。

(5) ICF 通用组合项目评估,了解病人整体功能情况。

(二)康复护理目标

1. 短期目标

脊髓损伤发生后,早期以急救、固定制动、药物治疗及正确选择手术适应证,防止脊髓二次损伤及并发症的发生。

2. 长期目标

最大限度地恢复独立生活能力及心理适应能力,提高生活质量,并以良好的心态回归家庭与社会,开始新的生活。

(三)护理措施

1. 急性期的护理

(1) 卧床期间给予良肢位摆放,一般急性期卧床 4~6 周,保证不稳定生物力学结构的安全稳定,根据病人脊柱稳定性评估离床活动时间,使用矫形器支具再保护 6 周,转运病人的整个过程应保证脊柱序列对齐。

（2）密切观察生命体征及神经系统的变化，保护受压区域。尽量保证 2~3h 轴线翻身。保留导尿持续开放，准确记录 24h 出入量。已发生休克的病人，进行抗休克治疗。

（3）保持呼吸道通畅，及时清除呼吸道分泌物，定时翻身拍背，指导病人防寒保暖，避免呼吸道感染，高位脊髓损伤病人床边备好急救药品和器械，必要时行气管切开，减少呼吸道梗阻和防止呼吸道感染。

（4）伤后第一个 24h，若无其他损伤禁忌存在，每天 2 次被动活动病人手、足关节，正确摆放体位，预防足下垂及指关节挛缩。

（5）急性期至少禁食 48h，密切观察病人胃部有无不适，遵医嘱使用质子泵抑制剂预防应急性胃肠道溃疡，恢复肠鸣音后，进食清淡饮食或给予肠内肠外营养。

2. 恢复期的护理

（1）仔细询问病人的饮水、排尿习惯、既往病史、用药史。评估病人膀胱功能情况，分析膀胱功能障碍类型，帮助病人制订饮水计划，定时清洁导尿，每日 4~6 次，以及行为治疗、支持治疗、药物治疗等。住院期间教会病人及家属清洁导尿操作及尿路感染早期症状的发现，反射性排尿措施在监测下实施，避免引起上尿路感染，定时复查尿常规。

（2）根据对病人直肠和括约肌功能的评估，分析直肠功能障碍类型，进行有针对性的排便反射训练，帮助病人进行饮食结构、饮水量的调整，要定时、定质、定量多食含纤维素高的食物，养成定时排便的习惯，一般选择在餐后 30min，尤以早餐后为最佳时间，采取坐位排便最为理想，可顺结肠走向进行按摩，促进肠蠕动，帮助排便。

（3）加强皮肤护理，定时变换体位，减轻骨突出部位受压；选择良好的坐垫和床垫；改善全身的营养状况，加强针对病人及家属的预防压疮的健康教育。

（4）注意保持病人良肢位的摆放，避免诱发或加重痉挛的发生，病人体位改变的速度不易过快，以防发生体位性低血压，尤其是颈段高位损伤的病人。

（5）尿潴留、便秘、尿路感染、压疮、衣物过紧、痉挛、疼痛等因素可诱发自主神经过反射的发生。当自主神经过反射出现时，立即采取头高位，并尽快排除诱因。检查膀胱是否充盈，有留置尿管的病人检查尿管是否通畅。如病人因为便秘不能排出大便，应立即协助排便。如不能缓解，可酌情给病人使用降压药。

（6）评估病人肢体周径、皮温、肢端血运情况，行血管彩超检查，无禁忌者配合康复治疗师行肢体的主、被动活动及压力治疗来预防深静脉血栓的发生。适当抬高患肢，每天进行下肢被动运动，如以踝关节为中心，做足的上下运动，上下不能超过30°，发挥腓肠肌泵的作用，患肢避免静脉输液，密切观察病情。对已发生血栓的病人，严格制动、保暖、抬高患肢，严密观察肢端血运和呼吸状况，警惕肺栓塞的发生，做好溶栓药的观察和护理，备好抢救药品和器械。

（7）根据评估病人心肺功能的情况，指导病人进行呼吸训练、咳嗽训练、体位排痰训练等，每日2次，每次10～20min。进行上述训练时应观察病人的生命体征，根据病人情况逐渐增加训练时间和强度，不要过度劳累。病室每天开窗通风2次，每次30min，保持空气流通。

（8）帮助病人选择合适的轮椅、支具、矫形器等康复器具，教会病人掌握其性能、正确的使用方法及注意事项，监督保护病人完成特定动作，发现问题及时纠正，在病人使用过程中加强安全防护，防止跌倒、压疮等并发症的发生。

（9）加强病房管理，床间距保持在1.5m，病室内保证无障碍通道，卫生间水龙头应安装长柄，建造截瘫病人使用方便的洗澡设施，病区及治疗大厅应安装扶手，以利于病人行走训练。

（10）配合治疗师给予病人转移、站立、步行等训练，在训练过程中密切观察病人有无不适主诉，在训练过程中加强防护，防止意外的发生；并教会病人如有意外发生时应急的措施和方法。

（11）教会病人日常生活活动能力训练的方法，训练前应协助病人排空大小便，训练后对病人整体情况进行观察及评估，如有不适及时和医生联系,调整康复训练的内容及强度。

(12) 心理护理:运用心理治疗方法减轻病人的心理障碍,减少焦虑、抑郁、恐慌等神经症状,帮助病人建立良好的人际关系,促进人格的正常成长,充分利用残存功能去代偿致残部分功能,尽最大努力去独立完成各项生活活动,帮助其早日回归家庭和社会。

(13) 加强家属教育,配合社会康复和职业康复部门,协助病人做好回归社会的准备,帮助家庭和工作单位改造环境设施,使其适应病人的生活和工作。

(四)健康指导与康复

(1) 向病人及家属讲解本病的临床表现及诊治计划,取得良好配合。

(2) 教会病人家属一些基本的康复知识、训练方法、技术以及注意事项,预防并发症。训练原则:从易到难、循序渐进及持之以恒。

(3) 加强营养,多食纤维素高的食物、水果;告知病人饮水计划及排尿计划的重要性,做好二便管理。

(4) 在康复医师的协助下,对病人进行性教育,这是维持家庭和谐稳定的重要手段,家庭完整、家属支持是病人最大的精神支柱,能够鼓励病人勇敢地面对未来。

(5) 教会病人和家属在住院期间完成"替代护理"到自我护理的过度,重点是教育病人学会如何自我护理,避免发生并发症。

(6) 告知病人及家属居家环境对于脊髓损伤康复的病人有至关重要的影响,指导病人及家属做好居家环境改造的要求及方法。

十、骨关节炎的康复护理

骨关节炎(osteoarthritis,OA),又称为退行性关节炎、骨关节病、增生性关节炎。骨关节炎是发生在滑液关节的一种发展缓慢,以局部关节软骨破坏为特征的,并伴有相邻软骨下骨板骨质增生或骨唇形成为特征的骨关节病,好发于膝关节。骨关节炎好发于中老年病人,其中女性多于男性。

(一) 身心评估

(1) 评估病人病史,了解病人骨关节炎发生的诱因、时间。

(2) 了解实验室及各项检查结果,结合 X 线或 MRI 判断骨关节炎发生的程度。

(3) 评估病人疼痛的性质、持续时间以及平时缓解症状的方法。

(4) 评估病人肌力、关节活动度、疾病活动性、日常生活活动能力的情况。

(5) 评估病人的心理状况以及家庭支持系统。

(6) ICF 通用组合项目评估,了解病人整体功能情况。

(二) 康复护理目标

1. 短期康复护理目标

控制炎症,减轻或消除疼痛,防止畸形,矫正不良姿势,维持或改善肌力、体力及关节活动范围,最大限度恢复病人正常的生活、工作和社交能力

2. 长期康复护理目标

通过实施物理疗法、作业疗法等综合措施,最大限度地促进功能障碍的恢复,防止废用和误用综合征,争取使病人实现生活自理,早日回归社会

(三) 护理措施

(1) 关节出现明显疼痛、肿胀时应以休息为主,避免上下楼梯、跑步等,帮助病人取舒适的体位,尽可能保持各关节的功能位。

(2) 指导病人护膝的正确使用方法,嘱其注意膝关节保暖。

(3) 患肢肿胀时给予抬高,改善血液循环,每天按摩 2~3 次,预防肌肉萎缩,适当加强日常生活活动。

(4) 遵医嘱给予理疗,密切观察疗效,如有异常及时告知医生,调整治疗方案。

(5) 在病情许可的情况下给予心肺耐力的训练,循序渐进。

(6) 帮助病人选择合适的矫形支具,如手杖适用于步行时下肢负重引起关节疼痛明显或肌肉无力不能负重者,使用手杖辅助可减

少关节的负荷,缓解疼痛,提高病人的活动能力;护膝适用于膝关节不稳定的病人,正确佩戴护膝能减轻关节或软组织的负荷,增进关节的稳定度和抗损伤能力,长时间使用护膝可以减少膝关节的退变,是康复护理中重要的方法;踝足矫形器适用于患踝关节骨关节炎,步行时疼痛剧烈的病人;轮椅适用于患髋关节骨性关节炎和膝关节骨关节炎,负重时疼痛剧烈,不能步行的病人。

(7) 给予病人生活指导,如避免穿高跟鞋,控制体重等;有针对性地处理这些危险因素,多食高蛋白、高维生素、高热量、易消化的食物,建议病人多进行户外活动,增加日光照射,促进皮肤维生素 D 的合成和钙磷吸收。

(8) 心理护理:介绍疾病相关知识,讲解情绪对疾病的影响,关心病人,加强沟通,调动病人治疗的积极性和内在潜力。

(四)健康指导与康复

(1) 培养正确的生活和工作姿势,减少运动性损伤,可降低膝骨关节的发病率,男性尤为明显。

(2) 告知病人屈膝搬运重物,错误的训练和运动方法、不加保护的工作方式是导致膝骨关节发病率高的因素。

(3) 肥胖会加重关节面的负担,讲解控制体重的重要性,减轻关节负重。

(4) 合理运动,以病人不感到疲劳为度,切忌突然做高强度的活动。

(5) 向病人及家属讲解发病的原因及本病的特点,避免或减少屈膝活动。

(6) 指导居家改造,部分关节炎病人因关节僵硬疼痛导致移位困难,可通过改善家庭环境来提高病人的生活自理能力,如髋膝关节炎的病人可考虑在椅子上添加坐垫或把椅脚垫高,加高马桶座会方便病人如厕,在车内加把手或在车子上加装自动移位设施可方便病人进出车子等。

十一、神经源性膀胱康复护理

神经源性膀胱(neurogenic bladder):由于控制膀胱的中枢或周围神经发生病变而引起的排尿功能障碍称为神经源性膀胱,表现为尿失禁或尿潴留,常见于脊髓损伤后。由于膀胱排尿障碍,尿潴留导致肾盂积水,并易导致尿路感染,感染反复最终导致肾衰竭,肾衰竭是神经源性膀胱病人的主要死因。

(一)身心评估

(1)评估病人的一般情况(询问病史、体格检查)、实验室检查(血/尿常规、细菌培养、细菌计数、肾功能等)器械检查(尿动力学检查、简易膀胱容量与压力测定、测定残余尿量)。

(2)评估排尿障碍的特点;有无外伤、手术、糖尿病、脊髓炎等病史或用药史。

(3)了解病人的排尿及饮水习惯。

(4)实验室检查:血常规、尿常规、血尿素氮、血肌酐等检查。

(5)正确评估病人:血压,腹肌张力,下腹部有无包块、压痛,膀胱充盈情况,其他神经系统体征(肌力、肌张力、感觉、反射等),会阴部检查(肛门括约肌的张力和主动运动、会阴部感觉、球海绵体反射等)。

(6)评估病人的生理、心理状况、日常生活能力、营养状况。

(7)通过ICF通用组合项目评估,了解病人整体功能情况。

(二)康复护理目标

1. 近期康复护理目标

预防膀胱过度膨胀,保证储尿期和排尿期膀胱压安全,预防泌尿系感染,预防结石形成以及尿道损伤,提高控尿能力,提高生活质量。

2. 远期康复护理目标

保持上下尿路功能的安全和稳定,降低泌尿系并发症,帮助病人尽可能采用自我主导康复措施,提高生活质量。

(三)护理措施

(1)配合医生积极治疗原发病,根据病人的症状及影像尿动力学检查为病人制订切实可行的康复计划。

(2) 在原发神经系统疾病的急性期一般采取短期的保留导尿,在此期间嘱其病人多饮水,尿管不需夹闭,给予妥善固定尿管。

(3) 遵医嘱给予药物的治疗,密切观察用药后的疗效及有无不良反应。

(4) 一般保留导尿 2~4 周后可根据病人情况给予拔出尿管,实施间歇性导尿,每 4~6h 导尿一次,当残余尿量少于 80~100mL 时,可停止导尿。

(5) 根据病人的饮水习惯帮助病人制订个性化的饮水计划,总量在 1500~2000mL 为宜,定时、定量饮水和定时排尿计划是各种膀胱训练的基础措施,每次饮水量以 450~500mL 为宜,饮水后 1~2h 排尿,由于排尿时间与体位和气温有关,卧位和气温较低时排尿间隔缩短。

(6) 促使病人进行膀胱功能训练,恢复自行排尿,首选的方法:体位疗法、物理疗法和诱导排尿等。

(7) 根据不同情况的排尿障碍选择合适的方法。如潴留型排尿障碍:为了使膀胱内尿液彻底排出,在间导前半小时,病人坐或卧于床上,通过寻找刺激点给予触发反射排尿,在间导末可使用加压排尿法将残余的尿液彻底排出,从而减少并发症的发生。失禁型病人帮助选择合适的接尿装置,并教会病人及家属使用,指导病人尿意习惯的训练、膀胱括约肌控制力训练等。

(8) 心理护理:向病人及家属介绍相关知识,建立良好的首因效应,加强沟通交流,取得病人及家属的信任和配合;讲解情绪对疾病的影响和一些疾病成功预后的事例,使其保持良好、愉快的心情。消除紧张情绪,保持情绪稳定,增加病人康复治疗的信心;做好家属的健康教育,增加家庭-社会支持系统。

(四) 健康指导与康复

(1) 告知病人及家属神经源膀胱所致排尿障碍的康复过程很漫长,向病人及家属讲解疾病相关知识、治疗训练的方法,促进恢复和重建膀胱功能,提高病人的自我管理能力,减少并发症,最大限度地恢复身心、社会功能，提高生活质量。

(2) 在间歇性导尿前1~2日为病人制订个性化的饮水计划，并指导按饮水计划执行，告知膀胱容量过高或压力过大对病人的危害。

(3) 教会病人及家属正确使用集尿器的方法，提高病人自信心及生活质量。

(4) 告知病人尽量避免饮用茶、咖啡、含酒精等利尿性饮料，同时尽量避免摄入刺激性、酸辣食物。

(5) 教会病人及家属观察并发症的方法，如遇到下列情况及时报告处理：血尿；尿管插入或拔出失败；泌尿系感染：排尿时尿道口疼痛、尿液混浊、有沉淀物、有异味；下腹部疼痛或背部疼痛及烧灼感等。

(6) 病人出院前教会病人或家属清洁间导操作全过程及注意事项，鼓励病人主动参与操作，出院后能够准确进行间歇性导尿。

(7) 康复训练方法指导：

① 尿意习惯训练：每天规定病人的排尿时间，帮助病人建立规律性排尿的习惯，一般白天每3h排尿一次，夜间2次。

② 膀胱括约肌控制力训练：

a. 病人在不收缩下肢、腹部及臀部肌肉的情况下自主收缩盆底肌，每次收缩维持5~10s；重复10~20次/组；每日3组；

b. 在指导病人呼吸训练时，嘱其吸气时收缩肛门周围肌肉，维持5~10s，呼气时放松。重复10~20次/组；每日3组。

十二、神经源性直肠康复护理

神经源性直肠(neurogenic bowel)是指控制直肠功能的中枢神经系统或周围神经受到损害而引起的直肠功能障碍，主要表现为便秘，大便失禁少见。

(一) 身心评估

(1) 评估病人年龄、身高、体重、生命体征、职业以及对运动的喜好等，有无排尿困难和尿潴留，以及有无便秘等。

(2) 询问病人既往史，了解病人的职业、工种、生活习惯及生活方式。

(3) 评估病人排便习惯,如:频率、时间、每次所用的时间、粪便的量及性状、排便的姿势、有无辅助用药、有无腹泻、有无刺激手法、两次排便间歇有无失禁等情况。

(4) 评估病人进水量、饮食结构、营养状况、每日运动量、损伤前的排尿习惯、规律及皮肤状况。

(5) 体格检查:① 直肠体检:肛门有无随意收缩、有无粪便;② 腹部体检:是否膨隆,有无疼痛、肠鸣音有无亢进或减退。

(6) 器械检查:肛肠动力学检查、腹部 X 线检查。

(7) 评估病人的心理社会状况及家庭支持系统。

(8) 通过 ICF 通用组合评估,了解病人功能情况。

(二) 康复护理目标

帮助病人建立一个定时排便的模式,解除或减轻病人排便的痛苦,减少或清除大便失禁给病人造成的难堪,预防并发症如便秘、大便失禁、腹泻所致肛周皮肤问题及感染的发生,从而提高病人生活质量。

(三) 护理措施

排便困难护理措施:

(1) 指导病人每天饮水 2000~3000mL,进食高纤维素饮食。

(2) 排便前 30min 饮热水,排便时采取坐位,建议排便时间依然定在以往时间,养成排便习惯和规律,提供合适的排便工具,使病人坐起,充分利用重力和腹肌力量,如带坐便器的轮椅,使病人能在座位利用重力协助排便。

(3) 充分利用早晨起床引起的结肠运动(直立反射),养成每日定时的排便习惯,即使不是每次都有粪便排出,也要定时进行尝试。

(4) 每日早餐后 30min 腹部进行环形顺时针方向按摩,充分利用胃结肠反射引起的结肠运动,该反射在早餐后最为明显,因此如在晨起后未排便,应在早餐后进行排便。

(5) 积极鼓励病人及家属参与大便管理,帮助病人形成定时排便的习惯,一般情况不超过 3 日。

（6）粪便干结或排便时间超过3日时遵医嘱给予开塞露纳肛，保留20～30min，把肛门口的粪便抠出。症状严重者可使用灌肠；针对脊髓损伤病人可遵医嘱使用缓泻剂。

（7）配合康复治疗师行直肠电刺激生物反馈和盆底肌训练、直肠刺激等，密切观察治疗过程中病人的反应及疗效，告知病人配合方法及注意事项，如有异常及时告知医生，配合做相应处理。

大便失禁护理措施：

（1）制订合理的、持续的排便时间，训练每日排便，养成良好的排便习惯。

（2）帮助病人取舒适的排便体位，如：骶骨反射中枢完好的病人，可采取坐位或使用辅助用具，如功能不允许，取左侧位，戴指套进行刺激。

（3）对于无骶骨反射中枢的病人，制订排便时间，早晚用手帮助排出直肠内容物，功能许可采取坐姿或使用辅助器具、升高便桶座位及使用润滑剂。教会病人促进排便技巧。

（4）对于存便能力降低的病人，避免食用有腹泻作用和易产生气体的食物，限制饮食中纤维的含量。

（5）每次排便后及时给予肛周清洗，保证肛周皮肤的清洁、干燥，必要时涂用药膏保护。

（6）心理护理：由于排便训练需要坚持至数月，需要有一定的毅力和耐心，鼓励病人不能因训练效果不佳而产生排斥或心理压力以及情绪不安，注意心理疏导，讲述一些其他病人成功的案例，建立信心，有严重焦虑或抑郁的病人需要接受心理医生的治疗。

（四）健康指导与康复

（1）讲述饮食中富含纤维和大量摄入液体的重要性。

（2）解释使用灌肠剂和非容积性泻药的正确方法及长期使用的危害性。

（3）指导病人采用正确措施减轻直肠疼痛。

（4）教会病人如何防止产生肛门压力的方法，避免痔疮的形成。

（5）避免排便时坐位时间过长和过分用力。

(6) 出院前教会家属直肠刺激以及教会病人自我行盆底肌训练的方法。

十三、截肢术后康复护理

截肢(amputation)是指通过手术将没有生存能力、没有生理功能、威胁人体生命的部分或全部肢体切除,包括截骨(将肢体截除)和关节断离(从关节处分离)。临床上以下肢截肢最为多见,约占截肢总人数的85%。

(一) 身心评估

(1) 评估病人的一般情况:姓名、年龄、身高、体重、职业、截肢日期、截肢原因、截肢部位、是否安装假肢及其安装时间等。

(2) 评估造成截肢的原发状况,如肢体末端血液循环障碍是否仍然存在、肢体肿瘤、感染的情况;若为外伤后病人是否伴有其他严重外伤等。

(3) 评估病人心肺功能是否适合佩戴假肢;评估神经系统功能,了解病人是否有学习和记忆能力以便学习使用假肢;评估有无足够的视力来看清自己的肢体位置。

(4) 评估残肢外形、皮肤、长度、周径、关节活动度、肌力(肌力小于3级不适宜安装假肢)、疼痛、有无畸形等情况。

(5) 临时假肢的评估:临时假肢接受腔适应情况、假肢悬吊情况、假肢对线、穿戴假肢后的残肢情况、穿戴假肢后病人步态情况;正式假肢评估:残端情况及日常生活活动完成能力等。

(6) 了解病人各实验室检查结果及影像学检查结果。

(7) 评估病人的心理和家庭-社会支持状况。

(8) 通过ICF通用组合项目评估,了解病人整体功能情况。

(二) 康复护理目标

1. 近期康复护理目标

穿戴假肢前,需改善残肢关节活动度,增强残肢肌力,增强残端皮肤弹性和耐磨性,消除残端肿胀,增强全身体能,增强健侧肢体和躯干的肌力,穿戴临时假肢后,需掌握穿戴假肢的正确方法,假肢侧单腿站立,不使用辅助用具独立行走,能上下台阶、左右转身。

2. 远期康复护理目标

穿戴正式假肢后,提高步行能力,减少异常步态,日常生活活动自理能力提高,提高对突然的意外作出反应的能力,跌倒后能站立。

(三)护理措施

(1)装配假肢前期保持合理的残肢体位:上肢截肢,在选择健侧卧位、平卧位休息时应避免残肢垫高,尽量将残肢向外伸展,可以将腰垫高以减轻残端肿胀,对前臂截肢者,站立位肘关节应保持在45°屈曲位;下肢截肢,膝下截肢者残肢的关节应尽量处于伸直位,膝上截肢者髋关节应保持伸直位,且不要外展。

(2)伤口愈合后,指导病人每日用中性肥皂清洗残肢,不能浸泡或在残肢上涂霜或油以免软化残肢的皮肤,也不可在残端涂擦酒精以防皮肤干裂。

(3)密切观察病人病情变化及残端皮肤有无压痛发红及皮肤刺激等,包扎时骨突出处用棉垫衬护,绷带包扎不宜过紧,不能在残端近端加压,以免远端缺血,引起疼痛、水肿等,残端包扎应每4~6h放松一次,以免残端过度受压。

(4)残端紧缩的护理:残端抬高,用弹力绷带包扎,不仅能控制水肿,而且能使脂肪组织缩小,便于日后能紧凑于假肢臼中,不再发生萎缩;臼状石膏可给残端坚实的压力,更好地控制水肿,裹紧和保护伤口,使残端萎缩。

(5)配合康复治疗师尽早给予关节活动度训练和增强肌力训练,要求循序渐进;密切观察病人有无不适主诉,如有不适立即告知医生,调整康复计划强度。

(6)一般术后3周左右,在康复医师、治疗师的评定下订做临时假肢,在穿戴前应协助病人穿袜套,对于壳式假肢,应先在残肢上涂滑石粉,再平整地穿好残肢袜,有内衬的穿好内衬,最后将残肢穿进接受腔中并协助调整好合适的位置;骨骼式假肢应将布带或丝带绕在残肢上,一端伸出阀门口外,一边拉残肢带,一边将残肢伸入接受腔,最后压上通气阀门;对于假手,穿戴时应先将假手放置在桌上或悬吊在墙上,先将吊带伸直,将残端伸入接受腔中,举高接受腔使吊带从背后垂下,健手伸入腋窝套环处将其装配起立。

(7) 穿戴长期假肢的训练护理:上肢训练护理必须进行将利手改变到对侧手的"利手交换训练",以便健手能完成利手的功能。下肢训练包括:站起、坐下训练;步行双杠内练习;交替伸屈膝关节;上下台阶训练;特殊情况下的训练。要求循序渐进,做好安全防护。

(8) 为了预防残肢水肿,减轻伤口疼痛,使残肢端尽早定形,以便日后适合装置假肢,截肢后越早进行残端弹力绷带塑形越好。但是在使用弹力绷带时应坚持每天包扎,每4h松开一次观察皮肤情况,包扎时注意远紧近松,使残肢形成漂亮的圆柱形,八字包扎时只能在斜向缠绕方向施压,不可在环形方向施压,并且松紧适宜,压力均衡,包扎后不妨碍上位关节活动,不增加上位关节挛缩,保持弹力绷带的清洁。

(9) 加强观察并采取有效护理措施,防止并发症的发生,如:残端感染、残端窦道和溃疡、残肢疼痛、关节挛缩、残端水肿或萎缩等。

(10) 佩戴假肢后应在康复治疗师的指导下进行日常生活活动能力的训练,佩戴残肢训练时间尽量不超过1h,训练后脱下假肢,注意观察残端情况,有无破损、颜色变化、感觉的改变等,训练后需做好患肢的卫生清洁工作,保持残端清洁、干燥。

(11) 心理护理:运用心理治疗方法减轻病人的心理障碍,减少焦虑、抑郁、恐慌等神经症状,帮助病人建立良好的人际关系,促进人格的正常成长,充分利用残存功能去代偿致残部分功能,尽最大努力去独立完成各项生活活动,帮助病人早日回归家庭和社会。

(12) 加强家属教育,配合社会康复和职业康复部门,协助病人做好回归社会的准备,帮助家庭和工作单位改造环境设施,使其适应病人的生活和工作。

(四) 健康指导与康复

(1) 佩戴假肢后应注意保持适当的体重,告知病人及家属现代假肢的接受腔形状、容量十分精确,体重每增减3kg就会引起接受腔的过紧或过松。

（2）残留肌肉力量训练可防止肌肉萎缩，避免残端周径变小而导致的残端与接受腔不匹配，同时残肢肌肉力量的增强，也可使残肢的操控更加准确、灵便。

（3）指导病人及家属在脱掉假肢后，及时给予弹力绷带包扎，防止残肢肿胀、脂肪沉积，促进残端定型。

（4）告知病人及家属脱下假肢后需注意观察接受腔的完整性，有无破损和裂缝，以免皮肤损伤，同时教会病人及家属定期保养假肢的方法和注意事项。

（5）合理安排训练和休息的时间，既要积极投入到康复训练中，又不能急于求成，应循序渐进，训练中避免跌倒等意外事件的发生。

十四、颈椎病康复护理

颈椎病（cervical spondylosis）是一种以退行性病理改变为基础的疾患，是因颈椎间盘退行性变、老化及继发性椎间关节退行性变所致脊髓、神经根、椎动脉或交感神经受到刺激、压迫而表现出相应的症状及体征的疾病。多见于青壮年或老年。

（一）身心评估

（1）评估病史，询问病人的起病年龄及病情进展，了解病人起病初期有无诱发因素，如睡眠时头、颈位置不当，受寒或体力活动时颈部突然扭转，颈部外伤等。

（2）评估颈椎活动范围，了解颈肩痛、压痛、放射痛情况及行走、大小便功能状况；观察有无单侧或双侧肢体发紧、发麻，甚至无力、软弱或行走困难，有无头痛、头晕、眩晕、恶心、耳鸣甚至猝倒。

（3）了解各种实验检查结果，如颈椎运动检查、臂丛神经牵拉试验、椎间孔挤压试验、压顶试验、X线平片、CT、脑脊液检查等。

（4）评估病人的生理、心理状况、日常生活能力、营养状况。

（5）通过ICF通用组合项目评估，了解病人整体功能情况。

（二）康复护理目标

1. 短期康复护理目标

疼痛得以解除，能够独立或部分独立进行躯体活动，焦虑有所减轻,心理舒适感增加。

2. 长期康复护理目标

加强锻炼,加强颈部姿势的调整,病人不舒适的症状减轻或得到控制。

(三) 护理措施

(1) 急性期病人,颈部给予颈托固定有利于损伤组织的修复,保证颈部损伤及失稳的修复,颈托佩戴处给予衬垫棉质毛巾,防止压疮及湿疹的发生,佩戴颈托早期观察有无不适主诉,如疼痛、麻木加重等,如有轻度不适指导病人坚持,一般2~3日可适应,急性期过后颈围应去除,长期应用颈围会引起肌肉萎缩、关节僵硬,不利于颈椎的康复。

(2) 改变体位时动作要缓慢,避免深低头、旋转等动作,眩晕严重者的坐椅、床铺应避免晃动,纠正头颈部的不良体位,避免处于过度屈曲位及长期保持同一姿势,保持正确体位。

(3) 饮食护理:多食富含维生素丰富的食物,清淡可口,易于消化,保证足够的营养摄入,保持大便通畅,预防便秘。

(4) 定时监测生命体征,观察疼痛部位及肢体麻木无力的变化,密切观察各种药物的作用和副作用。

(5) 遵医嘱给予各种理疗处方,向病人详细介绍各种理疗的注意事项及配合方法,密切观察疗效及不良反应,如有异常及时通知医生。

(6) 遵医嘱给予正确牵引,一般为微屈曲位或垂直位,不宜在饱餐时牵引,密切观察病人牵引过程中有无症状加重或不良反应,如头晕、恶心、心悸等情况,一旦发生立即停止牵引,并告知医生,急性期疼痛剧烈者及脊髓型颈椎病病人不宜牵引。

(7) 帮助病人选择合适的枕头及指导病人良好的睡眠体位,仰卧位最佳,选择合适的枕头:长度40~60cm,宽度10~16cm,高度10~15cm为宜或按公式计算:(肩宽-头宽)÷2,枕芯的内容物选择荞麦、蒲绒、绿豆壳等。

(8) 心理护理:建立良好的首因效应,取得病人和家属的信任和配合。向病人讲解一些疾病知识及其他病人的成功预后事例,增加病人康复治疗的信心,使病人能够主动配合治疗。做好家属的健康教育,增强家庭-社会支持系统。

(四)健康指导与康复

(1)颈椎病的预防应始于青少年,避免诱发因素,防止外伤,一旦发生颈椎损伤,及时诊治,勿留后患。

(2)自我护理:睡眠和外出时应避免冷风的直接侵袭,注意颈部保暖,冬季可用围巾保护;喝水、刮胡子、洗脸不要过分仰头,手工劳作不要过分低头,避免长时间低头学习、工作或玩游戏,低头学习和工作1h左右后可做短暂的颈椎运动,如前屈、后伸、左右旋转等活动,改善颈肌疲劳状况,行走时要挺胸抬头,两眼平视前方,坐要坐直,不要躺在床上看书;保持颈椎自然状态,勿长时间弯腰、屈背、低头操作等,从事切菜、剁馅、炒菜、洗碗等家务活动时间不宜过长,要经常改变姿势。

(3)让病人掌握如何配合治疗以及如何预防颈椎病发生和复发的知识。

(4)强调项背肌锻炼的意义,使病人能持之以恒进行锻炼,一般常用的医疗体操方法有左右旋转、伸颈拔背、与项争力、环绕颈项、擦颈按摩。

十五、慢性阻塞性肺疾病康复护理

慢性阻塞性肺部疾病(chronic obstructive pulmonary disease,COPD)是以气流受限为特征,气流受限不完全可逆,呈进行性发展,与肺部对有害气体或有害颗粒的异常炎症反应有关。临床上以咳、痰、喘为主要表现。

(一)身心评估

(1)询问病人发病前有无明显的诱因,有无吸烟史、家族类似病例。

(2)评估病人的生命体征、意识状况、营养状况、皮肤和黏膜情况,判断呼吸形态及胸廓形状及活动度。

(3) 观察咳嗽、咳痰、气促的程度,观察痰的量及性状。

(4) 评估病人的心理状况以及家庭支持系统。

(5) ICF通用组合评估:能量与驱力、情感功能、痛感、执行日常事务、步行功能、到处移动功能,全面了解病人功能状况。

(二) 康复护理目标

1. 近期康复护理目标

改善胸廓活动,获得正常的呼吸方式,教育引导形成有效的呼吸模式,支持和改善心肺功能,提高机体能量储备,改善或维持体力,提高病人对运动和活动的耐力,改善心理状况,建立"控制呼吸能力"的自信心。

2. 远期康复护理目标

积极开展呼吸和运动训练,发掘呼吸功能潜力,治疗和预防并发症,消除后遗症,提高机体免疫力,改善全身状况,增加日常生活自理能力。

(三) 护理措施

(1) 病房每日通风2次,每次30min,保持室内空气新鲜,温度、湿度适宜。

(2) 选择舒适体位卧床休息,呼吸困难时抬高床头,取半卧位或坐位。

(3) 予以饮食指导,进食高热量、高蛋白、丰富维生素、易消化、无刺激的流质、半流质及软食,少食多餐。少吃产气食品,以免产气影响膈肌运动。鼓励多饮水。

(4) 持续低流量吸氧或者控制性氧疗,指导病人正确留取痰标本,同时观察痰液的颜色、性状、气味等。

(5) 指导病人有效咳嗽和排痰。即病人的身体前倾,采用缩唇式呼吸方法做几次深呼吸,在最后一次深呼吸后,张开嘴呼气期间用力咳嗽,同时收缩腹部肌肉。排痰困难者可行雾化吸入或体位引流辅以叩击、摇法、震颤等手法促进痰液排除。

(6) 加强口腔护理,使口腔湿润舒适,预防感染。

(7) 遵医嘱给予抗生素,有效控制呼吸道感染。

(8) 密切观察病情变化及药物不良反应。

(9) 给予病人心理支持,减轻心理压力,消除负面情绪。

(10) 制订呼吸运动训练计划,如渐进式上下肢运动(motomed)、使用呼吸训练仪、做呼吸操等。指导病人进行腹式呼吸和缩唇呼吸,提高通气量,降低呼吸做功,改善呼吸功能。必要时予以肺功能康复训练。

(四) 健康指导与康复

(1) 保持房间空气新鲜,温度控制在20～22℃,湿度为50%～70%,早晚通风换气,每次15～30min。

(2) 根据气候变化随时增减衣服,避免受凉,指导病人减少去人群拥挤的地方,可以减少感染的机会,并向病人及家属讲解发生呼吸衰竭等并发症的征象及简单护理方法,如出现气急、发绀加重等,应尽早就医。

(3) 吸烟者应戒烟,避免吸入有害烟雾和刺激性气体。

(4) 饮食上应多食高维生素(如绿叶蔬菜、水果)、高蛋白(如瘦肉、豆制品、蛋类)、粗纤维(如芹菜、韭菜)的食物,少食动物脂肪及胆固醇含量高的食物(如动物内脏)。

(5) 指导病人正确使用定量雾化器如万托林气雾剂、舒利迭吸入剂等。

(6) 指导病人有效的呼吸技巧(腹式呼吸及缩唇呼吸),并鼓励病人积极咳出痰液,保持呼吸道通畅。

(7) 避免剧烈运动,指导病人结合呼吸状况进行全身运动锻炼,如做呼吸操。坚持呼吸锻炼和有氧运动,每日2～3次,每次10～20min。

(8) 配合家庭氧疗设备,必要时低流量吸氧。教会病人及家属用氧的知识及安全注意事项。

第二节　物理治疗康复护理常规

一、中频电疗法康复护理

（一）概述

中频电疗法是应用频率 1000～100000kHz 的脉冲电流治疗疾病的方法。目前临床上常用的中频电疗法有：音频电疗法、调制中频电疗法、干扰电疗法。中频电疗法的临床特点为吸收快、不良反应少、无痛苦、疗效持久。中频电疗法的治疗作用是镇痛、促进局部血液循环、锻炼骨骼肌、软化瘢痕。

（二）临床应用

1. 适应证

颈肩背腰腿痛、肌肉扭伤、肌纤维组织炎、腱鞘炎、滑囊炎、关节纤维性挛缩、瘢痕粘连、血肿机化、注射后硬结、面神经炎及肌萎缩、胃肠张力低下、尿路结石、慢性盆腔炎、术后肠麻痹等；中枢性瘫痪、小儿脑性瘫痪、肌强直，周围神经炎或损伤引起的弛缓性瘫痪，血管神经性头痛，胃十二指肠溃疡，慢性胆囊炎，尿路结石，脊髓损伤引起的神经源性膀胱功能障碍、张力性尿失禁、尿潴留等疾病。

2. 禁忌证

局部有恶性肿瘤、活动性肺结核、急性化脓性炎症、出血性疾患，局部有金属固定物、植入心脏起搏器者，有严重心肺、肾脏疾病者等。

（三）护理评估

（1）评估仪器性能是否完好，周围治疗环境是否安全。

（2）评估病人的病情、既往史；询问病人的不适主诉、疼痛程度。

（3）评估病人的心理状况，有无紧张、焦虑、烦躁不安等不良情绪。

（4）评估病人有无治疗禁忌。

(5) 评估病人治疗前后治疗部位的皮肤情况。

(6) 评估病人治疗后的临床疗效。

(四) 护理要点

(1) 治疗前解释清楚,告知病人治疗应有的感觉(局部针刺、肌肉紧张感),出现异常感觉,如刺痛或灼烧感等,应立即告诉治疗师。

(2) 充分暴露治疗部位,注意皮肤有无破损、赘生物等,如治疗部位有皮肤破损,应避开或处理后进行治疗。

(3) 治疗前取出治疗部位或附近的金属物件,注意有类似心脏起搏器等体内埋入型医用电子仪器的病人应禁止使用。

(4) 治疗时应先开机再将电极片接触皮肤,注意导线与电极片紧密连接,电极摆放平坦并固定稳妥,嘱病人的手不要触及电极片,防止电击,两电极间无电阻时不可相碰,以防短路。

(5) 治疗过程中病人不可随意自行调节仪器参数,如需调节及时告知治疗师。治疗时应逐渐增加或减小输出强度,避免电击伤。

(6) 治疗完毕后先卸下电极片再关机妥善放置导线,电极片贴置薄膜上,予病人妥善保管待下次使用。

(7) 治疗后容易皮肤干燥,多次治疗后皮肤可有痒感或出现小丘疹,此时叮嘱病人不要抓挠皮肤,可用温水清洗后涂擦润肤剂或用皮炎平涂擦局部皮肤。若出现皮肤电灼伤,按局部烧伤处理。

二、低频电疗法康复护理

(一) 概述

低频电疗法是应用频率在 1000Hz 以下的脉冲电流治疗疾病的方法。常用的低频电疗法包括直流电疗法、神经肌肉电刺激疗法(NES)、感应电疗法、温热功能性电刺激疗法、经皮神经电刺激疗法(TENS)、功能性电刺激疗法(FES)、痉挛肌电刺激疗法等。经皮神经电刺激疗法的主要治疗作用是镇痛、促进血液循环、加速骨折愈合、兴奋神经肌肉、促进神经肌肉功能恢复等。功能性电刺激疗法是利用低频脉冲电流作用于已丧失或部分丧失功能的器官或肢体,以产生的即时效应来代替或纠正器官或肢体功能的治疗方法。

（二）临床应用

1. 经皮神经电刺激疗法的适应证

各种急慢性疼痛：各种神经痛、头痛、关节痛、肌痛、术后伤口痛、分娩宫缩痛、牙痛、癌痛、肢端疼痛、患肢痛等，也可以用于治疗骨折后愈合不良。

2. 经皮神经电刺激疗法的禁忌证

带有心脏起搏器者；严禁刺激颈动脉窦的部位；以下情况慎用：孕妇的腹部和腰骶部；眼部；有血管意外史的病人，不要将电极对置于颅脑；不要让有认知障碍的病人自己做治疗。

3. 功能性电刺激疗法的适应证

上运动神经元瘫痪：脑血管意外、脑外伤、脊髓损伤、脑性瘫痪、多发性硬化。

呼吸功能障碍；排尿功能障碍：尿潴留、尿失禁、特发性脊柱侧弯、肩关节半脱位。

4. 功能性电刺激疗法的禁忌证

带有心脏起搏器者及意识不清、肢体骨关节挛缩畸形、下运动神经元受损、局部对功能性电刺激无反应者。

（三）护理评估

（1）评估病人的病情，询问病人的不适主诉、疼痛程度。

（2）评估病人有无治疗禁忌。

（3）评估病人的治疗处方及剂量。

（4）评估病人治疗前后治疗部位的皮肤情况。

（5）评估病人的心理状况，有无紧张、焦虑、烦躁不安等不良情绪。

（6）评估病人治疗后的临床疗效。

（四）护理要点

（1）治疗前向病人及家属解释治疗原理、配合方法、适应证和禁忌证，并告知疗程、治疗中自我感觉、疗效等。

（2）充分暴露治疗部位，观察皮肤有无破损。

（3）治疗前嘱其病人取下治疗部位或附近的金属物件，防止灼烧。

（4）综合治疗时，先采用温热治疗法，再行 TENS 进行镇痛。

（5）直流电离子导入可能发生过敏反应的药物治疗前应遵医嘱先行药物过敏试验。

（6）治疗时不能接触仪器，不能移动体位，以免电极板与皮肤分离。

（7）向病人交代治疗时有轻微的针刺感、紧束感、蚁行感为正常反应，若有烧灼感或疼痛感为异常反应，应立即告知医务人员查明原因并给予处理。

（8）治疗时应根据病人感受缓慢调大电流强度，约束时要缓慢调小电流强度。治疗过程中若病人治疗部位皮肤出现知觉丧失、破损或皮肤病，则此部位不宜治疗，要及时告知治疗师。

（9）治疗过程中要预防烧伤，一旦发现病人有疼痛或烧灼感，应立即停止治疗，及时进行检查及处理。

（10）治疗后容易皮肤干燥，多次治疗后皮肤可有痒感或出现小丘疹，此时应叮嘱病人及家属不要抓挠皮肤，可用热水清洗后涂擦润肤剂或皮炎平外涂局部皮肤，若出现皮肤电烧灼，按局部烧伤处理。

三、高频电疗法康复护理

（一）概述

高频电疗法是指频率在 100kHz 以上的电疗方法。高频电根据波长分为短波、超短波、微波，其中超短波应用最为广泛。

（二）临床应用

适应证：超短波主要适用于急性及亚急性炎症、损伤疾病。

（1）外科疾病：软组织化脓感染、静脉炎、淋巴结炎、骨髓炎、关节炎、扭挫伤、血肿、烧伤、冻伤、肌筋膜炎、阑尾脓肿、术后伤口感染、睾丸炎、附睾炎、前列腺炎等。

(2) 内科疾病:支气管炎、肺炎、支气管哮喘、胆囊炎、肾盂肾炎、膀胱炎、溃疡病、胃肠痉挛、急性肾衰竭等。

(3) 神经科疾病:周围神经损伤、面神经炎、坐骨神经痛、偏头痛、脊髓炎等。

(4) 妇科疾病:盆腔炎、附件炎、前庭大腺炎等。

(5) 皮肤科疾病:脓疱疹、带状疱疹、痤疮等。

(6) 眼耳鼻喉科疾病:眼睑炎、中耳炎、咽喉炎、扁桃体炎、鼻窦炎、口腔炎、颞颌关节炎等。

禁忌证:恶性肿瘤(一般剂量时)、出血倾向、活动性结核、妊娠、严重心肺功能不全、局部金属异物、植入心脏起搏器者、颅内压增高、青光眼。

(三) 护理评估

(1) 评估仪器性能是否完好,周围治疗环境是否安全。

(2) 评估病人的病情、既往史;询问病人的不适主诉、疼痛程度。

(3) 评估病人的心理状况,有无紧张、焦虑、烦躁不安等不良情绪。

(4) 评估病人有无治疗禁忌。

(5) 评估病人治疗前后治疗部位的皮肤情况。

(6) 评估病人治疗后的临床疗效。

(四) 护理要点

(1) 治疗前告知病人治疗的作用、适应证及禁忌证,女性病人经期不宜行高频治疗。

(2) 治疗前嘱病人取下身上的一切金属物品,如腰带、手表、金属首饰、手机、助听器等。对体内植入金属物(气管导管、骨科固定钢锭、金属节育器等)的部位应慎用。

(3) 幼儿及生活不能自理的病人治疗时应有人看护,当日行 X 线检查的部位不宜行高频治疗。

(4) 治疗时衣物和皮肤保持干燥,穿吸汗、不含金属的衣服。病人的治疗部位出汗时及时擦干。截瘫、偏瘫、昏迷及带管治疗者,应妥善放置导管,防止呕吐物或尿液留至治疗部位。

(5) 治疗期间病人不能睡觉、闲聊、随意挪动、触摸电极、仪器、墙体及接地的金属物。治疗时若有不适感及时告诉工作人员处理,切勿在未关机状态下擅自离开,否则易发生触电以及电火灾事故。

(6) 慢性炎症、慢性伤口及粘连病人不宜进行过长疗程的超短波治疗,以免引起结缔组织增生过度而使局部组织僵硬、粘连加重。

(7) 治疗结束后将仪器调节至预热或关闭状态,整理导线,妥善放置电极片。注意观察皮肤反应,若剂量过大引起皮肤疼痛或斑状潮红,立即涂烫伤膏进行处理。

四、压力疗法康复护理

(一) 概述

压力疗法是指对肢体施加压力,以达到治疗疾病的一种方法。包括正压疗法、负压疗法、正负压疗法、体外反搏、局部加压疗法。加压方式有间歇性、持续性和梯度连续性三种。主要治疗作用是在肢体外部加压,以促进组织间液体回流,阻止外渗,减轻肿胀,促进血液循环。

(二) 临床应用

1. 适应证

肢体创伤后水肿、淋巴回流障碍性水肿、截肢后残端肿胀、复杂性区域性疼痛综合征(如神经反射性水肿、脑血管意外后偏瘫肢体水肿)、静脉淤滞性溃疡、对长期卧床或手术被动体位者预防下肢深静脉血栓形成。

2. 禁忌证

肢体重症感染未得到有效控制、近期下肢深静脉血栓形成、大面积溃疡性皮疹、有出血倾向者。

(三) 护理评估

(1) 评估仪器性能是否完好,周围治疗环境是否安全。

(2) 评估病人的病情、既往史;评估病人肢体肿胀情况。

(3) 评估病人的心理状况,有无紧张、焦虑、烦躁不安等不良情绪。

(4) 评估病人有无治疗禁忌。

(5) 评估病人治疗前后治疗部位的皮肤情况。

(6) 评估病人治疗后的临床疗效。

(四) 护理要点

(1) 向病人解释压力治疗的作用及相关注意事项,鼓励病人坚持治疗。

(2) 治疗前检查病人肢体皮肤有无新鲜出血的伤口,皮肤破损处应覆盖后再治疗,局部加压治疗时,注意保护皮肤防止出现压疮。

(3) 根据医嘱和病人的情况选定治疗参数,对于血管弹性差的老年病人,治疗压力可从低值开始,治疗几次后逐渐增加至所需的治疗压力。治疗过程中应注意观察患肢的颜色变化,并询问病人的感觉,如有疼痛、麻木等不适感应及时告知治疗师,调整压力或者终止治疗。

(4) 治疗结束后妥善放置压力袖带,关闭电源,整理导线。将病人置于舒适卧位,观察病人治疗后肢体的肿胀情况并做好病例的记录。

(5) 深静脉血栓、急性感染、大的开放性伤口或引流伤口、失代偿性心力衰竭、高血压不稳定期病人禁用压力治疗。

五、磁疗法康复护理

(一) 概述

磁疗法是一种利用磁场作用于人体穴位或患处,以达到治疗目的的方法。磁场分为恒定磁场、交变磁场、脉动磁场、脉冲磁场。磁疗的主要作用包括止痛、镇静、改善睡眠、缓解肌肉痉挛、消炎、消肿、降压、止泻、促进创面愈合、软化瘢痕、促进骨折愈合、使良性肿物缩小或消失等。

(二) 临床应用

1. 适应证

软组织损伤、外伤性血肿、臀部注射后硬结、颈椎病、腱鞘囊肿、风湿性关节炎、类风湿性关节炎、骨关节炎、肌纤维组织炎、耳郭浆液性软骨膜炎、颞颌关节综合征、前列腺炎、尿路结石、支气管炎、三叉神经痛、神经性头痛、高血压病、胆石症、婴幼儿腹泻、血管瘤、术后痛等。

2. 禁忌证

目前磁疗法尚无绝对禁忌，但对以下情况可不用或慎用，如严重的心、肺、肝及血液疾病，体质极度衰弱，副作用明显者或孕妇的下腹部。

（三）护理评估

（1）评估仪器性能是否完好，周围治疗环境是否安全。

（2）评估病人的病情、既往史；询问病人的不适主诉、头晕头痛情况。

（3）评估病人的心理状况，有无紧张、焦虑、烦躁不安等不良情绪。

（4）评估病人有无治疗禁忌。

（5）评估病人治疗前后治疗部位的皮肤情况。

（6）评估病人治疗后的临床疗效。

（四）护理要点

（1）治疗前解释磁疗的作用及相关注意事项，告知治疗过程中有热感、震颤感。

（2）治疗前取下病人的金属物品、手表、手机等易磁化的物品。

（3）治疗过程中嘱病人勿随意自行调节治疗参数、强度，以治疗部位有明显震颤感而不引起不适为宜。

（4）正确使用磁片。磁片不要相互碰击、加热。使用磁片前后要使用75%乙醇消毒。

（5）磁疗的副作用较轻，偶见头晕、恶心、嗜睡、无力、失眠、心悸、血压波动等，一般不需处理，极个别不能耐受时，停止治疗后不适反应即消失。

（6）严重肝、心、肾病者慎用磁疗。高热、出血倾向、体质极度虚弱、不能耐受磁疗副作用者，孕妇及植入心脏起搏器者禁用。

六、传导热疗法康复护理

(一) 概述

传导热疗法是指以各种热介质(水、蜡、泥、中药),将热直接传至人体达到治疗疾病以促进康复的方法,又称为温热疗法。这里介绍石蜡疗法,是一种利用加热后的石蜡进行治疗的方法。石蜡的温热作用可以镇痛;缓解痉挛;加强血液循环;促进炎症浸润吸收;加速组织修复,增加其弹性。其机械压迫作用利于水肿消散。敷蜡后皮肤润滑,可以软化瘢痕。

(二) 临床应用

1. 适应证

(1) 软组织扭挫伤、腱鞘炎、滑囊炎、腰背肌筋膜炎、肩周炎。

(2) 术后、烧伤、冻伤后软组织粘连、瘢痕及关节挛缩,关节纤维性强直。

(3) 颈椎病、腰椎间盘突出症、慢性关节炎、外伤性关节疾病。

(4) 周围神经外伤、神经炎、神经痛、神经性皮炎。

(5) 慢性肝炎、慢性胆囊炎、慢性胃肠炎、胃或十二指肠溃疡、慢性盆腔炎。

2. 禁忌证

(1) 皮肤对蜡疗过敏者。

(2) 高热、急性化脓性炎症、厌氧菌感染者。

(3) 妊娠、肿瘤、结核病、出血倾向、心功能衰竭、肾功能衰竭者。

(4) 温热感觉障碍者、1岁以下的婴儿。

(三) 护理评估

(1) 评估仪器性能是否完好,周围治疗环境是否安全。

(2) 评估病人的病情、既往史;询问病人的不适主诉、疼痛程度。

(3) 评估病人的心理状况,有无紧张、焦虑、烦躁不安等不良情绪。

(4) 评估病人有无治疗禁忌。

(5) 评估病人治疗前后治疗部位的皮肤情况。

(6) 评估病人治疗后的临床疗效。

（四）护理要点

(1) 治疗前嘱病人清洗治疗部位皮肤,剃去过长的毛发。

(2) 石蜡治疗过程中病人不可随意活动治疗部位,防止蜡块、蜡膜破裂及蜡液流出致烫伤。

(3) 治疗过程中及时查看病人皮肤情况,询问病人反应,如有疼痛应立即查找原因并及时处理,治疗过程中若出现皮疹应立即停止治疗。

(4) 热疗出汗较多应擦干汗液,更换衣服,防止受凉并及时补充水分。治疗结束后,协助病人擦拭干净治疗部位皮肤的汗液,嘱病人保暖休息5~10min后再离开。

(5) 局部皮肤感觉障碍者慎用,高热、昏迷、急性化脓性炎症、风湿性关节炎活动期、结核、皮肤感染、恶性肿瘤、出血倾向、有周边血管疾病、体质虚弱者、感觉障碍者及孕妇禁用热疗。

七、牵引疗法康复护理

（一）概述

牵引疗法是指运用作用力与反作用力的力学原理,通过手法、器械或者电动装置产生的外力,作用于人体脊柱或四肢关节,使关节面发生一定的分离、关节周围软组织得到适当的牵伸,从而达到治疗目的的一种方法。临床上常用的牵引治疗有颈椎牵引、腰椎牵引和四肢关节牵引。牵引可以加大椎间隙、椎间孔和增加椎管容积,减轻对神经根的压迫;纠正椎间小关节的紊乱,恢复脊椎的正常排序;解除肌肉痉挛,缓解疼痛,促进炎症消退,有利于病损组织的修复;增加关节活动范围,调节和恢复已破坏的颈椎和腰椎平衡;牵伸挛缩的关节囊和韧带,松解粘连的软组织,改善脊柱和四肢的关节活动范围。

（二）临床应用

1. 颈椎牵引适应证

各型颈椎病,包括颈型、神经根型、椎动脉型、轻度脊髓型但脊髓压迫症状不明显;颈椎关节紊乱、颈椎侧弯、后突畸形、颈椎骨折、脱位的固定;颈部肌肉痉挛、颈椎退行性疾病、肌筋膜炎等引起的严重颈肩痛;儿童的自发性寰枢关节半脱位。

2. 颈椎牵引禁忌证

(1) 颈椎结构完整性受损害时。

(2) 颈椎活动绝对禁忌的疾病。

(3) 牵引治疗后症状(疼痛)易加重的疾病。

(4) 相对禁忌:椎动脉硬化、畸形,心肌梗死恢复期,脑动脉硬化,高血压和心脏病病人。脊髓型颈椎病脊髓受压较明显者应慎用或不主张采取牵引治疗。

3. 腰椎牵引适应证

腰椎间盘突出症、腰椎管狭窄症、腰椎小关节紊乱、腰椎小关节滑膜嵌顿、腰椎退行性疾患、腰椎滑脱、无并发症的腰椎压缩性骨折、早期强直性脊柱炎等;脊柱前凸、侧弯、后凸畸形;腰扭伤、腰肌劳损、腰背肌筋膜炎等。

4. 腰椎牵引禁忌证

脊髓疾病、腰椎结核、肿瘤、有马尾神经综合征表现的腰椎管狭窄症、椎板骨折;重度骨质疏松、严重高血压、心脏病、出血倾向、全身显著衰弱者;孕妇及经期妇女。

(三) 护理评估

(1) 评估仪器性能是否完好,周围治疗环境是否安全。

(2) 评估病人的病情、既往史;病人的不适主诉、体重。

(3) 评估病人的心理状况,有无紧张、焦虑、烦躁不安等不良情绪。

(4) 评估病人有无治疗禁忌。

(5) 评估病人治疗前后治疗部位的皮肤情况。

(6) 评估病人治疗后的临床疗效。

(四) 护理要点

(1) 治疗前告知病人治疗作用及相关注意事项,取得病人配合。

（2）根据治疗处方和病人病情选择牵引方式，予以准确的治疗剂量，对于首次牵引的病人应小剂量低强度进行，并在治疗结束后休息观察5～10min。

（3）颈椎牵引时调整好枕颌牵引套的松紧度，两侧悬吊带要等长，作用力要相等。枕带的受力部位应集中在枕骨粗隆中下部，颌带应兜住下颌正下方。可用毛巾做垫以预防牵引对下颌软组织压迫引起疼痛，枕颌带要注意避开颈动脉窦和喉部，防止压迫颈动脉窦引起晕厥或发生意外。

（4）颈椎坐位牵引结束时，应逐渐地减轻重量，再取下牵引套。休息1～2min，同时缓慢、轻柔地活动颈部数次，再离开治疗室。避免突然解除重量站立，可能会引起头痛或头晕等不适反应。

（5）综合治疗时应先采用温热、光疗、电刺激疗法，再进行牵引治疗，可增加局部血液循环，放松肌肉韧带，增加治疗作用。

（6）治疗时将紧急关闭开关放置病人身旁，告知病人使用时机，避免治疗不耐受或不良反应造成机体的损伤。

（7）治疗结束后协助腰椎牵引病人平卧休息，告知日常活动的相关注意事项，避免频繁弯腰活动及腰部负重，注意腰部保暖，使用硬质板床休息等。

八、生物反馈疗法康复护理

（一）概述

生物反馈疗法是指采用生物反馈的治疗仪，训练病人学习利用反馈信息对自身异常的不随意生理活动进行调整，从而治疗疾病的方法。目前生物反馈疗法主要用于周围神经或者脊髓损伤病人肌力增强训练，尤其是选择性的肌力训练，还可以用于偏瘫的控制训练和协调训练、肌肉张力增高的放松训练等。比如神经功能重建治疗，通过表面电极收集肌电信号，仪器可以描记显示肌电的数值和曲线，并可以同时发出声音信号进行提示，病人视听信号进行肌肉紧张和放松训练。

(二) 临床应用

1. 适应证

上运动神经元的损害：如脑血管意外、颅脑损伤、脊髓不全性损伤、脑性瘫痪；下运动神经元的损害：主要是周围神经损伤和中毒引起的神经疾患；癔症性瘫痪；原因不明的肌肉痉挛，如冻结肩、急性腰背痛、痉挛性斜颈、肌腱移植固定术、假肢活动的功能训练等。

2. 禁忌证

(1) 不愿接受训练者，变态人格不能合作者。

(2) 5岁以下儿童，智力缺陷者，精神分裂急性期病人。

(3) 严重心脏病病人，心梗前期或发作期间病人，复杂的心律失常者。

(4) 青光眼或治疗中出现眼压升高者。

(5) 训练中出现血压升高、头痛、头晕、恶心、呕吐、失眠、妄想或具有精神症状时也应停止治疗。

(6) 感觉性失语的病人。

(三) 身心评估

(1) 评估仪器性能是否完好，周围治疗环境是否安全。

(2) 评估病人的病情、既往史；评估治疗肢体肌力及活动度。

(3) 评估病人的心理状况，有无紧张、焦虑、烦躁不安等心理反应。

(4) 评估病人有无治疗禁忌。

(5) 评估病人治疗前后治疗部位的皮肤情况。

(6) 评估病人治疗后的临床疗效。

(四) 护理要点

(1) 治疗前向病人解释该疗法的原理、方法以及要求达到的目的，解除疑虑，取得病人合作。

(2) 保持安静的环境，让病人躯体和精神完全放松，配合治疗。

(3) 事先告知病人在松弛状态下可能出现一过性的躯体感觉，如沉重感、暖和感、飘荡感等，以免引起病人的担心和不安。治疗过程中如果出现刺痛、灼烧感应告诉治疗师,调整治疗强度,观察治疗部位皮肤情况,避免因治疗强度过大引起电击伤。

(4) 治疗前要找好最合适的测试记录类别和电极放置部位。治疗后在皮肤上做好记号,以便提高以后治疗的效果。

(5) 治疗过程中,要有医务人员陪伴,及时给病人以指导和鼓励,树立病人对治疗的信心,并可同时施行心理治疗。训练中不能使病人有疲劳和疼痛的感觉。

(6) 治疗时指导病人集中注意力,仔细体会肌肉放松和紧张的感觉,注意视听信号和治疗人员或录音带的指导语。

九、Motomed 运动治疗康复护理

(一) 概述

Motomed 运动治疗是利用 Motomed 运动治疗仪进行上下肢活动,帮助病人有效改善瘫痪、痉挛、帕金森氏综合征和肌肉无力等症状的治疗方法。Motomed 运动治疗可以增强身体灵活性,保持身体行动能力,加强肌肉剩余力量,增强康复信心,减少痉挛发生,促进新陈代谢、血液循环,改善消化功能,对下肢进行对称性训练、使下肢变得暖和。

(二) 临床应用

1. 适应证

痉挛、中风、多发性硬化、三瘫一截(偏瘫、截瘫、脑瘫、截肢)、肌肉萎缩、脑部损伤、脊髓损伤、帕金森氏综合征、骨质疏松症等。

2. 禁忌证

膝关节和髋关节病变、人工关节替换早期、膝关节僵硬、严重的骨质疏松症、肢体严重畸形、严重肌肉短缺、关节疼痛、髋关节或者肩关节脱臼、急性血栓症等。

(三) 身心评估

(1) 评估仪器性能是否完好,周围治疗环境是否安全。

(2) 评估病人的病情、既往史;评估病人治疗肢体的肌力及关节

活动度。

(3) 评估病人的心理状况,有无紧张、焦虑、烦躁不安等心理反应。

(4) 评估病人有无治疗禁忌。

(5) 评估病人治疗前后治疗部位的皮肤情况。

(6) 评估病人治疗后的临床疗效。

(四) 护理要点

(1) 治疗前告知病人治疗作用及相关注意事项,取得病人配合。

(2) 治疗前评估病人肢体活动情况,根据治疗处方选择治疗模式和运动剂量。

(3) 请务必先进行被动训练(让电机带动四肢运动),进行热身活动。

(4) 病人进行主动训练时,先使用低的阻力,避免过度训练。以低阻力进行长时间、高频率的主动训练。

(5) 下肢运动治疗时对患侧肢体予以衬垫保护,调整适宜体位避免膝过屈或过伸。

(6) 将停止开关放置病人身旁,告知病人及家属使用时机,避免治疗过程中频繁的异常运动(如痉挛、僵硬)造成损伤。

(7) 治疗过程中询问病人的主诉,观察病人的运动情况,如病人出现心慌、头晕、恶心等不适症状时,停止治疗。

(8) 治疗结束后,观察病人治疗部位的皮肤情况,如发现病人皮肤破溃及时予以处置并加强保护。

十、站立训练康复护理

(一) 概述

站立训练是指通过电动起立床的训练,预防病人的体位性低血压、骨质疏松,控制痉挛,增强心肺耐力,预防便秘。

(二) 临床应用

1. 适应证

脑卒中、脊髓损伤、由于各种原因长期卧床的病人。

2. 禁忌证

参与运动部位有器质性疾病人、不愿接受训练者,严重躁动不安的病人,严重心脏病病人,心梗前期或发作期间且心律失常者,严重身体衰弱者。训练中出现血压升高、头痛、头晕、恶心、呕吐、妄想或具有精神症状时也应停止治疗。

3. 注意事项

(1) 转移病人时注意安全,防止病人发生意外跌倒。

(2) 由低站立角度逐渐增加,密切观察病人站立过程中的情况,如出现头晕、出冷汗、烦躁、下肢瘀紫等不适感时放平站立床使病人平卧休息,暂停治疗。

(3) 确保各固定带及上肢支撑板妥善固定,定时检测仪器性能,避免因仪器故障产生的不良问题。

(三) 身心评估

(1) 评估仪器性能是否完好,周围治疗环境是否安全。

(2) 评估病人的病情、既往史及日常生活能力。

(3) 评估病人的心理状况,有无紧张、焦虑、烦躁不安等心理反应。

(4) 评估病人有无治疗禁忌。

(5) 评估病人治疗后的临床疗效。

(四) 护理要点

(1) 向病人解释治疗的目的、注意事项和配合方法。

(2) 确保各固定带及上肢支撑板妥善固定,检测仪器性能,避免因仪器故障产生的不良问题。

(3) 初次进行站立训练的病人根据治疗处方及病人情况,由30°开始,逐渐增加站立角度(在能耐受治疗强度的情况以每天增加10°~15°为宜),并于站立前、站立中、站立后密切监测病人血压、脉搏等生命体征变化。

(4) 严格控制病人站立的时间,避免久站导致身体无法耐受治疗强度而产生的不良后果,一般每次20~30min。如病人在站立过程中出现头晕、恶心等不适感时,需要降低站立角度或暂停站立训练。

(5) 对于有足下垂的病人应根据病人情况调整脚踏角度,从而牵伸跟腱,纠正足下垂。

十一、光疗法康复护理

(一) 概述

光疗法是指利用日光或人工光线治疗疾病的方法。主要借助于光的热和化学作用来促进机体功能的恢复。包括红外线疗法、激光疗法、紫外线疗法、可见光疗法。

(二) 临床应用

1. 适应证

软组织损伤恢复期、肌纤维组织炎、关节炎、面神经炎、神经痛、软组织炎症感染吸收期、伤口愈合迟缓、慢性溃疡、丹毒、冻伤、压疮、烧伤创面、肌痉挛、风湿性关节炎、关节纤维性挛缩、多发性末梢神经炎、慢性盆腔炎、外阴炎、乳腺炎、神经性皮炎等。

2. 禁忌证

恶性肿瘤局部、出血倾向、高热、活动性结核、急性扭伤早期、急性化脓性炎症、闭塞性脉管炎、重度动脉硬化、局部感觉或循环障碍者、对光疗过敏者等。

(三) 身心评估

(1) 评估仪器性能是否完好,周围治疗环境是否安全。

(2) 评估病人的病情、既往史。询问病人的不适主诉、疼痛程度。

(3) 评估病人的心理状况,有无紧张、焦虑、烦躁不安等不良情绪。

(4) 评估病人有无治疗禁忌。

(5) 评估病人治疗前后治疗部位的皮肤情况。

(6) 评估病人治疗后的临床疗效。

（四）护理要点

（1）治疗前应告知病人治疗作用、注意事项及局部皮肤反应，并检查治疗部位知觉，感觉障碍者一般不予红外线治疗。

（2）治疗颜面部时注意保护眼睛，治疗时需佩戴护目镜，照射期间停用化妆品。

（3）禁止对恶性肿瘤、出血倾向、高热、活动性结核、急性扭伤早期、急性化脓性炎症、水肿增殖的瘢痕、动脉闭塞性疾病进行光疗，急性外伤24~48h不能照射红外线，以免肿痛、渗出加剧。对新鲜创面肉芽、植皮区、瘢痕区及血液循环欠佳的部位慎用红外线治疗。如有创面或溃疡面应清洁后再进行治疗，治疗部位有毛发应先剪去后再治疗。

（4）治疗中及治疗后询问和观察皮肤反应，如皮肤出现灼痛感，考虑照射量过大，及时涂凡士林或硼酸软膏处理，防止水泡。治疗中嘱病人不得移动体位或拉动灯头，以防身体触及灯具引起烫伤。若照射后红斑反应过强，可用2.5%消炎痛霜涂于局部。

（5）治疗结束后若病人治疗部位出汗较多，应及时予以擦拭，嘱病人保暖休息5~10min后再离开。及时关闭仪器，处于备用状态，防止火灾事故。

第九章 中医科护理常规

第一节 中医科病症一般护理常规

一、中医科一般护理

（1）病人入院后先察色按脉、审阴阳、辨寒热，视其病邪性质带到相应床位，随即测量体温、脉搏、呼吸、血压、体重，观察舌苔脉象等并逐一记录，通知医生进行诊治。

（2）病室保持安静、整齐、清洁、舒适、光线充足，并根据四时气候及不同证型，适当调节病室温度及湿度。

（3）入院后前3日，每日测量生命体征2次，体温超过37.5℃者，每日测量体温3次，直至体温完全正常3天后，改为每日一次。每天下午观察舌苔，并记录大便情况。便秘3天者，通知医生并根据医嘱进行相应治疗。

（4）按医嘱进行分级护理，并严格按照分级护理的要求巡视病房，了解病人的病情变化，发现并及时解决问题。

（5）按医嘱给予饮食指导，进食要寒热协调，五味平和，软硬、冷热适宜，并要严格掌握饮食禁忌，如腹泻忌油腻，水肿忌盐，寒证忌生冷，热证忌辛辣等。

（6）入院次日晨常规留取血、大小便标本，并送检到相应科室。

（7）住院期间，密切观察神色、脉象、舌象、皮肤及排泄物情况，发现异常及时通知医生，并做好记录。

（8）根据中医相关理论，进行辨证施护，以达到整体护理的要求。

二、服用中药护理

（1）坚持查对制度：查对床号、姓名、药品、用法，并仔细检查有无发霉变质等情况，若出现异常情况，及时通知药房并做相应处理。

（2）热证用寒药宜冷服，寒症用热药宜热服，一般汤剂和对胃肠道有刺激性的药物，宜在饭后温服。

（3）汤药中若有丸剂、散剂并用，必须用布袋包装按照医嘱进行。

（4）发汗药宜乘热服用，服后卧床保温，必要时服药后喝热粥以助药效。一般微汗即可，不要大汗淋漓。

（5）攻下药、驱虫药宜在空腹时进行。

（6）补养煎剂宜空腹乘热服用，便易于运化得益。

（7）安神镇静剂宜睡前 2h 服用；治疟药宜在发作前 2～3h 服用；病在膈上者饭后服，在膈下者饭前服。

（8）注意观察服药后的疗效、副作用和毒性反应。

三、饮食护理

（1）根据中医对饮食卫生的原则（有节、清淡、杂食、富有营养），向病人解释各种治疗的作用。

（2）了解中医食物一般属性及饮食禁忌：服发汗药后禁食酸及生冷。发热者予清淡、易消化饮食，忌食油腻、辛辣之物。服补养药后，禁食茶叶和萝卜等。

（3）对病人家属送来的饮食，护士应了解情况，予以指导。

四、风温护理

风温多因人体正气虚弱，或过分劳倦起居不当，感受风热毒邪所致。以发热、恶风、头痛、咳嗽、咳痰、烦渴、胸痛为主要临床表现。病位在肺，涉及心、肾。流行性感冒、肺炎、急性气管炎等可参照本病护理。

(一)身心评估

(1) 观察体温、脉搏、呼吸的变化。
(2) 观察咳嗽、咳痰的程度和性质。
(3) 评估心理-社会状况。
(4) 辩证:风热犯肺证、痰热壅肺证、肺胃热盛证、热闭心包证、气阴两虚证、邪陷正脱证。

(二)护理措施

按中医科一般护理常规护理。

1. 一般护理

(1) 风温初期,注意保暖防寒,避免病情加重。邪入营血者,有条件的安置在单人病室,避免强光刺激。
(2) 发热时,多饮温开水,卧床休息。密切监测体温变化。汗出热退时,用毛巾擦干,及时更换湿衣和床单。
(3) 气息喘促不能平卧者,取半卧位,并遵医嘱给予低流量氧气吸入,必要时给予背部叩击,协助排痰。
(4) 用药时,中药汤剂宜温服,实热证可偏凉服,服药后密切观察效果及反应。
(5) 饮食宜清淡、易消化、富含营养;高热多汗烦渴时,给予生津清热之品。忌辛辣、刺激性强的食物。
(6) 情志护理,为病人创造舒适、和谐的生活环境,避免不良刺激。

2. 病情观察

(1) 密切观察生命体征、神志、咳嗽、胸痛、汗出以及痰的性状、颜色、气味及量。
(2) 热入心包,出现神昏、谵语等症时,报告医生,及时处理。
(3) 邪陷正脱、体温骤降、汗出肢冷、面色苍白时,报告医师,配合处理。
(4) 邪热内陷、津气枯竭、皮肤等部位出现斑疹或瘀斑连成大片、色紫时,立即报告医生,配合处理。

3. 临证(症)施护

(1) 高热多汗时,或遵医嘱用鲜芦根煎水代茶饮。

(2) 痰热壅肺,咳痰不爽者,遵医嘱给予雾化吸入,以稀释痰液,必要时吸痰。

(3) 大便秘结时,遵医嘱服用清热通便的中药,或给予番泻叶泡水代茶饮。必要时以淡盐水灌肠。

(4) 高热不退无汗者,可物理降温或遵医嘱针刺。

(5) 呼吸困难、紫绀者遵医嘱给予吸氧。

(三) 健康指导与康复

(1) 起居有常、劳逸适度、饮食有节。加强锻炼以增强体质。

(2) 注意四时天气变化,随时增减衣服,避免受凉。

(3) 流感流行期间减少去公共场所的次数,服用预防药物。

(4) 避免对呼吸道的不良刺激,鼓励病人戒烟。

五、感冒护理

感冒是因外感风邪客于肺卫所致,以鼻塞、流涕、咳嗽、恶寒、发热、头身疼痛不适等为主要临床表现。病位在肺卫。上呼吸道感染可参照本病护理。本病一年四季均可发生,但以冬春季节多见。

(一) 身心评估

(1) 评估体温、寒热、汗出情况,有无咳嗽、咳痰,心理-社会情况。

(2) 辨证:风寒束表证、风热犯表证、暑湿袭表证、气虚感冒证、阴虚感冒证。

(二) 护理措施

按中医科一般护理常规护理。

1. 一般护理

(1) 重症感冒宜卧床休息,热退后可适宜下床活动。

(2) 若汗出热退时,宜用温热毛巾或干毛巾擦身,更换衣服,避免受凉。

（3）饮食宜清淡、富含营养，忌油腻之品，鼓励病人多饮热水。

2. 病情观察

（1）密切观察体温、寒热、汗出、咳嗽、咳痰、痰色、舌脉及服解表药后的体温、汗出情况。

（2）严密观察心律、心率、脉象等变化，如出现心悸、胸闷等先兆时，应及时报告医生。

（3）观察头痛的部位、性质及程度。

3. 临证（症）施护

（1）风寒感冒、发热无汗，遵医嘱针刺。

（2）鼻塞流涕者，可用热毛巾敷鼻额部或按摩迎香穴。

（3）风热感冒口渴者，可给予温开水或清凉饮料或遵医嘱给予鲜芦根煎汤代茶饮。

（4）便秘者，遵医嘱服用中药或中药泡水代茶饮。

（5）暑湿感冒、头身疼痛者，遵医嘱针刺或采用刮痧疗法。

（6）体虚感冒者，遵医嘱艾灸。

（三）健康指导与康复

（1）起居有常，饮食有节，加强锻炼及增强体质。

（2）自我穴位按摩，坚持每日用凉水洗脸、预防感冒。

（3）注意四时天气变化，天暑地热之时，切忌坐卧湿地，汗出勿当风。

六、眩晕护理

眩晕是因风阳上扰、痰瘀内阻，使脑窍失养、脑髓不充所致，以头晕目眩、视物旋转为主要临床表现。病位在肝、脾、肾。内耳性眩晕、颈椎病、椎基底动脉供血不足等可参照本病护理。

（一）身心评估

眩晕发作的时间、程度、诱因、伴发症状、自理能力、心理-社会状况。

辨证：风阳上扰证、痰浊上蒙证、气血亏虚证、肝肾阴虚证。

(二)护理措施

按中医科一般护理常规护理。

1. 一般护理

(1)眩晕发作时,应卧床休息,闭目养神,保持心情舒畅,情绪稳定。

(2)改变体位时动作要缓慢,避免过度做旋转、深低头的动作。避免晃动。

(3)眩晕伴有恶心呕吐、出冷汗、头痛、肢体麻木、语言不利、心悸、全身乏力时,应及时报告医生。

(4)饮食宜清淡、低脂、低盐。肝阳风动而致眩晕时,饮食宜清淡,宜食海带、山楂、萝卜、瓜果蔬菜等。气血亏虚而致眩晕者,饮食宜进补,以富含营养、易于消化的食物为佳。

(5)情志护理上则保持心情舒畅、情绪稳定。须介绍有关疾病的预防知识及相关治疗的成功经验,以增强病人信心。

2. 病情观察

(1)观察眩晕发作的时间、程度、性质、伴随症状、诱发因素以及血压、脉象的变化。

(2)严密观察病情变化,定时监测血压,若出现血压升高、头晕加重、头痛、肢体麻木、言语不利等症状时,应及时报告医生。

(3)中药汤剂宜温服。眩晕伴呕吐者中药宜冷服,或姜汁滴舌后服用,并观察用药效果。

3. 临证施护

(1)眩晕而昏仆不醒人事,应急按人中穴,并立即报告医师,积极抢救。

(2)眩晕伴恶心呕吐者,遵医嘱针刺或用梅花针叩打穴位。

(三)健康指导与康复

(1)保持病室安静,避免噪音和强光刺激。外出时佩戴变色眼镜。

(2)注意劳逸结合,避免发作诱因,切忌过度劳累。

(3) 保持心情舒畅、乐观。

(4) 加强体育锻炼,增强体质。

(5) 不宜从事高空作业,有高血压病史者要坚持服药,定期测量血压。

七、胃脘痛护理

胃脘痛因胃气郁滞、气血不畅所致,以上腹部近心窝处经常发生疼痛为主要临床表现。病位在胃,涉及肝、脾。急慢性胃炎、胃与十二指肠溃疡可参照本病护理。

(一) 身心评估

(1) 评估腹痛的部位、性质、时间、程度、疼痛有无规律性及与饮食的关系。

(2) 评估饮食、生活习惯及既往病史。

(3) 评估心理-社会状况。

(4) 辨证:寒邪客胃证、饮食停滞证、肝气犯胃证、肝胃郁热证、瘀血停胃证、胃阴亏虚证、脾胃虚寒证。

(二) 护理措施

按中医科一般护理常规护理。

1. 一般护理

(1) 病人取半卧位或屈膝仰卧位,以缓解胃部疼痛。采用音乐疗法,转移病人的注意力。

(2) 保持病室安静、清洁、整齐,避免强光刺激等。

(3) 饮食以软、烂、热、易消化、富含营养、少量多餐为原则。注意饮食卫生,切忌暴饮暴食。

(4) 情志护理上则避免精神紧张,可用转移注意力、做深呼吸等方法,以利于缓解疼痛。

2. 病情观察

(1) 密切观察胃痛的部位、性质、程度及诱发因素,结合病史,分清虚证、实证,属寒、属热,未明原因前,勿随便使用止痛剂。

(2) 密切观察生命体征的变化，如血压、脉搏、汗出等情况，如面色苍白、汗出肢冷、血压下降、脉搏细数，要立即报告医生，做好输液、输血、止血、升压等抢救准备工作。

3. 临证(症)施护

(1) 食滞胃痛者，暂时禁食；缓解后逐渐给予流质或半流质饮食。

(2) 胃痛发作可遵医嘱用针刺止痛。

(3) 虚寒性胃痛者，遵医嘱垫敷或药熨胃脘部，或艾灸，或贴敷中药膏。

(4) 呕血、黑便者，按血证护理常规护理。

(三) 健康指导与康复

(1) 给病人讲解引起胃痛的常见原因，帮助病人寻找并及时祛除发病因素，从而有效预防胃痛的发作，并控制病情的发展。

(2) 注意保暖、休息，避免劳累。

(3) 指导病人养成良好的饮食卫生习惯，合理、有规律地进食。

(4) 调节病人的情志，保持良好的心态，正确地对待疾病。鼓励病人适当地参加有益的集体活动。

(5) 教给病人指压止痛的方法，胃痛发作时，可指压内关、足三里等穴位以减轻疼痛。

(6) 胃痛日久反复发作，尤其是中、老年病人，应定期检查，以防癌变。

八、不寐护理

因脏腑机能紊乱，气血亏虚，阴阳失调所致。以不能获得正常睡眠为主要临床表现。病位在心。失眠症可参照本病护理。

(一) 身心评估

(1) 睡眠史及睡眠障碍的原因。

(2) 评估心理-社会状况。

(3) 辨证：心虚胆怯证、心脾两虚证、阴虚火旺证、肝郁化火证、痰热内扰证。

（二）护理措施

按中医科一般护理常规护理。

1. 一般护理

（1）心理护理：安慰、关心病人，了解病人工作、生活环境，使之心情平静后能安然入寐。

（2）活动指导：每日睡眠前做放松气功，病情允可的情况下可睡前散步，做头部按摩或穴位按摩。

（3）饮食：晚餐不宜过饱，宜进清淡、易消化的食物。

2. 病情观察

（1）观察不寐的轻重、诱发因素和伴随症状，是否与环境影响、卧具不适、心绪不宁、气血亏虚、阴阳失调等有关。

（2）观察病人睡眠状态，询问是否有其他身体疾患。

3. 临证施护

（1）睡前用热水泡脚，或热水浴。

（2）心脾两虚者，睡前按摩背部夹脊穴。

（3）心气虚弱者，予酸枣仁粉睡前冲服，或遵医嘱指导病人用安神补心类药物。

（三）健康指导与康复

（1）环境：环境宜清洁、空气新鲜，避免强光、噪音刺激。

（2）饮食指导：饮食宜进清淡、易消化食物。气血不足者，需适当进补，如红枣莲子粥等。阴虚火旺者每晚睡前需饮一杯牛奶，宜进补阴作用食品，忌辛辣动火食品。

（3）其他治疗方法：指导病人坚持使用促进睡眠的各种方法，树立信心。可采用诱导方法，如数数字、听催眠曲等。

第二节 中医科常见疾病症状护理常规

一、高热护理

因外感六淫、疫疠之毒及饮食不洁等所致。以体温升高到39℃以上为主要临床表现。病位在表或在里。急性感染性发热和非感染性发热可参照本病护理。

(一) 身心评估

(1) 评估生命体征变化。
(2) 评估伴随症状及生活自理能力。
(3) 评估心理-社会状况。
(4) 辨证：表热证、半表半里证、里热证。

(二) 护理措施

1. 一般护理

(1) 按中医内科急症一般护理常规护理。
(2) 高热期间应卧床休息。
(3) 烦躁不安者，应实施保护性措施。
(4) 对于时行疫疠引发的高热，按呼吸道传染病隔离。
(5) 持续高热不退或汗出较多者应避风，及时更换衣被，用温水擦身，定时变换体位。

2. 病情观察

(1) 体温骤降、大汗淋漓、面色苍白、四肢厥冷、烦躁不安等情况。
(2) 神昏谵语、肢体抽搐等情况。
(3) 吐血、咯血、衄血、便血、溺血等情况。
(4) 高热不退、大吐、大泻等情况。
(5) 高热、喘促、不能平卧、汗出等情况。

3. 给药护理

汤剂一般温服,高热有汗烦渴者可凉服。服解表药后,宜少量饮温热开水或热粥,以助汗出。

4. 饮食护理

(1) 饮食宜清淡、细软、易消化,宜食高热量、高蛋白、高维生素食物。多吃蔬菜、水果,忌食煎炸、油腻食品。

(2) 外感高热,宜进热汤,多饮温开水以助汗出。

(3) 鼓励病人多饮水及果汁饮料,亦可选用芦根汤、淡盐水等以养阴增液。

5. 情志护理

内伤发热多病程长,病人常有烦躁、焦虑等情绪改变,应安慰病人树立信心,提高对自身疾病的认识,积极配合治疗。

6. 临证(症)施护

(1) 发热恶寒重、头痛、四肢酸痛、无汗者,遵医嘱给予背部刮痧,以助退热。

(2) 壮热者,遵医嘱用物理降温、药物降温或针刺降温。

(三)健康指导与康复

(1) 保持心情舒畅,怡养情操,利于康复。

(2) 注意病愈初期的休养,避免过劳,适当活动。注意保暖,慎风寒,以免复感外邪。

(3) 饮食宜清淡、少油腻、易消化。多食蔬菜、水果,忌食辛辣、油腻之物,忌烟酒。

(4) 根据自身条件进行适当的体育锻炼,以增强机体抗病能力。

(5) 积极治疗原发病。

(6) 坚持遵医嘱服药、治疗,定期到门诊复查。

二、咳嗽护理

因邪客肺系,肺失宣肃,肺气不清所致。以咳嗽、咳痰为主要临床表现。病位在肺,涉及脾、肾。呼吸道感染、急性及慢性支气管炎、肺炎、支气管扩张、肺结核、肺脓肿等可参照本病护理。

（一）身心评估

(1) 评估咳嗽的声音、时间、性质及伴随症状。

(2) 评估咳痰的性状、颜色和气味。

(3) 评估心理-社会状况。

(4) 辨证：风寒束肺证、风热犯肺证、燥邪伤肺证、痰热壅肺证、肝火犯肺证、痰湿蕴肺证、肺阴亏虚证、肺气亏虚证。

（二）护理措施

1. 一般护理

(1) 按中医内科一般护理常规护理。

(2) 咳嗽严重者卧床休息，痰多者取侧卧位，经常变换体位，将痰排出，必要时协助翻身拍背。

2. 病情观察

(1) 注意观察咳嗽声音、时间、性质、节律和咳出痰的性状、颜色气味等特征，以及有无恶寒发热、紫绀、汗出等伴随症状。

(2) 胸痛气促、久咳、痰中带血，立即报告医师，配合处理。

(3) 痰呈黄绿色脓性痰，或大咯血时，立即报告医师，配合处理。

(4) 年老久病，痰不易咯出，出现体温骤降、汗出、尿少、头昏、心悸、嗜睡、四肢不温等脱证时，立即报告医生，配合处理。

3. 给药护理

(1) 中药汤剂一般宜温服。

(2) 风寒、阳虚者中药宜热服，服药后加盖衣被，以助微微出汗。

4. 饮食护理

(1) 饮食宜清淡、易消化、富营养，忌肥甘、油腻、煎炸、辛辣刺激性饮食及烟酒。

(2) 风热、燥邪犯肺咳嗽宜食清热润肺化痰之品。

(3) 肺肾阴虚咳嗽宜食生津、润肺、止咳之品。

5. 情志护理

保持精神愉快，对久咳不愈和肝火犯肺咳嗽的病人，做好情志调护，避免精神刺激，学会自我调节。

6. 临证(症)施护

(1) 风寒束肺咳甚者,遵医嘱给予背部拔火罐或镇咳药。

(2) 风热、燥邪犯肺咳嗽,干咳少痰、黏稠难咯,遵医嘱用中药雾化吸入。

(三) 健康指导与康复

(1) 鼓励病人适当户外活动,平时注意身体锻炼,以增强体质,改善肺功能。

(2) 注意四时气候的变化,随时增减衣服,注意冷暖,预防感冒。

三、痛证护理

因外感六淫之邪、内伤七情、饮食不节或遭受某些伤害等因素,或脏腑气机不畅、气滞血瘀所致。以出现某一部位不同程度的疼痛为主要临床表现。头痛、心痛、胁痛、腹痛等,可参照本病护理。

(一) 身心评估

(1) 评估疼痛部位、性质、程度、发作时间及诱因。

(2) 评估呕吐物、二便等伴随症状。

(3) 评估疼痛承受能力。

(4) 评估心理-社会状况。

(5) 辨证:头痛、胸痹(心痛)、胁痛、急腹痛。

(二) 护理措施

1. 一般护理

(1) 按中医内科急症一般护理常规护理。

(2) 伴有发热、出血时,绝对卧床休息。

(3) 疼痛未明确诊断时,尤其是腹痛者,禁用镇痛剂。

2. 病情观察

(1) 观察疼痛部位、性质、程度、发作时间、面色、生命体征等。

(2) 观察呕吐物、二便及伴随症状。

(3) 给药护理:汤药一般宜温服。

3. 饮食护理

(1) 饮食宜清淡、富含营养。

（2）热证忌辛辣饮食，忌烟酒；头痛、胸痹（心痛）、胁痛等忌油腻饮食；急性腹痛诊断未明确时应暂禁食。

4. 情志护理

（1）稳定病人的情绪，解除思想顾虑，配合治疗。

（2）多与病人交流，取得病人的信任，安心养病。

（三）分症护理

1. 头痛

因风寒温热等邪外侵、风阳火毒上扰、痰浊瘀血阻滞，致经气不利、气血逆乱，或气血营精亏虚、清阳不升、脑神失养等所致。以病人自觉头部疼痛为主要临床表现。病位在经络、气血及脑髓。脑血管意外、颅内占位性病变、血管神经性头痛、三叉神经痛等，可参照本病护理。

（1）观察头痛部位、性质、程度、头痛发作时间及有无伴随症状。

（2）观察病人瞳孔、体温、二便、舌脉。

（3）头痛加重，出现口眼歪斜、瞳孔大小不等、肢体麻木震颤时，立即报告医师，配合处理。

（4）饮食护理：以清淡、利湿、易消化为原则，勿过饱，忌食肥腻、黏滑及烟酒刺激之品。

（5）临证（症）施护：

① 头痛剧烈时，遵医嘱给予针刺止痛。

② 高热性头痛可用冷毛巾敷前额部。

③ 出现壮热、项背强直、喷射性呕吐、抽搐时，立即报告医师，并配合抢救。

④ 伴有恶心、呕吐者，遵医嘱给予针刺。

2. 胸痹（心痛）

因邪痹心络、气血不畅所致，以心胸部位呈现发作性憋闷、疼痛，甚则心痛彻背、短气喘息不得卧等为主要临床表现。病位在心、血脉。冠心病、心绞痛、心肌梗死等，可参照本病护理。

（1）遵医嘱安置在CCU，卧床休息，采取止痛措施。

（2）观察病情，做好护理记录：

① 密切观察疼痛的性质、部位及生命体征等变化。

② 心痛剧烈、面色苍白、四肢厥冷、表情淡漠者,立刻报告医师,配合处理。

③ 咳嗽、气喘、心律失常者,立即报告医师,配合处理。

④ 保持大便通畅,多食蔬菜和水果。大便秘结者,遵医嘱给予中药灌肠或用中药煎水代茶饮。

(3) 饮食护理:

① 饮食宜清淡、细软,多食水果、蔬菜。

② 不宜过饱或过咸,忌食生冷、油腻、烟酒之品。

(4) 情志护理:消除病人的紧张、恐惧、不安等心理,保持心情平静,安心治疗。

(5) 临证(症)施护:

① 心脏骤停者,立刻心肺复苏。

② 心痛发作者,遵医嘱给予急救药物,如速效救心丸、硝酸甘油片舌下含服或遵医嘱针刺止痛。

③ 寒凝心脉者,宜保暖,中药热服。

3. 胁痛

常因饮食失调、情志不遂所致,以一侧或两侧胁肋部位疼痛为主要临床表现。病位在肝、胆、经络。肋间神经痛、胸膜炎、肝炎、胆囊炎、胆石症、胆道蛔虫症等,可参照本病护理。

(1) 卧床休息,病情缓解后可逐渐恢复正常活动。

(2) 观察病情,做好护理记录:

① 疼痛部位、性质与咳嗽、饮食的关系。

② 伴有上腹部及肩背痛、呕吐、黄疸、寒战、发热等症状,应立即报告医师。

(3) 饮食宜清淡,多食清热利湿的蔬菜、水果,忌油腻、辛辣、酒浆之品。

(4) 临证(症)施护:

① 高热者给予物理降温。

② 疼痛重者遵医嘱取中药熨胁痛区。

③ 呕吐者遵医嘱针刺或药物穴位注射止呕。

4. 腹痛

因六淫外感,内外损伤,火、食、石类痹阻,气滞血瘀或气血亏虚等所致,以腹部疼痛为主要临床表现。病位在大肠、小肠、胞宫、膀胱。胰腺炎、阑尾炎、消化道肿瘤、肠梗阻或肠寄生虫等引起的腹痛,可参照本病护理。

(1) 按外科一般护理常规护理。

(2) 观察腹痛性质、部位及伴随症状,发现异常,立即报告医师,并配合处理。

(3) 急性腹痛未明确诊断时暂禁食,禁用镇痛剂。

(4) 临证(症)施护:

① 虚寒型腹痛,注意保暖避寒,腹部用腹带或置热水袋,忌生冷饮食。

② 腹痛剧烈者,遵医嘱针刺、艾灸或中药热熨腹部止痛。

③ 腹胀痛者,遵医嘱采用耳穴埋籽或肛管排气。

④ 腹痛伴大便秘结者,遵医嘱保留灌肠或中药泡水代茶饮。

(四) 健康指导与康复

(1) 保持乐观情绪、心情舒畅,防止七情内伤。

(2) 注意气候冷暖之变化,避免六淫外袭。生活起居有规律,保证充足睡眠。

(3) 饮食以营养、易消化、无刺激为宜,禁烟,忌食辛辣、油腻、酒浆、浓茶等。

(4) 多食新鲜蔬菜、水果、豆制品等。肥胖者,适当减少食量;高脂者,减少动物脂肪及含胆固醇丰富的饮食,养成定时排便习惯,防止便秘。

(5) 坚持体育锻炼,增强体质。

(6) 早期发现,早期诊治。

四、急性出血护理

因脏络受伤,血溢脉外所致,以血液不循常道,上溢于口鼻诸窍,下出于二阴或渗出肌肤为主要临床表现。临床常见咳(咯)血、吐血、便血、尿血等。消化道、呼吸道、血液病等出血,可参照本病护理。

（一）身心评估

（1）评估出血部位、方式、量、颜色、性质及伴随症状。

（2）评估有无不良生活习惯,有无机械损伤消化道、泌尿道、皮肤等情况。

（3）评估生活自理能力及心理-社会状况。

（4）评估饮食习惯、卫生习惯、发病经过、病程长短。

（5）辨证:咯血、吐血、鼻衄、便血、尿血。

（二）护理措施

1. 一般护理

（1）按中医内科急症一般护理常规护理。

（2）根据病人出血原因和出血量分别安置于抢救室或观察室,避免不必要的搬动和检查,并保持适宜体位。

（3）迅速建立有效的静脉通路,为及时输血、输液做好准备。

（4）定时测量血压、体温、脉搏、呼吸。

（5）做好口腔护理,每日用盐水或遵医嘱给予中药液口腔护理。

2. 病情观察

（1）观察出血部位、色、质、量及出血诱因和时间。

（2）注意病人神志、面色、唇甲、舌脉及汗出等情况。

（3）观察生命体征的变化,如出现面色苍白、大汗淋漓、血压下降时,立即报告医师,并配合抢救。

3. 给药护理

（1）按医嘱准确给药。

（2）中药汤剂温服,服药后观察效果及反应。

（3）凡中西药同用者,间隔服用,以利观察。

4. 饮食护理

（1）饮食宜清淡、富含营养、易消化,忌辛辣、烟酒、煎炸食品。

（2）呕血者暂时禁食。

（3）实热证者，可给予清热、凉血、止血的蔬菜和水果。

（4）虚证者，饮食应温热，但出血期仍不宜过热，食物取平性为好，血止后再补益。

5. 情志护理

安慰病人，消除其恐惧和焦虑情绪，使其积极配合治疗与护理。

（三）分症护理

1. 咯血

咯血是肺络受伤，血溢脉外所致，以咳嗽、咯血或痰中带血为主要临床表现。病位在肺。支气管扩张、肺结核、肺脓肿、肺癌以及二尖瓣狭窄、肺梗死等引起的咯血，可参照本病护理。

（1）卧床休息，尽量少翻身、少语。

（2）大量咯血者应取头低脚高位，头偏向一侧，保持呼吸道通畅，防止血凝阻塞气管而窒息。

（3）嘱病人不要用力吸气、屏气、剧咳，如喉间有痰，应鼓励病人轻轻咳出。

（4）病情观察，做好护理记录：

① 观察咯血的色、质、量以及伴随症状，有无胸痛、咳嗽等情况。

② 如见面色苍白、汗出肢冷、气短神倦等症状，立即报告医师，并配合抢救。

（5）饮食护理：服用汤药时，宜偏凉服，同时可食用梨、甘蔗等润肺之品。

（6）遵医嘱做好支气管镜术前准备。

（7）临证（症）施护：

① 外邪袭肺所致咯血兼口鼻干燥者，可遵医嘱中药煎水代茶饮。

② 肝火犯肺、咯血量多者，随时观察生命体征，做好抢救准备。

③ 脾肺虚衰所致咯血者，多食补气养血食物。

④ 咯血时可遵医嘱给予针刺止血。

2. 吐血

吐血系胃络受伤，络伤血溢所至，以血从口中呕吐而出，色红或紫黯,以夹有食物残渣为主要临床表现。病位在脾、胃。上消化道出血或血液病、尿毒症引起吐血等可参照本病护理。

(1) 吐血期间绝对卧床休息,头偏向一侧,防止血液流入气道,病情稳定后可以适当活动。

(2) 病情观察,做好护理记录:

① 严密观察吐血量、质、色、味以及大便性质及颜色,观察有无腹痛、心悸、出冷汗等情况。

② 若见面色苍白、气息短促、出冷汗、四肢厥冷等症状,应立即报告医师,并配合抢救。

(3) 饮食护理:大量吐血者暂禁食。血止后宜给流质或半流质饮食,忌食辛辣、煎炸等动火之品;恢复期应多食蔬菜、水果等清淡而富有营养的食物。

(4) 给药护理:

① 服药期间,饮食不宜过凉,可配合健脾开胃之药膳,以调理脾胃,提高药效。

② 胃火炽盛所致吐血,服药时宜凉服。

(5) 临证(症)施护:

① 肝火犯胃之呕血多见暴吐如涌,遵医嘱采用三腔管压迫止血,并做好三腔管护理。

② 吐血后用盐水漱口,保持口腔清洁。

3. 衄血

鼻衄是由肺热上蒸、迫血妄行或燥气外袭所致,以鼻腔出血为主要临床表现;齿衄是因脏腑虚损、邪犯牙床所致,以血从齿龈而出为主要临床表现。病位在鼻、齿,涉及肺、胃、肝。某些急性传染病、血液系统疾病、肝脏疾病、尿毒症等引起鼻出血和齿龈出血者,可参照本病护理。

(1) 鼻腔大量出血者应取坐位,头部仰起。鼻部置冷毛巾或冰袋,向鼻中隔方向压迫鼻翼止血;血不止者遵医嘱用干棉球蘸云南白药或吸收性明胶海绵或三七粉纱条等填塞鼻腔,压迫止血;仍不止者,请耳鼻喉科医师诊治。

（2）齿衄者，每日可用中药液漱口。遵医嘱如取中药五倍子粉加白糖调成糊状涂擦或用棉球压迫止血。

（3）指导病人平时注意口腔、鼻腔卫生，纠正挖鼻孔、剔牙缝等不良习惯。

（4）病情观察，做好护理记录：

① 观察出血部位、色、质、量及全身情况。

② 若见面色苍白、气息短促、出冷汗、四肢厥冷时，应立即报告医生，并配合抢救。

（5）饮食护理：注意饮食调理，食用能帮助止血的食物。忌食辛辣、烟酒或肥甘厚腻之物，防止动火生热。

（6）临证（症）施护：

① 胃热雍盛者，中药宜偏凉服，多饮清凉饮料，如橘子汁、西瓜汁等。

② 肺经热盛者，室内空气应湿润，避免燥热而加重鼻衄。

③ 肝火上逆、阴虚火旺者，易致心烦恼怒，应劝其克服急躁情绪，以免加重病情。

④ 脾不摄血所致衄血者，嘱注意休息，避免劳累，多食补益气血之品。

4. 便血

便血因胃、肠络脉受损，以血随大便而下，在大便前后下血，或大便呈柏油样为主要临床表现。病位在脾、胃、大肠。消化道出血、某些血液病、急性传染病、寄生虫病等凡见大便带血者，可参照本病护理。

（1）血量多者，应卧床休息，切忌下床排便，注意排便时勿用力，以免增加腹压损伤血络。

（2）保持大便通畅，做好肛门及周围皮肤的护理。

（3）病情观察，做好护理记录：

① 观察便血的色、量、质，以判断出血的部位及全身情况。并准确记录，必要时可保留标本送检。

② 如出现柏油样大便、血压下降、面色苍白、呼吸急促、脉细微

而数、头晕、心慌、汗出、面色苍白、四肢厥冷时,应及时报告医师,并配合抢救。

③ 如痔疮、肛裂出血,可按有关护理常规护理。

(4) 给药护理:

① 药物宜温偏凉服。

② 服药期间,饮食不宜过凉,可配合健脾开胃之药膳,以调理脾胃。

(5) 饮食护理:饮食宜清淡、易消化,忌食辛辣、煎炸、烟酒等物。

(6) 临证(症)施护:

① 口渴者遵医嘱,以中药煎水代茶饮。

② 大便干燥者遵医嘱,给予润肠通便中药。

5. 尿血

因湿热下注、阴虚火旺、疫毒或药毒伤肾所致,以小便中混有血液或夹有血块而出为主要临床表现。病位在肾与膀胱。泌尿系统疾病以及全身出血性疾病等出现的血尿,可参照本病护理。

(1) 严重血尿者,宜卧床休息。

(2) 遵医嘱做尿细菌培养、尿三杯试验,以了解出血病因。

(3) 病情观察,做好护理记录:

① 观察尿血的色、质、量、有无血块以及尿频、尿痛、恶寒、发热、腰腹疼痛等情况。

② 观察生命体征、神志、面色、汗出、舌脉等情况。

③ 如见面色少华、汗出肢冷、气短息微、脉沉细弱时,立即报告医师,并配合抢救。

④ 如出现无痛性血尿时,也应报告医师。

(4) 饮食护理:

① 饮食宜清淡,多吃新鲜水果,忌食膏粱厚味之品。

② 肾阳虚者,可适当给以温补食物。阴虚火旺,忌食肥腻香辣动火之品。

(5) 临证(症)施护:

① 口渴、心烦、尿频、尿急、尿痛者,宜多饮温开水。

② 肢寒腹痛者,可以将炒热的盐用布包裹,敷下腹部,或遵医嘱给予针刺止痛。

(四)健康指导与康复

(1) 向病人讲解尿血的诱发原因,以防复发。保持乐观情绪,避免情志过激。

(2) 生活起居有常,注意休息,避免过劳。

(3) 养成良好的饮食习惯,平素饮食宜清淡,多食新鲜水果、蔬菜,进食有规律,勿暴饮暴食。忌食辛辣生冷刺激之品,戒烟、酒。

(4) 指导病人自行观察二便情况,有异常及时就医。

(5) 注意个人卫生,保持外阴清洁。

(6) 避免外感邪气以耗伤正气,随季节气候变化及时增减衣被。

五、呕吐护理

因胃失和降,胃气上逆所致,以胃内容物从口吐出为主要临床表现。病位在胃,涉及肝、脾。急性胃炎、幽门或贲门痉挛、胆囊炎、肝炎、胰腺炎等出现呕吐时,可参照本病护理。

(一)身心评估

(1) 观察呕吐物内容、颜色、气味、次数和时间。

(2) 评估饮食、生活习惯。

(3) 评估心理-社会状况。

(4) 辨证:寒邪犯胃证、食滞胃肠证、痰饮停胃证、肝气犯胃证、脾胃虚寒证、胃阴亏虚证。

(二)护理措施

1. 一般护理

(1) 按中医内科一般护理常规护理。

(2) 呕吐严重者,卧床休息,不宜过多翻身,吐后不宜立即进食。

(3) 呕吐时宜取侧卧位,轻拍其背,吐后用温水漱口。对卧床不起或神志不清者,可将头偏向一侧,以免呕吐物呛入气道而窒息。

(4) 必要时将呕吐物留样送检。

2. 病情观察

（1）观察和记录呕吐物内容、颜色、气味、次数和时间。

（2）呕吐剧烈、量多，伴见皮肤干皱、眼眶下陷、舌质光红时，报告医师，并配合处理。

（3）呕吐呈喷射状，伴剧烈头痛、颈项强直、神志不清时，立即报告医师，并配合处理。

（4）呕吐物中带咖啡样物或鲜血时，立即报告医师，并配合处理。

（5）呕吐频繁，不断加重或呕吐物腥臭，伴有腹胀痛、拒按、无大便及矢气时，报告医师，配合。

（6）呕吐频作、头昏头痛、烦躁不安、嗜睡、呼吸深大时，立即报告医师，并配合处理。

3. 给药护理

中药汤剂宜小量渐进热服。

4. 饮食护理

（1）进食时保持心情舒畅，宜少食多餐。

（2）肝气犯胃者，可给予理气降气食物。

（3）食积者应节食。

（4）虚寒性呕吐宜温热性饮食，忌生冷不洁和肥甘厚味之品，尤忌甜食。

5. 情志护理

消除病人恐惧、紧张心理，肝气犯胃者，保持心情舒畅。

6. 临证(症)施护

（1）寒邪犯胃，可用鲜生姜煎汤加红糖适量热服。

（2）食滞肠胃，欲吐不得吐者，可先饮用温盐水，后用压舌板探吐。

（3）肝气犯胃，稳定病人情绪，遵医嘱针刺。

（4）脾胃虚寒者，胃脘部要保暖、热敷或遵医嘱隔姜灸或按摩胃脘部。

（5）胃阴亏虚者遵医嘱给予中药泡水代茶饮。

(三) 健康指导与康复

(1) 注意生活起居,避免受寒或过于劳累。
(2) 讲究饮食卫生,做到饮食有节。
(3) 饮食一般宜软、易消化,切忌过饱。

六、便秘护理

因气阴不足,或燥热内结,腑气不畅所致,以排便间隔时间延长、大便干结难解为主要临床表现。病位在大肠。各种疾病引起的便秘均可参照本病护理。

(一) 身心评估

(1) 观察排便间隔时间、大便性状、便后有无出血。
(2) 评估既往饮食习惯。
(3) 评估心理-社会状况。
(4) 辨证:肠道实热证、肠道气滞证、脾虚气弱证、脾肾阳虚证、阴虚肠燥证。

(二) 护理措施

1. 一般护理

(1) 按中医内科一般护理常规护理。
(2) 鼓励并指导病人根据病情做适当腹肌锻炼,有利于促进肠蠕动。
(3) 指导病人进行通便的腹部按摩。

2. 病情观察

观察排便间隔时间、大便形状、便后有无出血、腹部有无硬块、有无腹痛等情况。

3. 给药护理

中药汤剂应在清晨或睡前服用,观察服药后的效果及反应。

4. 饮食护理

(1) 饮食宜富含粗纤维,多饮水,忌食辛辣、煎炸食物,勿过食生冷。

(2) 脾虚气弱、脾肾阳虚、阴虚肠燥者,可每晨饮温开水冲服蜂蜜1杯。

(3) 肠道实热、肠道气滞者,可每晨饮冷开水1杯。

5. 情志护理

便秘病人常有焦虑、烦躁心理,要多给予心理疏导,消除疑虑,保持乐观情绪,积极配合治疗。

6. 临证(症)施护

(1) 实秘者,遵医嘱给予中药泡水代茶饮。

(2) 虚秘者注意防寒保暖,可予热敷、热熨。

(3) 肛肠疾病而致便秘者,遵医嘱便后可用中药熏洗。

(三) 健康指导与康复

(1) 指导病人正确选择食谱,改变既往不良饮食习惯。

(2) 养成定时排便的习惯,即使无便意,也坚持定时蹲厕。

(3) 便秘时切忌滥用泻药。

(4) 适当运动,避免久坐、久卧。

七、泄泻护理

因感受外邪,或饮食内伤,使脾失健运,传导失司所致,以大便次数增多,便稀溏或如水样为主要临床表现。病位在大、小肠,涉及脾胃。急慢性肠炎、肠结核、肠功能紊乱等可参照本病护理。

(一) 身心评估

(1) 观察大便的量、色、质、气味及次数,有无传染性。

(2) 评估饮食习惯和生活习惯。

(3) 评估心理-社会状况。

(4) 辨证:寒湿困脾证、肠道湿热证、食滞胃肠证、肝气郁滞证、脾气亏虚证、肾阳亏虚证。

(二) 护理措施

1. 一般护理

(1) 按中医内科一般护理常规护理。

(2) 急性泄泻者,应卧床休息。
(3) 具有传染性者,执行消化道隔离。
(4) 长期卧床者,应定时翻身,泄泻后清洁肛门。
(5) 遵医嘱及时、准确地留取大便标本送检。

2. 病情观察

(1) 观察大便的量、色、质、气味及次数,有无里急后重等情况。
(2) 观察体温、脉搏、舌苔、口渴、饮水、尿量和皮肤弹性等变化。
(3) 泄泻严重、眼窝凹陷、口干舌燥、皮肤干枯无弹性、腹胀无力时,立即报告医师,并配合处理。
(4) 如有呼吸深长、烦躁不安、精神恍惚、四肢厥冷、尿少或无尿时,立即报告医师,并配合处理。

3. 给药护理

中药汤剂趁热服用,服后盖被静卧。

4. 饮食护理

(1) 饮食以清淡、易消化、无渣及营养丰富的流质或半流质饮食为宜。忌食油腻、生冷、辛辣等刺激食物。
(2) 肠道湿热者,饮食宜清淡,忌食生热助湿之品。
(3) 食滞胃肠者,暂禁食,待好转后再给予软食。
(4) 脾气亏虚者,以清淡饮食为宜,可食健脾食物。

5. 情志护理

(1) 慢性泄泻病人常有焦虑、恐惧心理,应给予安慰,消除疑虑,保持心情愉快。
(2) 肝气郁滞者,忌恼怒,保持心情舒畅。

6. 临证(症)施护

(1) 寒湿困脾、腹痛者,可作腹部热敷。
(2) 肠道湿热、肛门灼热疼痛者,遵医嘱中药熏洗。
(3) 食滞胃肠、腹痛者,遵医嘱给予针刺。

(三) 健康指导与康复

(1) 注意饮食清洁、有节。
(2) 生活有规律,劳逸结合,保持心情舒畅。

(3) 指导病人遵医嘱正确服药。

八、心悸护理

因心失所养或邪扰心神所致,以心跳异常、自觉心悸为主要临床表现。病位在心。神经官能症、心律失常、甲状腺功能亢进等可参照本病护理。

(一) 身心评估

(1) 评估心率、心律情况。
(2) 评估对疾病的认识程度及生活自理能力。
(3) 评估心理-社会状况。
(4) 辨证:心虚胆怯证、心脾两虚证、心阳虚弱证、阴虚火旺证、心血瘀阻、水气凌心证。

(二) 护理措施

1. 一般护理

(1) 按中医内科一般护理常规护理。
(2) 重者卧床休息,轻者适当活动。

2. 病情观察

(1) 观察病人心律、心率、血压、呼吸、神色、汗出等变化。
(2) 观察心悸发作与情志、进食、体力活动等关系。
(3) 出现面色苍白、汗出肢冷、口唇青紫时,立即报告医师,并配合处理。
(4) 出现脉结代及脉促、心前区出现剧烈疼痛时,立即报告医师,并配合处理。
(5) 出现呼吸表浅,频率、节律发生改变时,立即报告医师,并配合处理。

3. 给药护理

(1) 中药汤剂宜温服,心阳不振者应趁热服用。
(2) 观察并记录服药后的效果及反应。

4. 饮食护理

(1) 注意营养、水分和钠盐的摄入量,尤其对水气凌心水肿者,应限制水和钠盐的摄入。

（2）饮食有节制，宜清淡可口，忌食辛辣、醇酒、咖啡之品。

（3）便秘者给予润肠通便之物，多食含纤维素的食物。

5. 情志护理

（1）心悸发作时有恐惧感者，应有人在旁陪伴，并予以心理安慰。

（2）平时多向病人讲解紧张、恐惧、激动、思虑对病情的不良影响。

（3）指导病人掌握自我排解不良情绪的方法，如自慰法、转移法、音乐疗法、谈心释放法等。

6. 临证（症）施护

（1）心阳虚弱、水气凌心、喘促不能平卧者，取半卧位，并给予吸氧。

（2）心血瘀阻、心阳虚弱、脉结代者，应正确测量短绌脉。

（3）心悸时，遵医嘱给予针刺。

（4）水气凌心伴水肿者，做好皮肤护理，避免皮肤损伤。

（三）健康指导

（1）积极治疗原发病，避免诱发因素。

（2）起居有常，避免过劳。注意增进体质的保健锻炼，要适量、适度。

（3）教会病人监测脉搏和听心率的方法。

（4）指导病人正确选择低脂、易消化、清淡、富含营养的饮食，少食多餐。

（5）控制食盐摄入量，少饮浓茶、咖啡。

（6）保持大便通畅，切忌排便时因用力过度而发生意外。

（7）使病人了解坚持服药的重要性。

第十章 皮肤科疾病护理常规

第一节 皮肤科一般护理常规

(1) 按内科疾病一般护理常规护理。

(2) 根据病种、病情安排病室。病室环境清洁、舒适、安静,保持室内空气新鲜;根据病情调节室内温、湿度。

(3) 密切观察全身和局部病情变化。注意观察皮损的程度,有无皮疹、瘙痒、红肿、渗液、化脓、糜烂、结痂等情况。

(4) 正确使用各种外用制剂,外用药者须经常注意其敷料包扎是否妥善舒适,有无过敏、刺激式呼吸中毒情况,如有不适应及时处理并报告医生。

(5) 按医嘱准确给药,选择适宜的用药时间、温度与方法,解释、观察服药后的效果与反应。

(6) 给病人外涂药物时,要注意室温,夏季防中暑,冬季防受凉感冒,痂皮应先湿润后再去除。

(7) 药浴治疗者,应注意水温,严格掌握药浴时间。对年老或患有各种心血管疾病者,应多加巡视,以防意外。

(8) 光敏性皮炎、红斑狼疮、皮肌炎、着色性干皮病、叶蛉病等病须防止日光和紫外线照射;个别敏感者甚至应避免强人工光线的照射。

(9) 保持床铺清洁、平整,衣被宜柔软。宜选择深色内衣及床单,病人衣服、床单如有沾污、浸湿,应及时更换。

(10) 督促病人定期修剪指甲,并嘱避免搔抓及热水烫洗,避免损伤皮肤引起感染。

(11) 严重皮损者,直接接触皮肤的床单、被套等,须经消毒后方可使用;继发感染者,应按烧伤病人护理,床上用品每天更换并灭菌。

(12) 注意饮食护理:疱疹样皮炎禁食谷胶食物,过敏性疾病应注意鱼、虾、浓茶、酒、辛辣刺激性食物的影响。禁止使用明确过敏的药物和食物,避免进食鱼虾、蟹、辛辣及刺激性食物。

(13) 严格执行消毒隔离制度,做好床单的终末消毒处理,预防交叉感染。对传染性皮肤病应按传染病护理常规护理。

(14) 药物性皮炎病人应建立药物禁忌卡,详细告诉其不能所以使用的药物。

第二节 皮肤科疾病护理常规

一、大疱性皮肤病护理

大疱性皮肤病是指一组以大疱为基本损害的皮肤病,如天疱疮、类天疱疮等。这些病皮的原因是自身免疫反应,他们都是自身免疫性疾病。临床表现:全身泛发大小不等的、充满液体的水疱,水疱周围的皮肤潮红或肿胀,一般有瘙痒,口腔可有破溃,并形成疼痛性溃疡。

(一) 身心评估

(1) 注意评估病人水疱的大小、形态、部位、分布情况,疱壁的完整性和紧张度。

(2) 评估病人的神志、面色及渗液、糜烂、水肿等变化,注意有无皮肤黏膜出血点、巩膜黄染等。

(3) 评估病人有无恐惧、紧张、焦虑等不良情绪。

(二) 护理措施

(1) 保持病室内空气清新,温度、湿度适宜。

(2) 急性期应卧床休息。

(3) 保持床单位清洁、干燥,为减轻病人痛苦可使用支被架以免被服接触;病人穿着质地柔软的棉质衣物。

(4) 皮肤瘙痒时避免搔抓、摩擦,不宜将胶布直接粘贴在皮肤破损处,以免撕破表皮,导致感染发生。

(5) 炉甘石洗剂摇匀后涂抹在皮损处,每日3次,注意保护疮面,避免压迫。

(6) 保持口腔清洁,餐前、餐后漱口,做好口、鼻、眼、会阴的护理,预防并发症。

(7) 给予高蛋白、高热量、高维生素、低盐低脂饮食,鼓励病人多饮水。

(8) 观察用药不良反应。

(9) 鼓励病人克服心理障碍,振作精神,配合治疗。

(三)健康指导与康复

(1) 指导病人饮食宜清淡、易消化,进食高维生素、高热量、高蛋白、低盐、低脂饮食,避免食用油炸、辛辣等刺激性食物。

(2) 交代遵医嘱用药,特别是皮质激素类药物,不得擅自增减药量或停药。

(3) 定期门诊随访。

二、带状疱疹护理

带状疱疹是由水痘-带状疱疹病毒感染引起的一种以沿周围神经分布的群集疱疹和以神经痛为特征的病毒性皮肤病。临床特点为群集疱疹、带状分布、单侧性发病、疼痛剧烈。

(一)身心评估

(1) 注意评估病人皮损形态、部位、性质、程度。

(2) 严密观察评估病人的神志、面色、生命体征等变化。

(3) 评估病人心理情况。

(二)护理措施

1. 一般护理

(1) 保持病室内空气清新,温度、湿度适宜。

(2) 积极治疗疱疹,防止破损、溃烂发生。
(3) 局部如有破损应及时换药、保护创面不受感染。
(4) 进食清淡饮食,避免食用刺激性食物。

2. 对症护理

(1) 疼痛护理:

① 同情、安慰病人,使病人感到温暖。

② 分散注意力,年老病人让其家属陪伴。

③ 穿宽大衣裤,防止衣服过小,摩擦患处增加疼痛。气温高时可暴露患处,免去衣服摩擦。

④ 协助病人采取保护性体位以减轻疼痛。

⑤ 遵医嘱应用止痛药及营养神经药。

(2) 头面部带状疱疹病人眼部护理:

① 眼部分泌物多时可外用生理盐水冲洗眼部,如有角膜溃疡禁用冲洗,可用棉签擦除分泌物每日 2~3 次,防止眼睑粘连。

② 角膜、结膜受累时,注意做好眼部护理,嘱病人不宜终日紧闭双眼,应活动眼球,并交替使用抗生素眼药水和抗病毒眼药水滴眼,2h/次。

③ 洗脸毛巾要保持清洁,勿让污水溅入眼内。

④ 角膜疱疹有破溃,要防止眼球受压,滴药时动作轻柔。

(3) 皮损区护理:皮损仅红斑、丘疹者,可用阿昔洛韦软膏涂抹,有水泡/血泡时,在无菌技术下抽取疱液,保留疱壁,若继发感染,可涂擦红霉素、百多邦软膏,并严密观察病人体温及病情变化,以便及时处理;口周和颌面皮肤疱疹或溃破者,用纱布浸消毒防腐类药水湿敷,可减少渗出,促进炎症消退,待无渗出并结痂后可涂少量阿昔洛韦软膏,口内黏膜有糜烂溃疡者,可用消毒防腐类药物含漱,如氯己定或西瓜霜等;疱疹累及角膜时,可用氯霉素/金霉素等眼药反复交替点眼,夜间使用眼药膏。

3. 心理护理

带状疱疹病人会因疼痛的影响而极易出现急躁、恐惧等不良情绪,护士应加强与病人沟通,耐心地疏导、解释,把疾病知识、病情的发展及转归等及时告诉病人,帮助病人认识疾病的症状及发生发展规律,以同情、安慰和鼓励的态度支持病人,增强病人战胜疾病的信心。

(三) 健康指导与康复

(1) 告知病人须注意休息,加强营养,增强机体抵抗力。

(2) 告知病人及家属本病经治愈后不再复发,解除其后顾之忧,积极配合治疗。

(3) 介绍治疗的效果及皮肤不会出现永久性疤痕。

(4) 告知病人避免接触儿童或未出过水痘或带状疱疹的人群。

三、过敏性紫癜护理

过敏性紫癜是一种系统性毛细血管和细小血管的变态反应性炎症。导致血液外渗至皮下、黏膜下和浆膜下,主要表现为皮肤黏膜淤点、瘀斑、关节酸痛、腹部不适和肾脏损害等改变。本病多见于儿童和青少年,春季发病率较高,发病前有上感症状,或有某种食物、药物服用史。

按内科及本系统疾病一般护理常规护理。

(一) 身心评估

(1) 注意观察病人紫癜的程度及疼痛的性质、部位、程度。

(2) 严密观察病人的神志、面色、大小便的颜色及生命体征等变化。

(3) 观察用药不良反应。

(4) 评估病人心理情况。

(二) 护理措施

(1) 皮肤型的护理:嘱病人不用手搔抓皮肤,加强心理护理。

(2) 腹痛型的护理:

① 协助病人满足生活需要,提供充足的休息时间。

② 观察病人腹痛的部位、持续时间、诱发因素等。密切观察大便的颜色。

③ 遵医嘱给予激素类药物。

(3) 关节痛的护理：协助病人满足生活需要，适当按摩关节，降低肌张力。

(4) 肾型的护理：密切观察尿的颜色，应绝对卧床休息，给予激素控制病情，必要时给予止血药物，同时加强生活护理。

(三) 健康指导与康复

(1) 注意饮食调节，禁忌辛辣刺激及海鲜、羊肉、生冷硬的食物。避免进食过敏原检测阳性的食物。

(2) 日常活动：急性期应卧床休息，抬高患肢，病情控制后逐渐增加活动量。

(3) 紫癜性肾炎：注意休息。

(4) 注意预防感冒。

(5) 注意坚持按时用药。

(6) 定期复查，再次出现腹痛、黑便的症状应及时就诊。

四、急性荨麻疹护理

急性荨麻疹是由于皮肤、黏膜小血管扩张及渗透性增加而出现的一种局限性水肿反应，起病急，病情严重时可引起过敏性休克、窒息等。临床特点：皮损以风团为主，突起突消，消退后不留痕迹。严重时可伴发其他器官的症状甚至休克。

(一) 身心评估

(1) 注意评估病人皮损形态、部位、性质、程度。

(2) 严密观察病人的神志、面色、生命体征等变化。

(3) 评估病人用药不良反应。

(4) 评估病人心理情况。

(二) 护理措施

(1) 寻找过敏原：应结合病史，如发现对某种食物或者药物过敏时，应立即停用，必要时可服缓泻药物，以促进致敏物排泄。

(2) 饮食宜清淡，禁食辛辣刺激食物及鱼虾。成人应禁饮酒及浓茶。禁用促使肥大细胞脱颗粒、释放组胺的药物,如咖啡、阿托品等。

(3) 病室内禁放花卉,也不应喷洒化学物品,以免致敏。室内保持通风、干燥,温湿度舒适,避免潮湿过冷,无蚊虫,被褥要勤晒。

(4) 对急性荨麻疹有呼吸道、消化道症状的病例,应密切注意病情变化,发现急性喉头水肿、血压下降应及时报告医生处理,防止过敏性休克的发生。

(5) 遵医嘱及时使用有效的外用药物,减轻瘙痒症状,避免过度搔抓,预防继发感染;对幼儿病人,为了防止搔抓,需要加以约束。

(6) 病人出现腹痛时,暂禁食水,注意保暖,必要时可按摩或热敷腹部。

(7) 病人如出现胸闷、气短、呼吸困难应及时告知医务人员,避免发生喉黏膜水肿。

(8) 严重者应密切观察生命体征,积极抗过敏治疗。

(9) 稳定病人情绪,安慰病人,避免病人由于精神紧张引起组织胺、乙酰胆碱、五羟色胺等过敏物质的过多释放及消化系统功能紊乱而导致腹痛、恶心、腹泻等症状的发生。

(三) 健康指导与康复

(1) 进食易消化、清淡食物,禁食生冷、刺激性食物。

(2) 给病人介绍疾病有关知识,了解治疗方案,减少思想顾虑,增强治疗信心。

(3) 注意个人卫生,避免化纤类及毛织品衣服直接接触皮肤。

(4) 查出过敏原后,避免接触相关物,勿食用含过敏原的食物或者药物。

五、性传播疾病护理

性传播疾病是以性行为为主要传播方式、与性接触密切相关的一组传染病,包括梅毒、淋病及艾滋病等20余种疾病。由于性行为方式等的改变,其皮损部位不仅见于外生殖器,也见于口腔、肛门等处。临床表现:皮损局限于一处,或泛发于全身,以红肿、瘙痒、丘疹、糜烂等多种形态损害为特征。

按内科一般护理常规护理。

(一)身心评估

(1)注意评估病人皮疹大小、形态分布情况。

(2)严密评估病人的神志、面色、生命体征等变化。

(3)评估用药不良反应。

(4)评估病人心理情况,有无隐讳、负罪、恐惧、悲观、自卑、疑病心理。

(二)护理措施

1. 一般护理

(1)保持病室内空气清新,温度、湿度适宜。

(2)严格执行消毒隔离制度,切断传播途径。

(3)做好自我防护,接触病人时戴口罩、手套,必要时穿隔离衣,戴防护镜。

2. 对症护理

(1)使用的物品须经消毒灭菌后方可丢弃。

(2)劝说病人不再与异性或同性发生不洁性行为,并嘱其做好个人防护,建议对其配偶或性伴侣同时进行检查及治疗。

(3)严禁使用不洁的血液制品或其他生物制品。

(三)心理护理

(1)尊重病人的人格。要尊重病人的人格,理解病人的心理处境,不能挖苦和歧视,要持有同情和帮助的态度,帮助病人走出心理误区,消除或减轻病人的不良心理问题,以解除病人不必要的疑虑和恐惧,有利于病人对治疗的配合。

(2)认真倾听病人的倾诉。要认真倾听病人的倾诉,使其缓解压力,排除紧张情绪,增加病人的信任感,并强调要对病人的病情保密,使病人能放心地讲述病史和接受检查,以得到及时、正确的治疗。

(3)帮助病人树立战胜疾病的信心。耐心、详细地向病人客观正确地讲解其患性传播疾病的情况及注意事项,使病人了解所患疾病以及具体治疗的方法,帮助他们树立战胜疾病的信心,建立健康的行为方式。

(4) 合理治疗。严格按正规的治疗方案进行治疗,做到合理检查、合理诊断、合理治疗,要将社会效益放在首位,不能增加病人的经济负担和心理压力。

(5) 做好对病人的健康教育工作。使其掌握一定的自我防护知识,使他们认识到性传播疾病对个人、家庭和社会的危害,自觉抵制放纵思想,杜绝再次感染性传播疾病。

(四) 健康指导与康复

(1) 普及安全性行为的基本知识,远离毒品。

(2) 鼓励无偿献血,使用血液制品时,必须进行人类免疫缺陷病毒、梅毒血浆反应素快速试验检测。

(3) 女性病人避免妊娠,一旦怀孕应进行人工流产,对已出生的婴儿应避免母乳喂养。

(4) 做到不在公共浴室沐浴,不与他人共用剃须刀、牙刷等。

六、药疹护理

药疹是通过注射、内服、吸入等途径进入人体后引起的皮肤、黏膜反应。临床表现:发病急,伴高热等全身中毒症状;皮损分布广泛,以红斑、丘疹、水疱、大疱、糜烂和结痂为主。常位于口腔周围,并严重侵及黏膜。可出现肝、肾功能障碍,并伴发肺炎等并发症。其中大疱性表皮松解坏死型药疹属于重症药疹,死亡率高,皮损及全身症状严重,早期诊断、及时治疗、精心护理是降低死亡率关键。

(一) 身心评估

(1) 注意评估病人皮疹和水疱大小、颜色、分布情况,有无细菌或真菌继发感染。

(2) 严密评估病人的神志、面色、生命体征变化及有无喉头水肿等情况。

(3) 评估用药不良反应。

（4）评估病人的心理状况。

（二）护理措施

1. 对症护理

（1）皮损的护理：小水疱或松弛、渗液少的水疱让其自然吸收，水疱疱壁尽量保持完整，勿使其破溃。疱液多时用消毒液消毒，再用无菌空针低位穿刺抽吸。糜烂面无感染涂灭菌紫草油，糜烂面有感染（渗液多或脓性分泌物）用3%硼酸液或溶液湿敷，6～8层灭菌纱布作湿敷垫，一般皮损湿敷2～3次/日，每次30min。严重者还可持续湿敷，但面积不宜过大，一般不超过体表的1/3，并避免受凉感冒。剥脱性皮炎型药疹均有全身脱屑，呈鳞片状或落叶状，手足部则呈手套或袜套状剥脱。应扫净鳞屑，勤换大单被套，对大块鳞屑用消毒剪刀剪掉，并嘱病人勿撕、扯鳞屑。

（2）眼部护理：重症药疹常有眼的损害，表现为结膜炎、角膜炎，若处理不当，易并发角膜溃疡甚至失明的危险。每天用生理盐水或3%的硼酸溶液洗眼，每隔2～3h用适当的眼药水（洁霉素眼液、氢化可的松眼药水）交替滴眼，睡眠时用抗生素眼膏（如红霉素眼膏）涂眼和用无菌纱布覆盖，防止结膜粘连。对已有睑结膜粘连者，用无菌玻棒分离，2～3次/日，并嘱病人转动眼球。

2. 一般护理

（1）发热病人按发热护理。

（2）饮食护理：根据病人黏膜的损伤情况指导病人采用不同的饮食，从流质—半流质—软食—普食。不吃生硬不易消化的食物，不能吃得过饱，可少食多餐。选用高蛋白、高维生素、高热量、低脂的流质或半流质饮食，如菜汤、鸡汤、稀饭、牛奶等。

3. 心理护理

病人病情重时，常常出现恐惧、绝望、情绪低落、悲观失望等消极情绪，又因经济负担，往往自暴自弃，拒绝治疗，病人的情绪不稳定也会严重影响医疗和护理的质量，解决心理上负担是顺利接受及配合治疗的关键，因此我们对病人要有高度的同情心和责任心，关心其疾苦，以饱满的热情、耐心仔细做好解释、安慰、鼓励工作。建立良好的护患关系,开展护患心理交流。让病人从心理上消除对治疗的紧张、恐惧感,增强战胜疾病的信心,使病人以最佳心理状态积极配合治疗和护理。

（三）健康指导与康复

(1) 指导病人寻找过敏源,避免再次使用过敏药物、食物等。

(2) 交代病人遵医嘱服药,不得擅自减量或停药。

(3) 定期门诊随访。

七、银屑病护理

银屑病俗称牛皮癣,是一种常见的皮肤病,基本损害为具有特征性银白色成层鳞屑的丘疹或斑丘疹。临床特点:鳞屑性红斑、丘疹,病程漫长,易复发。

按内科及本系统疾病一般护理常规护理。

（一）身心评估

(1) 注意评估病人皮损形态、部位、性质、程度。

(2) 严密评估病人的神志、面色、生命体征及心理的变化。

（二）护理措施

1. 皮肤护理

给病人换上清洁、柔软的棉质衣服,瘙痒或鳞屑较多时,嘱病人不要用手或硬物搔抓,按医嘱给予软膏外擦,注意观察用药后皮肤不良反应。

2. 高热护理

高热时慎用解热镇痛药。应尽量采用物理降温,用冰袋置于病人前额、腋下、腹股沟等体表大血管处,及时更换冰袋,待体温降至正常撤去冰袋,注意保暖。及时更换被汗浸湿的衣服,嘱病人多饮水,并注意卧床休息。

3. 饮食护理

病人每天都有大量脱屑造成大量蛋白质的丢失,而且咽部充血、吞咽困难影响进食,也会造成蛋白质丢失,严重时可导致低蛋白血症水电解质紊乱,应积极鼓励病人少食多餐,进食高维生素、高蛋白、营养丰富、易消化的食物及新鲜蔬菜水果,以满足机体需要,防止低蛋白血症的发生,少吃牛羊肉,忌食辛辣和海鲜等易引起过敏的食物,对可疑食物尽量避免食用,勿饮酒、吸烟,以免加重皮肤瘙痒。

4. 预防继发感染

病室每天定时开窗通风换气,注意保暖,限制探视,严格执行无菌操作规程,对医疗器械或用物要严格消毒,一旦出现感染,及时遵医嘱采取有效的抗感染治疗。

5. 心理护理

本病因病情重、病程长、病情反复等以及发病后全身皮肤渗出、干裂、脱屑,使病人疼痛、瘙痒、异常痛苦,既担心难以治愈,又担心传染给别人,因大量脱屑,病人怕别人嫌弃,所以往往对疾病的恢复缺乏信心,容易产生抑郁、焦虑、悲观失望的情绪。针对这些情况,护士要经常巡视病房,以诚恳的态度与病人交谈,了解其心理反应,提供精神支持。向病人讲解疾病的发病原因,发展趋势及预后,从而增强病人对疾病的认识。向病人解释和介绍治疗效果,消除病人对疾病的恐惧和顾虑,使其树立信心,积极配合治疗,促进机体早日康复。通过接受心理护理,病人对自己所患疾病有充分认识,能够积极配合医护人员的治疗,树立战胜疾病的信心。

(三)健康指导与康复

(1)鼓励病人保持积极、乐观的生活态度。
(2)保持皮肤的清洁卫生。
(3)严格按医嘱坚持治疗,防止滥用药物。
(4)保持居室环境的整洁、干燥、通风良好,避免潮湿;气候变化时,注意增减衣服,防止寒冷刺激。
(5)注意休息,避免过度劳累,戒烟、酒。
(6)因此病容易复发,故要定期复查,坚持长期治疗。

八、湿疹护理

湿疹,属于比较常见的由多种内外因素引起的表皮及真皮浅层的炎症性皮肤病。其特点为自觉、剧烈瘙痒,皮损多形性,对称分布,有渗出倾向,慢性病程,易反复发作。

(一)身心评估

(1)注意观察病人皮损形态、部位、性质、程度。

(2)观察用药不良反应。

(3)评估病人的心理状况。

(二)护理措施

1. 一般护理

(1)寻找病因,去除可疑的致病因素。清除体内慢性病灶及其他全身性疾病。

(2)注意皮肤卫生,避免搔抓及肥皂、热水烫洗,内衣应全棉,勿过度保暖。

(3)休息:注意劳逸结合,避免过度劳累和精神过度紧张。应保证充足睡眠。

(4)饮食:忌辛辣刺激性饮食,避免鱼、虾等易致敏和不易消化的食物,多食蔬菜、水果,注意观察饮食与发病的关系,保持大便通畅。

2. 对症护理

(1)皮损护理:根据皮损特点选用适宜的外用药。局部皮损增厚者局封,或封包。

(2)瘙痒护理:酌情给抗组胺类药物,必要时选用镇静催眠药。顽固性瘙痒可用普鲁卡因静脉封闭,注意滴速缓慢。

(3)继发感染者如发热、淋巴结肿大者,应通知医师,选用抗生素。

(4)反复发作者,选用免疫抑制剂,如环磷酰胺。应定期查血象及肝、肾功能。

3. 心理护理

应同情、关心病人,多沟通,让其了解湿疹的病因和预防方法,解释精神因素对治疗效果的直接影响,树立信心,积极配合治疗护理。

(三) 健康指导与康复

(1) 避免自身可能的诱发因素。

(2) 避免各种外界刺激,如热水烫洗,过度搔抓、清洗及接触可能敏感的物质,如皮毛制剂等。少接触化学成分用品,如肥皂、洗衣粉、洗涤精等。

(3) 避免可能致敏和刺激性食物,如辣椒、浓茶、咖啡、酒类。

(4) 在专业医师指导下用药,切忌乱用药

第十一章 感染科疾病护理常规

第一节 感染科疾病一般护理常规

(1) 按内科一般疾病护理常规护理。

(2) 病人入病区后,按照隔离种类安排病室。根据要求备隔离衣、洗手设备、隔离用具等。严格执行消毒、隔离制度,病室定时通风换气和紫外线消毒,减少陪护及探视,防止交叉感染与传染病播散。衣物及被褥常晾晒。

(3) 心理护理:对病人进行消毒隔离指导、传染病知识教育,解除病人思想顾虑,注意沟通技巧,建立良好的护患关系,尊重病人的人格,稳定病人情绪,使其配合隔离和治疗。

(4) 保持病室清洁、安静。根据各类传染病的特点,指导病人合理休息与活动。

(5) 根据病情或医嘱给予饮食指导。高热病人须补充水分。呕吐、腹泻较为严重的病人应补充水与电解质。肾衰竭、肺水肿、脑水肿、心力衰竭病人,应严格限制入量和输液速度,准确记录出入量。

(6) 根据各类传染病病原体的特点及实验室检查的要求,正确采集标本。

(7) 加强巡视,密切观察病情变化,根据感染性疾病科常见疾病的临床表现,重点观察体温、热型变化及伴随症状;观察皮肤的颜色、皮疹的出疹特点、毒血症、菌血症、脓毒血症及脱水和呼吸衰竭的临床表现,发现异常及时报告医生。

(8) 根据病情给予对症处理:高热病人可用冰袋冷敷头部或用温水擦浴(出疹的发疹热病病人,一般不用冷敷或擦浴);出现高热、昏迷、休克、出血、惊厥等情况,按常见症状护理常规进行护理。

(9) 做好基础护理和安全管理,防止并发症。

(10) 养成良好的个人卫生习惯,做到"四勤一多":勤洗手、勤通风、勤晒衣被、勤锻炼身体、多喝水。

第二节 感染科疾病护理常规

一、病毒性肝炎护理

病毒性肝炎是由多种肝炎病毒引起的,以肝脏炎症和坏死病变为主的一组传染病。临床上以疲乏、食欲减退、肝大、肝功能异常为主要表现,按病原分类,有甲、乙、丙、丁、戊五型。

(一) 身心评估

(1) 身体评估:流行病学评估——应询问当地有无肝炎流行;是否与肝炎病人有密切接触;个人饮食及饮水卫生情况;是否有注射、输血及使用血制品的病史;家族中特别是母亲是否患有肝炎;是否进行过肝炎疫苗的预防接种等。

(2) 心理-社会评估:评估病人对肝炎一般知识的了解情况、对预后的认识、对所出现的各种症状的心理反应及表现;评估病人对患肝炎后住院隔离的认识,是否有被歧视、嫌弃,有无孤独感,是否有意回避他人;患病后是否对工作、学习、家庭造成影响,家庭经济情况;社会支持系统对肝炎的认识及家庭成员对病人的关心程度;病人的应对能力。

(二) 护理措施

(1) 病情观察:

① 注意观察病人的精神、食欲及疲乏程度,有无意识障碍及其程度。

② 观察病人皮肤、巩膜、尿、粪的颜色及黄疸消退情况。

③ 观察病人皮肤、黏膜有无出血点,消化道有无出血等。

(2) 症状护理：

① 乏力时指导病人卧床休息，进行简单的生活自理，避免重体力劳动。

② 皮肤瘙痒者剪短指甲，避免搔抓。

③ 观察有无出血表现：观察病人皮肤黏膜、牙龈、大小便有无出血情况。避免自行服药。

④ 观察病人神志及精神状态有改变时加强防护，防范意外事件发生。

(3) 心理护理：告知病人及家属肝炎传染的途径。家属予以心理支持。

(4) 休息与活动：急性肝炎和重型肝炎需卧床休息，慢性肝炎注意劳逸结合，要避免过度劳累。

(5) 消毒隔离：甲、戊型肝炎按消化道隔离。乙、丙、丁型肝炎按血液/体液隔离。有条件时，按病原学分型分室收治。病人使用的食具、大小便器和排泄物，均按规定消毒处置。

(6) 饮食护理：选择清淡、易消化、富含维生素、高蛋白质、低脂肪、适量糖类和热能的饮食，少食多餐，忌暴饮暴食，多食含纤维素食物、蔬菜和水果。肝性脑病病人严格限制蛋白质的摄入。腹水者记录出入液量，控制液体入量。

(三) 健康指导与康复

(1) 禁烟、酒。生活要有规律，要注意劳逸结合，可适当参加体育运动。

(2) 疾病知识教育：急性肝炎多为甲型、戊型肝炎，主要通过粪—口途经传播，通过手、水和食物这三种方式，生活中要养成勤洗手的习惯。贝壳类不能生吃。慢性肝炎主要为乙型、丙型肝炎病人。应注意休息，随访病情，坚持按医嘱用药，避免睡眠不足、过度疲劳、饮酒、精神刺激等因素，避免肠炎、上呼吸道感染等以免增加肝脏负担。

(3) 指导病人及家属日常消毒方法和常用消毒液配制，病人餐具、水杯、洗漱用具、剃须刀等要单独使用并经常消毒，被褥要常晒，每日通风2次,家人可注射疫苗预防感染。HBsAg携带者和乙型肝炎病人不能献血及从事饮食业、托幼机构的工作。密切接触者包括配偶及家庭其他成员应进行相关检查,确定是否需要进行疫苗的免疫预防接种。所有献血人员在献血前,应常规做HBsAg检查。

(4)乙型肝炎病毒对外界环境抵抗力很强。30～32℃可存活至少6个月,－20℃可存活15年。100℃煮沸2min可使病毒灭活。

二、感染性腹泻护理

感染性腹泻是指各种急性、慢性的细菌、病毒、真菌、寄生虫病感染引起肠道炎症所致的腹泻。通常把除霍乱、细菌性和阿米巴痢疾、伤寒和副伤寒以外的感染性腹泻称为感染性腹泻,为狭义上的感染性腹泻,是《中华人民共和国传染病防治法》中规定的丙类传染病。其定义为:由病原微生物及其产物或寄生虫所引起的、以腹泻为主要临床特征的一组肠道传染病。

(一)身心评估

(1)身体评估:评估病人大便次数、性状、量;有无恶心呕吐、食欲不振、发热等全身症状。评估病人有无腹痛、压痛、反跳痛情况。

(2)心理-社会评估:评估病人生活方式、家庭状况和职业;评估病人和家属对疾病的认识程度;评估病人有无焦虑或恐惧等心理。

(二)护理措施

(1)病情观察:
① 严密观察病人大便的次数、颜色、量及性状。
② 严密观察病人体温、脉搏、血压、呼吸、神志。
③ 观察病人有无恶心、呕吐、食欲不振、发热、腹痛及全身不适等症状。
④ 记录24h出入量。

(2)休息与体位:急性期与发热期应卧床休息,注意保暖。

(3)肛周皮肤护理:腹泻频繁者,注意用软纸揩拭,避免损伤皮肤,便后可用温水坐浴或肛门热敷,必要时涂无菌凡士林或抗生素软膏。注意个人卫生,饭前便后洗手,保持内裤、床单位清洁干燥。

（4）口腔护理：因极度脱水，应经常用漱口水或生理盐水漱口，以保持口腔清洁湿润。

（5）饮食护理：少食多餐，禁生冷荤腥、油腻、煎炸以及有刺激性的食物；腹泻初期，进流质饮食，情况好转后改进半流质饮食、普食，切忌过早给予多渣、多纤维的食物。

（6）标准预防的基础上，采取肠道隔离。隔离期限为至急性期症状消失、粪检阴性。

（三）健康指导与康复

（1）搞好环境卫生：管理好水源、粪便，消灭苍蝇。

（2）搞好食品卫生：厨房用具应生熟分开，不吃过期食物，改善饮用水和食品卫生。

（3）搞好个人卫生：饭前便后洗手，婴幼儿玩具应定期清洗、消毒，避免病菌污染玩具而感染。

（4）病人的食具、用具要单独使用，要有专用便盆。

（5）生活要有规律，注意劳逸结合，适当参加体育活动、增强抵抗力。

三、水痘护理

水痘是由水痘-带状疱疹病毒初次感染引起的经呼吸道和直接接触传播的急性病毒性传染病。临床以皮肤黏膜分批出现斑丘疹、水疱和结痂，而且各期皮疹同时存在为特点。为自限性疾病，病后可获得终身免疫。

（一）身心评估

（1）身体状况评估：询问病人有无水痘病史，近期是否接触过水痘病人，是否服用过糖皮质激素、免疫抑制剂等药。评估病人出疹部位、范围、性质，有无破溃、渗出及体温变化。

（2）心理状况评估：评估病人焦虑程度、依从性、对疾病的了解程度，对医护人员的信任度、性格及沟通能力；家庭状况及支持度。

（二）护理措施

（1）病情观察：

① 观察出疹情况，注意疱疹有无破溃或继发感染。

② 观察体温变化,体温升高者首先物理降温,必要时用药物降温,避免使用水杨酸类药物。

③ 注意观察有无水分丢失,避免引起水、电解质紊乱和脱水。

④ 观察并发症,病人伴有咳嗽、胸痛、咯血、呼吸困难等肺炎的表现,或有头痛、抽搐、谵妄、昏迷等脑炎症状时,应积极救治。

（2）症状护理:

① 体温大于38.5℃时可行药物降温,出汗较多时应及时更换衣裤及被服。

② 皮肤瘙痒者,剪短指甲,避免抓伤皮肤,局部可涂炉甘石洗剂。

（3）保持皮肤清洁,注意衣物和用具的清洁消毒,勤换衣服。疱疹破溃或继发感染时使用碘伏或涂百多邦,皮肤未破溃瘙痒难忍时用炉甘石洗剂涂抹,指导病人勿挤压皮疹。

（4）为防止皮肤破损引起继发感染,隔离期间禁止洗澡、擦浴。

（5）饮食护理:给予易消化、营养丰富的流质及半流质饮食,忌油腻、辛辣、刺激性食物,多饮开水,鼓励进食。

（6）标准预防的基础上实行呼吸道隔离,接触疱疹液时执行接触隔离。隔离期为出疹后7日或全部疱疹干燥结痂为止。

（三）健康指导与康复

（1）接触水痘的易感者应观察3周,也可早期应用丙种球蛋白或带状疱疹免疫球蛋白。

（2）正常易感儿童可接种水痘病毒活疫苗。

（3）搞好环境、食品及个人卫生,物品做好消毒处理,保持病室通风及空气消毒。

（4）逐渐增加活动量,生活要有规律,注意劳逸结合,适当锻炼以增强体质。

四、流行性腮腺炎护理

流行性腮腺炎是由腮腺炎病毒所引起的继发性呼吸道传染病,常见于春季,主要发生在儿童和青少年,主要表现为腮腺的非化脓性炎症性肿胀、疼痛、发热。腮腺炎病毒除侵犯腮腺外,还能引起脑膜炎、脑膜脑炎、睾丸炎、卵巢炎和胰腺炎等。本病为自限性疾病,大多预后良好,极少死亡。

(一)身心评估

(1)身体评估:根据流行病学资料,特别是在流行季节,评估病人有无与流行性腮腺炎病人的接触史,评估病人发热和局部腮腺肿胀情况。

(2)心理评估:评估不同年龄阶段病人的心理需求,给予必要的帮助和心理支持。

(二)护理措施

(1)病情观察:

① 观察有无头痛、嗜睡和脑膜刺激征。

② 观察有无恶心、呕吐和中上腹疼痛和压痛等症状。

③ 观察腮腺导管开口有无红肿及分泌物,及时清除口腔内残留食物,每次进餐后用温盐水漱口。

④ 观察睾丸有无明显肿胀和疼痛。

⑤ 定时监测体温变化,如体温下降后又升高,更应警惕脑膜脑炎、睾丸炎、急性胰腺炎等并发症的发生。

(2)急性期不论有无并发症均应卧床休息至腮腺肿完全消退,并发脑膜炎应绝对卧床休息。

(3)症状护理:

① 体温大于38.5℃时可行药物降温,出汗较多应及时更换衣服及被服。

② 腮腺肿痛可行局部冷敷,或用如意金黄散外敷;头痛时摇高床头30°,取头正卧位,限制头部活动,必要时应用脱水药;睾丸肿痛可用棉花垫和丁字带托起。多与病人沟通,转移注意力,减轻疼痛。

(4)保持口腔清洁:坚持早晚刷牙,使用2%淡盐水漱口,每日3～4次。

(5)饮食护理:科学合理安排饮食,多食含营养、易于消化的半流质或软食。并发胰腺炎的病人予低脂饮食,出现腹痛、呕吐,应暂停进食。

(6) 在标准预防的基础上,采用飞沫隔离。隔离期限为从发病开始至临床症状消失为止,一般不少于10日。

(三) 健康指导与康复

(1) 恢复初期多卧床休息,保证休息和睡眠。活动须循序渐进,适度去户外晒太阳。

(2) 在呼吸道疾病流行期间,尽量减少到人群拥挤的公共场所。

(3) 告知病人适当增加体育锻炼,增强抵抗力。避免感冒、劳累。

(4) 对适龄儿童进行疫苗接种。

五、麻疹护理

麻疹是由麻疹病毒引起的急性呼吸道传染病,临床症状有发热、咳嗽、流涕、眼结膜充血,以皮肤出现红色斑丘疹和颊黏膜上有麻疹黏膜斑为特征,传染性强。

(一) 身心评估

(1) 身体评估:根据流行病学资料,特别是在流行季节,评估病人有无与麻疹病人的接触史,有无进行过麻疹疫苗的预防接种等,评估病人皮疹的发生时间、部位、顺序、性质、痒痛及体温情况等。

(2) 心理-社会评估:评估病人生活方式、家庭状况和职业,评估病人和家属对疾病的认识程度。评估病人有无焦虑或恐惧等心理。

(二) 护理措施

(1) 病情观察:

① 注意观察体温、脉搏、呼吸及神志状态,如出现体温过高或下降后又升高、呼吸困难、发绀、躁动不安等,均提示可能出现并发症。

② 皮疹变化:出疹期应注意观察出疹顺序、皮疹颜色及分布情况,如出疹过程不顺利(发热3~5日或以后仍不出疹;出疹先后无序,分布不均匀;疹色暗紫等),提示可能发生并发症,须报告医生及时处理。

③ 观察有无脱水、酸中毒及电解质紊乱的表现。

④ 观察有无支气管肺炎、喉炎等并发症,若病人咳嗽频繁、呼吸急促或伴有鼻翼翕动、口唇发绀等缺氧症状,应给予持续低流量吸氧。

(2) 症状护理:

① 降体温:大于39.5℃者用温水,缓慢降温,体温不能骤降,勿使用乙醇擦浴、冷敷。

② 待皮疹出齐后每日用温水擦洗皮肤,勤换内衣,剪短指甲,患儿可戴手套,以免抓破皮肤继发感染。

③ 及时清除眼鼻分泌物,使用温盐水擦洗双眼,早晚刷牙或口腔护理以保持口腔清洁。

④ 指导病人进行深呼吸并进行有效咳嗽;定时翻身、叩背,协助排痰,若痰液黏稠可行雾化吸入。

⑤ 保暖。

(3) 休息与体位:卧床休息至皮疹消退、体温正常。

(4) 消毒隔离:实施呼吸道隔离,一般病人隔离至出疹后6日,合并肺炎者隔离期延长至10日。

(5) 饮食护理:清淡、易消化,避免食用刺激性食物。

(三) 健康指导与康复

(1) 保持愉悦心情,加强体育锻炼,提高抗病能力。

(2) 卧室多通风换气,充分利用阳光和紫外线进行照射。注意保持室内外的清洁卫生,家中避免养宠物。避免私自滥用药物。

(3) 提高人群免疫力是预防麻疹的关键,一年四季都可为易感者普种麻疹疫苗,流行地区可在流行季节前1个月完成普种。

(4) 发现麻疹病人应立即做疫情报告,并进行呼吸道隔离至出疹后6日,有并发症者延至10日。凡接触麻疹者应检疫3周,并根据情况,给予自动免疫或被动免疫,接受免疫制剂者,应延长检疫至4周。

(5) 在麻疹流行期间,病人不出门,医药送上门,易感儿不串门、不去公共场所,集体机构加强晨间检查,对可疑者应隔离观察。

六、艾滋病护理

艾滋病,即获得性免疫缺陷综合征,英文名称 AIDS。是人类感染人类免疫缺陷病毒后引起的一种严重的传染性疾病。病毒主要侵犯并毁损 CD4+T 淋巴细胞,造成机体细胞免疫功能受损。至今尚无有效防治手段,但适时进行抗病毒治疗,生命可延长 30 年以上。

(一) 身心评估

(1) 身体评估:评估病人生命体征、身高、体重、神志状态、营养情况、皮肤及黏膜有无感染破损、淋巴结有无肿大、肝脏和脾脏大小、肝脏有无压痛及叩痛、有无关节疼痛变形等。

(2) 心理-社会评估:评估病人对艾滋病一般知识的了解情况、对预后的认识、对所出现的各种症状的心理反应及表现;评估病人对患艾滋病后住院隔离的认识,是否被人歧视、嫌弃或有孤独感,是否有意回避他人或有仇视社会等过激心理反应;患病后是否对工作、学习、家庭造成影响;家庭经济情况;社会支持系统对艾滋病的认识及家庭成员对病人的关心程度;病人的应对能力。

(二) 护理措施

(1) 病情观察:
① 严密观察病人生命体征变化。
② 严密观察病人有无淋巴结持续肿大、肌肉关节疼痛情况。
③ 观察病人皮肤、口腔和生殖器黏膜的病损情况。
④ 注意观察药物疗效及副作用。

(2) 症状护理:体温过高者按高热护理常规护理;乏力时减少活动,必要时卧床休息。

(3) 休息与体位:艾滋病病人发生条件致病菌感染时应严格卧床休息,以降低机能消耗。症状减轻后可逐渐起床活动。病室应安静、舒适、空气清新。

(4) 饮食护理:给予高热量、高蛋白、高维生素等易消化饮食。腹泻病人,应鼓励病人多饮水,少量多餐,少食含纤维素多的食物。不能进食者给以静脉输液,注意维持水、电解质平衡。

(5) 心理护理：科学告知病人及家艾滋病传染的途径。取得家属理解配合。对初次确诊病人，应密切关注心理变化，防止发生意外。

(6) 消毒隔离：采取血液/体液隔离。病人抵抗力低下，需要双向隔离。

(三) 健康指导与康复

(1) 用药指导：因为本病需要长期联合用药，所用的抗艾滋病药物毒副反应较大，并可出现抗药性，所以应让病人充分了解常用药物的用法、剂量及可能出现的药物副反应（神经系统症状、胃肠道反应、骨髓抑制、脂肪代谢障碍等），指导病人定时、定量、规律服药。

(2) 日常作息指导：建立健康的生活方式，避免劳累，保证充足的睡眠和休息。适当加强锻炼和运动，增强机体免疫功能。

(3) 家庭消毒、隔离知识的指导：① 污染物品及环境的处理：凡病人的排泄物、分泌物、呕吐物等均要经消毒处理（如用含氯消毒液浸泡 30min）后再倒入下水道；地板、墙壁、桌椅、病人专用的洗脸池、便池每日用2‰含氯消毒液消毒 1～2 次。② 被血液或体液污染的衣物及被服用含氯消毒液浸泡 30min，再清洗处理。

(4) 预防知识的指导：① 预防人类免疫缺陷病毒（HIV）在家庭中传播：注意个人卫生，不要共用个人物品，如牙具、剃须刀；外伤后应包扎伤口；由于艾滋病病人的机体抵抗力较低，应避免接触患有结核病及其他感染性疾病的病人。② 放弃不良行为，建立健康生活方式。艾滋病的传播途径主要以性传播、血液传播为主，故应避免或减少危险行为，不要共用针具，不与他人进行无保护的性行为。夫妻间节制性生活，正确使用避孕套，防止交叉感染。③ 艾滋病病毒感染者禁止捐献器官、血液、精液等。④ 母婴传播是艾滋病的另外一种传播方式，受艾滋病病毒感染的妇女应避孕，已怀孕者应终止妊娠。⑤ 一般生活接触，如空气、握手、拥抱不会传染艾滋病。加强宣传，使广大群众对艾滋病有正确的认识。注意个人卫生，不共用牙刷、刮脸刀片、食具、盆子及毛巾等物品。

(5) 指导病人定期复诊。

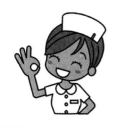

护理常规

◆ 下册 ◆

于卫华 主编

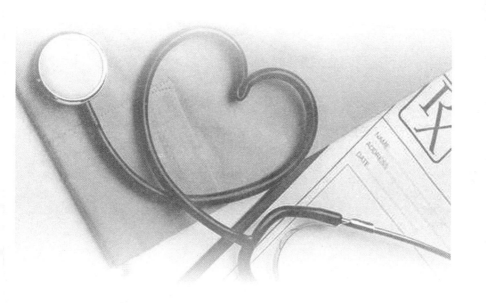

中国科学技术大学出版社

编 委 会

主　编　于卫华
副主编　潘爱红　余　梅　李桂平　魏道琳　王荣俊
编　委　（以姓氏笔画为序）

于林琳	王小梅	王红菊	王坤昌	王胜琴	王素真
王海燕	王梅娟	王群翠	文　静	尹建华	付　飒
冯　欢	毕守敏	吕　利	朱以敏	伍媛媛	刘　荆
刘　敏	刘蕾蕾	汤　丽	许红霞	孙　云	孙美兰
李　云	李　燕	李业桂	李和玲	杨　彬	杨亚婷
吴　莉	吴　琴	吴万云	吴旭峰	吴寿梅	吴宝玉
何　蕾	何世银	余新颜	邹　蓉	张　丽	张　颖
张　静	张　霞	张春秀	张玲妹	陆　宏	陈　驰
陈　婷	陈　霞	陈永倩	陈莉莉	陈晓菊	陈雪羚
罗　洁	罗在琼	罗珊珊	周秀荣	周桂花	郑国华
赵　方	赵士琴	胡小欧	胡玉萍	柳海燕	娄彦芝
娄海林	姚　春	耿春花	耿蕾芳	贾金丽	党爱林
徐佩丽	殷红梅	高心怡	高寅巴	高蓓蓓	唐月美
唐泽花	陶　园	黄竞竞	曹　豫	龚存华	崔灵灵
崔巍巍	彭　敏	彭潇潇	董　玲	程　茹	程　梅
程　琳	傅敏燕	温　芳	翟从芳		

目　录

下　册

第十二章　外科护理常规 …………………………… （643）

　第一节　外科疾病一般护理常规 ………………………… （643）

　　一、外科疾病一般护理 ……………………………… （643）

　　二、外科感染护理 …………………………………… （644）

　　三、手术前后护理 …………………………………… （646）

　第二节　常见麻醉后护理常规 …………………………… （648）

　　一、全身麻醉护理 …………………………………… （648）

　　二、全身低温麻醉后护理 …………………………… （652）

　　三、硬膜外麻醉后护理 ……………………………… （653）

　　四、蛛网膜下隙阻滞（腰麻）护理 ………………… （655）

　　五、局部麻醉护理 …………………………………… （658）

　第三节　胸心外科疾病护理常规 ………………………… （659）

　　一、胸外科手术一般护理 …………………………… （659）

　　二、纵膈肿瘤手术护理 ……………………………… （661）

　　三、支气管、气管成形术护理 ……………………… （663）

　　四、食管癌手术护理 ………………………………… （666）

　　五、肺癌手术护理 …………………………………… （669）

　　六、胸腔镜微创手术护理 …………………………… （672）

　　七、心脏外科手术一般护理 ………………………… （674）

八、体外循环下心内直视手术护理 …………………… (678)
　　附录　房、室间隔缺损修补手术护理 ………… (681)
九、复杂性先天性心脏病(法洛四联症)围手术期护理…… (682)
十、心脏瓣膜置换及瓣膜修补围手术期护理 …………… (687)
十一、冠状动脉搭桥围手术期护理 ……………………… (692)
十二、主动脉夹层围手术期护理 ………………………… (696)
　　附录　胸腔闭式引流术护理 …………………… (701)

第四节　外科疾病护理常规 ……………………………… (703)
一、甲状腺瘤手术护理 …………………………………… (703)
　　附录　腹腔镜下甲状腺手术护理 ……………… (704)
二、甲状腺功能亢进手术护理 …………………………… (706)
三、甲状腺癌根治术护理 ………………………………… (709)
四、急性乳腺炎手术护理 ………………………………… (711)
五、乳腺癌根治术护理 …………………………………… (712)
六、腹部损伤护理 ………………………………………… (714)
七、脾破裂手术护理 ……………………………………… (716)
八、胃、十二指肠疾病手术护理 ………………………… (718)
九、结肠、直肠癌根治术护理 …………………………… (720)
十、造口护理 ……………………………………………… (722)
十一、阑尾切除术护理 …………………………………… (724)
十二、急性胰腺炎手术护理 ……………………………… (726)
十三、肠梗阻手术护理 …………………………………… (727)
十四、肠瘘手术护理 ……………………………………… (729)
十五、胆囊结石伴胆囊炎围手术期护理 ………………… (731)
十六、胆总管结石围手术期护理 ………………………… (734)
十七、肝内外胆管结石围手术期护理 …………………… (736)
十八、胆囊癌根治手术护理 ……………………………… (739)
十九、胆管癌手术护理 …………………………………… (741)
二十、腹外疝病人的护理 ………………………………… (742)

二十一、下肢深静脉血栓形成滤器植入术护理 …………（749）
二十二、腹主动脉瘤介入手术治疗护理 ……………………（751）
二十三、动脉栓塞手术护理 …………………………………（753）
二十四、颅外颈动脉硬化闭塞性疾病手术护理 ……………（755）
二十五、下肢静脉曲张手术护理 ……………………………（759）
二十六、深静脉血栓形成手术护理 …………………………（761）
二十七、血栓闭塞性脉管炎手术护理 ………………………（763）
二十八、腹腔镜胆囊切除术护理 ……………………………（764）
二十九、腹腔镜联合胆道镜取石术护理 ……………………（766）
三十、腹腔镜下脾切除术护理 ………………………………（769）
三十一、胰十二指肠切除术护理 ……………………………（771）
三十二、门静脉高压断流术、护理 …………………………（773）
三十三、门静脉高压分流术护理 ……………………………（775）
三十四、肝叶部分切除术护理 ………………………………（777）
三十五、肝脏移植手术护理 …………………………………（781）
三十六、先天性胆总管囊肿切除＋胆肠吻合术护理 ………（783）

第五节 烧伤科护理常规 …………………………………………（785）
一、烧伤一般护理 ……………………………………………（785）
二、电击伤护理 ………………………………………………（787）
三、大面积烧伤护理 …………………………………………（788）
四、呼吸道烧伤护理 …………………………………………（790）
五、烧伤创面护理 ……………………………………………（791）
六、体表肿瘤护理 ……………………………………………（793）
七、皮肤软组织扩张器植入护理 ……………………………（794）
八、植皮供皮区护理 …………………………………………（795）
九、植皮受皮区护理 …………………………………………（796）

第六节 骨科疾病护理常规 ………………………………………（797）
一、骨科手术一般护理 ………………………………………（797）
二、石膏固定护理 ……………………………………………（798）

三、牵引术护理 …………………………………（799）
四、小夹板固定护理 ……………………………（800）
五、脂肪栓塞综合征护理 ………………………（801）
六、挤压综合征护理 ……………………………（802）
七、骨折护理 ……………………………………（803）
八、锁骨骨折护理 ………………………………（804）
九、四肢骨折手术护理 …………………………（805）
十、骨盆骨折护理 ………………………………（807）
十一、截肢手术护理 ……………………………（808）
十二、关节脱位及损伤护理 ……………………（809）
十三、手外科一般护理 …………………………（810）
十四、断指（肢）再植术护理 …………………（811）
十五、游离足趾移植再造手指术护理 …………（813）
十六、游离皮瓣移植术护理 ……………………（814）
十七、臂丛神经损伤手术护理 …………………（816）
十八、先天性髋关节脱位手术护理 ……………（817）
十九、化脓性关节炎手术护理 …………………（818）
二十、骶骨肿瘤切除重建术护理 ………………（820）
二十一、肩关节镜手术护理 ……………………（821）
二十二、肘关节镜手术护理 ……………………（822）
二十三、膝关节镜手术护理 ……………………（824）
二十四、踝关节镜手术护理 ……………………（825）
二十五、全髋和人工股骨头置换术护理 ………（827）
二十六、全髋关节翻修手术护理 ………………（829）
二十七、全膝关节置换术护理 …………………（830）
二十八、上位颈椎损伤内固定术护理 …………（832）
二十九、颈椎病手术护理 ………………………（835）
三十、颈椎前路手术护理 ………………………（838）
三十一、单纯性脊柱骨折手术护理 ……………（841）

三十二、胸腰椎前路手术护理 …………………… （844）
三十三、胸腰椎后路手术护理 …………………… （846）
三十四、腰椎间盘突出症手术护理 ……………… （847）
三十五、腰椎滑脱症手术治疗护理 ……………… （849）
三十六、脊柱侧凸矫形术护理 …………………… （851）

第七节 神经外科护理常规 ………………………… （853）
一、意识、瞳孔的观察 …………………………… （853）
二、肢体活动障碍的观察 ………………………… （856）
三、生命体征的监护 ……………………………… （859）
四、危重病人一般护理 …………………………… （861）
五、颅内压增高及脑疝护理 ……………………… （864）
六、亚低温治疗及护理 …………………………… （866）
七、镇痛、镇静 …………………………………… （869）
八、营养治疗 ……………………………………… （873）
九、神经外科围手术期护理 ……………………… （875）
十、颅内肿瘤手术护理 …………………………… （887）
十一、颅内动脉瘤手术护理 ……………………… （891）
十二、脑动静脉畸形手术护理 …………………… （892）
十三、寰枕部畸形手术护理 ……………………… （894）
十四、脑脓肿手术护理 …………………………… （896）
十五、椎管内肿瘤手术护理 ……………………… （899）
十六、颅骨缺损手术护理 ………………………… （905）
十七、癫痫手术护理 ……………………………… （906）
十八、帕金森综合征手术护理 …………………… （909）
十九、伽马刀治疗护理 …………………………… （912）
二十、脑血管介入治疗护理 ……………………… （914）
二十一、数字减影血管造影术护理 ……………… （916）

第八节 泌尿外科疾病护理常规 …………………… （917）
一、泌尿外科疾病一般护理 ……………………… （917）

二、肾脏损伤护理 …………………………………… (919)
三、单纯肾切除术护理 ………………………………… (921)
四、腹腔镜下肾部分切除术护理 ……………………… (922)
五、膀胱全切肠道替代术护理 ………………………… (923)
六、良性前列腺增生围手术期护理 …………………… (926)
七、输尿管镜钬激光碎石取石术护理 ………………… (928)
八、腹腔镜泌尿外科手术护理 ………………………… (929)
九、耻骨上膀胱造瘘术护理 …………………………… (930)
十、经皮肾镜取石术(PCNL)护理 …………………… (932)
十一、前列腺癌根治术护理 …………………………… (934)
十二、经尿道膀胱肿瘤电切术护理 …………………… (936)
十三、肾癌根治术护理 ………………………………… (937)
十四、肾上腺疾病手术护理 …………………………… (938)
十五、肾盂输尿管连接处狭窄成形术护理 …………… (939)
十六、复杂尿道手术护理 ……………………………… (941)
十七、精索静脉曲张手术护理 ………………………… (942)
十八、嗜铬细胞瘤手术护理 …………………………… (943)
十九、睾丸鞘膜积液手术护理 ………………………… (945)
二十、阴茎肿瘤手术护理 ……………………………… (946)

第九节 肛肠科疾病护理常规 ……………………………… (950)
一、肛肠科疾病手术护理 ……………………………… (950)
二、痔手术护理 ………………………………………… (951)
三、肛周脓肿手术护理 ………………………………… (952)
四、肛瘘手术护理 ……………………………………… (954)
五、肛裂手术护理 ……………………………………… (956)
六、直肠息肉手术护理 ………………………………… (957)
七、直肠前突手术护理 ………………………………… (958)
八、骶尾部藏毛窦手术护理 …………………………… (960)

第十三章 介入治疗护理常规 (962)

第一节 血管性介入治疗护理常规 (963)
- 一、选择性血管造影术护理 (963)
- 二、血管栓塞术护理 (965)
- 三、经颈静脉肝内门体静脉分流术 (966)
- 四、布-加综合征介入治疗护理 (968)
- 五、碘125粒子植入治疗护理 (971)
- 六、肺癌介入治疗护理 (973)
- 七、腹主动脉瘤介入治疗护理 (975)
- 八、肝癌介入治疗护理 (979)
- 九、股骨头无菌性坏死介入治疗护理 (981)
- 十、经皮穿刺血管成形术护理 (983)
- 十一、脾动脉栓塞术护理 (985)
- 十二、食管支架植入术护理 (986)
- 十三、胃癌介入治疗护理 (989)
- 十四、下肢动脉狭窄或闭塞介入护理 (991)
- 十五、子宫肌瘤介入治疗护理 (993)
- 十六、肝囊肿介入治疗护理 (995)
- 十七、肾囊肿介入治疗护理 (996)
- 十八、下肢静脉血栓滤器植入术护理 (998)
- 十九、经皮椎体成形术护理 (1001)
- 二十、颅外颈动脉硬化闭塞性疾病介入治疗护理 (1002)

第十四章 整形美容外科护理常规 (1006)
- 一、整形美容外科围手术期护理 (1006)
- 二、整形外科心理护理 (1009)
- 三、重睑成形手术护理 (1010)
- 四、上睑下垂矫正手术护理 (1012)
- 五、隆鼻手术护理 (1014)
- 六、面部除皱手术护理 (1016)

七、面部注射整形美容护理 …………………………… (1018)
八、脂肪抽吸术护理 …………………………………… (1020)
九、隆乳手术护理 ……………………………………… (1021)
十、巨乳缩小整形手术护理 …………………………… (1023)
十一、乳房下垂矫正手术护理 ………………………… (1025)
十二、乳房人工材料取出手术护理 …………………… (1026)
十三、下颌角肥大截骨整形术、颧弓降低术护理 …… (1028)
十四、小耳畸形再造术护理 …………………………… (1030)
十五、副乳/腋臭切除手术护理 ………………………… (1032)
十六、皮片移植术护理 ………………………………… (1034)
十七、皮肤软组织扩张术护理 ………………………… (1036)
十八、体表肿瘤切除术护理 …………………………… (1038)
十九、激光整形美容护理 ……………………………… (1040)

第十五章 眼耳鼻喉疾病护理常规 …………………… (1043)
第一节 眼科疾病手术护理常规 ……………………… (1043)
一、内眼手术护理 ……………………………………… (1043)
二、外眼手术护理 ……………………………………… (1045)
三、白内障摘除与人工晶体植入手术护理 …………… (1046)
四、青光眼手术护理 …………………………………… (1049)
五、细菌性角膜炎及角膜溃疡护理 …………………… (1051)
六、视网膜脱离手术护理 ……………………………… (1052)
七、眼球穿通伤手术护理 ……………………………… (1054)
八、眼钝挫伤护理 ……………………………………… (1056)
九、斜视手术护理 ……………………………………… (1058)
十、虹膜睫状体炎的护理 ……………………………… (1059)
十一、视网膜动脉阻塞护理 …………………………… (1060)
十二、视网膜静脉阻塞护理 …………………………… (1061)
十三、眶内肿瘤摘除术护理 …………………………… (1062)
十四、慢性泪囊炎手术护理 …………………………… (1064)

十五、眼睑恶性肿瘤手术护理 …………………… (1066)
十六、角膜移植术护理 …………………………… (1067)
第二节 耳鼻喉科疾病护理常规 …………………… (1069)
一、耳鼻喉手术一般护理 ………………………… (1069)
二、耳显微手术护理 ……………………………… (1071)
三、乳突根治术护理 ……………………………… (1072)
四、鼓室成形术护理 ……………………………… (1074)
五、耳源性颅内并发症护理 ……………………… (1075)
六、鼻内镜鼻窦手术护理 ………………………… (1076)
七、鼻出血护理 …………………………………… (1077)
八、上颌窦根治术护理 …………………………… (1079)
九、鼻侧切开术护理 ……………………………… (1080)
十、扁桃体摘除术护理 …………………………… (1081)
十一、咽后壁脓肿手术护理 ……………………… (1083)
十二、半喉截除术、全喉截除术、喉再造术护理 ……… (1084)
十三、支撑喉镜下声带息肉切除术护理 ………… (1086)
十四、急性喉炎护理 ……………………………… (1088)
十五、阻塞性睡眠呼吸暂停低通气综合征手术护理 … (1089)
十六、气管切开手术护理 ………………………… (1090)

第十六章 口腔外科护理常规 ………………………… (1093)
一、颌面外科疾病手术护理 ……………………… (1093)
二、口腔颌面部外伤急救护理 …………………… (1094)
三、上下颌骨骨折手术护理 ……………………… (1097)
四、唇裂修复术护理 ……………………………… (1100)
五、腭裂修复术护理及术后语音训练 …………… (1102)
六、牙槽突裂行髂骨移植术护理 ………………… (1105)
七、腮腺肿瘤手术护理 …………………………… (1106)
八、颞颌关节强直手术护理 ……………………… (1108)
九、牙龈癌手术护理 ……………………………… (1109)

十、颌面部间隙感染护理 …………………………………… (1111)
十一、舌癌根治术护理 ……………………………………… (1114)
十二、游离组织瓣修复护理 ………………………………… (1117)
十三、腭部良、恶性肿瘤手术护理 ………………………… (1119)
十四、口腔颌面部囊肿手术护理 …………………………… (1121)
十五、颌面部肿瘤护理 ……………………………………… (1123)
十六、贝尔面瘫护理 ………………………………………… (1125)
十七、下颌下腺炎护理 ……………………………………… (1127)

第十七章 妇科疾病护理常规 …………………………… (1129)

第一节 妇科疾病护理常规 ……………………………… (1129)
一、妇科疾病一般护理 ……………………………………… (1129)
二、妇科腹部手术护理 ……………………………………… (1129)
三、妊娠剧吐护理 …………………………………………… (1132)
四、流产护理 ………………………………………………… (1133)
五、异位妊娠护理(保守治疗) ……………………………… (1134)

第二节 女性生殖系统疾病护理常规 …………………… (1135)
一、外阴尖锐湿疣护理 ……………………………………… (1135)
二、淋病护理 ………………………………………………… (1136)
三、梅毒护理 ………………………………………………… (1138)
四、非特异性外阴炎 ………………………………………… (1139)
五、前庭大腺脓肿护理 ……………………………………… (1140)
六、慢性宫颈炎护理 ………………………………………… (1141)
七、盆腔炎性疾病护理 ……………………………………… (1141)

第三节 月经失调护理常规 ……………………………… (1143)
一、闭经护理 ………………………………………………… (1143)
二、功能失调性子宫出血护理 ……………………………… (1144)
三、围绝经期护理 …………………………………………… (1145)

第四节 妇科手术护理常规 ……………………………… (1146)
一、输卵管癌护理 …………………………………………… (1146)

二、子宫内膜癌手术护理 …………………………………… (1147)
三、宫颈癌手术护理 ………………………………………… (1148)
四、卵巢肿瘤手术护理 ……………………………………… (1150)
五、子宫肌瘤手术护理 ……………………………………… (1152)
六、子宫内膜异位症手术护理 ……………………………… (1154)
七、腹腔镜手术护理 ………………………………………… (1155)

第五节 妊娠滋养细胞疾病护理常规 ………………………… (1157)
一、葡萄胎护理 ……………………………………………… (1157)
二、侵蚀性葡萄胎及绒毛膜癌护理 ………………………… (1158)

第六节 外阴、阴道手术护理常规 …………………………… (1159)
一、外阴、阴道创伤护理 …………………………………… (1159)
二、子宫脱垂手术护理 ……………………………………… (1160)
三、外阴癌手术护理 ………………………………………… (1162)
四、先天性无阴道手术护理 ………………………………… (1163)
五、尿瘘手术护理 …………………………………………… (1165)
六、粪瘘手术护理 …………………………………………… (1167)

第七节 终止妊娠护理常规 …………………………………… (1168)
一、早孕药物流产护理 ……………………………………… (1168)
二、羊膜腔注射利凡诺引产护理 …………………………… (1170)
三、水囊引产护理 …………………………………………… (1171)
四、疤痕妊娠终止妊娠护理 ………………………………… (1172)
附录一 阴道镜检查护理 …………………………………… (1173)
附录二 宫颈薄层液基细胞学检查 TCT 检查护理 …… (1174)
附录三 自凝刀治疗护理 …………………………………… (1175)
附录四 LEEP 刀手术护理 ………………………………… (1175)

第十八章 产科护理常规 ………………………………… (1176)

第一节 正常分娩期护理常规 ………………………………… (1176)
一、产前检查 ………………………………………………… (1176)
二、孕妇入院护理 …………………………………………… (1179)

三、产程观察护理 …………………………………… (1180)
　　四、产后护理 ………………………………………… (1184)
　　五、导乐陪产护理 …………………………………… (1186)
　　六、催产素引产护理 ………………………………… (1188)
　　七、硫酸镁用药护理 ………………………………… (1189)
第二节　异常分娩护理常规 ……………………………… (1191)
　　一、产力异常护理 …………………………………… (1191)
　　二、产道异常护理 …………………………………… (1194)
　　三、胎位及胎儿发育异常护理 ……………………… (1196)
　　四、脐带脱垂护理 …………………………………… (1197)
　　五、胎儿窘迫护理 …………………………………… (1198)
　　六、会阴切开缝合术护理 …………………………… (1199)
　　七、产钳助产术护理 ………………………………… (1201)
　　八、剖宫产术护理 …………………………………… (1202)
第三节　分娩期并发症护理常规 ………………………… (1204)
　　一、子宫破裂护理 …………………………………… (1204)
　　二、产后出血护理 …………………………………… (1206)
　　三、羊水栓塞护理 …………………………………… (1207)
　　四、胎膜早破护理 …………………………………… (1208)
第四节　病理妊娠护理常规 ……………………………… (1210)
　　一、前置胎盘护理 …………………………………… (1210)
　　二、胎盘早剥护理 …………………………………… (1211)
　　三、妊娠期高血压疾病护理 ………………………… (1212)
　　四、母儿血型不合护理 ……………………………… (1214)
　　五、妊娠肝内胆汁淤积症护理 ……………………… (1215)
　　六、胎儿生长受限护理 ……………………………… (1217)
　　七、羊水过多护理 …………………………………… (1218)
　　八、羊水过少护理 …………………………………… (1219)
　　九、过期妊娠护理 …………………………………… (1220)

十、死胎护理 …………………………………………… (1221)
　　十一、多胎妊娠护理 …………………………………… (1222)
　　十二、高危妊娠护理 …………………………………… (1223)
 第五节　异常产褥期护理常规 …………………………… (1224)
　　一、产褥感染护理 ……………………………………… (1224)
　　二、晚期产后出血护理 ………………………………… (1226)
　　三、产褥中暑护理 ……………………………………… (1227)
 第六节　妊娠合并症护理常规 …………………………… (1228)
　　一、妊娠合并心脏病护理 ……………………………… (1228)
　　二、妊娠合并糖尿病护理 ……………………………… (1230)
　　三、妊娠合并肝炎护理 ………………………………… (1232)
　　四、妊娠合并贫血护理 ………………………………… (1233)
　　五、妊娠合并肺结核护理 ……………………………… (1235)
　　六、妊娠合并甲状腺功能亢进护理 …………………… (1236)
　　七、妊娠合并慢性肾炎护理 …………………………… (1237)
　　八、妊娠合并急性肾盂肾炎护理 ……………………… (1238)
　　九、妊娠合并性病护理 ………………………………… (1239)
　　十、妊娠合并阑尾炎护理 ……………………………… (1240)
 第七节　分娩后新生儿护理常规 ………………………… (1242)
　　一、母婴同室护理 ……………………………………… (1242)
　　二、新生儿窒息抢救及护理 …………………………… (1242)
　　三、新生儿一般护理 …………………………………… (1243)
　　四、新生儿抚触 ………………………………………… (1244)
第十九章　儿科疾病护理常规 ……………………………… (1245)
 第一节　新生儿疾病护理常规 …………………………… (1245)
　　一、新生儿一般护理常规 ……………………………… (1245)
　　二、早产儿护理 ………………………………………… (1247)
　　三、新生儿窒息护理 …………………………………… (1250)
　　四、新生儿缺血缺氧性脑病护理 ……………………… (1252)

五、新生儿颅内出血护理 …………………………………… (1253)
　　六、新生儿黄疸护理 ……………………………………… (1254)
　　七、新生儿败血症护理 …………………………………… (1257)
　　八、新生儿肺炎护理 ……………………………………… (1258)
　　九、新生儿肺透明膜病护理 ……………………………… (1260)
　　十、新生儿低血糖护理 …………………………………… (1262)
　　十一、新生儿高血糖护理 ………………………………… (1262)
　　十二、新生儿先天性梅毒护理 …………………………… (1263)
　　十三、新生儿先天性心脏病护理 ………………………… (1264)
　　十四、新生儿坏死性小肠结肠炎护理 …………………… (1266)
　第二节　儿童呼吸系统疾病护理常规 ……………………… (1267)
　　一、儿内科一般护理常规 ………………………………… (1267)
　　二、急性上呼吸道感染护理 ……………………………… (1269)
　　三、急性感染性喉炎护理 ………………………………… (1270)
　　四、小儿支气管炎护理 …………………………………… (1271)
　　五、小儿肺炎护理 ………………………………………… (1272)
　　六、小儿支气管哮喘护理 ………………………………… (1274)
　第三节　儿童心血管系统疾病护理常规 …………………… (1275)
　　一、心脏病护理 …………………………………………… (1275)
　　二、病毒性心肌炎护理 …………………………………… (1277)
　　三、心力衰竭护理 ………………………………………… (1278)
　第四节　儿童消化系统疾病护理常规 ……………………… (1280)
　　一、小儿腹泻护理 ………………………………………… (1280)
　　二、上消化道出血护理 …………………………………… (1281)
　　三、急性出血坏死性肠炎护理 …………………………… (1283)
　第五节　儿童泌尿系统疾病护理常规 ……………………… (1284)
　　一、急性肾炎护理 ………………………………………… (1284)
　　二、肾病综合征护理 ……………………………………… (1286)
　第六节　儿童血液系统疾病护理常规 ……………………… (1288)

一、营养性缺铁性贫血护理 …………………………………… (1288)
　　二、特发性血小板减少性紫癜护理 …………………………… (1289)
　　三、白血病护理 ………………………………………………… (1291)
第七节　儿童神经系统疾病护理常规 ……………………………… (1294)
　　一、脑膜炎护理 ………………………………………………… (1294)
　　二、癫痫护理 …………………………………………………… (1295)
　　三、脑性瘫痪护理 ……………………………………………… (1297)
第八节　儿童免疫和结缔组织疾病护理常规 ……………………… (1298)
　　一、川崎病护理 ………………………………………………… (1298)
　　二、过敏性紫癜护理 …………………………………………… (1299)
第九节　儿童遗传代谢内分泌疾病护理常规 ……………………… (1301)
　　一、糖尿病护理 ………………………………………………… (1301)
　　二、糖尿病酮症酸中毒护理 …………………………………… (1304)
　　三、甲状腺功能亢进症护理 …………………………………… (1305)
　　四、生长激素缺乏症护理 ……………………………………… (1307)
第十节　儿童传染性疾病护理常规 ………………………………… (1309)
　　一、儿童传染病一般护理常规 ………………………………… (1309)
　　二、麻疹护理 …………………………………………………… (1310)
　　三、水痘护理 …………………………………………………… (1311)
　　四、手足口病护理 ……………………………………………… (1312)
　　五、流行性乙型脑炎护理 ……………………………………… (1314)
　　六、流行性腮腺炎护理 ………………………………………… (1315)
　　七、艾滋病护理 ………………………………………………… (1317)
第十一节　新生儿急救护理常规 …………………………………… (1319)
　　一、新生儿窒息与复苏护理 …………………………………… (1319)
　　二、新生儿气管插管护理 ……………………………………… (1320)
　　三、新生儿动静脉同步换血疗法护理 ………………………… (1322)

第二十章　手术室护理常规 ……………………………………… (1325)
第一节　手术室一般护理常规 ……………………………………… (1325)

一、一般护理常规 …………………………………… (1325)
二、接、送手术病人护理常规 ……………………… (1325)
三、手术病人访视常规 ……………………………… (1326)
四、手术物品清点常规 ……………………………… (1327)
五、洗手护士手术配合 ……………………………… (1327)
六、巡回护士手术配合 ……………………………… (1328)
七、冰冻病理标本处置常规 ………………………… (1328)
八、普通病理标本处置常规 ………………………… (1328)
九、手术体位安置常规 ……………………………… (1329)
十、手术病人麻醉护理常规 ………………………… (1329)
十一、PACU(麻醉后苏醒)护理常规 ……………… (1330)

第二节 手术配合护理 …………………………………… (1332)
一、身心评估 ………………………………………… (1332)
二、护理措施 ………………………………………… (1332)
三、物品准备 ………………………………………… (1332)

第三节 神经外科手术配合护理 ………………………… (1333)
一、身心评估 ………………………………………… (1333)
二、物品准备 ………………………………………… (1333)
三、手术配合注意事项 ……………………………… (1333)

第四节 口腔科手术配合护理 …………………………… (1333)
一、身心评估 ………………………………………… (1333)
二、物品准备 ………………………………………… (1333)
三、手术配合注意事项 ……………………………… (1334)

第五节 五官科手术配合护理 …………………………… (1334)
一、身心评估 ………………………………………… (1334)
二、物品准备 ………………………………………… (1334)
三、手术配合注意事项 ……………………………… (1334)

第六节 胸心外科手术配合护理 ………………………… (1335)

一、身心评估 ……………………………………… (1335)
　　二、胸外科物品准备 ……………………………… (1335)
　　三、心脏外科物品准备 …………………………… (1335)
　　四、手术配合注意事项 …………………………… (1335)
第七节　肝胆外科手术配合护理 ……………………… (1335)
　　一、身心评估 ……………………………………… (1335)
　　二、物品准备 ……………………………………… (1336)
　　三、手术配合注意事项 …………………………… (1336)
第八节　血管外科手术配合护理 ……………………… (1336)
　　一、身心评估 ……………………………………… (1336)
　　二、物品准备 ……………………………………… (1336)
　　三、手术配合注意事项 …………………………… (1336)
第九节　胃肠外科手术配合护理 ……………………… (1337)
　　一、身心评估 ……………………………………… (1337)
　　二、物品准备 ……………………………………… (1337)
　　三、手术配合注意事项 …………………………… (1337)
第十节　微创外科手术配合护理 ……………………… (1337)
　　一、身心评估 ……………………………………… (1337)
　　二、物品准备 ……………………………………… (1337)
　　三、手术配合注意事项 …………………………… (1338)
第十一节　妇产科手术配合护理 ……………………… (1338)
　　一、身心评估 ……………………………………… (1338)
　　二、产科物品准备 ………………………………… (1338)
　　三、妇科物品准备 ………………………………… (1338)
　　四、手术配合注意事项 …………………………… (1338)
第十二节　泌尿外科手术配合护理 …………………… (1339)
　　一、身心评估 ……………………………………… (1339)
　　二、物品准备 ……………………………………… (1339)

三、手术配合注意事项 …………………………… (1339)
第十三节 肛肠科手术配合护理 …………………… (1339)
一、身心评估 …………………………………… (1339)
二、物品准备 …………………………………… (1340)
三、手术配合注意事项 …………………………… (1340)
第十四节 骨科手术配合护理 ……………………… (1340)
一、身心评估 …………………………………… (1340)
二、物品准备 …………………………………… (1340)
三、手术配合注意事项 …………………………… (1340)

第二十一章 压疮及失禁护理常规 …………………… (1341)
第一节 压疮护理常规 ……………………………… (1341)
第二节 大便失禁护理常规 ………………………… (1343)
第三节 尿失禁护理常规 …………………………… (1347)
第四节 失禁性皮炎护理常规 ……………………… (1352)

第二十二章 灾难的急救护理 ………………………… (1357)
第一节 伤病员的安置 ……………………………… (1357)
第二节 伤病员的现场救护 ………………………… (1358)
第三节 伤病员的转送护理 ………………………… (1359)
第四节 伤病员的心理干预 ………………………… (1360)
第五节 救援人员的心理干预 ……………………… (1362)

第二十三章 居家护理服务常规 ……………………… (1365)
第一节 居家病人一般护理常规 …………………… (1365)
第二节 社区病人一般护理常规 …………………… (1367)

参考文献 ……………………………………………… (1368)

第十二章　外科护理常规

第一节　外科疾病一般护理常规

一、外科疾病一般护理

（1）新病人接待：病人入院时护士主动迎接，引导至病房，做好入院宣教，通知管床医生，将病人电子信息进行入区核对。

（2）入院评估：① 监测病人入院时生命体征，包括测量体温、脉搏、呼吸、血压及体重。体温正常者每天测量2次，3天后改为每天一次；发热（≥37.5℃）及术后病人每天测量3次，体温正常后每天测量一次；高热者（≥38.5℃）每4h测量一次，体温正常后每天测量一次。② 护理安全风险评估。根据各种评估量表，如跌倒坠床评分量表、生活自理能力评分量表、压疮评分量表等，全面评估病人的安全风险，并落实相应的护理措施。

（3）病情观察：观察病人症状及体征，如有无腹膜刺激征，是否伴随恶心、呕吐等，了解疾病诊断和治疗措施，加强巡视与观察。

（4）急腹症护理：急诊病人未明确诊断前暂禁食及禁用镇痛药物，及时告知医生诊治，做好抢救准备及必要处理。

（5）饮食护理：根据病情做好术前、术后饮食指导及饮食前、后护理。

（6）手术区皮肤准备：

① 正确准备手术部位皮肤，彻底清除手术切口部位和周围皮肤的污染。术前备皮应当在手术当日进行，必须去除手术部位毛发时，应当使用不损伤皮肤的方法，避免使用刀片刮除毛发。

② 消毒前要彻底清除手术切口和周围皮肤的污染，采用卫生行

政部门批准的合适的消毒剂,以适当的方式消毒手术部位皮肤,皮肤消毒范围应当符合手术要求,如需延长切口、做新切口或放置引流物时,应当扩大消毒范围。

③ 如需预防使用抗生素时,应在手术病人皮肤切开前 0.5～2h 内或麻醉诱导期给予合理种类和合理剂量的抗菌药物。

(7) 切口及引流管护理:观察切口疼痛情况及局部敷料渗出情况,保持引流管通畅,妥善固定,观察引流液的颜色、性质、量,有异常时及时通知医生处理。

(8) 排便护理:3 天未解大便者,遵医嘱给予缓泻药、简易通便或灌肠处理(禁食或无渣饮食者除外)。

(9) 预防感染:遵守无菌操作原则,护理操作前后必须洗手(或手消毒),防止交叉感染。

(10) 健康指导及早期康复功能锻炼:根据病情及快速康复理念做好疾病相关知识及药物知识宣教,指导病人进行手术前后特殊体位及功能锻炼,重点是指导病人早期功能锻炼的意义及方法,鼓励并协助病人进行合理正确的康复功能锻炼。

(11) 预防术后并发症:给予病人术后康复指导,观察病人有无术后并发症,及时给予处理。

(12) 心理护理:关心、安慰病人,增强病人信心,使其积极配合治疗和护理。

(13) 出院指导:根据病情做好疾病相关知识及药物知识宣教,指导病人出院后的饮食及活动。

二、外科感染护理

外科感染(surgical infection)是指需要外科手术治疗的感染性疾病和发生在创伤、手术、器械检查或有创性检查、治疗后的感染。按致病菌种类分为非特异性感染和特异性感染两大类。非特异性感染如疖、痈、蜂窝组织炎、急性阑尾炎、急性骨髓炎等;特异性感染如破伤风、气性坏疽、结核病等。

(1) 体位与休息:适当休息,局部感染病人患肢抬高并制动;全身化脓性感染病人应卧床休息;破伤风病人住单人隔离病房,严格执行接触隔离制度,病室用深色窗帘遮挡,避免强光刺激,保持安静,谢绝探视,专人守护;气性坏疽病人执行接触隔离制度,抬高患肢。

(2) 饮食与营养:加强营养和支持疗法,给予高蛋白、高热量、丰富维生素饮食,必要时遵医嘱提供肠内或肠外营养支持。

(3) 病情观察及药物治疗的护理:

① 局部感染病人观察及护理:观察局部红、肿、热、痛的变化,炎症区域是否扩大,有无全身反应,如畏寒、发热等。面部,尤其是严禁挤压"危险三角区"的脓肿,局部感染早期可采用理疗或外敷药物等,促使炎症消退;脓肿有波动时应及时切开引流,保持引流通畅;按医嘱及时应用抗生素治疗;糖尿病病人应积极治疗,控制好血糖水平;做好降温、镇痛等对症处理,加强生活护理。

② 全身感染病人观察及护理:严密观察病情变化,定时测量体温、脉搏、呼吸和血压,注意神志变化和有无内脏损害出现,注意有无新的转移性脓肿出现,如有应及时切开引流,警惕发生感染性休克。根据医嘱及时、准确应用抗生素,预防并发症,高热病人给予物理降温处理。

③ 破伤风病人观察及护理:密切观察病情变化及用药效果。频繁抽搐者注意抽搐发作的症状、持续时间和间隔时间等,做详细记录;按医嘱使用镇静和安眠药物;保护病人安全,防止意外损伤;床边常规备急救用物,必要时行气管切开。

④ 气性坏疽病人观察及护理:密切观察血压、脉搏、呼吸和体温变化,警惕感染性休克发生;密切观察伤口疼痛、肿胀情况,是否出现脓液;将伤口分泌物做细菌培养,连续3次阴性者可解除隔离。

(4) 心理护理:关心和体贴病人,了解病人情绪变化;消除病人及家属的顾虑,缓解不良情绪;鼓励病人树立战胜疾病的信心。

(5) 健康指导:注意个人卫生和皮肤清洁;积极预防和治疗原发病灶,正确、及时处理伤口;加强自我保护,避免创伤;进行功能锻炼,促进患肢功能尽快恢复。

三、手术前后护理

1. 外科术前病人一般护理

（1）饮食与休息：根据病人手术的种类、方式、部位和范围，给予饮食指导，鼓励摄入营养丰富、易消化的食物。适当活动，保证充足睡眠，减少体力消耗。

（2）心理护理：了解病人的心理变化，解除顾虑，取得合作。

（3）常规检查：协助医生做好肝、肾、肺、心脏等重要脏器功能检查及血型检查，做好血、尿、粪3大常规检查等。

（4）呼吸系统准备：鼓励病人术前练习有效咳嗽和排痰等方法，吸烟者术前2周停止吸烟，防止呼吸道分泌物过多。已有呼吸道感染者，给予有效治疗。

（5）消化道准备：遵医嘱术前禁食、禁水，肠道手术者按要求做肠道准备。

（6）皮肤准备：术前1天沐浴、洗头、修剪指甲及更衣，做好手术区皮肤准备。

（7）术前适应性训练：指导病人练习在床上使用便盆，男性病人还应学会在床上使用尿壶；教会病人自行调整体位和床上翻身的方法，以适应术后体位的变化；指导练习术中所需体位，减轻病人的不适感。

（8）病情观察：观察生命体征及病情变化，详细询问病人有无不宜手术的情况。

（9）健康指导：告知术前准备的重要性，以取得病人的配合；介绍手术室的环境和术中配合注意事项等。

（10）手术日晨护理：

① 测量体温、脉搏和呼吸，详细询问病人有无不宜手术的情况。嘱病人取下活动义齿、戒指、项链、发卡和其他贵重物品，嘱病人排尿、排便。

② 遵医嘱肌肉注射麻醉前用药，留置胃管、导尿管等。病人送至手术室前查对姓名、床号、住院病历号、领血单、术中用药随同病人带入手术室。

③ 将病人带入手术室后,准备麻醉床,备好床旁用物,根据病情备好急救药品及设备。

2. 外科术后病人一般护理

(1) 床边交接:向麻醉师详细了解手术经过,观察病人意识恢复和麻醉苏醒情况,做好床边交接班。搬动病人时动作轻稳,注意保暖。检查静脉输液是否通畅。根据病人麻醉种类及手术部位取适当体位。正确连接各种引流装置,并妥善固定引流袋。

(2) 饮食护理:全身麻醉后非消化道手术病人术后 6h 无恶心、呕吐遵医嘱可进流食,逐渐改为软食、普通饮食;胃肠道手术后需禁食,禁食期间由静脉补充充足的水、电解质和营养素,必要时早期提供肠内和肠外营养支持,根据胃肠功能恢复情况从流质饮食逐步过渡至普食。

(3) 病情观察:

① 生命体征:根据病情及医嘱定时测量血压、脉搏、呼吸、体温至生命体征平稳。发现早期休克征象或其他异常情况应立即告知医生,并做好抢救准备。

② 切口观察:观察切口有无渗血、渗液,保持切口敷料清洁、干燥。观察切口有无疼痛及疼痛的时间、部位、性质和规律,并给予相应的处理和护理。

③ 引流护理:保持各引流管通畅,防止堵塞或扭曲,观察引流液的量及性状并记录,每天更换引流装置。

④ 排尿护理:术后 6~8h 未排尿者应检查膀胱是否充盈,可诱导排尿,必要时给予导尿处理。

(4) 早期活动:快速康复理论主张常规腹部手术病人术后 8h 即可离床活动,具体活动程度根据病情循序渐进推进。

(5) 心理护理:加强与病人沟通,了解病人的心理反应,鼓励病人表达自己的感受,给予安慰和解释,消除不良的心理因素。

(6) 健康指导:指导病人合理饮食,保证机体有足够的能量,有利于康复;鼓励早期下床活动,减少并发症发生;保护切口局部皮肤,伤口未愈合者应定时换药;带引流管出院者防止脱出,观察引流情况,定期更换引流装置;注意休息,劳逸结合,促进机体功能的恢复。

第二节　常见麻醉后护理常规

一、全身麻醉护理

全身麻醉是目前临床上最常见的麻醉方法。全麻病人表现为神志消失,全身的痛觉丧失、遗忘,反射抑制和一定程度的肌肉松弛。它能满足全身各部位手术需要,较之局部和椎管阻滞麻醉,病人更舒适、安全。

（一）身心评估

1. 麻醉前评估

（1）健康史

① 一般资料：如年龄、性别、职业等,有无烟酒等嗜好及药物成瘾史。

② 既往史：既往有无手术史、麻醉史,近期有无呼吸道或肺部感染,有无影响完成气管内插管的因素。

③ 用药史：目前用药情况及不良反应,有无过敏史。

④ 其他：有无婚育史、家族史等。

（2）身体情况

① 局部表现：有无牙齿缺少或松动,是否有义齿。

② 全身表现：意识和精神状态、生命体征,有无营养不良、发热、脱水及体重减轻,有无皮肤黏膜出血及水肿等。

③ 辅助检查：了解血常规、尿常规、大便常规、血生化检查、血气分析、心电图及影像学检查结果；有无重要脏器功能不全、凝血机制障碍及贫血、低蛋白血症等异常。

（3）心理-社会状况

评估病人及家属对麻醉方式、麻醉前准备、麻醉中护理配合和麻醉后康复知识的了解程度；是否存在焦虑和恐惧等不良情绪,是否有担心的问题,家庭和单位对病人的支持程度等。

2. 麻醉后评估

(1) 术中情况

麻醉方式、麻醉药种类和用量；术中失血量、输血量和补液量；术中有无呼吸骤停等异常情况发生。

(2) 术后情况

① 身体状况：病人的意识、血压、心率和体温；基本生理反射是否存在；感觉是否恢复；有无麻醉后并发症征象等。

② 辅助检查：血常规、尿常规、血生化检查、血气分析、重要脏器功能等检查结果有无异常。

③ 心理-社会状况：病人对麻醉和术后不适（如恶心、呕吐、切口疼痛等）的认识，术后不适的情绪反应，其家庭和单位对病人的支持程度等。

(二) 护理措施

1. 麻醉前护理

① 心理护理：对于麻醉和手术，病人常感到紧张、焦虑，甚至恐惧。这些心理反应对其生理功能有不同程度的干扰，并可能对整个围手术期产生不良影响。术前应有针对性地消除其思想顾虑和焦虑心理，耐心听取并解答其疑问。过度紧张者，可给予药物辅助治疗；有心理障碍者，应请心理专家协助处理。

② 身体护理：麻醉前应尽量改善病人状况，纠正紊乱的生理功能和治疗潜在的内科疾病，使病人各脏器功能处于较好状态。特别注意做好胃肠道护理，以免手术期内发生胃内容物反流、呕吐或误吸而致窒息或吸入性肺炎。成人择期手术前应禁食 8～12h，禁饮 4h，以保证胃排空；小儿术前应禁食（奶）4～8h，禁水 2～3h。急诊手术病人也应充分考虑胃排空问题。呼吸道准备：预防感冒，预防呼吸道感染，做有效咳嗽和呼吸道训练。

2. 麻醉后护理

(1) 全麻苏醒前，置病人于麻醉苏醒室观察，设专人守护至清醒，定时给予麻醉评分（见麻醉评分表 12.1）。床旁备有吸氧导管、吸引器、弯盘、纱布、血压计、听诊器、开口器、拉舌钳等用物。

表 12.1　麻醉评分表

评估项		分值	选择
活动	四肢均能活动	2	
	能活动 2 个肢体	1	
	不能活动	0	
呼吸	能深呼吸并咳嗽	2	
	呼吸困难或间断	1	
	无自主呼吸	0	
循环	与麻醉前基础血压相比,收缩压变化率在正负 20%	2	
	与麻醉前基础血压相比,收缩压变化率在正负 20%到 50%	1	
	与麻醉前基础血压相比,收缩压变化率在大于 50%	0	
意识	清醒、回答问题正确	2	
	呼其名时会睁眼	1	
	呼其无反应	0	
色泽	面、口唇、指端色泽正常	2	
	面、口唇、指端色泽苍白、灰暗	1	
	面、口唇、指端色泽明显青紫	0	
总分			

（2）未苏醒前每 15～30min 测一次血压、脉搏、呼吸,并做好记录,麻醉评分＞7 分后转回普通病房,与病房护士交接,如血压稳定可适当延长至每小时测量一次,直至苏醒及循环和呼吸稳定。

（3）术后 4h 仍未苏醒应及时报告医生,如发现呼吸困难、血压下降、收缩压在 90mmHg 以下、脉搏细弱或达 120 次/min 以上、面色苍白、烦躁不安或神志呆滞、感觉迟钝、手足冰冷等应报告医生及时处理。

(4) 未清醒前应去枕平卧,头偏向一侧,防止呕吐物吸入气管,苏醒后根据病情改变卧位。

(5) 保持呼吸道通畅,及时清除口腔分泌物和呕吐物,防止阻塞呼吸道,并给予氧气吸入 4~6h。

(6) 预防舌后坠,备好开口器及拉舌钳,必要时可开放气道;有舌后坠者,用拉舌钳将舌头拉出。

(7) 密切观察呼吸变化,警惕喉头水肿和呼吸困难现象出现,必要时备氧气、吸痰器、气管切开包等抢救物品。

(8) 注意安全,防止病人因躁动致输液管或引流管脱落,甚至坠床受伤。

(9) 清醒后鼓励病人进行咳嗽和深呼吸,痰液黏稠不易咳出时,给予超声雾化吸入。

(10) 并发症的观察与护理:

① 低血压。麻醉期间收缩压下降超过基础值的 30% 或绝对值低于 80mmHg,继续监测血压直至平稳。

② 高血压。麻醉期间收缩压高于基础值的 30% 或高于 160mmHg,术后监测血压,必要时予以降压治疗。

③ 心律失常。以窦性心动过速和房性期前收缩多见。术后监测心率,倾听病人主诉,必要时给予床边心电图扫描。

④ 高热、抽搐和惊厥。可能与全身麻醉引起中枢性体温调节失调有关,或与脑组织细胞代谢紊乱、病人体质有关。一旦发现体温升高,应积极进行物理降温,特别是给予头部降温,预防脑水肿。

(11) 禁食、水。完全清醒后,根据医嘱 6h 后给予试饮水并注意有无呕吐。以后按医嘱给予所需的饮食。

(12) 冬天保暖,防止烫伤。夏天防暑,避免过度出汗。

3. 健康教育

(1) 麻醉前向病人解释麻醉方法和手术进程,讲述麻醉操作的配合要点及麻醉后注意事项。

(2) 对术后仍然存在严重疼痛、需带自控镇痛泵出院的病人,教会其对镇痛泵的管理和护理。若出现镇痛泵脱落、断裂和阻塞者,及时就诊。

附:麻醉前病情评估(表 12.2):

表 12.2 ASA(美国麻醉医师协会)病情分级

病情分级	健康状况
1级	没有全身性疾病,仅有局部的病理改变
2级	有轻度到中度脏器(心、肝、肺、肾和中枢神经系统)病变,但其功能代偿良好
3级	有重度脏器(心、肝、肺、肾和中枢神经系统)病变,但其功能尚能代偿
4级	有危及生命的全身性疾病
5级	存活机会小,处于濒死状态,手术是唯一的治疗措施,如腹主动脉破裂或严重的脑损伤

一般认为,第 1~2 级病人对麻醉和手术的耐受性良好,风险性较小。第 3 级病人对麻醉耐受能力减弱,风险性较大,经充分准备,尚能耐受麻醉。第 4 级病人因器官功能代偿不全,麻醉和手术的风险很大,即使术前准备充分,围手术期的死亡率很高。第 5 级为濒临死亡的病人,麻醉和手术都异常危险,不宜行择期手术。

二、全身低温麻醉后护理

(1) 按全麻术后护理常规护理。
(2) 持续监测肛温,气管插管拔除后改为监测腋温。
(3) 保持室温 18~20℃,相对湿度 40%~60%。
(4) 体温在 36℃ 以下,皮肤出现花斑、皮疹,四肢末梢凉,应加盖棉被保暖,用热水袋复温,注意水温不宜过高,以 37℃ 到 38℃ 为宜,防止烫伤。

(5) 当体温超过 38℃时,行物理降温,头部置冰袋,用酒精擦拭头部、背部,必要时行药物降温,降温过程中切勿使腹部受凉。

(6) 观察消化系统的变化,定时抽吸胃肠减压管,防止腹胀,以免影响呼吸,注意肠蠕动的恢复。

(7) 术后 24h 内严密观察体温、血压、脉搏、呼吸变化并做处理,做好详细记录。如血压下降,可用升压药维持血压。

三、硬膜外麻醉后护理

硬脊膜外阻滞,又称硬膜外麻醉,是将局麻药注入硬脊膜外间隙,阻滞脊神经根,使其支配区域产生暂时性麻痹。与腰麻不同,硬脊膜外阻滞通常采用连续给药法,根据病情、手术范围和时间分次给药,使麻醉时间按手术需要延长。

(一) 身心评估

1. 麻醉前评估

(1) 健康史:

① 一般资料:如年龄、性别、职业等,有无烟酒等嗜好及药物成瘾史。

② 既往史:既往有无手术史、麻醉史,近期有无呼吸道或肺部感染,有无影响完成气管内插管的因素。

③ 用药史:目前用药情况及不良反应,有无过敏史。

④ 其他:有无婚育史、家族史等。

(2) 身体情况:

① 局部表现:询问病人有无腰椎受伤史,评估病人腰椎皮肤情况。

② 全身表现:意识和精神状态、生命体征,有无营养不良、发热、脱水及体重减轻,有无皮肤黏膜出血及水肿等。

③ 辅助检查:了解血常规、尿常规、大便常规、血生化检查、血气分析、心电图及影像学检查结果;有无重要脏器功能不全、凝血机制障碍及贫血、低蛋白血症等异常。

(3) 心理-社会状况。评估病人及家属对麻醉方式、麻醉前准备、麻醉中护理配合和麻醉后康复知识的了解程度;是否存在焦虑和恐惧等不良情绪,是否有担心的问题,家庭和单位对病人的支持程度等。

2. 麻醉后评估

(1) 术中情况。麻醉方式、麻醉药种类和用量;术中失血量、输血量和补液量;术中有无呼吸骤停等异常情况发生。

(2) 术后情况:

① 身体状况:病人的意识、血压、心率和体温;基本生理反射是否存在;感觉是否恢复;有无麻醉后并发症征象等。

② 辅助检查:血常规、尿常规、血生化检查、血气分析、重要脏器功能等检查结果有无异常。

③ 心理-社会状况:病人对麻醉和术后不适(如恶心、呕吐、切口疼痛等)的认识,术后不适的情绪反应,其家庭和单位对病人的支持程度等。

(二) 护理措施

1. 麻醉前护理

(1) 心理护理:对于麻醉和手术,病人常感到紧张、焦虑,甚至恐惧。这些心理反应对其生理功能有不同程度的干扰,并可能对整个围手术期产生不良影响。术前应有针对性地消除其思想顾虑和焦虑心理,耐心听取并解答其疑问。过度紧张者,可给予药物辅助治疗;有心理障碍者,应请心理专家协助处理。

(2) 身体护理:麻醉前应尽量改善病人状况,纠正紊乱的生理功能和治疗潜在的内科疾病,使病人各脏器功能处于较好状态。应特别注意做好胃肠道护理,以免手术期内发生胃内容物反流、呕吐或误吸而致窒息或吸入性肺炎。成人择期手术前应禁食 8~12h,禁饮 4h,以保证胃排空;小儿术前应禁食(奶)4~8h,禁水 2~3h。急诊手术病人也应充分考虑胃排空问题。

2. 麻醉后护理

(1) 病人回病房后,主动向麻醉师了解麻醉情况,术中病情变化和处理措施,并立即测量血压、脉搏和呼吸。

(2) 卧位：病人手术毕回病房，予以去枕平卧 6～8h，头偏向一侧。

(3) 病情观察：严密观察病人病情，每 30min 测量一次血压、脉搏、呼吸、血氧饱和度，并记录于护理记录单上，连续 4 次稳定后停测。如成人病人收缩压低于 12kPa、脉搏增快，应考虑血容量不足而加快补液；如血压不回升，指甲、唇苍白，应考虑术后出血，报告医生处理。

(4) 如病人出现胸闷、发绀、说话费力、气体交换量不足，应考虑麻药缓慢渗入蛛网膜下腔，使麻醉平面继续上升，尤其是高位硬膜外麻醉和麻醉过程中穿破硬脊膜的病人，应加倍注意，若出现上述情况，应给予吸氧，酌情使用麻黄素类血管收缩类药物，并报告医师协同处理。

(5) 注意排尿情况，术后 6～8h 有尿潴留者，应诱导排尿，必要时导尿。

(6) 如留置硬膜外导管，要防止脱出和折管，导管外端用无菌纱布包裹，应避免插管处污染及麻醉穿刺点处的感染。

(7) 观察病人双下肢感觉及活动情况，以便及时发现麻醉后并发症（如硬膜外血肿）。

(8) 术后并发症观察与护理：

① 脊神经根损伤。脊神经根损伤者，予对症治疗，数周或数月即自愈。

② 硬膜外血肿。一旦发生，尽早行硬膜外穿刺抽除血液，必要时切除椎板，清除血肿。

四、蛛网膜下隙阻滞（腰麻）护理

蛛网膜下隙阻滞，又称腰麻，是将局麻药注入蛛网膜下腔，作用于脊神经前根和后根，产生不同程度的阻滞。

(一) 身心评估

1. 麻醉前评估

(1) 健康史：

① 一般资料：如年龄、性别、职业等，有无烟酒等嗜好及药物成

瘾史。

② 既往史：既往有无手术史、麻醉史，近期有无呼吸道或肺部感染，有无影响完成气管内插管的因素。

③ 用药史：目前用药情况及不良反应，有无过敏史。

④ 其他：有无婚育史、家族史等。

(2) 身体情况：

① 局部表现：询问病人有无腰椎受伤史，评估病人腰椎皮肤情况。

② 全身表现：意识和精神状态、生命体征，有无营养不良、发热、脱水及体重减轻，有无皮肤黏膜出血及水肿等。

③ 辅助检查：了解血常规、尿常规、大便常规、血生化检查、血气分析、心电图及影像学检查结果；有无重要脏器功能不全、凝血机制障碍及贫血、低蛋白血症等异常。

(3) 心理-社会状况

评估病人及家属对麻醉方式、麻醉前准备、麻醉中护理配合和麻醉后康复知识了解程度；是否存在焦虑和恐惧等不良情绪，是否有担心的问题，家庭和单位对病人的支持程度等。

2. 麻醉后评估

(1) 术中情况：麻醉方式、麻醉药种类和用量；术中失血量、输血量和补液量；术中有无呼吸骤停等异常情况发生。

(2) 术后情况：① 身体状况：病人的意识、血压、心率和体温；基本生理反射是否存在；感觉是否恢复；有无麻醉后并发症征象等。

② 辅助检查：血常规、尿常规、血生化检查、血气分析、重要脏器功能等检查结果有无异常。

③ 心理-社会状况：病人对麻醉和术后不适（如恶心、呕吐、切口疼痛等）的认识，术后不适的情绪反应，其家庭和单位对病人的支持程度等。

(二) 护理措施

1. 麻醉前护理

(1) 心理护理：对于麻醉和手术，病人常感到紧张、焦虑，甚至恐惧。这些心理反应对其生理功能有不同程度的干扰,并可能对整个围手术期产生不良影响。术前应有针对性地消除其思想顾虑和焦虑心理,耐心听取并解答其疑问。过度紧张者,可给予药物辅助治疗;有心理障碍者,应请心理专家协助处理。

(2) 身体护理:麻醉前应尽量改善病人状况,纠正紊乱的生理功能和治疗潜在的内科疾病,使病人各脏器功能处于较好状态。应特别注意做好胃肠道护理,以免手术期内发生胃内容物反流、呕吐或误吸而致窒息或吸入性肺炎。成人择期手术前应禁食 8～12h,禁饮 4h,以保证胃排空;小儿术前应禁食(奶)4～8h,禁水 2～3h。急诊手术病人也应充分考虑胃排空问题。

2. 麻醉后护理

(1) 体位:予去枕平卧 6h,6h 后取半卧位。

(2) 病情观察:严密观察病人生命体征,待麻醉作用消失后,注意病人血压、脉搏、呼吸,注意麻醉平面。如有呼吸抑制、血压、脉搏变化立刻报告医生。

(2) 注意排尿时间,术后 6～8h 不能自行排尿者,应诱导排尿,无效者给予导尿。

(3) 术后有头痛、腰痛、呕吐的,给予对症处理。

(4) 术后禁食 6h,以后按医嘱给予饮食。

(5) 术后并发症的观察与护理:

① 头痛。发生率为 4%～37%,主要原因是腰椎穿刺时刺破硬脊膜和蛛网膜,脑脊液漏出,导致颅内压下降和颅内血管扩张刺激所致。护理措施:平卧休息,每日补液或饮水 2500～4000mL;遵医嘱给予镇痛或安定类药物;严重者于硬膜外腔注入生理盐水或 5%葡萄糖,必要时采用硬膜外充填疗法。

② 尿潴留。因支配膀胱的副交感神经恢复较晚,下腹部、肛门或会阴部手术后切口疼痛,手术刺激膀胱或病人不习惯床上排尿所致。护理措施:解释术后易出现尿潴留的原因,指导病人练习床上排尿,并嘱术后一旦有尿意,及时排尿;促进排尿;必要时留置导尿管。

五、局部麻醉护理

局麻是一种简便易行、安全有效、并发症较少的麻醉方法,病人意识清醒,适应于较表浅、局限的手术。常用的局部麻醉方法有表面麻醉、区域阻滞、神经及神经丛阻滞、局部浸润麻醉。常见的局麻药有酯类(包括普鲁卡因、丁卡因等)和酰胺类(包括利多卡因、布比卡因等)。

局部麻醉的护理措施如下:

(1) 按一般术后护理常规护理。

(2) 向麻醉人员了解麻醉情况,取自动体位。

(3) 测血压、脉搏、呼吸一次,稳定后停测。

(4) 注意伤口疼痛情况,必要时按医嘱给予镇痛剂。

(5) 臂丛麻醉病人应注意观察穿刺部位有无血肿,尤其是断肢再植病人使用肝素者,如血肿继续增大,应报告医师停用肝素,并做适当处理;如为颈路臂丛,应注意病人有无胸闷、呼吸困难等,发现异常,及时报告医师进行处理。

(6) 并发症的观察与护理:毒性反应的观察与护理。导致毒性反应的常见原因有:用药过量;误注入血管内;注射部位血液供应丰富或局麻药中未加入血管收缩药;病人全身情况差,对局麻药耐受能力降低等。

① 观察中枢神经系统和心血管系统毒性反应:中枢毒性表现为舌或口唇麻木、头痛头晕、耳鸣、视物模糊、言语不清、肌肉颤搐、意识不清、惊厥、昏迷,甚至呼吸停止。心血管毒性表现为传导阻滞、血管平滑肌和心肌抑制,出现心律失常、心肌收缩力减弱、心排出量减少、血压下降,甚至心脏停搏。

② 护理措施:一旦发生中枢神经系统和心血管系统毒性反应,立即给氧、加强通气,遵医嘱予以地西泮 5~10mg 静脉或肌内注射;抽搐、惊厥者还用用 2.5% 硫喷妥钠,缓慢静脉注射。必要时行气管插管控制呼吸。有呼吸抑制或停止、严重低血压、心律失常或心搏骤停者,加用升压药、输血输液,行心肺脑复苏。

③ 过敏反应。临床上酯类局麻药过敏者较多,酰酯类极罕见。

表现为在使用少量局麻药后,出现荨麻疹、咽喉水肿、支气管痉挛、低血压及血管神经性水肿等,严重时可危及生命。

护理措施:一旦发生过敏反应,立即停药,保持呼吸道通畅、吸氧;遵医嘱注射肾上腺激素,同时给予糖皮质激素和抗组胺药。因局麻药皮肤试验的假阳性率高达50%,故不必常规行局麻药皮试,若病人有过敏史,可用酰胺类局麻药。

第三节 胸心外科疾病护理常规

一、胸外科手术一般护理

(一)术前护理

1. 心理护理

(1)护士应与病人加强沟通,关心和体贴病人,深入了解病人及其家属对疾病的认知程度,做好解释工作,以减轻病人的焦虑和不安。

(2)讲解术前各种检查治疗护理的方法和定义,讲解麻醉和手术方式,以取得病人配合。

(3)介绍同种疾病术后成功的案例,以增强病人信心。

2. 饮食护理

(1)给予高蛋白、高热量、丰富维生素、易消化的饮食。

(2)术前2周禁烟酒,以减少呼吸道分泌物,有利于术后康复。

(3)术前12h起禁食、4h起禁饮,以免全麻后呕吐引起误吸。

3. 术前准备

(1)皮肤准备:剃除或使用脱毛膏脱患侧腋毛,准备前胸、后背皮肤,范围均应超过中线5cm以上;① 后外切口:术侧的前胸正中线至后脊柱线,包括腋下,上从锁骨水平线至剑突下。② 正中切口:前胸左腋后线至右腋后线,包括双侧腋下。③ 食管三切口:左颈部、右胸部(同后外切口)、腹部(包括脐孔、会阴部)。④ 胸腹联合切口:左胸部(同后外切口),左上腹部。术前晚沐浴一次,预防术后切口感染。

(2) 胃肠道准备:按要求禁食禁饮,术前晚灌肠。

(3) 呼吸道准备:术前痰多病人遵医嘱予以雾化吸入。

(4) 其他准备:做好交叉配血试验;准备好术中用物用药;术前晚遵医嘱予以镇静药物;术晨遵医嘱予以术前药物应用。

4. 术前指导

(1) 指导病人进行有效咳嗽咳痰和深呼吸训练,以促进肺膨胀,预防术后肺不张等并发症。

(2) 指导病人练习床上大小便,以免术后不习惯床上排便而发生便秘和尿潴留。

(二) 术后护理

(1) 按全麻术后护理常规护理。

(2) 病人回病房生命体征平稳后,给予半卧位或45°卧位,有利于呼吸和引流。

(3) 严密观察生命体征变化,做好监护记录。

(4) 呼吸道护理:加强雾化,坐起拍背,鼓励咳痰,必要时行鼻导管吸痰或气管镜吸痰,及时排出呼吸道分泌物,促进肺扩张,根据病情给予鼻导管或面罩吸氧。

(5) 痰多且黏稠者应行常规雾化吸入,每日2~3次。

(6) 各种引流管护理,按有关护理常规护理。

(7) 卧床期间做好基础护理,保持床单位清洁、干燥,防止压疮发生。禁食期间加强口腔护理。

(8) 术后麻醉清醒,无恶心、呕吐,可进流质饮食,逐步恢复至正常饮食。指导病人合理饮食,少食多餐,禁烟酒,增加营养摄入,同时多进粗纤维饮食,保持排便通畅。

(9) 鼓励病人做术侧肩关节及手臂的抬举运动,鼓励术后早期下床活动。

(10) 逐步增加活动量,注意室内空气调节,预防上呼吸道感染。

(11) 心理护理:护士加强与病人的沟通、交流,讲解术后各种治疗、护理的定义和方法,以取得病人配合。

(12) 门诊随访,及时了解病情变化。

(三) 健康指导与康复

(1) 加强营养,少食多餐,多进高蛋白热量、高维生素、易消化饮食,禁烟酒。

(2) 逐步增加活动量,注意室温,调节通风,预防上呼吸道感染。

(3) 保持大便通畅,多食粗纤维饮食,必要时予缓泻剂。

(4) 注意保持精神愉快,情绪稳定。

二、纵膈肿瘤手术护理

纵膈位于两侧肺之间,以胸骨和胸椎为其前后界,内有许多重要器官,有大血管、气管、主支气管、心包、食管、胸腺及大量脂肪、神经和淋巴管等组织,因先天发育过程异常或后天性囊肿、肿瘤形成纵膈肿瘤。

(一) 身心评估

1. 术前评估:

(1) 健康史:

① 一般情况:年龄、性别、婚姻、职业、有无吸烟或饮酒史、吸烟或饮酒的数量、饮食习惯等。

② 家庭史:了解家庭中有无肿瘤病人。

③ 既往史:有无其他部位肿瘤史或手术治疗史;有无传染病史;有无其他伴随疾病,如糖尿病、冠状动脉粥样硬化性心脏病、高血压等。

(2) 身体情况:

① 主要症状与体征:评估病人有无胸痛、胸闷、咳嗽、气短;有无吞咽困难、呼吸困难;有无声音嘶哑;有无肢体瘫痪;有无重症肌无力;有无心慌、心律不齐、颜面部水肿等心血管症状;

② 辅助检查:X线检查、内窥镜检查、放射性同位素检查、经皮穿刺活检、试验性放射治疗、活体组织检查、CT、核磁共振等。

(3) 心理-社会状况:了解病人对疾病的认知程度,对手术有何顾虑,有何思想负担,了解朋友及家属对病人的关心、支持程度,家庭对手术的经济承受能力。

2. 术后评估

(1) 生命体征评估:评估病人生命体征是否平稳,麻醉是否清醒,末梢循环、呼吸状态如何,有无胸闷、呼吸浅快、发绀及肺部痰鸣音等。

(2) 伤口与引流管情况:评估伤口是否干燥,有无渗液、渗血;评估各引流管是否通畅,引流量、颜色与性状等。

(3) 心理状态与认知程度:了解病人有无紧张情绪;康复训练和早期活动是否配合;对出院后的继续治疗是否清楚。

(二) 护理措施

1. 术前护理

(1) 按胸外科术前一般护理常规护理。

(2) 一般手术前不影响进食。对吞咽困难者,应静脉补液,注意电解质平衡。

(3) 对咳嗽无力的病人,应协助咳嗽排痰。

(4) 注意有无食管和气管压迫症状,如有气管移位或气管压迫征者需备好氧气、气管切开用具和吸痰器等。

(5) 如有上腔静脉压迫征者,不宜在上肢作静脉滴注。

(6) 胸腺肿瘤伴有重症肌无力的病人,了解病人肌无力、眼睑下垂、吞咽困难的症状和程度。严格记录胆碱能药物的剂量和用法。并观察有无药物过量的症状,如腹部痉挛性疼痛、腹泻、多汗和瞳孔缩小等。

(7) 严密观察有无呼吸和吞咽功能衰竭等危象症状。

2. 术后护理

(1) 按胸外科术后一般护理常规护理。

(2) 严密观察呼吸、血压、脉搏和血氧饱和度,保持胸腔引流管通畅。

(3) 鼓励病人咳嗽、咳痰,清除呼吸道分泌物。注意伤口渗血及出血情况。

(4) 指导病人进食高蛋白、高维生素、高热量、易消化的饮食。一般术后 6h 可少量饮水,术后第 1 日进食流质或半流质饮食,勿过饱。吞咽困难或摄入不足者,可静脉补液或鼻饲。

(5) 有纵膈引流者连接胸腔引流瓶,按胸腔引流护理常规护理。术后 4h 内应 15~30min 挤压一次,病情稳定后可逐渐减少挤压次数,应用止血药物后,尤其要注意挤压,防止血块阻塞引流管。观察引流液的颜色、性质、量,必要时可用负压吸引以利引流。

(6) 作正中切口者,应注意引流通畅,以及有无血肿压迫引起的呼吸困难和颈静脉怒张。

(7) 严格做好消毒隔离工作。

(8) 鼓励病人尽早活动,预防并发症。

(9) 便秘者,以轻泻药或开塞露为宜,禁止灌肠。

(10) 胸腺瘤伴重症肌无力术后,保持呼吸道通畅,鼓励咳嗽、咳痰,防止肺不张、肺炎或窒息等并发症。床边备气管切开包及辅助呼吸器等。应尽量避免一切加重神经肌肉传递障碍的药物,如地西泮、吗啡、利多卡因及某些抗生素等。

(11) 巨大后纵膈肿瘤术后,注意观察有无肢体活动和皮肤感觉障碍,观察有无脊髓损伤的体征。

(三) 健康指导与康复

(1) 加强营养,少食多餐,多进高蛋白、高热量、高维生素、易消化饮食,禁烟酒。

(2) 逐步增加活动量,注意室温,调节通风,预防上呼吸道感染。

(3) 保持大便通畅,多食粗纤维饮食,必要时予缓泻剂。

(4) 注意保持精神愉快,情绪稳定。

三、支气管、气管成形术护理

(一) 身心评估

1. 术前评估

(1) 健康史:

① 一般情况:年龄、性别、婚姻、职业、有无吸烟或饮酒史、吸烟

或饮酒的数量、饮食习惯等。

② 家庭史:了解家庭中有无哮喘、慢性支气管炎、肺气肿、肺结核者。

③ 既往史:有无其他部位肿瘤史或手术治疗史;有无传染病史;有无其他伴随疾病,如糖尿病、冠状动脉粥样硬化性心脏病、高血压等。

(2) 身体情况:

① 主要症状与体征:评估病人支气管狭窄、阻塞的部位、程度、范围;有无疼痛,疼痛的部位和性质;有无哮喘、呼吸困难。

② 辅助检查:X线检查、支气管造影、支气管镜检查、痰结核菌素检查等。

(3) 心理-社会状况:了解病人对疾病的认知程度,对手术有何顾虑,有何思想负担,了解朋友及家属对病人的关心、支持程度,家庭对手术的经济承受能力。

2. 术后评估

(1) 生命体征评估:评估病人生命体征是否平稳,麻醉是否清醒,末梢循环、呼吸状态如何,有无胸闷、呼吸浅快、发绀及肺部痰鸣音等。

(2) 伤口与引流管情况:评估伤口是否干燥,有无渗液、渗血;各引流管是否通畅,引流量、颜色与性状等。

(3) 心理状态与认知程度:了解病人有无紧张情绪;康复训练和早期活动是否配合;对出院后的继续治疗是否清楚。

(二) 护理措施

1. 术前护理

(1) 按胸外科术前一般护理常规护理。

(2) 心理护理:耐心解释,消除病人对手术的恐惧。

(3) 协助完善各项检查。

(4) 术前戒烟,加强口腔卫生,痰多者应用祛痰剂和抗生素。

(5) 遵医嘱给予雾化吸入。

(6) 进高蛋白、多维生素饮食,注意水、电解质平衡。

（7）做好术前指导，使病人掌握腹式呼吸和有效咳嗽，练习床上排便，适当活动，以增强心肺功能。

2. 术后护理

（1）按胸外科术后一般护理常规护理。

（2）密切观察生命体征的变化，有异常情况及时通知医师处理。

（3）气管成形术后 24~48h 内充分吸氧，氧流量 4~6L/min。

（4）术后体位：一般术后需平卧 6h，待生命体征平稳后改半坐卧位。气管成形术后为减轻气管、支气管的张力，促进吻合口愈合，术毕以粗丝线作下颌、前胸皮肤缝合，需将枕部垫高 25°~30°，头部两侧用沙袋固定，特别防止麻醉苏醒时因躁动损伤吻合口。

（5）保持呼吸道通畅：

① 及时清除呼吸道分泌物，预防肺不张和肺炎。

② 麻醉清醒后，鼓励病人深呼吸、咳痰。

③ 术后由于创面大和胸腔引流管的刺激，病人疼痛较重，应及时镇痛。

④ 协助病人翻身，活动肢体，并按时扶病人坐起拍背。

⑤ 雾化吸入每日 3 次，并遵医嘱加入抗生素和糜蛋白酶等稀释痰液，预防感染。

⑥ 气管成形术后吸痰时，应避免引起剧烈咳嗽，必要时行支气管镜吸痰。

（6）胸腔闭式引流护理参考胸腔闭式引流术护理。

（7）术后饮食：气管成形术后禁食至第 2 天开始进食。

（8）术后并发症的观察：术后常见的并发症有肺不张、肺炎、张力性气胸、支气管胸膜瘘、气管支气管吻合口瘘、乳糜胸、肺水肿等。术后密切观察病人有无呼吸困难、发热等情况。较大范围肺不张时，气管及心脏向患侧移位；张力性气胸时，气管及心脏移向对侧。支气管胸膜瘘常发生于术后 7 天以后，病人有发热、刺激性咳嗽、脓性痰等症状。

（三）健康指导与康复

（1）加强营养，少食多餐，多进高蛋白热量、高维生素、易消化饮食,禁烟酒。

(2) 逐步增加活动量,注意室温,调节通风,预防上呼吸道感染。

(3) 保持大便通畅,多食粗纤维饮食,必要时予缓泻剂。

(4) 注意保持精神愉快,情绪稳定。

四、食管癌手术护理

食管癌是我国较常见的一种消化道恶性肿瘤,男性多于女性,比例为 2∶1,其发病部位以食管中段为多见,多数为鳞癌。治疗原则以手术为主,辅以放疗和化学药物等综合治疗。

(一) 身心评估

1. 术前评估

(1) 健康史:

① 一般情况:年龄、性别、婚姻、职业、有无吸烟或饮酒史、吸烟或饮酒的数量、饮食习惯等。

② 家庭史:了解家庭中有无消化道肿瘤、食管癌或其他肿瘤病人。

③ 既往史:有无其他部位肿瘤史或手术治疗史;有无传染病史;有无其他伴随疾病,如糖尿病、冠状动脉粥样硬化性心脏病、高血压、胃食管反流等。

(2) 身体情况:

① 主要症状与体征:评估病人有无吞咽困难,是否为进行性吞咽困难;有无疼痛,疼痛的部位和性质;有无体重减轻。

② 辅助检查:纤维食管胃镜检查、食管CT扫描检查、食管黏膜脱落细胞学检查、X线钡餐检查等。

(3) 心理-社会状况:了解病人对疾病的认知程度,对手术有何顾虑,有何思想负担,了解朋友及家属对病人的关心、支持程度,家庭对手术的经济承受能力。

2. 术后评估

(1) 生命体征评估:评估病人生命体征是否平稳,麻醉是否清醒,末梢循环、呼吸状态如何,有无胸闷、呼吸浅快、发绀及肺部痰鸣音等。

（2）伤口与引流管情况：评估伤口敷料是否干燥，有无渗液、渗血；各引流管是否通畅，观察引流量、颜色与性状等。

（3）心理状态与认知程度：了解病人有无紧张情绪；康复训练和早期活动是否配合；对出院后的继续治疗是否清楚。

（二）护理措施

1. 术前护理

（1）按胸外科术前一般护理常规护理。

（2）营养支持：指导病人进食高热量、高蛋白、高维生素的流质或半流质饮食。观察进食反应，不能进食者，静脉给予高营养或空肠造瘘增加营养。

（3）皮肤准备：按胸外科手术术前一般护理常规准备，颈胸腹三切口手术病人备皮还应包括腹部和颈部。

（4）胃肠道准备：根据病人进食情况给予半流质或流质饮食；拟行结肠代食管手术的病人，术前3天进无渣流质饮食，遵医嘱口服抗生素，术前晚进行清洁灌肠，术日晨留置胃管。

2. 术后护理

（1）按胸外科术后一般护理及全麻后护理常规护理。

（2）术后应重点加强呼吸道护理，协助咳嗽、咳痰，必要时行鼻导管吸痰或气管镜吸痰，清除呼吸道分泌物，促进肺扩张。

（3）禁食期间加强口腔护理，保持口腔清洁。

（4）胃肠减压护理：胃管妥善固定，并防止脱出，如不慎脱出应及时通知医生并严密观察病情，不应盲目再插入，以免穿破吻合口造成吻合口瘘。保持通畅，注意观察引流液的性质、颜色及量。术后6~12h可以从胃管内引出少量血性液体，若短时间内有大量血性液体引出，应及时通知医生。待胃液量减少后，按医嘱拔除胃管。

（5）严密观察切口渗出情况，保持局部清洁，密切注意有无切口感染、裂开等。

（6）心理护理：加强沟通，鼓励病人表达自己的不适，消除消极情绪，树立战胜疾病的信心。

(7) 术后留置尿管的护理:防止泌尿系统感染。

(8) 术后鼓励病人早期下床活动。

(9) 饮食护理:术后应禁食 5~7 天,根据胃肠功能的恢复及术中吻合口张力、血供情况而决定进食时间。

① 禁食期间给予 TPN、EN 支持,保持输液通畅,观察药物反应。

② 经口进食时,自少量饮水起,逐渐过渡至流质饮食、半流质饮食、软食,少量多餐。结肠代食管术后经口进食时间宜适当延迟。

③ 胃代食管术后,加强饮食指导:少量多餐,避免睡前、躺着进食,进食后务必慢走或端坐 30min,裤带不宜系得太紧,进食后避免有低头弯腰的动作,防止反流。

④ 给予高热量、高蛋白、高维生素、低脂、少渣饮食,并观察进食后有无梗阻、疼痛、呕吐、腹泻、发热等情况。若发现症状应暂停进食。

(10) 胸腔闭式引流的护理:除按胸腔引流一般护理常规护理外,应特别注意胸液的质和量。

(11) 术后并发症的观察及护理:

① 吻合口瘘:术后 5~10 日,病人若出现高热、脉快、呼吸困难、胸部剧痛、患侧呼吸音低,应立即通知医生,协助处理,给予禁食、胸腔闭式引流、应用抗生素和静脉营养支持。

② 乳糜胸:多发生在术后 2~10 天。若病人出现胸闷、气急、心悸,甚至血压下降,胸膜腔内液体呈乳白色,引流量在 1000~2000mL/日,应立即给予禁食、补液、胸腔闭式引流、全胃肠外营养支持,必要时再次手术,结扎胸导管。

(三)健康指导与康复

(1) 心态:保持乐观、开朗的情绪,积极配合治疗。

(2) 饮食:出院后可继续给予半流质饮食,约半个月可过渡到软食至正常饮食——以高蛋白、高维生素、高纤维素、富于营养、易于消化的饮食为主,禁烟酒。

(3) 体位:不要躺着进食,饭后散步约 30min 后再睡觉,睡觉时可将上半身垫高 30°,右侧卧位可能更有利于胸胃排空。

(4) 随访:术后两年内每 3 个月复查一次,之后每半年复查一次,至第 5 年后可延长至每年复查一次。

(5) 术后常辅以化疗或放疗,治疗结束,再休息 2~3 个月,可视体质情况逐步恢复工作,一般可以胜任除较重体力劳动以外的任何工作。

五、肺癌手术护理

肺癌(lung cancer)多数起源于支气管黏膜上皮,因此也称支气管肺癌(bronchopulmonary carcinoma)。全世界肺癌的发病率和死亡率正在迅速上升。发病年龄大多在 40 岁以上,以男性多见,居发达国家和我国大城市男性恶性肿瘤发病率和死亡率的第一位。但近年来,女性肺癌的发病率和死亡率上升较男性更为明显。

(一) 身心评估

1. 术前评估

(1) 健康史:

① 一般情况:年龄、性别、婚姻和职业、有无吸烟和被动吸烟史、吸烟的时间和数量等。

② 家庭史:了解家庭中有无肺部疾患、肺癌或其他肿瘤病人。

③ 既往史:有无其他部位肿瘤史或手术治疗史;有无传染病史,如肺结核等;有无其他伴随疾病,如糖尿病、冠状动脉粥样硬化性心脏病(冠心病)、高血压、慢性支气管炎等。

(2) 身体情况:

① 主要症状与体征:评估病人有无咳嗽,是否为刺激性咳嗽;有无咳痰,痰量及性状;有无痰中带血或咯血的情况,咯血的量、次数;有无疼痛,疼痛的部位和性质;有无呼吸困难、发绀、杵状指(趾)。

② 辅助检查:X 线胸片、CT、各种内镜及其他有关手术耐受性检查等有无异常发现。

(3) 心理-社会状况:了解病人对疾病的认知程度,对手术有何顾虑,有何思想负担;了解朋友及家属对病人的关心、支持程度及家庭对手术的经济承受能力。

2. 术后评估：

（1）术中情况：了解病人手术情况，麻醉方式与效果，病变组织切除情况，术中出血、补液、输血情况和术后诊断。

（2）生命体征：评估病人生命体征是否平稳，是否清醒，末梢循环、呼吸状态如何，有无胸闷、呼吸浅快、发绀及肺部痰鸣音等。

（3）伤口与引流管情况：评估伤口敷料是否干燥，有无渗液、渗血；各引流管是否通畅，引流量、颜色与性状等。

（4）心理状态与认知程度：了解病人有无紧张情绪；对康复训练和早期活动是否配合；对出院后的继续治疗是否清楚。

（二）护理措施

1. 术前护理

（1）按胸外科术前一般护理常规护理。

（2）教会病人腹式呼吸：先用鼻吸气，吸气时将腹部向外膨起，屏气 1~2s，然后让气体从口中慢慢呼出。每天练习数次。

（3）指导病人正确咳嗽，教会病人进行深而慢的腹式呼吸，吸气后屏气 3~5s，用力从肺部深处咳嗽，用两次短而有力的咳嗽将痰咳出。

（4）呼吸训练器：一手持呼吸训练器，使仪器平稳直立，平静呼气后将咬嘴放在口中，以深长、均匀的吸气使 1 个浮球升起直至顶端，继续深吸气尽力使 3 个浮球同时升起到达顶部，保持吸气状态 3s 后松开咬嘴，缓慢呼气，待 3 个浮球回落至底部后重复上述动作，反复练习，并记录每次训练能达到的最大吸气流速。

2. 术后护理

（1）按胸外科术后一般护理常规护理。

（2）取卧位：

① 麻醉清醒及血压稳定后，采取半卧位。

② 肺叶切除者，可采用平卧或左、右侧卧位。

③ 肺段切除术或楔形切除术者，应避免术侧卧位，尽量取健侧卧位，以促进患侧肺组织扩张。

④ 全肺切除术者,应避免过度侧卧,可取 1/4 侧卧位,以防纵膈移位和压迫健侧肺组织而导致呼吸循环功能障碍。

⑤ 有血痰或支气管瘘者,应取患侧卧位。

⑥ 避免采用头低足高仰卧位,以防横隔上升妨碍通气。

(3) 吸氧:氧流量为 4~6L/min,持续监测血氧饱和度。

(4) 保持呼吸道通畅:

① 指导病人使用正确的咳痰方法。

② 给予雾化吸入,湿化气道,易于分泌物排出。

③ 翻身、叩背,自下而上、由外向内,避开脊柱。

④ 必要时吸痰。

(5) 疼痛护理:疼痛造成自行抑制呼吸和咳嗽,术后常规使用镇痛泵,护士加强巡视,及时发现不良反应并给予处置,必要时遵医嘱辅以镇痛药物。

(6) 胸腔闭式引流的护理:全肺切除后胸腔引流管应夹管,开放时间视病情而定,一般 1~2h 开放一次或根据大气管位置调整引流管开放的时间和次数。护士站在病人术侧,面向病人,用靠近病人一侧的食指、无名指分别放在病人胸锁乳突肌与气管夹角处,中指放在胸骨上窝,若中指恰位于食管和无名指的中间则说明胸腔两侧压力平衡,气管位置居中,此时不予以开放引流,反之则应开放引流管引流。每次放液量不宜超过 100mL,速度宜慢,以免纵膈移位导致心脏骤停。

(7) 控制输液速度和量,防止心脏前负荷过量导致肺水肿,全肺切除术后应控制钠盐摄入量,24h 补液量控制在 2000mL 内,速度以 20~30 滴/min 为宜。

(8) 饮食护理:全麻术后早期可进食少量流质食物,胃肠功能完全恢复后,可逐步过渡到半流质及普食,进食原则为少食多餐,进食易消化的高热量、高蛋白、高维生素的食物。

(9) 康复训练:护理人员鼓励病人尽早开始活动,先在床上进行活动量少的小范围活动,病人术后 6h 即开始进行康复训练,适度进行上、下肢的功能锻炼。定时做术侧上、下肢的屈伸、上举、内收、外展以及后伸等运动;术后第 2 天鼓励病人带胸管下床活动,慢慢增加活动量来进一步促进肺功能的恢复,以不感到胸闷、气促为宜。逐步改胸式呼吸为腹式呼吸,提高通气量,加强膈肌运动,减少耗氧量,改善呼吸功能,减轻呼吸困难。活动量宜循序渐进。老年体弱、心血管疾病及全肺切除者可适当推迟活动时间。

(10) 并发症的护理:

① 胸腔内出血:密切观察术后早期数小时内的引流量,若引出大量鲜红色血液 4~5mL/(kg·h),持续 3h 以上,随血压、中心静脉压等变化,提示胸腔内渗血,应补液、输血,同时做好急诊手术准备。

② 肺部感染和肺不张:主要表现为体温上升、气促、心率增快、气管向手术侧移位,若出现上述症状,应立即通知医生,协助处理。

③ 支气管胸膜瘘:常发生在术后 1 周,主要表现为高热、呼吸困难、患侧胸痛、咳出浓痰,出现上述症状应立即安置病人于患侧卧位,防止胸膜内脓液涌入支气管而发生窒息。

④ 心律失常:多发生在术后 4 日内,与缺氧、出血、水电解质酸碱失衡有关。全肺切除术后的病人约有 20% 可出现心动过速、心房室颤、室性或室上性期前收缩等心律失常的表现。术后应持续心电监护,如有异常,立即报告医师,协助处理。

⑤ 肺水肿:与病人原有心脏疾病或肺切除,余肺膨胀不全或输液量过多、速度过快,使肺泡毛细血管床容积明显减少有关,尤以全肺切除病人更为明显。病人表现为呼吸困难、发绀、心动过速、咳粉红色泡沫痰等。一旦发生,立即减慢输液速度,控制液体入量;给予吸氧,氧气用 20%~30% 乙醇湿化;注意保持呼吸道通畅;遵医嘱给予心电监护、强心、利尿、镇静及激素治疗,安抚病人的情绪。

(三) 健康指导与康复

(1) 戒烟,改变不良的生活习惯,改善生活环境和居住条件。

(2) 保持良好的心态。

(3) 学会循序渐进地进行扩胸伸臂运动,增加肺活量。

(4) 巩固治疗、放疗或免疫治疗,定期复查。

六、胸腔镜微创手术护理

胸腔镜手术(电视辅助胸腔镜手术)是使用现代摄像技术和高科

技手术器械装备,在胸壁套管或微小切口下完成胸内复杂手术的微创胸外科新技术。它改变了胸外科疾病的治疗理念,被誉为20世纪胸外科界的重大突破之一,是胸部微创外科的代表性手术,也是未来胸外科发展的方向。

(一) 身心评估

1. 术前评估

(1) 健康史:

① 一般情况:年龄、性别、婚姻和职业、身高、体重等。

② 家庭史:了解家庭中有无相关疾病。

③ 既往史:病人有无糖尿病、冠状动脉粥样硬化性心脏病(冠心病)、高血压、慢性支气管炎等病史。

(2) 身体情况:

① 主要症状与体征:评估病人有无疾病相关症状及体征。

② 辅助检查:有无心电图、X线胸片、CT、各种内镜及其他有关手术耐受性检查等的异常发现。

(3) 心理-社会状况:了解病人对疾病的认知程度,对手术有何顾虑,有何思想负担;了解朋友及家属对病人的关心、支持程度,家庭对手术的经济承受能力。

2. 术后评估

(1) 术中情况:了解病人手术、麻醉方式与效果、病变组织切除情况、术中出血、补液、输血情况和术后诊断。

(2) 生命体征:评估病人生命体征是否平稳、是否清醒,末梢循环、呼吸状态如何,有无胸闷、呼吸浅快、发绀及肺部痰鸣音等。

(3) 伤口与引流管情况:评估伤口敷料是否干燥,有无渗液、渗血;各引流管是否通畅,评估引流量、颜色与性状等。

(4) 心理状态与认知程度:了解病人是否有紧张情绪;对康复训练和早期活动是否配合;根据病人的术后各项检查结果及康复情况,判断其预后。

(二) 护理措施

1. 术前护理

(1) 按胸外科术前一般护理常规护理。

(2) 心理护理:介绍胸腔镜微创术的相关知识,减轻焦虑。

(3) 术前准备:应做好常规的手术前准备,重点做好呼吸方面的准备,指导病人做深呼吸运动、术后有效咳嗽排痰等训练,术前戒烟,以减少呼吸道分泌物,对有感染者,应先行抗感染治疗。

2. 术后护理

(1) 按胸外科术后一般护理常规护理。

(2) 严密观察生命体征及血氧情况。

(3) 加强呼吸道管理,全麻未醒时取平卧位,头偏向一侧,清醒后改半卧位,鼓励有效咳嗽及深呼吸,常规雾化吸入 2 次/日。

(4) 胸腔闭式引流护理。

(5) 鼓励早期功能锻炼。

(6) 疼痛护理:术后胸壁切口疼痛及胸交感神经切割痛使病人难以忍受,可采用分散注意力及体位辅助等方法干预,必要时用药物止痛。

(7) 并发症的观察:胸腔镜手术并发症较少,但不能忽视,应加强观察有无感染、出血、气胸、胸腔积液、支气管胸膜瘘等并发症。

(三) 健康指导与康复

(1) 改变不良的生活习惯,注意个人卫生,保持良好的心态。

(2) 合理饮食:坚持高蛋白、高维生素、低脂肪的均衡饮食,少食多餐。

(3) 活动与休息:制定合理的生活制度,根据疾病恢复情况逐渐增加活动量,适当休息,避免过度劳累。

(4) 预防感染:注意保暖,预防呼吸道和肺部感染,保持口腔和皮肤卫生。

(5) 遵医嘱用药:严格遵医嘱服用药物,不可随意增减药物剂量,并教会病人及家属观察用药后反应。

(6) 巩固治疗、放疗或免疫治疗,定期复查,如有不适及时就诊。

七、心脏外科手术一般护理

心脏外科是外科领域各分支中较年轻的一个学科,主要是以手术治疗心脏病,如心脏搭桥术、先天性心脏病手术、瓣膜置换术等,所治疗的常见心脏病有先天性心脏病、瓣膜性心脏病、冠心病、胸主动脉瘤、心包疾病、心脏肿瘤等。

(一) 身心评估

1. 术前评估

(1) 健康史:

① 一般资料:包括姓名、年龄、性别、种族、身高、体重等,其中病人的身高和体重对计算体表面积及给药剂量有重要意义。

② 病人的家族史、过敏史、手术史和成人女性病人的月经史、生育史等,既往有无出血性疾病和出凝血系统的异常,有无颅脑外伤史或其他伴随疾病。

③ 其他:包括本次疾病的类型、特征、发病以及以往诊疗用药过程,近期是否服用抗凝药物或其他药物史等。

(2) 身体状况:

① 局部表现:评估病人的生命体征及心肺功能状况,包括是否出现心悸、气短、乏力、呼吸困难、发绀等。

② 全身表现:全面检查体格,了解重要器官功能状态,评估病人的饮食习惯、生长发育和营养状况;评估病人活动耐力和自理能力,判断其对手术的耐受力。

③ 辅助检查:包括各项实验室检查,心电图检查、X线、超声心电图等影像学检查及其他特殊检查。

(3) 心理-社会状况:

① 认知程度:评估病人和家属对疾病、治疗方案、手术风险、术前配合、术后康复和预后知识的了解和掌握程度。

② 心理状态:评估病人和家属对接受手术、可能导致的并发症、生理功能的变化和预后是否存在焦虑、恐惧和无助的心理。评估病人常见的心理反应,识别并判断其所处的心理状态。

③ 社会支持系统:评估病人家属的经济承受程度,家庭和所在社区支持程度。

2. 术后评估

(1) 术中情况:详细了解手术方式、手术名称和麻醉方式,术中出血、补液、输血、用药情况;术中转流、循环阻断时间和各系统器官功能状况,以及术中有无意外及特殊处理等情况。

(2) 身体状况:

① 生命体征:包括血压、呼吸、脉搏、心率、心律、体温。

② 循环和呼吸功能:评估心功能状况、心电监护指标的动态变化、血氧饱和度和有无缺氧表现;气管插管位置、呼吸状态和肺部呼吸音情况。

③ 伤口及引流管情况:评估手术切口敷料有无渗血、感染等情况;评估心包纵膈引流管位置、是否通畅以及引流情况。

④ 意识情况:评估全麻后清醒程度,清醒后是否躁动以及可能的原因。

⑤ 外周血管循环状况:观察皮肤色泽、温度、湿度和末梢血管充盈情况。

⑥ 评估血气分析和其他实验室检查结果。

(3) 心理-社会状况:了解病人术后的心理感受,进一步评估有无引起术后心理变化的原因,如切口疼痛、术后病情恢复缓慢或反复、担忧住院费用等因素。

(4) 判断预后:评估病人和家属对疾病预后的了解状况、对康复训练和早期活动是否配合,根据病人的术后各项检查及康复情况,判断其预后。

(二) 护理措施

1. 术前护理

(1) 心理护理:介绍手术前后注意事项,对病人的心理状态进行详细分析,给予有针对性的健康教育和护理,使病人及其家属树立信心,以最佳的心理状态面对手术,提高手术成功率。

(2) 饮食护理:给予高热量、高蛋白、高维生素饮食,宜少食多餐。控制液体摄入量,术前8~12h禁食、水。

(3) 改善心功能,氧气吸入,氧流量为2~4L/min,遵医嘱给予强心、利尿等治疗。

(4) 呼吸道准备:预防感冒,控制呼吸道感染,做有效咳嗽和深呼吸训练,吸烟者术前2周禁烟。

(5) 有合并症者,积极治疗。

(6) 观察病情变化,积极处理。

2. 术后护理

(1) 做好监护室的准备工作,包括床位、物品的准备,迎接手术室病人。

(2) 认真交接术后病人,向外科医生及麻醉师了解术中病情变化,记录各项指标。

(3) 全麻未醒病人予以平卧位,头偏向一侧,待病人清醒、血压平衡后取30°~60°半卧位。

(4) 重视心理护理,与病人进行语言及非语言沟通及指导,减少其紧张及恐惧心理,配合治疗。

(5) 保持各输液管、测压管、尿管及引流管通畅。密切观察引流液的量、性质、颜色,切口敷料有无渗血以及尿液的性质、量、颜色。

(6) 密切观察生命体征、CVP的变化,如有异常及时处理。

(7) 做好各项基础护理,预防并发症的变化。

(8) 拔除气管插管后4h进少量流食,次日起应少食多餐,以高蛋白、低脂、易消化食物为主,避免暴饮暴食,少量多餐,供给富含维生素及含钾高的蔬菜和水果。有较严重心力衰竭、水肿时应严格控制食盐的摄入。

(9) 加强呼吸道护理:气管插管病人固定好气管插管,保持呼吸道通畅,根据痰液量多少及时吸痰。拔管后定时实施胸部理疗,鼓励咳嗽咳痰。

(10) 监测电解质变化,保持水、电解质、酸碱平衡。要特别重视血钾的水平,维持血钾在4mmol/L以上。

(11) 抗凝治疗:行瓣膜置换术后的病人,术后24~48h,拔除胸管后即给予华法林抗凝治疗,抗凝治疗效果以凝血酶原时间活动度国际标准值(INR)保持在2~2.5之间为宜。定时抽血查看INR,调整华法林的剂量。置换生物瓣膜的病人需抗凝3~6个月。机械瓣膜置换术后的病人,必须终身不间断抗凝治疗。

(12) 活动与功能锻炼:保证充足休息,鼓励卧床病人尽早进行四肢被动、主动活动,防止深静脉血栓形成。病人病情稳定后,可逐渐下床活动。根据病人心功能恢复情况,制订功能锻炼计划。

(三)健康指导与康复

(1)防止感染,注意保暖,防止呼吸道感染。出现感染症状时,应及时治疗。

(2)休息与活动:避免劳累,保持良好的生活习惯。根据心功能恢复情况,进行适当的活动,以不引起胸闷气急为宜。避免重体力劳动和剧烈运动。

(3)遵医嘱用药:严格遵医嘱用药,不可擅自更改药物的剂量,服用抗凝剂者需定期检测凝血酶原时间(PT)和国际标准比值(INR)。根据结果遵医嘱调整用药。教会病人及家属观察用药后反应。

(4)饮食指导:食用高蛋白、低脂肪、丰富纤维素等均衡食物,少食多餐,避免过量进食加重心脏负担。服用抗凝剂者,少吃维生素K含量高的食物,如菠菜、白菜、菜花、胡萝卜、西红柿、蛋、猪肝等,以免降低药物的作用。

八、体外循环下心内直视手术护理

体外循环(extracorporeal circulation or cardiopulmonary bypass,CPB)是指回心的上、下腔静脉血和右心房静脉血引出体外,经人工心肺机(artificial heart-lung machine)进行氧和并排出CO_2,经过调节温度和过滤后,再由人工心泵输回体内动脉继续血液循环的生命支持技术。体外循环可暂时取代心肺功能,在心肺转流、阻断病人心脏血流的状态下,维持全身器官的血液供应和气体交换,为实施心内直视手术提供无血或少血的手术野。

(一)身心评估

同心脏外科手术身心评估。

(二)护理措施

1. 术前护理

(1)按心脏外科术前一般护理常规护理。

(2) 做好心理护理,消除病人的思想顾虑,使病人身心处于最佳状态接受手术。

(3) 术前防止受凉,适当限制活动。

(4) 术前量身高、体重及四肢血压。

(5) 指导病人多食高热量、高蛋白、高维生素食物,增强机体抵抗力。

(6) 术前晚督促病人及时休息,并服镇静药。

2. 术后护理

(1) 按心脏外科术后一般护理常规护理。

(2) 置病人于监护病房加强护理,取平卧位,立即连接好呼吸机、心电监护仪,进行有创动脉血压监测、中心静脉压及肺动脉压;连接好胸引瓶、导尿管、起搏导线等,保护各项监测处于良好工作状态。约束四肢至病人清醒,能合作者可解除约束。

(3) 向麻醉医生和术者了解术中情况,如有无意外及如何处理,术中出入量(含胶体和晶体)、输血量、尿量、电解质平衡、血气分析和肝素中和情况等,目前特殊药物的用法和用量。

(4) 持续监测深部温度,低于 36.0℃采取保暖复温措施。一般肛温达 38.0℃时要积极作降温处理。

(5) 胸腔引流管接水封瓶者,按胸腔闭式引流常规护理。

(6) 对血压、心律、心率、呼吸、尿量、神志等进行严密监测和记录,有异常情况及时报告医生。

(7) 注意水、电解质酸碱平衡情况,特别是血钾的变化,如有异常及时处理。观察出入量的情况,记录 24h 出入量。

(8) 加强呼吸道管理,及时清除呼吸道的分泌物。按医嘱吸氧。气管切开者,按气管切开护理常规护理。

(9) 麻醉清醒,拔除气管插管后 4~6h 无恶心呕吐者,可分次少量饮水,如无腹胀、肠鸣音恢复可进流质饮食,并逐渐增加进食量和更改品种。

(10) 保持心包及纵膈引流通畅,注意有无心包填塞征象和内出血现象,记录每小时胸引量,如有异常立即报告医生。

(11) 注意观察尿量、颜色,准备记录每小时尿量。

（12）切口疼痛将影响呼吸的深度和幅度,不利于肺扩张,不利于病人休息,增加体能消耗。遵医嘱适当给予止痛剂,以减少病人痛苦,有利康复。

（13）加强基础护理。保持口腔、皮肤及床铺清洁,定时翻身,按摩受压部位,预防压疮及泌尿道和肺部并发症。

（14）鼓励病人尽早活动,活动应循序渐进。

（15）从监护室转至普通病房的术后早期病人,应加强巡视,注意生命体征的监测,并做好交接班工作。

（三）健康指导与康复

（1）疾病预防：注意个人和家庭卫生,减少细菌和病毒入侵；天气变化时注意防寒保暖,避免呼吸道感染。出现感染时,及时应用抗生素,直至感染控制达到满意。

（2）饮食指导：食用高蛋白、丰富纤维素、低脂肪的均衡饮食,少食多餐,避免过量进食加重心脏负担。少吃维生素 K 含量高的食物,如菠菜、白菜、菜花、胡萝卜、西红柿、蛋、猪肝等,以免降低抗凝药物的作用。

（3）休息与活动：一般术后休息 3～6 个月,避免劳累,保持良好的生活习惯；根据心功能恢复情况,进行适当的户内外活动,并逐渐增加活动量,以不引起胸闷、气急为宜,避免重体力劳动和剧烈运动。

（4）防治感染：注意保暖,预防呼吸道感染；如出现皮肤感染、牙周炎、感冒、肺炎及胃肠道感染等应及时治疗,避免引起感染性心内膜炎。

（5）遵医嘱服药：嘱病人严格遵医嘱服用强心、利尿、补钾及抗凝药物,并教会病人及家属观察药物的作用效果及副作用。

（6）使用抗凝剂用药指导：

① 治疗意义：生物瓣者抗凝 3～6 个月,机械瓣者需终身抗凝。指导病人按时服药,不可随意加药、减药；随意加药会引起身体各部位出血的危险,随意减药会造成瓣膜无法正常工作。

② 定期复查：术后半年内,每个月定期复查凝血酶原时间(PT)和国际标准比值(INR),根据结果遵医嘱调整用药。半年后,置入机

械瓣膜的病人每 6 个月定期复查。

③ 药物反应：苯巴比妥类药物、阿司匹林、双嘧达莫（潘生丁）、吲哚美辛（消炎痛）等药物能增强抗凝作用；维生素 K 等止血药则会降低抗凝作用，使用上述药物时，需咨询医师。

④ 自我监测：如出现牙龈出血，口腔黏膜、鼻腔出血，皮肤出现青紫、淤斑，出血和血尿等抗凝过量或出现下肢厥冷、疼痛、皮肤苍白等抗凝剂不足等表现时应及时就诊。

⑤ 及时咨询：若需要做其他手术，应咨询医师，术后 36~72h 重新开始抗凝治疗。

（7）婚姻与妊娠：术后不妨碍结婚与性生活，但一般在术后 1~2 年后心功能完全恢复为宜。女性病人婚后一般应避孕，如坚持生育，应详细咨询医师，取得保健指导。

（8）自我保健：定期复诊，若出现心悸、胸闷、呼吸困难、皮下出血等不适时应及时就诊。

附录 房、室间隔缺损修补手术护理

房间隔缺损（atrial septal defect，ASD）是左、右心房之间的间隔先天性发育不全导致的左、右心房之间形成异常通路。

室间隔缺损（ventricular septal defect，VSD）是指室间隔在胎儿期因发育不全导致的左、右心室之间形成异常交通，在心室水平产生左向右的血液分流。室间隔缺损可单独存在，也可为复杂先天性心脏病合并室间隔缺损。

（一）身心评估

同心脏外科手术身心评估。

（二）护理措施

1. 术前准备

同体外循环心内直视手术的术前护理。

（1）积极预防和控制呼吸道感染，避免感冒，增加抵抗力。

（2）肺动脉收收缩压大于或等于 8kPa 者，术前遵医嘱予扩血管药物，以降低肺动脉压力。

2. 术后护理

同体外循环心内直视手术的术后护理。

(1) 加强呼吸道管理：协助病人排痰，预防肺不张和肺部感染。

(2) 观察有无抽搐、偏瘫或局部神经症状，疑有气栓者，及时报告医生。

(3) 观察心率、心律的变化。

(4) 给药护理：严格遵守无菌技术操作原则；应用血管活性药物时，遵医嘱配置药物，剂量准确，用输液泵控制输液速度和用量。

(5) 并发症的观察：加强巡视，观察有无急性左心衰、心律失常、急性心脏压塞、肾功能不全、感染、脑功能障碍等并发症的发生。

（三）健康指导与康复

(1) 加强孕期保健：在妊娠早期适量补充叶酸，积极预防风疹、流感等病毒性疾病，并避免与发病有关的因素接触，保持健康的生活方式。

(2) 合理饮食：食用高蛋白、高维生素、低脂肪的均衡饮食，少食多餐，避免过量饮食加重心脏负担。

(3) 活动与休息：制定合理的生活制度，根据心功能恢复情况逐渐增加活动量，适当休息，避免过度劳累。患儿应尽量与正常儿童一起生活与学习，但要防止剧烈运动。定期锻炼，提高机体抵抗力。

(4) 预防感染：先天性心脏病的病人体质弱，易感染疾病，应嘱咐其注意个人和家庭卫生，减少细菌和病毒入侵；天气变化注意防寒保暖，避免呼吸道感染；勿在寒冷或湿热的地方活动，以防加重心脏负担。

(5) 遵医嘱用药：严格遵医嘱服用强心、利尿、补钾药，不可随意增减药物剂量，并教会病人及家属观察用药后反应，如尿量、脉搏、体温、皮肤颜色等情况。

(6) 定期复查、不适随诊：如病人有烦躁、心率过快、呼吸困难等症状，可能发生心力衰竭，及时送医院就诊。

九、复杂性先天性心脏病(法洛四联症)围手术期护理

法洛四联症(TOF)是一种常见的先天性心脏畸形。其基本病理

为室间隔缺损、肺动脉狭窄、主动脉骑跨和右心室肥厚。法洛式四联症在儿童发绀型心脏畸形中居首位。

（一）身心评估

（1）评估病人的现病史，有无全身发绀、喜欢蹲踞、反复哭闹等症状。

（2）评估病人肺功能及心功能情况。

（3）评估患儿个人史，是否足月产、出生时的体重、有无窒息抢救经过以及预防接种情况。

（4）评估患儿的辅助检查情况，血气分析情况，血常规及各项生化检查情况，心电图、心脏彩超及胸部CT等情况。

（5）评估患儿及家属对疾病相关知识的掌握情况以及家庭经济情况等。

（二）护理措施

1. 术前护理

（1）按心脏外科术前一般护理常规护理。

（2）饮食护理：先心病婴儿营养不良的检出率为32.9%，处于较高水平，因此应对住院患儿营养不良进行早期识别即营养风险筛查，并根据筛检结果进行后续的营养干预，这至关重要。

① 对先天性心脏病病人，鼓励进食高热量、高蛋白、高维生素饮食，根据病情予流质饮食，多喝水，由于这类患儿动脉血含氧量低、血液内红细胞增多、血黏度增加，易引起红细胞聚集而致血流不畅，引起栓塞症状。

② 饮食时注意避免呛咳引起窒息，先心病患儿特别容易呛咳。如果患儿胃肠道功能存在，但不能或不愿进食以满足其营养需求，就应考虑通过各种方法给予肠内营养，肠内营养是临床营养支持的首选方式。

③ 保持大便通畅，避免因排便困难加重心脏负担。

（3）缺氧发作的护理

① 体位：缺氧发作时迅速把患儿置胸膝卧位。

② 保持呼吸道通畅，给予中流量吸氧，2岁以下患儿予高流量面

罩吸氧。

③ 缺氧发作后绝对卧床休息,限制活动,减少耗氧量。

④ 如果缺氧症状无改善,应快速建立静脉通道,予心电监测,观察呼吸深浅情况,同时遵医嘱用药。

⑤ 加强病情观察,如发现患儿烦躁、突然停止活动、紫绀加重、呼吸急促、双目凝视等症状,就考虑缺氧发作,立即采取抢救措施。

(4) 预防上呼吸道感染:注意预防感冒,避免去公众场所,不接触感冒患儿,室内限制探视。指导3岁以上病人进行呼吸功能锻炼。

2. 术后护理

(1) 按心脏外科术后一般护理常规护理。

(2) 循环系统的监测:持续进行有创血压监测和中心静脉压监测,观察心率、心律、尿量、四肢末梢温度和湿度的改善情况,观察和记录每小时出入量,保持出入平衡,维持血流动力学的稳定。术后维持一定的左心容量,同时加用心肌收缩和血管活性的药物,维持左心功能和降低左心的前负荷。

(3) 血管活性药物的护理:血管活性药物要求通过单独通道泵入,一般选择中心静脉,管道贴有警示标识,微量泵入速度均衡,更换药物时速度要快,防止药物的速度改变引起血流动力学的波动,使用时密切观察病情变化。

(4) 呼吸系统的监测:术后常规使用呼吸机辅助通气,监测动脉血气,调整呼吸机的参数。观察呼吸机的运行情况及胸部的起伏情况,监测呼出潮气量,听诊肺部呼吸音,及时改变体位,给予吸痰。观察血氧饱和度和心率变化,防止肺高压危象的发生。观察痰液的颜色和性质,严格执行消毒隔离预防措施,防止呼吸机相关性肺炎的交叉感染。

(5) 管道护理:心脏外科术后病人身上带有多种管道,护士要熟悉各种管道的固定、观察及护理。特殊药物专用标识清楚,测量中心静脉压前后防止空气和血栓进入,严格执行无菌操作,防止管道滑脱、堵塞和空气栓塞。心包引流管和纵膈引流管术后6h内每15~30min挤压管道一次,观察引流液的颜色、量和性质,如心包引流液突然减少、中止,中心静脉压进行性升高,考虑心包压塞的可能,及时通知医生,配合抢救。

(6) 体位护理:心外科病人术后行低坡卧位并逐步抬高床头:生命体征无明显异常后将枕边抬高 10cm,继续监测 2h 后逐渐抬高床头至 30°左右,拔除气管插管后将床身摇至与地面成 45°角。较术后常规平卧 4~6h 可有效改善病人的呼吸循环功能,较少出现生命体征异常的情况,明显缩短病人的恢复时间。

(7) 心理护理:告知家属手术相关注意事项、术中操作过程、术后护理程序及家属配合的要点,并与病人及家属进行沟通,以减轻焦虑、烦躁及敌对情绪,增强治疗信心。麻醉清醒后,尽早进行心理行为诱导。对婴儿期患儿,多给予抚触,以促进婴儿睡眠、抚慰疼痛、减少哭闹,增加安全感;对幼儿期患儿,给予抚摸、搂抱,用玩具安慰,充分利用"转移效应",提高疼痛阈值;对年长儿采用边操作边宣教的方式,鼓励患儿克服不适与疼痛,主动配合治疗。

(8) 并发症护理:

① 出血:术后出血是先天性心脏病术后常见并发症之一,出血原因主要是止血不彻底和体外循环导致凝血机制紊乱。故须严密监测心率、血压、中心静脉压(CVP)、红细胞压积(HCT)及相关实验室指标;监测引流管引流液的色、量。高度警惕有活动性出血的发生。

② 低心排:严密监测 HR/ABP 的变化,维持 CVP $5\sim12cmH_2O$,调节补液速度,维持负平衡,维持血钾浓度于正常范围,严密监测尿量,保证尿量$\geqslant1mL/(kg\cdot h)$。观察外周循环情况,若病人肢端发凉、苍白、发绀,及时通知医师给予强心、利尿、补充血容量等处理。

③ 肺部并发症:适当延长呼吸机使用时间,规范设置呼吸机使用参数,严密监测生命体征及血氧情况。保持呼吸道通畅,进行深呼吸和有效咳嗽,锻炼腹式呼吸,预防肺不张。必要时反复示范,直到患儿掌握正确的方法。对理解能力有限的婴幼儿,可采用压迫胸骨上窝刺激咳嗽,每 1~2h 变换体位、叩背以利于痰液引流。

④ 灌注肺:法洛四联症术后灌注肺发生率远多于其他先天性心脏病,是造成死亡的主要原因之一。重点在于预防其发生,一旦发生,应立即行气管插管及呼吸机辅助呼吸。限制液体入量,监测静脉

压,维持血压在正常范围的前提下,尽量减少输液。必要时遵医嘱给予利尿等处理。

⑤ 肾衰竭:体外循环术后可影响肾组织灌注,导致尿量减少。尿量是反映肾组织灌注、体液平衡的重要指标之一。正常人的尿量应>0.5mL/kg/h,小儿≥1mL/kg/h。如发现尿量较少,应结合全身情况进行处理。当出现高钾血症、血红蛋白尿、容量负荷过重时,即使尿量正常,也应及时利尿。

⑥ 高热或体温不升:术后严密监测生命体征,如有异常及时遵医嘱给予对症处理。

⑦ 应激性溃疡:留置胃管的病人,持续开放,必要时每小时用注射器抽吸,观察记录胃液的色、质、量,必要时遵医嘱用药,预防应激性溃疡发生。

⑧ 感染:观察引流液的色、质、量,同时注意查看手术切口及置管部位的皮肤情况,准确、及时使用有效抗生素,做好各管道的护理,严格无菌操作。

(三)健康指导与康复

(1)家庭照护:做好患儿出院后的家庭护理,告知家长注意事项。但应尽量少去公共场所,防止出现呼吸道感染。

(2)注意休息,术后半年内尽量避免剧烈活动。

(3)术后一些儿童胸骨突出会随着儿童生长发育自行缓解或消失;大多数先天性心脏病术后心脏杂音消失,但有些手术术后仍有轻度杂音,属正常现象,不影响身体健康。

(4)出院后应按要求服药,如口服地高辛、利尿剂等,应每天测量患儿心率,如果安静状态心率:儿童<70次/min,婴幼儿<90次/min,应该暂停地高辛,心率复快后再服。

(5)术后1个月左右建议返院行第1次复查,由医生决定是否需要继续服药。

(6)随诊指导:交代家长出院后观察患儿的身体指标,当部分指标出现异常时应就诊。

(7)饮食护理:术后1周应该适当控制饮食及水分量,尤其是病情严重者更应注意:进食量应掌握在平时进食量的一半左右即可,少食多餐。

(8)水分控制:心脏术后摄入过多的液体会增加心脏负担,水分过少又不能满足正常需要,一般掌握在每天60~80mL/kg,详细告知家长水分控制的必要性并指导计算患儿出入量。

(9)活动及排痰:从监护室转入普通病房后以休息为主,但鼓励适当活动,以利于恢复和排痰,白天每隔1~2h扶患儿坐起或抱起,轻拍背部,让患儿咳嗽及排痰,危重者要防止过度活动。

十、心脏瓣膜置换及瓣膜修补围手术期护理

心脏瓣膜疾病是指二尖瓣、三尖瓣、主动脉瓣和肺动脉瓣的瓣膜由于各种原因(如风湿热、黏液变性、退行性改变、先天性畸形、缺血性坏死、感染或创伤等)出现病变,逐渐发生血流动力学改变,从而造成心脏功能异常,最终导致心功能衰竭的单瓣膜和或多瓣膜病变。

(一)身心评估

(1)评估病人的现病史,有无全胸闷、胸痛、气促等症状。

(2)评估病人肺功能及心功能情况。

(3)评估病人有无高血压、糖尿病、冠心病等慢性疾病史。

(4)评估病人的辅助检查情况,血气分析情况、血常规及各项生化检查情况,心电图、心超及胸部CT等情况。

(5)评估病人及家属对疾病相关知识的掌握情况以及家庭经济情况。

(6)评估病人有无过敏史及家族遗传性疾病史。

(7)评估病人当前的生命体征情况及病人周围血管搏动情况。

(8)评估病人营养状况、末梢循环情况及24h尿量及出入量等。

(二)护理措施

1. 术前护理

(1)按心脏外科术前一般护理常规和体外循环术术前护理常规护理。

(2)心理护理:术前应建立良好的医患关系,充分做好病人的心

理护理,及时了解掌握病人的心理活动。术前及时向病人及家属解释手术的重要性和必要性,消除恐惧和精神紧张,积极配合手术,并向病人及家属介绍同科室已成功行此类手术的病人,鼓励他们之间进行互动及交流,让病人树立战胜疾病的自信心。

(3) 呼吸功能的准备:心脏手术后,肺部并发症是术后发病和病死的首要原因,向病人讲解术前预防感染及减少呼吸道感染的重要性,对吸烟者告之吸烟对术后呼吸功能的严重危害,劝其或采取强制手段戒烟;术前一周对病人进行正确的咳嗽训练,以减轻咳嗽时引起的切口疼痛,必要时可由家属督促和提供帮助。

(4) 心功能的准备:心功能为Ⅱ~Ⅲ级者,积极有效地进行术前准备,术后可顺利恢复;心功能为Ⅳ级者,若术前没有做好充分准备,术后易发生低心排、脱机困难、严重心律失常、心力衰竭及呼吸衰竭等严重并发症,死亡率高,故Ⅳ级心功能者必须在术前加强治疗,待心功能改善至Ⅲ级时再行手术。必要时术前行冠状动脉造影术,及时了解心脏功能情况,作为术后参考。

2. 术后护理

(1) 按心脏外科术后一般护理常规护理。

(2) 循环系统的监护:术后应严密监测动脉血压、中心静脉压、左房压及尿量变化。持续进行床边心电监护,以便及时发现心律失常,同时应用血管活性药物,如硝普钠、多巴胺、异丙肾上腺素等,减轻心脏前后负荷,减轻心脏负担。

(3) 呼吸系统的监护:保持呼吸道通畅,保持胸腔闭式引流管通畅,适当增加呼吸机潮气量,并加用 PEEP($3\sim 5cmH_2O$),减少呼吸次数,适当应用胶体溶液,以防止脑水肿的发生。出血量大于每小时 4mL/kg,连续 3h 以上者,应及时做好二次开胸止血准备,补充血容量。

(4) 引流液的观察:心脏瓣膜置换术后胸骨后和心包各放置 1 根引流管,密切监测引流液体的颜色、性质、量等,特别是在手术后几小时内,每 30 min 捏挤一次引流管。当引流管中出现血条或血块时,需要更加严密观察、仔细挤捏,从而防止因血块堵塞引流管而导致心包填塞。

(5) 神经系统的观察:病人术后麻醉未清醒前每小时观察双侧瞳孔大小及对光反射,清醒后定时观察肢体活动情况,及早发现脑部并发症。

(6) 心律失常的监护:由于手术创伤、缺氧、电解质紊乱、术前心功能差等原因,病人术后易发生心律失常,如心动过缓、室上性心动过速、心房纤颤、心房扑动、室性早搏、心室颤动等,定时复查血气分析及电解质,避免或及时消除导致恶性心律失常的隐患。

(7) 体温的护理:体外循环中的低温,可导致病人低体温,若术后复温不足,过长时间低体温,可使体循环阻力增高,诱发心律失常。因此术后应严密监测体温变化,每 4h 监测肛温一次,观察末梢温度和皮肤颜色。应提供足够的复温、保温措施,使病人体温维持在正常范围,若病人体温持续超过 38℃,应给予温水擦浴和间歇冰敷。

(8) 出入量、电解质的监测:最常见电解质紊乱是低钾、低镁、低钠和低氯,根据尿量及血钾监测结果,采用深静脉高浓度补钾、补镁。准确记录出入量,适当补充全血和血浆,酌情利尿脱水,维持水电解质酸碱平衡。

(9) 抗凝治疗的护理:瓣膜置换术后须抗凝治疗,抗凝治疗从第 2 天开始,病人不能进食时,经胃管给华法林,进食后按时口服华法林抗凝治疗,视凝血酶原激活时间决定剂量,观察有无牙龈出血、黑便、注射部位难止血等现象。

(10) 加强营养支持:重症心脏瓣膜病病人因长期的充血性心力衰竭和三尖瓣血液反流,导致其心排出量少,静脉淤血发生及消化功能减退,营养物质的吸收存在一定的障碍,因此,应格外注意增加病人蛋白质、碳水化合物及维生素、微量元素的摄入。不能进食者,可考虑静脉内营养支持,适量补充新鲜血、血浆,以改善营养状况。

(11) 各管道的护理:

① 气管插管的护理:常规检查气管插管固定是否妥当及置入深度(距门齿)。将病人的头部置于舒适的位置,避免头部摆动或吞咽动作而引起喉、声带损伤。对于因疼痛或不适而出现躁动的病人,遵医嘱予咪唑安定等镇静类药物,对于未完全清醒或精神等因素,不能配合的病人,予约束带固定上肢,防止自行拔管,加强气道湿化,保持

呼吸道通畅,适时吸痰。

② 心包及纵隔引流管的护理:妥善固定引流管,防止扭曲、受压,保持引流通畅,观察引流液的量、性质,每15~30min挤压引流管一次或用负压持续吸引,保持压力在15~20cmH$_2$O。根据引流的情况,判断是否有活动性出血,以供治疗参考。

③ 动脉测压管的护理:术后常规行桡动脉穿刺置管,严格执行无菌操作,防止感染,严防气栓形成。测压时要对准零点,每30min记录一次,要求平均压维持在70~80mmHg,并根据血压来调节血管活性药物的用量,如"多巴胺"或"硝酸甘油",以保证组织灌流量和血压稳定。待血压平稳后及时拔管,拔管后要加压包扎,防止血肿等并发症。

④ 中心静脉测压管的护理:病人常规取右锁骨下静脉穿刺置管以监测CVP,根据CVP测量值调节补液量及速度,同时注意保持测压管通畅,预防感染、出血等并发症的发生。

(12) 术后并发症的预防:

① 低心排综合征:低心排综合征是瓣膜置换术后常见的并发症,多由于术前心脏过大、心功能差、术中麻醉及体外循环不稳定以及手术技术因素等引起。术后早期应用正性肌力药物,如硝普钠、多巴胺、异丙肾上腺素等扩血管药,补足血容量,纠正酸中毒,预防低心排综合征。

② 出血:由于手术创面大或者鱼精蛋白中和不够,术后渗血往往较多,应定时挤压心包引流管及纵隔引流管,保持引流管通畅,如引流液过多应及时给予止血药物。引流液多并有血块或引流量突然减少时应注意观察有无心率增快、中心静脉压升高、血压下降、尿量减少及颈静脉怒张等现象,应高度警惕发生心包填塞。轻度出血表现为镜下血尿、鼻出血、淤点、直肠出血、牙龈出血、皮肤淤斑等;重度出血表现为肉眼血尿、咯血、呕血、黑便、便血、心包积血、颅内出血等。

③ 血栓形成与栓塞:无论应用机械瓣还是生物瓣,术后均须抗凝治疗。机械瓣置换术后则须终身抗凝治疗;生物瓣置换术后一般须抗凝治疗3~6个月。抗凝治疗从手术后24~48h拔除胸腔引流

管开始。在切口不渗血的情况下,术后要及时抗凝,防止血块的凝集和阻塞。应用抗凝剂期间,应注意严密观察病人有无出血倾向,如鼻衄、皮肤轻微碰撞即出现淤血斑、女性月经量增多、血尿、便血等。如出现头痛、头晕、肢体麻木或障碍,应警惕有血栓形成,及时与医师取得联系,复查血小板。

(三)健康指导与康复

出院指导是整体护理中的重要组成部分,是病人恢复健康的指南,因此应针对性地进行出院指导。

(1)心理卫生指导:帮助病人正视存在的健康问题,学会自我调节、自我控制、自我护理,尽量避免情绪激动,保持乐观、平静的心态,保证充足的睡眠。

(2)日常生活指导:病人生活应有规律,功能锻炼应遵循循序渐进的原则,如先进行散步、上肢攀墙运动、两臂画圈运动等,再进行适当劳动或体育活动。避免剧烈运动,防止过度疲劳。

(3)饮食指导:饮食应以清淡、易消化的食物为主,营养要均衡,合理调配食物结构,避免暴饮暴食或过分忌食,忌吸烟酗酒。特别强调应少食富含维生素K的食物,如菠菜、番茄、鲜豌豆、猪肝、水果等,因其对抗凝药物有拮抗作用,可使凝血酶原时间缩短,影响华法林的抗凝作用。

(4)严格遵医嘱服药:瓣膜置换术后病人心功能的改善和恢复需要一个过程。因此术后6～12个月内仍需给予强心利尿药物等心功能支持疗法,并同时口服氯化钾。在此期间应严密监测病人心率,观察有无洋地黄中毒症状,如食欲减退、恶心呕吐、乏力、黄绿视等。若病人心率减慢(每分钟<60次),应及时到医院就诊,并考虑是否停药。心脏瓣膜置换术的严重并发症是血栓栓塞,病人需终身抗凝,防止血栓的发生,应嘱咐病人按时按量服药,定期复查凝血酶原时间,及时调整华法林剂量,以防血栓形成,同时还应注意观察病人有无皮下出血点、淤斑、鼻衄等出血现象,防止抗凝药物过量。应注意劳逸结合,保持健康的心态,提高生活质量。

(5)家庭护理:家庭是社会的基本单位,瓣膜置换术后病人院外康复和维持治疗场所主要在家中,病人从出院至术后1年左右是康复的关键时期,因此,应将家庭随访和教育作为重点,以增强家庭成员对病人的支持。

十一、冠状动脉搭桥围手术期护理

冠状动脉搭桥术即冠状动脉旁路移植术(CABG),是冠心病心肌缺血的有效治疗手段之一,手术的方法是通过使用病人自身部位的动脉或静脉血管,给狭窄的冠状动脉血管的远端供血。手术从病人身上取下一段正常血管,一端与升主动脉相连,另一端与冠状动脉狭窄部位的远端相连。因为这种手术方法如同架桥,所以形象地称之为"冠状动脉搭桥术"。

(一)身心评估

(1)评估病人的现病史,有无全胸闷、胸痛、胸部压迫感、气促、晕厥、嗳气、虚弱、睡眠状况等。典型心绞痛者评估疼痛发作部位、频率、严重程度、持续时间、诱发因素以及硝酸甘油的基本用量等。

(2)评估病人肺功能及心功能情况,有无不明原因的心跳过速或过缓症状。

(3)评估病人有无高血压、糖尿病、冠心病等慢性疾病史。

(4)评估病人的辅助检查情况,血气分析情况、血常规及各项生化检查情况,心电图、心超及胸部CT等情况。

(5)评估病人及家属对疾病相关知识的掌握情况以及家庭经济情况。

(6)评估病人有无过敏史及家族遗传性疾病史。

(7)评估病人当前的生命体征情况及病人周围血管搏动情况。

(8)评估病人营养状况、末梢循环情况及24h尿量及出入量等。

(二)护理措施

1. 术前护理

(1)按心脏外科术前一般护理常规和体外循环术前护理常规护理。

(2)搭桥血管的选择及保护:50岁左右者使用乳内动脉效果好,

冠脉通畅维持时间长;年龄较大者乳内动脉在灌注循环时易出现痉挛,造成吻合口狭窄,应选择大隐静脉为宜。常用大隐静脉作移植材料,术前勿穿刺大隐静脉,保护好双下肢静脉血管不受化学物理刺激或机械性损坏,以保护其静脉内皮的完整性。

(3) 心理护理:病人长期受疾病折磨甚至卧床不起,有焦虑和恐惧心理。渴望手术能根治疾病,又担心手术是否能够成功,还有经济来源问题。除了抓住个性心理特征进行心理疏导外,还应有针对性地讲解有关疾病的知识,解释手术目的、方法及术后配合事项,介绍成功病例,使病人减轻心理负担,积极配合治疗,使其树立战胜疾病的信心,多与家属联系,取得家属配合,多关心和体贴病人。

(4) 合理氧疗:指导病人卧床休息,减少心肌耗氧量。给予低流量、低浓度间断吸氧2~3 L/min,每天4次,每次1h,以增加血氧含量,改善心肌缺血、缺氧症状。

(5) 肺功能锻炼及抑制呼吸道感染:病人术前禁烟,患有气管炎者应用抗生素及祛痰剂,注意口腔卫生,治疗龋齿及牙周感染。肺功能锻炼可增加肺通气量,排除支气管分泌物,改善肺功能,利于术后肺膨胀。指导病人有效咳嗽及深呼吸。

(6) 并发症护理:冠心病病人大多合并高血压、糖尿病等慢性病,术前餐后血糖控制在6.7~8.3 mmol/L;舒张压与冠心病的发作呈因果关系,故保持血压稳定很重要,理想血压控制在≤120/75mmHg,密切观察胸痛症状,及时发现并发症,并报告医生处理。

2. 术后护理

(1) 按心脏外科术后一般护理常规护理。

(2) 呼吸机护理:病人入ICU或心脏外科监护室后,接通呼吸机,固定气管插管,听双肺呼吸音,调整呼吸机各参数。接通呼吸机30min后做血气分析一次,根据血气分析调整呼吸机各参数。待病人清醒、循环稳定后,应尽早拔除气管插管。

(3) 呼吸道管理:经常听诊双肺呼吸音,湿化呼吸道,及时、有效地清除呼吸道分泌物。撤机后鼓励病人进行有效咳嗽及深呼吸锻炼,按时叩背,痰液黏稠者予雾化吸入,脱机后鼓励和指导病人尽早下床活动。

(4) 动脉血压及中心静脉压检测:动脉血压是评估循环功能的重要指标,它反映血容量、心排血量、周围血管阻力和动脉弹性,从而指导输血、输液及血管活性药物的使用,术后48h内采用桡动脉直接测压法,48h后改为袖袋间接测量,以免长期置管引起血栓形成。

(5) 心包及胸腔引流的护理:术后当天每0.5~1h挤压引流管一次,给予一定的负压吸引,30min记录一次引流量,观察引流液颜色、性质,了解出血情况。如术后1~2h引流液>200mL/h,按医嘱应用止血药物,如效果不明显者,表明可能有小动脉出血,应立即开胸止血,避免发生急性心包填塞。

(6) 体液与电解质平衡:术后应补足血容量,但应根据病情控制单位时间内输入量,避免增加心脏前负荷,引起肺水肿。根据中心静脉压、尿量调整输液量。维持血钾在4.5mmol/L,防止低血钾诱发心律失常,注意补充钙、镁。另外及时发现并处理有潜在危险的异常心律,如多源性室性早搏呈二联律、三联律,一旦发现,立即报告医师处理。

(7) 血管活性药物调整:为了使病人得到充分、良好的组织灌注,心率应控制在80~100次/min,血压应控制在(13.3~16.0)/(8.0~10.7)kPa,CVP应控制在8~16cmH$_2$O。如血压过高,用硝酸甘油效果不佳,可用硝普钠微泵注入。为预防心律失常,可将血钾调整到最佳状态,一般血钾为4.0~5.0mmol/L。利多卡因、可达龙为心律失常的首选药。

(8) 基础护理:CABG术后,麻醉清醒后常规抬高床头15°~30°,翻身时保持置管处肢体与身体一直线,每2h翻身一次,保持床单位整洁,防止关节僵硬及压疮,做好口腔、会阴护理。

(9) 取大隐静脉侧下肢的护理:术后应将患肢置于垫枕上,保持功能位置,以预防水肿、静脉炎。术后2h即可开始被动活动,抬高患肢5~10次,进行脚掌、趾的锻炼。术后第1天予肢体功能锻炼,卧位时抬高患肢30°~45°,指导病人定时做主动或被动运动,以利于静脉回流。待病情稳定后,尽早鼓励病人下床活动,并根据病人术后病情、年龄和身体状况确定活动量及时间。术后3天局部用弹力绷带包扎,以减少肢体的水肿,术后4天暴露伤口。

（10）预防并发症护理：应用IABP常见的并发症有下肢缺血、栓塞、血小板减少症、出血倾向、球囊破裂、感染、肾缺血等，股动脉置管结束后应以X射线确认导管的位置是否合理，并制动穿刺肢体，护士要密切观察术侧足背动脉搏动、末梢循环、痛温觉和运动障碍情况，并与健侧进行比较，以便及时发现术肢因受压血栓形成，避免造成肢体远端缺血性坏死。观察气囊有无鲜血，IABP机显示屏上的反搏波，当IABP机显示反搏波形消失，导管或安全室内气囊内出现血液时即提示气囊破裂，即刻报告医生紧急处理。每4h监测体温一次，观察穿刺处敷料有无出血、渗液并及时更换敷料，遵医嘱严格使用抗生素，每天监测血常规、血PT，观察血小板量，必要时遵医嘱补充血小板。

（11）拔管护理：病人病情稳定后遵医嘱拔除导管，注意事项为先排空球囊气体，一边压住动脉穿刺点，另一手将球囊导管连同管路拔出，并让动脉血适当冲出一点，防止血栓粘着，拔管后压迫穿刺点30min后观察无出血后改为用沙袋压迫，并下肢制动24h，观察足背动脉搏动及指端颜色。

（三）健康指导与康复

嘱病人劳逸结合，饮食少量多餐，以清淡、易消化、粗纤维、新鲜的蔬菜为主，戒烟、戒酒，保持心情舒畅，避免精神紧张。高血压是诱发本病的重要原因，所以应教会病人自测血压、心率的方法，如果发现血压及心率升高，及时打电话咨询主管医生、保持血压稳定，维持血脂正常，控制血糖，防治糖尿病。

（1）饮食治疗：冠心病的危险因素包括高血脂、高血压、吸烟、糖尿病和糖耐量异常、肥胖及心理因素等。所以病人应戒烟、戒酒，坚持低盐、低脂、低热量饮食，限制含糖物质的摄入。

（2）运动治疗：运动康复是CABG后康复中的主要组成部分，运动作为机体刺激的一种形式，是调节心血管机能的物理应激。康复运动的方式有多种，以有氧运动为主，按运动试验检查结果制订运动方案，选择适合病人自身运动的训练方式。

（3）心理干预：心理护理是冠心病康复护理的关键措施之一。

大多数冠心病病人存在焦虑、抑郁、紧张、恐惧等负面情绪,护理人员应针对病人具体的心理问题,制定相应的护理措施,主动与病人接触,指导病人调整心理状态,正视病情,树立战胜疾病的信心。

(4) 药物治疗:药物治疗是治疗冠心病的必要手段之一。常用药物为硝酸甘油、利多卡因、洋地黄、阿司匹林、华法林、低分子肝素、速避凝、潘生丁等,同时注意按照凝血酶原时间决定服用剂量,并观察有无牙龈出血、皮下瘀斑等出血现象,详细介绍用药目的、原理、药物的用法、用量及不良反应,指导病人遵医嘱服药,提高病人对药物重要性的认识,避免自行减药和停药。

(5) 社会支持:社会支持通过缓解压力和直接影响病人身心健康及社会功能,从而影响病人生活质量,因此应加强社会支持。

十二、主动脉夹层围手术期护理

主动脉夹层(aorta dissection, AD)是主动脉腔内的血液从主动脉内膜撕裂口进入主动脉中膜,使中膜分离,并沿主动脉长轴方向扩展,从而造成主动脉真假两腔分离的一种病理改变。其特征是起病急、发展快、症状多样复杂,误诊率和 24h 内病死率高达 50%。

(一) 身心评估

(1) 评估病人的现病史,有无全胸闷、胸痛、气促等症状。

(2) 评估病人肺功能及心功能情况。

(3) 评估病人有无高血压、糖尿病、冠心病等慢性疾病史。

(4) 评估病人的辅助检查情况,血气分析情况、血常规及各项生化检查情况,心电图、心超及胸部 CT 等情况。

(5) 评估病人及家属对疾病相关知识的掌握情况以及家庭经济情况。

(6) 评估病人有无过敏史及家族遗传性疾病史。

(7) 评估病人当前的生命体征情况及患部周围血管搏动情况。

(8) 评估病人末梢循环情况及 24h 尿量及出入量等。

(二) 护理措施

1. 术前护理

(1) 按心脏外科术前一般护理常规护理。

(2) 入院护理:病人入院后立即入心脏重症监护室,绝对卧床休息,避免用力咳嗽、大便。迅速建立静脉通路,低流量吸氧,专人监护,5~10min 监测一次疼痛、体温、血压、心率、心律、呼吸频率、血氧饱和度参数并做好记录,准确记录 24h 出入量,密切观察病人全身皮肤黏膜出血情况及记录穿刺部位出血时间,为医生提供病情动态信息,同时根据病情备好各种抢救药物和器械,随时配合做好抢救工作。遵医嘱用药,做好基础护理及健康知识宣教。

(3) 心理护理:主动脉瘤发病急骤,疼痛难忍,病人多表现出极度焦虑及恐惧,甚至有濒死感,不利于控制心率及血压。因此,护理人员需要对不同的个体做有针对性的心理疏导,频繁有效地与病人进行沟通,介绍疾病的基本知识、成功案例、手术方法,解除病人顾虑,稳定情绪,利用语言及非语言信息给予病人支持。同时让家属积极参与,树立病人战胜疾病的信心,从被动接受护理、治疗转为主动参与治疗。

(4) 急性期护理:

① 用药护理:药物治疗以缓解疼痛、降低左室心肌收缩力和血流对主动脉壁的冲击力为主,首要目标是控制收缩压到正常低限值 100~120mmHg 和控制心率<60 次/min。降压的首选药物为硝普钠,硝普钠作用迅速,可快速将病人血压控制在目标水平,予以 20~50μg/min。硝普钠微量泵入静脉,根据血压情况调整剂量,用药期间必须严密观察血压、心率、意识、心电图、尿量、疼痛、降压效果等情况。严格掌握硝普钠浓度、速度、总量、配伍禁忌,并且要避光、现配现用,超过 8h 应重新配制。用药期间应观察病人有无恶心、呕吐、疼痛、精神错乱、心房颤动、嗜睡、昏迷等不良反应,当心率控制在 60~75 次/min、血压得到控制、疼痛减轻或消失、出血得到控制、凝血指标好转、血小板回升是主动脉夹层好转的临床特征。

② 病情观察及护理:

Ⅰ.血压的观察:会出现双上肢的血压差,其差值多超过 20mmHg;当夹层内血肿导致上下肢的血压差时,其差值多在 40mmHg 以上。所以测量病人四肢血压非常重要,应同时测量左、右上肢和左、右下肢的血压并做详细记录,一旦发现一侧血压降低、双肢血压不对称,应即刻报告医生,做好抢救准备。

Ⅱ.术前稳定血压的护理措施:缓解疼痛和焦虑,保证转运安全,改善睡眠质量,维持腹内压稳定,遵医嘱准确应用降压药物,密切观察分支血管受压情况。

(5)疼痛护理:疼痛是主动脉夹层病人最典型的临床表现,也可能是主动脉夹层发展的标志,其特点多为胸部持续性撕裂样、刀割样剧痛。疼痛的程度及部位的改变是病情变化的标志。因此护士应密切观察疼痛的程度、性质、部位、持续时间及生命体征的变化。如有疼痛部位改变或加剧,立即通知医生,给予心理疏导、低流量吸氧、使用大剂量镇痛剂,及时、准确执行医嘱,观察病人的生命体征。规范化的疼痛护理可以及时、正确地运用评估工具评估病人疼痛的程度和性质,为积极、有效地运用科学的方法进行止痛提供依据,从而控制血压,稳定疾病进程,降低疾病的死亡率。

(6)出血观察及护理:主动脉夹层合并慢性DIC病人很容易出血,出血表现加重往往也是主动脉夹层恶化的表现。当病人血小板$<20\times10^9/L$,易有自发性出血可能,甚至引起内脏出血而危及生命。因此预防出血尤为重要:

① 嘱病人卧床休息,为病人做各项操作时动作要轻柔,各种穿刺后按压时间要长。

② 勿用指甲挖鼻腔,保持鼻黏膜湿润,必要时涂抹甘油,防止干裂出血。

③ 使用软毛牙刷,禁用牙签,避免用刀剃须,使用剪刀、水果刀等金属器械时要小心,避免损伤皮肤。

④ 指导病人进食易消化食物,避免带刺、带骨、过热、辛辣刺激性强的食物,以免引起口腔血疱或消化道出血。

⑤ 密切观察血常规及皮肤、口腔黏膜有无出血点、大小便的颜色或有无血尿、黑便,如有异常及时报告医生处理。

⑥ 遵医嘱输注新鲜冰冻血浆、纤维蛋白原、血小板,做好输血护理,严密观察输血反应。

(7)排便护理:大部分病人由于排便或排尿的时候血压升高出现主动脉夹层的破裂而导致死亡,因此预防便秘在护理过程中尤为重要。

① 遵医嘱常规给予缓泻剂。

② 指导病人重建正常的排便及饮食结构。

③ 病情稳定情况下适当进行室外运动,卧床期间可适当进行床上活动;病人排便时观察血压,选择适宜的排便姿势,卧床病人如病情允许可适当摇高床头。

④ 指导病人勿用力大便,防止出血。

(8) 肺部感染的预防与护理:病人由于各种原因导致肺部感染后会咳嗽和打喷嚏,导致血压增加,继而导致夹层血管破裂,故预防肺部感染非常重要。措施为:

① 预防院内交叉感染,提高病人机体抵抗力,保持病房空气新鲜,避免感冒者探视及陪伴。

② 让病人养成良好的生活习惯,不抽烟。

③ 避免剧烈活动,以免咳嗽加重。

(9) 急诊分诊的护理:由于 AD 起病急,临床表现复杂多样,极易误诊。其中误诊为急性冠脉综合征的最多,主要原因为急性冠脉综合征病人多表现为胸痛,也可伴上腹痛等,尤其合并心电图 ST-T 改变时。当 AD 合并急性心肌梗死时,更容易造成误诊和漏诊。要仔细地进行体格检查,尤其是对四肢脉搏的检查、血压的测量、心脏有无杂音的听诊。还要注意一部分 AD 的非典型表现。

2. 术后护理

(1) 按心脏外科术后一般护理常规护理。

(2) 术后出血的观察与处理:De Bakey I 型主动脉瘤手术后出血是其最严重的、最主要的并发症之一。护理人员须做好以下护理措施:

① 密切监测心包纵膈引流量、性质、颜色,并及时报告。

② 严密观察每小时出血量、颜色、性质、有无血块及引流瓶水柱波动情况,定时挤压引流管保持其通畅性,以便及时诊断处理。

③ 监测激活全血凝固时间(ACT),防止术中鱼精蛋白使用不足导致凝血功能的异常。同时补充新鲜血小板、冷沉淀及使用止血药物也将有所帮助。

(3) 心功能的观察与护理：Ⅰ型主动脉夹层瘤术后特别是行 Bentall 或 Cabrol 术后，病人易出现心脏并发症，如围术期心肌梗死、心律失常、低心排等。护理人员要：

① 严密观察病人尿量、心电图、血压和末梢循环情况，动态观察 S-T 段演变趋势。

② 术后监测动脉血压、中心静脉压及引流量，合理使用多巴胺、多巴酚丁胺等强心药物，对于危重病人做到提前准备好药品，避免更换微泵时血压波动。

(4) 引流量监测：主动脉夹层病人外科手术时间较长，凝血因子消耗大，术中的低温保护，术后复温不全，肝素中和不完全，体外循环和手术创伤带来的机体炎症反应引起的凝血功能紊乱等原因，将导致术后出血较多。护理人员须做好以下护理措施：

① 术后早期引流量较多时，首先判断是否为活动性出血，包括了解出血量、性状，复查血常规、出凝血常规、活化凝血时间（ACT）。

② 在追加足够的鱼精蛋白使 ACT 达到正常值后，观察出血情况。

③ 在排除活动性出血可能性后，可以使用血浆、冷沉淀、血小板等凝血因子，同时使用化学止血药物。

④ 在出血得到控制后，要注意排查引流管堵塞的可能，避免因此产生心包填塞的可能。

⑤ 在观察引流量的过程中，要定期挤压管道，辅助血凝块的排出，减少堵管可能。

(5) 神经功能监测：主动脉夹层病人存在脑部并发症的高危因素，体外循环过程可能导致脑出血可能。术前可能存在脑缺血缺氧改变，术中的低灌注会加剧病变，造成术后脑缺血缺氧病的可能。术后要密切观察病人瞳孔大小、对光反射、神志、生理反射和病理反射情况，可以适当使用具有神经保护功能的药物、脱水剂等，必要时行头颅 CT 检查并请神经科会诊协助诊疗。

(6) 并发症预防：

① 肾功能监测：密切观察尿量、尿色的变化，可经静脉或口服补液，使尿量不少于 1 mL/(kg·h)，以利造影剂排出，减少肾损害。

定时抽血监测肾功能,发现异常情况及时处理。

② 发热:向病人及其家属介绍术后发热的原因、出现时间以及持续时间,消除病人的顾虑。必要时给予物理降温和非甾体类药物,常规给予抗生素抗感染。

③ 腰酸背痛:主要为术后术侧肢体伸直制动体位所致。通过适当帮助病人按摩,术后24h内可平展术侧肢体,24h后可适当进行床上活动,后逐渐增加运动量。

④ 切口感染:穿刺点辅以弹力绷带加压包扎,用1kg沙袋置于股动脉切口压迫止血,密切观察切口辅料是否干燥、整洁,穿刺部位是否出血及皮下血肿、假性动脉瘤及动静脉瘘。

(三) 健康指导与康复

出院健康指导:因为本病需要长期治疗、定期复查,因此做好健康宣教显得尤为重要。

(1) 嘱病人劳逸结合,饮食少食多餐,以清淡、易消化、粗纤维、新鲜的蔬菜为主。

(2) 戒烟、戒酒。

(3) 高血压是诱发本病的重要原因,所以应教会病人自测血压、心率的方法,如果发现血压及心率升高及时打电话咨询主管医生。

(4) 每年复查一次CT,观察腹主动脉的直径有无变化。

附录　胸腔闭式引流术护理

(一) 护理目的

(1) 排除胸腔内气体和液体。

(2) 重建胸腔负压,使肺复张。

(3) 维持纵膈的正常位置,平衡两侧胸腔压力。

(二) 术前准备

(1) 备好引流装置。

(2) 向病人介绍胸腔闭式引流的目的及注意事项,以取得配合。

(3) 引流管的放置位置根据引流目的做不同选择:

① 排除气体:一般放置在患侧锁骨中线第2肋间处。

② 引流积液：一般放置在患侧腋中线或腋后线的第6～8肋间。

③ 引流脓液：应放在脓腔最低处。

(4) 穿刺置管固定，连接水封瓶，瓶内置生理盐水密封，玻璃管下端浸入水面3～4cm，水封瓶置低于胸腔60～100cm的位置，防止瓶内液体逆流入胸腔。引流管口周围用凡士林纱布覆盖严密。

(三) 术后护理

(1) 血压平稳后取半卧位。

(2) 妥善固定，防止扭曲滑脱。

(3) 术后置胸管的病人，应定时挤压引流管，防止阻塞、扭曲受压。

(4) 严格无菌操作，防止逆行感染。

(5) 搬运或更换引流瓶时应用两把血管钳夹闭，防止气体进入胸膜腔。

(6) 鼓励病人做深呼吸、咳嗽运动，及时变换体位，以利于肺的复张，鼓励适当活动。

(7) 记录胸腔闭式引流液的量、颜色及性质，如手术病人术日引流管内引出大量鲜红色血液($4\sim5mL/(kg\cdot h)$)，持续3h以上，结合病人血压及中心静脉压等变化，考虑有活动性出血；如有较多气体逸出，考虑有新的损伤，应及时处理。

(8) 观察水封瓶中玻璃管水柱波动情况，一般水注波动范围在4～6cm，若水柱波动过大，可能存在肺不张，若无波动则示引流管不畅或肺已完全扩张，若病人出现胸闷、气促、气管向健侧偏移等肺受压的症状，应考虑血凝块堵塞管腔或置管位置不当等可能，需加强挤管或调整管口位置。

(9) 功能锻炼指导：术后早期指导病人在病情许可且耐受限度内每日做数次手臂和肩的全范围活动。

(10) 胸腔引流48～72h后，观察无气体逸出或24h引流小于50mL、脓液小于10mL，无呼吸困难，摄胸片见肺复张良好即可拔管。拔管后用无菌凡士林纱布、敷料覆盖，并观察有无胸闷、气促、皮下气肿。

第四节　外科疾病护理常规

一、甲状腺瘤手术护理

甲状腺腺瘤是最常见的甲状腺良性肿瘤,根据病理学形态表现可分为滤泡状和乳头状囊性腺瘤两种,腺瘤具有完整的包膜。

（一）身心评估

（1）健康史:甲状腺腺瘤生长缓慢,经过数年或更长时间仍保持单发。若病人过去甲状腺正常,突然发生结节,且短期内发展较快,则恶性的可能性大。

（2）身体状况:大部分病人无任何不适症状,无意中或体检时发现颈部肿块,多为单发,呈圆形或椭圆形,局限在一侧腺体内,位置常靠近甲状腺峡部,质地较软,但周围甲状腺组织硬,表面光滑,边界清楚,无压痛,能随吞咽上下移动。若乳头状囊性腺瘤因囊壁血管破裂而发生囊内出血,此时肿瘤体积大,可在短期内迅速增大,局部出现胀痛。

（3）了解病人及家属对本病的认知、家庭经济状况、心理承受程度及对治疗的期望等。

（二）护理措施

1. 术前护理

（1）完善各项检查,做好心理护理。

（2）嘱病人戒烟。

（3）指导病人练习头颈过伸体位、深呼吸、有效咳嗽。

2. 术后护理

（1）一般护理:取半卧位;床旁备气管切开包;定时测体温、脉搏、呼吸、血压;观察伤口渗血、发音和吞咽情况;保持伤口引流通畅。术后 6h 无呕吐不适,可进食冷、温流质饮食,并注意有无呛咳。术后两天可进半流质饮食。

(2) 术后并发症观察：包括有无伤口出血、呼吸困难和窒息、声音嘶哑、吞咽困难、手足麻木等。

（三）健康指导与康复

(1) 指导病人控制自我情绪，保持精神愉快、心境平和。

(2) 指导病人术后早期下床活动，注意保护头颈部，指导声嘶者做发音训练。

(3) 说明术后继续服药的重要性，强调按时按量正确服药。

(4) 定期复查监测甲状腺功能，遵医嘱减药或停药。

附录　腹腔镜下甲状腺手术护理

随着外科微创技术的进展，腹腔镜下手术越来越被外科医生广泛使用。腔镜下甲状腺次全切除术是外科微创手术中的一项新技术。与传统的手术方法相比，因切口小、创伤小、切口疼痛较轻、术后不留疤痕、美容效果好，逐渐得到病人的认可。

（一）手术方法

病人气管插管，行全身麻醉，在胸骨切迹的下缘和左右乳头的上缘分别作约10mm（主切口）、5mm及3mm的切口，在主切口注入CO_2气体，置入10mm的腹腔镜，于左右乳头上缘切口分别置入超声刀及操作钳，应用超声刀游离皮下组织，建立手术空间。暴露肿块后切除肿块，将肿块挤至主切口下方取出。经胸骨切迹10mm的切口放入引流管1根。切口用小圆针细线缝合1针，用免缝胶带对合皮肤。

（二）身心评估

(1) 健康史：甲状腺腺瘤生长缓慢，经过数年或更长时间仍保持单发。若病人过去甲状腺正常，突然发生结节，且短期内发展较快，则恶性的可能性大。

(2) 身体状况：大部分病人无任何不适症状，无意中或体检时发现颈部肿块，多为单发，呈圆形或椭圆形，局限在一侧腺体内，位置常靠近甲状腺峡部，质地较软，但周围甲状腺组织硬，表面光滑，边界清楚，无压痛，能随吞咽上下移动。若乳头状囊性腺瘤因囊壁血管破裂而发生囊内出血,此时肿瘤体积大,并可在短期内迅速增大,局部出现胀痛。

(3) 了解病人及家属对本病的认知、家庭经济状况、心理承受程度及对治疗的期望等。

(三) 护理措施

1. 术前护理

同甲状腺瘤手术护理。

2. 术后护理

(1) 按外科术后一般护理常规护理。

(2) 监测生命体征,必要时使用心电监护。

(3) 引流管的护理:妥善固定,避免折、曲,观察引流液的颜色、性状和量,一般在术后 48～72h 根据引流情况可以拔管。

(4) 饮食护理:术后 6h 病情平稳后,可以进食,但避免进食过热、过冷和刺激性食物,进流质饮食发生呛咳可改进半流质饮食。

(5) 并发症的观察和护理:

① 呼吸困难和窒息:多发生于术后 24～48h 内,观察引流和伤口敷料情况,观察呼吸情况,床头常规备气管切开包,护士对病人进行活动指导。

② 神经损伤:术后严密观察有无音调降低、失音、呛咳、误咽等。术后 6h 可与病人简短交谈。如有异常情况,应立即报告医生,对症处理,同时做好病人健康教育和心理护理,以减轻心理负担。

③ 皮下气肿:由于 CO_2 气体注入压力控制不当,或手术时间过长所致。术后护士应加强对病人局部皮肤的观察,一般皮下气肿 2 天后可自行吸收,如皮下气肿已影响到呼吸,应及时通知医生处理。

④ 高碳酸血症、呼吸性酸中毒:由于 CO_2 气体在体内潴留,改变了 $NaHCO_3/H_2CO_3$ 的正常比例,产生呼吸性酸中毒。护士应密切观察病人呼吸变化,给予吸氧,增加吸氧量,增加呼吸频率和肺通气量,从而能纠正呼吸性酸中毒。

⑤ 皮下水肿、皮下瘀斑:由于腹腔镜甲状腺手术,胸前及颈前需

建立隧道,分离皮瓣,所以术后可能会出现皮下水肿、皮下瘀斑。一般皮下瘀斑可自行消退,也可在拔除引流管后给予热敷,一周后可恢复正常。

⑥ 甲状旁腺功能损伤:症状多发生在术后1～3天,在此期间应注意面、口唇周围和手足有无针刺感和麻木。如出现上述症状可使用钙剂对抗,同时限制进食含磷高的食物,如牛奶、瘦肉、蛋黄等。

⑦ 甲状腺危象:甲状腺危象多发生在术后12～36h,临床表现为高热、脉速、神志改变及消化道症状。一旦发生有甲状腺危象的表现,应立即报告医生并给予紧急处理,如物理降温、使用激素和碘剂等。

(四) 健康指导与康复

(1) 保持心情愉快,充分休息。

(2) 术后2～3个月避免做颈部剧烈活动。适当加强颈部活动,防止瘢痕粘连。

(3) 如出现伤口红、肿、热、痛,体温升高,或发现颈部有肿块应及时就诊。

(4) 根据医嘱按时按量服药,并定期检查甲状腺功能。

二、甲状腺功能亢进手术护理

甲状腺功能亢进简称甲亢,系各种原因所致正常甲状腺素分泌的反馈机制丧失,引起循环中甲状腺素异常增多,出现以全身代谢亢进为主要特征的疾病总称。甲亢的病因迄今不明,近年来认为原发性甲亢是一种自身免疫性疾病。

临床表现:多食、消瘦、畏热、多汗、失眠、心悸、易激惹等高代谢症候群,以及不同程度的甲状腺肿大和突眼、手部颤动、听诊颈部血管杂音等特征,严重的可出现甲亢危象、昏迷甚至危及生命。

(一) 身心评估

(1) 全身及局部:注意有无甲状腺功能亢进的表现极其程度,如高代谢综合征、神经系统症状、心血管系统症状、消化系统症状等;甲状腺有无弥漫性、对称性肿块,肿块大小、形状、质地,有无触痛、震颤和血管杂音,有无眼球突出、眼裂增宽等。

(2) 辅助检查:了解病人的基础代谢率,甲状腺摄^{131}I率,血清T3、T4含量,同位素扫描,B超等检查结果。

(3) 心理-社会状况:了解病人有无情绪不稳、易激动,以及由此带来的人际关系恶化;有无疾病造成的自我形象紊乱;是否害怕手术而产生焦虑或恐惧心理。了解病人及家属对甲亢和甲亢手术的认识程度,家庭经济情况及承受能力,病人所在的单位和社区保健服务情况。

(二) 护理措施

1. 术前准备

(1) 按外科术前一般护理常规护理。

① 开始服用碘剂,2～3周后甲亢症状得到基本控制,便可进行手术(病人情绪稳定,睡眠好转,体重增加,脉率稳定在90次/min以下,基础代谢率在+20%以下)。

② 口服复方碘化钾溶液,从3滴开始,逐日增加1滴至16滴,然后维持此剂量。

(3) 对精神过度紧张或者失眠者可适当应用镇静剂和安眠药,以消除病人的恐惧心情。心率过快者可口服普萘洛尔10mg,每日3次。发生心率衰竭者,应予以洋地黄制剂。

(4) 饮食护理。给予高热量、高蛋白、高碳水化合物及富含维生素的饮食。

(5) 指导病人练习头颈过伸体位、深呼吸、有效咳嗽、床上使用便器。

(6) 对于有突眼的病人,白天戴墨镜,睡前涂眼药膏。

(7) 术前禁用阿托品。

(8) 准备气管切开包、氧气、吸引器。

2. 术后护理

(1) 按外科术后一般护理常规护理。

(2) 体位护理。术后予去枕平卧,头偏向一侧,血压平稳后取半卧位,床边备气管切开包。

(3) 严密观察血压、脉搏、呼吸、体温的变化,观察有无声音嘶哑、呛咳、呼吸困难等症状。

(4) 保持呼吸道通畅。病人床旁备气管切开包、氧气等急救物品;注意观察病人的切口敷料及引流情况;鼓励和协助病人进行深呼吸和有效咳嗽。

(5) 饮食护理。术后6h病情平稳后,可少量饮水,若病人无呛咳、误咽,可进少量温凉流质,以后逐步过渡到半流质饮食、软食、普食。

(6) 引流管护理:① 予妥善固定;② 保持引流通畅,定时挤压;③ 观察引流液的颜色、性质、量;④ 及时倾倒引流液。

(7) 并发症的观察和预防。严密观察病情,防止呼吸困难、窒息、声音嘶哑、失音、音调降低、误咽、甲状腺危象、手足抽搐等并发症。

甲状腺危象是甲亢的严重合并症。危象发生与术前准备不够、甲亢症状未能很好控制及手术应激有关。主要表现为:高热、脉快,同时合并神经、循环及消化系统严重功能紊乱,如烦躁、谵妄、大汗、呕吐、水泻等。应立即给予病人降温、吸氧,静脉输入大量葡萄糖溶液,口服或静脉滴注碘剂、氢化可的松,使用镇静剂等。

(8) 术后继续服用复方碘口服溶液,每天3次,第1天从16滴开始,逐日减少1滴至病情平稳。

(三) 健康指导与康复

(1) 指导病人控制自我情绪,保持精神愉快、心境平和。

(2) 说明甲亢术后继续服药的重要性并督促执行,教会病人正确服用碘剂的方法,如将碘剂滴在饼干、面包等固体食物上,一并服下,以保证剂量准确和避免对牙齿的损害。

(3) 功能锻炼。切口未愈合前,嘱病人活动时头、颈、肩同时运动;待伤口愈合后每天坚持颈部前后、左右活动数次。

(4) 随诊和复诊。如果出现伤口红肿、热痛,体温升高,心悸,手足震颤,抽搐等情况及时到医院就诊。

(5) 如有声音嘶哑、音调变低者,出院可行理疗、针灸以促进恢复。

三、甲状腺癌根治术护理

甲状腺癌是头颈部常见恶性肿瘤之一,约占全身恶性肿瘤的1%,女性发病率高于男性。甲状腺癌的病因不是十分明确,可能与饮食因素(高碘或缺碘饮食)、放射线接触史、雌激素分泌增加、遗传因素有关,或由其他甲状腺良性疾病,如结节性甲状腺肿、甲亢、甲状腺腺瘤,特别是慢性淋巴细胞性甲状腺炎演变而来。

(一)身心评估

(1)全身及局部:注意有无声音嘶哑、呼吸困难、吞咽困难等表现,有无颈部淋巴结转移及远处脏器转移征象;有无腹泻、心悸、颜面潮红和血钙降低等症状,以及是否伴有其他内分泌腺体的增生等临床表现。

(2)辅助检查:了解病人甲状腺摄^{131}I率,甲状腺球蛋白抗体及血清 T3、T4 含量,颈部 X 线、B 超等检查结果。

(3)心理-社会状况:了解病人有无情绪不稳状况,是否因害怕手术而产生焦虑或恐惧心理。了解病人及家属对甲状腺癌手术的认识程度,家庭经济情况及承受能力,病人所在的单位和社区保健服务情况。

(二)护理措施

1. 术前准备

(1)按外科术前一般护理常规护理。

(2)完善术前各项检查,做好心理护理。

(3)指导病人练习头颈过伸体位、深呼吸、有效咳嗽。

(4)术前注意保暖,避免着凉,戒烟。

(5)保证病人术前晚充分休息和睡眠,帮助病人剃除颈部及耳后毛发,并清洗干净。

(6)心理护理。

2. 术后护理

(1)按外科术后一般护理常规护理。

(2) 体位护理。病人麻醉清醒、血压平稳后给予半卧位,床边备气管切开包。

(3) 保持呼吸道通畅。病人床旁备气管切开包、氧气等急救物品;注意观察病人的切口敷料及引流情况;鼓励和协助病人进行深呼吸和有效咳嗽。

(4) 饮食护理。术后 6h 病情平稳后,可少量饮水。若病人无呛咳、误咽等不适主诉可进少量温凉流质,以后逐步过渡到半流质饮食、软食、普食。

(5) 预防并发症:

① 呼吸困难和窒息。术后呼吸困难和窒息是最严重的并发症,多发生于术后 48h 内。对于因血肿压迫引起的应及时清除血肿;对于因喉头水肿引起的应迅速遵医嘱应用大剂量激素;经处理后病人呼吸仍无改善,应果断行气管切开和吸氧;必要时送手术室做进一步检查、止血和其他处理。

② 喉返神经和喉上神经损伤。密切观察病人有无声音嘶哑、饮水呛咳等现象。

③ 手足抽搐。多发生于术后 1~3 天,可指导病人限制进食含磷较高的食物,如牛奶、瘦肉、蛋黄、鱼类等。

④ 甲状腺危象。多发生于术后 12~36h 内,应立即给予病人降温、吸氧,静脉输入大量葡萄糖溶液,口服或静脉滴注碘剂、氢化可的松,使用镇静剂等。

(三) 健康指导与康复

(1) 心理护理。甲状腺癌病人术后存在不同程度的心理问题,医务人员应指导病人调整心态,了解疾病,积极应对,配合治疗。

(2) 功能锻炼。指导病人头颈部制动一段时间后,开始逐步练习活动,促进颈部的功能恢复,防止切口粘连及瘢痕收缩,直至出院后 3 个月。

(3) 出院指导。指导病人出院后定期复诊,教会病人颈部自查的方法,若发现结节、肿块或异常应及时就诊。甲状腺癌作次全或全切除者应终身服用甲状腺素片,以预防甲状腺功能减退及抑制

TSH。病人需定期监测血浆 T4 和 TSH,以此调整用药剂量。未分化甲状腺癌术后应遵医嘱按时放疗。

四、急性乳腺炎手术护理

急性乳腺炎系指乳房的急性化脓性感染。多发于产后哺乳期妇女,以初产妇多见,好发于产后 3~4 周。

(一) 身心评估

1. 身体状况

(1) 病初时乳房胀痛,炎性进一步发展,呈搏动性疼痛。

(2) 乳房出现痛性硬块,表面皮肤红热,数天后硬块软化形成脓肿,出现波动感,脓肿破溃向体外排出脓液。

(3) 患侧腋窝淋巴结正常肿大,并有压痛。

(4) 出现寒战、发热、脉率加快等全身中毒症状,感染严重者,可并发败血症。

2. 心理状况

病人由于乳房疼痛,出现食欲减退心情烦躁,变换体位触碰乳房时加重疼痛而长时间不能入眠,有的病人担心婴儿喂养、乳房的功能、形态改变等而产生焦虑情况。

(二) 护理措施

1. 术前护理

完善术前各项检查,做好心理护理,避免不良刺激。

2. 术后护理

(1) 一般护理:

① 取舒适体位。

② 定时监测病人的体温、脉搏、血压、呼吸变化。

③ 观察伤口有无渗血、渗液。

④ 术后无恶心、呕吐等不适症状,可进食清淡、易消化的食物。

(2) 指导病人暂时停止哺乳,定时用吸乳器吸净或者挤净乳汁。

(3) 遵医嘱给予抗感染治疗。

(4) 疼痛的护理。

① 给予病人心理护理,解释疼痛的原因。

② 转移病人注意力。

③ 遵医嘱应用止痛药物。

(5) 高热时给予物理降温,必要时遵医嘱应用解热镇痛药。

(三) 健康指导与康复

(1) 养成良好的哺乳习惯,定时哺乳,每次哺乳时将乳汁吸净。

(2) 教会病人按摩乳房的正确手法,防止乳汁淤积。

(3) 保持婴儿口腔卫生,及时治疗婴幼儿口腔炎。

(4) 及时处理乳头破损,症状严重时应及时就诊。

(5) 如体温升高,乳房胀痛伴红、肿、热及有压痛性肿块,应及时到医院就诊。

五、乳腺癌根治术护理

乳腺癌是指乳腺组织或导管内发生的恶性肿瘤,好发年龄在40～60岁,主要与性激素的变化、遗传因素以及乳腺囊性增生病恶变有关。高脂肪饮食也是其发病的重要因素之一。

(一) 身心评估

(1) 局部:① 乳房外形:两侧乳房的形状、大小是否对称;乳房皮肤有无红肿、局限性隆起、凹陷及橘皮样改变;乳头和乳晕有无糜烂,乳头是否在同一水平,近期有无一侧乳头内陷;乳房浅表静脉是否扩张;② 乳房肿块:肿块大小、质地和活动度,表面是否光滑,边界是否清楚,肿块与深部组织的关系。

(2) 全身:① 评估病人有无癌症转移征象:如锁骨上、腋窝淋巴结和其他部位有无肿大淋巴结,淋巴结的位置、大小、数目、质地和活动度,有无肺、骨和肝转移征象;② 评估病人全身营养状况及心、肺、肝、肾等重要器官的功能状态。

(3) 心理-社会状况:评估病人有无因疾病、手术、各种治疗等产生不良心理反应及应对情况;评估病人对拟采用的手术方式及术后康复锻炼知识的了解和掌握程度;家属尤其是配偶对本病及其治疗、预后的认知程度及心理承受能力。

（二）护理措施

1. 术前准备

（1）按外科术前一般护理常规护理。

（2）心理护理：对于病人表现出的否认、害怕、恐惧及对术后外形改变的担忧，给予心理护理。鼓励树立战胜疾病的信心，以良好的心态面对疾病和治疗。

（3）对于妊娠及哺乳期病人，应终止妊娠及断乳。

（4）备皮范围：上至锁骨上部，下至脐水平，两侧至腋后线，包括同侧上臂 1/3 和腋窝部；如需植皮，取患侧乳房对侧大腿皮肤，备皮范围应包括会阴部的阴毛，手、膝关节。

（5）饮食：鼓励病人进食高蛋白、高热量、高维生素饮食。

2. 术后护理

（1）按外科一般术后护理常规护理。

（2）体位：全麻清醒后予半卧位，抬高患侧上肢，在肩下垫一软枕。

（3）伤口护理：① 观察切口渗血、渗液、愈合情况并做好记录；② 切口处用弹力绷带加压包扎，松紧适宜，注意患侧上肢远端血液循环、皮肤的颜色、温度以及脉搏，防止过紧引起肢体供血不良，过松不利皮瓣或皮片与胸壁紧贴愈合。

（4）观察病人有无气胸的征兆、胸闷、呼吸窘迫等。

（5）做好负压引流管的护理，妥善固定引流管，保持有效的负压引流，观察引流液的颜色、性质和量，引流量每小时超过 100mL 提示有活动性出血，应立即报告医生及时处理。引流液颜色变淡，24h 量小于 10mL，皮瓣下无积液、无积血可遵医嘱拔管。

（6）患肢功能锻炼：① 术后 24h 内活动手指及腕部，可做伸指、握拳、屈腕等锻炼。② 术后 1~3 天进行上肢肌肉的等长收缩，利用肌肉泵作用促进血液、淋巴回流，可用健侧上肢或他人协助患侧上肢进行屈肘、伸臂等锻炼。③ 术后 4~7 天病人可坐起，鼓励病人用患侧手洗脸、刷牙、进食等，并作以患侧手触摸对侧肩部即同侧耳朵的锻炼。④ 术后 1~2 周：术后 1 周，皮瓣基本愈合后，可以开始肩关节的活动,以肩关节为中心前后摆臂;术后 10 天,皮瓣与胸壁黏附已较牢固,可循序渐进地做抬高患侧上肢、手指爬墙、梳头等锻炼。

(7) 心理护理:乳腺癌术后病人的心理弹性普遍较差,其主要影响因素有术后时间、社会支持、应对方式及自我感受负担。因此,医护人员应对乳腺癌病人进行有针对性的心理疏导,调节情绪,协调社区和家庭的关系,加强外部社会支持,鼓励以积极的方式应对疾病,以改善乳腺癌病人的心理弹性状况,促进疾病恢复,提高生活质量。

(三) 健康指导与康复

(1) 指导病人做好患肢功能锻炼,防止疤痕挛缩。

(2) 避免患肢搬运、提重物及在患肢进行侵入性操作。

(3) 遵医嘱口服他莫昔芬(三苯氧胺)等药物,术后 5 年内应避免妊娠,以防乳房癌复发。

(4) 每月自查健侧乳房,避开月经前期及月经期。方法:取坐位或直立位,健侧上肢自然下垂,对侧手平触乳房有无肿块及乳头处有无分泌物,忌刺激及捏乳房。

(5) 健侧或患侧局部周围有包块应及时门诊随访。

(6) 化疗者按化疗期护理。

(7) 提供病人改善自我形象的方法。

六、腹部损伤护理

腹部损伤是指腹部受到外界各种致伤因素所致的损伤,主要是外界直接暴力作用于腹部引起的腹壁或内脏的损伤,利器或爆震作用于腹部引起的穿透性损伤。

(一) 身心评估

(1) 腹部情况:评估病人腹壁有无伤口及其部位、大小;腹壁伤口有无脏器脱出;有无腹部压痛、肌紧张和反跳痛及其程度和范围;腹部有无移动性浊音,肝浊音界是否缩小或消失;肠蠕动是否减弱或消失。

(2) 全身情况:评估病人生命体征变化,有无面色苍白、冷汗、脉搏细速、血压不稳定等休克的早期征象;有无体温升高、脉搏增快等全身中毒症状;是否合并胸部、颅脑、四肢及其他部位损伤。

(3) 辅助检查:评估红细胞计数、白细胞计数、血红蛋白和血细胞比容等数值的变化,以及其他辅助检查,如腹腔穿刺、腹腔灌洗、X线、B超、CT、MRI等影像学检查的结果。

(4) 心理-社会状况:评估病人家属对突发的腹部损伤以及伤口、出血、内脏脱出这些视觉刺激的心理承受能力和对预后的担心程度;评估经济承受能力和对本次损伤相关知识的了解程度。

(二) 护理措施

1. 术前护理

(1) 卧床休息,避免搬动,若病情稳定,可取半卧位。

(2) 观察期间应禁食、水,必要时行胃肠减压。

(3) 禁用镇痛剂,以免掩盖病情;禁止灌肠,以免加重病情。

(4) 保持呼吸道通畅,保证充分的氧气供给。

(5) 注意保暖。

(6) 病情观察:

① 定时测量体温、脉搏、呼吸、血压,注意有无休克发生。

② 观察腹痛的性质、部位、范围,有无压痛、肌紧张及反跳痛等。

③ 观察有无合并伤及程度和进展情况。

④ 监测各种相关的生化指标,必要时行腹腔穿刺,观察穿刺液的性状,协助诊断。

⑤ 护士应仔细观察酸中毒纠正情况,PT、APTT指标及有无DIC的发生等,根据检测数据的趋势,做好救治病人的应对措施,积极配合治疗方案。

(7) 选择有效抗生素,防止腹腔内感染。

(8) 如需手术治疗,做好术前准备。

2. 术后护理

(1) 按麻醉后护理常规护理,血压平稳后取半卧位。

(2) 禁食,胃肠减压,并观察肠蠕动恢复情况,根据病情逐步恢复饮食。

(3) 观察生命体征、尿量,若出现血压下降、高热、少尿、无尿时均应做出相应处理。

（4）保持腹腔引流通畅，观察引流液的量、颜色及性质，同时了解腹痛情况及腹部体征的变化。

（5）根据病情记录出入量,维持水、电解质及酸碱平衡。

（6）鼓励病人早期离床活动，防止术后肠粘连，减轻腹胀，促进肠蠕动的恢复。

（三）健康指导与康复

（1）平时多食易消化、营养丰富的食物。

（2）保持大便通畅，如有腹痛、腹胀、排气停止，应及时就诊。

（3）适当活动,防止肠粘连。

七、脾破裂手术护理

脾脏是人体腹腔内的实质性器官，其质地柔软脆弱，血供丰富，在受到外力作用时极易破裂，占各种腹部伤的40%~50%。直接或间接外力作用均可造成脾脏损伤或破裂，主要表现为腹痛，自左上腹逐渐向下腹蔓延，出现腹膜刺激征。而其主要危险在于大出血后导致的失血性休克，大多数病人就诊时处于不同程度的休克状态，病情危重且发展变化快，若未得到及时救治，死亡率可达约10%。

（一）身心评估

（1）腹部情况：评估病人腹部有无压痛、肌紧张和反跳痛及其程度和范围；腹部有无移动性浊音。

（2）全身情况：评估病人的生命体征变化，有无面色苍白、出冷汗、脉搏细速、血压不稳定等休克的早期征象；有无很快出现体温升高、脉搏增快等全身中毒症状；是否合并胸部、颅脑、四肢及其他部位损伤。

（3）辅助检查：评估红细胞计数、白细胞计数、血红蛋白和血细胞比容等数值变化，以及其他辅助检查如腹腔穿刺、X线、B超、CT、MBI等影像学检查的结果。

（4）评估病人及家属对出血的心理承受能力和对预后的担心程度；评估经济承受能力和对本次损伤相关知识的了解程度。

(二)护理措施

1. 术前护理

(1) 按外科疾病手术一般护理常规护理。

(2) 监测生命体征,每 15min 或 30min 测 T、P、R、BP。

(3) 病人平卧,休克者取休克体位。

(4) 保持呼吸道通畅,吸氧。

(5) 快速建立两组静脉通道,遵医嘱做出扩容、升压、止血等处理。

(6) 抽取血标本,进行血交叉试验、凝血试验、血常规测定等。

(7) 禁食,禁止灌肠,禁止热敷。

(8) 快速完善术前常规护理,药物过敏试验、皮肤准备等。

(9) 安慰病人,减轻病人恐惧心理。

2. 术后护理

(1) 按全麻术后护理常规护理。

(2) 保持呼吸道通畅,吸氧。

(3) 监测 T、P、R、BP,了解 SpO_2 情况。

(4) 保持腹腔引流管通畅,观察、记录引流液的颜色、量与性状。一般术后 24h 后,引流液的颜色变淡、量变少。

(5) 术后禁食,待胃肠道功能恢复、肛门排气后,可进食少量流质、半流质食物。鼓励病人进食有利于机体恢复的高蛋白、高热量、高维生素的饮食。

(6) 病人卧床休息,术后 24h 后适当下床活动,预防并发症及促进肠蠕动。

(7) 注意口腔、皮肤卫生,观察体温,遵医嘱使用抗生素,避免和预防感染。

(8) 监测血小板、血象及血红蛋白等情况。

(9) 出现继发性出血迹象时,立即卧床休息,避免搬动病人,以免加重出血。

(三)健康指导与康复

(1) 定期门诊随访血小板计数。

(2) 避免去人群聚集的地方。保暖,防止感染。

(3) 多饮水,多吃新鲜的蔬菜、水果及高热量、高蛋白、高维生素的饮食,保持大便通畅。

(4) 适当体育锻炼,增强抵抗力。

八、胃、十二指肠疾病手术护理

胃癌是我国常见的恶性肿瘤之一,占消化道恶性肿瘤的第一位,好发年龄以40～60岁多见,男女比例为3:1,年死亡率达0.251‰万,起病隐匿,临床表现缺乏特异性,外科手术治疗已成为其首选的治疗方法。

胃溃疡和十二指肠溃疡是常见的消化道疾病。

(一) 身心评估

(1) 健康史:包括年龄、性别、职业、饮食、生活习惯、性格特征、药物使用情况,特别是有无非甾体类抗炎药和皮质醇等药物服用史。

(2) 身体状况:① 症状和体征:了解上腹部疼痛的规律;腹部有无压痛及压痛的部位;有无消瘦和贫血等全身表现;② 辅助检查:了解各项辅助检查结果,如胃酸测定、胃镜及X线钡餐检查结果等,判断溃疡发生状况,以及病人各脏器功能状态。

(3) 心理-社会状况:① 了解病人对疾病的认知程度,对手术有何顾虑,有何思想负担;② 亲属对病人的关心程度、支持力度,家庭对手术的经济承受能力。

(二) 护理措施

1. 术前护理

(1) 心理护理。

(2) 营养支持:纠正贫血及营养不良,指导合理膳食。

(3) 观察病情变化,注意有无急性穿孔、出血、幽门梗阻等并发症发生。

① 幽门梗阻者,术前应置胃肠减压管,术前3日每晚用3%高渗盐水洗胃,以减轻胃壁水肿。

② 有急性穿孔者,密切观察病人的生命体征、腹膜刺激征等变

化。予禁食、胃肠减压。

③ 合并出血者,观察和记录呕血、便血等表现,予禁食、止血、输血治疗,若仍出血,行急诊手术。

(4) 胃癌波及横结肠时应做肠道准备,选择肠道不易吸收的抗生素口服。术前晚行清洁灌肠。

(5) 术日晨禁食、水,置胃管及导尿管。

2. 术后护理

(1) 血压平稳后取半卧位。

(2) 病情观察:

① 观察生命体征变化,每小时测量血压、脉搏、呼吸。

② 观察腹胀及肠蠕动情况,术后 24~48h 禁食;术后第 3~4 天肠蠕动恢复后可拔除胃管,给试饮水过渡到流质饮食;术后 5~6 天进半流质饮食;术后 7~9 天根据病情进软食,忌进生冷、油炸、刺激性食物。

(3) 保持各种引流管通畅,妥善固定,防止引流管扭曲、受压及脱落。

(4) 鼓励病人早期活动,告知早期床上活动和下床活动的重要性,如可以促进肠蠕动的早期恢复,避免术后肠粘连、肺部感染和下肢深静脉血栓等并发症的发生,消除其思想顾虑。

(5) 并发症护理:

① 胃出血:观察胃管引流情况及血压、脉搏变化。24h 内出血量 >300mL,提示有活动性出血。若持续不止,趋向休克情况,应立即再次行手术止血。积极完善术前准备。

② 感染:注意切口情况及体温变化。

③ 吻合口梗阻:观察呕吐物的性质及量,必要时置胃肠减压管。

④ 倾倒综合征:病人餐后应平卧 10~20min,少食多餐,控制碳水化合物的摄入,使其逐渐适应,观察进食后有无出现上腹部胀痛、心悸、头晕、出汗、腹泻甚至虚脱等症状。

⑤ 吻合口瘘:注意有无发热及腹膜刺激征,若出现严重腹膜炎,须立即行手术治疗。

(三) 健康教育

(1) 保持心情舒畅，适当活动，避免劳累及受凉。

(2) 少食多餐，避免食生冷、硬、辛辣等刺激性食物，忌食胀气、油脂及过甜食物，饭后卧床 0.5~1h 以预防倾倒综合征。

(3) 保持大便通畅。注意有无腹痛、反酸、嗳气、恶心、呕吐、黑便、便血，发现异常及时就诊。

九、结肠、直肠癌根治术护理

大肠癌包括结肠癌及直肠癌，是常见的消化道恶性肿瘤之一。大肠癌的流行病学特点为：

(1) 直肠癌的发生率比结肠癌高，比例为 1.5:1。

(2) 不同地区大肠癌的发生部位有所差异，如高发区其发生部位以乙状结肠及上段直肠为主；而低发区则以右半结肠为主，提示其致病因素可能存在差异。

(3) 大肠癌的发病率随年龄的增加而逐步上升。

(4) 大肠癌的性别差异不大。

(一) 身心评估

(1) 症状：评估病人排便习惯有无改变，是否出现腹泻、便秘、腹痛、腹胀、肛门停止排便、排气等肠梗阻症状，有无大便表面带血、黏液和脓液的情况。病人全身营养状况，有无肝大、腹水、黄疸、消瘦、贫血等。

(2) 体征：腹部触诊和直肠指诊有无扪及肿块及肿块大小、部位、硬度、活动度，有无局部压痛等。

(3) 心理-社会状况：评估病人及家属对所患疾病的认知程度，有无过度焦虑、恐惧等影响康复的心理反应；了解病人及其家属能否接受制定的治疗护理方案，对治疗及未来的生活是否充满信心，能否积极寻求社会及他人的帮助；对结肠造口知识及手术前配合知识的掌握程度；对即将进行的手术及手术可能导致的并发症、应用人工结肠袋所造成的不便和生理机能改变是否表现出恐慌、焦虑，有无足够的心理承受能力；了解家庭对病人手术及进一步治疗的经济承受能力和支持程度。

(二) 护理措施

1. 术前准备

(1) 按外科一般术前护理常规护理。

(2) 无结肠、直肠梗阻术前 3 天进少渣半流质饮食,术前 1 天进流质饮食,手术前 12h 禁食,术前 4h 禁水。

(3) 口服肠道抗菌药物,遵医嘱按时正确给药。

(4) 口服肠道灌洗液清洁肠道,根据病人排便情况,决定当晚及术晨是否需要清洁灌肠。

(5) 纠正营养状况,监测重要脏器功能。

(6) 遵医嘱予药物过敏试验。

(7) 术前进行心理护理及健康指导。

(8) 直肠癌的病人常规开展造口术前定位,选择合适的造口位置,方便术后造口护理,可以有效减少术后造口并发症发生。

2. 术后护理

(1) 按外科术后一般护理常规护理。

(2) 按全麻术后护理常规护理。术后 24h 如病情稳定,改为半卧位,有利于腹腔引流。

(3) 严密观察生命体征的变化、切口渗出情况,必要时记录出入量。

(4) 引流管护理:保持腹腔引流管或盆腔引流管、导尿管、胃管的有效引流。

(5) 会阴护理:保持会阴部清洁、干燥,及时换药。

(6) 肠造口者,按肠造口护理流程做好肠造口护理。

(7) 饮食:一般术后 3～4 天待胃肠道蠕动、恢复肛门排气或结肠造口开放后给予流质,1 周后进半流质或软食。

(8) 预防吻合口瘘:术后 6～7 天密切观察有无发热、腹痛,注意盆腔引流液的性状。术后 7～10 天,禁止灌肠,防止吻合口水肿和张力增加。术后 7 天内避免端坐位或长时间下蹲位,以免增加腹压和吻合口张力。术后禁食 2～3 天,防止粪便污染吻合口。调节饮食,保持大便软而成形。

(9) 化疗者按化疗护理常规护理。

(三) 健康指导与康复

(1) 指导病人正确进行造口护理。

(2) 指导病人进行适当运动及社交活动。

(3) 发现造口狭窄或排便困难者及时就医。

(4) 化疗者,定期复查白细胞及血小板计数。

十、造口护理

肠造口是通过手术将病变的肠断切除,将一段肠断拉出翻转缝于腹壁,用于排泄排便。简而言之,造口就是人体空腔脏器在体表非自然开口,造口可分为临时性造口和永久性造口。临时性造口包括双腔或襻式造口,外观较大,起分流、减压作用。当下段肠道疾病愈合后,可回纳。永久性造口根据疾病和手术部位不同可分为结肠造口、回肠造口。

(一) 身心评估

(1) 病人视力是否受限,如受限需佩戴眼镜,以便能照看镜子,或者让病人家属协助完成。

(2) 评估病人手的灵活性,有无脑卒中、限制性关节炎等影响手灵活的疾病。

(3) 病人的皮肤状况,是否有全身性疾病或者有皮肤过敏史。

(4) 病人对造口的认知程度、接受能力,是否配合术前造口定位,给予针对性护理,解决病人的负性情绪,使其适应新的角色,提高手术配合度,积极参与术后护理康复。

(二) 护理措施

(1) 严密观察造口血液循环、颜色等情况,是否有出血、水肿、回缩、坏死等并发症。

(2) 早期造口周围需用凡士林纱布保护,勤换药,直到周围切口愈合,手术完成两周之后即为病人进行扩张造口内径处理。护理人员戴上手套,用食指蘸润滑剂徐徐插入至食指的一到第二个指关节的位置。在造口内部停留 10min。造口扩张必须要长期坚持,让病人及其家属明白扩肛的重要性,嘱咐 2 周扩张一次,持续 2~3 个月。

(3) 观察造口袋内有无气体或粪便排出,了解肠蠕动恢复情况。

(4) 造口袋内排泄物要及时倾倒或更换造口袋,减少排泄物对造口周围皮肤的刺激,周围皮肤外涂造口粉或使用皮肤保护膜,保护造口周围皮肤。

(5) 使用造口袋前,应测量造口大小,剪口要比造口大 1~2mm 左右,夹紧开口端。

(6) 饮食指导:术后由流质饮食→半流质饮食→普食逐渐过渡,饮食量均衡,避免刺激性饮食(如辛辣、咖啡等),禁食坚果类食物(如花生、杏仁等),少食洋葱、大蒜等易产气食物。进食应有规律,以便养成定时排便的习惯。

(7) 造口黏膜分离:造口黏膜分离是指肠造口处肠黏膜与腹壁皮肤的缝合处分离,是造口术后较早期的并发症。一旦发生,护士要学会正确处理,用无菌生理盐水冲洗干净,如有坏死组织,用清创胶填充腔隙;若腔隙较浅,用康惠尔溃疡粉或糊剂;若腔隙较深,用海藻类填充条,外用溃疡贴和透明贴覆盖;贴上造口袋,避免粪便污染,促使伤口愈合。病人往往因为疼痛而感到恐惧,做好心理疏导,及时去除坏死组织,管理好渗液,促进伤口愈合,同时选择合适造口用品,保证造口袋粘贴牢固,防止粪便污染伤口。

(三)健康指导与康复

(1) 教会病人学会更换造口袋。

(2) 造口袋的选择:根据造口状况、皮肤情况、排便是否规律、个人喜欢、卫生习惯、经济条件,由护士和病人共同选择造口用品。

(3) 造口袋的存贮:尽量不要一次性购买大量造口袋,一般不超过 3 个月的用量。储存在室温干燥环境(10~25℃为宜),避免阳光和热量直接接触,严禁重物压迫造口护理产品。

(4) 饮食指导:

① 不忌口,均衡饮食,多食水果、新鲜蔬菜及酸奶。

② 少食产气食物,如洋葱、番薯、豆类、啤酒、汽水及香料太浓的

食物。

③定时进食,多饮水。

(5) 沐浴:伤口愈合后便可以沐浴,水对伤口无伤害。若带着造口袋沐浴,可用防水胶布贴在造口袋底盘的四周。

(6) 运动:可维持适度的运动,如游泳、跑步等运动,需避免剧烈运动,如打篮球、举重等。

(7) 衣服以柔软、舒适、宽松为原则。

(8) 病人要了解并发症的症状、预防并发症的措施,有问题及时就诊。

(9) 预防造口旁疝的发生:术后嘱病人适当活动,有效控制体重。术后6~8周,避免做任何增加腹压的动作,必要时佩戴造口腹带,指导病人了解肠梗阻的症状和体征,发现不适及时跟造口治疗师联系,以得到专业的指导和帮助。

(10) 造口脱垂的护理:造口脱垂轻者指导造口者平躺放松,医护人员戴上手套,用生理盐水纱布敷盖,缓慢地将肠造口推回腹腔内,用弹性绷带对肠造口稍加压,防止脱垂。严重者要切除脱垂的肠段,重新做肠造口。

(11) 造口回缩的护理:延迟拆除造口周围缝线的时间,一般在术后2周,预防回缩。已经发生者,指导病人选用凸面底盘,并佩戴腹带固定。同时指导病人控制体重,避免过度肥胖。

(12) 让病人及家属全程参与造口护理,教会其观察各种症状,指导其掌握正确的造口袋更换技巧。

十一、阑尾切除术护理

急性阑尾炎是外科最常见的急腹症之一,多发于青壮年,20~30岁多见,男性比女性发病率高。

根据急性阑尾炎发病过程的病理解剖学变化,急性阑尾炎分为四种类型:急性单纯性阑尾炎、急性化脓性阑尾炎、坏疽性及穿孔性阑尾炎、阑尾周围脓肿。

(一) 身心评估

(1) 评估病人发生腹痛的时间、部位、性质、程度及范围,有无转移性右下腹痛。

(2) 评估病人全身情况,了解有无乏力、脉速、寒战、高热及感染性休克。

(3) 了解病人血常规,有无白细胞计数增高。

(4) 了解病人对急性阑尾炎和治疗知晓情况,评估病人有无焦虑和恐惧心理。

(二) 护理措施

1. 术前护理

(1) 按外科手术前一般护理常规护理。

(2) 观察腹部症状与体征,防止阑尾穿孔并发腹膜炎。

(3) 术前 6h 禁水,12h 禁食,禁服泻药和灌肠。

2. 术后护理

(1) 按外科手术后一般护理常规护理。

(2) 体位:根据不同麻醉部位选择适当卧位。如腰椎麻醉病人应去枕平卧 6~12h,防止脑脊液外漏引起头疼;连续硬膜外麻醉病人可低枕平卧。血压平稳后给予半卧位,以利腹腔内渗液积聚盆腔引流,防止形成腹腔脓肿。

(3) 观察切口有无渗血、渗液,敷料潮湿应及时换药。

(4) 饮食:术后禁食、水,肛门排气后遵医嘱开始试饮水,再进食流质食物、半流质食物、软食和普食,禁食胀气食物。

(5) 鼓励早期下床活动,防止肠粘连。

(6) 鼓励老年病人咳嗽,防止坠积性肺炎。

(7) 有引流管者,做好引流管护理,妥善固定,定时挤压,保持通畅,观察引流液的颜色、性状及量。告知病人引流管勿高于引流管口处,防止逆行性感染。

(8) 并发症的观察和处理:

① 切口感染。注意观察手术切口情况,若术后 2~3 天切口部位出现红肿、压痛、波动感,且伴体温持续升高或下降后又升高,病人感觉伤口疼痛,应考虑切口感染。一旦出现切口感染,应配合医生做好治疗和护理。

② 腹腔脓肿。密切监测体温变化,若术后 5~7 天病人体温持续升高或下降后又升高,且伴腹痛、腹胀、腹肌紧张或腹部包块,提示考虑腹腔感染或脓肿。一经确诊,应配合医生做好穿刺抽脓、冲洗或置管引流的护理。

(三)健康指导与康复

(1)慢性阑尾炎手术后更应加强活动,防止肠粘连。

(2)术后近期内避免重体力劳动,特别是增加腹压的活动,防止形成切口疝。

(3)保持良好的饮食卫生及生活习惯,餐后避免剧烈运动。

十二、急性胰腺炎手术护理

急性胰腺炎指胰腺分泌的胰酶在胰腺内被异常激活,对胰腺自身及其周围脏器产生消化作用而引起的炎症性疾病,是一种常见的外科急腹症。

(一)身心评估

(1)身体状况:了解腹痛部位、性质、程度,是否有腹胀、发热、恶心、呕吐、黄疸和早期休克,了解实验室和影像学检查的异常数值。

(2)心理-社会状况:评估病人的心理状况,针对病人的心理状况对病人进行安慰鼓励,健康宣教,稳定病人情绪。

(二)护理措施

1. 术前护理

(1)禁食禁饮,胃肠减压。

(2)遵医嘱抑酶、抗感染,纠正水、电解质紊乱。

(3)对症处理,促进胃肠道功能的恢复。腹胀者,可使用生大黄导泻。

(4)监测血尿淀粉酶、血糖、肝肾功能及生化指标,监测 SpO_2、尿量、生命体征,了解重要脏器的功能。

(5)黄疸者术前常规补充维生素 K,改善凝血功能。

(6)手术日晨置胃管及导尿管。

2. 术后护理

（1）按外科手术后一般护理常规及麻醉后护理常规护理。

（2）禁食禁饮，胃肠减压。

（3）取半卧位。

（4）严密观察体温、脉搏、呼吸、血压，监测血、尿淀粉酶、血糖与尿糖，了解重要脏器功能情况，遵医嘱对症治疗。

（5）完全肠胃外营养以及肠内营养。

（6）各种引流管的护理：保持引流管的通畅；观察引流液的量、颜色、性质并记录；更换引流袋及倾倒引流液时注意无菌操作，防止逆行感染；空肠造瘘管早期做胃肠减压使用，待恢复肠蠕动后给予要素饮食，2～3周恢复饮食后可拔除空肠造瘘管；胰引流管待术后2周后引流液转为无色透明，量逐日减少，腹部无阳性体征，切口愈合即可予以拔管。

（7）急性出血坏死性胰腺炎术后行腹腔冲洗时，要正确记录冲洗量及引流量，病情较重者记录出入量。

（三）健康指导与康复

（1）饮食宜清淡，忌油腻，勿暴饮暴食。

（2）忌烟酒等刺激性的食物。

（3）积极治疗肠道蛔虫、胆总管结石等病症。

（4）遵医嘱服药。

十三、肠梗阻手术护理

肠梗阻指任何原因引起的肠内容物通过障碍，统称为肠梗阻，是外科常见的急腹症之一。

肠梗阻按病因分为机械性肠梗阻、动力性肠梗阻和血运性肠梗阻；按肠壁血运有无障碍分为单纯性肠梗阻和绞窄性肠梗阻；按梗阻部位分为高位小肠梗阻、低位小肠梗阻和结肠梗阻；按梗阻程度分为部分性肠梗阻和完全性肠梗阻；按发病缓急分为慢性与急性肠梗阻。

临床以腹痛，呕吐，腹胀，排气、排便停止为主要特征。

（一）身心评估

（1）了解病人的年龄、职业、家庭等基本情况，有无感染、饮食不当、过度劳累等诱因,既往有无腹部手术及外伤史以及溃疡性结肠炎、结肠息肉等病史。

(2) 评估腹痛,腹胀,呕吐,停止排气、排便症状出现的时间及动态变化;呕吐物、肛门排出物、胃肠减压抽出液的性质和量;腹部体征的动态变化,有无腹膜刺激征出现。

(3) 评估生命体征的变化;有无眼窝凹陷、皮肤弹性差、尿少等明显的脱水征象;有无脉搏细弱、血压下降、面色苍白、四肢冰冷等休克表现。

(4) 了解各项检查的结果,判断病人有无体液及酸碱平衡失调。

(5) 了解病人和家属对疾病的了解程度,并评估病人和家属的心理状态,是否有紧张或抑郁等情绪。

(二) 护理措施

1. 术前护理

(1) 禁食和胃肠减压,观察引流液的颜色、量及性状。

(2) 建立静脉通道,补液,纠正水、电解质紊乱及酸碱失衡,必要时输血或血浆等,防止休克。

(3) 病情观察:

① 观察病人体温、脉搏、呼吸、血压的变化。

② 观察腹痛的性质、程度及范围,有无腹膜刺激症状。

③ 观察呕吐物的量、颜色及性状等。

(4) 遵医嘱应用抗生素及解痉剂。

(5) 体位:生命体征稳定可取半卧位,以减轻腹痛、腹胀,有利于呼吸及炎性渗液的局限。

(6) 呕吐时指导病人坐起或头侧向一边,以免误吸引起吸入性肺炎或窒息;及时清除口腔内呕吐物,给予漱口,保持口腔清洁。

(7) 严格执行术前医嘱和准备。

2. 术后护理

(1) 按麻醉后护理常规护理,血压平稳后给予半卧位。

(2) 禁食,胃肠减压,保持有效引流,并观察肠蠕动恢复情况。根据病情进行饮食指导。

（3）保持腹腔引流管通畅，注意引流量、颜色及性质。

（4）病情观察：

① 监测生命体征变化。

② 观察腹部体征，注意有无腹胀、腹痛、肛门排气等情况。

③ 注意有无肠瘘、腹腔感染等并发症。

（5）维持水、电解质平衡，应用抗生素防止感染。

（6）鼓励病人早期下床活动，防止肠粘连。

（7）并发症的观察和护理：

① 吸入性肺炎。观察病人是否发生呛咳，有无咳嗽、咳痰胸痛及寒战、发热等全身感染症状。若发生吸入性肺炎，除遵医嘱及时应用抗菌药外，还应协助病人翻身、叩背，予雾化吸入，指导病人有效呼吸、咳嗽咳痰等。

② 腹腔感染及肠瘘。观察病人术后腹痛、腹胀症状是否改善，肛门恢复排气、排便的时间等。若腹腔引流管周围引流出液体带粪臭味、同时病人出现局部或弥漫性腹膜炎的表现，应警惕腹腔内感染及肠瘘的可能，应及时通知医生。

③ 肠粘连术后鼓励病人早期活动，预防肠粘连。观察病人是否再次出现腹痛、腹胀、呕吐等肠梗阻症状。一旦出现，应及时报告医生协助处理。

（三）健康指导与康复

（1）少食刺激性强的食物，宜食营养丰富、高维生素、易消化吸收的食物；反复发生粘连性肠梗阻的病人少食粗纤维食物；避免暴饮、暴食及饭后剧烈活动。

（2）便秘者应注意调整饮食、按摩腹部等保持大便通畅，无效者适当予以口服缓泻剂，避免用力排便。

（3）保持心情愉悦，每天进行适量体育锻炼。

（4）加强自我检测，若出现腹痛、腹胀、呕吐、停止排便等不适，及时就诊。

十四、肠瘘手术护理

肠瘘是指肠管与其他空腔脏器、体腔或体表之间存在异常通道，肠内容物经此通道进入其他脏器、体腔或至体外。肠瘘是腹部外科中常见的重症疾病之一,病情复杂,并发症多,可引起全身及局部病理生理功能紊乱,严重影响病人的生活质量,病死率高(达15%～25%)。后天性的肠瘘占肠瘘发生率的95%以上,绝大多数的肠瘘都是由腹部手术或创伤引起的。

(一)身心评估

(1)询问病人有无腹部外伤史或手术史;了解外伤及手术情况,肠瘘发生的时间,有无腹痛腹胀,外漏肠液的性质及排出量,治疗经过及其效果,有无糖尿病、高血压、动脉硬化、贫血、营养不良等影响机体愈合的并发症。

(2)了解病人腹部是否有压痛、反跳痛、腹肌紧张等腹膜刺激征象;体表有无瘘管开口,肠瘘的类型、数目;腹壁上若有多个瘘口,了解其相互间关系;了解漏出的肠液对瘘口周围皮肤的损伤程度,有无并发感染。

(3)了解病人是否出现全身寒战、高热、呼吸急促、脉速等全身中毒症状;全身营养状况,有无消瘦、乏力、贫血或浮肿表现;有无皮肤弹性差、眼窝凹陷等脱水征及心律异常等电解质紊乱表现。

(4)由于肠瘘病程长,病人的工作、学习及生活会受到不同程度的影响,应了解病人在患病过程中的心理状况,是否担心疾病的预后而感到焦虑不安;掌握影响病人情绪波动的因素;是否因长期治疗、效果欠佳而对治疗失去信心;家庭的经济状况,家庭成员对病人所患疾病知识的了解程度,能否给予病人积极有效的心理支持。

(二)护理措施

1. 术前护理

(1)术前做好肠道准备:① 术前3～5天开始禁食;② 口服肠道不吸收的抗生素;③ 做好瘘口与肠袢的灌洗,术日晨从肛门及瘘口两个进路做清洁灌肠。

(2)皮肤准备:除去胶布,清除瘘口周围胶布印记,保持瘘口干燥。

(3)给予心理疏导,树立积极战胜疾病的信心。

（4）营养支持：早期肠瘘病人需禁食治疗，肠外营养是唯一的方法，根据医嘱、病人病情，计算所需能量、蛋白质等，将各种营养素混入 3L 输液袋中，制备全肠外营养营养液，提高手术耐受力，促进术后愈合。

2. 术后护理

（1）术后体位参照麻醉后护理常规，6h 血压平稳后改半卧位。

（2）应用 TPN 给予营养支持，直到肠功能恢复。开始进食时应以低脂肪、适量蛋白质、高碳水化合物、低渣饮食为主，随着肠功能的恢复，逐步增加蛋白质与脂肪量。

（3）严密观察生命体征及病情变化，遵医嘱进行补液、抗炎等治疗。

（4）保持伤口敷料清洁、干燥，观察伤口有无渗血、渗液、感染以及有无腹腔感染和再次瘘的发生。

（5）保持引流管通畅，注意观察腹腔引流液的性状、颜色和量；取低半卧位，以利于漏出液积聚于盆腔和局限化、减少毒素吸收及引流。

（6）鼓励和指导早期下床活动，以促进肠蠕动，避免术后发生肠粘连。

（7）观察有无发生肺炎、腹腔内感染、胃肠道或瘘口出血、肝肾损害等并发症的征象。

（三）健康指导与康复

（1）肠瘘病人由于长时间禁止经口进食及切除部分肠段，肠道的消化吸收功能有所下降，应指导病人禁暴饮暴食，早期应以低脂肪、适量蛋白、高碳水化合物、清淡低渣饮食为宜；随着肠道功能的恢复，可逐步增加蛋白质及脂肪含量。

（2）保持心情舒畅，每天坚持适量户外锻炼。

（3）定期门诊随访。

十五、胆囊结石伴胆囊炎围手术期护理

胆囊结石是指胆汁中胆固醇或钙达到饱和状态，而析出结晶体，

相互聚集及融合形成胆色素结石或胆固醇结石,形成后可刺激胆囊黏膜,引发慢性或急性的胆囊炎,甚至堵塞胆囊管或致胆囊穿孔,引发胆汁循环障碍。

(一)身心评估

1. 身体状况

(1)局部:了解腹痛的诱因、部位、性质及有无肩背部放射痛等,触诊时能否触及肿大的胆囊,有无上腹压痛及肌紧张。

(2)全身:有无发热、食欲减退、恶心、呕吐、腹胀和食欲下降及夜间发作史等,呕吐物是否为胃内容物或胆汁。

(3)辅助检查:白细胞计数及中性粒细胞比例是否明显升高;肝功能是否异常,B超及其他影像学检查结果是否提示胆囊有结石及结石的大小。

2. 心理-社会状况

了解病人及家属对疾病的认识;病人的社会支持系统情况,家庭经济状况等。

(二)护理措施

1. 术前护理

(1)心理护理:了解病情,做好解释工作,使病人保持良好的心理状态。

(2)腹部体征的观察:密切观察腹痛的性质、程度及部位。

(3)用药指导:遵医嘱做好抗炎处理,疼痛时可用止痛剂或解痉剂,避免使用吗啡,因为吗啡有收缩胆总管作用,将加重病情。

(4)饮食护理:低脂饮食,急症者入院时即禁食水,待症状消失后方可从低脂流质、低脂半流质饮食至低脂普食。

(5)术前准备:

① 术前禁食 12h,禁饮 6h。

② 皮肤准备:清洁胸腹部皮肤,体毛多者需备皮;术前晚沐浴更衣。

③ 术前做好抗生素皮试。

④ 术前训练:有效咳嗽,床上翻身拍背,床上使用便器。

2. 术后护理

(1) 体位:按外科一般护理常规护理,全麻清醒后,予垫枕平卧位,6h后改半卧位,全麻病人吸氧4~6h。

(2) 病情观察:密切监测生命体征情况,Q2h测血压、脉搏3次;观察腹部体征及切口敷料情况,有引流管者做好引流管护理。

(3) 饮食护理:术后禁食,恢复胃肠道功能后给予试饮水,逐渐予低脂流质食物、低脂半流质食物、低脂普食。

(4) 活动:术后6h即可下床如厕,次日适度下床活动,促进术后康复。

(5) 心理护理:了解病人及家属对术后康复知识的掌握程度;是否担心并发症及预后等。

(6) T管引流的护理:

① 妥善固定:将T管妥善固定于腹壁,不可固定于床单,以防翻身、活动时牵拉造成管道脱出。

② 加强观察:观察并记录T管引流出胆汁的颜色、量和形状。正常成人每日分泌胆汁800~1200mL,呈黄绿色,清亮,无沉渣,有一定黏性。术后24h内引流量约300~500mL,恢复饮食后可增至每日600~700mL,以后逐渐减少至每日200mL左右。如胆汁过多,提示胆道下端有梗阻的可能;如胆汁混浊,应考虑有结石残留或胆管炎症未被控制。

③ 保持引流通畅:防止引流管扭曲、折叠、受压。引流液中有血凝块、絮状物、泥沙样结石时要经常挤捏,防止管道堵塞。必要时用生理盐水低压冲洗或用50mL注射器负压抽吸,用力适宜,以防引起胆管出血。

④ 预防感染:长期带管者,定期更换引流袋,更换时严格执行无菌操作。引流管口周围皮肤以无菌纱布覆盖,保持局部干燥,防止胆汁浸润皮肤引起炎症反应。平卧时引流管的远端不可高于腋中线,坐位、站立或行走时不可高于腹部手术切口,以防止胆汁逆流引起感染。

⑤ 拔管:若T管引流出的胆汁色泽正常,且引流量逐渐减少,可在术后10~14日,试行夹管1~2日;夹管期间注意观察病情,若无

发热、腹痛、黄疸等症状,可经 T 管做胆道造影,造影后持续引流 24h 以上。如胆道通畅无结石或其他病变,再次夹闭 T 管 24~48h,病人无不适主诉可拔管。拔管后,残留窦道用凡士林纱布填塞,1~2 日内可自行闭合。若胆道造影发现有结石残留,则需保留 T 管 6 周以上,再取石或其他处理。

(7) 术后并发症的观察:出血、感染、胆瘘。

(三) 健康指导与康复

(1) 保持心情舒畅,适量运动,避免受凉,睡眠充足。

(2) 胆囊切除术后可能会出现腹泻或便秘等胃肠功能紊乱现象,注意调节饮食,一般只需对症处理,1 个月后症状会慢慢消失。

(3) 近期忌油腻高脂饮食,消化不良者可服多酶片等,勿暴饮暴食,忌烟酒等刺激性食物。

(4) 术后 1 周可轻度活动,3 周内避免重体力活动,术后休息半个月至 1 个月,术后 1 个月门诊复查。

十六、胆总管结石围手术期护理

胆管结石按病因分为原发性结石和继发性结石,胆管结石多为原发性胆管内结石,少数由于胆囊结石进入胆总管而在胆管内形成继发性结石。

(一) 身心评估

1. 身体状况

(1) 局部:有无反复发作及胆道蛔虫病史;了解腹痛的诱因、部位、性质及有无肩背部放射痛等;有无腹膜刺激征等。

(2) 全身:有无神志淡漠、烦躁、谵妄、昏迷等;有无食欲减退、恶心、呕吐、体重减轻、贫血、黄疸、寒战、高热等症状;观察粪便的颜色。

③ 辅助检查:白细胞计数及中性粒细胞比例是否明显升高;肝功能是否异常,凝血酶原时间有无延长;B 超及其他影像学检查结果是否提示肝内外胆管扩张和结石。

2. 心理-社会状况

了解病人及家属对疾病的认识;病人的社会支持系统情况、家庭经济状况等。

(二) 护理措施

1. 术前护理

(1) 体位：协助病人取舒适体位，有节律地深呼吸，达到放松和减轻疼痛的效果。

(2) 急性发作期的病情观察：腹痛的性质、范围、部位及程度，有无黄疸等。

(3) 用药指导：积配合医生做好药物治疗，纠正凝血障碍；肝功能受损的黄疸病人，往往有凝血机制障碍，可肌注维生素 K1，应用抗生素预防感染。

(4) 饮食护理：给予低脂、高蛋白、高维生素饮食，术前禁食 12h，禁水 6h，急症者入院即禁食、水。

(5) 皮肤护理：观察巩膜、皮肤黄染情况，嘱勿搔抓，剪短指甲，勤用温水擦洗，避免使用碱性肥皂。观察和记录大便颜色并检测血清胆红素变化。

(6) 心理护理：了解病情，做好解释工作，使病人保持良好的心理状态。

(7) 术前准备：保持平和的心态，积极配合各项检查和治疗，术前晚保持充足睡眠。术前做好抗生素皮试，指导有效咳嗽、床上翻身拍背及床上使用便器。

2. 术后护理

(1) 体位：按外科一般护理常规护理，全麻清醒后，予垫枕平卧位，6h 后改半卧位，全麻病人吸氧 4～6h。

(2) 病情观察：观察血压、脉搏、呼吸及皮肤、巩膜黄染情况，防止术后出血、胆管梗阻及胆瘘。

(3) 饮食护理：恢复胃肠功能后可进食低脂流质食物，渐予低脂半流质食物、低脂普食。

(4) 活动：术后 24～48h 适当下床活动，有益于增加肺通气量，促进血液循环，帮助切口愈合，促进快速恢复。

(5) 心理护理：了解病人及家属对术后康复知识的掌握程度，是否担心并发症及预后等。

(6) 并发症的观察:出血、感染、胆瘘。

(三) 健康指导与康复

(1) 合理饮食:忌进高脂、油腻食物,勿暴饮暴食,如感上腹部饱胀、消化不良者,口服消炎利胆片,忌烟酒、辛辣等刺激性食物。

(2) 疾病指导:如大便不成形或腹泻者,注意调整饮食,一般术后1个月症状渐消失;出院后如果出现黄疸、陶土样大便等情况应及时就诊。

(3) 行为指导:适当运动,控制体重,避免肥胖,保持乐观的心情,可有效地预防此病的复发。

(4) 作息指导:休息1个月,一般3个月后恢复正常工作,6周内避免提2kg以上重物,以防腹压增加。

(5) 定时复查:术后1个月内门诊随访,对带管出院病人,教会其T管护理常规,出现异常及时返院处理。

十七、肝内外胆管结石围手术期护理

肝外胆管结石指发生于左右肝管汇合部以下的胆管结石,主要病理变化如下:① 胆管梗阻;② 继发感染;③ 梗阻及感染引起的肝细胞损害;④ 胆石嵌顿于壶腹部引起胰腺的急性或慢性炎症。

肝内胆管结石可弥漫存在于肝内胆管系统,也可局限发生在某肝叶或者肝段胆管内,以肝左叶居多。肝内胆管结石常合并肝外胆管结石,称为肝内外胆管结石。

(一) 身心评估

1. 身体状况

(1) 了解有无长期胆道病史。

(2) 局部:了解腹痛的诱因、部位、性质及有无肝区不适,有无肝大、肝区压痛和叩痛等,有无腹膜刺激征等。

(3) 全身:有无神志淡漠、烦躁、谵妄、昏迷等,有无食欲减退、恶心、呕吐、体重减轻、贫血、黄疸、寒战、高热、腹水等症状;

(4) 辅助检查:白细胞计数及中性粒细胞比例是否明显升高;肝

功能是否异常,凝血酶原时间有无延长;B超及其他影像学检查结果是否提示肝内外胆管扩张和结石。

2. 心理-社会状况

了解病人及家属对疾病的认识;病人的社会支持系统情况、家庭经济状况等。

(二)护理措施

1. 术前护理

(1)体位:协助病人取舒适体位,有节律地深呼吸,以达到放松和减轻疼痛的效果。

(2)病情观察:注意观察病人生命体征以及腹痛的性质、范围、部位及程度,有无感染性休克征兆。

(3)用药指导:积极纠正营养不良及贫血,严重营养不良者应补充葡萄糖和蛋白质,保持正氮平衡。纠正凝血障碍,肝功能受损的黄疸病人,往往有凝血机制障碍,可肌注维生素 K1,应用抗生素预防感染。

(4)饮食护理:给予低脂、高蛋白、高维生素饮食,术前禁食 12h,禁水 6h。

(5)皮肤护理:观察巩膜、皮肤黄染情况,嘱勿搔抓,剪短指甲,勤用温水擦洗,避免使用碱性肥皂。观察和记录大便颜色并检测血清胆红素变化。

(6)心理护理:了解病情,做好解释工作,使病人保持良好的心理状态。

(7)术前准备:术前 1 天卫生宣教、皮肤准备,口服恒康正清进行肠道准备。术前禁食 12h,禁饮 6h。

2. 术后护理

(1)体位:按外科一般护理常规护理,全麻清醒后,予垫枕平卧位,6h 后改半卧位,半肝以上切除者吸氧 3 天。

(2)病情观察:心电监护,严密监测生命体征情况,观察腹部体征及引流情况,评估有无出血及胆汁渗漏。

(3)用药:遵医嘱给予补液,维持水、电解质及酸碱平衡,按时使用抗生素预防感染等。

（4）引流管的护理：妥善固定胃肠减压管、T 管、肝创面引流管、文氏及其他引流管，保持引流通畅，严密观察引流液的颜色、性质及量。T 管护理同胆总管结石护理。

（5）饮食护理：术后禁食，恢复胃肠道功能拔除胃管后给予试饮水，逐渐予低脂流质食物、低脂半流质食物、低脂普食。

（6）活动：术后 48～72h 鼓励病人适度下床活动，促进早期康复。

（7）心理护理：了解病人及家属对术后康复知识的掌握程度；是否担心并发症及预后等。

（8）并发症的观察：出血、感染、黄疸、胆瘘。

① 出血：主要为胆道出血，少数为肝床渗血。术后早期出血原因多为胆管结石炎症引起胆道黏膜糜烂、溃疡导致出血。病变侵及动脉或肝内胆管，会发生大出血，若每小时出血量大于 100mL，持续 3h 以上，或者出现血压下降、脉搏细数、面色苍白等征象，立即联系医生，并做好抢救准备。治疗上首选保守治疗，大量出血时及时再次手术治疗，以免错过最佳治疗时机。

② 感染：由于术中时间长，术前均有不同程度胆道感染，术后常常并发切口感染、膈下感染及肺部感染，因此术后应注意观察切口有无红肿、渗血、渗液，严密监测氧饱和度及呼吸频率、深度，认真倾听病人的主诉，有无胸闷、心慌、呼吸困难等不适，注意体温变化，观察腹腔引流液的性质。若病人术后持续高热或术后 3 天突发高热，腹腔引流出脓性液体，则提示有感染的存在。

结合病人的症状、体征及辅助检查，分析感染部位，及时给予有效处理。

③ 黄疸：术前肝功能损害、胆管狭窄，或者术中损伤胆管，术后黄疸持续时间较长，护理时严密观察病人巩膜、皮肤黄染情况，尿色及血清胆红素变化，及时发现异常。

④ 胆瘘：大多来自肝床、肝脏切面上小胆管被破坏的渗出液，一般能逐渐减少直至自行停止。如果术后 1 周仍有多量胆汁渗出，应考虑胆瘘形成。胆瘘形成后用腹腔双套管持续负压吸引，以防胆汁

积存形成膈下脓肿或胆汁性腹膜炎。胆管损伤、胆总管下段梗阻、T管脱出都能引起胆瘘,若有胆瘘发生,报告医师及时处理。

(三)健康指导与康复

(1)合理饮食:忌进高脂、油腻食物,勿暴饮暴食,忌烟酒、辛辣等刺激性食物。

(2)疾病指导:如大便不成形或腹泻者,注意调整饮食,一般术后1个月症状将逐渐消失;出院后如果出现黄疸、陶土样大便等情况应及时就诊。

(3)行为指导:适当运动,控制体重,避免肥胖,保持乐观的心情,可有效地预防此病的发生。

(4)作息指导:休息1个月,一般3个月后恢复正常工作。

(5)定时复查:术后1月门诊随访,对带管出院病人,教会其T管护理,出现异常及时返院处理。

十八、胆囊癌根治手术护理

胆囊癌泛指原发于胆囊的恶性肿瘤。

(一)身心评估

(1)身体状况:早期可出现胆囊结石或胆囊炎的症状,晚期可出现腹部肿块,并出现腹胀、体重减轻或消瘦、贫血、黄疸、腹水及全身衰竭。

(2)心理-社会状况:对恐惧、抑郁病人要格外注意心理安慰,开导病人,给予积极、乐观的心理指导,鼓励病人战胜疾病。

(二)护理措施

1. 术前护理

(1)心理护理:用关爱的态度鼓励病人,多和病人沟通,了解病人心理的需求,从而树立起战胜疾病的信心。

(2)生命体征监测:严格观察体温、血压、脉搏和心率的变化。

(3)卧位和活动:注意保持左侧卧位或仰卧位,切记勿使胆囊部位受压迫,以免胆囊部位发生损害,影响手术的正常进行。

(4)饮食方面:以清淡、易消化吸收、有营养的食物为主,忌辛辣刺激、高脂肪类的食物,少食多餐,多饮水,多吃新鲜蔬果,忌烟酒。

(5) 腹部体征的观察:观察病人腹部有无腹胀、腹水以及腹痛等情况。

(6) 黄疸及皮肤观察:观察病人全身黄疸变化情况,注意皮肤护理,用温水洗浴,切记勿抓破皮肤,造成感染,注意预防压疮的发生。

(7) 了解病人各项辅助检查结果,了解病情变化。

2. 术后护理

① 一般护理:按全麻后护理常规护理,吸氧 2L/min,去枕平卧,头偏向一侧,评估及观察病人生命体征的变化,并认真记录,全麻清醒后,改半卧位,定时翻身,做好皮肤护理。

② 疼痛观察及处理:主要为腹部不适感,多见于上腹、下腹及肩背部,以上腹部多见,一般维持 24h 后明显减轻,临床不需特殊处理。对疼痛明显者可予一般镇痛剂治疗。

③ 静脉补液及抗生素的应用:遵医嘱静脉补液及维持水、电解质及酸碱平衡。应用抗生素预防术后感染。

④ 伤口护理:术后第 3 天常规换药,主要观察伤口有无渗血、渗液及红肿现象。

⑤ 饮食护理:以清淡、易消化、高热量、高维生素、高蛋白的饮食为宜,以保证充足的营养,增强机体抵抗力和组织修复能力。

⑥ 心理护理:鼓励病人树立积极的心态,树立战胜疾病的信心,能够积极配合治疗。

(三) 健康指导与康复

(1) 饮食指导:恢复正常饮食后,保持低脂、低胆固醇、高蛋白的膳食结构。

(2) 心理护理:注意心理卫生,保持情绪稳定、乐观、豁达,避免产生发怒、焦虑、抑郁等不良情绪。

(3) 适当参与体育锻炼和轻体力劳动,以利于机体功能恢复。术后 2~3 个月可进行类似散步的活动,以促进机体的恢复。

(4) 定期复查,遵医嘱服药,有不适应及时就医。

十九、胆管癌手术护理

胆管癌包括肝内胆管细胞癌、肝门胆管癌和胆总管癌3种。

(一) 身心评估

1. 身体状况

评估病人是否出现黄疸、腹痛等不适症状,是否有恶心、呕吐、厌食、消瘦、乏力等现象;合并感染时是否出现急性胆管炎的临床表现。

2. 心理-社会状况

(1) 减轻焦虑:积极主动关心病人,鼓励病人表达内心的感受,让病人产生依赖。

(2) 说明手术的意义、重要性及手术方案,使病人积极配合治疗。

(3) 及时为病人提供有利于治疗及康复的信息,以增强战胜疾病的信心。

(二) 护理措施

1. 术前

(1) 按外科手术前护理常规及外科护理常规护理。

(2) 心理护理:做好解释工作,帮助病人建立战胜疾病的信心。

(3) 饮食护理:给予高热量、高蛋白、高维生素、低脂肪饮食。严格限制蛋白质的摄入,忌烟酒。

(4) 黄疸及皮肤观察:观察病人皮肤、巩膜感染情况,用温水洗浴,勿抓破皮肤,以免造成感染,注意预防压疮。

(5) 病情观察:监测生命体征变化、腹部体征,了解肝功能及凝血功能等化验结果。疼痛者,按医嘱应用止痛药,观察药物疗效。

(6) 术前准备:口服泻剂或灌肠以清洁肠内容物,并且常规清洁皮肤,输血,置胃管、尿管等。

2. 术后

(1) 按外科手术后护理常规及外科护理常规护理。

(2) 体位:血压平稳后取半坐卧位。

(3) 病情观察:予心电监护,监测体温、脉搏、呼吸、血压及血氧饱和度,如有异常,通知医生对症处理。

(4) 饮食指导:术后禁食,肠功能恢复后,拔除胃管,先试饮水,再进流质饮食,以后逐步改为半流质饮食。

(5) 各种引流管护理:保持有效的负压吸引,保持各种引流管通畅,观察引流液的性质、颜色和量。

(6) 用药指导:应用化疗药,观察有无化疗副作用,嘱病人多饮水。

(三) 健康指导与康复

(1) 进食易消化、高蛋白、高热量、高维生素、低脂肪饮食。

(2) 保持大便通畅和生活规律。

(3) 嘱病人定期复查。

(4) 病人应术后1个月进行化疗,化疗前查血常规。

二十、腹外疝病人的护理

腹腔内的脏器或组织连同腹膜壁层,经腹壁薄弱点或孔隙,向体表突出而形成的包块,称腹外疝,根据其发生部位分为腹股沟疝(腹股沟斜疝、腹股沟直疝)、脐疝、股疝、切口疝等。腹壁强度降低和腹内压增高是腹外疝发病的两个主要原因。典型的腹外疝由疝环、疝囊、疝内容物和疝外盖被组成。疝的病理类型分为:易复性疝、难复性疝、嵌顿性疝、绞窄性疝。

(一) 腹股沟疝修补术护理

腹股沟区是位于下腹壁与大腿交界的三角区,腹股沟疝是指腹腔内脏器通过腹股沟区的缺损向体表突出所成的疝,根据疝环与腹壁下动脉的关系,分为腹股沟斜疝和腹股沟直疝。腹股沟斜疝从位于腹壁下动脉外侧的腹股沟管深环突出,可进入阴囊;腹股沟直疝从腹壁下动脉内侧的腹股沟三角区直接由后向前突出,不进入阴囊。

1. 身心评估

(1) 身体状况:

① 一般情况:病人的性别、年龄(婴幼儿、儿童疝仅做疝囊高位结扎术)。

② 既往史:有无手术史,有无过度肥胖、糖尿病等引起腹壁肌肉萎缩的因素,有无腹水、气管炎、支气管炎、慢性咳嗽、习惯性便秘、前列腺增生等引起腹内压增高的因素。

③ 局部情况:疝突出的位置、大小,能否回纳,有无局部牵拉痛。

④ 全身情况:有无恶心、呕吐、腹胀、便秘、间歇性绞痛等胃肠道症状,有无急性腹膜炎体征,有无感染性休克症状等。

⑤ 辅助检查。

(2) 心理-社会状况:

① 了解病人的亲情支持系统;

② 了解疾病是否影响工作和生活;

③ 了解是否对手术存在顾虑;

④ 对预防腹内压增高的有关知识的掌握情况。

2. 护理措施

(1) 术前护理:

① 按外科手术前一般护理常规护理。

② 术前2周禁止吸烟,有气管炎、支气管炎、慢性咳嗽等及时治疗控制。

③ 注意保暖,防止感冒咳嗽。

④ 多食粗纤维食物,保持大便通畅。

⑤ 用物准备:备盐袋(约500g),干毛巾1条(对于男性病人备2条干毛巾)。

(2) 术后护理:

① 按外科手术后一般护理常规护理。

② 连续硬膜外麻醉后去枕平卧6h,膝下垫软枕,使髋关节屈曲,以减轻疼痛。

③ 切口处置盐袋加压24h,将阴囊抬高。

④ 保持会阴部清洁干燥,防止切口感染。

⑤ 术后6h可进流质或半流质食物,第2天可进普食,多食粗纤维食物,保持大便通畅。

⑥ 注意保暖,防止因受凉引起咳嗽。

⑦ 疝囊高位结扎术后卧床休息3天,3天后可下床轻度活动。

疝无张力修补术后第2天可下床活动。

3. 健康指导与康复

（1）出院后逐渐增加活动量，1个月内避免重体力劳动或提举重物。

（2）平时生活要有规律，避免过度紧张和劳累。

（3）保持大便通畅，多饮水、多进粗纤维食物，养成每日定时排便的习惯。

（4）预防和治疗使腹内压增高的各种疾病，如有咳嗽、便秘、排尿困难等症状，应及时治疗，以防疝复发。若疝复发，应及早诊治。

（二）脐疝无张力修补术护理

脐疝是指腹腔内容物由脐部薄弱区突出的腹外疝。脐位于腹壁正中部，在胚胎发育过程中，脐是腹壁最晚闭合的部位。脐部缺少脂肪组织，导致腹壁最外层的皮肤、筋膜与腹膜直接连在一起，成为全部腹壁最薄弱的部位，腹腔内容物容易从此部位突出形成脐疝。临床上分为婴儿脐疝和成人脐疝两种。

1. 身心评估

（1）身体状况：

① 婴儿脐疝：评估啼哭情况，评估婴儿站立和用劲时脐部有无膨胀出包块。

② 既往史：有无手术史，有无过度肥胖、糖尿病等引起腹壁肌肉萎缩的因素，有无腹水、慢性咳嗽、习惯性便秘等引起腹内压增高的因素。女性病人了解其孕育史。

③ 局部情况：疝突出的位置、大小、性质，能否回纳，有无疼痛。

④ 全身情况：有无消化不良、恶心、呕吐、腹部疼痛等胃肠道症状，有无急性腹膜炎体征，有无感染性休克症状等。

⑤ 辅助检查。

（2）心理-社会状况：

① 了解病人的亲情支持系统；

② 了解疾病是否影响工作和生活；

③ 了解是否对手术存在顾虑；

④ 对预防腹内压增高的有关知识的掌握情况。

2. 护理措施

(1) 术前护理：

① 按外科手术前一般护理常规护理。

② 术前 2 周禁止吸烟，有气管炎、支气管炎、慢性咳嗽等及时治疗控制。

③ 注意保暖，防止感冒咳嗽。

④ 多食粗纤维食物，保持大便通畅。

⑤ 用物准备：备盐袋（约 500g），干毛巾 1 条，腹带 1 条。

(2) 术后护理：

① 按外科手术后一般护理常规护理。

② 连续硬膜外麻醉后去枕平卧 6h，可膝下垫软枕，使髋关节屈曲，以减轻疼痛。

③ 切口处置盐袋加压 24h，腹带包扎。

④ 保持腹部切口处清洁干燥，防止切口感染。

⑤ 肛门排气后可进流质或半流质食物，逐渐过渡到普食，多食粗纤维食物，保持大便通畅。

⑥ 注意保暖，防止受凉引起咳嗽。

⑦ 术后当天可床上翻身活动，术后第 2 天可下床活动。

3. 健康指导与康复

(1) 出院后逐渐增加活动量，坚持佩戴腹带 1~2 个月，3 个月内避免重体力劳动或提举重物。

(2) 平时生活要有规律，避免过度紧张和劳累。

(3) 保持大便通畅，多饮水，多粗纤维食物，养成每日定时排便的习惯。

(4) 预防和治疗使腹内压增高的各种疾病，如有咳嗽、便秘、排尿困难等症状，应及时治疗，以防疝复发。若疝复发，应及早诊治。

(三) 股疝无张力修补术护理

股疝是指疝囊通过股环、经股管向卵圆窝突出的疝。多见于 40 岁以上妇女，主要原因在于女性骨盆较宽广，联合肌腱和腔隙韧带较薄弱,以致股管上口宽大松弛,易发生股疝。

1. 身心评估

(1) 身体状况：

① 一般情况：病人的年龄、性别。

② 既往史：有无手术史,有无过度肥胖、糖尿病等引起腹壁肌肉萎缩的因素,有无腹水、慢性咳嗽、习惯性便秘等引起腹内压增高的因素。

③ 局部情况：疝突出的位置、大小,能否回纳,有无疼痛。

④ 全身情况：有无恶心、呕吐、间歇性绞痛等胃肠道症状,有无有无急性腹膜炎体征,有无感染性休克症状等。

⑤ 辅助检查。

(2) 心理-社会状况：

① 了解病人的亲情支持系统；

② 了解疾病是否影响工作和生活；

③ 了解是否对手术存在顾虑；

④ 对预防腹内压增高的有关知识的掌握情况。

2. 护理措施

(1) 术前护理：

① 按外科手术前一般护理常规护理。

② 术前2周禁止吸烟,有气管炎、支气管炎、慢性咳嗽等及时治疗控制。

③ 注意保暖,防止感冒咳嗽。

④ 多食粗纤维食物,保持大便通畅。

⑤ 用物准备：备盐袋(约500g),干毛巾1条(对于男性病人备2条干毛巾)。

(2) 术后护理：

① 按外科手术后一般护理常规护理。

② 连续硬膜外麻醉后去枕平卧6h,膝下垫软枕,使髋关节屈曲,以减轻疼痛。

③ 切口处置盐袋加压24h,将阴囊抬高。

④ 保持会阴部清洁、干燥,防止切口感染。

⑤ 术后 6h 可进流质或半流质食物,第 2 天可进普食,多食粗纤维食物,保持大便通畅。

⑥ 注意保暖,防止受凉引起咳嗽。

⑦ 疝囊高位结扎术后卧床休息 3 天,3 天后可轻度下床活动。疝无张力修补术后第 2 天可下床活动。

3. 健康指导与康复

(1) 出院后逐渐增加活动量,3 个月内避免重体力劳动或提举重物。

(2) 平时生活要有规律,避免过度紧张和劳累。

(3) 保持大便通畅,多饮水,多食粗纤维食物,养成每日定时排便的习惯。

(4) 预防和治疗使腹内压增高的各种疾病,如有咳嗽、便秘、排尿困难等症状,应及时治疗,以防疝复发。若疝复发,应及早诊治。

(四) 切口疝无张力修补术护理

切口疝是手术切口深处的筋膜层裂开或未愈合所致,可视为迟发的切口裂开或表面愈合的深部切口裂开。由于切口表面的皮肤和皮下脂肪层已愈合,而筋膜层未愈合,在腹腔内压力的作用下,内脏或组织向外疝突出,其疝囊可能是已愈合的腹膜,也可能是腹膜裂开后逐渐爬行所形成。

1. 身心评估

(1) 身体状况:

① 一般情况:病人的年龄、性别、营养状况,有无器质性病变。

② 手术史:既往手术切口的部位,有无感染、化疗、肥胖等影响切口愈合的因素。

③ 既往史:有无过度肥胖、糖尿病等引起腹壁肌肉萎缩的因素,有无腹水、慢性咳嗽、习惯性便秘、前列腺增生等引起腹内压增高的因素。

④ 局部情况:疝突出的位置、大小,能否回纳,有无疼痛。

⑤ 全身情况:有无恶心、呕吐、间歇性绞痛等胃肠道症状。有无急性腹膜炎体征,有无感染性休克症状等。

⑥ 辅助检查。

(2) 心理-社会状况：

① 了解病人的亲情支持系统；

② 了解疾病是否影响工作和生活；

③ 了解是否对手术存在顾虑；

④ 对预防腹内压增高的有关知识的掌握情况。

2. 护理措施

(1) 术前护理：

① 按外科手术前一般护理常规护理。

② 术前2周禁止吸烟,有气管炎、支气管炎、慢性咳嗽等及时治疗控制。

③ 注意保暖,防止感冒咳嗽。

④ 多食粗纤维食物,保持大便通畅。

⑤ 用物准备:备盐袋(约500g),干毛巾1条,腹带1条。

(2) 术后护理：

① 按外科手术后一般护理常规护理。

② 连续硬膜外麻醉后去枕平卧6h,可膝下垫软枕,使髋关节屈曲,以减轻疼痛。

③ 切口处置盐袋加压24h,腹带包扎。

④ 保持腹部切口处清洁干燥,防止切口感染。

⑤ 肛门排气可进流质或半流质食物,逐渐过渡到普食,多食粗纤维食物,保持大便通畅。

⑥ 注意保暖,防止受凉引起咳嗽。

⑦ 术后当天可床上翻身活动,术后第2天可下床活动。

3. 健康指导与康复

(1) 出院后逐渐增加活动量,坚持佩戴腹带1~2个月,3个月内避免重体力劳动或提举重物。

(2) 平时生活要有规律,避免过度紧张和劳累。

(3) 保持大便通畅,多饮水,多进粗纤维食物,养成每日定时排便的习惯。

(4) 预防和治疗使腹内压增高的各种疾病,如有咳嗽、便秘、排尿困难等症状,应及时治疗,以防疝复发。若疝复发,应及早诊治。

二十一、下肢深静脉血栓形成滤器植入术护理

下肢深静脉血栓形成是临床上常见的疾病,表现为下肢突然肿胀、疼痛、肤色改变、活动受限,严重者血栓脱落可发生致命性肺动脉栓塞。安置下腔静脉滤器是预防下肢深静脉血栓引起肺栓塞的有效方法。

（一）身心评估

1. 身体状况

（1）一般情况:病人的年龄、性别、营养状况等。

（2）既往史:有无外伤史、手术史、妊娠、恶性肿瘤,有无器质性病变、口服避孕药等诱因。

（3）患肢情况:了解周围血管有无明显病变,患肢的皮温、皮色、周径,肿胀疼痛的部位范围。

（4）实验室检查:了解凝血时间情况。

2. 心理-社会状况

（1）了解病人的亲情支持系统;

（2）了解是否对手术存在顾虑;

（3）了解对疾病相关知识的掌握情况。

（二）护理措施

1. 术前护理

（1）术前心理准备是手术的基础,静脉血栓形成者局部剧痛,心理极度焦虑,活动受限,要让病人及家属更多地了解肺动脉栓塞及有关滤器植入的病例及风险,使其对手术充满信心,以积极的态度配合手术。

（2）指导病人卧床休息,禁止局部热敷、活动及按摩,防止血栓脱落引起肺栓塞,将患肢抬高 20°～30°,膝关节处于微屈状态,有利于下肢静脉回流。

2. 术后护理

（1）卧床及患肢观察:术后嘱病人绝对卧床休息、穿刺肢体制动

6h,同时指导病人在床上做屈趾踝关节活动,其中注意定时翻身,12h后下床活动。

(2) 饮食及排泄护理:对肾功能良好的病人,指导病人多饮水,术后12h内饮水约2000mL,记录24h出入量,保持排尿通畅,对有前列腺肥大、全麻后膀胱肌松弛等排尿不畅者可行导尿护理,及时排出体内造影剂。

(3) 溶栓治疗的护理:注意观察尿激酶、肝素等药物引起出血、发热、恶心、呕吐、头痛、倦怠、胸闷和皮疹等不良反应。溶栓期间各项护理操作要轻柔,血管穿刺后要长时间按压,每天密切注意有无牙龈出血、皮下瘀斑、血尿、血便等出血倾向。

(4) 并发症的观察及护理:

① 腔静脉滤器置入位置错误、移位和开放不良:因操作失误、选择释放滤器位置不合适,滤器打开不全造成的并发症。术后应观察血压、心率、面色、末梢循环情况、患肢肿胀情况。

② 下腔静脉穿孔:滤器选择过大,对下腔静脉壁压力增加,易致静脉壁穿孔。术后应严密观察血压、心率、面色及末梢循环情况,注意有无腹痛、背痛等,尽早发现异常情况,并通知医生进行抢救。

③ 腔静脉滤器置入后再发DVT和肺动脉栓塞:尽管有腔静脉滤器存在和抗凝治疗,但肺动脉栓塞还是有可能发生的,只是发病率相对减少了。滤器置入过程中操作粗暴,血管壁损伤,拔出导管后穿刺部位的过度、过长时间压迫,抗凝不够以及一些其他原因等都可以导致DVT形成,另外腔静脉滤器在置入后发生开放不全、倾斜、位置不良、移位等现象时,不能有效地发挥滤器应有的作用,可再发肺动脉栓塞。术毕回病房后,应严密监测生命体征的变化,每30~60min巡视病房一次并做好记录。主动询问病人有无呼吸困难、胸痛、咯血、晕厥等症状。若病人出现上述症状应立即给予平卧,避免做深呼吸、咳嗽、剧烈翻动,同时给予高浓度氧气吸入,并紧急报告医生积极抢救。

(三) 健康指导与康复

(1) 行为指导:指导病人要绝对禁烟。鼓励病人加强日常锻炼,参加适当活动,避免久站久坐,预防静脉血栓形成。避免上呼吸道感染导致咳嗽而增加腹压,影响下肢静脉血液回流。

(2) 饮食指导:进低脂、多纤维的饮食;保持大便通畅,避免因排便困难造成腹内压增高,影响下肢静脉血液回流。

(3) 用药指导:指导病人坚持遵医嘱服用抗凝药,用药期间定期复查血常规、出凝血时间,观察有无出血征象,及时调整药物用量。

(4) 复查指导:了解滤器的位置,6个月复查一次,以后每年复查一次。

二十二、腹主动脉瘤介入手术治疗护理

腹主动脉是主动脉在腹部的延续,主要负责腹腔内脏、腹壁和下肢的血液供应。腹主动脉瘤是因为动脉中层结构被破坏,动脉壁不能承受血流冲击的压力而形成的局部或者广泛性的永久性扩张或膨出。当腹主动脉某段发生扩张,直径超过正常腹主动脉直径的1.5倍以上时,即形成了腹主动脉瘤。实际上是一种因动脉血管壁退化变性而导致的动脉扩张性疾病,而非通常意义上的"肿瘤",然而它对人体健康的威胁却绝不亚于任何一种恶性肿瘤。腹主动脉瘤发生后可逐渐增大,最后破裂出血,导致病人死亡。

(一) 身心评估

1. 身体状况

(1) 评估既往有无吸烟史、动脉粥样硬化病史、高血压、高脂血症、外伤、感染史、家族史。

(2) 评估病人有无腹痛及肿块,肿块的大小及搏动情况;有无神志、呼吸、脉搏、血压等生命体征改变及出血先兆。

2. 心理-社会状况

(1) 评估病人的心理状态、家庭及社会支持情况。

(2) 评估病人对该疾病的相关知识的了解程度。

(二) 护理措施

1. 术前护理

(1) 心理护理:向病人及其家属耐心介绍腹主动脉瘤的有关知

识,着重强调手术的正面效果,减轻恐惧心理,避免因精神紧张致血压升高或动脉瘤破裂,使病人以积极的心态接受手术。

(2) 体位:卧床休息,仰卧,下肢屈曲位,限制活动,不要突然起身、坐下或转身等,避免剧烈活动及给予外力,以免造成瘤体破裂。

(3) 予饮食指导:进食清淡、易消化食物,多食蔬菜、水果、杂粮,保持大便通畅。

(4) 药物护理:指导病人遵医嘱按时服药,使术前收缩压控制在120mmHg以下,同时应注意观察与记录24h尿量,以免血压过低造成心、脑、肾等重要器官的损伤。

(5) 下肢血运的观察:观察下肢有无缺血症状,查看双下肢足背动脉、胫后动脉搏动情况,并监测踝肱指数,以便与术后相比较。

(6) 预防腹主动脉瘤破裂:

① 体位与活动:保持环境安静,卧床休息,限制活动,尤其要避免剧烈活动,避免任何碰撞、外伤,禁止按摩、挤压、热敷腹部,防止动脉瘤破裂,告知病人绝对戒烟。

② 血压监测:心电监护,严密监测血压,维持血压稳定,避免因血压波动过大造成腹主动脉瘤破裂。

③ 腹痛:突发性剧烈腹痛是腹主动脉瘤破裂的先兆症状,要密切观察腹痛情况,观察有无腰背部突然剧痛、面色苍白、大汗淋漓、头晕、口渴等临床表现。

④ 其他:减少引起腹内压增高的因素,如预防感冒、咳嗽、便秘等。

(7) 术前准备:术前4h禁食水,防止术中呕吐;术前晚沐浴更衣,全身清洁。

2. 术后护理

(1) 按腔内血管外科术后护理常规护理。

(2) 体位:取半卧位,伤口用沙袋压迫6~8h,双下肢平伸,制动12h,平卧24h。

(3) 病情观察:观察血压、下肢血运情况及有无发热、腹痛,记录尿量。

(4) 药物护理:用抗凝药物期间,密切观察有无出血倾向。

(5) 并发症的观察及护理：密切观察有无支架置入后综合征、内漏、血栓形成与狭窄、支撑架移位、血栓脱落、股动脉切开处血肿、血液成分改变等，若出现相关症状及时处理。

(6) 活动：指导病人卧床期间行足背屈曲运动。术后24h可下床活动，术后3周内避免剧烈活动，防止内膜支架移位。

(7) 饮食：全麻病人当日禁食，第2天可进流质饮食，逐渐过渡至半流质饮食、普食。

(三) 健康指导

(1) 指导病人学会自我检查腹部的方法，每6个月做一次彩超检查，每年做一次CT扫描，定期门诊随访，以了解动脉瘤情况和支架是否移位或脱落。

(2) 伴有糖尿病或高脂血症的病人，给予低胆固醇、低脂肪及低糖饮食，注意食物搭配，多食蔬菜、水果、杂粮，少食动物脂肪及胆固醇含量较多的食物，保持排便通畅。

(3) 指导病人正确服用抗高血压、降血糖药、抗血小板药物、抗凝药物等，定期检查血压、血糖情况；服用抗凝药期间定期复查凝血指标。

(4) 避免剧烈活动，劳逸结合，防止腹部受外力撞击，保持乐观心态。

(5) 指导病人戒烟忌酒，吸烟将导致动脉硬化，饮酒可加重高脂血症。

二十三、动脉栓塞手术护理

动脉栓塞是指栓子自心脏或近心端大动脉壁脱落，被血流冲向远侧，停留在直径小于栓子的动脉内，导致肢体或内脏器官的急性缺血甚至坏死的一种病理过程。发病高峰多在50～70岁，尤其是患有心血管疾病的人群，下肢发生率高于上肢，起病急、发展快。

(一) 身心评估

1. 身体状况

(1) 一般情况：病人职业、年龄、家庭等。

(2) 既往史：有无器质性心脏病、房颤、心血管手术史、动脉栓塞等病史。

(3) 病人情况：疾病的程度、性质、皮温、皮色、动脉搏动情况。

2. 心理-社会状况

(1) 病人的亲情支持系统。

(2) 是否对手术存在顾虑。

(3) 对疾病的相关知识的掌握情况。

(二) 护理措施

1. 术前护理

(1) 心理护理：由于肢端疼痛和坏死使病人十分痛苦和焦虑，医护人员应同情、关心和体贴病人，耐心做好病人的思想工作，使其了解并配合治疗和护理。

(2) 卧位：取平卧位，禁止抬高患肢，以免加重缺血。

(3) 病情观察：

① 监测血压、脉搏、呼吸以及神志变化，诊断明确者可用哌替啶等止痛剂，以减轻病人痛苦。

② 伴有心功能不全者应给予氧气吸入，并准备急救物品及药品。

③ 患肢保温，但禁用热水袋直接加温，以免加重患肢的缺血。

(4) 术前准备：按血管外科术前护理常规护理。

2. 术后护理

(1) 按全麻或硬膜外麻醉后护理常规护理。

(2) 体位：患肢平置或低于心脏水平15°左右，避免屈髋或屈膝及膝下垫枕。卧床时要避免被子对患肢末梢的压迫，可在床尾使用支被架，注意保暖，并防止局部烫伤。

(3) 病情观察：定时测量血压、心率、呼吸，注意神态及尿量变化，并准确记录。观察患肢的血运恢复情况，包括皮肤的温度、颜色、脉搏等。

(4) 饮食护理：指导病人合理进食，进低脂、低胆固醇、清淡饮食。

(5) 疼痛护理：必要时遵医嘱使用止痛剂缓解疼痛。

(6) 药物护理：遵医嘱进行抗凝或溶栓治疗，并监测药物对凝血功能的影响，按时给予服用抗凝药物及治疗心脏疾病药物，减少再栓塞的可能。

(7) 并发症观察：观察有无出血或血肿、血管损伤、再灌注损伤、肾病代谢综合征。

(三) 健康指导与康复

(1) 行为指导：避免久站或久坐。坚持戒烟，穿宽松的衣裤和鞋袜。

(2) 饮食指导：进低脂、低胆固醇、清淡饮食，避免辛辣刺激食物。

(3) 用药指导：遵医嘱口服抗凝药物和治疗心脏疾病药物，用药期间观察大小便颜色、皮肤黏膜情况，每1～2周定期复查凝血功能。

(4) 复查指导：出院后3～6个月门诊复查彩超，以了解血管通畅情况。

二十四、颅外颈动脉硬化闭塞性疾病手术护理

颅外颈动脉硬化闭塞性疾病可引起脑卒中和短暂性脑缺血发作的颈总动脉和颈内动脉狭窄和闭塞，颈动脉狭窄可以导致严重的脑缺血症状，甚至脑卒中。

(一) 身心评估

1. 身体状况

(1) 一般情况：病人的年龄、性别、营养状况等。

(2) 既往史：有无高血压、糖尿病、脑卒中、恶性肿瘤及有无器质性病变等高危因素。

(3) 全身情况：了解有无耳鸣、眩晕、黑矇、视物模糊、头昏、头痛、失眠、记忆力减退、嗜睡、多梦等症状。眼部缺血表现为视力下降、偏盲、复视等。

(4) 阳性体征。

(5) 辅助检查。

2. 心理-社会状况

(1) 病人的亲情支持系统。

(2) 是否对手术存在顾虑。

(3) 对疾病的相关知识的掌握情况。

(二) 护理措施

1. 术前护理

(1) 心理护理：与病人及家属沟通，耐心讲述此类手术的相关知识及术后效果，使其减轻焦虑、恐惧等情绪，增强病人自信心，使其以良好的心态接受手术治疗。

(2) 病情观察：对于无症状的病人应及时发现病情变化，高度重视病人的主诉，如出现眼前黑矇或一过性视物不清，突然出现口眼歪斜、口角流涎、说话不清、一侧肢体乏力或活动不灵活等，要考虑脑部缺血的存在，及时报告医师。对于频繁发作的短暂性脑缺血（TIA）病人，应设专人守护，密切观察病情变化。监测血液黏稠度、出凝血时间，预防术后脑部血栓的形成及防止术后脑血管出血。

(3) 药物护理：严密监测血压，应用血管活性药物、抗心律失常等药物时，要特别注意观察和防止突发的致命性的心律失常。调整好病人的血压、血脂、血糖指标，控制可能存在的危险因素，如高血压、糖尿病等，以利手术顺利进行及术后体征平稳。颈动脉内膜剥脱术前3～5天口服阿司匹林，以减少术中短暂性脑缺血的发作及心肌梗死的可能。

(4) 术前准备：按血管外科术前护理常规护理。

2. 术后护理

(1) 按全麻术后护理常规护理。

(2) 体位：取平卧位，为避免误吸，头偏向一侧，避免头颈部剧烈活动，保持颈部中立位。翻身时动作要轻柔。麻醉清醒后床头抬高20°～30°，指导床上轻微活动手和脚，协助更换体位。3～5天后，待病人病情稳定，恢复良好，鼓励病人下床活动，指导家属搀扶，要求病人及家属积极配合。早期下床活动可减少坠积性肺炎的发生及下肢深静脉血栓的形成。

3. 病情观察

(1) 意识与血压监测：术后早期高血压发生率较高，血压过高易引起脑出血，血压过低易引起脑灌注过低，导致脑缺血，因此应用输液泵输入硝酸甘油降压，并根据血压高低迅速、准确地调整降压药的用量，将血压控制在(140～150)/(80～90) mmHg 之间。为防止术后出现颅内压增高及脑水肿，给予甘露醇 125～250mL 静脉滴注，每天 1～2 次。

(2) 呼吸监测：全麻插管将引起呼吸道黏膜损伤，术后将出现颈部疼痛，为避免伤口出血，病人不能用力咳嗽，呼吸道分泌物不能正常有效排出导致吸气性呼吸困难，听诊喉部及支气管痰鸣音，给予持续双鼻导管吸氧，血氧饱和度维持在 95% 以上。鼓励病人咳嗽、咳痰，加强翻身叩背，必要时可给予超声雾化吸入，每天 3 次，及时清理呼吸道分泌物，床旁备气管切开包。

(3) 出血观察：由于颈部血运丰富，加上术中、术后抗凝药物的使用，很容易引起出血，一旦发生皮下血肿可压迫气管，病人会感到呼吸困难。伤口局部有疼痛、吞咽困难是血肿发生的早期标志，应及时处理。护士应每 15～30min 观察一次病人颈部有无肿胀、呼吸困难、发绀及切口渗出情况。每 1h 观察一次引流液的性质和量，保持伤口敷料清洁、干燥，定时挤压引流管，保持引流通畅。

(4) 药物护理：为防止血小板的聚集、颈动脉血栓的形成，术后常规用肝素 100mg 加生理盐水 50mL，用输液泵 24h 持续泵入，连续使用 3 天后，改为低分子肝素皮下注射，每天 2 次，3 天后加用口服华法林。低分子肝素用 5 天后停止，华法林用 3～4 周。用抗凝药期间严格观察病人有无牙龈出血、全身出血点或淤斑，有无黑便及伤口处渗血，一旦发现有上述症状，应立即报告医生调整用药量或停药。留置套管针，尽量减少穿刺机会，注射拔针后应延长压迫时间。定期抽血化验凝血四项，以调整药物用量。口服抗凝药物的病人指导正确服药方法。遵医嘱静脉快速滴入 20% 甘露醇 250mL，每日 2 次。

(5) 饮食护理：术后 6～8h 全麻完全清醒开始进食。给予半流食，进食低脂、高蛋白、营养丰富、易消化饮食，第 2 天可进普食，但由于咽部不适，仍给予软食，多食新鲜水果及蔬菜，保持大便通畅。

(6) 术后并发症的观察及护理:

① 过度灌注脑损伤:过度灌注脑损伤是由于术前高度狭窄远端的脑部存在相对较低的灌注状态,当重度狭窄纠正后,脑部灌流增加,会导致脑水肿致头痛、脑出血,病人表现为头痛、抽搐、意识障碍。所以,正确判断病人头痛的性质、早期发现癫痫的先兆等,对于早期处理并发症十分重要。有效控制血压,将血压控制在150mmHg以下,有利于预防过度灌注脑损伤的发生。术后应密切观察病人的意识、血压及肢体活动情况。

② 脑缺血及脑卒中:术中暂时性阻断颈动脉时脑缺血、手术部位血栓形成、动脉硬化的斑块脱落等原因,易造成脑卒中的发生。因此,术后应注意检查颞浅动脉搏动和神经系统情况,特别是手术对侧肢体有无偏瘫及活动障碍,了解病人有无肢体的运动、感觉障碍及视觉障碍,及时发现以便及时纠正。

③ 脑部血管出血:颈动脉严重狭窄引起术后颅内出血可能与颅外狭窄病变突然解除后颅内灌流量迅速增加、毛细血管床被破坏有关,也可能由于颈动脉窦压力感受器反射性的消失,致使术中血压波动。术后突发严重的高血压,升高的血压更增加了颅内的灌注,从而出现头痛、反射性的呕吐等颅内压增高症状,最终导致颅内出血死亡。因而术前要高度重视控制血压,特别是对于颈动脉严重狭窄同时伴有高血压的病人,术后应严密监测,维持血压稳定,以防发生颅内出血,一般收缩压应维持在100～120mmHg。

④ 颅神经损伤:由于颈动脉周围神经组织丰富,手术中易造成舌下神经、面神经、喉返神经和喉上神经的损伤。应仔细观察病人神经功能的异常变化,如观察同侧唇沟有无变浅,让病人做伸舌、鼓腮动作等,以了解舌下神经和面神经有无损伤,有无声音嘶哑及进食呛咳等症状,以了解喉返神经和喉上神经的外侧支有无损伤。

⑤ 血管闭塞:主要原因早期为血管内血栓形成或远端动脉栓塞,后期常为吻合口内膜增生狭窄,继发血栓形成。观察有无脑缺血表现,如出现肢体活动障碍、意识障碍等情况时,应及时行超声多普勒、头部CT等检查,以明确诊断。

(三) 健康指导与康复

(1) 行为指导:生活有规律,保证睡眠。勿大喜大悲,保持情绪稳定、精神愉快。劝告病人坚持戒烟。因为烟中的尼古丁可使动脉血与氧的结合力减弱,血黏稠度增加,容易导致血栓形成,尼古丁还能间接导致血管痉挛,诱发脑血管痉挛,从而引起脑卒中的发生。

(2) 饮食指导:病人多为老年人,且有高血脂症、高血压等病史,指导病人进低脂、清淡、易消化饮食,保持大便通畅。

(3) 用药指导:病人往往需要长期服用小剂量的抗凝剂,要使病人能够坚持服用,不仅要交代清楚所服药物的名称、剂量、注意事项等,更重要的是要向病人交代服用药物的目的及重要性,避免间断不规律地用药,取得病人的理解和合作。用药期间定期复查凝血功能,以便及时调整药物剂量。教会病人自我观察有无出血倾向,及时就医。

(4) 复查指导:告知病人术后 2~3 个月复查颈部血管彩超,以便及时发现异常;若出现脑血管病的发病先兆,如头晕、头痛、视物障碍等不适,及时就诊。

二十五、下肢静脉曲张手术护理

下肢静脉曲张是指在各种因素的作用下,下肢深、浅静脉的瓣膜关闭不全或促静脉回流的生理泵功能受损而不能阻止血液倒流,导致以下肢静脉高压为病理生理基础的一系列临床表现。轻者表现为下肢静脉迂曲扩张,重者引起静脉炎、皮肤溃疡。

(一) 身心评估

1. 身体状况

(1) 一般情况:职业、肥胖史、有无习惯性便秘、家族史。

(2) 患肢情况:是否出现皮肤营养障碍性改变,如患肢疼痛、皮肤瘙痒、色素沉着、皮下硬结或溃疡等。

2. 心理-社会状况

病人的亲情支持系统,对疾病的了解程度。

（二）护理措施

1. 术前护理

（1）心理护理：向病人讲解手术的目的、方法和注意事项,介绍同种疾病手术成功的病人,使其消除顾虑,配合手术。

（2）病情观察：观察有无血栓性浅静脉炎、湿疹和溃疡形成及曲张静脉破裂出血等并发症的发生。

（3）患肢护理：病人卧床休息时抬高患肢,高于心脏水平20～30cm,可于腿下垫一软枕,并行足背伸屈运动,以促进下肢静脉回流；坐位时双膝勿交叉过久。

（4）术前准备：术前一天将曲张静脉用记号笔标记,其他按血管外科术前护理常规护理。

2. 术后护理

（1）按照硬膜外麻醉术后护理常规护理。

（2）体位：去枕平卧4～6h,休息或卧床时抬高患肢,高于心脏水平20～30cm,促进静脉回流。

（3）病情观察：

① 观察伤口情况,观察加压包扎的弹性绷带表面有无出血、渗出等情况。

② 用弹性绷带包扎伤口,术后一般维持2周后方可拆除,包扎不应妨碍关节活动,保持合适松紧度,以能扪及足背动脉搏动、保持足部正常皮肤温度为宜。

③ 观察患肢远端皮肤的温度、颜色。

（4）饮食护理：术后6h进普食,避免辛辣刺激性饮食。

（5）休息与活动：术后12～24h鼓励病人下床活动,促进下肢静脉回流,消除肿胀；卧床期间指导病人做足背伸屈运动,防止下肢静脉血栓的形成。

（6）并发症的观察：密切观察是否出现淤斑和血肿,是否出现静脉曲张残留和复发,皮肤感觉障碍或麻木,伤口感染,淋巴瘘,下肢深静脉血栓形成等症状,及时处理。

（三）健康指导与康复

（1）行为指导：避免久站久坐,休息时抬高患肢,继续应用弹性绷带或穿弹力袜至少1~3个月,避免佩戴过紧的腰带及穿紧身衣物。防止感冒,积极治疗慢性咳嗽。

(2) 饮食指导:合理膳食,避免肥胖,多进食新鲜水果、蔬菜,防止便秘,减少腹压增高因素。

(3) 复查指导:出院后3~6个月到门诊复查,了解患肢静脉回流情况以及皮肤营养障碍性改变情况。

二十六、深静脉血栓形成手术护理

深静脉血栓形成是指血液在深静脉血管内不正常的凝结,阻塞管腔,导致静脉回流障碍。全身主干静脉均可发病,尤其是下肢静脉,又以左下肢最为多见,男性略多于女性。

(一) 身心评估

1. 身体状况

(1) 评估即往有无手术史、外伤史、高血压、高血脂症、感染史、家族史。

(2) 评估有无末梢循环障碍、肢体肿胀及皮温、皮色情况。

2. 心理-社会状况

(1) 了解病人对疾病的认识程度。

(2) 了解是否对手术存在顾虑。

(3) 了解病人亲情支持系统情况。

(二) 护理措施

1. 术前护理

(1) 心理护理:讲解疾病的相关知识,消除病人的恐惧与焦虑情绪。

(2) 体位:急性发病后10~14天内绝对卧床休息,包括在床上大小便。患肢禁止热敷、按摩,以免血栓脱落。抬高患肢高于心脏水平20~30cm,膝关节微屈,下垫宽大软枕。10~14天后可下床活动。行足背伸屈运动,每日数10次,每次3~5min,以促进静脉回流。

(3) 病情观察:

① 肺动脉栓塞:密切观察生命体征及血氧饱和度,如出现胸痛、

心悸、呼吸困难及咯血等症状,立即给予平卧,报告医生,给予持续心电监护,高浓度氧气吸入,积极配合抢救。

② 测量肢体周径:每日定时定位测量肢体周径,一般选膝关节上下各10cm处测量并记录,严密观察肢体有无股青肿、股白肿现象,一旦发生及时报告医生,并行术前准备。

(4) 药物护理:治疗期间观察病人有无牙龈出血、鼻出血、皮肤紫癜及血尿、血便等情况;输液完毕,穿刺点按压15min。

(5) 疼痛护理:急性期嘱病人绝对卧床休息,抬高患肢,使之高于心脏水平20~30cm,促进静脉血液回流,遵医嘱使用利尿剂和激素,以减轻疼痛。疼痛时禁止热敷、按摩患肢,给予心理护理,必要时给予镇痛药物。

(6) 饮食护理:进食粗纤维低脂饮食,保持大便通畅,避免腹内压增高,影响下肢静脉回流。

(7) 术前准备:按血管外科术前护理常规护理。

2. 术后护理

(1) 按全麻或硬膜外麻醉后护理常规护理。

(2) 体位:患肢抬高于心脏平面20~30cm,膝关节微屈,行足背伸屈运动。

(3) 病情观察:心电监护,监测生命体征变化。观察伤口敷料有无出血、渗血。观察患肢远端皮肤的温度、颜色、感觉和脉搏强弱,以判断术后血管通畅程度、肿胀消退情况等。

(4) 药物护理:继续应用抗凝、溶栓、祛聚、抗感染等药物对症治疗。治疗期间,避免碰撞、摔跌,用软毛刷刷牙,观察有无出血倾向。

(5) 饮食护理:术后6h进食,多进食含粗纤维的食物。

(6) 并发症观察:密切观察有无出血、血栓形成等症状,及时处理。

(7) 康复护理:行空气波压力仪治疗,促进静脉回流,防止新的深静脉血栓形成。选择适当的压力和模式,观察病人的肢体及耐受程度。

(三)健康指导与康复

(1) 行为指导。告诫病人绝对戒烟,正确使用弹力袜,避免长距离行走及久站,肿胀不适或卧床休息时抬高患肢,高于心脏水平

20~30cm。

（2）饮食指导：进食低脂、富含纤维素的饮食，保持大便通畅，多饮水，以降低血液黏稠度，防止血栓形成。

（3）用药指导：遵医嘱口服抗凝药物，观察大小便颜色、皮肤黏膜情况，每周复查一次血常规及出凝血时间。

（4）复查：出院后3~6个月门诊复查，若出现下肢肿胀，平卧或抬高患肢仍无明显消退，应及时就诊。

二十七、血栓闭塞性脉管炎手术护理

血栓闭塞性脉管炎是一种以中、小动脉节段性、非化脓性炎症和动脉腔内血栓形成为特征的慢性闭塞性疾病，主要侵袭四肢，尤其是下肢的中小动脉和静脉，引起患肢远侧段缺血性病变。典型表现为间歇性跛行、静息痛及游走性血栓性浅静脉炎。

（一）身心评估

1. 身体状况

（1）患肢皮温、皮色、动脉搏动情况。

（2）有无吸烟史。

（3）病人对肢体功能的锻炼情况。

（4）有无高血压、高血脂症等疾病。

2. 心理-社会状况

（1）了解病人对疾病的认识程度。

（2）了解是否对手术存在顾虑。

（3）了解病人亲情支持系统情况。

（二）护理措施

1. 术前护理

（1）心理护理：由于肢端疼痛和组织缺血坏死，使病人产生痛苦和抑郁心理，医护人员应安慰病人，调动其战胜疾病的主观能动性，使之积极配合治疗和护理。

（2）戒烟：在该病治疗中，戒烟是所有治疗方法的基础。因此，应向病人详细讲述吸烟的危害性，告知病人绝对戒烟。

(3) 患肢护理:注意肢体保暖,避免用热水袋,取合适体位,头高脚低,保持足部清洁干燥,每天用温水洗脚,皮肤瘙痒时勿用手抓,可涂止痒膏,溃疡部位加强创面换药。

(4) 疼痛护理:运动疗法对减轻疼痛有一定疗效,剧烈疼痛时,适当使用镇痛剂,通过心理护理提高病人对疼痛的耐受力。

(5) 功能锻炼:鼓励病人步行锻炼,以疼痛的出现作为活动量的最大指标,但出现溃疡及坏死、动静脉血栓形成时则不宜运动。

(6) 术前准备:按血管外科术前护理常规护理。

2. 术后护理

(1) 按全麻或硬膜外麻醉术后护理常规护理。

(2) 体位:术后平置患肢,静脉血管重建术后卧床制动1周,动脉血管重建术后卧床制动2周,自体血管移植者若愈合较好,卧床制动时间可适当缩短。

(3) 病情观察:观察生命体征,观察患肢远端的皮肤温度、颜色、感觉和脉搏的强弱,以判断血管通畅度。观察病人伤口情况,若发现伤口有红肿现象,应及早处理,使用抗生素预防感染。

(4) 功能锻炼:卧床制动病人,应鼓励其在床上作足背伸屈活动,以利小腿深静脉血液回流。

(5) 并发症的观察:密切观察有无血管痉挛、继发性血栓形成、静脉回流障碍、出血、感染等症状,及时处理。

(三) 健康指导与康复

(1) 行为指导:绝对戒烟,保护患肢,勿赤足行走,避免外伤,穿合适的鞋子、棉质的袜子,避免寒冷潮湿的刺激。冬天注意保暖。

(2) 用药指导:遵医嘱继续服用抗血小板药物及扩管药物。

(3) 复查指导:出院后3~6个月门诊复查,了解患肢血运和伤口愈合情况。

二十八、腹腔镜胆囊切除术护理

腹腔镜胆囊切除术是在电视腹腔镜引导下,利用专用器械,通过腹壁小戳孔在腹腔内实施胆囊切除的微创手术。它具有创伤小、手术操作简单、术后疼痛较轻、恢复较快、住院时间短、瘢痕小等优点。

（一）身心评估

1. 身体评估

评估病人腹部体征,有无压痛、反跳痛及腹肌紧张;评估神志、黄疸情况,有无恶心、呕吐、发热等情况。

2. 社会-心理评估

评估病人生活方式、家庭状况和职业;评估病人对疾病的认知程度;评估病人有无焦虑或恐惧等心理。

（二）护理措施

1. 术前护理

（1）心理护理:术前多沟通,消除病人及家属紧张焦虑状态。

（2）胃肠道准备:术前进低脂饮食,一般不需置胃管或灌肠。术前禁食 12h,禁水 4～6h。

（3）术前锻炼:术前注意保暖,预防感冒,戒烟。

（4）皮肤准备:做好术区皮肤的清洁工作,尤其应彻底清洁脐部皮肤。

2. 术后护理

（1）按全麻术后一般护理常规护理。

（2）常规给氧 6h,2～4L/min,以提高血氧含量,减少 CO_2 吸收,避免产生高碳酸血症。

（3）病情观察:

① 生命体征的监测:监测 P、R、Bp、SpO_2 6～8 次,每 1h 测一次至平稳,对于脉率快、血压下降者,应注意有无腹腔内出血。

② 观察腹部体征和切口敷料情况,有无腹痛,敷料有无外渗等。

（4）体位:术后 6h 去枕平卧位,6h 后改半卧位。

（5）饮食护理。术后当日禁食水,术后第 1 天试饮水,若无腹痛腹胀,可逐渐过渡至半流质饮食,要求低脂,少量多餐。

（6）活动指导。提倡术后早期多活动,注意活动时安全宣教。生命体征平稳者,术后 6h 内鼓励床上活动四肢,6h 后协助床上翻身,术后 24h 内鼓励离床坐,根据病人情况,可下床活动。

(7) 引流管的观察。妥善固定,防止引流管扭曲、受压、堵塞,保持有效引流。观察引流液的色、量和性状,并记录。

(8) 术后并发症的观察护理:

① 腹腔内出血。观察血压情况、敷料颜色及引流液的颜色和量。

② 胆道损伤、胆漏。这是最为严重的并发症之一,术后应严密观察有无腹痛、腹胀、腹膜刺激征,观察皮肤、巩膜的颜色及引流液的性质。

③ 皮下气肿。严重者会出现面、颈、胸、腹等处明显肿胀,伴呼吸困难、血压升高、心率加快,如有上述情况,应给予低流量吸氧,取半卧位,一般3~5天可自行吸收。

④ 肩部酸痛。一般3天可自行缓解。鼓励多活动,应向病人做好解释工作,也可做适当的按摩和理疗。

⑤ 急性水肿型胰腺炎。一般发生在术后5~7天,术后应严密观察腹痛的性质、部位及辅助检查的结果。可给予禁食、胃肠减压、抑酸等对症治疗。

(三) 健康指导与康复

(1) 低脂饮食,忌油腻、油炸食品。

(2) 忌烟酒等刺激性食物。

(3) 适当活动,注意保暖,避免感冒。

(4) 保持大便通畅。

二十九、腹腔镜联合胆道镜取石术护理

腹腔镜联合胆道镜取石术是治疗胆总管结石安全、有效的治疗方法,具有创伤小、痛苦轻、恢复快的优势。

(一) 身心评估

1. 身体评估

评估病人腹部体征,有无腹痛、压痛及反跳痛;评估神志、黄疸情况,有无恶心、呕吐、发热等情况。

2. 社会-心理评估

评估病人生活方式、家庭状况和职业;评估病人对疾病的认知程

度;评估病人有无焦虑或恐惧等心理。

(二)护理措施

1. 术前护理

(1) 心理护理:术前多沟通,消除病人及家属紧张焦虑状态。

(2) 胃肠道准备:术前进低脂饮食,一般不需置胃管或灌肠。术前禁食12h,禁水4~6h。

(3) 术前锻炼:术前注意保暖,预防感冒,戒烟。

(4) 皮肤准备:做好术区皮肤的清洁工作,尤应彻底清洁脐部皮肤。

2. 术后护理

(1) 按全麻术后一般护理常规护理。

(2) 常规给氧6h,2~4L/min,以提高血氧含量,减少CO_2吸收,避免产生高碳酸血症。

(3) 病情观察:

① 生命体征的监测:监测P、R、Bp、SpO_2每1h一次至平稳,对于脉率快、血压下降者,应注意有无腹腔内出血。

② 观察腹部体征和切口敷料情况,有无腹痛,敷料有无外渗等。

(4) 体位:术后6h去枕平卧位,6h后改半卧位。

(5) 饮食护理:术后当日禁食水,术后第1天试饮水,若无腹痛腹胀,逐渐过渡至半流质饮食,要求低脂,少量多餐。

(6) 活动指导:提倡术后早期多活动,注意活动时安全宣教。

(7) T管引流的护理:

① 妥善固定:将T管妥善固定于腹壁,不可固定于床单,以防翻身、活动时牵拉造成管道脱出。

② 加强观察:观察并记录T管引流出胆汁的颜色、量和形状。正常成人每日分泌胆汁800~1200mL,呈黄绿色,清亮,无沉渣,有一定黏性。术后24h内引流量约300~500mL,恢复饮食后可增至每日600~700mL,以后逐渐减少至每日200mL左右。如胆汁过多,提示胆道下端有梗阻的可能;如胆汁混浊,应考虑有结石残留或胆管炎症未被控制。

③ 保持引流通畅:防止引流管扭曲、折叠、受压。引流液中有血凝块、絮状物、泥沙样结石时要经常挤捏,防止管道堵塞。必要时用生理盐水低压冲洗或用 50mL 注射器负压抽吸,用力适宜,以防引起胆管出血。

④ 预防感染:长期带管者,定期更换引流袋,更换时严格执行无菌操作。引流管口周围皮肤以无菌纱布覆盖,保持局部干燥,防止胆汁浸润皮肤引起炎症反应。平卧时引流管的远不可高于腋中线,坐位、站立或行走时不可高于腹部手术切口,以防止胆汁逆流引起感染。

⑤ 拔管:若 T 管引流出的胆汁色泽正常,且引流量逐渐减少,可在术后 10~14 日,试行夹管 1~2 日;夹管期间注意观察病情,若无发热、腹痛、黄疸等症状,可经 T 管做胆道造影,造影后持续引流 24h 以上。如胆道通畅无结石或其他病变,再次夹闭 T 管 24~48h,病人无不适主诉可拔管。拔管后,残留窦道用凡士林纱布填塞,1~2 日内可自行闭合。若胆道造影发现有结石残留,则需保留 T 管 6 周以上,再取石或其他处理。

(8) 术后并发症的观察护理:

① 腹腔内出血:观察血压情况、敷料颜色及引流液的颜色和量。

② 胆道损伤、胆漏:这是最为严重的并发症之一,术后应严密观察有无腹痛、腹胀、腹膜刺激征,观察皮肤、巩膜的颜色及引流液的性质。

③ 皮下气肿:严重者会出现面、颈、胸、腹等处明显肿胀,伴呼吸困难、血压升高、心率加快,如有上述情况,应给予低流量吸氧,取半卧位,一般 3~5 天可自行吸收。

④ 肩部酸痛:一般 3 天可自行缓解。鼓励多活动,应向病人做好解释工作,也可做适当的按摩和理疗。

⑤ 急性水肿型胰腺炎:一般发生在术后 5~7 天,术后应严密观察腹痛的性质、部位及辅助检查的结果。可给予禁食、胃肠减压、抑酸等对症治疗。

(三)健康指导与康复

(1) 低脂饮食,忌油腻、油炸食品。

(2) 忌烟酒等刺激性食物。

(3) 适当活动,注意保暖,避免感冒。

(4) 保持大便通畅。

三十、腹腔镜下脾切除术护理

脾切除术是治疗门静脉高压症、血吸虫病以及血液系统疾病的常用手术。

(一) 身心评估

1. 身体评估

评估病人腹部体征,有无压痛、反跳痛及腹肌紧张,评估神志、血压、心率情况,有无恶心、呕吐、发热等情况。

2. 社会-心理评估

评估病人生活方式、家庭状况和职业;评估病人对疾病的认知程度;评估病人有无焦虑或恐惧等心理。

(二) 护理措施

1. 术前护理

(1) 心理护理:术前多沟通,消除病人及家属紧张焦虑状态。

(2) 胃肠道准备:术前禁食 8h,禁水 4~6h,脾破裂病人行急诊手术时,对胃肠道准备无特殊要求。

(3) 术前锻炼:术前注意保暖,预防感冒,戒烟。

(4) 皮肤准备:做好术区皮肤的清洁工作,尤应彻底清洁脐部皮肤。

(5) 根据病情需要备血。

2. 术后护理

(1) 按全麻术后一般护理常规护理。

(2) 常规给氧 6h,2~4L/min,以提高血氧含量,减少 CO_2 吸收,避免产生高碳酸血症。

(3) 病情观察:

① 生命体征的监测:监测 P、R、Bp、SpO_2 每 1h 一次至平稳,对于脉率快、血压下降者,应注意有无腹腔内出血。定期监测体温变化。

② 观察腹部体征和切口敷料情况,有无腹痛,敷料有无外渗等。

(4) 体位:术后 6h 去枕平卧位,6h 后改平卧位或低半卧位,若病情允许,可采取半卧位,以利于腹腔引流。

(5) 饮食护理:术后当日禁食水,术后第 1 天试饮水,若无腹痛腹胀,逐渐过渡至半流质饮食,少食多餐。

(6) 活动指导:术后早期以卧床休息为主,术后 3 天可适当活动,注意活动时安全宣教。

(7) 引流管的观察:妥善固定,防止引流管扭曲、受压、堵塞,保持有效引流。观察引流液的色、量和性状,并记录。

(8) 术后并发症的观察护理:

① 腹腔内出血:观察生命体征、腹部体征、敷料颜色及引流液的颜色和量。

② 发热:术后定时监测体温,观察有无发热及发热的持续时间,及时给予物理及药物降温,定期化验血象,合理使用抗生素。

③ 血栓形成:术后鼓励病人活动双下肢,如踝关节旋转、足部屈曲、双下肢伸缩等,观察腿围变化。术后监测血小板的变化,出现腹痛、下肢肿痛或突发呼吸困难时应警惕,防止静脉血栓的发生。

④ 皮下气肿:严重者会出现面、颈、胸、腹等处明显肿胀,伴呼吸困难、血压升高、心率加快,如有上述情况,应给予低流量吸氧,取半卧位,一般 3~5 天可自行吸收。

⑤ 肩部酸痛:一般 3 天可自行缓解。鼓励多活动,应向病人做好解释工作,也可做适当的按摩和理疗。

(三) 健康指导与康复

(1) 定期复查。遵医嘱按时服药。

(2) 避免剧烈活动和重体力劳动,注意保护腹部,避免外力冲撞。

(3) 避免增加腹压,保持排便通畅,避免剧烈咳嗽。

(4) 脾切除术后,病人免疫力低下,注意保暖,预防感冒,避免进入拥挤的公共场所,坚持锻炼身体,提高机体免疫力。

三十一、胰十二指肠切除术护理

胰十二指肠切除术是腹外科最复杂的手术之一,胰头癌可施行胰十二指肠切除术。手术切除范围包括胰头(含钩突部)、胆囊和胆总管、远端胃、十二指肠及空肠上端,同时清除周围淋巴结,再做胰、胆和胃肠吻合,重建消化道。

(一) 身心评估

1. 身体状况

(1) 一般情况:评估病人饮食习惯。

(2) 既往史及家族史:有无糖尿病、慢性胰腺炎等;有无胰腺肿瘤或其他肿瘤家族史。

(3) 局部:腹痛部位及特点,影响疼痛的因素及药物镇痛效果;有无恶心、呕吐或腹胀。

(4) 全身:有无消化道症状。

(5) 辅助检查:了解检查结果,评估疾病性质及手术的耐受力。

2. 心理-社会评估

评估病人有无焦虑、恐惧、悲观等心理反应,病人家庭经济承受能力,家属对病人的关心和支持程度。

(二) 护理措施

1. 术前准备

(1) 心理护理。

(2) 营养支持:鼓励病人进高蛋白、高维生素、低脂肪饮食,少量多餐。不能进食病人给予静脉营养,纠正贫血和低蛋白血症。必要时行肠内营养。

(3) 完善术前准备:包括戒烟,消化道的准备,有效咳嗽的指导,备皮等。

2. 术后护理

(1) 按全麻一般护理常规护理。

(2) 做好基础护理。

(3) 引流管的护理:妥善固定引流管,标记清楚,防止受压、打折,观察引流液的色、量和性质,准确记录。

(4) 并发症的观察和护理:

① 腹腔内出血:胰十二指肠切除术手术范围大,吻合口多,最易出现腹腔内出血。出血分为原发性和继发性两种。原发性出血常在手术早期,继发性出血多发生于术后1~2周。一旦明确诊断,立即予以止血药物,并进行补充血容量、输血等对症治疗,必要时手术治疗。

② 应急性溃疡:多发于术后5~7天,与体内激素分泌有关。术前应充分进行心理干预,术中尽量缩短时间,术后早期应用抑酸药,术后给予必要的营养支持能预防应激性溃疡的发生。

③ 胰瘘:多因残余的胰腺分泌胰蛋白酶和胰脂肪酶侵蚀周围组织,可致组织坏死、感染、腐蚀性出血,致死率达20%~50%。护理措施包括:

Ⅰ. 保持引流通畅,监测术后血淀粉酶。

Ⅱ. 抑制胰腺外分泌:包括禁食,持续胃肠减压,应用抑制腺体分泌的药物。

Ⅲ. 营养支持:早期可使用胃肠外营养,待肛门通气后,再使用胃肠内营养。

Ⅳ. 必要时使用腹腔双套管冲洗,注意观察冲洗液的色、量和性质。

Ⅴ. 注意保护瘘口周围皮肤,可用氧化锌软膏涂抹。

④ 胆瘘:保持T管引流通畅,防止扭曲受压,密切观察胆汁的色、量和性质,一般较少发生。

⑤ 胃肠吻合口瘘:多发生于术后3~7天,与吻合口张力和营养状况有关。表现为上腹痛、发热、腹膜炎体征。术后严密观察体温和腹部体征变化,保持持续有效的胃肠减压,鼓励早期下床活动,促进肠道功能早期恢复。

⑥ 肺部感染:因手术创伤大、切口疼痛,病人不敢深呼吸和咳嗽,易造成阻塞性肺不张和肺部感染。护理措施:

Ⅰ. 及时清除口腔分泌物,保持口腔清洁。

Ⅱ. 禁食病人每天行口腔护理2次。

Ⅲ. 鼓励病人深呼吸、咳嗽、咳痰,定时翻身拍背,指导有效咳嗽,鼓励早期活动必要时可使用雾化吸入。

Ⅳ. 遵医嘱使用抗生素。

⑦ 胃排空延迟:指术后10天仍不能规律进食或需胃肠减压者。观察胃肠减压的色、量和性质,控制肠内营养的温度和速度,观察病人有无恶心、呕吐、腹胀、腹泻等情况。

(三)健康指导与康复

(1)自我检测:年龄40岁以上者,短期内出现持续性上腹部疼痛、腹胀、黄疸、食欲减退、消瘦等症状时,需行胰腺疾病筛查。

(2)合理饮食:戒烟酒,少食多餐,均衡饮食。

(3)按计划化疗:化疗期间定期复查血常规,白细胞计数低于 $4\times10^9/L$ 者,暂停化疗。

(4)定期复查:术后3~6个月复查一次,若出现贫血、发热、黄疸等症状,及时就诊。

三十二、门静脉高压断流术、护理

门静脉正常压力为 $1274\sim2352Pa(13\sim24cmH_2O)$,如因肝内或肝外病变使门静脉系统的血液回流受阻郁滞而压力增高,致使脾功能亢进,胃底、食管静脉曲张和腹水者称为门静脉高压症。

断流术是将胃冠状静脉和胃短静脉结扎、切断,同时切断了胃左动脉和胃短动脉,阻断血液流向奇静脉和半奇静脉。断流术中以脾切除加贲门周围离断术最为常见。

(一)身心评估

1. 身体状况

(1)一般情况:年龄、性别、有无长期大量饮酒史等。

(2)既往史:评估有无慢性肝炎、血吸虫病、黄疸、腹水、呕血、黑便、肝性脑病等;有无血液病、溃疡病、食管异物,是否服用激素及非甾体类抗炎药。

(3)发病诱因:了解发病与饮食的关系,如出血前是否进食粗硬、刺激性食物;是否有腹腔内压力骤然升高等因素,如剧烈咳嗽、呕吐等。

(4) 脾功能亢进程度。

(5) 呕血和黑便特点。

(6) 局部：有无腹部膨隆、腹壁静脉曲张；肝、脾大小和质地；有无移动性浊音等。

(7) 全身：评估病人生命体征、意识状态、面色、肢端温度及皮肤色泽、尿量变化，判断有无出血性休克、肝性脑病先兆症状等，有无黄疸、肝掌、蜘蛛痣及皮下出血点，下肢有无水肿，营养状态等。

(8) 辅助检查：了解血常规、肝功能的检查结果。

2. 心理-社会评估

(1) 了解病人是否感到紧张、恐惧。

(2) 评估家庭成员能否提供足够的心理和经济支持。

(3) 病人及家属对门静脉高压诊疗、预防再出血知识的了解程度。

(二) 护理措施

1. 术前护理

(1) 心理护理：消除或减轻病人的疑虑和担心，使其积极配合治疗和手术。

(2) 休息与饮食：病人应充分休息，饮食以高热量、高蛋白、易消化饮食为基本原则，避免食用硬食，尽量食用软食，有肝性脑病先兆时应限制蛋白质的摄入。

(3) 术前准备：予以护肝、补充维生素 K_1 等治疗，术前12h禁食，常规备皮，留置胃管、导尿管，术前晚及术晨用偏酸性溶液灌肠以清理肠道积血，预防肝性脑病。

2. 术后护理

(1) 一般护理：术后应密切观察病人的神志、血压、脉搏、呼吸的变化，有条件时应监测中心静脉压。记录24h出入量。观察病人有无腹胀、腹痛等症状；注意腹腔引流管是否通畅及引流液的颜色、量、性质，防止引流管堵塞。

(2) 保护肝脏：术后常规给予氧气吸入；禁用或少用易引起肝功

能损害的药物,术后常规给予护肝治疗,定期复查肝肾功能电解质、血氨等。

(3)饮食指导:循序渐进,少量多餐,以高蛋白、高维生素、高热量、易消化饮食为主,若考虑可能发生肝性脑病,则限制蛋白摄入、保持大便通畅。

(4)活动指导:术后 6h 后低半卧位,尽量卧床休息 1 周,适当运动,动作轻柔。

(5)观察和预防并发症:

① 肝性脑病:术后病人定期复查肝功能,观察神志变化,若出现神志淡漠、嗜睡、谵妄,应立即通知医生,遵医嘱予保肝药物降低血氨水平,并限制蛋白质的摄入,减少血氨的产生。给予导泻,弱酸性溶液灌肠,减少氨的吸收。

② 断流术后易诱发深层静脉血栓形成,应避免过度使用止血药物,鼓励病人适当活动,指导有效咳嗽。

③ 上消化道出血:断流术后 12 天内多有轻度的上消化道出血,多为胃黏膜的急性应激所致。若病人胃管引流大量血性液体,出现低血压休克征象,应立即通知医生,必要时做好急诊再次手术的准备。常规手术早期使用抑酸药物。

④ 术后发热:监测体温变化,遵医嘱及时正确使用抗生素。

(三)健康指导与康复

术后早期下床活动,可防止下肢静脉血栓、坠积性肺炎、粘连性肠梗阻等并发症。注意生活应有规律,避免劳累;饮食应少食多餐,避免食用粗糙、辛辣刺激性食物,根据病情分别给予高蛋白或限制蛋白饮食。出院后遵医嘱继续护肝、利尿等治疗,定期复查肝功能、血常规、肝胆彩超等。

三十三、门静脉高压分流术护理

分流术是将门静脉过高的压力分流至人体静脉系统,以降低门静脉压力,达到减轻门静脉高压所引起的食管下端和胃底的静脉曲张出血。

(一) 身心评估

1. 身体状况

(1) 一般情况:年龄、性别,有无长期大量饮酒史等。

(2) 既往史:评估有无慢性肝炎、血吸虫病、黄疸、腹水、呕血、黑便、肝性脑病等;有无血液病、溃疡病、食管异物,是否服用激素及非甾体类抗炎药。

(3) 发病诱因:了解发病与饮食的关系,如出血前是否进食粗硬、刺激性食物;是否有腹腔内压力骤然升高等因素,如剧烈咳嗽、呕吐等。

(4) 脾功能亢进程度。

(5) 呕血和黑便特点。

(6) 局部:有无腹部膨隆、腹壁静脉曲张;肝、脾大小和质地;有无移动性浊音等。

(7) 全身:评估病人生命体征、意识状态、面色、肢端温度及皮肤色泽、尿量变化,判断有无出血性休克、肝性脑病先兆症状等,有无黄疸、肝掌、蜘蛛痣及皮下出血点,下肢有无水肿,营养状态等。

(8) 辅助检查:了解血常规、肝功能的检查结果。

2. 心理-社会评估

(1) 了解病人是否感到紧张、恐惧。

(2) 评估家庭成员能否提供足够的心理和经济支持。

(3) 病人及家属对门静脉高压诊疗、预防再出血知识的了解程度。

(二) 护理措施

1. 术前护理

(1) 进行心理护理。

(2) 休息:病人应注意充分休息。

(3) 营养:给予低蛋白、低脂、高热量、高维生素饮食。纠正低蛋白血症,使用保肝药物,适当补充维生素 K。

(4) 防止食管胃底静脉破裂出血。

(5) 分流术前准备:术前 2~3 天口服肠道抑菌药,减少肠道氨的产生,术前晚用酸性液灌肠。

2. 术后护理

(1) 观察病情变化,继续采取保肝措施。

(2) 饮食指导。

(3) 防止分流术后血管吻合口破裂出血:48h 内取平卧位或 15°低半卧位;翻身动作宜轻柔;一般手术后卧床 1 周;保持大、小便通畅。

(4) 观察和预防并发症:

① 防止脾切除术后静脉血栓形成。

② 分流术后易诱发肝性脑病,应限制蛋白质摄入,减少血氨产生,忌用肥皂水灌肠,减少氨的吸收,遵医嘱测定血氨浓度。若病人出现神志淡漠、嗜睡、谵妄症状,应通知医生。

(三) 健康指导与康复

主要目的是保护肝功能,防止食管胃底曲张静脉再次破裂出血。保持心情舒畅;保证足够休息,避免劳累和较重体力活动;作好饮食管理,禁忌烟酒和进食粗糙、过热、刺激性强的食物;按医嘱使用保肝药物,定期医院复查。

三十四、肝叶部分切除术护理

原发性肝癌是指原发于肝细胞和肝内胆管细胞的癌肿,为我国常见恶性肿瘤之一,其死亡率在消化系统恶性肿瘤中名列第三位,仅次于胃癌和食管癌。我国肝癌的死亡率占全球死亡率的 45%,本病可发生于任何年龄,以 40~49 岁为多见,男女之比为 2∶1~5∶1。常见临床表现是肝区疼痛、食欲减退、乏力、消瘦、腹胀等全身和消化道系统症状及肝大。目前治疗原发性肝癌最有效的方法是手术治疗,主要包括肝叶切除术、半肝切除术、肝三叶切除术或局部肝切除术等。

(一) 身心评估

1. 身体状况

(1) 局部:有无肝大、肝区疼痛、上腹部肿块等。

（2）全身：有无肝病面容、贫血、黄疸、水肿等体征；有无消瘦、乏力、食欲减退及恶液质表现；有无肝性脑病、上消化道出血及各种感染等。

（3）辅助检查：了解病人 AFP、血清酶谱、肝炎标志物等检查结果，证实有无肝占位；了解肝功能及其他重要脏器损害程度。

2. 心理-社会状况

（1）认知程度。

（2）心理承受能力。

（3）社会支持状况。

（二）护理措施

1. 术前护理

（1）心理护理：为病人创造整洁、舒适的环境，满足基本所需，耐心、细致地做好解释工作，消除、降低其负面情绪，主动配合治疗。

（2）饮食护理：原则上加强营养，保护肝功能。

① 肝功能良好的病人，给予高蛋白、高热量、高维生素、低脂饮食；肝功能严重受损者，补充支链氨基酸，限制芳香族氨基酸的摄入。

② 腹腔积液者，宜低钠饮食。

③ 明显低蛋白血症者，可静脉输入白蛋白、血浆或血浆替代品，贫血及凝血功能障碍者可选择性输入成分血，并使用维生素 K。

（3）体位：以舒适体位为主，腹水严重影响呼吸的病人，给予半卧位；下肢水肿病人，可抬高患肢。

（4）病情观察：观察腹部症状和体征及皮肤黄疸情况，加强皮肤护理；注意生命体征的监测。

（5）术前准备：手术前教会病人胸式深呼吸锻炼，术前 2 周严格戒烟，指导病人床上练习排便、排尿。术前 1 日常规皮肤准备。胃肠道准备：留置鼻饲管，灌肠。

2. 术后护理

（1）一般护理：术后去枕平卧，给予吸氧，肝叶切除的病人术后应间歇吸氧 2～5 天，改善组织缺氧。

（2）病情观察：

① 观察生命体征：肝部分切除的病人，要严密观察生命体征的变化。术后24h予以心电监护，根据血压、心率、尿量调整输液速度及量，维持有效血容量。术后3天应至少每2h测血压、脉搏、呼吸一次；术后体温升高是常见现象，一般不超过38℃，3天后逐渐恢复正常；若体温持续升高，应考虑腹腔内感染的发生。

② 左半肝切除术后的病人：应注意出血、休克、缺氧、少尿等情况，采取必要的预防措施。严密监测心率、血压、尿量的变化，及早发现先兆。

③ 低血糖监测：应注意每日监测血糖、尿糖的变化，防止发生低血糖。

(3) 体位及活动：病情平稳后宜取半卧位。左半肝切除术后一般不宜过早下床活动，尤其是肝叶切除术后过早活动易致肝断面出血。但可卧床活动，鼓励深呼吸及咳嗽，防止肺炎、肺不张等并发症的发生。

(4) 饮食与输液：术后禁食、水，行胃肠减压，同时输液支持，保持水、电解质及酸碱平衡。胃肠功能恢复后予低脂流食，以后酌情改为低脂半流质饮食、低脂普食。对广泛肝叶切除术后，也可使用要素饮食或静脉高营养支持。

(5) 引流管的护理：肝脏手术后可能使用多种引流管，应确认各引流管的位置，给予妥善固定，防止滑脱、扭曲、堵塞，定时挤压引流管，以确保其通畅。详细观察并记录引流颜色、性状、量以及变化情况，如腹腔引流液颜色为鲜红色，24h超过200mL，而且较黏稠，提示有出血可能，应及时报告医生处理。注意保持引流管口敷料清洁、干燥，每日更换引流袋，严格无菌操作。

(6) 继续采取保肝措施：术后2周内静脉输入适量血浆、人体白蛋白、氨基酸等；也可少量多次输入新鲜血，这对促进肝功能恢复有重要作用。

(7) 皮肤护理：术后病人引流管较多，病人会惧怕翻身，加上身体虚弱、出汗多，是压疮的高危人群，要勤翻身、勤擦汗，勤更换病员服和床单、被套等。

(8) 心理护理：术后病人常感疼痛、焦虑、睡眠差。术后应用药物解除切口疼痛,与病人交流使其了解病情,告诉其各引流管的重要性,帮助病人适应。随时给予心理安慰,使病人以身心最佳状态接受治疗和护理。

(9) 常见并发症的护理:

① 术后出血:多出现在术后早期,表现为引流管有新鲜血流出,或血压下降,或脉搏增快。应严密观察生命体征,尤其注意观察血压变化,同时注意观察腹腔双套管、腹腔引流管及胃管引流液的性质、量及颜色,做好记录。

② 胆汁性腹膜炎:通常见于术后数天至1周左右。这是比较严重的并发症。术后应注意观察病人下腹部有无压痛、反跳痛、腹胀、腹肌紧张等。怀疑术后可能会出现胆漏者不宜过早拔去引流管,一旦发生胆漏,应充分引流。

③ 肝功能衰竭:临床表现有持续高热,出现黄疸、腹水,全身出血倾向,尿少,重者发生肝性脑病。发生后须积极采取保肝措施,如输入葡萄糖,应用大量维生素、支链氨基酸,控制蛋白摄入,应用抗生素。

④ 腹腔内感染:多由胆漏或腹腔渗血合并感染所致。病人表现为高热、腹痛和腹胀,食欲下降,身体日渐消瘦,发生贫血、低蛋白血症等,术后应严密观察病人体温的变化,加强全身营养支持治疗,应用广谱抗生素。

⑤ 肺部感染:肝部分切除的病人由于卧床时间较长,容易发生肺部感染。术后在保护好切口的情况下,鼓励病人咳嗽、咳痰,做自主深呼吸锻炼。定时雾化吸入,每日4次,协助病人将痰液咳出。

(三) 健康指导与康复

(1) 心理指导:从心理上给予疏导,同时家属应充分理解病人的心情和痛苦,经常给予精神支持和心理上的安慰。

(2) 休息与活动:术后3个月注意卧床休息,增加肝脏血流量,有利于肝脏的修复及肝功能的恢复。有规律地适当活动(如慢跑、散步等),以身体不感到疲劳为宜。

(3) 饮食调理:饮食清淡,定时定量,加强营养。食用适量优质蛋白、高热量、高维生素、低脂肪的食物。忌油炸、生冷、辛辣及刺激性食物。多吃新鲜蔬菜、水果,戒烟酒。

(4)药物治疗:遵医嘱继续使用保肝药物。

(5)保持情绪稳定:尽量避免精神紧张和情绪激动,保持心情愉快,以积极乐观的态度配合各项治疗和护理。

(6)定期随诊复查:了解肝功能变化及病情复发情况。术后还应注意甲胎蛋白追踪检查结果及有无肝癌的转移。

三十五、肝脏移植手术护理

肝移植分为原位肝移植和异位肝移植。原位肝移植是目前治疗终末期肝病最有效的方法,指切除病肝后于原解剖位置植入供肝。异位肝移植是指将供肝植入受体脊柱右侧或右侧盆腔内,而原有病肝不予切除。

(一)身心评估

1. 身体状况

(1)了解病人局部有无疼痛、肿块,有无腹部手术史。

(2)了解病人全身状况,有无消瘦、乏力、恶病质表现。

(3)辅助检查。了解肝功的衰竭程度,检查各种检查结果。

2. 心理-社会状况

(1)认知程度。

(2)心理承受能力。

(3)社会支持状况,经济承受能力。

(二)护理措施

1. 术前护理

(1)让病人及家属了解肝移植的必要性,以解除疑虑,树立信心,讲解术前准备及术后配合,以提高移植成功率。

(2)给予高碳水化合物、高蛋白、低脂和高维生素饮食,以改善营养状况。

(3)术前3日肌肉注射维生素 K_1,以纠正凝血功能异常。

(4)遵医嘱应用免疫抑制剂及抗生素,协助做好各项检查。

(5) 术前给予眼药水滴眼、制霉菌素溶液漱口,皮肤褶皱处用75%酒精擦拭。

(6) 肠道准备:口服肠道不吸收抗生素,术前晚、术日晨用生理盐水清洁灌肠。

2. 术后护理

(1) 专人护理,严格执行保护性隔离制度。

(2) 给予高蛋白、高碳水化合物、高维生素、适量脂肪饮食,以利肝功能恢复。

(3) 病情观察:

① 监测体温:术后 30min 测体温一次,体温下降明显或不升予保暖。

② 监测呼吸:如出现呼吸困难应给予呼吸机辅助呼吸。

③ 监测神志:准确记录其清醒时间,如长时间不清醒,应考虑有无缺血性脑病、脑水肿、肝性脑病等,应及时协助处理。

④ 严密监测心率、血压、中心静脉压等变化。

⑤ 观察有无黄疸,详细记录黄疸发生的时间和程度。

⑥ 监测肝功能,及时补充白蛋白、维生素,以纠正凝血机制异常,尽早应用护肝及利胆药物。

(4) 应用免疫抑制剂,以环孢素 A 为主,服以硫唑嘌呤和甲基强的松龙的三联用药,观察药物副作用,每日测定环胞素 A 浓度,持续至术后 3 个月。

(5) 保持各种引流管通畅,观察引流液量、颜色及性质,并详细记录每小时出入量(包括尿量、胃液、胆汁及腹腔各种引流液)。

(6) 并发症护理:

① 急性排斥反应:观察体温、神志、皮肤、巩膜有无黄染、腹部体征、胆汁量及肝功能情况,出现异常立即遵医嘱给予甲基强的松龙作激素冲击疗法。

② 血管吻合口破裂:观察生命体征及腹部体征变化,注意切口渗血及腹腔引流液情况。

③ 肝动脉血栓形成:如体温突然升高、肝功能异常、肝脾肿大、腹痛等,及时协助处理,遵医嘱应用低分子右旋糖酐、复方丹参静脉

滴入,口服阿司匹林、潘生丁;每周行彩超检查肝动脉血流情况。

④ 感染:严格执行消毒隔离制度,及时应用广谱抗生素及抗病毒药物,并给予2‰碳酸氢钠溶液漱口,用制霉菌素涂手足指(趾)甲及皮肤褶皱处。

(三)健康指导与康复

(1)恢复期注意体能锻炼,适当户外活动,避免劳累。

(2)采用高蛋白、高碳水化合物和低脂饮食,避免生、冷、刺激性食物及饮酒。每周测体重一次。

(3)指导病人正确服药,注意观察有无肝肾毒性、血压升高等不良反应。

(4)做好出院指导,详细介绍出院后的注意事项。告知病人定期复诊,正确服用免疫抑制剂,尽量避免到公共场所,注意"T"管保护等。

三十六、先天性胆总管囊肿切除+胆肠吻合术护理

先天性胆管扩张症可发生于肝内、肝外胆管的任何部分,因好发于胆总管,又称胆总管囊肿,是小儿较常见的胆道畸形。黄疸、腹痛、肿块为本病的三大基本症状。本病癌变率随年龄增长而增加,故本病应早期诊断、早期治疗为宜。胆总管囊肿切除,胆总管空肠Roux-Y吻合术,是治疗该病的理想术式。Roux-en-Y胆管空肠吻合术包括Roux-en-Y肠袢的处理、胆管-空肠吻合和空肠-空肠吻合。

(一)身心评估

1. 身体状况

(1)了解腹痛的诱因、部位、性质及有无肩背部放射痛等。

(2)全身:有无意识模糊、寒战、高热、脱水等症状。

(3)检查:了解肝功能是否异常,检查各种化验结果。

2. 心理-社会状况

(1)了解病人及家属对疾病的认知。

(2)病人的社会支持系统情况。

(3)家庭经济状况等。

(二) 护理措施

1. 术前护理

(1) 按一般外科护理常规护理。

(2) 心理护理：护士要主动与病人交谈，向病人及家属解释手术治疗的必要性，鼓励病人表达自身感受和学会自我放松的方法；根据病人的个体情况进行有针对性的心理护理，以增强病人对手术治疗的信心。此外，护士还应鼓励家属和朋友给予病人关心和支持，使其能积极配合治疗和护理。

(3) 适应性锻炼：练习床上大小便，术前教会病人正确的咳嗽、咳痰方法。

(4) 营养状况：术前进行营养支持，护士应根据病人的饮食和生活习惯，指导病人进食高维生素、高热量、低脂肪、易消化、少渣的食物。对不能进食者，应遵医嘱予静脉输液，以改善病人的营养状况，提高对手术的耐受性。

(5) 预防感染：保持清洁整齐的病房环境，每日进行床单位整理。如病人有皮肤瘙痒，嘱病人切勿挠抓，以防皮肤破损发生感染。遵医嘱使用抗感染药物。

(6) 胃肠道准备：术前 1 日及手术当日清晨行清洁灌肠，术前 2~3 天开始口服肠道制菌剂，以减少术后并发感染的机会。术前 12h 开始禁食，术前 4h 开始禁水，以防因麻醉或手术过程中呕吐而引起窒息或吸入性肺炎。术前给予胃肠减压。

(7) 手术前夜保证良好的睡眠。进手术室前应排尽尿液。必要时留置导尿。

2. 术后护理

(1) 生命体征监测：术后予心电监护，密切观察血压、脉搏、心率、呼吸、神志和体温变化。

(2) 卧位：全麻未清醒的病人应平卧，头偏向一侧，使口腔内分泌物或呕吐物易于流出，避免吸入气管。麻醉清醒后，取低半坐卧位或斜坡位，以改善呼吸，减少腹壁张力，减轻疼痛与不适。

(3) 生活护理：病人术后自理能力缺陷，做好口腔护理、会阴护理等,促进病人舒适。

(4) 疼痛护理:给予半卧位,减轻切口疼痛;指导病人做深呼吸等放松方法;遵医嘱给予镇痛药物。

(5) 饮食护理:一般术后持续胃肠减压3~5天。待肠蠕动恢复后可拔除胃管,拔管后当日可试饮少量水或米汤,注意少量多餐,饮食应清淡、低脂,每次饮食后注意观察病人有无腹部不适。

(6) 引流管的护理:各引流管要明确标记,妥善固定,定时挤压,保持通畅,防止管道阻塞、扭曲等情况,观察引流物的颜色、性质、量。

(7) 切口的护理:保持切口敷料清洁,给予腹带加压包扎,如有渗出应及时通知医生处理。

(8) 活动:鼓励病人早期活动。协助病人定时做深呼吸、有效咳嗽和排痰,预防肺不张和坠积性肺炎等并发症。

(9) 并发症的观察:密切观察有无术后出血、感染、胆肠吻合口狭窄、胆瘘及吻合口瘘等症状,及时对症处理。

(三) 健康指导与康复

(1) 饮食指导:指导病人选择低脂、高蛋白、高热量、高维生素、易消化饮食,忌油腻食物和饱餐,肥胖者应减肥,糖尿病者应注意进行药物和饮食治疗。

(2) 养成良好的生活规律,避免劳累和精神紧张。

(3) 带"T"管出院者,教会病人自我护理。

(4) 定期复查,如出现黄疸、发热、腹痛等症状,应及时就诊。

第五节 烧伤科护理常规

一、烧伤一般护理

烧伤一般指由热力,包括热液(水、汤、油等)、蒸气、火焰、炽热液体或固体所引起的组织损害。

(一) 身心评估

(1) 评估病人生命体征,意识,受伤时间、原因,受伤的环境,疼痛的程度,心理状态等。

(2) 评估烧伤的面积、深度及烧伤的严重程度,有无声音嘶哑、吸入性损伤等,有无合并伤。

(3) 评估尿量、尿色等变化,有无口渴、恶心、呕吐等。

(二) 护理措施

1. 体位

根据烧伤的部位和面积采取不同的体位。颈部烧伤病人,应采取高肩仰卧位,充分暴露创面;肢体烧伤病人,应抬高患肢,减轻肿胀。

2. 病情观察

严密观察体温、脉搏、呼吸频率、呼吸深度、心率、心律变化,发现异常及时通知医师,配合抢救。

3. 其他措施

(1) 预防感染:入室应戴口罩、帽子,接触病人前应洗净双手,接触大面积烧伤病人时,须严格进行无菌操作。

(2) 病室要求:病室内保持清洁、舒适,布局合理,根据受伤情况,安排不同病房。室温 28~32℃,湿度 60%~70%,重症烧伤病人住单间或抢救室。床单位每日用消毒液擦拭。病室每日用空气消毒机定时清毒 2 次,每次 2h,必要时可增加消毒时间。

(3) 晨、晚间护理:对于严重烧伤的病人,做好晨间和餐后的口腔护理,头面部无烧伤的病人协助漱口、刷牙,保持皮肤清洁,衣服宜宽松、柔软。

(4) 压疮护理:重视压疮的预防,按时翻身,骨突处避免受压,保持床单干燥、平整,潮湿应及时更换。

(5) 营养护理:鼓励及协助病人进食,根据各阶段病情需要合理调节饮食。

(6) 做好静脉穿刺、输液护理:注意保护静脉,并按要求做好静脉置管的护理。

(7) 护理记录：正确、及时记录病情变化，包括生命体征、出入液量、神志、情绪、食欲、大小便及创面情况。

4. 心理护理

针对烧伤病人不同时期的病情特点及心理状态、思想活动，积极做好心理护理。

（三）健康指导与康复

尽早指导与协助病人进行功能锻炼，减少因瘢痕增生引起的功能障碍。

二、电击伤护理

电击伤是指人体与电源接触后电流进入人体，电在人体内转变为热能而造成大量的深部组织如肌肉、神经血管、骨骼等坏死。在人体体表上有电流进出人体时会造成深度烧伤创面，即电击伤的进口创面和出口创面。电击伤有特殊的并发症，护理中应严密观察。

（一）身心评估

(1) 病人烧伤部位、面积、深度及程度，渗出液的气味及量。

(2) 评估心率变化。

（二）护理措施

1. 体位

头面部烧伤病人，采取半卧位，促进静脉回流，减轻肿胀。

2. 病情观察

(1) 休克期护理观察同一般烧伤。

(2) 对于严重电击伤病人，休克期尿量要求每小时30~50mL，并严密观察肌红蛋白、血红蛋白尿，发现尿量、尿色异常，应及时通知医师处理，避免引起急性肾衰竭。

(3) 严密观察电击伤后继发性出血：

① 床边备放止血带、消毒手套、静脉切开包。

② 加强巡视，特别是在病人用力、哭叫、屏气时容易出血，夜间病人入睡后更应严密观察。

③ 出现大出血时，应根据出血部位及时正确给予紧急止血，尽

快通知医师。

(4) 电击伤肢体必须制动,搬动病人时要平行移动,防止外力引起出血。

(5) 严密观察受伤肢体远端的血液循环,并抬高患肢。如肢端冷、发绀、充盈差及肿胀严重时,应通知医师早期行焦痂和筋膜切开术,恢复肢体的血液供应,切开后的创面可用碘伏纱条覆盖。

(6) 神经系统并发症观察:

① 对电击伤伴有短暂昏迷史的病人,严密观察生命体征,观察有无脑水肿、脑出血及脑膨出等征象。

② 观察有无周围神经(正中神经、桡神经、尺神经)的损伤,以便通知医师及早诊断处理。

3. 其他护理措施

(1) 防止厌氧菌感染,受伤后应常规注射破伤风抗毒素和类毒素,以及长期应用大剂量青霉素和(或)甲硝唑(坏死组织彻底清除干净后停用)。

(2) 清除坏死组织和截除坏死肢体时,做好术后常规护理。

4. 心理护理

电击伤病人都有不同程度的伤残,应做好病人的心理护理,鼓励病人增强战胜疾病的信心。

(三) 健康指导与康复

(1) 伤口愈合后,早期进行肢体被动和主动锻炼。

(2) 在完全愈合后,尽早使用弹力套、防瘢药物,预防和减轻瘢痕的超常增生。

三、大面积烧伤护理

大面积烧伤是指病人烧伤总面积达 50% 以上或重度面积在 10%～19%;或烧伤面积不足 31% 但情况严重或有休克;复合伤或伴有中、重度呼吸道烧伤。如不及时进行正确的救护,病人往往死于休克、感染,甚至败血症。

(一) 身心评估

病人生命体征,意识,受伤时间、原因,疼痛程度,心理精神状态等。

（二）护理措施

1. 体位

按烧伤一般护理体位要求执行，保持肢体功能位，可应用翻身床，避免长期受压发生压疮及过早发生溶痂。

2. 病情观察

（1）密切观察病情变化，定时监测生命体征、尿量，根据病情每0.25～2h测一次。

（2）严密观察神志及创面情况，对可能出现的病情变化做到及时发现、及时处理。

3. 症状护理

（1）休克期护理。

① 输液护理：

Ⅰ. 迅速有效地补液是抗休克的必要手段。应迅速建立有效的静脉通道，保证液体的输入。

Ⅱ. 按先快后慢、先晶后胶、先盐后糖交替输入的原则补液，输液时，尤其应警惕心衰、肺水肿的发生。

Ⅲ. 按时、按质、按量输入所需液体。严密观察尿量、血压、心率的变化。

② 室温的调节：保持恒定的室温，夏季维持室温在25～28℃，冬季维持室温在30～32℃。观察输液效果，准确记录。

（2）感染期护理：主要是做好各项生命体征的观察及护理。

① 体温：高热时首选物理降温，如效果不佳，遵医嘱选择有效的药物降温；警惕败血症的发生。

② 呼吸、心率：感染可引起心率、呼吸的改变，并出现各种并发症，须严加注意。

③ 神志及精神状态：神志及精神状态可反映病情发展的综合情况。需严密观察，及时发现败血症的早期症状。

4. 心理护理

了解病人的心理需求及需要，给予同情、安慰，鼓励病人说出痛苦,有针对性地给予支持。

5. 呼吸道护理

在大面积烧伤中,呼吸道吸入性损伤的发生率较高,需保持呼吸道通畅,给予流量氧气吸入,防止低氧血症的发生。定时清除呼吸道异物及分泌物,适当给氧。床旁常规备气管切开包,随时观察呼吸情况,防止出现相关并发症。

6. 创面护理

及时清除创面坏死组织及分泌物,及时更换床单,保持创面干燥。

四、呼吸道烧伤护理

呼吸道烧伤以吸入性损伤为主,是热力和烟雾引起的呼吸道至肺实质的损伤,发病率与死亡率都很高。临床上根据损伤部位和病程将呼吸道损伤分为轻、中、重 3 度及早期、水肿期、肺部感染期和黏膜脱落修复期 4 期。

(一)身心评估

(1)严密观察病人呼吸情况,有无声音嘶哑、刺激性咳嗽以及是否有呼吸困难进行性加重。

(2)治疗原则。轻度吸入性损伤主要是清洁呼吸道,避免再损伤和感染;中度吸入性损伤主要是防止上呼吸道阻塞;重度吸入性损伤则主要治疗化学性气管支气管炎,防治肺水肿和肺萎陷及急性呼吸衰竭。

(二)护理措施

1. 体位与活动

单纯的呼吸道损伤病人应取半坐卧位;轻度的呼吸道损伤病人应取半坐卧位或仰卧头高位;合并其他损伤或休克病人,应根据具体情况调整体位。定时更换卧位、翻身拍背,指导病人深呼吸,自行咳痰。促进体位引流。

2. 其他护理措施

非气管切开的病人口服温凉流质或半流质饮食;气管切开的病

人行鼻饲或全胃肠外营养。

3. 症状护理

(1) 呼吸道梗阻:这是呼吸道损伤早期的主要威胁,应床旁备气管切开包,严密观察呼吸情况,定时更换体位,勤翻身拍背,避免诱发呼吸道梗阻,按要求进行呼吸道湿化、气管内灌洗。

(2) 低氧血症:常规吸氧,采用持续低流量吸氧或控制性氧疗,严密监测血氧饱和度及血气分析结果,吸入性损伤后并发的低氧血症需辅助机械通气,吸痰时供氧可采用充氧-吸痰双腔管。

(3) 肺水肿:早期补液时加强心、肺功能监测,并发呼吸衰竭、肺水肿严重时,可酌情给予利尿剂和少量多巴胺类药物。

(4) 肺部感染:这是呼吸道损伤的常见并发症,应严格遵守无菌操作原则,接触呼吸道的器械或各种管道定时消毒灭菌,及时湿化呼吸道,清除呼吸道内分泌物,促进引流等。

4. 心理护理

主动与病人交流,解释病程变化及伴随的不适,告知治疗方案、目的及注意事项等。气管切开术后的病人可通过手势、文字等方式沟通,及时满足病人需要等。

(三) 健康指导与康复

病人出院后需定期行肺功能检查,及时进行防治。

五、烧伤创面护理

(一) 身心评估

(1) 评估病人受伤时间、原因、烧伤面积、深度、部位、年龄等。

(2) 评估创面情况:创面颜色、分泌物、异味、肿胀情况,有无干枯及坏死斑等。

(3) 评估病人的生命体征及神志。

(二) 护理措施

1. 体位

(1) 头颈部烧伤后病人生命体征平稳后,应予半卧位,耳郭烧伤应保持耳郭悬空。

(2) 双上肢烧伤保持外展 90°,双下肢烧伤应保持外展位,并抬高患肢;观察患肢末梢皮肤温度、颜色、动脉搏动、肿胀、感觉等情况。

(3) 会阴部烧伤病人做好大小便护理,保持会阴部清洁、干燥。

2. 症状护理

(1) 观察烧伤创面渗液情况,包括颜色及有无分泌物和异味。链球菌感染表现为创面炎症明显,脓液稀薄、带血性;铜绿假单胞菌感染表现为分泌物为绿色,有腥臭味;葡萄球菌感染表现为脓液黏稠,黄白色;厌氧菌感染表现为分泌物有腐肉样恶臭。

(2) 暴露疗法。病人充分暴露创面,根据医嘱用烧伤红外线灯照射创面,使创面尽快干燥、结痂。

(3) 保持创面清洁、干燥,无菌烧伤纱布潮湿或污染后及时更换。

(4) 定时翻身,每 2h 翻身一次,避免创面受压。

3. 心理护理

频繁换药的疼痛刺激,将造成病人焦虑、抑郁,医护人员应做好病人心理护理,帮助病人坚定信心,保持乐观情绪,积极配合治疗。

4. 病室环境

烧伤面积超过 50% 的病人有条件的住单人房间,卧无菌床。新、老病人分病房收治。病房保持通风,做好消毒隔离及床边隔离,每日用空气消毒机消毒 2~3 次。

5. 饮食

给予高热量、高蛋白、高维生素饮食,避免进食刺激性食物。

(三) 健康指导与康复

(1) 恢复期创面瘙痒将导致病人烦躁,影响休息饮食,皮肤瘙痒时,避免搔抓,可遵医嘱外涂或口服止痒药。

(2) 下肢烧伤病人创面愈合后,下床活动时要穿弹力袜或弹力绷带,以防创面出血、起泡和瘢痕增生。

(3) 创面愈合后即开始抗瘢痕治疗,时间为 6~12 个月,每日 20h 以上。

(4) 保持新愈合皮肤的清洁,避免用刺激性的肥皂清洗。

六、体表肿瘤护理

(一)身心评估

1. 术前评估

(1) 评估病人病情、意识、生命体征。

(2) 评估病人的配合情况、自理能力以及心理状况。

(3) 评估病人对疾病和手术的认知、对手术效果的期望值、配合程度等。

(4) 评估病人病史、术区皮肤状况。

2. 术后评估

(1) 评估术区渗液情况及敷料包扎松紧度。

(2) 评估引流管及引流液情况。

(3) 评估有无术后并发症的发生。

(二)护理措施

1. 术前护理

(1) 局部皮肤护理:术前1日用肥皂水清洗术区,术前2h剔除特殊手术部位(头皮、腋窝、会阴)毛发(切忌刮破皮肤),对烧伤区瘢痕要仔细清洗皱褶与凹陷处,协助病人理发、洗澡,术前更换清洁衣裤。

2. 术后护理

(1) 术后麻醉清醒后按麻醉方式及手术部位的不同,指导合理饮食。

(2) 四肢肿瘤的病人应使术肢抬高,以利于血液循环,头面部、胸部肿瘤全麻的病人清醒后6h取半卧位。

(3) 术区敷料应清洁、干燥,观察有无渗血、疼痛等异常现象,及时报告医生。

(4) 病情观察。皮瓣血运观察:转移皮瓣的病人应注意观察皮瓣颜色、温度以及毛细血管充盈、肿胀情况。

(三)健康指导与康复

(1) 术区避免日光直射,以防色素沉着。

(2) 6个月内手术区预防疤痕增生,坚持用抗疤痕药。

七、皮肤软组织扩张器植入护理

将用硅胶制作的皮肤软组织扩展器经手术埋植于皮肤或肌肉下层,定期注入0.9%氯化钠注射液扩张,使其表面皮肤逐渐伸展,以提供"额外"的皮肤与皮下组织,修复缺损。

(一) 身心评估

(1) 评估病人病情、意识、生命体征。

(2) 评估埋置扩张器术区的皮肤情况,有无疼痛、肿胀,局部有无血肿。

(二) 护理措施

1. 术前护理

(1) 执行围手术期一般护理常规。

(2) 皮肤准备:若头部埋置扩张器,男孩须剃光头发,女孩应剃除刀口处直径8cm以内的头发。手术前晚及术晨洗头各一次,术晨将余发向健侧或向后梳理成辫子。

2. 术后护理

(1) 体位:术后3天卧床休息。

(2) 饮食:进食营养丰富、易消化食物,禁食辛辣刺激性食物。

(3) 病情观察:

① 保持敷料清洁、干燥。严格观察局部敷料有无渗漏、术区皮肤血运情况及有无血肿发生。

② 引流管护理:每班更换引流针管,保持负压引流管通畅,避免扭曲、打折。观察引流量的颜色、性质、量,并做记录。

(4) 并发症的护理:

① 出血:最常见是皮下血肿,密切观察局部皮肤血运、肿胀情况及引流量,发现异常及时汇报医生,遵医嘱给予止血药物治疗,必要时停止负压吸引。

② 感染:严格按无菌技术操作。

③ 扩张器外漏:观察刀口处皮肤情况,注水后观察扩张器埋置处皮肤血运情况,发现异常及时汇报医生处理。

（三）健康指导与康复

（1）注水后要严密观察局部皮肤颜色、温度、血运的情况，如发现异常及时处理。

（2）注意保护注射壶处皮肤，穿柔软的纯棉衣物，避免衣物摩擦扩张器处皮肤，造成皮肤损伤。

（3）加强病人自我保护意识，避免局部碰撞和压迫。

（4）寒冷季节对扩张器埋置部位保暖，避免冻伤，夏季避免蚊虫叮咬。

（5）每周注水一次，保存好注水记录单并做好记录。

八、植皮供皮区护理

烧伤病人后期难以愈合的创面往往需要进行手术植皮治疗，即将人体某一部分的皮肤取皮片移植到烧伤创面上，重新建立血液循环并保持其存活，由此修复烧伤创面，而供皮的部位称为供皮区。

（一）身心评估

（1）评估病人病情、取皮部位及所取皮片的类型。

（2）评估供皮区皮肤情况，有无毛囊炎、瘢痕等。

（3）观察供皮区敷料渗出的情况。

（二）护理措施

1. 术前护理

（1）心理护理：术前与病人及家属沟通，使其了解供皮区的处理措施及预后，使其消除顾虑，取得配合。

（2）皮肤准备：术前1日做好供皮区皮肤准备，用肥皂水清洗供皮区，头皮取皮术前1日应剃发，术日晨再次剃发，避免剃破皮肤，引起皮肤感染。

2. 术后护理

（1）体位：供皮区为下肢时，抬高患肢，促进静脉回流，观察肢端血运情况。

（2）病情观察：

① 创面护理：保持敷料清洁、干燥。供皮区实施半暴露疗法时，

对于凡士林纱布应让其自然脱落,勿强行揭除。

② 供皮区出现臭味、分泌物及疼痛等异常现象时,及时汇报医生。

③ 供皮区瘙痒切忌抓挠,防止出血感染。

(3) 心理护理:解除病人心理负担,使病人以稳定的心理配合。

九、植皮受皮区护理

烧伤病人后期难以愈合的创面往往需要进行手术植皮治疗,一般会在自身健康皮肤处取下一部分皮肤,用来覆盖切除的瘢痕的区域,这块切除的瘢痕区域,称之为受皮区。

(一) 身心评估

(1) 评估病人病情、皮肤缺损的部位情况、植皮方法等。

(2) 观察植皮区皮片是否移位,有无异味及分泌物情况,观察伤口敷料渗液、渗血、疼痛情况。

(二) 护理措施

(1) 体位:术后抬高患肢 15°～30°,以增加血液回流、减轻肿胀,患肢制动,卧床休息 7～10 天。

(2) 创面护理:检查创面敷料有无渗血、渗液,有无异味,有无松脱或过紧情况。保持外敷料清洁、干燥;半暴露植皮,防止术区皮片受压、移位;禁止在植皮区肢体输血、输液、测血压,以免产生皮下血肿。

(3) 疼痛护理:检查敷料包扎松紧度是否适宜。避免因包扎过紧导致疼痛。

(4) 术后 3～4 日如有局部发热、跳痛,则提示感染。

(5) 饮食:局部麻醉术后即可进食;全麻病人清醒后无恶心、呕吐者,可进普食。

(6) 心理护理:解除病人心理负担,使病人以稳定的心理配合治疗。

(三) 健康指导与康复

植皮区皮肤瘙痒切忌抓挠,防止感染。植皮区创面完全愈合后,应佩戴弹力套 6 个月,防止疤痕增生。

第六节 骨科疾病护理常规

一、骨科手术一般护理

（一）术前准备

（1）按一般外科护理常规护理。

（2）皮肤准备：原则上如果不影响手术也可以不备皮，以防感染的发生。如必须备皮则在术晨将准备范围内皮肤上的汗毛或毛发去除（剪毛或用去毛膏），再清洗擦干。

（二）术后护理

（1）选用硬板床，按一般外科术后护理常规及麻醉后护理常规护理。

（2）卧位：

① 四肢手术后抬高患肢，以利于血液回流。

② 对石膏外固定的肢体摆放，应以舒适、有利于静脉回流、不引起石膏断裂或压迫局部软组织为原则。

（3）严密观察患肢血液循环。

（4）骨科手术后一般10～14天后拆线。

（三）健康指导与康复

（1）指导病人及时进行功能锻炼，目的是恢复局部肢体功能和全身健康，防止并发症，使手术达到预期效果。

一般术后锻炼可分为3期：

① 初期：术后1～2周，在医护人员的辅助下，活动量由轻到重，幅度由小到大。

② 中期：从手术切口愈合、拆线到去除牵引或外固定用物的一段时间内，可根据病情需要，在初期锻炼的基础上及时增加运动量、强度、时间。

③ 后期：加强对症锻炼，使肢体功能尽快恢复。

(2)鼓励病人早期床上运动,手拉吊环,抬高身体,增加肺活量及促进循环,防止肺不张、肺部感染、压疮、下肢深静脉血栓形成。

二、石膏固定护理

石膏固定是利用无水硫酸影响钙吸收水后的强塑性,制造骨科病人所需要的石膏模型,以达到固定骨折部位、制动肢体等治疗目的一种医疗技术。

(一)一般护理

(1)凡行石膏固定的病人应进行床头交接班,倾听病人主诉,并观察肢端皮肤颜色、温度、肿胀、感觉及运动情况,如肢端苍白或发绀、皮温降低、感觉减退、无法自主活动或被动活动时疼痛等,护士应立即评估石膏松紧度,并通知医生处理。

(2)石膏未干固前需搬运病人时,须用手掌托住石膏,忌用手指捏压,预防变形与折断。寒冷季节,未干固的石膏需覆盖被毯时应用支架托起。

(3)患肢体位:下肢石膏固定的病人,可用硬枕垫在小腿以抬高患肢,使其高于心脏水平20cm,以利于淋巴、静脉血液回流,减轻肿胀、上肢石膏固定的病人,可用前臂吊带悬吊,将患肢抬高。

(4)石膏固定的护理:观察石膏固定是否有效,不能过紧或过松,如发生过紧或过松及时处理。寒冷季节注意石膏固定部位保暖,并保持石膏的清洁、干燥。会阴及臀部周围的石膏易受大小便污染,故除保持局部清洁外,石膏开窗大小要适宜。有污染时,及时用软毛巾擦拭干净等。

(二)预防压疮

经常观察和检查露于石膏外的皮肤,石膏边缘及足跟、肘部等未包石膏的骨突处,每日按摩2次以促进血循环,防止压疮形成。

(三)出血观察

(1)石膏内面切口出血时,应观察石膏表面、边缘及床单有无血迹。

(2)判断石膏表面血迹是否扩大,若发现石膏表面有血迹渗出,应在血迹边缘用笔画圈标记,并注明日期和时间。如发现血迹边界不断扩大,应报告医师。

（四）功能锻炼

指导病人加强未固定部位的主动功能锻炼及固定部位的肌肉等长舒缩活动。定时翻身,患肢置功能位。病情允许时,适度下床活动。

三、牵引术护理

牵引术是利用适当的持续牵引力和对抗牵引力达到整复和维持复位,包括皮牵引和骨牵引。

（一）术前护理

(1) 按骨科一般护理常规护理。

(2) 做好心理护理,消除恐惧心理。

（二）术后护理

(1) 维持有效血液循环:加强肢端血液循环观察,重视病人的主诉；及时检查有无局部包扎过紧、牵引重量过大等所致的血液循环障碍,发现异常,及时汇报处理。同时,严密观察有无血管、神经损伤症状。发现相应临床征象,及时汇报处理。

(2) 保持有效牵引:皮牵引时,注意防止胶布或绷带松散、脱落。颅骨牵引时,注意定期拧紧牵引弓的螺母,防止脱落。牵引时,应保持牵引锤悬空,滑车灵活。适当垫高病人的床头、床尾或床的一侧,牵引绳与患肢长轴平行。牵引治疗期间,必须保持正确的体位,明确告知病人及家属,不得擅自改变体位,从而达到有效牵引。牵引重量不可随意增减,不可随意放松牵引绳。

(3) 预防并发症：

① 预防压疮:经常按摩骨突部位,并保持皮肤、床单位清洁、干燥。皮牵引者及时观察有无胶布过敏现象。

② 预防牵引针、弓滑落:及时观察,如发现有牵引针移位,牵引弓螺母松动现象,及时处理。

③ 预防牵引针眼感染:钉孔处每日滴 75% 酒精 2 次,避免牵引

针滑动。

④ 预防关节僵直：应鼓励病人进行主动和被动运动，包括肌肉等长收缩、关节活动和按摩等。

⑤ 预防足下垂：下肢牵引时，在膝外侧垫棉垫，防止压迫腓总神经。应用足底托板，置踝关节于功能位，加强足部的主动和被动运动。

⑥ 预防坠积性肺炎：定期翻身、拍背、促进排痰。

⑦ 预防便秘。

(三) 健康指导与康复

(1) 坚持功能锻炼。

(2) 保持牵引的有效性。

(3) 做好出院指导。

四、小夹板固定护理

小夹板固定是利用与肢体外形相适应的特殊夹板，配以薄软的衬垫，外侧给予绷带包扎形成2～3处着力点，可以固定骨折部位，防止移位。

(一) 一般护理

(1) 按骨科疾病一般护理常规护理。

(2) 做好心理护理，消除恐惧心理。

(3) 选择适合的夹板和内衬。

(二) 夹板固定后护理

(1) 夹板和内衬不可随意移动或解除。

(2) 布带捆扎松紧合适，一般以围绕2周、上下活动1cm为宜。活结打在外侧或避开伤口。

(3) 复位外固定后搬运肢体，应充分给予支托，保持局部固定不移位。上肢要用三角巾托起，悬吊在胸前。

(4) 注意观察患肢血液循环，发现肢端皮肤苍白或青紫，温度下降，脉搏减弱或消失，剧烈疼痛或指、趾麻木，有活动障碍时，应立即放松布带，重新检查处理。

(5) 复位后肢体肿胀,应每日调整放松布带。复位4天后肿胀开始消退,须每日调整收紧布带,及时复查X片。

(6) 抬高患肢,以助静脉和淋巴血液回流,减轻肿胀及疼痛。

(7) 注意倾听病人主诉,避免因衬垫移位或包扎过紧造成局部压迫性溃疡或坏死。

(8) 鼓励病人进行固定位置以外关节和固定位置以内肌肉的活动,避免关节强直和肌肉萎缩。

(9) 小夹板多在门诊应用,应在术后次日、3天、1周、2周随访,直到X线显示骨折对位对线良好。

(三) 健康指导与康复

(1) 指导早期功能锻炼,即未固定部位的主动锻炼和固定部位的肌肉等长舒缩等,动作要轻柔,辅助按摩。

(2) 上肢夹板固定第1周嘱病人握拳和进行背肌收缩;第2周握拳同时做腕关节及肘关节屈伸活动;第3周开始加做肩部的前屈、后伸活动。

(3) 下肢固定者,第1周做踝关节、足趾伸屈活动;第2周开始进行膝关节伸屈;第3周加做膝关节活动;第4~6周骨折基本稳定,可下地行走,但不可负重。

(4) 一般上肢固定6~8周,下肢固定8~10周,要及时复诊。

五、脂肪栓塞综合征护理

脂肪栓塞综合征是指长骨骨折或骨盆骨折后24~72h骨髓脂肪入血形成脏器和组织的脂肪栓塞,出现以呼吸窘迫、意志障碍、皮肤瘀斑、进行性低氧血疗为特征的综合征。

(一) 身心评估

(1) 严密观察病人生命体征的变化。

(2) 观察意识状态,无脑外伤的骨折病人如突然出现昏迷、抽搐、复视、颈项强直、偏瘫或肌力下降、瞳孔大小不等、括约肌麻痹等,均提示有脂肪栓塞引起脑缺氧、脑水肿的可能。

(3) 观察呼吸困难的程度,无胸、脑外伤的病人如发现呼吸困难,呼吸频率为25次/min以上并伴有胸痛、胸闷、咳嗽者提示有脂肪栓塞的可能。

(4) 观察有无发热、速脉。如病人无其他感染迹象,而体温突然升至38℃以上,脉搏达120～200次/min,即提示脂肪栓塞的可能。

(5) 注意观察动脉血氧分压。

(6) 心理评估:评估病人心理状态,对疾病的认识程度及需求,家庭及社会支持状况。

(二) 护理措施

(1) 做好病人及家属的心理护理,配合治疗和护理。

(2) 严密观察病情变化,及时测体温、脉搏、呼吸、血压并联系其他病变综合分析,在条件较好的医院及时送入ICU监护。

(3) 注意对骨折肢体进行安全、有效的制动,正确固定、牵引伤肢。在搬运、翻身、更换床单、护理皮肤时动作轻柔。经常观察伤肢血运情况,及时处理过紧的石膏夹板及包扎物,抬高肿胀肢体。

(4) 保持呼吸道通畅,按病情需要分别给予吸痰、给氧、高压氧疗、气管切开、人工呼吸器等护理,加强口腔、会阴及皮肤护理,预防吸入性肺炎、泌尿系统感染、压疮等并发症。

(5) 搬动病人时应注意观察病情变化。

(6) 注意保护头部,可用头部降温、脱水治疗等方法以治疗脑水肿。

(7) 遵医嘱保证药物的治疗。

(8) 预防感染。

(9) 控制输液量,避免加重脑水肿、肺水肿。

(10) 给予低脂饮食,禁食脂肪餐,昏迷病人应禁食。

(三) 健康指导与康复

脂肪栓塞重在预防。骨折后应进行正确的固定,操作手法应轻柔,这对预防脂肪栓塞十分重要。告诫骨折病人骨折处未固定时应绝对禁止活动。

六、挤压综合征护理

肢体因受到创伤或挤压后发生骨筋膜室综合征,肌肉和神经发生缺血性坏死,出现以肢体肿胀、肌红蛋白尿、高血钾为特点的急性肾衰竭,在临床上称为挤压综合征。

（一）身心评估

（1）注意观察患肢的末梢血运。

（2）观察患肢的疼痛情况。

（3）严密观察病人生命体征的变化。

（4）心理评估:评估病人心理状态,对疾病的认识程度及需求,家庭及社会支持状况。

（二）护理措施

（1）做好心理护理,消除病人的恐惧心理,使其配合治疗。

（2）对受伤肢体不能包扎过紧,并注意检查敷料的松紧度。

（3）肢体受压后,要迅速解除受压肢体的压迫,进行制动、降温,禁止按摩、热敷,有出血者立即止血,但切忌加压包扎及使用止血带。

（4）遵医嘱纠正低血容量及酸中毒,预防休克。

（5）按急性肾衰竭护理常规护理。

（6）按高血钾症病人护理常规护理。

（三）健康指导与康复

向病人及家属介绍有关挤压综合征的知识,并告知治疗护理的方法,介绍疾病治愈的情况,使病人及家属对疾病及治疗护理有所了解,增加战胜疾病的信心。

七、骨折护理

骨的连续性完全或部分中断称骨折。

（一）一般护理

（1）心理护理:耐心倾听病人主诉,理解、同情病人感受,与病人一起分析焦虑及不适产生的原因,尽可能清除引起焦虑的因素,满足病人卧床期间的生活需要。

（2）饮食:给予骨折愈合所需的营养。

（二）护理措施

（1）密切观察患肢感觉、运动、皮温、血运等情况。

(2) 如有疼痛,查明原因,及时给予处理。
(3) 注意外固定处的松紧,应随时调整。
(4) 抬高患肢,促进静脉回流,预防肿胀。
(5) 外固定期间应注意固定肢体的肌肉和未被固定关节的活动,解除外固定后再进行整个肢体的活动。
(6) 预防卧床引起的各种并发症。

(三) 健康指导与康复

(1) 环境应安静舒适,并为生活不能自理的病人提供方便。
(2) 讲解疼痛产生的原因及解决的方法。
(3) 说明外固定和抬高患肢的目的。
(4) 介绍功能锻炼的意义,以取得配合,并教其正确的方法。
(5) 做好饮食指导。

八、锁骨骨折护理

锁骨骨折多因间接暴力所致,好发于锁骨中外 1/3 处。成人多为短斜骨折,儿童多为青枝骨折。直接暴力可引起粉碎性骨折,但较少见。

(一) 保守疗法护理

(1) 按骨科疾病一般护理常规护理。
(2) 复位后保持有效固定,不可压迫太紧,尽量卧床休息。
(3) 去枕平卧于硬板床上,两肩胛骨间垫一窄枕以便两肩后伸、外展。
(4) 了解疼痛的性质,及时向医生汇报处理。
(5) 观察有无神经损伤及压迫症状。
(6) 给病人以精神安慰,减轻其焦虑心理。
(7) 指导病人及家属掌握适时功能锻炼的方法。

(二) 手术治疗护理

1. 术前护理

(1) 按骨科术前护理常规护理。
(2) 保持有效固定。

2. 术后护理

（1）按骨科术后护理常规护理。

（2）用锁骨带或"8"字带固定者,须注意保持有效固定,不能压迫太紧,尽量卧床休息。

（3）观察切口渗出情况。

（4）观察患侧上肢有无感觉、运动障碍,出现异常及时汇报处理。

（5）指导病人及家属掌握适时功能锻炼的方法。

（三）健康指导与康复

（1）局部固定后应保持挺胸提肩姿势,练习手部及腕、肘关节的各种活动,并叮嘱练习肩关节外展、后伸,如做挺胸、双手叉腰动作。除了必须以卧位保持复位和固定的病人外,均可下地活动,但要忌做肩前屈、内收等动作。

（2）解除外固定后,开始全面练习肩关节活动。首先分别练习肩关节每个方向的动作,重点练习薄弱方面,如肩前屈。活动范围由小到大,次数由少到多。然后进行多个方向动作的综合练习,如肩关节做环转活动,两臂做划船动作等。

九、四肢骨折手术护理

常见的四肢骨折有肱骨干骨折,肱骨髁上骨折,尺、桡骨干骨折,桡骨下端骨折,股骨颈骨折,股骨干骨折,胫腓骨骨折,胫骨平台骨折,髌骨骨折等。

（一）术前护理

（1）按骨科术前护理常规护理。

（2）心理护理,向病人解释手术的目的,取得配合。

（二）术后护理

（1）按骨科术后护理常规护理。

（2）采取合适的体位,适当抬高患肢,促进静脉回流,减轻患肢肿胀和疼痛。股骨颈骨折者,应保持肢体于外展中立位,防止因髋关节内收、外旋造成髋关节脱位；股骨干骨折者保持患肢外展、抬高位；

长期肢体固定及关节内骨折,应置患肢于功能位。

(3) 若无禁忌证,应早期进行关节和肌肉的主动运动,促进局部血液循环,以利静脉血液和淋巴液回流。

(4) 及时调整夹板、绷带或石膏的松紧度,对疑有骨筋膜室综合征者,应及时通知医师做减压处理。

(5) 严密观察四肢骨折病人肢端有无剧痛、麻木、皮温降低、苍白或青紫等征象;有无肢端甲床血液充盈时间延长、脉搏减弱或消失等动脉血供受阻征象。对血液灌注不足的肢体,需防抬高患肢过高时加重缺血症状,严禁局部按摩、热敷、理疗,以免加重组织缺血损伤。

(6) 观察伤口的渗血情况。

(7) 对长期卧床者,定时拍背,鼓励病人咳嗽咳痰,防止坠积性肺炎。协助病人定时翻身和按摩骨突处,保持床单位整洁、干燥,防止压疮发生。

(8) 根据骨折愈合的进程,指导病人循序渐进地进行功能锻炼,防止关节僵硬、肌肉萎缩、废用综合征等的发生。

(三)健康指导与康复

(1) 营养指导:调整膳食结构,保证营养素的供给。

(2) 功能锻炼:指导病人有计划和正确地进行功能锻炼。

① 胫腓骨干骨折:伤后早期进行髌骨的被动活动和趾间关节运动。夹板固定期练习膝、踝关节活动,禁止在膝关节伸直状态下旋转大腿,以免影响对骨折部位的稳定。待除去外固定后,全面进行关节活动,逐步下地行走。

② 肱骨干骨折:复位固定后即开始手指主动屈伸运动。夹板外固定或手术内固定者,2～3周后进行腕、肘关节的主动活动和肩关节的外展、内收活动,4～6周进行肩关节的旋转活动。

③ 肱骨髁上骨折:伤后1周内开始练习握拳、伸指、伸腕活动。

④ 尺、桡关节双骨折:进行功能锻炼时应避免骨折段再移位。

⑤ Coles骨折:复位固定后即开始握拳,运动手指、掌指、肘关节及前臂主动舒缩,并逐渐进行肩关节屈、伸、内收、外展、内旋、外旋、

环转和屈伸活动。至 3～4 周解除固定后,两手掌相对练习腕背伸,两手背相对练习掌屈。

⑥ 股骨颈骨折:按康复进程进行功能锻炼,正确使用拐杖及其他助行器,以防跌倒。

⑦ 股骨干骨折:疼痛减轻后,即开始进行股四头肌等长收缩,以促进血液循环。

(3) 定期复查,评估功能锻炼恢复状况。

十、骨盆骨折护理

骨盆骨折是指骨盆壁的一处或多处连续性中断。发病率占全身骨折的 1%～3%,其病死率在 10% 以上,是临床上较多见的骨折之一。

(一) 身心评估

(1) 心理评估:评估病人心理状态对疾病的认识程度及需求,家庭及社会支持状况。

(2) 全身情况:意识状态、生命体征、腹胀、腹痛、排尿、排便、会阴部流血情况。

(二) 护理措施

1. 术前护理

(1) 按骨科严重创伤护理常规护理。

(2) 卧硬板床。

2. 术后护理

(1) 观察有无腹胀、腹痛、肛门流血情况。

(2) 观察有无泌尿系统损伤表现,必要时行导尿术。

(3) 如有皮下出血和肿胀,应在皮肤上标记其范围,观察出血进展情况。

(4) 如骨折不移位或移位不显著,可使髋部屈曲,以减少疼痛。

(5) 骨盆悬吊牵引者,吊带应平坦,完整无褶,以防压疮。吊带宽度要适宜,不应上下移动。大小便时注意清洁。

(6) 尿道损伤病人保留导尿应严格无菌操作。观察尿液性质、量及颜色并记录。

（三）健康指导与康复

（1）保持病人大便通畅，多饮水，多食水果、蔬菜，必要时服缓泻剂。

（2）为防止骨折移位，勿随意搬动或更换体位。做好皮肤护理，以防压疮形成。

（3）行牵引的病人，按牵引护理常规护理。

（4）指导病人做股四头肌收缩和踝关节伸屈等活动。

十一、截肢手术护理

截肢是指通过手术切除失去生存能力、生理功能及危及生命的部分或全部肢体，以挽救病人的生命。

适用于四肢严重毁损伤；肢体广泛挤压伤合并急性肾衰；肢体有严重特异性感染危及生命；冻伤或烧伤而致肢体坏死；血管疾病并发肢体坏死；四肢恶性肿瘤无远处转移；慢性骨髓炎久治不愈，肢体又难以恢复功能；四肢先天性畸形不能手术矫正，严重影响功能。

（一）身心评估

（1）心理评估：评估病人心理状态，对疾病的认识程度及需求，家庭及社会支持状态。

（2）全身情况：意识状态、生命体征、生活自理能力、患肢状况。

（二）护理措施

1. 术前护理

（1）危重病人应先抢救生命，纠正休克，并监测生命体征变化。

（2）向病人及其家属介绍截肢的必要性，消除顾虑，配合手术。

（3）患肢制动。

（4）严密观察患肢局部皮肤色泽，伤口出血、渗出以及肢端血液循环等情况，及时为医生提供病情变化的动态信息。

2. 术后护理

（1）床旁使用护栏，防止病人坠床。

（2）病情观察：

① 观察病人生命体征变化。
② 观察残端伤口出血情况，若有大出血倾向，立即汇报医师，遵医嘱应用止血带止血，高位截肢发生大出血时应用沙袋压迫止血。

(3) 保持引流管通畅，观察引流液的量、色和性质。

(4) 抬高残端，2日后放平肢体。局部用弹力绷带加压包扎固定，以防残端关节挛缩。

(5) 残肢疼痛时，遵医嘱适量应用镇痛剂、镇静剂。

(6) 残肢反应期后，鼓励病人床上行残肢后伸锻炼，2周后拆线可扶拐下地，并进行残肢肌肉、关节主动性运动，适度撞击、拍打以增强皮肤耐受性，为安装假肢做准备。

(三) 健康指导与康复

(1) 术后6个月可装配假肢，教会病人残肢锻炼。

(2) 培养独立生活能力。

(3) 定期复查。

十二、关节脱位及损伤护理

在运动中关节面相互间的关系超出正常范围之外而不能自行复原时，即可形成关节脱位。

关节脱位的种类有：肩锁关节脱位、肘关节脱位、桡骨小头脱位、髋关节脱位。髋关节脱位一般多为先天性。

(一) 病情观察

(1) 石膏固定者，观察末梢血液循环情况，若肢端出现肿胀、麻木、皮肤青紫、皮温降低及疼痛，说明有血液循环障碍，应报告医师及时处理。

(2) 牵引病人应观察是否牵引有效，有无压迫神经的症状，保持患肢的功能位。

(二) 常规护理

(1) 抬高患肢，以利于静脉回流，减轻肿胀。

(2) 协助医生及时复位，并向病人讲述复位后固定的重要性，防止习惯性脱位。

(3) 疼痛时遵医嘱给予止痛剂,局部早期可冷敷,超过 24h 局部热敷,以减轻肌肉痉挛引起的疼痛。

(4) 指导病人进行正确的功能锻炼。

(三) 健康指导与康复

为了促进关节功能的早日恢复,防止关节功能障碍,避免发生再脱位,在关节复位数日后,开始进行适当的关节周围肌肉的收缩活动和其他关节的主动运动。

十三、手外科一般护理

(一) 身心评估

(1) 患处评估:致伤原因、损伤部位、损伤程度,出血情况、感觉运动受损情况及疼痛等。

(2) 评估身体其他情况及有无合并伤。

(二) 护理措施

(1) 心理护理:向病人解释手术的目的、方法和注意事项,了解病人对手术的要求,取得病人密切配合。

(2) 按臂丛或全麻术前护理常规护理。

(3) 根据医嘱备齐各项常规检查报告,如血常规、尿常规、出凝血时间测定、肝肾功能、B 超、血管造影、肌电图、X 线片等。

(4) 手术野皮肤准备:原则是超过手术部位上下两个关节以上。

(5) 术前 1 天根据医嘱做血型测定、备血,完成常规药物的皮肤过敏实验;术前晚 10 时后禁食,12 时后禁水。

(6) 手术日晨按医嘱给术前用药,并将病历及患肢 X 线片带入手术室。

2. 术后评估

(1) 了解病人手术情况、麻醉方式及术中情况。

(2) 评估病人管道、留置针、伤口、患肢血液循环及皮肤受压情况。

3. 术后护理

(1) 体位:取平卧位,患肢抬高 20°~30°,以促进血液循环,减轻肢体肿胀。显微外科手术病人需绝对卧床10~14天。

(2) 病情观察：

① 严密观察指端皮肤颜色、温度、肿胀、感觉、运动及切口渗血情况，如有异常情况及时与医生联系。

② 按医嘱给予抗生素及扩血管药物，并观察药物反应。

③ 如用石膏固定或外固定支架者，遵医嘱随访，并注意保持钉孔的清洁和干燥。

(3) 烤灯护理：持续灯烤时，保持灯距在30~50cm，以防止局部温度过低，导致血管痉挛及血栓形成。

(三) 健康指导与康复

(1) 带石膏固定出院者应按期来院拆石膏。

(2) 带外固定支架出院者，遵医嘱随访，并注意保持钉孔的清洁和干燥。

(3) 按医嘱定时服药。

(4) 恢复期必须尽早进行早期功能锻炼（肌腱损伤者，伤后3~4天应立即进行伸屈指运动），加强主动和被动运动，并逐渐加大运动幅度和量，直至手的功能恢复为止（肌腱损伤手术后，以主动锻炼为主；周围神经损伤手术后，以被动锻炼为主）。

① 初期：术后1~2周内，以休息为主，鼓励病人尽力活动。

② 中期：从手术切口愈合到拆除外固定物的一段时间内，增加锻炼，使机体功能大部分恢复。

③ 后期：继续加强功能锻炼，活动有不同功能障碍的关节、肌肉，使其功能逐渐恢复。

十四、断指(肢)再植术护理

断指(肢)再植是指完全或不完全离断的肢体在光学放大镜的注视下重新接回原位，恢复血液循环，使之成活，并恢复一定功能的高精细手术。

(一) 现场急救

(1) 注意伤员的全身情况，如有休克或其他危及生命的合并损伤,应配合医生迅速抢救。

(2) 做好现场急救处理,止血、包扎。

(3) 正确保存离断肢体:

① 冰桶法:装入干燥、密闭的塑料袋中,将此袋装入冰桶内,盖上桶盖,与病人一同送至医院。

② 将断指装入密闭的塑料袋中,与病人一同送至医院。

③ 包裹法:在冬季不采取任何冷存措施,可用毛巾或纱布直接将断指包裹,随病人一同送至医院。

(4) 迅速转送于有条件进行肢体再植的医院。

(二) 术前护理

(1) 注意病人全身情况,遵医嘱观察体温、脉搏、呼吸、血压等。

(2) 如病人全身情况稳定,遵医嘱做好摄患肢 X 线片、配血及进行必要的化验检查等术前准备工作。

(3) 连同离断肢体送入手术室施行手术。

(4) 遵医嘱进行常规 TAT 预防注射。

(5) 评估要点:致伤原因,损伤部位、程度,出血程度,感觉运动受损情况及疼痛等。

(三) 术后护理

(1) 体位:

① 平卧 10~14 天,患肢略高于心脏水平。

② 保暖,促进血液循环:术后遵医嘱可用 60~100W 照明灯照射再植的肢体,灯距约为 30~50cm,持续 24h,一般约需 2 周。

(2) 病情观察:

① 遵医嘱观察再植肢体的皮温、肤色、毛细血管充盈情况。

Ⅰ. 皮温:正常应与健侧相似或略高 1~2℃,湿度以 60% 为宜。禁止病人、陪护吸烟,以防止血管痉挛或血管栓。

Ⅱ. 肤色:颜色应与健侧一般红润,皱纹明显,指(趾)腹丰满。

Ⅲ. 毛细血管充盈时间正常:指压皮肤和甲床后,在 1~2s 内恢复充盈。

② 观察伤口渗血情况。

③ 动态观察病情变化并且详细记录,及时发现问题。

④ 防止血管痉挛,如有以下问题,及时处理:

Ⅰ. 疼痛:给予止痛剂,禁用血管收缩剂。

Ⅱ. 呕吐:镇静止吐。

Ⅲ. 尿潴留:应及时导尿。

Ⅳ. 便秘:禁用灌肠,可用开塞露通便,或口服泻药保持大便通畅。

(3) 心理护理:预防消极的心理应激反应,加强心理支持,防止病人因烦躁、焦虑,疼痛和代谢紊乱因素而诱发术后血管危象。

(四)健康指导与康复

(1) 病人保暖。

(2) 术后 2~3 周,可做理疗以减轻患肢肿胀。

(3) 告诉病人术后 2~4 周经摄片证实骨折愈后,拔除钢针,即可行主动或被动锻炼,并教会病人锻炼方法。

(4) 定期门诊随访,如有特殊情况,随时就诊。

十五、游离足趾移植再造手指术护理

(一)评估要点

(1) 患处及供区情况,如再造手术时间、术式、切口愈合情况、感觉运动情况及疼痛等。

(2) 伤口渗血、移植组织血循环及皮肤受压情况。

(二)术前护理

(1) 按手外科术前护理常规护理。

(2) 心理护理:告知病人手术名称、方法、效果及配合要点等,取得配合。

(3) 按医嘱对有脚癣或炎症的病人进行处理。

(4) 术前 1 周训练床上大小便,以防术后大小便困难导致血管痉挛,影响手术成功。

(5) 术前遵医嘱做好各种检查,并做好配血准备及药物过敏试验。

(6) 皮肤准备:修剪指(趾)甲,剃去毛发。一般备皮范围为上、下超过两个关节(见骨科手术一般护理中的皮肤准备)。

(7) 手术日晨测体温、脉搏、呼吸,如有病情变化,如发热、感冒、月经来潮应延期手术。双手缺失病人需留置导尿。

(8) 遵医嘱术中带药。

(三) 术后护理

(1) 体位:平卧 10～14 天,患肢略高于心脏水平。

(2) 病情观察:

① 遵医嘱密切观察再造手指的血循环,一旦发现血管危象,及时通知医生。

② 观察游离移植足趾端渗血情况,如有出血,加压包扎。

③ 引起血管痉挛因素是多方面的,如剧烈疼痛、尿潴留、精神紧张、呕吐、大小便困难、经常翻身、身体压于患侧、寒冷刺激等,针对上述各种原因,要及时采取相应措施。

(3) 心理护理:告诫病人保持稳定情绪,并介绍成功病例,使其树立信心。

(四) 健康指导与康复

(1) 术后 2 周内,应限制患指活动,以免血管危象致手术失败,待再造指成活后遵循循序渐进的原则,从主动轻度伸屈开始,幅度由小到大,次数由少到多,逐渐增加活动量,逐渐过渡到抗阻运动与力量训练,并配合物理治疗。

(2) 再造手指术后 2～4 周,遵医嘱做再造手指主动或被动锻炼。

(3) 出院 3 个月内禁止主被动吸烟,保持无烟环境以防烟碱致血管痉挛。

十六、游离皮瓣移植术护理

(一) 术前护理

(1) 按骨科术前一般护理常规护理。

(2) 心理护理:手术后保持被动体位时间较久,生活绝对不能自理,使病人有心理准备。

(3) 协助做好各种检查:肝肾功能、心电图、出凝血时间测定等。

(4) 术前训练床上大小便,以适应术后卧床需要,劝其戒烟。

(5) 手术野皮肤准备:术前1天备皮,包括受区与供区皮肤。

(6) 术前1天遵医嘱做血型测定、备血,完成药物过敏试验。

(7) 手术日晨按医嘱使用术前用药。

(二) 术后护理

(1) 按骨科术后一般护理常规。禁止病人、陪护吸烟,以防烟碱导致血壁痉挛或血管栓塞。

(2) 卧位:平卧12h左右,患侧抬高,略高于心脏水平。双下肢桥式交叉皮瓣应四周垫稳,搬动时,双下肢同时抬高,防止皮桥血管蒂撕脱。行皮瓣修复术病人,卧床7～10天,避免患侧患位,皮瓣受压,保证皮瓣血液循环良好。

(3) 严密观察生命体征,必要时吸氧。儿童游离背阔肌皮瓣禁用呼吸抑制剂,如哌替啶等。

(4) 局部观察:遵医嘱局部烤灯照射14天左右,方法同上。注意观察皮温、肤色、毛细血管充盈情况,并与健侧对比。发现皮瓣血液循环障碍,及时通知医生。

(5) 做好裸露部位的保暖,防止感冒及肺部感染发生。

(6) 预防皮肤感染:背阔肌皮瓣创面大、渗血多,应将无菌巾直接垫于床上。保持创面清洁及床单干净。

(7) 按石膏固定护理。

(8) 正确进行皮温测定,并定时定点与健侧皮温相比较。

(三) 健康指导与康复

(1) 早期(术后1周):可轻微地被动活动健指,幅度要小,以不引起切口疼痛及不牵拉皮瓣为原则,即可促进血液循环,又可避免发生血管痉挛。

(2) 中期(术后2周):皮瓣与周围组织逐渐建立血液循环,血运状况较稳定,可以对未受伤的手建立早期功能锻炼,方法以主动活动为主,以被动活动为辅,活动范围由小到大,时间由短到长,仍然以不造成伤口疼痛和不增加皮瓣张力为原则,防止手关节僵硬。

(3) 后期(术后3周到完全愈合):指导病人主动、被动活动各关节,可做屈伸手指及内收、外展对掌运动,按循序渐进的原则,以恢复手指的抓、捏、握功能。

十七、臂丛神经损伤手术护理

臂丛神经损伤是由工伤、交通事故或产伤等原因引起的一种周围神经损伤。

(一) 身心评估

评估患肢情况,包括皮肤、营养的改变以及感觉和运动障碍是否和神经损伤的症状、体征相符。评估肌肉萎缩程度及有无疼痛等。

(二) 术前准备

(1) 按骨科一般护理常规护理。

(2) 心理护理:向病人解释手术目的及手术后功能恢复情况,取得配合。

(3) 备齐各项常规检查报告:如血常规、出凝血时间、肝肾功能、心电图、心电图、X线片等。

(4) 术前1天做好药物过敏试验,并做好记录。

(5) 皮肤准备:认真做好手术野皮肤的清洁,术前可沐浴一次,并修剪指甲,减少术后感染。清洁范围:患肢、患侧颈部、胸部、腋下。

(6) 手术前日晚10时后禁食,必要时给予镇静药物。

(7) 手术日晨按医嘱术前用药。

(三) 术后护理

(1) 体位:

① 患侧肢体保持功能位,根据手术方式取合适卧位。可适当抬高肢体,以促进静脉和淋巴血液回流,减轻肿胀。

② 做好石膏固定护理。注意患肢有无被石膏压迫的症状,如观察指端皮肤颜色、温度、肿胀及感觉运动情况,如果发现异常,及时向医师汇报。

③ 臂丛神经损伤者,术后如上臂于内收位、屈肘置于胸前的固

定者,应观察石膏是否过紧,避免影响呼吸。如发现异常,应向医师汇报,以便及早处理。

(2) 病情观察:定时观察记录体温、脉搏、呼吸、血压,按病情需要,认真做好分级护理。

(3) 心理护理:告知病人神经损伤的修复机制,因治疗周期较长,让病人有充分的思想准备,以防产生急躁、悲观、绝望等情绪。

(四) 健康指导与康复

(1) 经常活动患肢手指,防止关节僵硬。

(2) 术后应遵照医嘱长期应用神经营养药物,促进神经再生。

(3) 石膏绷带一般固定 3～6 周,去除石膏托或石膏筒后逐步进行患肢伸直锻炼。对于术前因周围神经损伤引起的患肢功能障碍者,可佩戴相应动力支具、促进功能恢复。

十八、先天性髋关节脱位手术护理

先天性髋关节脱位是一种常见的先天性畸形,主要是由于髋臼和股骨头先天发育不良或异常,胎儿在宫内位置不正常以及韧带、关节囊松弛所致,以女性多见。

临床表现为会阴部增宽,患侧髋关节活动受限,肢体短缩,臀部、大腿内侧皮肤皱褶增多、加深,与健侧不对称,股骨大转子上移,牵拉患肢有弹响声或弹响感。

按骨科疾病手术一般护理常规护理。

(一) 术前护理

(1) 骨牵引、皮牵引者按骨牵引、皮牵引护理常规护理。

(2) 皮肤准备,局部有感染灶或破损者不可手术。

(3) 做好各项术前准备。

(二) 术后护理

(1) 按硬膜外或全麻后护理常规护理。

(2) 病情观察:

① 密切观察病人生命体征变化,警惕感染征象。

② 行蛙式支架外固定或使用蛙式、单髋人字形石膏固定,应检

查石膏的松紧度、肢体有无受压、卡压、边缘有无刺激及末梢血液循环等情况。

③ 注意石膏内有无出血、石膏表面有无渗血情况。

(3) 保持引流管通畅,防止扭曲、受压、松动、脱落等,并观察引流液的量、颜色及性质。

(三) 健康指导与康复

(1) 保持石膏清洁、干燥,防止被大小便污染。

(2) 石膏或支架固定3个月后拆除,鼓励行主动伸屈髋关节锻炼,逐渐离床活动。

(3) 定期复查。

十九、化脓性关节炎手术护理

化脓性关节炎是指化脓性细菌引起的关节内感染。多见于儿童,以髋、膝关节多见。最常见的致病菌为金黄色葡萄球菌,其次为溶血性链球菌、肺炎球菌、白色葡萄球菌、淋病奈瑟菌、革兰阴性杆菌等。

临床表现为起病急、高热、寒战等急性感染全身表现,关节局部红、肿、热、痛,表浅关节有波动感,活动受限,剧痛;关节多处于屈曲畸形位,久之发生关节挛缩,并发病理性脱位、半脱位。

(一) 身心评估

(1) 局部情况:局部有无红、肿、热、痛、溃破、流脓情况。

(2) 全身情况:有无高热,并评估神志状态。

(3) 心理评估:有无焦虑、抑郁。

(二) 护理措施

1. 术前护理

(1) 按骨科疾病手术一般护理常规护理。

(2) 卧床休息,患肢给予制动,固定于功能位,搬动时动作要轻稳,以免引起疼痛。

(3) 给予高蛋白、高热量、高维生素、易消化饮食,必要时给予输血、血浆、白蛋白等。

(4)密切观察神志、体温、脉搏等变化,注意有无高热、惊厥及转移性脓肿征象。

(5)高热者按高热护理常规护理。

(6)必要时协助做脓液培养、血培养、药物敏感试验。

2. 术后护理

(1)按骨科术后一般护理常规护理。

(2)密切观察病人生命体征变化。

(3)关节腔持续冲洗引流的护理:

① 保持切口引流通畅,引流袋应低于患肢 50cm,以防止引流液反流。引流袋每日更换一次。

② 观察引流液量、颜色及性质,并记录。

③ 注意引流管内有无血凝块、脓液堵塞,管道如有受压、扭曲、松动及脱落等情况,应及时处理。

④ 及时更换冲洗液及倾倒引流液,严格按无菌技术操作,避免逆行感染。

⑤ 合理调节滴速,随着冲洗液颜色变淡逐渐减量,直至引流液澄清为止。

(4)采用皮牵引或石膏托的病人应限制患肢活动以减轻疼痛,防止病理性骨折和关节畸形。

(5)应用大剂量抗生素时观察其疗效和不良反应。

(6)功能锻炼:

① 急性炎症期卧床休息,做肌肉等长收缩、近端关节主动运动。

② 急性炎症消退后,关节和骨质未见明显破坏,体温正常 2 周后可鼓励病人逐渐进行关节伸屈功能锻炼。

③ 必要时辅以理疗。

(7)长期卧床者应防止肺部感染、泌尿系统感染及压疮等并发症发生。

(三)健康指导与康复

(1)加强营养,增强抵抗力。

(2)按摩患肢,未固定的关节如无禁忌则进行主动活动。

(3) 定期复查,如有红肿等感染现象,应立即就诊。

二十、骶骨肿瘤切除重建术护理

骶骨肿瘤切除重建手术是一种用于骨盆骨肿瘤的治疗的手术。

(一) 术前护理

(1) 按骨科术前一般护理常规护理。

(2) 心理护理:因手术大、时间长,术后可能造成大便失禁,病人心理压力较大,应建立良好的沟通,增强病人的信心。

(3) 肠道准备:术前3天开始进食半流质饮食,术前1天进流质饮食,术前1天晚和术晨进行清洁灌肠。

(4) 症状护理:对于瘫痪病人护理上要预防压疮发生;保持大小便通畅;鼓励和指导病人最大限度地生活自理;积极帮助指导病人功能锻炼,防止肌肉萎缩。

(二) 术后护理

(1) 按骨科术后一般护理常规护理。

(2) 病人回病房前应做好全麻术后护理的各项准备工作。

(3) 严密观察血压、脉搏变化,每0.5~1h测量一次,直至平稳为止。根据生命体征变化调节输血输液速度。

(4) 观察伤口引流情况,妥善固定引流管,保持引流通畅。

(5) 饮食:待排气后可进少量流质饮食,逐渐加量。给予高蛋白、高能量、易消化的食物,注意补充水分和维生素,以促进机体康复。

(6) 体位:术后平卧6h,生命体征平稳后,协助病人翻身侧卧。

(7) 皮肤护理:勤翻身防止局部长时间受压;保持局部皮肤清洁;加强支持疗法,增加受压部位的抵抗力。

(8) 留置导尿管护理:每日清洗、消毒尿道口2次;观察尿液的颜色、性质、量并记录;鼓励多饮水,稀释尿液,起到自然冲洗的作用;避免长期开放导尿管,每2~3h开放一次,训练膀胱功能。

(三) 健康指导与康复

(1) 保持大便通畅:便秘者可服果导、番泻叶等药物或使用开塞露;大便失禁者及时更换污染衣服,注意保护肛周、会阴部皮肤清洁、干燥。

(2) 合理饮食:多进食高热量、高蛋白质、富含维生素饮食,限制烟酒、浓茶、咖啡、辛辣刺激性食物。

(3) 肢体运动感觉障碍者应加强功能锻炼,保持肢体功能位置,防止足下垂。必要时行辅助治疗,如高压氧、针灸、理疗等。

(4) 遵医嘱按时按量服药,定期门诊复查,原有症状加重,及时就诊。

二十一、肩关节镜手术护理

肩关节镜手术是指在关节镜直视下观察肩关节内部及肩峰下的一些病变,并直接在镜下进行手术,以保持关节原有的解剖结构,这种手术创伤小,术后恢复快。

(一) 术前准备

(1) 按骨科术前一般护理常规护理。

(2) 心理护理。

(3) 备齐各项常规检查报告:如血常规、尿常规、出凝血时间、肝肾功能、肩部及胸部 X 线片、心电图等。

(4) 术日进行手术野皮肤准备。

(5) 术日晨按医嘱术前 0.5h 使用抗生素一次。

(二) 术后护理

(1) 按骨科术后一般护理常规护理。

(2) 根据医嘱定期观察并记录生命体征变化。

(3) 疼痛护理:对病人诉说的疼痛予以肯定,并表示同情,安慰病人,讲解引起疼痛的原因与处理方法。如果疼痛剧烈确实难以忍受,必要时可用止痛剂,使病人处于无痛状态下,以使其能及早进行功能锻炼。

(4) 功能锻炼:手术当天麻醉恢复后,协助病人起床,被动朝各个方向活动患侧肩关节,每日 2~3 次,每次 5min。其目的是促进血液、淋巴循环,减轻肿胀,活动关节。

(5) 术后常见并发症的护理:

① 预防感染:保持床单位清洁,切口敷料污染时及时更换;注意观察切口局部及患肢的情况,观察有无严重持续性的疼痛。

② 预防失用性肌萎缩,指导病人进行功能锻炼,向病人及家属讲解被动锻炼、主动锻炼的目的、重要性,以取得配合。

(三) 健康指导与康复

(1) 康复锻炼中关节肿胀会伴随整个练习过程,直至关节弯曲角度及肌力基本恢复正常时,肿胀才会逐渐消退。如果肿胀突然加重,应调整练习方案,减少活动量,严重时及时复诊。每次锻炼后即刻冰敷 30min。

(2) 根据病人的损伤程度及手术重建质量,术后使用肩关节支具制动 4～6 周,一般术后 10～12 周恢复正常活动,6 个月后允许进行体育锻炼,10 个月至 1 年后可参加接触性体育项目。

二十二、肘关节镜手术护理

肘关节镜手术是在关节镜下对原因不明的肘关节疼痛、肘关节内游离体、剥脱性骨软骨炎、软骨碎片摘除、滑膜部分切除、关节镜下骨折复位内固定及侧副韧带重建等的治疗。

(一) 术前护理

(1) 按骨科术前一般护理常规护理。

(2) 心理护理。

(3) 功能锻炼:术前指导病人进行功能锻炼可促进术后更好的康复。

① 患侧手掌进行伸直、握拳运动。

② 腕和肩关节进行内旋、外旋等运动,每日练习 3～4 回,每回 10～20 次。

(4) 术前检查:术前完成常规生化、影像学等检查,对有伴随疾病的病人应先治疗控制伴随疾病。

(5) 皮肤准备:手术当天在手术室内进行皮肤准备,范围为患侧肩关节至手掌。

（二）术后护理

(1) 按骨科术后一般护理常规护理。

(2) 返回病房后,监测生命体征至平稳,如全麻则去枕平卧,禁食禁水 6h,如臂丛麻醉则采取自动体位,可进食进水。

(3) 体位护理:患肢抬高,肘下垫枕。

(4) 切口护理:保持切口敷料干燥,有渗出应及时换药,避免伤口感染。如有引流管应保持管路通畅无打折,观察并记录引流液的颜色、性状、量。术后 1～2 天拔管。

(5) 患肢血运观察:观察患侧桡动脉搏动、肿胀情况,手指活动度,有无麻木感,并与健侧对比,如有异常应通知医生及时处理。

(6) 饮食护理:补充营养,多进食富含高蛋白的食物,促进切口愈合。

(7) 术后常见并发症的护理:

① 神经、血管损伤:因为肘关节周围有许多神经血管,关节囊紧张,关节间隙小,术中可能造成神经血管损伤,术后观察患肢感觉、末梢活动度及动脉搏动。

② 肘关节僵直:由关节囊瘢痕形成和关节纤维化所致,预防措施为术后适当进行肘关节被动和主动活动。

（三）健康指导与康复

(1) 手术当日即可进行患肢肌肉等长收缩运动,此项运动既可加强患肢肌力,也可减轻水肿,预防血栓。

(2) 肩关节可进行外展、前屈、后伸运动,腕关节可进行伸屈练习。

(3) 患肘早期不可负重,在术后 6～8 周可逐渐行负重练习。

(4) 特殊情况:

① 关节镜下行尺骨冠突骨折复位内固定术后,3 周内避免屈肘活动,以防骨片移位。

② 关节镜下行肘关节松解术后,可行 CPM 机被动练习肘关节伸屈活动,可从 0°～30°开始,循序渐进,每日增加 10°。

③ 关节镜下行侧副韧带重建术者,术后肘关节用石膏或支架外

固定2周。外副韧带重建者,肘关节及前臂固定于完全旋前位。固定期间可行手指握拳和腕关节功能锻炼,取出固定后适度进行肘关节功能锻炼,4个月内避免关节内翻或关节内旋运动。

(5) 术后1个月、3个月、6个月、1年门诊复查,出现异常情况时(红、肿、热、痛)随时就诊。

二十三、膝关节镜手术护理

膝关节镜手术是在关节镜直视下直接观察到膝关节内滑膜、软骨、半月板与韧带,并在非开放性手术条件下进行关节内病变组织的切除与修复,具有诊断率高、痛苦少、恢复快、减少术后并发症等优点。

(一) 术前准备

(1) 按骨科术前一般护理常规护理。

(2) 心理护理:向病人解释手术的目的,取得配合。

(3) 根据医嘱备齐各项常规检查报告,如血常规、尿常规、出凝血时间测定、肝肾功能、心电图、患肢的X线片等。

(4) 术日手术室内进行手术野皮肤准备:患侧肢体切口的上、下各20cm范围。

(5) 手术前1天完成常规药物的皮肤过敏试验,手术前晚10时后禁食,12时后禁水。

(6) 手术日晨按医嘱予术前用药。

(二) 术后护理

(1) 按骨科术后一般护理常规护理。

(2) 卧位:术后6h取平卧位,头偏向一侧。

(3) 根据医嘱定期观察并记录体温、脉搏、呼吸、血压。

(4) 患肢抬高15°~20°,膝下垫小软枕,膝关节弯曲5°。此体位有利于各韧带、膝关节相对稳定,有利于静脉回流,以减轻肿胀并缓解疼痛。

(5) 注意观察切口出血情况,切口处一般采用加压包扎的方法。如果切口渗血较多,应及时通知医生更换敷料,用弹力绷带包扎,并保持床单位的清洁。

(6) 观察足趾的末梢循环、温度、肤色和运动,防止因包扎过紧引起血液循环障碍。

(7) 功能锻炼:术后第1天开始练习股四头肌等长收缩,促进血液循环,减轻肿胀,为抬腿运动做好准备。术后第2天开始做抬腿运动,使股四头肌肌力恢复,增加膝关节稳定性。

(8) 如果关节腔内积液消退,可做膝关节伸屈练习,过早练习会加重关节腔内积液。

(9) 应早期下地活动,但不可过早负重。

(三) 健康指导与康复

(1) 膝关节保暖,夜间抬高下肢。

(2) 按照要求进行下肢的功能锻炼,直到关节疼痛消失。

(3) 定期随访。

二十四、踝关节镜手术护理

踝关节镜手术是踝关节疾病所需的治疗手段,包括踝关节软骨损伤、踝关节骨赘、关节内游离体、踝关节融合、创伤性滑膜炎等治疗。

(一) 术前护理

(1) 按骨科术前一般护理常规护理。

(2) 心理护理。

(3) 完善术前检查:

① 做抗生素和麻醉药皮试。

② 术前按常规禁食水至接入手术室。

③ 术日进行手术野皮肤准备。

④ 患肢做好手术部位标志。

⑤ 术前练习床上大小便。

(二) 术后护理

(1) 按骨科术后一般护理常规护理。

(2) 严密观察生命体征:给予生命体征监护,监测血压、心率、呼吸及血氧饱和度。给予吸氧,氧流量为2~3L/min,血氧饱和度维持在95%以上。

(3) 体位护理:病人返回病房后,给予去枕平卧位,患肢用软枕抬高。

(4) 饮食护理:大量补充高热量、高蛋白、富含维生素及钙类的食品,如鸡蛋、瘦肉、鱼类、豆类制品及排骨汤。

(5) 疼痛护理:术后疼痛多伴有肿胀,尤其在功能锻炼后加重,可以抬高患肢,局部冷敷,遵医嘱给予镇痛药,术后应用自控镇痛泵,能较好地解除病人的痛苦。

(6) 功能锻炼:踝关节的早期活动会导致切口渗血增多,因此在指导病人术后功能锻炼方面要遵循计划性和循序渐进的原则。

(7) 术后常见并发症的护理:

① 密切观察局部情况:若术后5~6h内出现剧烈疼痛,患肢不能抬起,多为关节积血所致,应及时通知医生在无菌条件下行关节穿刺抽血。

② 观察患肢末梢血液循环、感觉和运动情况,并检查足背动脉搏动情况,防止由于绷带包扎过紧而引起血液循环障碍;防止冰袋冷敷引起局部冻伤。

③ 预防关节感染:保持伤口敷料清洁干燥,切口渗血较多时应及时更换敷料。密切观察病人体温变化,如发现伤口红、肿、热、痛等征象,及时通知医生并给予相应的处理。

(三) 健康指导与康复

(1) 肌肉和关节活动按康复训练计划在床上或站立时进行负重训练,逐渐增加训练时间和强度。完全康复后可进行适当的体育锻炼,如骑车、慢步走等。避免跑跳等剧烈运动,保持适当体重,定期随访。

(2) 日常生活指导:注意合理调节饮食,保证营养,但避免体重过度增加;进行一切活动时尽量减轻患踝负重。

(3) 术后1个月、3个月、6个月来医院复查。

二十五、全髋和人工股骨头置换术护理

全髋和人工股骨头置换是采用金属及高分子聚乙烯材料模拟人体的股骨头和髋关节，用以替代严重受损关节的一种功能重建手术，从而使病人恢复髋关节的功能。

(一) 术前准备

(1) 按骨科手术一般护理常规护理。

(2) 按照硬膜外麻醉或全麻术前护理常规护理。

(3) 备齐各项常规检查报告，如血常规、尿常规、出凝血时间测定、肝肾功能、髋部及胸部X线片、心电图等。

(4) 手术前1天根据医嘱做血型测定、备血，完成常规药物、皮肤过敏试验，手术前晚10时后禁食，12时后禁水。

(5) 术日手术野皮肤准备：上至剑突以下，下至膝关节以上，前超过腹中线6～7cm，后超过脊柱6～7cm。

(6) 手术日晨按医嘱给予术前用药。

(二) 术后护理

(1) 按骨科术后一般护理常规护理。

(2) 密切观察病人体温、脉搏、呼吸、血压等全身情况及局部切口出血情况。

(3) 观察切口引流情况，保持引流管通畅，注意引流液的颜色、性质和量。

(4) 保持患肢外展中立位，术后6周内患肢避免做内收、屈曲及内旋动作，以防髋关节脱位。

(5) 患肢牵引2～3周。一般采用皮肤牵引，老年人皮肤易因胶布粘贴而过敏、破溃，可使用海绵包扎并做牵引，牵引重量应小于2kg。

(6) 功能锻炼：

① 术后6～12h麻醉消失后即进行踝关节主动锻炼和股四头肌被动锻炼。

② 术后24h后，可将上身抬高20°～30°，在膝关节下垫软枕，使

膝关节保持微屈状态。同时可以活动踝关节,以防远端关节僵硬。

③ 6周内忌屈曲、内收及内旋,可在两下肢中间放软枕,以防止髋关节脱位。

④ 6~8周后可下床,适当负重。

(7) 预防并发症及感染:

① 预防肺炎、肺栓塞及血栓性静脉炎,鼓励病人利用牵引架上拉手抬高身躯,以促进呼吸及血液循环。

② 保持床铺平坦、干燥、清洁、无渣屑,预防压疮。

③ 预防泌尿系统感染。

(8) 预防髋关节脱位:术后6周内应嘱病人勿将两腿在膝部交叉放置,3个月内勿坐小矮凳,勿下蹲,勿爬陡坡。

(三) 健康指导与康复

(1) 病人术后坐位、站立或平卧时均应避免交叉腿和膝(跷二郎腿)。平卧时双腿间放置梯形枕,保持外展中立位。侧卧时双腿间应夹枕,避免过度内旋造成脱位。

(2) 在指导病人康复训练过程中不可操之过急,要注意幅度、强度和整体协调性,防止强硬牵拉,避免引起病人的疼痛和骨折,以免影响手术治疗效果和术后康复。尤其对有骨质疏松、强直性脊柱炎和发育性髋关节脱位的病人,建议术后第1~2个月内使用步行器或双拐,第3个月使用单拐,第3个月后可弃拐或用手杖行走。负重的力量逐渐递增,从开始的20~30kg(不超过自身体重的50%),直到可以完全负重。

(3) 上、下楼梯拐杖行走法:上楼梯时健肢先上,拐杖和患肢留在原阶;下楼梯时患肢和拐杖先下,再是健肢跟下,但不宜登高。

(4) 训练日常生活自理能力:指导病人独立完成各项日常生活所必需的动作,如穿裤、穿鞋、穿袜、上下床等,增强病人日常生活的自理能力。

(5) 病人术后3个月可逐渐恢复体育运动,但是应注意避免跑步、爬山等运动。

二十六、全髋关节翻修手术护理

全髋关节翻修手术指同一关节的第 2 次置换。

(一) 术前护理

(1) 按骨科术前一般护理常规护理。

(2) 心理护理。

(3) 特殊准备：

① 身体状况：停用非甾体药物；全身隐匿性感染病灶，如泌尿系统感染、中耳炎、鼻窦炎等经过专科治疗已得到控制。

② 心理状况：病人能正确面对自身疾病，自愿接受全髋关节翻修术，让病人参与手术方案的制订。

③ 功能锻炼：术前训练床上活动，如抬臀、深呼吸、有效咳嗽、床上正确使用便器，指导病人术后如何进行功能训练，包括关节活动、肌力、步态的训练及拐杖或助行器的正确使用方法。

(4) 一般准备：

① 术前做好各项常规检查，如血生化、大便、小便、肝、肾功能、血电解质、空腹血糖、出凝血时间、心电图、胸片、骨盆正位片、髋关节正侧位片。

② 术前常规准备：皮肤准备、备血，做好抗生素皮试。

③ 围术期用药：根据医嘱术前 30min 使用抗生素一次。

(二) 术后护理

(1) 按骨科术后一般护理常规护理。

(2) 生命体征的观察：术后 24～48h 内应密切观察病人意识、生命体征的变化，使用床边心电监护仪，0.5～1h 监测血压、脉搏、呼吸、经皮血饱和度一次，持续吸氧 4～6L/min。

(3) 保持患肢外展中立位，术后 6 周避免患肢做内收、屈曲及内旋动作，以防髋关节脱位。

(4) 观察切口引流情况，保持引流管通畅，注意引流液的颜色、性质和量。

(5) 患肢肢端血运的观察：密切注意观察患肢肢端感觉、活动、皮温、肤色的变化，及有无患肢肿胀等情况，一旦出现异常及时通知医生处理。

(6) 预防并发症及感染：

① 预防肺炎、肺栓塞及血栓性静脉炎，鼓励病人利用牵引架上拉手抬高身躯，以促进呼吸及血液循环。

② 保持床铺平坦、干燥、清洁，预防压疮。

③ 预防泌尿系统感染。

(7) 预防髋关节脱位：术后6周内应嘱病人勿将两腿在膝部交叉放置，3个月内勿坐小矮凳，勿下蹲，勿爬陡坡。

(三) 健康指导与康复

1. 功能锻炼

(1) 术后6h到12h后即进行股四头肌锻炼。

(2) 术后24h后可将上身抬高20°～30°，在膝关节下垫软枕，使膝关节保持微屈状态。同时可以活动踝关节，以防远端关节僵硬。

(3) 6周内忌屈曲、内收及内旋，可在两下肢中间放软枕，以防止髋关节脱位。

(4) 6～8周后可下床，适当负重。

2. 出院指导

(1) 休息：避免剧烈运动，4～6周内不做主动下蹲动作，行走时不可急停或骤然旋转，以减少髋关节磨损，最大限度地延长髋关节的使用寿命。

(2) 饮食：加强营养，多进含蛋白质、维生素、钙、铁丰富的食物，控制体重增加，减少关节的负重。

(3) 复查：术后6个月复诊一次，1年再复诊一次。有下列情况应及时就诊：患肢出现肿胀、疼痛，局部切口出现红、肿、热、痛。

二十七、全膝关节置换术护理

膝关节是下肢的主要关节，其结构和功能都是人体关节中最复杂的。由于骨关节炎或类风湿性关节炎等疾病原因，使膝关节疼痛、肿胀、活动受限、功能丧失。为了解除症状，将已经损坏的膝关节的致痛部分用设计好的人工关节组织取代,称为全膝关节置换术。

(一) 术前护理

(1) 按骨科术前一般护理常规护理。

(2) 身体状况的准备:停用阿司匹林等非甾体类抗炎药物;治疗体内的慢性感染疾病、皮肤病,如鼻窦炎、手足癣等;糖尿病、心脏病、高血压经系统的内科治疗已控制。

(3) 心理状况的准备:了解病人的精神状态,以往手术后精神反应情况,向病人提供有关手术及康复训练的资料,使病人了解手术的意义,愿意接受膝关节置换。

(4) 制订功能锻炼计划:讲解并示范功能锻炼的方法,包括膝关节屈伸锻炼、股四头肌肌力训练及拐杖或助行器的使用方法。

(5) 训练病人深呼吸、有效咳嗽、床上大小便,预防坠积性肺炎、尿潴留、便秘等。

(6) 一般准备:

① 根据病人的年龄、全身状况,评估病人对手术的耐受情况,做好各项常规检查,如血尿常规、肝肾功能等。

② 术前常规准备:备皮、备血、抗生素皮试等。

③ 围术期用药:遵医嘱术前 0.5h 使用抗生素一次;术前 1 天使用抗凝药物。

(二) 术后护理

(1) 按骨科术后一般护理常规护理。

(2) 给予床边心电监护仪,监测病人体温、脉搏、呼吸、血压、血氧饱和度的变化。

(3) 术后体位:患肢软枕予以抬高,保持中立位,局部冰敷。

(4) 切口引流管的观察:保持引流管通畅,观察引流液颜色、性质、量。24~48h 引流量<50mL/日给予拔管。

(5) 患肢肢端血运的观察:密切观察患肢感觉和肢端皮温、肤色、足背动脉的搏动及足背伸等情况,出现异常及时处理。

(6) 并发症的护理:

① 全身并发症的观察和护理:包括应激性溃疡、电解质紊乱、心

律不齐、坠积性肺炎等。

② 疼痛的观察和护理：良好的疼痛处理不仅使病人感到舒适，而且有助于术后患肢功能的康复，同时减少了焦虑感，增加了病人的安全感。

③ 神经损伤观察和护理：全膝关节置换术并发症主要为腓总神经损伤，术后应密切观察患肢感觉和活动情况，一旦出现腓总神经损伤应及时通知医生处理。

④ 深静脉血栓为最常见的并发症，术后应密切观察肢体肿胀情况，肢端皮肤颜色、温度及有无感觉异常，有无被动牵拉足趾痛，有无胸闷、呼吸困难，发现上述情况应警惕血栓的发生。

⑤ 感染的观察和护理：感染是关节置换术后的严重并发症。术后应保持伤口敷料的清洁、干燥和引流管的通畅，密切观察切口有无红、肿、热、痛等局部感染症状。

（二）健康指导与康复

（1）休息：避免剧烈运动，4~6周内不做主动下蹲动作，行走时不可急停或骤然旋转，以减少膝关节的磨损。

（2）饮食：加强营养，多食用含蛋白质、维生素、钙、铁丰富的食物，控制体重的增加，减少关节的负重。

（3）复查：术后6个月复诊一次。有下列情况应及时就诊：患肢出现肿胀，疼痛，局部切口出现红、肿、热、痛。要及时治疗全身性隐匿病灶，如呼吸道感染、扁桃体炎、牙痛等，防止膝关节远期感染。

二十八、上位颈椎损伤内固定术护理

上位颈椎损伤主要指寰椎和枢椎及其附属结构的损伤，包括骨折、脱位、韧带损伤。多为突发的意外所致，引起脊柱和脊髓损伤的暴力和作用机制与脊柱和脊髓各平面的解剖结构特点关系非常密切。在枕颈关节，40%的活动是屈伸活动。在此平面，任何异常暴力或异常运动都能产生一个重大的损伤矢量分力，可使枕颈关节间韧带的完整性遭到破坏。枕颈关节韧带由覆腹、寰枕后膜、尖状韧带、翼状韧带共同组成。

(一) 身心评估

(1) 心理评估：评估病人心理状态，对疾病的认识程度及需求，家庭及亲友的配合状况。

(2) 全身情况：意识状态，生命体征，生活自理能力，有无大小便失控或失禁现象，四肢有无感觉，四肢活动、肌力情况，有无反射异常及躯干的紧束感。

(二) 护理措施

1. 术前护理

(1) 按骨科护理常规护理。

(2) 术前训练：

① 卧位训练：训练病人床上使用大小便器及仰卧位进食，避免术后呛咳；拟行颈椎后路手术病人，术前练习俯卧位，以适应术中长时间俯卧位并预防呼吸受阻。石膏床训练：适用于颈椎后路手术病人。目的：适应手术中的体位，提高肺部在俯卧位受压时的通气能力。方法：病人俯卧于石膏床上，两手平放于身体两侧，额部垫一薄枕，注意不要将口鼻捂在枕头上，以免影响呼吸。每天锻炼 2～3 次，从 30min 开始直至 2～3h。开始每次为 30～40min，每日 3 次；以后逐渐增至每次 3～4h，每日一次。

拟行颈椎前路及经口入路的病人，术前训练去枕平卧，颈稍后伸并制动，以适应术中的体位。准备合适的颈托。

② 呼吸功能训练：指导病人进行呼吸功能训练，以增强肺活量，改善肺功能。方法有：指导病人练习深呼吸、有效咳嗽、吹气球等训练。术前 1 周戒烟。

③ 气管、食管推移训练：适用于颈椎前路手术病人，以适应术中反复牵拉气管、食管的操作，避免术后出现呼吸困难、咳嗽、反复吞咽困难等并发症。指导病人用自己的 2～4 指插入切口侧的内脏鞘与血管神经鞘间隙处，持续将气管、食管向非手术侧推移。开始用力尽量缓和，训练中如出现局部疼痛、恶心、呕吐、头晕等不适，可休息 10～15min 后再继续，直至病人能适应。训练时间：术前 3～5 日开始，开始为每次 10～20min，每日 3 次；以后逐渐增至每次 30～60min，每

日4次。

④ 术前肢体感觉运动情况评估:包括四肢肌力、肌张力、各种反射、感觉异常平面、括约肌的功能等,以备术后对比。

⑤ 一般护理:配合做好各种辅助检查,术前晚保证病人的睡眠,术晨术区及取骨区备皮。病人进手术室后床边备心电监护仪、负压吸引器、氧气等,备好麻醉床。

2. 术后护理

(1) 按骨科术后一般护理常规护理。

(2) 生命体征监测:持续心电监测72h,每30~60min监测血压、呼吸、心率、血氧饱和度,观察有无憋气、呼吸困难、血氧饱和度下降等。

(3) 切口引流管的护理:引流管一般放置24~48h。严密观察切口有无红肿、渗血、渗液等,观察颈部是否增粗,引流是否通畅,认真记录引流的量和色。术后进少量冷流质饮食,以利于局部止血。

(4) 呼吸道护理:术后保持呼吸道通畅是护理的关键。常规吸氧,准备吸痰装置和气管切开包。鼓励病人有效咳嗽排痰,定时翻身叩背,常规雾化吸入。

(5) 体位护理:术后生命体征平稳后即可翻身,注意保持脊柱呈一直线。第一次翻身保持30min即可,翻身时注意观察面色、呼吸、血压、血氧饱和度等。如有不适立即仰卧,防止窒息。

(6) 脊髓神经功能观察:术后麻醉消退后立即检查病人四肢感觉运动、肌力情况,评价手术效果。如发现肢体麻木加重、活动障碍应及时通知医生。

(7) 饮食护理:进食清淡易消化冷流质饮食,避免辛辣刺激食物及甜食,以减少病人呛咳和咽部分泌物。疼痛减轻后可进普食。

(8) 疼痛护理:评估病人疼痛的程度,为其提供舒适安静的环境,帮助病人调整舒适体位,遵医嘱给予镇痛药物。

(三) 健康指导与康复

(1) 功能锻炼:术后当天做手指、腕关节、足趾及踝关节活动;第一天增加下肢肢体抬高、关节屈伸的活动,每日3~4次,每次15~

30min,逐渐增加活动量。

(2) 病人颈托固定3个月,避免颈部屈伸和旋转活动。术后3、6、12个月拍片复查随访。继续进行住院期间的功能锻炼,加强肢体和各关节的锻炼。术后8周在颈托保护下做项背肌的抗阻训练,每次用力5s,休息5s,每次20~30次,每2h作1组。

(3) 卧床时不用戴颈托,保持良好的睡姿,取侧卧或仰卧时,头颈部、胸腰部保持生理曲度,双髋及双膝呈屈曲状,翻身要用轴线翻身法。

(4) 手术后应防止颈部外伤,尤其防止在乘车急刹车时颈部前后剧烈晃动导致损伤。所以,在出院乘车回家时,最好应平卧在车上(可弯腿,下肢屈曲),戴好颈托。手术一年之内也应当小心,避免颈部的突然受力以及颈部外伤,以防止手术后症状再次加重。

二十九、颈椎病手术护理

颈椎病指因颈椎间盘退变及其继发性改变,刺激或压迫相邻脊髓、神经、血管和食管等组织,并引起相应的症状和体征。颈椎病为50岁以上人群的常见病,男性多见,好发部位为颈5~6、颈6~7。

(一) 身心评估

(1) 心理评估:评估病人心理状态,病人对疾病的认识程度及需求,家庭及亲友的配合状况。

(2) 全身情况:意识状态、生命体征、生活自理能力、有无大小便失控或失禁现象。局部情况:疼痛的部位、性质、诱发及加重疼痛的因素,缓解病痛的措施及效果;四肢有无感觉,四肢的活动、肌力情况,有无反射异常及躯干的紧束感。

(二) 护理措施

1. 术前护理

(1) 按骨科护理常规护理。

(2) 术前训练:

① 呼吸功能训练:脊髓型颈椎病病人以老年人居多,由于颈髓受压致呼吸肌功能低下,加上有些病人长期吸烟或患有慢性阻塞性

肺病等，伴有不同程度的肺功能低下。因此，术前应指导病人练习深呼吸、行吹气泡或吹气球等训练，以增加肺的通气功能。术前1周戒烟。

②气管、食管推移训练：适用于颈椎前路手术病人，以适应术中反复牵拉气管、食管的操作，避免术后出现呼吸困难、咳嗽、反复吞咽困难等并发症。指导病人用自己的2～4指插入切口侧的内脏鞘与血管神经鞘间隙处，持续将气管、食管向非手术侧推移。开始用力尽量缓和，训练中如出现局部疼痛、恶心、呕吐、头晕等不适，可休息10～15min后再继续，直至病人能适应。训练时间：术前3～5日开始，开始为每次10～20min，每日3次；以后逐渐增至每次30～60min，每日4次。

③俯卧位训练：适用于后路手术病人，以适应术中长时间俯卧位并预防呼吸受阻。开始每次为30～40min，每日3次；以后逐渐增至每次3～4h，每日一次。

(3) 安全护理。病人存在肌力下降致四肢无力时应防烫伤和跌倒，指导病人不要自行倒水，穿平跟鞋，保持地面干燥，走廊、浴室、厕所等日常生活场所有扶手，以防步态不稳而摔倒；椎动脉型颈椎病病人避免头部过快转动或屈曲，以防猝倒。活动时要有人照看，防止意外伤害。观察颈部疼痛、压痛、僵硬及活动受限程度。观察病人有无疼痛、头晕等症状，有无行走困难、四肢瘫痪等。

2. 术后护理

(1) 按骨科术后一般护理常规护理：

①密切监测生命体征。注意呼吸频率、深度的改变及脉搏节律、速率的改变，保持呼吸道通畅，低流量给氧。呼吸困难是前路手术最危急的并发症，多发生于术后1～3日内。常见原因有：切口内出血压迫气管，喉头水肿压迫气管，术中损伤脊髓或移植骨块松动、脱落压迫气管。一旦病人出现呼吸困难、张口状急迫呼吸、应答迟缓、口唇发绀等表现，应立即通知医师，并做好气管切开及再次手术的准备。因此，颈椎手术病人床旁应常规准备气管切开包。

②体位护理。行内固定植骨融合的病人，加强颈部制动。病人取平卧位，颈部稍前屈，两侧颈肩部置沙袋以固定头部，侧卧位时枕

与肩宽同高,在搬动或翻身时,保持头、颈和躯干在同一水平面上,维持颈部相对稳定。下床活动时,需行头颈胸支架固定颈部。

(2) 并发症的观察与护理:

① 术后出血:颈椎前路手术常因骨面渗血或术中止血不完善可引起伤口出血。出血量大、引流不畅时,可压迫气管导致呼吸困难甚至危及生命。颈深部血肿多见于术后当日,尤其是12h内,因此术后应注意观察生命体征、伤口敷料及引流液。如24h出血量超过200mL,检查是否有活动性出血;若引流量多且呈淡红色,考虑有脑脊液漏发生,及时报告医师处理。注意观察颈部情况,检查颈部软组织张力,若发现病人颈部明显肿胀,并出现呼吸困难、烦躁、发绀等表现时,报告并协助医师剪开缝线、清除血肿。若血肿清除后呼吸仍不改善应实施气管切开术。

② 脊髓神经损伤:手术牵拉和周围血肿压迫均可损伤脊髓及神经,使病人出现声嘶、四肢感觉运动障碍以及大、小便功能障碍。手术牵拉所致的神经损伤为可逆的,一般在术后1~2日内明显好转或消失;血肿压迫所致的损伤为渐进的,术后应注意观察,以便及时发现问题并处理。

③ 植骨块脱落、移位:多发生在手术后5~7日内,系颈椎活动不当时椎体与植骨块间产生界面间的剪切力使骨块移动、脱出。所以,颈椎术后应重视体位护理。

(3) 功能锻炼。指导肢体能活动的病人做主动运动,以增强肢体肌肉力量;肢体不能活动者,病情许可时,协助并指导其做各关节的被动运动,以防肌肉萎缩和关节僵硬。一般术后第1日,开始进行各关节的主被动功能锻炼;术后3~5日,引流管拔除后,可戴颈托下地活动,进行坐位和站立位平稳训练及日常生活活动能力训练。

(4) 饮食指导:术后当天进食,次日根据病情进食流食、半流食;鼓励病人多饮水,进食富含粗纤维、多维生素食物,忌生冷、辛辣、刺激性食物。

(三) 健康指导与康复

(1) 卧床时不用戴颈托,保持良好的睡姿,取侧卧或仰卧时,头颈部、胸腰部保持生理曲度,双髋及双膝呈屈曲状,翻身要用轴线翻身法。

(2) 合理用枕,仰卧位时枕头的高度为其本人的拳头高度,侧卧时枕头的高度应为一侧肩膀的宽度。

(3) 手术后应防止颈部外伤,尤其防止在乘车急刹车时颈部前后剧烈晃动导致损伤。所以,在出院乘车回家时,最好应平卧在车上(可弯腿,下肢屈曲),戴好颈托。手术1年之内也应当小心,避免颈部的突然受力以及颈部外伤,以防止手术后症状再次加重。

(4) 积极锻炼四肢的肌肉力量及功能活动(积极进行四肢功能锻炼)。上肢的锻炼,包括肩、臂、腕的活动以及握拳练习,还有手的精细动作的训练,如穿针、系衣扣、拿筷子等,或者通过健身球的练习增强手的力量和灵活性。下肢的锻炼,包括股四头肌的收缩练习、抬腿、踢腿等动作的练习,病人也可在家属或陪护人员的陪同或搀扶下行走,以增强下肢力量,尽早恢复下肢(行走)功能。

(5) 在佩戴颈托下,应当逐渐开始进行项背肌的锻炼,这样有利于改善(促进)颈项部肌肉的血液循环,改善颈部劳损等症状,同时可以防止项背肌的废用性萎缩,促进肌肉力量的恢复,尤其是颈椎后路手术病人,应当长期坚持锻炼。

(6) 保持正确的工作体位:应避免过于低头,特别是"埋头"工作的人群应定时调整颈部姿势,并适当活动颈部。这样有助于促进血液循环,加强局部肌力,保持患椎的稳定性。

(7) 每周应定期进行全身锻炼,如打太极拳、散步等。在复诊后病情允许的情况下,可以参加游泳,同时注意防寒保暖。

三十、颈椎前路手术护理

颈椎前路手术是治疗颈椎退行性疾病、外伤、肿瘤、炎症和畸形等的一种疗效良好、相对安全的常用方法,但其手术难度大、风险高,易发生并发症。颈椎前路手术一旦发生并发症,处理起来往往都比较棘手,甚至造成严重后果。其常见的并发症包括脊髓损伤、神经损伤、血管损伤、呼吸道损伤、食道损伤、脑脊液漏、硬膜外血肿形成和内植物失败等。

(一) 身心评估

(1) 心理评估:评估病人心理状态,病人对疾病的认识程度及需求,家庭及亲友的配合状况。予以心理护理,细心观察病人的反应,与病人及时沟通,缓解其心理压力。

(2) 全身情况:意识状态、生命体征、生活自理能力、有无大小便失控或失禁现象。局部情况:疼痛的部位、性质、诱发及加重疼痛的因素,缓解疼痛的措施及效果;四肢有无感觉,四肢活动、肌力情况,有无反射异常及躯干的紧束感。

(二) 护理措施

1. 术前护理

(1) 按骨科护理常规护理。

(2) 术前训练:

① 气管食管推移训练:气管、食管推移训练:适用于颈椎前路手术的病人,以适应术中反复牵拉气管、食管的操作,避免术后出现呼吸困难、咳嗽、反复吞咽困难等并发症。指导病人用自己的 2～4 指插入切口侧的内脏鞘与血管神经鞘间隙处,持续将气管、食管向非手术侧推移。开始用力尽量缓和,训练中如出现局部疼痛、恶心、呕吐、头晕等不适,可休息 10～15min 后再继续,直至病人能适应。训练时间:术前 3～5 日开始,开始为每次 10～20min,每日 3 次;以后逐渐增至每次 30～60min,每日 4 次。

② 有效咳嗽排痰训练:病人先缓慢吸气,同时上身先前倾,咳嗽时将腹壁内收,一次吸气连续咳嗽 3 声,停止咳嗽将余气尽量呼出,再缓慢吸气,或平静呼吸片刻后再次咳嗽练习。时间控制在 5min 内,避免在餐后、饮水后进行,以免引起恶心。对于年老体弱的病人和儿童,可通过吹气球的练习达到增加肺活量的目的。普通气球每次尽量吹得大一些,放松 5～10s,重复以上动作,每次 5～15min,每天 3 次。

③ 体位训练:术前练习去枕平卧或颈部稍处于过伸仰卧位,坚持 2～3h。

(3) 一般护理:配合好各种辅助检查,包括颈托、术中用药、影像资料、病历;床边备吸引器、氧气装置、监护仪、气管切开包、两个沙袋等。

2. 术后护理

(1) 按骨科术后一般护理常规护理。

(2) 体位护理:病人术毕返回病房移至病床时应正确搬运,由专人固定、保护头颈部,与躯干同一水平移动。卧床后颈部保持中立,两侧用沙袋固定制动。搬运至病床后需取下颈托。翻身时轴线翻身,左右侧卧时注意枕高应为一侧肩膀的宽度或有病人的一拳高。

(3) 严密观察生命体征:术后进行心电监护、血氧饱和度监测,每30~60min测一次并记录;平稳后每2h观察一次,常规吸氧,观察呼吸频率、节律和神志、面色的变化,保持呼吸道通畅。术后6h及时评价四肢感觉、运动功能,如发现异常及时通知医生。

(4) 颈部制动:局部制动以减少出血和预防植骨块脱落或内固定移位。术后24h内应减少颈部活动次数及幅度。

(5) 观察切口情况:术后注意观察切口渗出情况,倾听病人主诉,注意有无呼吸困难、憋气等症状。如出现颈部明显增粗、进行性呼吸困难和四肢运动感觉障碍加重,应考虑颈部血肿压迫气管、颈部脊髓的可能,及时通知医生处理。

(6) 引流管护理:妥善固定引流管,观察引流液的颜色、量及性状,认真记录。按时挤压引流管保持引流管通畅,如有堵塞通知医生。

(7) 饮食护理:术后麻醉过后进温凉流质饮食,以减少切口渗血。逐渐过渡为半流质饮食、普食。

(三) 健康指导与康复

(1) 功能锻炼:术后1天即可在颈托保护下进行主动或被动肢体各关节,应当积极锻炼四肢的肌肉力量及功能活动(积极进行四肢功能锻炼)。上肢的锻炼,包括肩、臂、腕的活动以及握拳练习,还有手的精细动作的训练,如穿针、系衣扣、拿筷子等,或者通过健身球的练习增强手的力量和灵活性。下肢的锻炼,包括股四头肌的收缩练习、抬腿、踢腿等动作的练习,病人也可在家属或陪护人员的陪同或搀扶下行走,以增强下肢力量,尽早恢复下肢(行走)功能。

(2)下床活动:术后1天可以佩戴颈托半卧位,术后2~3天可佩戴颈托下床活动。下床前先在床上坐片刻,无头晕不适再下床,避免体位性低血压。下床活动要有专人监护,以防跌倒。卧床时不用戴颈托,保持良好的睡姿,取侧卧或仰卧时,头颈部、胸腰部保持生理曲度,双髋及双膝呈屈曲状,翻身要用轴线翻身法。合理用枕,仰卧位时枕头的高度为其本人的拳头高度,侧卧时枕头的高度应为一侧肩膀的宽度。

(3)出院指导:佩戴颈托3个月,颈部活动不宜过大,动作宜缓慢,同时加强肢体肌力和手的功能锻炼。日常生活中保持正确的姿势,避免伏案时间过长;术后2~3个月内注意乘车安全,防止紧急刹车;定期复查,如有不适随时就诊。

(4)手术后应防止颈部外伤,尤其防止在乘车急刹车时颈部前后剧烈晃动导致损伤。所以,在出院乘车回家时,最好应平卧在车上(可弯腿,下肢屈曲),戴好颈托。手术1年之内也应当小心,避免颈部的突然受力以及颈部外伤,以防止手术后症状再次加重。

(5)在佩戴颈托下,应当逐渐开始进行项背肌的锻炼,这样有利于改善(促进)颈项部肌肉的血液循环,改善颈部劳损等症状,同时可以防止项背肌的废用性萎缩,促进肌肉力量的恢复,尤其是颈椎后路手术病人,应当长期坚持锻炼。

(6)保持正确的工作体位:应避免过于低头,特别是"埋头"工作的人群应定时调整颈部姿势,并适当活动颈部。这样有助于促进血液循环,加强局部肌力,保持患椎的稳定性。

三十一、单纯性脊柱骨折手术护理

单纯性脊柱骨折是指脊柱骨的连续性中断,常表现为椎体的压缩,不伴有脊髓损伤、失血性休克等合并症。胸腰段骨折发生率最高,主要是由于外伤所致,如高处坠落、车祸、躯干部挤压伤等。

(一)身心评估

(1)心理评估:评估病人心理状态,病人对疾病的认识程度及需求,家庭及亲友的配合状况。

(2) 全身情况:意识状态,生命体征,生活自理能力,四肢有无感觉,四肢活动、肌力情况,有无反射异常,有无大小便失控或失禁现象。

(二) 护理措施

1. 保守治疗护理

(1) 平卧硬板床,保持脊柱的稳定性。搬动时保持脊柱水平位,并在一直线上,切忌躯干扭曲。

(2) 给予高热量、高蛋白质、高纤维素、富含粗纤维的食物。

(3) 急性症状未控制时切忌床上活动。胸、腰段脊柱骨折应鼓励病人床上行四肢主动运动。训练床上排便习惯,切忌离床排便。

(4) 保持皮肤清洁,每 2h 翻身一次,防止压疮发生。

2. 手术治疗护理

(1) 术前护理:

① 按骨科护理常规护理。

② 术前训练:

Ⅰ. 卧位训练:术前练习俯卧位,以适应术中长时间俯卧位并预防呼吸受阻。石膏床训练:适用于脊柱后路手术的病人。目的:适应手术中的体位,提高肺部在俯卧位受压时的通气能力。方法:病人俯卧于石膏床上,两手平放于身体两侧,额部垫一薄枕,注意不要将口鼻捂在枕头上,以免影响呼吸。每天锻炼 2~3 次,从 30min 开始直至2~3h。开始每次为 30~40min,每日 3 次;以后逐渐增至每次 3~4h,每日一次。

Ⅱ. 呼吸功能训练:指导病人进行呼吸功能训练,以增强肺活量,改善肺功能。方法有:指导病人做深呼吸、有效咳嗽、吹气球等训练。术前 1 周戒烟。

③ 术前肢体感觉运动情况评估包括四肢肌力、肌张力、各种反射、感觉异常平面、括约肌的功能等,以备术后对比。

④ 一般护理:配合做好各种辅助检查,术前晚保证病人的睡眠,病人进手术室后床边备心电监护仪、负压吸引器、氧气等,备好麻

醉床。

(2) 术后护理:

① 按骨科护理常规护理。

② 体位护理:平卧硬板床6h,6h后协助病人轴线翻身。

③ 病情观察:观察病人神志、生命体征及肢体活动度。

④ 切口及引流管护理:观察切口渗血、渗液情况,妥善固定切口引流管,观察引流液的颜色、量及性状,保持引流通畅,认真记录。

⑤ 脊髓神经功能观察:观察双下肢感觉运动情况及排便情况,如有异常及时通知医生。

⑥ 给予心理支持,保持心理健康。

(三) 健康指导与康复

(1) 功能锻炼:指导病人行踝泵运动、膝关节屈伸运动、股四头肌收缩练习,直腿抬高运动等功能锻炼,术后根据病情鼓励病人行床上腰背肌锻炼,具体为仰卧位(挺胸、背伸),功能锻炼应遵循循序渐进、量力而行、持之以恒的原则,以病人能耐受为宜。

(2) 保持良好的睡姿,翻身要保持躯干呈一直线。

(3) 在出院乘车回家时,最好应平卧车上(可弯腿,下肢屈曲),戴好腰围,并将病人与运输床固定牢固,运送途中行车要稳,避免急刹车。

(4) 手术后1年之内嘱病人勿弯腰负重,逐渐增加运动量,避免胸腰部的突然受力以及胸腰部外伤,应避免参加有身体撞击性运动,如篮球、足球、橄榄球等,乘车时应系好安全带或抓好扶手,避免摔倒或车祸而导致的损伤。

(5) 日常生活姿势:

① 站姿:站时抬头挺胸,背部挺直,缩小腹。不要挺着肚子,不要穿高跟鞋,避免腰椎前突。注意工作台面的高度,应配合正常直立站姿。

② 坐姿:臀部靠椅背,两脚踏平地时,髋、膝、踝均应保持大于90°的弯曲。坐高椅子时,脚下可垫一个矮凳子,应善用下背圆枕垫及扶手。

③ 卧姿:避免趴睡太久,床不可太软,枕头不可太高和过硬。

④ 搬取物品:

Ⅰ. 拿东西时,尽量向前一步,不要俯身弯腰去拿。

Ⅱ. 捡东西时应正面屈膝,而不是弯腰或侧身去捡。

Ⅲ. 取高处物品时用矮凳协助,不要踮脚。

Ⅳ. 避免抬重物,尽量请他人协助帮忙。

Ⅴ. 开车时应把座位适当地移动向方向盘,同时座椅靠背后倾角度以100°为宜,不要使后倾角度太大,并调整座位与方向盘之间的高度。

三十二、胸腰椎前路手术护理

胸腰椎前路手术具有减压彻底、可结构性重建脊柱中远期稳定等优势,但由于手术切口长、创伤大、手术时间长、失血多和技术要求高等因素限制了其广泛应用,其多用于胸腰椎严重爆裂型骨折、肿瘤等疾病治疗。

(一) 术前护理

(1) 按骨科术前一般护理常规护理。

(2) 身心评估:

① 心理评估:心理状态、病人对疾病的认识程度、病人的需求、家庭及亲友的配合状况。

② 身体状况:营养状况、检验化验结果、各脏器功能、生活自理能力等。

③ 既往史:既往治疗史、用药史及女性病人生育史等。

(3) 心理护理:告知病人保持良好心态的重要性,树立信心。

(4) 皮肤准备:术前1天协助病人沐浴或擦洗全身皮肤,更换干净的病员服。

(5) 饮食准备:术前1日予清淡饮食,术晨禁食水,告知病人及家属禁食水的目的。

(6) 手术体位准备:锻炼仰卧位卧床2h,练习床上使用大小便器。

(7) 术前其他准备:戒烟戒酒,保证充足睡眠。指导病人进行腹式呼吸训练。

(8) 术晨准备:监测生命体征;准备术中用药、X光片、CT、MRI等,与手术室护士进行交接,并签字确认。

(9) 床单位准备:病人接入手术室后,护士准备麻醉床。

(二) 术后护理

(1) 术后按全麻病人脊柱外科术后护理常规护理。

(2) 术后24h内密切观察病人P、R、BP、SpO_2变化,防止大失血的发生,发现异常及时报告医生处理。

(3) 术后早期鼓励病人进行深呼吸和有效咳嗽。术后24h可于床上平卧位行双下肢屈伸抬腿运动,预防神经根黏连。

(4) 术后24～72h内密切观察双下肢感觉运动情况,注意观察脊髓和马尾神经有无受损,与术前对比,评估、判断有无改善。

(5) 观察切口渗血及引流管情况,妥善固定引流管,观察并记录引流液的量、性质、颜色等。术后24h引流量<50mL/日即可拔除引流管。前路手术病人观察腹部体征、呼吸状况。

(6) 开胸后,置胸腔闭式引流管,按胸腔闭式引渡护理常规护理。

(7) 术后禁食水,通气后给予清淡流质饮食,逐步向软食、普食过渡。术后3天内忌牛奶、豆浆等产气食物,给予高营养、高蛋白、高维生素普食。

(8) 去枕平卧6h后,协助更换体位,行轴线翻身,防止腰部扭曲,同时保持皮肤清洁,防止压疮。

(9) 术后5～7天可佩戴胸腰支具下床活动,注意安全。

(10) 术后14天拆线。

(三) 健康指导与康复

(1) 术后佩带塑形胸腰支具12～16周。

(2) 术后3个月尽量避免弯腰、侧腰及负重等动作。

(3) 加强营养,逐渐加大功能锻炼。

(4) 3、6、9个月定时复查,若有不适随时复查。

三十三、胸腰椎后路手术护理

胸腰椎后路手术指经过后腰背部正中成穿正中切口入路进行的胸腰椎手术。

(一) 术前护理

(1) 按骨科术前一般护理常规护理。

(2) 身心评估：

① 心理评估：心理状态、病人对疾病的认识程度及需求，家庭及亲友的配合状况。

② 身心状况：营养状况、检查化验结果、各脏器功能生活自理能力等。

③ 既往史：既往治疗史、用药史及女性病人生育史等。

(3) 心理护理：告知病人保持良好心态的重要性，鼓励病人树立信心。

(4) 皮肤准备：术前一日协助病人沐浴或擦洗全身，更换清洁病员服。

(5) 饮食准备：术前一日给予清淡饮食，术晨禁食水，告知病人及家属禁食水的目的。

(6) 术前体位训练：术前每日练习俯卧位卧床 2h，以适应手术需要，练习床上使用大小便器。

(7) 其他准备：术前戒烟戒酒，保证充足的睡眠。

(8) 术晨准备：监测生命体征，准备术中用药、X 光片、CT、MRI 等，手术室护士进行交接，并确认并签字。

(9) 床单位准备：病人接入手术室后，更换干净的床单位，准备麻醉床。

(二) 术后护理

(1) 按外科术后一般护理常规及骨科术后一般护理常规护理。

(2) 术后病人取去枕平卧位。

(3) 严密监测生命体征（T、P、R、BP、SpO_2），若血压低于 90/60mmHg、脉搏细速、尿量少，可能有血容量不足，应适当加快输液速度;若病人主诉胸痛、呼吸困难,应及时报告医生。

(4) 观察切口渗血、切口引流管引流情况,24h 引流量<50mL/日即可拔管。若引流液稀薄、透亮、澄明,每日引流量在 300~500mL 以上,有可能引起硬脊膜损伤致脑脊液外漏;若病人主诉头痛,遵医嘱给予抗炎补液,必要时取头低脚高位,同时配合医生做好伤口局部处理。

(5) 观察肢体活动及神经恢复情况,与术前对比,评估、判断有无改善,判断有无神经功能受损现象。

(6) 术后 6~8h 麻醉清醒后可进食少量温开水,如无不适可给予清淡易消化流食,次日改软食、普食。

(7) 术后早期床上行双下肢直腿抬高、屈伸、训练,防止神经根粘连和下肢静脉血栓的形成。

(8) 术后 5~7 天佩戴胸腰支具下床活动、注意安全。

(9) 术后 14 天拆线。

(三) 健康指导与康复

(1) 卧硬板床,坐起、站立或下床活动时需佩带腰围保护。

(2) 加强营养,注意休息,避免弯腰、负重等动作。

(3) 加强腰背肌功能锻炼,应循序渐进。

(4) 3、6、9 个月定时复查,若有不适随时就诊。

三十四、腰椎间盘突出症手术护理

腰椎间盘突出症是指腰椎间盘发生退行性变以后,在外力作用下,纤维环部分或全部破裂,单独或连同髓核、软骨终板向外突出,刺激或压迫椎神经和神经根引起的以腰腿痛为主要症状的病变。

(一) 保守疗法护理

(1) 按骨科疾病一般护理常规护理。

(2) 卧硬板床。急性期严格卧床 3 周,禁止坐起和下床活动。卧床期间宜在腰部垫小枕,根据病人耐受程度逐日增高至 10~15cm。

(3) 给予局部热敷。

(4) 起床时使用腰围,睡倒时脱下,无症状即应除去。

(5) 加强腰背肌锻炼。
(6) 恢复期禁止提重物和弯腰。
(7) 向病人讲解发病机理,防止复发。
(8) 进行牵引治疗的病人,按牵引护理常规护理。

(二) 手术治疗护理

1. 术前护理

(1) 按骨科疾病一般护理常规护理。
(2) 身心评估:
① 心理评估:心理状态、病人对疾病的认识程度及需求、家庭及亲友的配合状况。
② 全身情况:病人步态、脊柱处有无畸形、椎间隙的棘突旁是否有压痛、受压神经根感觉是否有异常情况。
③ 既往史:既往治疗史、用药史及女性病人生育史等。
(3) 心理护理:告知病人保持良好心态的重要性,树立信心。

2. 术后护理

(1) 按骨科一般护理常规护理。
(2) 平卧 6h 后协助病人轴线翻身。
(3) 观察伤口渗血情况,若渗出液过多,病人有恶心、呕吐、头痛等症状,须考虑脊膜破裂,如脊髓液外流,应立即处理。
(4) 注意双下肢感觉运动情况。
(5) 术后 6h 麻醉消失后行双下肢直腿抬高锻炼,避免术后神经根粘连。术后 1 周指导病人锻炼腰背肌,做背伸活动。
(6) 做好病人生活护理。

(三) 健康指导与康复

(1) 早期进行腰背肌功能锻炼。一般行开窗减压,半椎板切除术术后 1 周、全椎板切除术术后 3~4 周、植骨融合术术后 6~8 周开始锻炼。
(2) 腰背肌功能锻炼应遵循循序渐进、持之以恒的原则,坚持半年以上。
(3) 卧硬板床,注意腰部及下肢的保暖、防寒、防潮。

(4) 日常生活中注意保持正确的走、坐、站及举物、捡物姿势。避免脊柱弯曲、扭转及提重物等活动。

(5) 遵医嘱定时复查,若有不适随时复查。

三十五、腰椎滑脱症手术治疗护理

腰椎滑脱症指因组成腰椎管的骨性或纤维性组织异常,引起椎管有效容量减少,以致位于管道中的神经组织受压或受刺激而产生的功能障碍及一系列症状。

(一) 术前护理

(1) 按骨科术前一般护理常规护理。

(2) 身心评估:

① 心理评估:心理状态、病人对疾病的认识程度及需求、家庭及亲友的配合状况。

② 全身情况:病人步态、脊柱处有无畸形、椎间隙的棘突旁是否有压痛、受压神经根感觉是否有异常情况。

(3) 心理护理:病人入院后责任护士应给予情感支持和心理安慰,减轻病人心理负担,消除紧张情绪,使病人安然接受手术治疗。

(4) 限制活动:入院后即嘱咐病人减少不必要的久站、久行等活动,多卧床休息。同时训练床上排便,以适应术后卧床排便的需要。

(5) 呼吸功能锻炼:入院后即指导病人进行呼吸训练,常见的方法有:向装有水的瓶子里吹气、吹气球、扩胸运动,以增加肺活量。

(6) 其他准备:病人除做好骨科术前的常规准备,如戒烟戒酒、术前禁食水 6~8h、沐浴、更换病员服等,还应控制原有的内科疾病,如高血压、糖尿病等,将疾病控制在可耐受手术的范围内。

(7) 术晨准备:监测生命体征,准备护用药及 X 线片等物品,并与手术室护士交接、确认并签字。

(二) 术后护理

(1) 按骨科术后一般护理常规护理。

(2) 生命体征的监测:术后应加强生命体征的观察,持续监测血压、脉搏、血氧饱和度及心率变化。观察病人的面色及有无头晕、呕吐、恶心,同时密切观察病人的意识、尿量情况,及时记录。

(3) 脊髓神经功能的观察:术后密切观察病人双下肢的感觉及运动功能、括约肌功能,发现异常及时报告医生。有神经根刺激症状者,除遵医嘱处理外,应对病人肢体适当按摩。

(4) 切口引流管的护理:保持引流管末端的负压球呈负压状态,妥善固定引流管,避免引流管滑脱。注意观察引流液的颜色、量、性状并记录。引流液达到负压球 2/3 时及时倾倒。若引流管堵塞及时通知医生。

(5) 体位护理:术后去枕平卧 6h,以减轻麻醉反应。6h 后按左侧位 45°→平卧位→右侧卧位 45°的顺序,每 2h 更换体位一次,翻身时保持脊柱呈一条直线。切口疼痛减轻后病人可在床上自主翻身。在没有保护具的情况下,禁止端坐或下床行走。

(6) 并发症的护理:

① 术后感染:术后应保持切口敷料及床单位清洁、干燥,如有污染及时更换。保持切口引流通畅,倾倒引流球时注意无菌操作。注意观察病人体温、血象及体征的变化。

② 脑脊液漏:术后严密观察引流液,若发现引流液量多且颜色较淡(呈粉红色)应考虑脑脊液漏的可能,通知医生,将切口负压引流改为正压引流,并去枕平卧或头低足高卧位。观察病人有无头晕、头痛症状。

③ 神经根刺激症状:术后注意观察有无弛缓性瘫痪发生,如大小便失禁等症状及时通知医生。若有下肢酸、胀、痛等症状予下肢轻轻拍打、按摩。

④ 下肢深静脉血栓形成:术后应指导病人早期进行双下肢踝关节、膝关节主动屈伸活动及股四头肌等长收缩,定时翻身促进深静脉回流。若发现肢体肿胀,伴有腿痛、大腿肌肉压痛等应怀疑深静脉血栓形成,及时报告医生。

⑤ 其他:术后长期卧床可发生坠积性肺炎、压疮、泌尿系感染、结石等并发症。指导病人掌握正确的翻身方法,做好皮肤护理、四肢关节活动、肌肉收缩锻炼等。

(7) 术后 1 周可佩戴腰围下床活动,注意安全。术后 14 天拆线。

（三）健康指导与康复

出院后继续卧硬板床休息。一般卧床休息2个半月左右。起床后避免过早体力劳动，一般半年后可以从事骑车、洗衣等轻体力活动，避免弯腰、扛物等重体力活动。若佩戴支具，卧床休息2周左右（年老体弱者要适当延长卧床时间，一般为1个月），可适当下地活动。继续坚持腰背肌功能锻炼，持之以恒。定期门诊随访。

三十六、脊柱侧凸矫形术护理

脊柱侧凸是指由于某种原因通过脊柱一个或多个节段于冠状面上出现持久性偏离中线，形成常有弧度的脊柱畸形。通常伴有脊柱的旋转畸形或矢状面上生理弯曲的变化。

（一）术前护理

（1）按骨科术前一般护理常规护理。

（2）心理护理：由于脊柱侧凸手术部位特殊，病变复杂，病人对手术安全性、治疗效果有不同程度的担心。护士应对病人的情绪表示理解、关心，鼓励病人，增进与病人和家属的交流，取得病人的信任和配合。

（3）术前准备：

① 术前2日指导病人学会在床上卧位大小便，防止病人术后发生排便、排尿困难。

② 术前指导病人练习深呼吸，可通过吹气球训练促进肺膨胀。练习正确的咳嗽方法，达到排出分泌物的目的。

③ 肢体活动训练：术前指导病人进行床上四肢运动，教会病人按医嘱进行握拳和趾伸屈活动。

④ 手术卧姿的训练：术前训练病人逐渐延长俯卧位时间，直到能坚持2h以上。护士应判断病人在俯卧中是否舒适，有无呼吸障碍。

（4）饮食指导：增加营养，进食高热量、高蛋白、高维生素的饮食。提高组织修复和伤口愈合能力及机体防御感染的能力。

（5）皮肤准备：术前注意保护皮肤，勿擦伤、搔破皮肤。背部若有毛囊炎应及早治疗。术前一日沐浴,更换病员服。

(6) 呼吸道准备:注意保暖,防止着凉。吸烟者戒烟,进行深呼吸和咳嗽、咳痰训练。若有呼吸系统疾病,积极进行治疗。

(7) 胃肠道准备:术前禁食6h,以防麻醉或手术过程中的呕吐而引起的窒息或吸入性肺炎。

(8) 术晨准备:术晨监测生命体征,准备护用药及X线片等物品,与手术室护士交接、确认并签字。

(9) 床单位准备:病人接入手术室后,护士准备麻醉床。

(二) 术后护理

(1) 按骨科术后一般护理常规护理。

(2) 术后体位:麻醉未清醒前取去枕平卧位,头偏向一侧。6h后每2h变换一次体位,病人翻身时注意保持脊柱平直,维持正常的生理弯曲度。

(3) 生命体征的观察:术后一般每30min测量脉搏、呼吸、血压一次,注意观察血氧饱和度。生命体征平稳后可改为1h测量一次。

(4) 引流管的护理:妥善固定引流管,密切观察引流情况,保持引流通畅,防止引流管折叠、扭曲、松动、受压等。术后密切观察并记录引流液的颜色、性质和量。术后24h引流量一般不超过500mL。术后引流量<50mL/天即可拔除引流管。

(5) 维持呼吸功能:保持呼吸道通畅,鼓励病人自行咳嗽排痰,必要时及时吸痰。术后48h内,严密观察呼吸情况并持续低流量吸氧。若发现病人烦躁不安、鼻翼翕动、呼吸困难应立即查明原因,尽快处理。

(6) 控制疼痛、增进舒适:术后当天疼痛最为剧烈,24~48h后痛感逐渐减轻。可采用合适体位和药物止痛。药物止痛是术后24h切口疼痛最有效的止痛措施。

(7) 饮食护理:全麻病人待麻醉清醒后方可进食;蛛网膜下腔麻醉和硬脊膜外腔麻醉术后6h可进食。术后3天内暂停进食易引起胃肠道胀气的食品,如牛奶、豆浆、甜食等。应进食高蛋白、易消化流质或半流质,保证足够的热量,多吃蔬菜、水果,多饮水。

(8) 功能锻炼:术后待麻醉清醒后即进行简单的上肢、下肢锻炼,24h后可进行直腿抬高训练。一周后可进行腰背肌锻炼,10~14天可扶病人佩戴胸腰支具坐起,逐渐下床站立和行走。脊柱稳定的病人应鼓励其早期下床活动;脊柱不稳定的病人,术后卧床时间较长,应指导病人进行深呼吸、上下肢运动、足趾和足踝关节的伸屈活动等,减少并发症的发生。

(三) 健康指导与康复

术后佩戴支具1~3个月,避免做躯体侧屈、扭转、弯腰、提取重物等动作。注意保持正确的走、站、坐姿势,加强对腹肌和背肌的锻炼。3个月后复查,如有不适随时就诊。2年内限制任何脊柱不协调的剧烈的体育运动和做极度弯曲的运动和工作。

第七节　神经外科护理常规

一、意识、瞳孔的观察

(一) 意识障碍程度的观察

意识是中枢神经系统对内外环境的刺激所做出的有意义的应答能力,其构成包括意识内容和觉醒状态。

意识障碍是指机体对环境和自身的知觉发生障碍或人们赖以感知环境的精神活动发生了障碍。

当颅脑由于各种因素如颅内病变、系统性代谢障碍、感染中毒性疾病等受到损伤后,可出现意识改变,早期表现为嗜睡、朦胧、躁动、谵妄等,中晚期通常表现为昏迷状态。目前,临床上常将意识障碍分为意识内容的变化、意识清晰度下降和意识范围改变。

1. 发作性意识障碍

主要特征为意识改变,持续时间较为短暂,一般为意识障碍突发突止。

(1) 晕厥:常因短暂的全脑一时性、广泛性血流灌注不足,网状功能受抑制,表现为短暂的意识丧失和全身肌张力消失而跌倒,但又很快能完全恢复的临床综合征。

(2) 癫痫发作:大脑神经元异常同步放电引起的短暂神经功能紊乱。有意识改变的发作类型有失神发作、阵挛性发作、强直性发作、强直-阵挛性发作和复杂部分性发作等。

(3) 其他:如心因性意识模糊、睡行症、神游症、梦游症和发作性睡病等。

2. 意识内容障碍

主要特征是意识清晰度下降、刺激阈值下降、记忆力下降、定向力下降等。

(1) 谵妄:表现为意识水平明显波动和精神运动兴奋状态,症状昼轻夜重。通常自我定向保存,而地点、人物时间定向障碍。行为有目的性,在恐怖的幻觉与妄想支配下可产生冲动性行为或自伤及伤人,将梦境与现实相混淆。

(2) 朦胧状态:表现为意识内容的缩窄,只注意目前关心的事物,对外界事物不关注,对总体状况不能正确把握。存在幻觉、错觉,没有谵妄那样的激烈精神运动兴奋状态。常突发突止,历时数分钟至数天,甚至更长,发作后遗忘。

(3) 精神错乱:特点是意识水平改变不明显,而思维混乱与定向力严重障碍,不能正确认识外界,持续兴奋骚动。

(4) 酩酊状态:由于乙醇产生各种各样的意识障碍。

(5) 催眠状态:由施术者诱导出来的一种意识狭隘,常见于心理学治疗。

3. 意识水平下降的障碍

为临床上最常见最有意义的类型。常规分为嗜睡、昏睡和昏迷。其中昏迷可分为浅昏迷,中昏迷,深昏迷三种,常用格拉斯哥评分法观察,见表12.1、表12.2。

表 12.1　格拉斯哥评分法

睁眼反应	计分	言语反应	计分	运动反应	计分
自动睁眼	4	回答正确	5	遵嘱活动	6
呼唤睁眼	3	回答错误	4	刺痛定位	5
刺痛睁眼	2	语无伦次	3	躲避刺痛	4
不能睁眼	1	只能发声	2	刺痛肢屈	3
		不能发声	1	刺痛肢伸	2
				不能活动	1

表 12.2　意识障碍的程度

意识障碍	GCS 评分	病人表现
嗜睡	13～14 分	唤醒后很快入睡,醒来后意识正常
昏睡	9～12 分	较强烈刺激下可有短时意识清醒,但对答不切题
浅昏迷	7～8 分	表现为意识丧失,对高声无反应,对强烈的痛刺激或有简单反应,角膜反射、咳嗽反射、吞咽反射存在,生命体征平稳
中昏迷	4～6 分	病人对疼痛刺激无反应,四肢完全处于瘫痪状态;角膜反射、瞳孔对光反射、咳嗽反射、吞咽反射等尚存在,但明显减弱;腱反射亢进,病理反射阳性;呼吸节律紊乱
深昏迷	3 分	所有深浅反射消失;病人眼球固定,瞳孔散大,角膜反射、瞳孔对光反射、咳嗽反射、吞咽反射等消失,四肢瘫痪,腱反射消失;生命体征不稳定,病人处于濒死状态

4. 特殊类型的意识障碍

(1) 醒状昏迷：又称睁眼昏迷,病人表现为双目睁开,眼睑开闭自如,眼球无目的的活动,貌似意识清醒,但其知觉、思维、情感、记忆、意识及语言活动均丧失,对自身及外界环境不能理解,对外界刺激毫无反应,不能说话,不能执行各种动作命令,肢体无自主运动,呈现无意识内容而觉醒——睡眠周期存在。包括以下几种类型：

① 去大脑皮质状态：病人可以无意识睁、闭眼,眼球能活动,瞳

孔对光反射、角膜反射存在,四肢肌张力高,病理反射阳性。多见于皮质损害较广泛的缺氧性脑病、脑炎、外伤等。

② 无动性缄默:病人能无目的地注视检查者和周围的人,似觉醒状态,但缄默不语,肢体不能活动。

③ 持续植物状态:因广泛脑损害后,病人丧失认知和智能活动,但保留间脑和脑干的自主神经功能。病人保存完整的睡眠——觉醒周期和心肺功能,眼球无目的地转动,但可吞咽、咀嚼、磨牙、无语,随意运动丧失。

(2) 闭锁综合征:又称去传出状态,此综合征不属于昏迷,也不是去皮质状态或无动性缄默。其特点为病人意识清醒,但除眼球能垂直运动外,四肢不能运动,睁闭眼受限,不能言语,眼球不能水平运动等。主要是因为双侧皮质脊髓束及支配脑桥、延髓的皮质核束受损所致。因病变部位仅累及脑桥腹侧部,故病人意识清醒,可用眼球向上、下活动表达其意识活动。

(二) 瞳孔变化及临床意义

1. 瞳孔大小

正常成人瞳孔直径 2~4mm,两眼对称,通常差异不超过 0.25mm。

2. 瞳孔形状

(1) 正常瞳孔:呈圆形,两眼等圆。

(2) 瞳孔出现三角形或多边形:多见于中脑损伤。

(3) 瞳孔多变:如出现交替性瞳孔散大或缩小,多见于脑干损伤。

二、肢体活动障碍的观察

(一) 肌力和肌张力的检查

肌力和肌张力检查是运动系统功能检查的基本内容。

1. 肌力检查

分为六级,分别是 0 级到 5 级:

0 级　　无可测知的肌肉收缩。

1级 有轻微收缩,但不能引起关节运动。
2级 有肌肉收缩,但不能脱离地的引力地抬起。
3级 肢体能抗地心引力做关节运动,但不能抗阻力。
4级 能抗较大的阻力运动。
5级 正常肌力。

2. 肌张力检查

临床上常用改良的 Ashworth 分级标准,见表 12.3。

表 12.3 **Ashworth 分级标准**

级别	标 准
0	正常肌张力
1	肌张力略微增加,受累部分被动屈伸时,在关节活动范围之末时呈现最小的阻力或出现突然卡住和突然释放
1+	肌张力轻度增加:表现为被动屈伸时,在 RoM 后 50% 范围内出现突然卡住,然后均呈现最小的阻力
2	肌张力较明显地增加,通过关节活动范围的大部分时,肌张力均较明显地增加,但受累部分仍能较容易地被移动
3	肌张力严重增加,被动活动困难
4	僵直,受累部分被动屈伸时呈现僵直状态,不能活动

(二)肢体活动障碍

肢体活动障碍是指随意动作的减退或消失,按照病变的解剖部位可分为上运动神经元瘫痪和下运动神经元瘫痪,见表 12.4。

表 12.4 **肢体活动障碍**

指征 \ 类别	上运动神经元(中枢性瘫痪)	下运动神经元(周围性瘫痪)
受损部位	大脑皮质运动区或锥体束	脊髓前角细胞、脑神经运动核细胞、脊髓前根、脊周围神经和脑周围神经的运动纤维

类别\指征	上运动神经元(中枢性瘫痪)	下运动神经元(周围性瘫痪)
瘫痪分布	整个肢体(单瘫、偏瘫、截瘫、四肢瘫)	肌群为主
肌张力	增高,呈痉挛性瘫痪	降低,呈迟缓性瘫痪
腱反射	增强	减弱或消失
病理反射	有	无
肌萎缩	无或轻度废用性萎缩	明显
肌束性颤动	无	可有
肌电图	神经传导正常,无失神经电位	神经传导正常,有失神经电位

临床实践中常根据瘫痪肢体的部位和范围分为单瘫、偏瘫、截瘫及四肢瘫。

1. 单瘫

表现为单个肢体出现瘫痪。中枢性单肢活动障碍病灶位于皮质或皮质下区;周围性单肢活动障碍其病灶多位于脊髓前角、前根、周围神经。具体特点见表12.5。

表12.5 单瘫

病变部位	临床特点
周围神经丛或神经根	单瘫伴肌肉萎缩,腱反射减低或消失,肌张力低下,符合神经支配区的感觉障碍
前角病变	肌萎缩,肌张力低下,无感觉障碍
脊髓空洞症	伴分离性、节段性感觉障碍
大脑局部病变	上运动神经元性单瘫
癔症单瘫	瘫肢不稳定与情绪波动有关,伴有不符合神经支配的感觉障碍及不符合神经解剖的体征

2. 偏瘫

表现为一侧上、下肢体及面、舌瘫痪,受损部位多位于皮质运动区、内囊、脑干及脊髓,其鉴别可见表12.6。

表 12.6　偏瘫

病变部位	临床特点
皮质及皮质下	偏瘫多不完全,或上肢重、或下肢重,可伴有癫痫发作及失用、失语、失认等症状
内囊	多为"三偏"症:偏瘫、偏身感觉障碍及偏盲
脑干	交叉性瘫痪,及患侧病变平面脑神经周围性瘫痪,对侧平面中枢性颅神经及上、下肢瘫痪
脊髓	不伴面、舌瘫痪的上、下肢瘫痪

3. 截瘫

一般指双下肢瘫痪,受损部位多为脊髓胸段,可因外伤、感染、血管病、中毒、遗传性疾病、肿瘤等引起。

4. 四肢瘫

表现为四肢均瘫痪,可分为神经性和肌源性瘫痪,受损部位可为大脑或脊髓,还可见于多发性肌炎、肌营养不良症状、周围性瘫痪、重症肌无力等。具体特点见表 12.7。

表 12.7　四肢瘫

病变部位	临床特点
双侧大脑或脑干	真、假性球麻痹,精神症状,意识障碍,痴呆等。
高位颈髓	可伴有延髓性麻痹症状,无痴呆、面瘫
颈膨大	双上肢迟缓性、双下肢痉挛性瘫痪
周围神经病变	四肢迟缓性瘫痪,伴疼痛、麻木以及手套、袜套样痛,温觉减退

三、生命体征的监护

(一)体温监测

(1)体温升高:多见于感染、脑室或蛛网膜下腔出血、中枢性高热。

(2) 中枢性体温升高:多见于脑干损伤、肿瘤或手术所致体温内调节中枢受损,常同时伴有意识障碍、尿崩及上消化道出血等症状。此时主要是以物理降温为主。

(3) 周围性体温升高:多见于感染引起的炎症,可采取药物或物理降温。

(4) 体温降低:多见于全麻后早期、下丘脑损伤或濒临死亡的病人,可采取保暖措施。

(二) 循环功能监测

(1) 心率、心律、心电波形监护。

(2) 中枢性心率改变:多见于脑干损伤、脑室出血或脑疝晚期。

(3) 非中枢性心率改变:多见于失血、脱水过度、大量出汗、补液不够、缺氧等多种原因所致的心功能衰竭以及感染所致的体温升高(一般体温每升高1℃,脉搏增加15~20次/min)。

(4) 中心静脉压监测:中心静脉压能判定病人心功能和血容量状态,其正常值为 5~12cmH$_2$O。在治疗脑水肿、颅内高压病人时,可借助中心静脉压指标的监测来判定、选择、调整静脉输液量和速度。

(三) 血压的监测

维持血压的稳定,维持平均动脉压在 80mmHg 以上,避免脑灌注不足;必要时记录每小时出入量和每日出入量,避免循环波动造成器官功能损害,保证组织灌注充足。

(1) 血压过高:多见于原发性高血压、颅内高压导致的高血压以及脑血管疾病的病人因血管痉挛所致的血压升高。

(2) 血压过低:多见于容量不足、脱水过度、感染或过敏性休克所致的有效循环血量不足以及心血管调节中枢受损导致的血压下降。

(四) 呼吸监测

(1) 呼吸频率:

① 呼吸频率加快(大于 30 次/min):多见于缺氧或低氧血症、酸中毒、高热、中枢神经源性呼吸加快。

② 呼吸频率减慢(小于 10 次/min):多见于酸中毒、Cushing 反应。

(2) 脑的不同水平损伤可引起不同的呼吸紊乱形式,具体见表 12.8。

表 12.8 呼吸紊乱与相应的脑损伤

呼吸紊乱形式	脑损伤
潮式呼吸	多见于重症脑缺氧,双侧大脑半球病变,间脑病变
叹息样呼吸	多见于脑桥上部被盖部损害
点头样呼吸	多见于濒死状态
间停呼吸	多见于脑炎、颅内压增高、剧烈疼痛时
叹气样呼吸	多见于癔症、焦虑症

(五) 肾功能、水电解质酸碱平衡监测

准确记录病人 24h 出入量,定期检查病人血清肌酐、尿素氮含量、尿比重、pH、尿蛋白定量及血清钾、钠、氯等。

四、危重病人一般护理

(一) 加强基础护理

(1) 病室环境干净、整洁,安静,温度、湿度适宜,定时给予通风换气。

(2) 做到病人三短九洁:即头发、胡须、指甲短;眼、口、鼻、手、足、会阴、肛门、皮肤、头发清洁。

(3) 做好口腔护理。

(二) 严密观察病情变化

(1) 严密观察意识、瞳孔、肢体活动,做好生命体征监测。

(2) 观察尿量。

(3) 备好急救药品和物品,如发现问题,立即报告医生,遵医嘱给予及时处理。

(三) 保持呼吸道通畅

(1) 保持呼吸道通畅，及时清除口腔、气道分泌物或呕吐物，避免误吸，防止舌后坠。

(2) 意识清醒者，应鼓励其咳嗽排痰。

(3) 昏迷病人应定时吸痰，吸痰前应予高浓度氧气吸入，吸痰时操作宜轻柔，每次抽吸时间不宜超过 15s，防止因呛咳过剧而增加颅内压力。

(4) 每次吸痰更换一根吸痰管，吸痰管不可反复使用。

(5) 气管切开病人切口周围皮肤每日常规消毒并更换敷料。

(四) 脑室引流的观察

(1) 妥善固定引流装置，保持引流通畅，勿扭曲打折。

(2) 观察伤口敷料有无渗液，浸湿后应及时更换。注意无菌操作，预防颅内感染。

(3) 需搬动病人时将引流管暂时关闭，防止脑室液反流入脑室造成感染。

(4) 严密观察引流液颜色、性状、量及引流速度：

① 正常脑脊液无色、透明、无沉淀，24h 引流量小于 400～500mL 或 0.3 mL/min。

② 正常颅脑手术后，脑室引流可呈血性，但此颜色应逐渐由深变浅，直至清亮。若引流液的血性程度突然增高，且引流速度明显加快，可能为脑室内再出血，应立即报告医生。

③ 在脑室引流的早期要特别注意控制引流速度，避免突然降压造成脑皮质塌陷。

④ 引流装置不得低于侧脑室平面，一般位于侧脑室平面以上 10～15cm 处。

(五) 做好眼睛护理

(1) 眼睑闭合不全、角膜外露的病人易发生角膜感染或溃疡，应做好眼睛护理。

(2) 用凡士林纱布覆盖眼睛或戴眼罩，或用无菌纱布掩盖，用胶布牵拉上、下眼睑使之闭合。

(3) 定时点滴抗生素眼液,睡前外涂抗生素眼膏,对分泌物较多者应先用 0.9% 无菌氯化钠溶液清洗后再涂药。

(4) 有角膜光泽消失或浅层混浊时,应通知医生请眼科医生协助处理,将上、下眼睑缝合。

(六) 脑脊液耳漏和鼻漏的护理

(1) 有脑脊液耳漏和鼻漏的病人,应预防感染。予头下垫消毒敷料,抬高床头 15°~30°,取患侧卧位,防止液体逆流致颅内感染,促进漏口尽早闭合。

(2) 如为脑脊液鼻漏病人应保持鼻腔清洁、通畅,及时清除鼻前庭污垢,定时用 0.9% 氯化钠溶液擦洗,可在鼻前庭放置棉球以吸附液体,浸湿后更换,并记录 24h 漏液量;禁止擤鼻、抠鼻、插胃管或经鼻吸痰;预防感冒,要尽量避免打喷嚏或咳嗽。

(3) 如为脑脊液耳漏病人,应定时用 0.9% 氯化钠溶液擦洗外耳道,可在外耳道放置棉球以吸附液体,浸湿后更换,并记录 24h 漏液量。

(4) 静止行腰椎穿刺术。

(5) 脑脊液漏一般一周内自行停止,若超过两周仍未停止,可行脑脊液漏修补手术。

(七) 加强皮肤护理

(1) 意识不清、肢体活动障碍、大小便失禁和术后特殊体位的病人应加强皮肤护理。

(2) 根据病人皮肤情况让病人睡海绵床或气垫床。

(3) 每 2h 翻身一次。

(4) 翻身时避免拖、拉、推病人,保持床单平整、无渣。

(5) 严格执行每班床旁皮肤交接,仔细检查并记录,发现问题及时处理。

(八) 饮食护理

(1) 保证病人足够的摄入量。

(2) 根据病情给予高热量、高蛋白、高维生素、易吸收的流质饮食。

(3) 做好胃管及鼻饲的护理。

(九) 排泄护理

(1) 观察排便情况。

(2) 留置尿管的病人,每日消毒尿道口 2 次,每周更换尿袋一次,注意观察尿液的量、颜色、性状等。

(3) 便秘者使用缓泻剂或开塞露,观察大便的量、颜色和性状。

五、颅内压增高及脑疝护理

颅内压(intracranial pressure,ICP)是指颅腔内容物对颅腔壁所产生的压力。

颅内压增高(increased intracranial pressure)指颅内容物体积增加超过颅腔可代偿的容量($8\% \sim 10\%$),正常成人 ICP 为 $70 \sim 200 cmH_2O$,儿童 ICP 为 $50 \sim 100 cmH_2O$,超过此值为颅内压增高。当颅内局灶性或弥散性病变引起的脑体积增大和颅内压增高,使一部分脑组织发生移位,并通过一些解剖上的裂缝,被挤入到压力较低的部位中去,并引起相应的症状,称为脑疝(herniation of brain)。幕上的脑组织(颞叶的海马旁回、钩回)通过小脑幕切迹被挤向幕下,称为小脑幕切迹疝(transtentorial herniation)或颞叶钩回疝。幕下的小脑扁桃体及延髓经枕骨大孔被挤向椎管内,称为枕骨大孔疝(transforamen magna herniation)或小脑扁桃体疝。

(一) 一般处理

(1) 体位:抬高床头 $15° \sim 30°$。

(2) 饮食与补液:予清淡饮食,每日摄盐< 5g,同时需要补充因脱水失去的水分。

(3) 吸氧。

(4) 协助进行生活护理。

(5) 慎用镇静、止痛、止吐、降压药,禁用哌替啶、吗啡。

(二) 密切观察病情

(1) 密切观察病人意识、瞳孔的变化,观察有无头痛、呕吐、视乳头水肿"三主征"以及 Cushing 反应出现。

（2）正确判断颅内高压与颅内低压，必要时随时复查。

（3）有条件者进行颅内压监护。

（三）降低颅内压，减轻脑水肿

（1）遵医嘱行脱水治疗，注意观察尿量，准确记录。

（2）遵医嘱行激素治疗，注意观察有无应激性溃疡、感染等不良反应。

（3）亚低温治疗者严格掌握适应证及禁忌证，密切监测体温及其他生命体征，降温及复温均不宜过快，应循序渐进，预防寒战、冻伤、出血、感染等并发症。

（4）遵医嘱行辅助过度通气等治疗，适当调节参数，定时做血气分析。过度通气不超过 24h。

（5）巴比妥治疗发现颅内压有回升时即应增补剂量，可按照 2～3.5mg/kg 计算。

（四）防止颅内压骤然升高的护理

（1）休息，保持情绪稳定，予心理护理，避免因情绪波动引起颅内压增高。

（2）保持呼吸道通畅，避免剧烈咳嗽。

（3）预防便秘：禁止高压灌肠。

（4）预防和控制癫痫发作。

（5）防止躁动。

（6）对抗高热：对于中枢性高热，亚低温治疗效果最佳。

（五）病因治疗

积极准备进行原发疾病的处理。

（六）颅内压监护的护理

（1）病人平卧或者抬高床头 10°～15°，保持呼吸道通畅，防止躁动，预防管道堵塞、扭曲及脱落。

（2）有创颅内压监测应严格保持无菌，监护时间不超过 1 周。

（七）脑疝

脑疝的及时发现和处理是关键。

(1) 立即静脉快速输入或静脉推入脱水剂 20%甘露醇、呋塞米,置保留尿管,密切观察尿量及脱水效果。

(2) 保持呼吸道通畅、吸氧,准备好气管插管、气管切开用物或呼吸机。

(3) 密切观察病情变化。

(4) 紧急做好术前检查、术前准备,部位性质明确者,应立即手术切除病变。

(5) 积极准备脑室穿刺用具,脑积水者立即行脑室穿刺外引流术。

(八) 健康指导与康复

(1) 向病人讲解颅内压增高的相关知识、原因、症状以及相关促发因素。

(2) 应保持呼吸道通畅,防止颅内压增高。

(3) 应避免用力咳嗽和用力排便等。

(4) 积极预防癫痫发作。

六、亚低温治疗及护理

使用冬眠药物和物理降温的方法,使病人体肛温降至32~34℃、腋温降至31~33℃为宜,使中枢神经系统,特别是大脑皮质与植物神经系统受到全面而良好的保护性阻滞,以减轻机体对外伤或其他病变所引起的不良反应,保护机体免受过多的消耗,以达到治疗的目的,为亚低温治疗。

(一) 适应证

(1) 严重的颅脑损伤、脑血管意外或颅脑术后出现中枢性高热及自主神经功能紊乱。

(2) 严重的感染、中毒合并脑功能障碍,体温高热及自主神经功能紊乱。

(3) 各种原因的高热状态而无呼吸、循环衰竭。

(4) 大手术时作为辅助麻醉。

(5) 各种原因引起的心跳骤停,经抢救复苏者,因脑一度缺氧,复苏后可能出现脑水肿、肿胀等症状。

（二）禁忌证

(1) 各种原因的休克、昏迷。

(2) 病变晚期机体处于衰竭状态。

(3) 颅内血肿或疑有颅内血肿。

(4) 老年体弱者、婴幼儿。

(5) 严重的心、肝、肾疾病。

（三）常用冬眠药物的配方与剂量

临床现已投入使用的冬眠合剂有6种配方，但临床常用的有冬眠合剂1号、2号和4号。

(1) 1号：氯丙嗪50mg、异丙嗪50mg、哌替啶100mg。

(2) 2号：海德琴0.6mg、异丙嗪50mg、哌替啶100mg。

(3) 4号：乙酰丙嗪20mg、异丙嗪50mg、哌替啶100mg。

（四）亚低温治疗的实施

(1) 监测脑温的方法：脑温的测量分为直接测量和间接测量两种方法。

① 直接测量：需开颅脑室造口，将脑温探头放入脑室中．通过半导体温度显示装置监测脑温变化。

② 间接测量：直肠测温和鼻腔深部测温，肛温探头放入肛门内6~10cm，鼻温探头置入鼻咽深部。

(2) 用药：

① 根据病人的具体情况和冬眠药物的性能选择用药。

② 冬眠合剂均可用全量或半量作肌内注射、静脉注射、静脉滴注或静脉泵入，每4~8h/次。

③ 以保持病人处于昏睡状态、四肢肌张力无增高、皮肤无毛孔收缩、无寒战、生命体征稳定的最小剂量为佳。

（五）物理降温

使用适量的冬眠药物，待植物神经受到充分阻滞、机体御寒反应消除、病人进入昏睡状态后，再加用物理降温措施。物理降温方法可根据具体条件,经 4~12h 使病人体温降至 32~35℃。低温治疗持续的时间应视病情而定,一般持续时间为 3~5 天,若病情危重可相应延长治疗时间,但一般不应超过 10 天。

（六）复温方法

目前,多主张自然复温,即首先停用物理降温措施,然后逐渐停用冬眠药物,盖上被子,体温一般可自然回升,以平均每 4h 升高 1℃、整个复温过程持续 12h 以上、使体温恢复到 37℃左右为宜。禁止复温过快,以防止发生复温休克。

（七）亚低温病人的监护及并发症的防治

1. 呼吸系统

（1）低温可引起呼吸减慢,潮气量下降,甚至呼吸抑制。另外,中枢镇静、镇痛剂对呼吸中枢也有抑制作用,肌松剂可导致呼吸肌麻痹、呼吸骤停等。

（2）亚低温治疗的病人应注意观察病人呼吸频率、模式、SpO_2、动脉血气指标,必要时用呼吸机支持呼吸。

2. 心血管系统

（1）低温可引起心律减慢、血压下降,严重者可出现各种心律失常,甚至心电图改变。低温的心电图改变为 QRS 波增宽,QT 间期延长。

（2）低温期间最好设有 24h 动态心电图监护,以保证重要生命器官的血供,维持病人的心率在 60 次/min 以上,血压在 90/60mmHg 以上比较安全。

（3）复温过程中由于血管扩张,回心血量减少,易引起低血容量性休克,为此复温速度宜缓慢,一旦发生复温休克,可用儿茶酚胺类药物提高外周阻力。

3. 神经系统

（1）亚低温对脑组织无损害,但低温可能掩盖颅内血肿的症状,应特别提高警惕。

（2）复温过快、发生肌颤易引起颅内压增高。

（3）注意颅内压的监测,观察有无颅内压增高表现。

4. 体温

体温是亚低温治疗监护的主要内容,肛温和鼻腔温度维持在

32～35℃比较安全,过高达不到降温的目的,体温过低易导致一系列并发症,禁忌体温忽高忽低。护理上应注意以下几点:

(1) 冬眠药物适量,根据病人情况及时调整冬眠药物泵入速度,严防寒战发生。

(2) 物理降温恰当,及时更换冰袋,维持半导体制冷降温机工作正常,调节室内温度为18～22℃。

(3) 需鼻饲时,饮食温度以30～32℃为宜或不能超过当时体温。

5. 其他并发症

(1) 电解质紊乱。

(2) 感染,以肺部感染最为常见。

(3) 冻伤和压疮。

(4) 消化道出血。

七、镇痛、镇静

(一) 目的与意义

神经外科重症及术后病人疼痛、躁动和兴奋可引起血压增高、心率增快和焦虑,这些都会增加再出血、颅内压增高、导管脱落和误伤等风险,因此必须进行处理。

神经外科重症病人镇痛镇静的目的在于:

(1) 消除或减轻病人的疼痛及躯体不适感,减少不良刺激及交感神经系统的过度兴奋。

(2) 帮助和改善病人睡眠,减少或消除病人疾病治疗期间对病痛的记忆。

(3) 减轻或消除病人焦虑、躁动甚至谵妄,防止病人的无意识行为干扰治疗,保护病人的生命安全。

(4) 诱导并较长时间维持一种低代谢的"休眠"状态,减少各种应激和炎性损伤,减轻器官损害,降低代谢,减少氧耗氧需。

(5) 短效镇静有助于病人配合治疗和护理。

(二) 疼痛与镇静程度评估

1. 疼痛强度评估

病人的主诉是评价疼痛程度和镇痛效果最可靠的标准评估。评估疼痛强度最常用的是数字评分法(NRS),即"十分法"疼痛量表,将疼痛分为 0~10 分,0 为完全没有疼痛,10 分为病人和医师能够想象的极端疼痛。对于有人工气道等不能交流的病人,观察与疼痛相关的行为(运动、面部表情和姿势)和生理指标(心率、血压和呼吸频率),并且监测镇痛治疗后这些参数的变化也是评估疼痛的重要方法。面部表情评分法(FPS):其由 6 种面部表情及 0~10 分构成,程度从不痛到疼痛难忍。由病人选择图像或数字来反映最接近其疼痛的程度。FPS 与 NRS 有很好的相关性和重复性。

2. 镇静和躁动程度的评估

目前临床常用的镇静评分系统有 Ramsay 评分、Riker 镇静躁动评分(SAS)等主观性镇静评分以及脑电双频指数(BIS)等客观性镇静评估方法。

(1) 镇静和躁动的主观评估:

① Ramsay 评分是临床上使用最为广泛的镇静评分标准,分为 6 级。1 级:病人焦虑、躁动不安;2 级:病人配合、有定向力、安静;3 级:病人对指令有反应;4 级:嗜睡,对轻扣眉间或大声听觉刺激反应敏捷;5 级:嗜睡,对轻叩眉间或大声听觉刺激反应迟钝;6 级:嗜睡,无任何反应。

② SAS 评分根据病人 7 项不同行为对其意识和躁动程度进行评分,见表 12.9。但对有神经损害的病人,仅有主观评分是不够的。

表 12.9 Riker 镇静和躁动评分(SAS)

分值	描述	定义
7	危险躁动	拉拽气管内插管,试图拔除各种导管,翻越床栏,攻击医护人员,在床上辗转挣扎
6	非常躁动	需要保护性束缚并需要反复语言提示、劝阻,咬气管插管
5	躁动	焦虑或身体躁动,经言语提示劝阻可安静
4	安静合作	安静,容易唤醒,服从指令
3	镇静	嗜睡,语言刺激或轻轻摇动可唤醒并能服从简单指令,但又迅速入睡
2	非常镇静	对躯体刺激有反应,不能交流及服从指令,有自主运动
1	不能唤醒	对恶性刺激无或仅有轻微反应,不能交流及服从指令

(2) 镇静的客观评估。目前的方法有 BIS、心率变异系数及食管下段收缩性等。在有条件的情况下可采用客观的评估方法。BIS 为一种简单的量化指标,以脑电为基础判断镇静水平和监测麻醉深度。100:清醒状态,0:完全无脑电活动状态(大脑皮层抑制)。一般认为 BIS 值 85~100 为正常状态,65~85 为镇静状态,40~65 为麻醉状态,低于 40 可能呈现爆发抑制。

(三) 镇痛与镇静实施

1. 镇痛治疗

疼痛评分≥4 分的病人可选用非甾体类抗炎药物(对药物过敏、急性出血或者合并消化道溃疡时禁用)、非阿片类止痛药、阿片类止痛药物。

2. 镇静治疗

神经外科重症病人涉及判断和观察意识问题,镇静治疗要慎重,镇静治疗前要综合评估病人镇静的必要性和可行性。镇静治疗期间 Ramsay 评分或 SAS 评分可达 3~4 分,BIS 达 65~85。应及时、系统地进行评估和记录镇静效果,并随时调整镇静药物及其剂量以达到并维持预期镇静水平。一般建议应用短效且不良反应可控的镇静药物,如丙泊酚、咪达唑仑和右美托咪定。短期(≤3 天)镇静,丙泊酚与咪达唑仑产生的临床镇静效果相似。

丙泊酚起效快(30~60s),作用时间短(半衰期 2.5min),镇静深度容易控制,利于进行神经系统评估。其具有减少脑血流、降低颅内压、降低脑氧代谢率及抗惊厥作用。

咪达唑仑起效迅速,具有降低颅内压和脑代谢的作用,且能提高癫痫抽搐阈值,持续静脉注射对循环的影响轻微,但长期应用有蓄积的可能,且易感病人可致成瘾。

右美托咪定属高选择中枢 a-2 受体激动剂,同时具有镇痛和镇静作用,可减少阿片类药物的用量。其在镇静的同时维持病人意识清醒,可以保证随时进行神经系统检查和观察病情变化。右美托咪定对呼吸抑制轻,有利于神经重症病人的机械通气撤离,在神经重症领域具有一定的应用前景。

静脉镇痛镇静药应逐渐增加剂量至镇痛镇静所需的终点。需要特别注意的是,上述镇静药物使用时均存在不同程度的呼吸抑制以及导致病人血压下降。脑的低灌注是神经重症病人的禁忌,尤其是镇痛和镇静剂联合使用的情况下风险将增加。所以,要适当控制药物剂量,实时监测病人的呼吸、血压状况,充分准备并及时纠正可能发生的呼吸及循环变化。

3. 特殊情况的镇痛、镇静治疗

对于重型颅脑外伤的病人,使用镇静药可防止颅内压的升高;应用深度镇静药可以降低顽固性颅内高压。

对于插管、颅内压监测和中心导管监测的病人,尤其需要维持镇静;必要时应持续镇痛治疗。

急性蛛网膜下腔出血后头痛可引起血压增高、心率加快、烦躁和焦虑,增加动脉瘤再出血的风险,因此需要镇痛、镇静处理,推荐使用短效可逆的药物。

谵妄状态必须及时治疗。一般少用镇静药物,以免加重意识障碍。但对于躁动或有其他精神症状的病人则必须给药予以控制、防止意外发生。镇静镇痛药使用不当可能会加重谵妄症状。氟哌啶醇是治疗谵妄首选的药物,由于可引起与剂量相关的 QT 间期延长,增加室性心律失常的危险,因此氟哌啶醇应用过程中须监测心电图;劳拉西泮或咪达唑仑可用于紧张不安的谵妄病人;对某些氟哌啶醇禁忌或无法耐受的病人,建议准备抗精神病药物,如氯氮平或奥氮平。

(四)镇静、镇痛的护理要点

应查找造成病人疼痛或各种不适的原因:切口疼痛一般发生在术后 24h 内;颅内压增高引起的头痛,发生在脑水肿高潮期即术后 2~4 日,可抬高床头 15°~30°,以利于颅内静脉回流;术后血性脑脊液刺激脑膜引起的头痛可行腰椎穿刺,引流血性脑脊液;颅内低压引起的头痛,脑脊液外漏或脑脊液引流过度,可给予缝合漏口、抬高引流瓶位置、鼓励多饮水、取头低位或注射用水 10mL 椎管内注射。护理上应尽可能消除这些因素,减轻病人的不适。同时对病人镇痛镇静效果进行主、客观评价并记录,做好病人的口腔、皮肤等基础护理,帮助病人建立起正常的睡眠周期,并降低声、光对病人的刺激。

八、营养治疗

神经外科重症病人的营养状况与临床预后密切相关,营养不足可使并发症增加、呼吸机撤机困难、病情恶化、ICU住院时间延长及死亡率增加等。神经外科大部分重症病人营养治疗应遵循以下原则。

(一) 营养评估

使用传统的评估指标(如体重、白蛋白、前白蛋白等)结合临床进行全面评估,包括体重减轻情况、疾病严重程度、既往营养摄入、并发疾病、胃肠功能等,临床常用的营养风险筛查与评估可选营养风险筛查2002(NRS2001)等工具,根据营养风险程度决定营养支持策略。

(二) 营养途径

肠内营养与肠外营养是可选择的营养治疗途径。经胃肠道的营养补充符合生理需求,是优选的途径。应尽早对病人进行吞咽功能检查,首选洼田饮水试验,对需要长时间肠内营养的病人(>4周),建议使用经皮内镜下胃造瘘,长时间经胃管肠内营养的病人需要定时更换胃管。如果肠内营养不能达到能量需求目标,可由肠内营养与肠外营养联合提供。重症病人合并严重胃肠应激性溃疡、出血及不耐受肠内营养病人选择肠外营养。脑卒中、动脉瘤病人清醒后的24h内,在没有对其吞咽功能进行评估的情况下,不能让病人进食,包括口服药物。在病人病情有任何变化的时候,需要重新进行吞咽功能评估,对于伴有吞咽功能受损的病人,建议接受吞咽困难康复训练等相关治疗。

(三) 开始营养治疗的时间

建议早期开始营养治疗。应在发病后24~48h内开始肠内营养,争取在48~72h后到达能量需求目标,重型脑外伤病人72h内给予足够的营养支持可以改善预后。如果入院时存在营养不良,病人不能进行肠内营养,应及早开始肠外营养。此外,如果在5~7日肠内营养支持还不能达标,应联合肠外营养支持。

(四)能量供给目标

重症病人应激期可采用 20~25 kal/(kg·d)作为能量供应目标,肠内营养蛋白质提供能量比例为 16%,脂肪提供的为 20%~35%,其余由碳水化合物提供,热氮比在 130∶1 左右,肠外营养糖脂比为5∶5,热氮比为 100∶1;肠外营养时碳水化合物最低需求为 2kg/日以维持血糖在合适的水平,静脉脂肪混乳剂需求为 1.5kg/日,混合氨基酸需求为 1.3~1.5kg/日。

(五)营养配方选择:

肠内营养支持时应结合病人胃肠功能(胃肠功能正常、消化吸收障碍及胃肠动力紊乱等)状况、并发疾病(如糖尿病、高脂血症、低蛋白血症等)情况与营养师协商选择营养配方,可选用整蛋白均衡配方、短肽型或氨基酸型配方、糖尿病适用型配方以及高蛋白配方等,配方应兼顾必需、均衡及个体化的原则,制剂成分通常包括大分子营养素(碳水化合物、脂质及氨基酸)、电解质、小分子营养素(微量元素、维生素)及其他添加成分(如谷氨酰胺、胰岛素等)。

(六)营养支持速度

胃肠营养时首日输注速度 20~50mL/h,次日后可调至 80~100mL/h,有条件的可用输液泵控制速度、根据具体情况进行调整。

(七)营养支持的监测及调整

为达到营养支持的目的,提高营养支持效率,避免并发症及不良反应,在营养支持治疗的同时应加强监测,如营养供给速度如何、营养支持是否满足病人需求、病人是否出现不良反应(如呕吐、腹泻、感染)等,决定是否需要调整营养支持方案。

(八)营养治疗的护理

(1)体位及管道的留置:为了减少吸入性肺炎的发生,床头至少抬高 30°,注意采取措施减少躯体下滑带来的剪切力影响,避免压疮的发生。留置胃管时应在测量的基础上多插入 7~10cm。

(2)保证营养液的温度:建议采取加温措施或者使用具有加温

装置的营养泵。

(3) 管道的维护:在留置管道时和每次喂养前都应该检查管道位置,并定时检查是否移位,以消除营养液误入肺内的风险。为防止管道堵塞,建议每 4h 用 30mL 温水冲洗管道一次,每次中断输注或给药前后用 30mL 温水冲洗管道。护理操作中应注意无菌原则,防止护理操作中的污染,喂养器具应 24h 更换一次。

九、神经外科围手术期护理

术前准备的目的是通过采取各种措施,使病人生理、心理状态接近正常,以更好地耐受手术打击。术后护理的目的是预防各种并发症的发生,促使病人早日康复。神经外科手术分类包括:择期手术,如颅骨成形术、头皮肉芽肿、骨瘤手术等;限期手术,如颅内肿瘤手术;急诊手术,如急性颅内血肿、颅内占位病变、发生脑疝时的手术。

(一) 术前护理措施

1. 身心评估

(1) 健康史:

① 病人受伤后有无意识障碍,其程度及持续时间;有无逆行性遗忘受伤,当时有无口鼻、外耳道出血或脑脊液漏发生;是否出现头痛、恶心、呕吐、呼吸困难等情况;了解现场急救和转送过程。

② 既往史:了解病人既往健康状况。

(2) 身体状况:

① 局部:病人头部有无破损、出血,呼吸道是否通畅。

② 全身:检查病人生命体征、意识状态、瞳孔及神经系统体征的变化,了解病人有无颅内增高和脑疝症状。了解病人营养状况,如体重、氮平衡、血浆蛋白、血糖、血电解质等,以及时调整营养素的种类和量。

③ 辅助检查:了解 X 线、CT 及 MRI 的检查结果,以判断脑损伤的严重程度及类型。

(3) 心理-社会状况:了解病人及家属的心理反应;了解家属对病人的支持能力和程度。

2. 急诊手术术前准备

(1) 评估病人意识、瞳孔、生命体征、对侧肢体活动以及有无其他伴随疾病,建立观察记录。

(2) 遵医嘱快速输入脱水剂、激素、止血药等。

(3) 立即更衣、剃头、配血、皮试,必要时进行导尿。

(4) 准备术中用药、CT 片、MRI 片。

(5) 保持呼吸道通畅,吸氧,必要时吸痰。

(6) 如呼吸有暂停,应立即配合医生气管插管,静推呼吸兴奋剂,用简易呼吸器辅助呼吸的同时,送往手术室。

3. 择期、限期手术术前准备

(1) 术前练习:针对颅内动脉瘤拟行颈动脉结扎术或颈内动脉海绵窦瘘的病人,术前进行 Matas 训练。

(2) 垂体瘤经蝶窦入路者,术前 3 日开始用氯麻滴鼻液滴鼻,用漱口液漱口,术前 1 日剪鼻毛。

(3) 对症治疗,提高手术耐受力。

4. 不符合手术条件病人的术前对症处理

(1) 营养不良者:予以高热量、高蛋白饮食。

(2) 肺部感染:在病情允许下,须待感染得到控制、体温正常后才可施行手术。

(3) 颅内异物摘除术或脑脊液漏修补术:应首先采用抗菌治疗,待脑膜炎治愈后手术。

(4) 急性脑炎期和化脓期的脑脓肿病人:待全身症状好转、脑炎局限、脓肿包膜形成后(感染后 4~8 周)再进行手术治疗。

(5) 糖尿病病人术前应将血糖控制在 8.3mmol/L 以下,才能手术。

(6) 肝肾功能不全者,在病情允许下,待肝肾功能恢复后再手术,注意使用对肝肾无损害的药物。

(7) 垂体瘤或三脑室附近肿瘤已有垂体或丘脑下部功能障碍者,应在术前 2~3 天应用肾上腺激素药物。

5. 一般术前常规准备

(1) 心理护理:

① 解释手术的必要性、手术方式、注意事项。

② 鼓励病人表达自身感受。
③ 教会病人自我放松的方法。
④ 针对个体情况进行针对性的心理护理。
⑤ 鼓励病人家属和朋友给予病人关心和支持。

(2) 饮食护理：
① 根据病情予以高蛋白、高热量、高维生素、低脂、易消化、少渣食物。
② 不能进食者,遵医嘱静脉补充热量及其他营养。

(3) 安全护理：
① 需口服镇静药、抗癫痫药者,应督促病人服药并告知服药注意事项。
② 细心观察,重视病人主诉,及时发现有价值的临床表现的先兆症状,并给予预见性的护理措施。
③ 对于有精神症状、癫痫大发作、视野缺损、幻视等表现的病人,留陪护,并根据病人情况采取恰当的安全措施。
④ 偏瘫、感觉障碍的病人,应特别注意防止病员坠床,预防压疮、烫伤等并发症。
⑤ 常规予以床档保护,必要时约束四肢,防止病人坠床。
⑥ 洗澡、如厕、外出时一定要有人陪伴。
⑦ 保持病房地面干燥、清洁、无水渍,防滑、防止摔伤。
⑧ 加强生活护理,防止意外发生。

(4) 协助完善术前相关检查：血常规、尿常规、肝肾功能、出凝血、心肺功能、CT、磁共振等。

(5) 排便训练：保持大便通畅,便秘者可给予缓泻剂,禁止大剂量灌肠。指导病人练习床上使用大小便器,避免术后便秘、尿潴留。

(6) 呼吸道准备：吸烟病人戒烟,减少对呼吸道刺激。

(7) 术前1日准备事项：
① 交叉配血或自体采血,以备术中用血。
② 进行抗生素皮试,以备术中、术后用药。
③ 常规备皮、剪指甲、沐浴更衣,检查头部是否有毛囊炎、头皮是否有损伤。

④ 术前8h禁食,禁饮,以免麻醉中误吸,术前睡眠差及心理紧张者,遵医嘱予以镇静剂。

(8) 术晨准备:

① 遵医嘱带入术中用药。

② 测生命体征,如有异常或病人发生其他情况(如女病人月经来潮),及时与医生联系。

③ 遵医嘱予术前用药。

④ 嘱病人排空大小便。

⑤ 术晨剃头,清水冲洗。

⑥ 更换清洁病员服,取下饰品、活动义齿等,嘱家属妥善保管好贵重物品。

⑦ 准备好病历、CT片、MRI片等以便带入手术室,与手术人员核对病人、药物后送入手术室。

⑧ 昏迷病人或行气管切开者应吸尽呼吸道分泌物。

⑨ 术前已行脑室引流者,应夹闭引流管,待进入手术室,将引流瓶悬挂在一定高度后才能打开。

(二) 术后护理措施

1. 术后体位护理

(1) 全麻未清醒者,去枕平卧,头偏向一侧。

(2) 全麻清醒后:手术当日,抬高床头15°~30°;术后1~3日,以半卧位为主,适当增加床上运动;3日后,以半卧位为主,可在搀扶下适当屋内活动。

(3) 较大肿瘤术后,瘤腔保持高位。

(4) 经蝶窦入路手术后,半坐卧位。

(5) 脊柱手术者,头、颈和脊柱轴线保持一致。

(6) 婴幼儿脑脊膜膨出修补术后,切口应保持在高位。

(7) 慢性硬脑膜下血肿,取头低脚高位。

(8) 后组颅神经受损、吞咽功能障碍者,取侧卧位。

(9) 开颅术后,健侧卧位,幕下开颅术后的病人翻身时应扶住头部,避免扭转脑干,影响呼吸。

2. 全麻术后护理常规

（1）了解麻醉和手术方式、术中情况、切口和引流情况。

（2）持续吸氧，2～3L/min。

（3）持续心电监护。

（4）用床档保护，防坠床，必要时行四肢约束。

3. 营养和补液

（1）全麻术后 6h 内禁食、禁饮，6h 后根据病情予以合适饮食。

（2）意识清醒，术后第 1 天无恶心、呕吐病人可以循序渐进地进温水、流质饮食；术后第 2 天进半流质饮食，逐渐过渡到软食、普食。

（3）饮食四要：饮食要有规律，应少食多餐、营养丰富、容易消化；饮食四忌：忌刺激性食物、忌坚硬食物、忌易胀气食物、忌烟酒。

（4）术后 48h 后有意识障碍或有吞咽困难、饮水呛咳者，应严格禁食，可采用鼻饲或静脉营养，保证机体营养供给。

（5）选用高蛋白、高热量、低脂肪、易消化的食物。

4. 病情观察

（1）颅内出血的观察：动态观察病人意识、瞳孔、生命体征、神经系统体征等，若在原有基础上有异常改变，应高度重视，随时 CT 复查。

（2）癫痫观察：密切观察癫痫的先兆表现。

（3）颅内高压的观察：详见颅内高压及脑疝的护理。

5. 呼吸道管理

（1）保持呼吸道通畅。

（2）有气管插管或口咽通气道的病人注意观察呼吸频率和幅度、氧饱和度，若出现不耐管或咳嗽、吞咽反射等，应及时通知医生拔管。

6. 伤口观察及护理

（1）保持伤口敷料清洁、干燥，观察伤口有无渗血、渗液并记录，根据渗出情况及时更换敷料。

（2）观察切口敷料是否妥善稳定，嘱病人及家属不要擅自揭开敷料，也不要自行往切口上涂抹药物。

（3）切口感染常在术后 3～7 天出现，表现为局部搏动性疼痛，皮肤潮红、肿胀、压痛明显,并伴有体温升高。

(4) 加强营养,促进切口的愈合。

(5) 遵循无菌原则更换敷料。

(6) 观察切口疼痛情况。

7. 止痛与镇静

颅脑手术后病人如诉头痛,应分析头痛的原因,然后对症处理。

(1) 密切观察意识、瞳孔、生命体征、头痛的部位及性质。

(2) 切口疼痛,一般发生在手术后24h内。

(3) 颅内压增高引起的头痛,发生在脑水肿高潮期即术后2～4日,可抬高床头15°～30°,以利于颅内静脉回流。

(4) 术后血性脑脊液刺激脑膜引起的头痛,需行腰椎穿刺,引流血性脑脊液。

(5) 颅内低压引起的头痛,脑脊液外漏或脑脊液引流过度,可给予缝合漏口、抬高引流瓶位置、鼓励多饮水、取头低位或注射用水10mL椎管内注射。

(6) 颅脑术后不论何种原因引起的头痛都不宜使用吗啡和哌替定,可根据个体情况给予20%甘露醇或利尿剂,并观察用药后头痛的缓解情况。

(7) 必要时行头颅CT检查。

8. 呕吐护理

(1) 观察呕吐的性质、呕吐物的颜色及量。注意区分麻醉引起的呕吐和颅内高压引起的呕吐。

(2) 遵医嘱合理给予止吐药:如甲氧氯普氨10mg肌内注射。颅内高压引起的呕吐,给予脱水剂(20%甘露醇125mL或250mL快速静脉滴注)或利尿剂(如呋塞米20mg静脉缓推),观察用药后呕吐症状是否缓解。

(3) 病人呕吐时,嘱头偏向一侧,防止呕吐物、分泌物引起误吸、窒息。必要时给予吸引、插管、气管切开,保证呼吸道的通畅。

9. 康复护理

早期行康复护理,包括语言、感知、偏瘫肢体、吞咽功能等的全面康复。

10. 基础护理

做好口腔护理、尿管护理,定时翻身、雾化、清洁等。

11. 各管道观察及护理:

(1) 保持输液管通畅,妥善固定留置针,注意观察穿刺部位皮肤。

(2) 鼻饲管的护理,按鼻饲管护理常规进行。

(3) 尿管按照尿管护理常规进行护理,开颅术后病人清醒后,术后 1 日可拔除尿管,拔管后注意关注病人自行排尿情况。

(4) 神经外科颅脑引流管护理:

① 通畅:定时挤捏管道,使之保持通畅;勿折叠、扭曲、压迫管道;每日倾倒引流液;注意引流瓶不能高于病人插管口的平面,引流管的位置与病人床头平齐。引流不畅的常见原因:引流管过细,被血凝块、破碎脑组织堵塞;引流管放置过深,盘旋于创腔内,引流管的侧孔贴附于脑组织;脑组织水肿及颅内血肿压迫、包裹引流管;脑室引流不畅,可能由于颅内压过低;引流管固定线压迫、折叠引流管。针对以上因素,应对症处理:调节引流开关,适当放低引流瓶,增加压力梯度,促进引流,若不奏效,可挤捏引流管、旋转并适当退出引流管;若仍不通畅,应行 CT 检察,排除异常情况,应高度警惕形成颅内血肿。

② 固定:胶布应注意正确粘贴,确保牢固;引流管的长度应适宜,使病人的头部有适当的活动空间,进行翻身等护理操作时必须先将引流管安置妥当,避免意外发生;告知病人及陪护人员引流管的重要性,预防计划外拔管,若引流管不慎脱出,切勿自行安置,应立即通知主管医生。

③ 预防感染:搬动病人时,应先夹住引流管;根据病情控制引流高度和引流速度,引流液超过瓶体一半时,即应倾倒,以防因液面过高所致的逆流污染;每日定时按无菌操作原则更换引流装置,保持引流管与伤口或黏膜接触部位洁净,以防感染;遵医嘱合理使用抗生素。

④ 观察并记录:观察引流液性状、颜色、量;正常情况下手术当天引流液为暗红色,以后逐渐变浅、变清;若术后 24h 后仍有新鲜血

液流出,应通知医生,给予止血等药物,必要时再次手术止血;感染后的脑脊液浑浊,呈毛玻璃状或有絮状物;观察安置引流管处伤口敷料情况;观察病人生命体征,有无颅内压增高或降低征象。

⑤ 拔管:一般 2～4 天即可拔管。拔管后注意观察病人意识、生命体征的变化,以及置管处有无脑脊液漏。

(6) 神经外科不同引流管的护理要点。神经外科引流瓶的高度应根据引流量灵活处理,若引流量过快、过多应适当抬高引流瓶或适当调节开关,减慢引流速度;若引流量过少,应调节开关使引流速度加快,或放低引流瓶,增加压力梯度。具体见表 12.10。

表 12.10　神经外科不同引流管护理要点

引流管	护理要点
脑室引流管	高于侧脑室 10～15cm,术后 3～4 天拔管,在使用抗生素的情况下可适当延长至 10～14 天,引流速度不能过快,引流量小于 400mL/天。拔管前 1 天,试行抬高引流瓶或夹闭引流管 24h,了解有无颅内压增高的表现
创腔引流管	早期高度与头部创腔一致,术后 2～4 天拔管,48h 后,根据引流性质决定高度,若量较多、色浅,应适当抬高引流瓶;引流物血性色深时,引流瓶低于创腔。创腔若是与脑室相连,则应适当提高 10～15cm,以免脑脊液引流过快、过多
硬膜外引流管	引流瓶低于创腔,术后 1～2 天拔管,可适当给予负压吸引
硬膜下引流管	引流瓶低于创腔 30cm,术后 3～5 天拔管,取头低足高位,必要时让病人吹气球,术后不使用脱水剂,也不限制水分摄入
脓腔引流管	引流瓶低于脓腔 30cm,病人应取有利于引流的体位,避免牵拉、防止脱落。待脓腔闭合时拔除,待术后 24h,创口周围初步形成粘连后方可进行囊内冲洗;先用生理盐水缓慢注入腔内,再轻轻抽出,注意不可过分加压,冲洗后注入抗生素,然后夹闭引流管 2～4h。引流袋在无菌条件下每日更换
腰穿持续引流	引流瓶悬吊于床下 20cm,术后 7～10 天拔除,控制引流速度,每分钟滴速不超过 5 滴,每日引流 200～300mL,预防感染,及时送检脑脊液

12. 并发症的护理及处理

（1）颅内出血：

① 严密观察引流液颜色、性质及量。

② 动态观察病人的意识、瞳孔、生命体征、神经系统体征等，若在原有基础上有异常改变，应高度重视，随时 CT 复查，排除是否有颅内出血。

③ 遵医嘱予以止血类药物，必要时行血肿清除术。

④ 监测颅内压变化，颅内压增高时及时通知医生。

⑤ 重视病人主诉，结合多种症状做出正确分析，及时通知、提醒医生进行必要的检查。

（2）术后感染：

① 切口感染，多发生在术后 3～5 天，病人感到切口再次疼痛，局部有明显红肿压痛及脓性分泌物，头皮所属淋巴结肿大。

② 颅内感染，多发生在术后 3～4 天，病人表现为头痛、呕吐、发热、嗜睡，甚至出现谵妄，抽搐，脑膜刺激征阳性，腰穿脑脊液浑浊，白细胞增加，并可查见脓球。

③ 肺部感染，多在术后一周发生，肺部感染如不能及时控制，可因高热导致或加重脑水肿，甚至发生脑疝。

④ 术后注意监测体温变化，保持敷料清洁、干燥，保持呼吸道通畅，保持引流管无菌，避免引流液倒流引起逆行感染。

⑤ 根据药敏实验选择合适的抗生素。

⑥ 适时选择物理或药物降温。

（3）颅内高压及脑疝，详见颅内高压及脑疝的护理。

① 密切观察头痛、呕吐、视乳头水肿三大病征。

② 严密观察生命体征的变化，注意有无 Cushing 反应。

③ 注意意识障碍有无程度加深的表现。

④ 注意瞳孔的改变。

（4）中枢性高热：

① 严密观察病人意识、瞳孔、生命体征的变化。

② 严密观察热型及持续时间，区别中枢性高热与肺部、泌尿系统感染所致的高热。

③ 遵医嘱予以人工冬眠低温疗法。

(5) 尿崩症:

① 病人口渴,多饮,多尿(24h 尿量可达 4000～10000mL,比重低于 1.005 以下),常见于颅咽管瘤、垂体瘤、鞍区附近手术,累及下丘脑,影响血管升压素分泌功能。

② 术后均留置导尿,按留置导尿护理常规护理,密切观察病人神志、瞳孔、生命体征。

③ 严密观察尿量、尿色、尿比重,准确记录出入量,监测每小时尿量,使用硬性容器测量,术后尿量＞300mL/h 或 24h 尿量＞5000mL/h,尿比重＜1.005 时应及时通知医生。

④ 严密观察有无脱水指征,并遵医嘱补液,禁忌摄入含糖高的食物、药物,以免血糖升高,产生渗透性利尿,使尿量增加。

⑤ 抗利尿剂的使用:皮下注射垂体后叶素或尿崩停等,并观察用药效果。

⑥ 遵医嘱抽血化验电解质,及时发现电解质紊乱并遵医嘱处理。可肌肉注射垂体后叶素、加压素或口服去氨加压素。

(6) 消化道出血:

① 严密观察病人生命体征变化。

② 禁食,待无呕血时予以温凉流质食物,出血停止后改为半流质饮食,饮食应营养丰富、易消化、无刺激性。

③ 留置胃管者,观察抽吸胃液的颜色。同时观察病人排泄物、呕吐物的色、量、性质。

④ 遵医嘱静脉使用西咪替丁、奥美拉唑、巴曲酶,同时用冰盐水加去甲肾上腺素或凝血酶口服或者管喂,可直接收缩胃黏膜起止血作用。

(7) 术后癫痫:

① 定时间、定剂量给予抗癫痫药物。

② 密切观察癫痫的先兆表现。

③ 发作时,专人守护,防止舌和颊部咬伤,防止坠床,勿强行按压肢体。

④ 解开衣领,保持呼吸道通畅,吸氧,防止窒息。

⑤ 遵医嘱静脉缓慢推注地西泮或肌肉注射苯巴比妥,注意观察

呼吸情况。

⑥ 减少对病人的刺激,动作要轻,保持安静,避免强光刺激。

⑦ 注意抽搐发作时的伴发症状、间歇及持续时间。

(9) 电解质紊乱:

① 禁止长期滴注含钠液体及甘露醇等脱水剂。

② 术后每12~24h抽血检查电解质,根据化验结果随时调整补充液体。

③ 密切观察电解质紊乱的临床表现。

④ 鼓励低钠病人进食含钠高的食物,高钠病人多饮白开水,利于钠离子排出。

(9) 压疮:

① 耐心向病人讲明翻身在预防压疮中的重要性

② 翻身时动作轻柔,两人协同,动作一致,防止扭曲。

③ 翻身可取左右侧卧位及平卧位,每2h翻身一次,翻身时注意观察骨突部的受压情况。

④ 保持床单干燥、平整及病人皮肤的清洁,酌情使用气垫床或海绵垫。

⑤ 同时鼓励病人进食,增强机体抗病及修复能力。

(10) 便秘:

① 增加饮食中纤维素的含量。

② 多食水果和蔬菜。

③ 进行腹部按摩。

④ 遵医嘱使用治疗便秘的药物。

(三)健康指导与康复

(1) 进食高热量,高蛋白,富含纤维素、维生素,低脂肪,低胆固醇饮食,加强营养,增强体质,使病后机体早日康复;少食腌制品;限制烟酒、浓茶、咖啡等刺激性饮食。

(2) 保持大便通畅。

(3) 注意保持积极、乐观的心态,积极自理个人生活,鼓励参加社会活动,行动不便时注意安全。

(4) 意识障碍者,注意预防压疮;保持皮肤、口腔、会阴清洁;留置胃管者,管饲流质6～7次/天;注意活动肢体大小关节2～3次/天,30min/次。

(5) 合并癫痫者,不宜单独外出、登高、游泳、驾车等;随身携带疾病卡;发作时就地平卧,头偏向一侧,解开衣领及裤带,上下齿间放置手帕类物品,不强行按压肢体,不喂水和食物,坚持服用抗癫痫药2年以上。

(6) 垂体功能障碍者,遵医嘱坚持激素替代治疗,不可随意漏服、更改剂量及间隔时间,不可自行停药。

(7) 对家属进行肿瘤预防知识的宣教工作。

(8) 出院后随时观察全身状况,如出现原有症状加重或头痛、呕吐、抽搐等症状,应及时就诊,按时随访。

(9) 术后放化疗期间定期门诊随访,检查肝功能、血常规等。

(10) 遇原有症状加重或出现头痛、恶心、呕吐、抽搐、肢体乏力、麻木、手术部位发红、积液渗液等症状时应及时就诊。

(11) 眼睑闭合不全的病人,外出时需佩戴墨镜或眼罩保护,夜间睡觉时用干净的湿毛巾覆盖或涂眼膏,以免眼睛干燥。

(12) 有面瘫、声音嘶哑而产生悲观心理的病人,家属及朋友应安慰、开导,鼓励其参加社会活动。

(13) 合并神经功能损伤的病人,术后半年至一年将有可能部分恢复,可选择必要的辅助治疗,如针灸、理疗、中医药等。指导病人配合康复训练,使病人从被动变成主动,在身体条件许可的范围内,最大限度地恢复生活及劳动能力。

(14) 听力障碍的病人尽量不要单独外出,以免发生意外,必要时配备助听器。

(15) 步态不稳者应进行平衡功能训练,外出时需有人陪同,防止摔伤。

(16) 遵医嘱定期复查,常规术后每3个月复查一次;半年后每半年复查一次,以后遵医嘱进行复诊。

十、颅内肿瘤手术护理

颅内肿瘤包括幕上肿瘤和幕下肿瘤。

(一) 身心评估

详见神经外科围手术期的护理。

(二) 护理措施

1. 术前护理

详见神经外科围手术期的护理。

2. 术后护理

详见神经外科围手术期的护理。

3. 不同区域肿瘤的病情观察和护理要点

(1) 脑叶肿瘤。大脑皮质是神经系统发育最完善的部分,其表面分别被外侧沟、中央沟、顶枕沟分别分为额叶、颞叶、顶叶、枕叶和岛叶。其中以额叶肿瘤发生率最高,多为胶质瘤,其次为脑膜瘤。主要表现为肿瘤增大导致的颅内压增高症状,以及相应功能区受压导致相应的功能缺陷。发生在额叶的肿瘤病情观察:运动、语言、精神、情感、人格、智能障碍、癫痫等;发生在颞叶的肿瘤病情观察:运动、语言、幻觉、感觉障碍、癫痫、视野缺损等;发生在顶叶的肿瘤病情观察:感觉障碍、癫痫、失读、对侧同向偏盲等;发生在枕叶的肿瘤病情观察:视觉障碍等。

(2) 丘脑肿瘤。丘脑为位于大脑深部的灰质团块,约占颅内肿瘤的1%,可发生于任何年龄,但以中青年为主,男性病人略多于女性病人。丘脑肿瘤多为胶质瘤。主要表现为颅内压增高症状、内分泌改变、丘脑性三偏症状等。护理上要注意观察偏瘫、偏盲、偏身感觉障碍、共济失调的情况,应特别注意防止病人跌伤、坠床、发生压疮、烫伤等并发症;有精神状况的病人,常规予以床档保护,必要时约束四肢。记录每小时尿量;密切观察癫痫发作的先兆表现及有无颅内压增高及脑疝的表现。

(3) 松果体区肿瘤。松果体区位于颅腔正中,主要指源于第三脑室后部和松果体的肿瘤,好发于儿童与青少年,男性多于女性。护理上应注意观察松果体区受损及邻近组织受压的临床表现,如眼球垂直运动障碍、耳鸣及听力障碍、辨距不良、共济失调、肌张力减低、眼球水平震颤、尿崩症、性早熟等。对于肌张力降低、共济失调、视力减退的病人应留陪护,防止跌伤;记录每小时尿量;密切观察癫痫发作的先兆表现及有无颅内压增高及脑疝的表现。

(4) 侧脑室内肿瘤。侧脑室内肿瘤发生率低,主要表现为颅内压增高症状、临近脑损害症状、视乳头水肿、癫痫发作等。护理上应注意体位护理:取平卧位或患侧卧位,头部、身体避免过度活动,以免造成侧脑室内肿瘤移动阻塞室间孔,引起剧烈头痛,此时可指导病人改变体位以解除梗阻,缓解头痛;观察邻近脑组织损害的临床表现,如肢体偏瘫、感觉障碍、同向性偏盲、视神经乳头水肿等;密切观察癫痫发作的先兆表现,可出现大发作或一过性、强直性痉挛性发作;观察颅内压增高及脑疝的表现;观察引流液颜色,早期为血性,24h后为淡血性,2~3天后逐渐清亮,引流量 24h<500mL;引流管应妥善固定于床头,高于侧脑室 10~15cm。

(5) 第三脑室肿瘤。第三脑室肿瘤包括发于第三脑室内或由第三脑室外突入第三脑室生长的肿瘤两部分。主要表现为颅内压增高症状以及肿瘤侵犯邻近组织发生相应的症状,如下丘脑损害症状、视力与视野的改变、癫痫等。护理上要注意:病人取侧卧位或侧俯卧位以减轻疼痛;头部、身体避免过度活动,以免造成第三脑室内肿瘤移动,阻塞室间孔或导水管引起剧烈头痛;对视力、视野有障碍的病人,完善生活护理,防止因行动不便导致外伤;观察邻近脑组织损害的临床表现,如下丘脑损害症状(尿崩症、水、盐、体温调节失衡等)、内分泌紊乱、视力减退和视野缺损、听力减退等;密切观察癫痫发作的先兆表现为颅内压增高以及脑疝的表现。

(6) 颅咽管瘤。颅咽管瘤是一种良性的先天性颅内肿瘤,起源于原始口腔外胚层所形成的颅咽管残余上皮细胞。主要表现为视力、视野的改变,颅内压增高,内分泌功能障碍及邻近组织受压表现等。护理上应注意观察脑组织损害的临床表现,如下丘脑损害症状(尿崩症、水、盐、体温调节失衡等)、内分泌紊乱、视力减退和视野缺损、幻嗅、幻视等;观察有无颅内压增高及脑疝的表现。

(7) 经蝶窦入路垂体瘤。

垂体腺瘤是颅内最常见的肿瘤之一,主要表现为垂体激素分泌异常,影响病人的生长、发育、劳动能力、生育功能等。护理上应注意:术前应加强口腔及鼻腔的护理,锻炼病人张口呼吸;术前3日开始用氯霉素或麻黄素滴鼻液滴鼻,用朵贝尔液漱口,滴药时取平卧仰头位;术前1日剪鼻毛,清洁鼻腔,预防感染;术前检查内分泌功能、视力及视野情况;经鼻蝶窦垂体瘤切除,需严密观察双鼻孔有无清水样液流出,避免术后剧烈咳嗽和用力擤鼻涕,以防脑脊液漏;鼻腔内填塞物48~72h后拔除;观察内分泌紊乱,视力、视野缺损,尿崩症,电解质紊乱等的临床表现;术后1个月左右需行放疗,放疗期间少去公共场所,定期查血象。半年到一年复查一次CT、MRI。

(8) 第四脑室肿瘤

这是颅内常见的肿瘤,主要以室管膜瘤多见。肿瘤位于脑室内,随着肿瘤的长大,堵塞四脑室的正中孔,造成梗阻性脑积水。主要表现有颅内压增高症状、小脑压迫症状、脑干损害症状。护理上需严密观察高颅内压的表现;脑干功能受损的表现;后组颅神经损伤的表现:如声音嘶哑、咳嗽反射减弱、进食呛咳等;小脑压迫症状,如共济失调、肌张力减低等。

(9) 小脑肿瘤。小脑肿瘤,可发生于任何年龄段。主要表现有颅内压增高症状、小脑压迫症状,如共济失调、平衡不稳、肌张力减低、腱反射减弱等。护理上应注意:严密观察高颅内压的表现;观察小脑功能受损的表现,如共济失调、肌张力减低等;全麻清醒后手术当日枕下垫一软枕,保持头、枕、肩在同一水平线上,防止颈部扭曲。

(10) 脑干肿瘤。脑干位于颅后窝,由中脑、桥脑、延脑三部分组成,是生命中枢所在地,主管呼吸、心跳、意识、运动、感觉等。脑干肿瘤主要临床表现有颅内压增高、交叉性瘫痪、小脑症状。护理上应注意观察有无颅内压增高表现;中脑肿瘤应注意观察瞳孔、意识变化,吞咽反射,肢体活动;桥脑肿瘤应注意观察病人的呼吸节律,肢体活动;延髓肿瘤应严密观察呼吸的变化,呼吸随时有停止的危险;同时应注意观察有无后组颅神经损害,进食有无呛咳,声音有无嘶哑,必要时遵医嘱给予流质管喂食及气管切开,并给予相应的护理;高热病人给予物理降温或亚低温治疗;观察肢体活动有无障碍,加强肢体功能锻炼,防止废用综合征的发生;全麻清醒后手术当日枕下垫一软枕,保持头、枕、肩在同一水平线上,防止颈部扭曲。

(11) 桥小脑角区肿瘤。位于颅后窝前外侧,集中了听神经、面神经、三叉神经及岩静脉、小脑前上动脉等,若出现肿瘤,会产生桥小脑角区综合征。桥小脑角区肿瘤多为良性,最常见的是听神经瘤,占该区肿瘤的76%。护理上注意密切观察有无颅内压增高表现;观察前庭神经耳蜗部受压的表现,如耳鸣、听力丧失或下降;中脑肿瘤应注意观察瞳孔、意识变化,吞咽反射,肢体活动;观察小脑功能受损的表现,如共济失调、肌张力减低等;观察有无后组颅神经损害,进食有无呛咳,声音有无嘶哑,必要时遵医嘱给予流质管喂食及气管切开,并给予相应的护理;观察肢体活动有无障碍,加强肢体功能锻炼,防止废用综合征的发生。

(12) 岩谷斜坡区脑膜瘤。主要包括斜坡脑膜瘤和岩尖脑膜瘤,位置较深,常累及多条脑神经及血管结构。其临床表现主要有头痛、颅内压增高、神经系统损害症状,如上睑下垂、听力下降、面部麻木等。护理上应注意观察有无颅内压增高的表现;观察有无上睑下垂、听力下降、面部麻木、三叉神经痛及复视等;观察小脑功能受损的表现,如共济失调、肌张力减弱等;观察后组神经损伤的表现,如吞咽、咳嗽反射减弱等。

(五) 常见并发症

(1) 颅内出血。

(2) 术后感染。

(3) 癫痫。

(4) 脑疝。

(5) 尿崩症。

(6) 中枢性高热。

(7) 上消化道出血、电解质紊乱。

(8) 低颅压。

(三) 健康指导与康复

详见神经外科围手术期的护理。

十一、颅内动脉瘤手术护理

颅内动脉瘤是由于局部血管异常改变产生的脑血管瘤样突起，是一种神经外科常见的脑血管疾病，多发生于脑底动脉环的动脉分支或分叉部，该处常有先天性肌层缺陷，主要见于成年人（30～60岁），青年人较少。主要临床表现为颅内出血、局灶体征、脑缺血及脑血管痉挛等。

（一）术前护理

详见神经外科围手术期的护理。

（二）术后护理

详见神经外科围手术期的护理。

（三）病情观察

（1）观察并记录病人血压情况。

（2）观察病人意识、瞳孔、生命体征、尿量及肢体活动情况。

（3）绝对卧床休息，保持病室安静，减少探视，尽量减少不良的光、声刺激。

（4）避免各种不良刺激，如用力排便、咳嗽、情绪激动、烦躁等。

（5）保持大便通畅，保证充足的睡眠和休息。

（6）脑血管造影后护理：

① 严密观察股动脉伤口敷料情况。

② 拔管后按压局部伤口4～6h，先用手按压2h，再用沙袋压4h。

③ 密切观察双侧足背动脉搏动、体温及末梢血运情况。

④ 嘱病人穿刺侧肢体伸直，24h制动，不可弯曲。

（四）常见并发症的护理

（1）颅内出血、颅内感染：详见神经外科围手术期的护理之并发症及护理。

（2）脑血管痉挛：使用钙离子拮抗剂，如尼莫同；运用3H疗法：扩容、升压、血液稀释。

（五）健康指导与康复

详见神经外科围手术期的护理。

十二、脑动静脉畸形手术护理

脑动静脉畸形也称脑血管瘤,是脑血管畸形中最为常见的一种,是先天性发育异常,其动脉和静脉之间有毛细血管网,动脉血管与静脉血管直接沟通,形成动静脉短路。临床主要表现有:出血、癫痫、头痛、进行性神经障碍、颅内杂音等。

(一)术前护理

详见神经外科围手术期的护理。

(二)术后护理

详见神经外科围手术期的护理。

(三)病情观察

(1)颅内出血的表现。

(2)癫痫的先兆表现。

(3)颅内压增高的表现。

(4)观察头痛情况。

(四)介入手术护理

1. 术前护理

(1)术前禁饮禁食8h。

(2)术区备皮(腹股沟及会阴部)。

(3)术前1~2天要让病人练习在床上大小便,防止病人因为术后不习惯在床上大小便而导致充盈性尿失禁。

(4)建立静脉通道时最好能选择左侧上肢,以免影响医生术中操作。

(5)术前应记录病人肌力和足背动脉搏动情况,作为术后观察对照,便于及早判断是否有并发症发生。

2. 术后护理

(1)术后观察:神志、瞳孔、生命体征、四肢活动度,以及穿刺点出血征象。

(2)术后病人需平卧24h,穿刺肢体伸直,禁止蜷曲。

(3) 穿刺部位护理：术中全身肝素化会导致穿刺点和全身出血风险的增加，局部加压是防止穿刺部位出血最为简单有效的方法。注意观察局部穿刺处有无血肿、渗血、瘀斑等。

(4) 注意观察穿刺肢体动脉搏动及色泽，询问病人有无下肢疼痛、麻木的现象。若术侧足背动脉搏动较对侧明显减弱和或下肢疼痛明显，皮肤色泽发绀，提示有下肢栓塞的可能。穿刺点加压包扎过度，也可导致动脉血运不良，应迅速松解加压包扎绷带。

(5) 加强凝血机制及血生化的监测。

（五）并发症的护理

1. 脑血管痉挛

(1) 术后使用尼莫地平，其为酒精溶媒，使用前首先询问病人有无过敏史，输入时应注意观察速度并随时观察血压，防止出现低血压，甚至休克，并应避光输入。

(2) 密切警惕有无肢体瘫痪程度加重和出现新的瘫痪，注意有无头痛、呕吐、失语以及癫痫等精神症状。

(3) 血压调控：血压变化可引起脑灌注流量改变，从而诱发脑血管痉挛，术后应根据病人情况调控血压于稳定、适中水平。

2. 再出血

(1) 术后动态观察病人意识、瞳孔、生命体征的变化，有无新增神经功能缺损表现，或原有神经症状的恶化。

(2) 应注意保护头部，避免外力作用引起再出血。

(3) 头部引流管一般于术后 24～48h 拔除，在此期间，应密切观察引流液的颜色、性质、量。

(4) 遵医嘱予以镇静药物和抗癫痫药物。

(5) 采用干预手段，避免引起血压和颅内压增高的因素，如用力咳嗽、排便、情绪激动等。

（六）健康指导与康复

详见神经外科围手术期的护理。

(1) 坚持服用抗高血压、抗癫痫、抗痉挛等药物，不可擅自停药、改药，以免病情波动。

(2) 保持大便通畅。

(3) 教会病人测血压,便于血压的观察与控制。

(4) 饮食宜清淡,少盐、富含纤维素,保持大便通畅。

十三、寰枕部畸形手术护理

寰枕畸形又称枕骨大孔区畸形,主要是枕骨底部及第 1、2 颈椎发生发育异常,此病包括多种多样的畸形,除以骨骼为主的发育异常外,还合并有神经系统和软组织发育异常,主要表现可以有颈神经根的刺激症状、颈部脑组织受累等。

(一) 术前护理

详见神经外科围手术期的护理。

(1) 术前适应性训练:帮助进行病人头、颈、脊柱一条线的翻身训练,使病人逐步适应术后的体位要求,并向病人说明重要性。

(2) 颈托准备:根据病人颈部的长短、粗细,定做合适的颈托,以备术后使用。

(3) 牵引护理:对齿状突严重脱位,延髓受压,明显有呼吸困难、吞咽呛咳的病人,为防止脱位突然加重危及病人生命安全,需行持续颅骨牵引,以减轻症状。对行颅骨牵引病人,应做好牵引装置管理:每日检查牵引轴线、牵引力、反牵引力是否适当,每日检查牵引弓的松紧度并及时调整。

(二) 术后护理

详见神经外科围手术期的护理。

(1) 基础护理:由于病人痛觉、温觉减退或消失,应注意洗漱用水、饮食、饮水的温度,热敷或冰敷时应注意温度,外面包裹毛巾,防止烫伤、冻伤。

(2) 牵引护理:

① 头部制动:用 Crutchfield 钳行颅骨牵引,或用 Glisson 枕颌带行颈托牵引或带颈围领。

② 防止受压:颈托牵引者注意病人下颌部、两耳郭、头部两侧有无受压情况。

③ 预防感染:颅骨牵引者牵引针眼处用 75% 乙醇消毒,每日 2 次,观察牵引处有无红肿、皮肤发黑等皮肤受感染现象,及时发现并处理。

④ 牵引有效:注意牵引的方向必须与脊柱在同一水平位置,砝码的重量不能随意增减,牵引绳不能脱出牵引槽。

⑤ 观察:注意倾听病人主诉,有无不适感及呼吸困难。

(3) 体位与活动:

① 部分病人有后组颅神经损伤,吞咽及咳嗽反射迟钝,术后应取侧卧位,防止口咽部分泌物误吸导致窒息。

② 头部不宜过高或过低,应保持头、颈、肩在同一水平线。

③ 术后第 2 天可协助病人在床上进行四肢功能锻炼,以促进血液循环,防止静脉血栓及肌肉萎缩。

④ 术后颈椎稳定性差者,应避免头部急剧变动或突然抬高,采用颈托保护固定头颈部制动。头部活动时,应保持轴位转动,以保证颅颈区术后稳定性的建立,同时应避免病人下颌、耳郭、头部皮肤受损。

⑤ 对无寰枢椎脱位者,8~10 天拆线后给予颈托固定即可下床活动,并维持固定 3 个月。

⑥ 有寰枢椎脱位行植骨融合者,拆线后以头、颈、胸石膏或塑料固定后下床活动。

(三) 病情观察

(1) 观察病人意识、瞳孔、生命体征的变化,观察有无颅内高压及脑疝的征象。

(2) 嘱病人避免剧烈咳嗽、打喷嚏,避免情绪激动。

(3) 观察呼吸情况,及时吸痰,保持呼吸道通畅,必要时协助医生行气管插管或切开,使用呼吸机辅助呼吸。

(4) 严密观察四肢感觉和运动功能,如有感觉缺失或肌力下降等神经功能障碍应立即报告医生。

(四) 常见并发症护理

(1) 硬膜外血肿:密切观察病人颈部肿胀情况,伤口渗血情况。

(2) 脑脊液漏：
① 术后及时了解术中有无硬膜破裂，以便有目的地观察。
② 抬高床头 15°～30°。
③ 行腰大池外引流，引流期间防止感染。
(3) 肺部感染：
① 术后减少探视。
② 及时吸痰并雾化吸入。
③ 气管切开病人有拔管指征者，早期拔管。
④ 监测病人体温变化。
⑤ 遵医嘱按时使用抗生素。
(4) 压疮、便秘：详见神经外科围手术期的护理之并发症及护理。

(五) 健康指导与康复
详见神经外科围手术期的护理。
佩戴颈托者指导病人坐位或离床活动时不可取下颈托，同时应佩戴 3 个月以上，防止颈托移位造成呼吸中枢受压，颈托应定时清洁，避免对局部皮肤的压迫，引起皮肤损伤。

十四、脑脓肿手术护理

脑脓肿是指化脓性细菌感染引起的化脓性脑炎、慢性肉芽肿及脑脓肿包膜形成，少部分也可由真菌及原虫侵入脑组织而致。
主要表现为继发于原发感染灶后的急性化脓性脑膜炎、脑炎症状及定位症状，伴头痛、呕吐、视乳头水肿的表现。

(一) 术前护理
1. 心理护理
(1) 解释手术的必要性、手术方式、注意事项。
(2) 鼓励病人表达自身感受。
(3) 教会病人自我放松的方法。
(4) 针对个体情况进行针对性的心理护理。
(5) 鼓励病人家属和朋友给予病人关心和支持。

2. 饮食护理

(1) 病人长期卧床、发热,能量大量消耗,应给予易消化、高纤维、高蛋白、高热量饮食。

(2) 必要时给予静脉输入高营养液,以改善病人的全身营养状况,增强机体的抗病能力。

3. 病情观察及护理

(1) 注意观察病人意识、瞳孔、生命体征的变化。

(2) 观察颅内高压的征象,如病人头痛加剧,呕吐频繁,反应迟钝,意识加深,此时应警惕脑疝的发生。

(3) 监测体温变化,对高热病人积极采取降温措施。

(4) 遵医嘱按时按量给予抗生素。

4. 术前常规准备

(1) 术前进行抗生素皮试,术晨遵医嘱带入术中用药。

(2) 协助完善相关术前检查:血常规、尿常规、肝肾功能、心肺功能、CT、MRI、出凝血实验等。

(3) 术前8h禁食禁饮。

(4) 术晨更换清洁病员服。

(5) 术晨剃头。

(6) 术晨与手术室人员进行病人、药物核对后,送入手术室。

(7) 麻醉后置尿管。

(二) 术后护理

1. 全麻术后护理常规

(1) 了解麻醉和手术方式、术中情况、切口和引流情况。

(2) 持续低流量吸氧。

(3) 持续心电监护。

(4) 床档保护防坠床,必要时行保护性约束。

(5) 严密观察生命体征,特别注意血压变化,警惕颅内高压的发生。

2. 病情观察

严密观察病人神志、瞳孔变化,并注意观察术后肢体活动,发现异常及时通知医生,给予初步处置后急查 CT 确定病因,及时治疗,定时测量体温,积极采取降温措施。

3. 伤口观察护理

观察伤口有无渗血渗液,若有应及时更换敷料。

4. 各管道观察及护理

(1) 输液管保持通畅,留置管妥善固定,注意观察穿刺部位的皮肤。

(2) 尿管按尿管护理常规护理。

5. 疼痛护理

(1) 评估病人疼痛情况,警惕颅内高压的发生。

(2) 遵医嘱给予脱水剂或镇痛药物。

(3) 提供安静、舒适的环境。

6. 饮食护理

(1) 给予含丰富蛋白质及维生素,易消化的流质饮食或半流质饮食。

(2) 必要时给予静脉输入营养液。

7. 基础护理

做好口腔护理、尿管护理、定时翻身、雾化、病人清洁等工作。

8. 脓腔引流管的护理

(1) 保持通畅:勿折叠、扭曲、压迫管道。

(2) 妥善固定:引流瓶/袋应至少低于脓腔 30cm,病人应取利于引流的体位,避免牵拉、防止脱落。

(3) 脓腔冲洗:为避免颅内感染扩散,应待术后 24h,创口周围初步形成粘连后方可进行囊内冲洗;先用生理盐水缓慢注入腔内,再轻轻抽出,注意不可过分加压,冲洗后注入抗生素,然后夹闭引流管 2~4h。

(4) 引流袋在无菌条件下每日更换。

(5) 观察并记录引流液的性状、颜色、量。

(6) 拔管:引流管的位置应保留在脓腔的中心,故需根据 X 线检查结果加以调整,待脓腔闭合时拔除。

（三）并发症护理——颅内感染

(1) 观察：

① 生命体征，尤其是体温。

② 引流管的引流情况，是否通畅，引流液性状，伤口周围有无渗液等。

③ 有无头痛、呕吐等神经症状和体征。

(2) 根据医嘱使用抗生素。

(3) 出现引流不畅时及时通知医生。

（三）健康指导与康复

详见神经外科疾病一般护理之健康指导。

十五、椎管内肿瘤手术护理

椎管内肿瘤也称脊髓肿瘤，是指脊髓、神经根、脊膜和椎管壁组织的原发性和继发性肿瘤。肿瘤发生于胸腰段者最多，其次为颈段、腰骶部与马尾。椎管肿瘤根据发生部位可分为髓内肿瘤、髓外硬膜内肿瘤、髓外硬膜外肿瘤。主要表现有神经根痛、感觉障碍、运动障碍、自主神经功能障碍等。

（一）术前护理

1. 心理护理

(1) 以亲切、和蔼的态度接待病人，主动向病人介绍病室环境、主管医生、主管护士，介绍手术成功的病例以及同病室的病友认识，介绍作息、探视制度等，以取得病人的理解和信任。

(2) 以理解和宽容的态度和病人交谈，让病人面对现实，增强战胜疾病的信心。

2. 术前宣教

以通俗易懂的语言向病人及家属讲解疾病病因、征象，术前有关检查项目及注意事项、麻醉知识、术后并发症的预防等，如神经根痛、感觉障碍、运动障碍、自主神经功能障碍是此类疾病的主要特征。临床上有的病人疼痛难忍；有的感觉下肢麻木，有蚁走感；还有的感觉下肢冰冷，这些征象都是肿瘤压迫脊神经根所致。

3. 术前训练项目

(1) 咳嗽训练:指导病人做深呼吸,吸气时间长于呼气时间,要自然、缓慢、闭声门,然后胸部自下而上,缓缓用力咳嗽,避免用力过猛,使术后切口振动过大引起疼痛;有效咳嗽可以增加肺通气量,预防术后坠积性肺炎发生。

(2) 排尿训练:让病人放松腹部及会阴部,用温水毛巾敷下腹部或者听流水声,用温开水清洗会阴等,反复多次练习,直至能躺在床上自然排尿,避免术后发生尿潴留及排便困难。

(3) 翻身训练:教会病人轴线翻身的方法,让病人平卧,护士站于病人所需卧位的一侧,俯身,一手放于病人颈下,另一手放于病人外侧肩部,让病人双手分别放于护士颈后和一侧腋后,另一名护士站在病人背后,双手分别托着病人的臀部及大腿,两人一起缓慢沿脊柱轴线用力,将病人缓缓放于侧卧位,再帮病人按摩受压处。

4. 术前准备

(1) 术前进行抗生素皮试,术晨遵医嘱带入术中用药。

(2) 协助完善相关术前检查:血常规、尿常规、肝肾功能、心肺功能、CT、MRI、出凝血实验等。

(3) 术前8h禁食禁饮。

(4) 术晨更换清洁病员服。

(5) 术晨与手术室人员进行病人药物核对后,送入手术室。

(6) 麻醉后置尿管。

(7) 备皮范围:

① 高位颈段手术——枕骨粗隆至双肩水平的皮肤。

② 胸腰段脊髓手术——以病变为中心的上下5个椎体的皮肤。

③ 腰骶段手术——病变腰椎以上5个椎体至坐骨结节处。

(8) 手术前夜予以开塞露灌肠;术前8h开始禁食禁水,哺乳期婴儿术前4h禁食。

(二) 术后护理

1. 体位护理

(1) 术后6h内取去枕平卧位,以利于压迫止血,搬动病人时要保持脊柱水平位,尤其是高颈段手术应颈部制动及用颈托固定,应注意颈部不能过伸过屈,以免加重脊髓损伤。硬脑膜打开修补者取俯卧位。

(2) 应1~2h翻身一次,翻身时注意保持头与身体的水平位,护士以稳妥轻柔的动作按照术前训练的方法,协助病人翻身,因疼痛不必过多移动病人,要注意头、颈、躯干及下肢应保持在同一轴线位,不可强拉硬拖。

(3) 因术中脑脊液丢失过多,导致颅内压降低,为防止引起头痛、头晕,应将床尾垫高8~12cm。

2. 生命体征监测

(1) 密切观察病人生命体征,每30min测量血压、脉搏、呼吸一次,平稳后改为1~2h/次,持续监测24~48h。

(2) 保持呼吸道通畅,观察呼吸频率、节律及血氧饱和度的改变,观察是否出现呼吸困难、烦躁不安等呼吸道梗阻症状。

(3) 注意血压的变化,每2h活动肢体一次,及早发现椎管内出血。

3. 脊髓神经功能的观察

(1) 颈椎手术。注意呼吸情况,应特别注意观察伤口周围有无肿胀、胸闷气紧、呼吸困难,以防发生血肿压迫颈部而影响呼吸功能;麻醉清醒后严密观察四肢感觉、运动、肌力等,并与术前对比,以便及时发现并发症;术后可能会出现颈交感神经损伤症、患侧瞳孔缩小、眼睑下垂、眼球凹陷,一般不需处理。

(2) 胸椎手术。一般上肢不受影响,术后观察下肢活动情况,术后常会出现腹胀者,可加用通便润肠药物或行肛管排气。

(3) 腰骶部手术。观察下肢活动度及肛周皮肤感觉,如发现感觉障碍平面上升或四肢活动度有减退,应考虑脊髓出血或水肿,应立即通知医生采取紧急措施。

4. 伤口及引流管护理

(1) 注意观察伤口有无渗血、渗液,有无感染征象,保持伤口敷料干燥、固定,尤其是骶尾部,污染衣裤及时更换。

(2) 伤口感染常在术后3~7天出现,表现为局部搏动性疼痛,皮肤潮红、肿胀、压痛明显,并伴有体温升高,应及时通知医生检查伤口情况并及时处理。

（3）引流管护理按神经外科引流管护理常规护理。

5. 饮食护理:

（1）麻醉清醒前应禁食,清醒 6h 后可进流质饮食,出现呕吐时暂不进食,头偏向一侧。

（2）术后第 1 天进高蛋白、高营养、易消化的食物,以增强机体的抵抗力,多食蔬菜及水果,多饮水,保持大便通畅。

6. 截瘫病人皮肤护理

截瘫病人皮肤失去感觉,神经调节功能不良,血循环差,容易发生压疮。间歇解除压迫,早期翻身叩背每 2h 一次,保持关节功能位置。

7. 疼痛护理

评估病人疼痛的程度及是否需要药物辅助止痛。另外,可适当改变体位,让病人感到舒适,以便缓解疼痛;咳嗽、打喷嚏、便秘常常可使腹压增加,诱发或加重疼痛,因此,应注意预防感冒及便秘。寒冷常使腰部以下肌肉收缩,加重疼痛,因此,腰部及下肢应注意保暖,给予病人足浴和温水擦浴,水温保持在 41～43℃。

8. 预防肺部感染

指导病人进行咳嗽训练。随着切口愈合,疼痛逐渐减轻或消失,鼓励病人用力咳嗽,勤翻身拍背,以利肺的膨胀和引流,必要时做雾化吸入。

（三）健康指导与康复

1. 心理支持

了解病人心理反应,给予鼓励,增强疾病恢复的信心,并说明功能的恢复会有各种可能性,如痊愈、好转、部分好转,并且也有恶化的可能,使家属在思想上有所准备。

2. 压疮护理

预防压疮,按时翻身,保持皮肤及床单位清洁平整,对已产生的压疮应积极治疗,对症处理。

3. 神经功能障碍肢体的护理

（1）感觉麻木或感觉消失的肢体应当心烫伤。瘫痪肢体要保持功能位，预防关节畸形、足下垂等。

（2）教会病人学会使用轮椅，帮助其树立生活的信心，尽早参加社会活动。

4. 排便护理

保持大小便通畅，有导尿管应保持尿道口的清洁，做好保留导尿的护理。便秘时可用开塞露纳肛或口服轻泻剂。

5. 功能锻炼

指导病人肢体功能锻炼，做到自主运动与被动运动相结合。用健侧的肢体带动瘫痪的肢体做被动活动，或由家属帮助运动，完成关节活动，促进肢体功能恢复，并教育病人自我护理的方法。

6. 饮食指导

养成良好的生活习惯，加强营养，进高蛋白、高维生素、高热量、高纤维素、易消化饮食，多食水果、蔬菜。

（四）并发症的护理

1. 腹胀

腹胀为椎管肿瘤术后常见的并发症。

（1）指导病人进食含蛋白质和维生素较多的食物，多食咸或偏酸性食物，少进或不进甜食，还可以食入一些助消化的山楂片，

（2）可食用胃蛋白酶合剂和助胃肠排气的薄荷水。

（3）必要时肌注新斯的明，或进行胃肠减压、中药灌肠或肛管排气。

（4）如果是便秘引起的腹胀，可按摩腹部，必要时用缓泻剂及粪便软化剂。

2. 呼吸功能障碍

此为颈段椎管内肿瘤术后最严重的并发症，主要是延髓受压引起的肋间肌、膈肌麻痹，导致呼吸幅度减弱，继发缺氧及呼吸道分泌物无力咳出；也可因病人伤口疼痛不敢咳嗽和深呼吸以至排痰不畅或无力咳嗽引起。

(1) 护理中应加强观察呼吸的频率、幅度、血氧饱和度的变化。

(2) 痰液不易排出者,可行雾化吸入 2 次/天,以促进痰液排出,对严重呼吸困难者,可行气管切开术或给予呼吸机辅助呼吸。

3. 脑脊液漏

术后注意观察创口敷料有无渗血、渗液,引流液颜色、性质及量,病人有无头痛等症状。通过引流液颜色、性质和量来判断拔管时机,当引流液颜色呈无色透明时,可拔除引流管,缝合切口。

4. 椎管内血肿

若病人出现四肢疼痛进行性加重,感觉障碍平面上升,双下肢瘫痪加重,应考虑椎管内血肿形成压迫脊髓,应及时报告医生处理。

5. 泌尿系统感染

(1) 术后 3~5 天应保留尿管,以双腔或三腔硅胶导尿为佳。

(2) 保持会阴部清洁,每日行尿管护理 2 次。

(3) 应鼓励病人多饮水,增加尿量,稀释尿液,借助排尿冲洗膀胱尿道,减少细菌增生,预防泌尿系统感染。

(4) 定时夹放导尿管,白天 2~3h 放一次,夜间 4~5h 放一次,使膀胱保持节律性充盈和排空,防止膀胱痉挛和缩小,促进功能恢复。待病情好转,尽早拔除尿管。

6. 呼吸系统感染

(1) 保持室内空气清新,定时开窗通风。

(2) 对于高位截瘫者,按时翻身、拍背。每次拍背时用空掌从病人背部肺底部由下向上、由外向内,拍击到肺尖部,帮助病人咳嗽排痰,增强后背部血液循环,指导病人做深呼吸及扩胸运动,有利于肺复张。

7. 压疮

(1) 卧床病人避免软组织长期受压,按时翻身、拍背,使用气垫床。

(2) 每天用温水擦浴,保持皮肤清洁。

(3) 保持床单的干燥、平整。

(4) 保证全身营养的摄入。

8. 关节挛缩

（1）注意卧位姿势，不得压迫患肢。

（2）下肢瘫痪者防止关节畸形。

（3）足下垂者，应穿"丁"字鞋，保持双足功能位。

9. 下肢深静脉血栓

（1）早期协助病人做被动性肢体运动，根据病人病情及耐受程度，决定锻炼的时间和频次，并保持功能位。

（2）监测凝血指标，观察双下肢是否对称，必要时遵医嘱使用抗凝药物。

10. 预防足下垂

足掌使用软枕或防旋鞋，维持下肢功能位。

十六、颅骨缺损手术护理

颅骨缺损是指由于先天性、外伤性或手术后引起的颅骨缺损，当 $>3cm \times 3cm$ 时，造成外形或功能受影响者，应行颅骨缺损修补术。临床表现以局部可触及颅骨缺损，影响外观，可见脑组织外膨或凹陷。一般在术后 3~6 个月做颅骨修补手术。术前准备修补材料，多用钛合金材料，塑形时应注意病人形象美观

1. 术前护理

详见神经外科围手术期的护理之一般术前护理常规。

2. 术后护理

详见神经外科围手术期的护理之一般术后护理常规。

3. 病情观察

（1）密切观察病情变化，注意有无癫痫发生先兆，遵医嘱服用抗癫痫药，并观察药物作用及副作用。

（2）密切观察病人神志、瞳孔及生命体征变化。

（3）注意切口渗血情况，观察局部有无肿胀、积液，以防排异反应发生。

（4）注意安全，避免碰撞缺损处，避免剧烈活动。

4. 常见并发症的护理

详见神经外科围手术期的护理之并发症及护理。

十七、癫痫手术护理

癫痫是大脑神经元突发性异常放电,导致短暂的大脑功能障碍的一种慢性疾病,表现为运动、感觉、意识、自主神经、精神等不同障碍或可兼而有之。本病多在儿童期和青春期发病,因病程长、根治困难、发病不定时,给病人造成了巨大的痛苦。临床上以突然意识丧失、突然跌倒、四肢抽搐、口吐白沫或口中怪叫、醒后如常人为主要表现。

(一) 术前护理

1. 心理护理

(1) 向病人及家属做好解释,给予病人详细的健康宣教。

(2) 着重解决病人及家属的恐惧心理,提高对该病的认识,总结不愈的原因,增强康复的信心。

(3) 对患有性格暴躁和攻击行为的病人,护士在生活上应给予多方照顾,避免外界一切不良刺激,从而消除他们的抵触情绪。

(4) 积极请家属参与实施治疗计划,充分调动病人及家属治疗疾病的积极性,取得合作,使病人及家属有长期坚持治疗的心理准备,为病人院外治疗打下基础。

2. 病情评估

(1) 病人入院后除给予常规生理、心理方面的评估外,重点对病人服药的种类、剂量、癫痫的发作次数及频率、先兆症状及对病人生活的影响程度给予评估。

(2) 根据评估结果对病人日常生活中相关护理内容进行指导。

(3) 配合医生进行抗癫痫治疗。

3. 脑电监测护理

(1) 做脑电图监测前先了解病人发病情况,在服药期间经常发病的病人,做脑电图监测当日停服抗癫痫药,几周或几小时发病一次的病人术前1~2天停药。

(2) 做脑电图监测前先洗头,不用任何护发品,使电极和皮肤接触良好。

(3)嘱病人在床上安心休息,减少活动,将病人的手放在被子外,如大发作时将被子拿掉,不要正面按压病人,遮挡病人面部,便于发作时监测录像上记录发作的整体情况和状态。

4. 术前常规准备

(1)术前进行抗生素皮试,术晨遵医嘱带入术中用药。

(2)协助完善相关术前检查:血常规、尿常规、肝肾功能、心肺功能、CT、MRI出凝血实验等。

(3)术前8h禁食禁饮。

(4)术晨更换清洁病员服。

(5)术晨备皮:术晨剃头。

(6)术晨与手术室人员进行病人、药物核对后,送入手术室。

(7)麻醉后置尿管。

(二)术后护理

1. 全麻术后护理常规

(1)了解麻醉和手术方式、术中情况、切口和引流情况。

(2)低流量吸氧。

(3)心电监护。

(4)用床档保护,防坠床。

(5)严密监测生命体征,特别注意血压变化,警惕颅内高压的发生。

2. 病情观察

严密观察瞳孔变化,并注意术后肢体活动观察,发现异常及时通知医生,给予初步处置后急查CT确定病因,及时治疗。

3. 伤口和引流观察及护理

(1)引流袋妥善固定在床边,保持引流管通畅。

(2)病人翻身时夹闭引流管,防止血液倒流,预防逆行感染。

(3)记录引流量,当发现引流管无引流液引出时,要观察敷料渗血情况,及时通知医生并协助处理。

4. 各管道观察及护理

(1)输液管保持通畅,留置管妥善固定,注意观察穿刺部位皮肤。

(2)尿管按尿管护理常规进行,一般术后第1日可拔除尿管,拔管后注意关注病人自行排尿情况。

5. 疼痛护理

(1)评估病人疼痛情况,警惕颅内高压的发生。

(2)遵医嘱给予脱水剂或镇痛药物。

(3)提供安全舒适的环境。

6. 饮食护理

术后进半流质饮食,鼓励病人进高蛋白、高维生素、易消化食物,避免辛辣、刺激性食物。

7. 基础护理

做好口腔护理、尿管护理,定时翻身、雾化、清洁。

8. 癫痫的护理

(1)定时间、定剂量给予抗癫痫药物。

(2)密切观察癫痫的先兆表现。

(3)癫痫发作时,保持呼吸道通畅,及时使用口咽通气道,并改用面罩吸氧,如有呕吐物,给予吸痰。

(4)遵医嘱地西泮肌肉注射或静脉注射,并注意观察呼吸情况。

(5)专人守护,妥善固定口咽通气道,并观察有无舌和颊部咬伤,防止坠床,勿强行按压肢体。

(6)减少对病人的刺激,动作要轻,保持病房安静,避免强光刺激。

(7)注意抽搐发作时的伴发症状、间歇及持续时间,注意病人意识、瞳孔情况及抽搐部位情况。

(三)健康宣教

1. 服药

(1)术后1~2年还需遵照医师指导继续服用抗癫痫药,病人不能自行随意停药或减药。

(2)停用或减药需通过医师指导,在癫痫发作消除和脑电图好转的情况下实施。

（3）长期服药病人应定期测定抗癫痫药物的血药浓度，根据监测结果及时调整抗癫痫药物的剂量。

2. 活动与安全

（1）应避免重体力劳动或用脑过度，避免高空作业及驾驶车辆。

（2）外出活动时要避免刺激，保持情绪稳定，以免引起癫痫发作并造成受伤。

（3）癫痫发作较频繁的病人，活动时最好有家属陪伴，家属应有处理发作时情况的能力，并随身携带抗癫痫药物，以保障安全。

3. 复查

由于抗癫痫药物会加重肝脏负担，易损肝细胞功能，需每3～6个月复查肝功能，必要时辅以保肝药物。

十八、帕金森综合征手术护理

帕金森综合征又称震颤麻痹，是一种发生于黑质-纹状体通路的变性疾病，可分为继发性和症状性帕金森综合征。临床表现除了与帕金森病相同（动作迟缓、表情呆滞、肌张力增高、震颤等）以外，多伴有原发症遗留下的表现，如癫痫、头痛、偏瘫、共济失调、眼球运动障碍、言语不清、痴呆等。

（一）术前护理

1. 心理护理

（1）向病人及家属解释手术的必要性、手术方式、注意事项。

（2）鼓励病人表达自身感受。

（3）教会病人自我放松的方法。

（4）针对个体情况进行针对性的心理护理。

（5）鼓励病人家属和朋友给予病人关心和支持。

2. 对症治疗

（1）静止性震颤：

① 防止抖动的肢体与床挡发生硬性碰撞，床旁勿放置热水瓶等危险品，以防烫伤。

② 病人不可独自使用锐器，如苹果刀、指甲刀等，避免发生

外伤。

③ 保持病人情绪稳定,鼓励做力所能及的事情,如用健侧手指进食、穿衣等,嘱其手中捏软球,缓解"捻丸样"动作的幅度。

(2) 肌僵直:

① 了解病人进食特点,如无法进行吞咽者,进餐时用羹匙压住舌根,将食物直接送入咽部。咀嚼困难者减慢进食速度,尽量食用流质或半流质饮食,如面汤、米粥等,食物温度适宜。进食呛咳者选择坐位或半坐卧位进食。

② 此类病人形体消瘦,皮肤缺乏脂肪保护,加之肌肉僵直,需注意保护皮肤,积极采取预防压疮的措施。

(3) 动作迟缓:

① 出现"慌张步态"的病人行走时宜穿摩擦力大的鞋,如橡胶鞋,以防跌倒。

② 对不能自行改变体位的病人,护士需了解其最佳舒适体位,协助改变姿势,摆放体位,在做起或躺下时予以帮助。

3. 术前常规准备

(1) 术前进行抗生素皮试,术晨遵医嘱带入术中用药。

(2) 协助完善相关前检查:血常规、尿常规、肝肾功能、心肺功能、磁共振、CT、出凝血实验等。

(3) 术前 8h 禁食禁饮。

(4) 术晨更换清洁病员服。

(5) 术晨备皮:术晨剃头。

(6) 术晨与手术室人员进行病人药物核对后,送入手术室。麻醉后置尿管。

(二) 术后护理

1. 全麻术后护理常规

(1) 了解麻醉和手术方式、术中情况、切口和引流情况。

(2) 持续低流量吸氧。

(3) 持续心电监护。

(4) 用床档保护,防坠床,必要时行四肢约束。

(5) 严密观察生命体征,警惕颅内高压的发生。

2. 病情观察

严密观察病人的意识、瞳孔和生命体征变化,注意有无呃逆、呕吐、语言障碍、嗜睡及低热等常见症状的发生,告知病人及家属这是术后的常见反应,采取相应措施并加强观察。

3. 伤口观察及护理

观察伤口有无渗血渗液,若有应及时更换敷料。

4. 各管道观察及护理

(1) 输液管保持通畅,留置管妥善固定,注意观察穿刺部位皮肤

(2) 尿管按尿管护理常规护理。

5. 饮食护理

术后进半流质,鼓励病人进高蛋白、高维生素、易消化食物。

6. 基础护理

做好口腔护理、尿管护理、定时翻身、雾化、清洁。

7. 健康宣教

(1) 药物护理:

① 遵医嘱口服美多巴。

② 指导病人按时、按量服药,不可自行停药、改换药物。

③ 服用美多巴药物期间,病人早、中餐进食高营养、高维生素食物,晚餐适量进食高蛋白食物,在用餐后 30min 服药,以免食物影响疗效。

(2) 活动:数周内避免剧烈活动。

(3) 复查:

① 对进行电刺激极植入术的病人要详细告知病人术后注意事项,如何时何情况下需要调节参数,复诊调节参数时的用药方法,刺激器可否关闭,哪些情况下需要关闭,磁场对刺激器的影响等。

② 定期门诊随访,监测神经刺激器的功能和调节参数。

③ 出现不适症状,到医院复诊,不可自行调节参数。

(三)体位与活动

(1) 全麻清醒前:去枕平卧,头偏向一侧。

(2) 全麻清醒后:抬高床头 15°～30°,以利于颅内静脉血回流减轻脑水肿。

(3) 术后第一天:开始进行肢体被动训练,上肢按指、腕、肘、肩关节,下肢按足、踝、髋关节的顺序进行按摩及肌肉舒缩运动,3～5次/日,15～20min/次。

(4) 术后一个月开启神经刺激后进行主动训练,包括屈膝、屈肘、抓物、转踝、肌肉舒缩等,时间、频次与被动活动相同。

(5) 一个月后进行无依托行走训练,强度逐渐增加,一旦出现肌肉痉挛即停止训练,训练时需家人扶持,以防跌伤。

(四) 并发症的处理

(1) 与手术本身有关的并发症:术后严密观察切口渗液及有无颅内压增高,如切口疼痛、头痛、频繁呕吐等。渗液过多及时换药,保持敷料清洁、干燥。

(2) 与DBS装置有关的并发症:及早发现,协助医生进行参数调节、手术重置等处理。

(3) 与刺激部位有关的并发症:密切观察,早期发现,协助医生进行参数调节等处理。

十九、伽马刀治疗护理

伽马刀治疗是应用立体定向技术,通过将经过规划的伽马射线聚焦照射颅内预定的靶区,一次性毁损靶区内的组织,从而得到类似外科手术切除效果。手术方法:① 对病人实施局麻处理,在病人的头部安装定位框架,便于手术治疗。② 采用MRI扫描定位的方式,精确定位病人的垂体瘤位置,应用影像信息传入伽马刀剂量规划系统,通过该系统来计算靶点的准确坐标,对病人的垂体瘤进行切除处理。

(一) 术前护理

1. 心理护理

(1) 解释实施伽马刀的必要性及重要性、手术方法及注意事项。

(2) 鼓励病人表达自身感受。

(3) 教会病人自我放松的方法,手术时自己不能随意转动头部。
(4) 鼓励病人家属和朋友给予病人关心和支持。

2. 病情观察及护理
(1) 观察并记录病人生命体征。
(2) 监测病人意识、瞳孔及各神经系统体征。
(3) 倾听病人主诉,及时做出处理。

3. 术前准备
(1) 进食营养丰富的食物,提高手术耐受力。
(2) 当天清晨病人进食。
(3) 术前一天备皮,范围为头部。
(4) 做好术前检查:血常规、尿常规、肝肾功能、心肺功能、CT、MRI、出凝血检查等。
(5) 询问既往史及慢性病。
(6) 术晨建立静脉通道
(7) 术晨更换病员服,准备好造影剂、术中用药,核对后进入手术室。

(二) 术后护理
(1) 手术完毕取下头架用无菌纱布,用绷带包扎伤口,特别有头皮血管破损出血者,可进行加压包扎和缝合包扎。
(2) 严密观察生命体征,抬高病人床头 15°～30°,定时观察病人生命体征、神志及瞳孔变化,注意病人治疗后有无头痛、恶心等反应。
(3) 术后常规给予 20% 甘露醇 250mL 加地塞米松 5～10mg 快速静脉点滴。如有不适,应立即报告医生处理。

(三) 并发症护理

1. 脑水肿、颅内高压的护理

脑水肿、颅内高压是最常见的并发症,一般多发生在治疗后 1～3 个月,或更迟一些时间。一般可将其分为急性、早期迟发型和晚期迟发型。病人出现脑水肿、颅内高压时,保持头高 15°～30°,取卧位,以利于颅内静脉回流。昏迷、呼吸不畅者取平卧头偏向一侧位。保持呼吸道通畅,必要时吸氧。行脑脊液外引流术的病人,要保持引流管通畅及引流管位置适宜。

2. 癫痫

既往有癫痫病史的病人,治疗后 24h 内常有癫痫发作,故于治疗前 3 天就应常规服用抗癫痫药物,并持续服用 1 年以上,不能间断。避免使用麻醉性镇静剂,防止因脑血管扩张而加重病情。须向病人及其家属交代有关安全保护常规,防止意外伤害。

3. 脑疝

治疗前已有颅内压增高的病人,特别是颞底部、侧裂区的肿瘤,极易因治疗后颅内压进一步升高而诱发脑疝。胶质细胞瘤病人治疗后 10~15 天是脑疝高发期,应格外注意加强监护,尤其是要避免病人用力排便、咳嗽,二者是诱发脑疝的危险因素。因为胸腔、腹腔的压力突然升高,可通过无瓣的静脉直接传导到颅内,使静脉血回流受阻,颅内压急骤升高。

(四)健康宣教

(1)饮食:忌刺激性食物,忌坚硬食物,忌胀气食物,忌烟酒。

(2)活动:适度活动,避免剧烈活动,防止过度疲劳,忌情绪激动,注意保暖。

(3)复查:复查血常规及免疫功能,半年内每月一次,半年后每 3 个月一次,一年后定期复查 CT 及 MRI。

(4)用药:在医生指导下用药。

二十、脑血管介入治疗护理

脑血管介入治疗是在 X 线电视的监控下,以影像诊断为基础,在影像学诊断设备的引导下,通过血管途径,借助引导器械(针、导管、导丝)递送特殊材料到神经系统病变区,从而达到治疗的目的。

(一)术前护理

详见神经外科围手术期的护理。

手术配合教育:介绍术中配合的方法,如如何屏气,治疗中不可咳嗽等。

(二) 术后护理

详见神经外科围手术期的护理。

(1) 体位：

① 术后 2h 内宜平卧。

② 手术侧下肢制动 24h。

③ 2h 后，可根据病人需要，协助摆放舒适体位，但应注意手术侧下肢禁止蜷曲。

(2) 活动：

① 严格卧床 24h。

② 手术侧下肢严格制动 24h。

③ 除脑出血病人之外，24h 之后进行下床预适应，预适应后可下床活动，忌剧烈运动。

(三) 病情观察及护理

(1) 监测病人意识、瞳孔、生命体征及神经系统变化，及时发现，及时处理。

(2) 触足背动脉，判断指端循环状况。

(3) 穿刺点压迫止血：

① 沙袋压迫止血：术后 2h 内手指强压；术后 2h 后用 2kg 的盐袋/沙袋压迫 6h；压迫期间前 2h 内，每 15min 触足背动脉一次；压迫期间每 2h 测血压，记录生命体征；严密观察穿刺处有无渗血、渗液，观察皮肤颜色、温度；按压局部皮肤，有无包块、硬结、波动感。

② 压迫器压迫止血：术后即压迫穿刺点，2h 后逆时针旋转 360°放松压迫器，继续压迫 6h 后去除压迫器；压迫期间内的观察同上。

(四) 常见并发症的护理

(1) 穿刺点处出血或血肿：

① 观察伤口渗血情况，检查压迫器或沙袋、盐袋的位置是否得当。

② 严格制动，防止出血。

③ 若出血量大，及时通知医生，及时处理。

(2) 脑血管痉挛：

① 观察有无头痛、突发血压升高、烦躁不安、肢体瘫痪等表现。

② 术后使用扩血管药物,遵医嘱使用抗凝剂,进行血液稀释疗法及扩容疗法。
③ 严格卧床休息,避免情绪激动,保持大便通畅。
④ 遵医嘱使用镇静止痛药物。
(3) 动脉血栓:
① 观察局部有无肿胀,皮肤颜色是否发绀,温度是否降低。
② 手术侧下肢制动。
③ 平卧,忌用力过猛翻身。
④ 不可抬高手术侧肢体。
⑤ 遵医嘱运用溶栓等对症治疗。
(4) 脑损害
① 观察有无癫痫、短暂失明、感觉障碍、精神症状异常等。
② 加强巡视病房,用床档保护,防止受伤。

(五) 健康指导与康复
(1) 活动:适度活动,防止过度疲劳,忌情绪激动,注意保暖。
(2) 治疗:在医生指导下服用抗凝剂;监测血压,防止血压升高。
(3) 定期复查。

二十一、数字减影血管造影术护理

数字减影血管造影(digital subtraction angiography,DSA)是一种以电子计算机辅助成像的血管造影检查方法。应用数字计算机程序将人体未做造影时的组织图像信息转变成数字信号输入储存,然后经动脉或静脉将造影剂注入血流,所获得的第二次图像信息也输入计算机,两者数字相减后(此时骨骼和软组织影响被削减)再转变产生一个新的仅充满造影剂的血管图像。目前已广泛应用于动脉瘤、先天性血管畸形等脑血管疾病的诊断。

(一) 造影前准备
(1) 详细介绍检查的必要性与过程、造影可能发生的反应,消除病人的紧张情绪或害怕心理,征得家属和病人的同意并签字。
(2) 儿童和烦躁不安者应使用镇静药或在麻醉下进行。

(3) 检查 PT+APTT,做好碘过敏试验和普鲁卡因皮试,出血性疾病、凝血性障碍疾病及碘过敏等禁忌检查。

(4) 皮肤准备:穿刺部位备皮范围为 5cm×5cm,经股动脉穿刺插入导管者按外科术前要求准备皮肤。

(5) 用物准备:造影剂、麻醉剂、生理盐水、肝素、沙袋、股动脉穿刺包、无菌手套及抢救用物等,防止发生意外。

(6) 术前 4~6h 禁食,术前 30min 排空大小便。

(二) 造影后护理

(1) 密切观察呼吸、血压变化;注意穿刺部位有无渗血、血肿。

(2) 穿刺部位加压包扎,股动脉穿刺者肢体制动 6~12h,并注意观察足背动脉搏动和远端皮肤的颜色、温度等。

(3) 术后 2h 多饮水,以促进造影剂排泄。

(4) 密切观察病人有无造影剂引起的不良反应并及时处理。

(5) 协助做好生活护理。

第八节 泌尿外科疾病护理常规

一、泌尿外科疾病一般护理

(一) 身心评估

包括病人一般情况、健康史、既往史、心理和社会支持状况,营养状况、主要症状、手术切口皮肤情况、阳性体征、辅助检查。

(二) 一般护理常规

(1) 按外科一般护理常规护理。

(2) 熟悉掌握泌尿系统的解剖及其生理功能,并了解病人疾病史。

(3) 收集了解病人各种辅助检查的诊疗情况。

(4) 注意病人的一般身体状况及主要脏器的功能状况。

(5) 正确、及时收集尿液标本,留取 24h 尿液标本时加防腐剂。

(6) 尿路有引流管或感染者,要鼓励病人多饮水,每日不少于2000mL,做好会阴护理。

(7) 暴露外生殖器的各种操作,应在治疗室进行或用屏风遮挡。

(8) 泌尿外科老年病人居多,随生理变化,胃肠蠕动功能逐渐减慢,有发生便秘的可能,指导习惯性便秘的病人多食用粗纤维、易消化的食物,以保持排便通畅。

(三) 泌尿外科手术前后一般护理

1. 术前护理

(1) 按外科手术前护理常规护理。

(2) 术前做好心理护理,稳定病人情绪,减轻病人由于不同原因引起的心理障碍,使病人以良好的心理状态接受治疗。

(3) 术前晚遵医嘱灌肠,手术涉及肠道者遵医嘱术前3天起做肠道准备。

(4) 了解女病人有无妇科疾病,术前注意外阴清洁。

2. 术后护理

(1) 按外科术后护理常规及麻醉后护理常规护理。

(2) 定时监测生命体征,观察尿液的色、质、量,并及时记录。

(3) 了解各引流管的放置位置,并分别标记。

(4) 引流管长短适宜,妥善固定,保持通畅,集尿袋置于耻骨联合以下,防止尿液逆流,同时观察引流液的颜色、量、性质,正确、及时做好记录。

(5) 注意观察引流管周围有无渗血、渗液、漏尿。引流管接引流袋时要注意无菌操作,定时更换。

(6) 膀胱冲洗者,严格无菌操作,注意记录冲洗液的进出量,准确记录尿量。

(7) 有留置导尿者要鼓励病人多饮水。保持尿道口清洁,加强会阴部护理,发现尿液有异常时及时通知医生,遵医嘱留取尿标本。

(8) 严格无菌操作,留置导尿管每2~4周更换一次,如导管滑出,应立即更换。

(9) 术后出现肠麻痹、腹胀明显者应禁食,必要时胃肠减压,按胃肠减压护理。

(10) 病人卧床期间加强基础护理,高龄体弱者要注意预防肺部感染和压疮。

(11) 心理有障碍者应及时做好心理护理。

二、肾脏损伤护理

肾脏损伤是由外来暴力直接或间接作用于肾区所致,分为开放性损伤、闭合性损伤、医源性损伤。临床上以休克、血尿、疼痛以及腰腹部肿块为主要症状。

(一) 身心评估

包括病人一般情况、健康史、既往史、心理-社会支持状况、营养状况、主要症状、手术切口皮肤情况、阳性体征、辅助检查。

(二) 非手术治疗病人的护理措施

(1) 一般护理:绝对卧床休息2~4周,即使血尿消失,仍需继续卧床休息至预定时间。过早、过多离床活动,均有可能再度发生出血。

(2) 病情观察:

① 动态观察血尿颜色的变化,若血尿颜色逐渐加深,说明出血加重。

② 准确测量并记录腰腹部肿块的大小,观察腹膜刺激症状的轻重,以判断渗血、渗尿情况,若肿块逐渐增大,说明有进行性出血或尿外渗。

③ 观察病人体温变化,必要时监测血象,以判断有无继发感染。

(3) 维持水、电解质及血容量的平衡,及时输液,保持足够的尿量,使用止血药物,减少及控制出血,根据病情及时补充血容量,预防休克发生。

(4) 对症护理:给予高热者物理降温,腰腹部疼痛明显者,给予止痛镇静治疗,以减轻疼痛,避免因躁动而加重出血。

(5) 给予心理护理:消除病人紧张情绪,增加其安全感。

(6) 预防便秘,常规使用缓泻剂,防止腹压增加引起继发性出血。

(三) 手术治疗病人的护理措施

1. 术前护理

(1) 按泌尿外科手术前护理常规护理。

(2) 病情观察:密切观察生命体征,每隔1~2h测量血压、脉搏、呼吸一次,并注意病人全身症状。

(3) 防治休克:保证休克病人输血、输液的通畅,补充血容量。

(4) 术前准备:有手术指征者,在抗休克同时,积极进行各项术前准备。危重病人尽量减少搬动,以免加重损伤和休克。

(5) 进行心理护理。

2. 术后护理

(1) 按泌尿外科手术后及麻醉后护理常规护理。

(2) 一般护理:麻醉作用消失后血压平稳者,为利于引流和呼吸,可取半卧位。肾损伤修补、肾周引流术后病人需卧床休息2~4周,待肠蠕动恢复后开始进食。

(3) 预防感染:定时观察体温,了解血、尿白细胞计数变化,及时发现有无感染。严格无菌操作,加强损伤局部的护理,早期应用广谱抗生素,预防感染。

(4) 伤口护理:保持手术切口清洁、干燥,换药时注意无菌操作。

(5) 引流管的护理:妥善固定肾周引流管及集尿袋,防止牵拉和滑脱,保持引流通畅,翻身活动时避免引流管被拉出、扭曲和引流袋接口脱落。观察引流液的量、颜色、性状。

(四) 健康指导与康复

(1) 需长期卧床的病人,应适当翻身和改变体位,预防压疮,并进行肌肉锻炼,防止四肢肌肉萎缩。

(2) 肾挫裂伤4~6周后肾组织才能趋于愈合,过早活动易使血管内血凝块脱落,可发生继发性出血。

(3) 伤后2~3个月内不宜参加重体力劳动或剧烈运动。

(4) 严重损伤致肾切除后,应注意保护健侧肾,尽量不服用对肾脏有损害的药物,在医生指导下服药,以免造成健侧肾功能损害。

(5) 定期复查,门诊随访。

三、单纯肾切除术护理

肾切除术包括肾脏全切术和肾部分切除术,主要适应于肾恶性肿瘤、肾结核、严重肾损伤、一侧脓肾、严重肾盂积水或肾结石等。

(一) 身心评估

包括病人一般情况、健康史、既往史、心理-社会支持状况、营养状况、主要症状、手术切口皮肤情况、阳性体征、辅助检查。

(二) 护理措施

1. 术前护理

(1) 按泌尿外科手术前护理常规护理。

(2) 遵医嘱给予针对性药物治疗。肾结核病人术前应用抗结核药物,配合手术治疗。抗结核药按方案服药,必须坚持早期、联合、足量和规律用药的原则。

(3) 预防泌尿系感染,适量饮水,保持会阴部清洁。

(4) 心理护理:向病人讲解手术方式及注意事项,缓解病人紧张情绪。

2. 术后护理

(1) 按泌尿外科手术后及麻醉后护理常规护理。

(2) 术后24~48h根据病情每30~60min严密观察记录病人生命体征,注意病人切口的渗出情况,保持各引流管通畅,观察引流管的颜色、性质和量。保持切口周围皮肤的清洁干燥,如有渗出及时给予换药。

(3) 保持引流管及导尿管引流通畅,遵医嘱准确记录24h尿量,观察尿量及血尿情况,以了解健侧肾脏功能,防止发生急性肾功能衰竭。

(4) 体位:术后平卧位,血压平稳后可根据病情给予半卧位,卧床休息3~7天,但肾修补、肾部分切除病人须绝对卧床休息1周,避免加重出血或肾下垂。

(5) 控制补液速度,以免增加健侧肾脏的负担。

(6) 病人肠道功能恢复后由半流到普食逐步过渡,食用清淡、易消化饮食,如有腹胀,遵医嘱给予肛管排气或药物治疗缓解。

(7) 抗生素的应用:选用对肾脏无损害或毒性较轻的抗生素,以保护肾功能。

(8) 预防术后并发症:卧床期间鼓励并协助病定时向健侧翻身,给予拍背,嘱病人及时将痰液咳出,预防肺部感染,利于肠蠕动的恢复,减轻腹胀。

(三) 健康指导与康复

(1) 告知病人定期复诊。肾结核术后继续进行抗结核治疗,直至尿检查结果正常为止。肾肿瘤术后根据治疗方案进行抗癌药物治疗。

(2) 女性病人术后 2 年内应避免妊娠。

四、腹腔镜下肾部分切除术护理

利用腹腔镜下肾部分切除术对肾肿瘤病人进行治疗,具有微创手术的切口小、病人疼痛少、术后恢复快、医疗费用低、操作简便、安全性高等优势。

(一) 身心评估

包括病人一般情况、健康史、既往史、心理-社会支持状况、营养状况、主要症状、腰部穿刺处皮肤情况、阳性体征、辅助检查。

(二) 护理措施

1. 术前护理

(1) 按泌尿外科手术前护理常规护理。

(2) 辅助病人做好各项术前常规检查,如 B 超、CT、心电图以及血生化检查等,掌握病人实际病情。

(3) 嘱病人戒烟、戒酒;进行有效呼吸训练,如咳嗽、深呼吸等。

(4) 胃肠道准备:为减少术后肠腔胀气,术前 2 天禁食豆类、牛奶、甜食等易产气食物,术前晚灌肠。

(5) 心理护理:病人由于对该手术不了解,担心术中、术后出现意外情况,护士应针对病人的心理问题主动与其沟通,详细讲解该手术的方法、预期效果及优越性、安全性,解除病人顾虑,使其以最佳心态配合手术治疗和护理。

（6）遵医嘱给予术前抗感染等治疗。

2. 术后护理

（1）按泌尿外科手术后护理常规和全麻后护理常规护理。

（2）心电监护：连续监测病人各项生命体征24～48h。

（3）保持呼吸道通畅：给予病人吸氧，排除体内潴留CO_2，注意吸氧量适中，必要时可雾化吸入，预防呼吸道感染。防止误吸导致吸入性肺炎。病人术后麻醉未清醒时取平卧位，头偏向一侧，暂禁饮食，因麻醉药物刺激人工气腹，术后6h病人可出现恶心、呕吐。病人呕吐时，要及时清理口鼻腔内容物，必要时使用止吐药物。麻醉清醒、血压平稳后取半坐卧位，术后嘱病人做深呼吸及咳痰，以预防肺部感染。

（4）引流管护理：应做好标记，妥善固定，防止扭曲、折叠，保持引流通畅。密切观察引流液的颜色、性质及量，做好记录。一般在术后3天，引流量≤15mL/日时可以拔除。

（5）术后卧床10～14天后，在身体条件及病情允许的情况下增加活动，增强身体素质，促进病人术后更好更快恢复，减少并发症。

（6）饮食护理。术后饮食对病人的切口愈合、组织修复及提高抗感染能力十分重要。病人肠蠕动恢复后嘱其进流质饮食，慢慢过渡至普食，多食新鲜蔬菜水果，应给予高热量、高营养、富含维生素和膳食纤维的食物，饮食应清淡、易消化，防止腹胀和便秘。

（7）加强基础护理，及时为病人更换床褥，帮助病人翻身拍背，保持病房干净卫生，保持病人五官清洁，促进病人快速恢复。

（三）健康指导与康复

定期复查血、尿常规、肾功能，保证充足的休息，适当锻炼身体，加强营养，增强体质。

五、膀胱全切肠道替代术护理

全膀胱切除术对于男性是将膀胱、前列腺和精囊一并切除，对于女性是将膀胱和尿道一并切除。根治性全膀胱切除是整块切除膀胱、前列腺、精囊、盆腔腹膜、盆腔侧壁和血管的周围组织（包括淋巴结和淋巴管）；对于女性还另外包括阔韧带、子宫、子宫颈和部分阴道。膀胱全切＋回肠代膀胱术适用于膀胱肿瘤的分化程度高、浸润范围广以及周围淋巴结组织转移的病人。复发次数多、复发速度快、肿瘤生长速度快、多发肿瘤以及位于膀胱三角区的肿瘤病人也适用于此手术。

（一）身心评估

包括病人一般情况、健康史、既往史、心理-社会支持状况、营养状况、主要症状、阳性体征、辅助检查。

（二）护理措施

1. 术前护理

（1）按泌尿外科手术前护理常规护理。

（2）做好心理护理。对病人害怕疼痛，担心出现并发症及意外情况，担心肿瘤复发以及社会、家庭等心理问题进行疏导，并鼓励病人多提问题，帮助他们克服恐惧心理、稳定情绪，以便积极配合术后的各种治疗。

（3）肠道准备：因手术是以回肠代膀胱，故术前肠道准备尤为重要。有效地清洁肠道，可以减少肠腔内居菌，防止术区受污染，预防肠吻合口瘘。术前3天给予半流食，术前2天给予流质饮食，术前1天禁食，同时从术前3天起每晚给予复方聚乙二醇电解质散口服灌肠。术晨清洁灌肠。

（4）呼吸道准备：因病人手术后卧床时间长，易并发肺部感染，故嘱病人术前2周戒烟，并指导其做有效咳嗽、排痰训练，每日做深呼吸运动4～5次，每次10min，以防术后发生肺部感染，术前如有肺部感染，应用抗生素控制感染。

2. 术后护理

（1）按泌尿外科手术后护理常规及全麻后护理常规护理。

（2）常规护理：严密观察病人意识、体温、呼吸、脉搏、血压等生命特征；保持呼吸道通畅，如发现异常立即通知医生处理。对术后无恶心呕吐的病人，在拔除胃肠减压管后可从流质饮食开始进食。

(3) 切口护理:护理人员要密切观察切口情况,腹腔镜手术的切口比较小,应观察术后伤口有无渗血、腹壁淤血,腹腔引流液的色和量及切口疼痛情况,及时更换敷料,如有特殊情况及时向医生汇报。

(4) 引流管护理:回肠代膀胱术后常规需要安置5根引流管——胃肠减压管,左、右输尿管支架管,造口引流管及腹腔引流管。由于引流管较多,护理人员应特别注意引流管的护理,密切观察引流液色、质、量,保持引流管通畅,防止扭曲、堵塞,如发现引流液出现鲜红色,应立即通知医生处理。

(5) 饮食护理:术后向病人介绍合理饮食的重要性,多进食高热量、高蛋白的食物及易消化的食物,多饮水以达到生理冲洗的作用。

(6) 并发症的预防与处理:与经腹手术相同,腹腔镜手术也有切口感染的可能,要做好切口的护理,防止出血感染的发生。疼痛:由于术中创伤范围比较大,术后疼痛是病人常见的并发症,应根据病人的疼痛情况给予不同类型的止痛药。肺部感染:由于病人术后因为害怕疼痛而不敢用力咳嗽,容易发生肺部感染,术后应使用有效的抗生素治疗,同时根据病人身体情况协助病人叩背咳痰,严重时可以采用雾化吸痰。

(7) 腹壁造瘘口护理:保持造口处引流管的清洁与通畅及造口周围皮肤清洁、干燥,每天用温盐水湿敷造口,可以缓解造口黏膜水肿;观察造口黏膜血运情况,如发现血运异常应及时处理;向病人讲解造口的正确护理方法,教会病人正确使用、更换造口袋等自我护理技能。

(三)健康指导与康复

(1) 术后病人日常生活受到严重影响,因此需要在出院前教会病人如何进行术后自我护理:指导病人练习控制代膀胱功能,早日提高对新膀胱的控制力,指导病人大量饮水,以增加尿量,达到冲洗尿路的目的。

(2) 注意休息,适当活动,劳逸结合,进食清淡、易消化饮食,保持大便通畅。待各引流管拔除后,应注意观察病人腹壁造口肠管的血运情况,保护造口周围的皮肤,并指导病人正确使用集尿袋。嘱病人多饮水,达到内冲洗的目的。

(3) 定期复查,门诊随访。

六、良性前列腺增生围手术期护理

良性前列腺增生症(BPH),是老年男子常见疾病之一,为前列腺的一种良性病变。其发病原因与人体内雄激素与雌激素的平衡失调有关。病变起源于后尿道黏膜下的中叶或侧叶的腺组织、结缔组织及平滑肌组织,形成混合性圆球状结节。以两侧叶和中叶增生较为明显,突入膀胱或尿道内,压迫膀胱颈部或尿道,引起下尿路梗阻。前列腺增生引起梗阻时,膀胱逼尿肌增厚,黏膜出现小梁、小室和憩室。长期的排尿困难使膀胱高度扩张,膀胱壁变薄,膀胱内压增高,输尿管末端丧失其活瓣作用,产生膀胱输尿管反流。前列腺增生的手术有开放手术和腔镜手术两种,开放手术有耻骨上、耻骨后前列腺摘除术,腔镜手术为经尿道前列腺电切术、剜除术。

(一) 身心评估

包括病人一般情况、健康史、既往史、心理-社会支持状况、营养状况、主要症状、阳性体征、辅助检查。

(二) 护理措施

1. 术前护理

(1) 按泌尿外科手术前护理常规护理。

(2) 如有尿潴留或并发感染、肾功能不良时,一般给予留置尿管或膀胱造瘘1周左右,置管期间嘱病人保持尿道口或造瘘口清洁,指导其多饮水(每日2500mL左右),达到内冲洗作用。

(3) 合并有心血管、呼吸系统等疾病者术前要积极治疗,待病情稳定后再行手术。

(4) 此类病人多为老年病人,应做好病人的心理指导、安全宣教及健康指导。为减轻病人的焦虑,增强治疗信心,护士应耐心地向病人解释手术原理、方法、效果及优越性,必要时请术后恢复较好的病人现身说法,使病人以积极向上的态度配合手术治疗。

(5) 提肛肌功能锻炼。嘱病人做有意识的中断排尿收缩肛门括约肌的动作,次数根据病人的耐受情况而定。目的是预防及降低术后尿失禁的发生,提肛肌训练越早、次数越多,发生尿失禁的机会就越少,反之则高。

(6)术前准备:由于病人术前多有尿路感染、尿潴留、血尿等症状,嘱病人多饮水,按时使用抗生素,治疗及预防尿路感染,戒烟、酒,预防呼吸道感染,避免尿潴留发生,同时,按照常规做好其他术前准备。

2. 术后护理

(1)按泌尿外科手术后护理常规及麻醉后护理常规护理。

(2)体位:病人取平卧位,将气囊导管牵引固定在大腿一侧,不得随意屈曲大腿,不得改变气囊固定的位置,以防气囊破裂移位、导尿管松脱引起出血。

(3)保持外阴清洁:术后要保持会阴部的清洁,避免大便污染,每日更换尿袋一次,每日用碘伏消毒尿道口周围2次,以保持清洁,预防感染。

(4)膀胱持续冲洗护理:保持膀胱冲洗管道的通畅,防止扭曲、折叠、脱落。严密观察冲洗液的颜色、性质、量。观察冲洗的速度与流出的速度是否成正比,预防及处理堵管或膀胱痉挛引起的引流不畅。

(5)术后24h须严密观察病人的意识状态及生命体征。观察病人有无膀胱痉挛、稀释性低钠血症、出血等并发症的出现,如有异常,及时告知医生配合处理。

(6)饮食指导:此类手术病人年龄一般偏大,抵抗力差,再加上手术消耗,身体较虚弱,须告知病人其进食营养丰富的高蛋白、高维生素饮食,以加速创面愈合,增强体力,早日康复。

(三)健康指导与康复

(1)嘱病人多饮水,每日2500mL左右,嘱病人进食易消化,富含粗纤维的食物,忌烟酒及辛辣刺激性食物,预防便秘,避免用力排便引起出血。

(2)注意休息,术后1~3个月避免剧烈活动,避免骑车、提重物等增加腹压的活动,避免用力咳嗽,术后2个月内禁性生活。注意保暖,预防呼吸道感染。

(3) 出现尿流变细、排尿困难、血尿等异常情况时及时来院复查。

七、输尿管镜钬激光碎石取石术护理

钬激光以稀有元素钬为激发介质的固态脉冲式激光,具有良好的切割能力,对尿路结石特别是体外冲击波碎石失败、结石合并息肉包块及结石远端腔道狭窄的病人有很好的治疗效果。

(一) 身心评估

包括病人一般情况、健康史、既往史、心理-社会支持状况、营养状况、主要症状、阳性体征、辅助检查。

(二) 护理措施

1. 术前护理

(1) 按泌尿外科手术前护理常规护理。

(2) 心理护理:对病人及其家属耐心细致地讲解手术的原理、方法、疗效、优点和术后配合的注意事项,针对具体情况及时消除病人的紧张恐惧心理,使病人更好地配合手术。

(3) 术晨拍摄定位片再次确定结石部位。进手术室将X片一同带入。

2. 术后护理

(1) 按泌尿外科手术后护理常规及麻醉后护理常规护理。

(2) 体位:术后平卧位,病情平稳可下床适量活动。

(3) 妥善固定引流管,引流袋不能高于耻骨联合,防止尿液逆流,引起感染。保持引流管通畅,定时捏挤引流管,防止小血块堵塞引流管。

(4) 双J管的护理:留置双J管期间避免剧烈运动,以免引起双J管移位脱出。双J管于术后1个月在膀胱镜下拔除。

(5) 鼓励病人胃肠蠕动恢复后多饮水,以达到内冲洗的作用。

(6) 并发症的观察及护理:密切观察病人是否有疼痛、发热,如有发现及时处理。

（三）健康指导与康复

（1）对留置双J管病人，应指导其避免过于激烈的活动，如腰部、四肢同时伸展及突然下蹲，以防止双J管滑脱或上下活动。提醒病人出院1个月后来院复查，根据结石排出情况，准时来院拔除双J管。

（2）嘱病人多饮水，每日饮水2000～3000mL，以达到内冲洗作用。

（3）嘱病人增加营养，适当活动，保持大便通畅，防止便秘。

（4）定期门诊复查。

八、腹腔镜泌尿外科手术护理

腹腔镜是一种带有微型摄像头的器械，腹腔镜手术就是利用腹腔镜及其相关器械进行的手术。现经腹腔镜可行经腹（腹膜后）入路肾切除术、经腹（腹膜后）入路肾癌根治切除术、腹腔镜下肾囊肿去顶减压术、经腹（腹膜外）入路前列腺癌根治性切除术、腹腔镜下精索静脉高位结扎术、经腹入路肾上腺切除术、腹腔镜下膀胱全切＋输尿管皮肤造瘘术。

（一）身心评估

包括病人一般情况、健康史、既往史、心理-社会支持状况、营养状况、主要症状、阳性体征、辅助检查。

（二）护理措施

1. 术前护理

（1）按泌尿外科手术前护理常规护理。

（2）根据病人病情积极治疗原发病。

（3）腹腔镜下肾上腺切除术前监测血压的变化，遵医嘱用药；扩充血容量等。

（4）心理护理：向病人及家属讲解该术式优点、特点，支持、鼓励病人，使病人身心放松、情绪稳定，积极配合手术。

（5）进行相应的体位练习及特殊训练，指导病人深呼吸，学会有效咳嗽及床上翻身和下床活动的技巧等。

2. 术后护理

（1）按泌尿外科手术后护理常规及麻醉后护理常规护理。

（2）严密监测生命体征的变化。

（3）妥善固定导尿管，准确观察记录尿液的颜色、性质和量，膀胱肿瘤与前列腺电切术的病人术后通常会给予膀胱持续冲洗2天，定时挤压引流管，保持冲洗与引流通畅，同时做好会阴护理。留置双J管的病人术后早期多有患侧腰部不适、腰痛，嘱病人注意休息，避免突然下蹲、弯腰等动作。拔除留置导尿管后指导病人排尿，勿憋尿。

（4）鼓励病人胃肠蠕动恢复后多饮水，以达到内冲洗的作用。

（5）并发症的观察及护理：密切观察是否有出血、感染、输尿管穿孔、裂伤、皮下血肿等情况发生。

（三）健康指导与康复

（1）嘱病人增加营养，适当活动，保持大便通畅，防止便秘。

（2）定期门诊复查。

九、耻骨上膀胱造瘘术护理

耻骨上膀胱穿刺造瘘术（SPC）是泌尿外科常规手术，指因下尿道梗阻由小腹部耻骨联合上缘穿刺进入膀胱，放置导管使尿液引流到体外的一种方法。分为暂时性和永久性两种。主要适用于各种原因引起的急性尿潴留，无法从尿道插入导尿管者；尿路有大量出血，无法从尿道排出需紧急处理者；需长期留置导尿者，以减少尿道感染机会；下尿路梗阻病变导致肾积水或肾功能减退者，以防止肾损害发展；下尿路某些经尿道手术中的操作，如前列腺电切术。术中膀胱造瘘能创造良好的视野及膀胱减压，减少电切综合征发生几率等。局部麻醉下SPC具有操作简单、出血少、恢复快等特点。

（一）身心评估

包括病人一般情况、健康史、既往史、心理-社会支持状况、营养状况、主要症状、穿刺处皮肤情况、阳性体征、辅助检查。

（二）护理措施

1. 术前护理

（1）按泌尿外科手术前护理常规护理。

（2）心理护理：大多数手术病人顾虑较多，如担心是否能耐受手术、手术中出现疼痛或意外、手术后是否能解决问题及手术后出现并发症等。因此，要耐心做好病人的思想工作，向其详细阐明手术的目的、必要性、术后可能取得的效果，消除病人对手术的恐惧和心理压力，使其积极配合手术。

（3）配合医生做好术前相关检查，如B超等，了解有无合并膀胱占位、结石等。

（4）保持膀胱充盈，只有膀胱充盈时才能将腹膜向上推移，应尽量充盈膀胱。如膀胱尿少时可由导尿管人工注入无菌生理盐水500mL以充盈膀胱。

（5）皮肤准备：下腹部、腹股沟及外阴部剃毛，用肥皂水及温水清洗。

2. 术后护理

（1）按泌尿外科手术后护理常规及麻醉后护理常规护理。

（2）心理指导：膀胱穿刺造瘘术改变了原来的生理性排尿途径，术后病人身上带着尿管和尿袋，易产生自卑感、孤独感，应采取相应的心理疏导，鼓励病人以积极乐观的心态面对现实，参加有益健康的社交及活动，增强病人战胜疾病的信心。

（3）妥善固定引流管：防止引流管扭曲、受压及滑脱。如果不慎脱出，应立即更换尿管，消毒后再插入造瘘口内。

（4）保持引流管通畅：经常挤捏引流管，如疑有堵塞，可予无菌生理盐水冲洗，注意控制力量，不宜过大，以防病人不适。

（5）病情观察：观察引流液颜色，少量出血属正常，无需特殊处理，也可以用无菌生理盐水行膀胱冲洗，防止凝血堵塞引流管；出血明显较多者，则前列腺或膀胱血管可能损伤，此时应及时通知医生，必要时配合医生手术处理。观察病人有无明显腹痛、腹胀及板状腹等腹膜刺激征。

(6) 保持造瘘口周围皮肤清洁、干燥,预防感染。短期造瘘病人预防感染,以免影响后续治疗。

(7) 按时更换造瘘管:长期造瘘病人需更换造瘘管,最早为术后4周左右,此时腹壁瘘道基本形成,换管较安全。以后每月换管一次,冬季换管时间可适当延长半个月。换管前1h夹闭造瘘管,充盈膀胱,这样更换时可以更顺利、更安全,若有顺畅的尿液提示新管已进入膀胱。

(8) 膀胱功能锻炼:需后续治疗的病人,造瘘一段时间后应行膀胱功能锻炼,以防膀胱逼尿肌功能受损,但有膀胱输尿管反流者应谨慎。白天一般2~3h放尿一次,以训练膀胱的收缩功能。夜间入睡时可不必夹管,以免影响睡眠。

(9) 拔管:一般造瘘管留置2周左右。拔管前做夹管试验,观察能否自行排尿,如发现有排尿困难,或切口处有渗尿,应延迟拔管。拔造瘘管时应将气囊抽空后,缓慢轻柔略带旋转动作,切忌粗暴,以免造瘘口组织损伤、出血及带来疼痛。如有渗尿,可予以加压包扎,勤换药,一般瘘口多在2~3天愈合。

(三) 健康指导与康复

(1) 鼓励病人多饮水,保证每天饮水2000~2500mL,以增加尿量,达到冲洗尿路、预防感染的目的。

(2) 食物应易消化、富有营养,适当进行锻炼,提高机体抵抗力。

十、经皮肾镜取石术(PCNL)护理

经皮肾镜取石术是通过经皮肤至肾盏通道对肾盂、肾盏、和输尿管上段结石进行治疗的技术,是腔内泌尿外科手术的重要组成部分。适用于多发性肾结石、孤立肾结石、2cm以上的鹿角型结石、开放手术后残留或复发的肾结石等。具有创伤小、疗程短、取石效果好以及可重复性等优点。

(一) 身心评估

包括病人一般情况、健康史、既往史、心理-社会支持状况、营养状况、主要症状、阳性体征、辅助检查。

（二）护理措施

1. 术前护理

（1）按泌尿外科手术前护理常规护理。

（2）心理护理：向病人讲解手术方式及注意事项，缓解病人紧张情绪。

（3）术前常规检查：如肝肾功能、血常规、凝血、CT等。了解病人是否服用阿司匹林等抗凝药，若有应在术前2周停药；对有吸烟史的老年病人做肺功能检查；高血压、糖尿病病人应将血压、血糖控制在正常范围内。

（4）手术体位指导：指导病人术前练习俯卧位，预防术中不能耐受俯卧位而出现呼吸困难致手术中止，并告知病人因手术体位需要术前将病员上衣反穿。

（5）肠道准备：术前12h禁食，6h禁水，术前晚服用缓泻剂或灌肠。

（6）术前1h拍摄尿路平片后，嘱病人卧床休息，等待接入手术室。

2. 术后护理

（1）按泌尿外科手术后护理常规及麻醉后护理常规护理。

（2）生命体征监测：术后24h内严密监测生命体征变化，密切观察体温变化。

（3）体位：术后依据病情卧床3天左右，如无继发性出血等特殊情况，可指导病人适当下床活动。

（4）饮食：可进食后嘱病人多饮水，每日饮水不少于2000mL，增加尿量，以促进碎石的排出，起到内冲洗的作用，减少感染的机会。术后3天多食新鲜且营养丰富的含粗纤维的蔬菜及水果，保持大便通畅。大便困难时勿用力，宜用缓泻剂，以免引起血尿。

（5）肾造瘘管、导尿管的护理：妥善固定，保持引流通畅，勿使管道受压、打折、扭曲，观察引流液的色、质、量，准确记录。如有异常，及时告知医生给予处理。

（6）肾造瘘口护理：造瘘口敷料渗液明显时，应及时更换，换药应严格遵守无菌技术操作原则,并注意保暖,防止感冒引起咳嗽导致瘘口疼痛。肾造瘘管拔除后,造瘘口用无菌凡士林纱块堵塞,病人取健侧卧位。

(7) 留置双J管的护理:留置双J管者嘱病人勿憋尿,避免四肢同时伸展、弯腰及突然下蹲等剧烈活动。

(8) 观察病人有无出血、尿瘘感染、结石残留、周围脏器损伤等术后并发症状,如有异常,及时告知医生,配合处理。

(三) 健康指导与康复

(1) 出院前根据结石成分嘱病人合理饮食:少饮浓茶、咖啡,少食巧克力、菠菜、动物内脏等,忌食辛辣刺激性饮食,多饮水,每日饮水2500mL。

(2) 留置双J管病人出院后可能会出现腰痛、血尿、排尿疼痛等情况,交代病人多饮水、不憋尿,注意休息,4周内避免重体力劳动及剧烈运动,血尿严重者应及时就诊;嘱病人术后1个月来院复查尿路平片并于膀胱镜下拔除双J管,术后3个月来院门诊复查。

十一、前列腺癌根治术护理

根治性前列腺切除术(简称根治术)是治愈局限性前列腺癌最有效的方法之一,主要手术形式有开放性经会阴、经耻骨后前列腺根治性切除术,腹腔镜前列腺根治术和机器人辅助腹腔镜前列腺根治术,适用于临床分期T1—T2或PSA<20的病人。

(一) 身心评估

包括病人一般情况、健康史、既往史、心理-社会支持状况、营养状况、主要症状、阳性体征、辅助检查。

(二) 护理措施

1. 术前护理

(1) 按泌尿外科手术前护理常规护理。

(2) 做好心理护理,积极与病人沟通交流,耐心做好解释工作,给予关心鼓励和支持,使其树立信心,保持稳定心态。

(3) 注意休息,适度活动。

(4) 饮食护理:鼓励病人进食易消化、营养丰富、高纤维素食物,增强机体抵抗能力,保持大便通畅,防止便秘。

(5) 适应术后状态的锻炼,如有效咳嗽、缩肛运动练习等。

2. 术后护理

(1) 按泌尿外科手术后护理常规及麻醉后护理常规护理。

(2) 体位:血压平稳后取低半坐卧位,以利于引流。

(3) 生命体征的观察:严密监测生命体征变化,做好记录,如有异常立即报告医生。

(4) 腹部情况的观察:注意观察手术切口有无渗血,有无腹胀,若出现恶心、呕吐、腹痛加剧、便血等,警惕肠管损伤的可能。

(5) 引流管的护理:病人术后留置尿管及腹腔引流管,注意保持引流管通畅,防止扭曲、折叠受压或脱出。密切观察引流液的颜色、性质,准确记录引流量。

(6) 功能锻炼和自我护理:清醒后协助翻身、叩背以利排痰,保持会阴部清洁,每天坚持缩肛运动。

(7) 饮食指导:待肠蠕动恢复,肛门排气后,可进食清淡的流质饮食,后由半流质饮食逐渐过渡到普通饮食。注意少食多餐,以易消化,以丰富营养食物为主,并附加高纤维食物,以利于排便。

(8) 术后并发症的观察与护理:尿失禁、勃起功能障碍、尿道吻合口狭窄。

(三)健康指导与康复

(1) 注意休息,劳逸结合,术后 3 个月内避免剧烈活动,如负重、骑车,以免发生继发性出血。

(2) 培养健康的饮食习惯,忌食辛辣刺激性食物,戒烟酒并保持大便通畅。多食富含维生素的食物,多食新鲜蔬菜和水果,多饮绿茶,增强机体抵抗力。

(3) 尿失禁者,保持会阴部清洁干燥,定时训练收缩盆底肌。

(4) 注意有无腰痛、骨关节疼痛等骨转移的发生。

(5) 若出现血尿、排尿困难或尿线变细等征象时须及时就诊。

十二、经尿道膀胱肿瘤电切术护理

经尿道膀胱肿瘤电切术是治疗膀胱肿瘤的首选方法,对单发、分化好、非浸润性癌,不论其大小、部位和病理分级,均可适用。

(一) 身心评估

包括病人一般情况、健康史、既往史、心理-社会支持状况、营养状况、主要症状、阳性体征、辅助检查。

(二) 护理措施

1. 术前护理

(1) 按泌尿外科手术前护理常规护理。

(2) 做好心理护理,积极与病人沟通交流,耐心做好解释工作,给予关心、鼓励、支持,树立其信心。

(3) 适应术后状态的锻炼,如有效咳嗽练习、缩肛运动练习等。

2. 术后护理

(1) 按泌尿外科手术后护理常规及麻醉后护理常规护理。

(2) 体位:术后血压平稳后取低半坐卧位,以利于引流。

(3) 膀胱肿瘤电切术后部分病人需要持续膀胱冲洗,冲洗的目的和方法同前列腺增生术后膀胱冲洗,保持会阴部清洁,每日予以尿道口清洁消毒2次,及时更换衣裤,防止感染。

(4) 引流管的护理:注意保持引流管通畅,防止扭曲、折叠受压或脱出。密切观察引流液的颜色、性质,准确记录引流量。

(5) 饮食指导:待肠蠕动恢复、肛门排气后,可进食清淡的流质饮食,然后由半流质饮食逐渐过渡到普通饮食。

(三) 健康指导与康复

(1) 减少外源性致癌物质的接触。

(2) 多饮水,每日饮水2500mL左右,进清淡、易消化饮食,忌烟酒及辛辣刺激性食物,加强营养,增强体质。

(3) 术后遵医嘱行膀胱灌注化疗。

(4) 定期行膀胱镜检查。

十三、肾癌根治术护理

肾癌根治手术适用于无扩散的肾细胞癌。手术切除范围包括患肾、肾周围的正常组织、同侧肾上腺、近端1/2输尿管、肾门旁淋巴结。肾癌根治术后,局部淋巴结清扫在肾癌根治术中的效果还存在争议。如果肿瘤位于中、下极,无需切除同侧肾上腺。手术入路取决于肿瘤分期和肿瘤部位等。近年开展了腹腔镜肾癌根治术,此方法具有创伤小、术后恢复快等优点。

(一) 身心评估

包括病人一般情况、健康史、既往史、心理-社会支持状况、营养状况、主要症状、阳性体征、辅助检查。

(二) 护理措施

1. 术前护理

(1) 按泌尿外科手术前护理常规护理。

(2) 心理护理:向病人讲解手术方式及注意事项,缓解病人紧张情绪。

(3) 饮食:为明显改善病人的体质,增强手术的耐受力,鼓励病人多食用高蛋白、高热量、高维生素饮食,纠正贫血和低蛋白血症。

2. 术后护理

(1) 按泌尿外科手术后护理常规及麻醉后护理常规护理。

(2) 观察生命体征:密切监测病人24h生命体征变化。

(3) 引流管护理:观察引流液的颜色、性质,准确记录伤口引流量和尿量,保持引流管和导尿管通畅,勿牵拉、打折,防止引流管和尿管脱出。

(4) 饮食:病人肠蠕动恢复后指导病人进富含维生素及营养丰富饮食。

(5) 预防肺部感染:预防泌尿系感染及呼吸道感染。做好尿道口护理,协助翻身、叩背,指导病人进行有效的咳嗽咳痰。

(6) 根治性肾切除者,协助病人早期下床活动。

(7) 控制补液量及补液速度,以免增加一侧肾脏负担。

(三) 健康指导与康复

(1) 出院后应遵医嘱按时服用药物,并注意服药后有无不良反应。如使用白介素Ⅱ治疗应监测有无药物不良反应(发热),如有不适及时门诊就诊。

(2) 定期门诊复查,检查血、尿常规,肾功能,生化等,及早发现有无转移病灶。

(3) 3个月内以适当的有氧运动为宜,预防感冒,避免重体力劳动,按时起居,生活有规律,适当锻炼,增强体质,保持乐观心情。不吸烟、酗酒。

(4) 食用营养丰富、能增强机体抗癌功能的食物,如蘑菇、香菇等。

十四、肾上腺疾病手术护理

目前腹腔镜手术已成为切除肾上腺肿瘤的最常用方式。其优点显而易见,一是微创,即皮肤上仅需几个直径1cm的小孔即可完成肿瘤的切除,术后恢复很快,而传统开放手术的切口动辄十余厘米,导致病人术后恢复慢,影响美观;二是清晰,由于腹腔镜的放大作用,使位置很深的肾上腺近在眼前,实现了开放手术所无法达到的清晰视野,再加之配套先进切割、分离器械的使用,使手术解剖相当精细,出血极少。

(一) 身心评估

包括病人一般情况、健康史、既往史、心理-社会支持状况、营养状况、主要症状、阳性体征、辅助检查。

(二) 护理措施

1. 术前护理

(1) 按泌尿外科手术前护理常规护理。

(2) 密切监测血压:每4h测血压、心率一次,密切观察病人有无高血压危象及血压过低等症状。

(3) 心理护理:为病人提供安静、安全、舒适的住院环境,保持愉悦的心情。详细讲解与疾病有关的知识,从而消除顾虑和恐惧心理,使其以最佳的心态接受手术。

(4) 用药护理:病人服用各种降压药及纠正心律失常药物前,应告知病人药物的作用、副作用、用药的重要性及注意事项。

(5) 饮食护理:给予低盐、高蛋白、钾钙含量高的食物,鼓励病人多饮水。

(6) 遵医嘱给予抗生素、扩容、皮质激素等治疗。

2. 术后护理

(1) 按泌尿外科手术后护理常规及麻醉后护理常规护理。

(2) 严密观察病人神志及生命体征变化。

(3) 妥善固定各引流管,保持引流通畅,密切观察引流液的量、色、性状,准确记录24h引流量。

(4) 观察伤口敷料有无渗出,及时给予换药。

(5) 术后鼓励病人深呼吸、有效咳嗽,定时给病人翻身拍背,协助有效排痰,保持呼吸道通畅。

(6) 胃肠蠕动恢复后,给予饮食指导。

(7) 严密观察术后并发症:常见的有肾上腺皮质功能不全、感染、皮下气肿等。

(三) 健康指导与康复

(1) 告知病人激素类药物的疗程及不良反应,让病人了解肾上腺功能不全的征象:恶心、呕吐、疲倦、肌无力、血压下降等,如有不适及时就诊。

(2) 戒烟酒,减轻精神负担,保持心情舒畅,要有良好的生活习惯。

(3) 适当运动,多食新鲜蔬菜水果,进低盐、低糖、高蛋白及高维生素的食物。

(4) 定期复查,门诊随访。

十五、肾盂输尿管连接处狭窄成形术护理

肾盂输尿管连接部梗阻是引起肾积水的一种常见的尿路梗阻性疾病。是由于肾盂输尿管连接部的梗阻妨碍了肾盂尿顺利排入输尿管。使肾盂排空发生障碍而导致肾脏的集合系统扩张。肾梗阻是小儿先天性肾积水中最常见的原因，占85%以上。

（一）身心评估

包括病人一般情况、健康史、既往史、心理-社会支持状况、营养状况、主要症状、会阴部皮肤情况、阳性体征、辅助检查。

（二）护理措施

1. 术前护理

（1）按泌尿外科手术前护理常规护理。

（2）辅助病人做好各项术前常规检查，如B超、CT、心电图以及血生化检查等，掌握病人实际病情。

（3）嘱咐病人戒烟、戒酒；进行有效呼吸训练，如咳嗽、深呼吸等。

（4）胃肠道准备：为减少术后肠腔胀气，术前2天禁食豆类、牛奶、甜食等易产气食物，术前晚灌肠。

（5）心理护理，告知病人及家属手术方式及注意事项，缓解病人紧张情绪。

（6）遵医嘱给予术前抗感染等治疗。

2. 术后护理

（1）按泌尿外科术后护理常规和麻醉后护理常规护理。

（2）严密观察病人生命体征的变化。

（3）准确记录24h尿量，观察病人肾功能情况。

（4）注意切口有无渗血，观察有无腹胀，如有异常及时反馈给医生，及时处理。

（5）引流管护理：保持引流管通畅，避免扭曲、受压。如有血凝块或泌尿系统感染，用250mL无菌生理盐水缓慢冲洗，防止尿管堵塞而致漏尿。密切观察引流液性状、颜色及量，定时更换引流袋，注意无菌操作。

（6）饮食的护理：术后肠功能恢复后可指导病人行清淡、易消化饮食，多吃水果、蔬菜，保持大便通畅，防止继发性出血。

（7）并发症的观察与护理：尿路感染、膀胱刺激征、肉眼血尿、漏尿、术后再狭窄。

（三）健康指导与康复

指导病人适当活动，要求病人每日饮水2500mL左右，加强对尿色、尿量变化的观察，发现异常及时就诊，按时复诊。

十六、复杂尿道手术护理

尿道下裂是一种常见的男性下尿路及外生殖器先天畸形，临床表现为尿道口异味、阴茎下弯、包皮发育不对称。尿道狭窄是尿道器质性病变造成尿道管腔狭小，阻力增加，发生排尿困难，绝大多数见于男性，女性少见，有排尿困难、肾功能损害、性功能障碍、男性不育、感染、结石等临床表现。

（一）身心评估

包括病人一般情况、健康史、既往史、心理-社会支持状况、营养状况、主要症状、会阴部皮肤情况、阳性体征、辅助检查。

（二）护理措施

1. 术前护理

（1）按泌尿外科手术前护理常规护理。

（2）辅助病人做好各项术前常规检查，如胸片、心电图以及血生化检查等，掌握病人实际病情。

（3）心理护理，告知病人及家属手术方式及注意事项，缓解病人紧张情绪。

（4）遵医嘱给予术前抗感染治疗。

2. 术后护理

（1）按泌尿外科手术后护理常规及麻醉后护理常规护理。

（2）密切观察龟头血运、伤口渗血及渗液情况、阴囊有无水肿。保持会阴部清洁、干燥，避免潮湿。

（3）妥善固定引流管：防止牵拉、扭曲、脱落，保持引流通畅，如有尿液皮下外渗，要立即检查尿管是否通畅，防止尿管堵塞，形成新的尿道诱发尿瘘。

（4）饮食：病人肠蠕动恢复后嘱其进流质饮食，慢慢过渡至普食，多食新鲜蔬菜水果,保持大便通畅,预防便秘,必要时给予缓泻剂应用。

(5) 预防感染:由于术后留置尿管时间较长,并有可能发生尿瘘,因此预防感染至关重要。术后应用广谱抗生素至术后第 5 天。保持会阴部清洁,给予会阴部护理。

(6) 并发症的观察:出血、感染、尿瘘、尿道假性憩室、皮瓣坏死或裂开。

(三) 健康指导与康复

(1) 鼓励病人多饮水,防止尿路感染,保持会阴部清洁。

(2) 避免剧烈活动,加强营养,多食高蛋白、高维生素食物。

(3) 尿道下裂一次修补不成功的病人,要在 6 个月后再次修补。

(4) 注意休息,尿道狭窄手术病人出院后 2~3 周注意休息,不宜久坐,以免影响会阴部血运。3 个月内避免重体力劳动及性生活。

(5) 随访:定期复诊,必要时定期进行尿道扩张。若突然出现排尿困难或尿线变细,应立即到医院就诊。

十七、精索静脉曲张手术护理

精索静脉曲张(VC)是男性常见的泌尿生殖系统疾病,也是导致男性不育的主要原因。多见于青壮年,发病率占正常男性人群的 10%~15%,在男性不育症中占 19%~41%。精索静脉曲张是由于包绕精索的精索静脉和蔓状静脉丛的扩张伸长和迂回而引起的血管性精子发生障碍。以左侧发病为多,亦可双侧发病或单发于右侧。传统手术采用腹股沟切口,作高位结扎精索内静脉,并切除阴囊内部分扩张静脉。随着显微外科及腹腔镜的发展,现可在显微镜或腹腔镜下行精索静脉高位结扎术,创伤小,疗效好。

(一) 身心评估

包括病人一般情况、健康史、既往史、心理-社会支持状况、营养状况、主要症状、阳性体征、辅助检查。

(二) 护理措施

1. 术前护理

(1) 按泌尿外科手术前护理常规护理。

(2) 心理护理:掌握病人的心理特点,与病人及家人交谈,对他们进行疾病知识宣教,使家属理解并关心病人,减轻心理负担。

(3) 有轻度坠胀感者可穿弹力裤或用阴囊托带,减轻坠胀感。

(4) 嘱病人注意休息,预防感冒。

(5) 给予高热量、高蛋白质、富含维生素、易消化的饮食,多饮水。

2. 术后护理

(1) 按泌尿外科术后护理常规及麻醉后护理常规护理。

(2) 观察伤口有无渗血渗液,如渗出过多,及时更换敷料,观察阴囊有无血肿、瘀紫。妥善固定引流管,勿牵拉、受压,保持引流通畅,观察引流液颜色、量及性状并记录,如有异常,及时汇报医生。

(3) 评估病人疼痛情况,做好病人心理护理。

(4) 指导病人自行排尿,观察病人排尿情况。

(5) 嘱病人忌食辛辣刺激的食物,多饮水,多吃新鲜蔬菜水果和易消化的食物,保持大便通畅。

(三) 健康指导与康复

(1) 饮食:忌烟酒及辛辣刺激性食物,多饮水、多吃新鲜蔬菜水果及富含纤维素的饮食。

(2) 活动:术后1周可恢复正常工作,术后3个月内避免重体力劳动、剧烈运动。

(3) 性生活:术后1个月内禁止性生活。

(4) 复查:如有不适情况来医院就诊。

十八、嗜铬细胞瘤手术护理

嗜铬细胞瘤来源于肾上腺髓质及交感神经系统的嗜铬组织,如腹腔神经丛、纵膈、膀胱等处;肾上腺嗜铬细胞瘤约占85%,其中10%为双侧性。其可释放儿茶酚胺入血,是可以引起高血压和多器官功能及代谢紊乱的一种少见的肿瘤。

(一) 身心评估

包括病人一般情况、健康史、既往史、心理-社会支持状况、营养状况、主要症状、阳性体征、辅助检查。

(二) 护理措施

1. 术前护理

(1) 按泌尿外科手术前护理常规护理。

(2) 做好心理护理,指导病人有效咳嗽。

(3) 密切观察血压及脉搏的变化,控制血压。

(4) 预防腹压增高,提重物、大声咳嗽、用力排便等都会刺激瘤体导致血压增高。

(5) 扩容治疗:术前3~6天进行输液扩容治疗,纠正低血容量。

(6) 按医嘱留取24h尿量,记录出入量,观察水钠代谢情况。

2. 术后护理

(1) 按泌尿外科术后护理常规及全麻后护理常规护理。

(2) 术后6h生命体征平稳后,可鼓励病人适当翻身及活动。饮食指导:病人无腹胀、肠鸣音正常、肛门排气后即可进食。

(3) 严密观察血压:切除肿瘤后,由于血浆儿茶酚胺相对不足,血管因张力减低而容积增大,血容量相对不足,易出现低血压、心动过速等休克症状。

(4) 预防出血:术后2h内要观察伤口处有无渗血,尤其要观察注意腹膜后引流液的颜色和量。一般24h内腹膜后引流液为不超过50mL的血性液体,之后逐渐减少,术后72h方可拔除引流管。如引流液每小时超过100mL以上且引流液颜色鲜红,同时伴有血压降低、脉搏加快、面色苍白、中心静脉压降低等症状,说明有内出血的发生,应及时输血、输液、给止血药,并做好二次手术的准备。

(5) 预防感染:包括肺部和泌尿系感染。应鼓励病人咳嗽、翻身、叩背,并及时给予雾化吸入和应用抗生素。在留置尿管期间,给予病人尿道口护理2次/日,保持尿道口清洁,集尿袋位置低于膀胱位置,防止尿液反流。

(6) 预防肾上腺功能不全:应准时、准量给予糖皮质激素,并且观察病人神志变化及有无恶心、呕吐、肌无力、大汗和心慌等症状。

(7) 预防下肢静脉血栓:应观察病人双下肢有无肿胀、疼痛,并教会病人及家属双下肢被动运动和按摩的方法。

（8）由于血管扩张、血压降低，所需液体量应比正常多 800～1000mL，输液、输血速度不宜过快，防止脑水肿及肺水肿的发生，监测肾功能，准确记录尿量，保持引流管通畅。

（三）健康指导与康复

（1）防止感冒，预防呼吸道感染。

（2）术后 2 周复查血、尿儿茶酚胺，观察血压是否稳定，以了解有无肿瘤残留或其他异位多发灶。

（3）病人康复出院后，嘱其定期测量血压，血压高者可遵医嘱口服降压药物。病人外出活动时，须有专人陪护，防止因血压变化发生意外。定期复查，血压稳定者可正常工作和生活。

（4）多饮水，保持大便通畅，避免用力排便引起血压急剧变化。

（5）告知病人激素类药物的疗程及不良反应，让病人了解肾上腺功能不全的征象：恶心、呕吐、疲倦、肌无力、血压下降等，如有不适及时就诊。

（6）适当运动，多食新鲜蔬菜水果，进低盐、低糖、高蛋白及高维生素的食物。

（7）门诊随访。

十九、睾丸鞘膜积液手术护理

睾丸鞘膜积液是围绕睾丸的鞘膜腔内液体积聚超过正常量而形成的囊肿病变，可见于各种年龄，是一种临床常见疾病。初生婴儿睾丸鞘膜积液常在 2 岁前自行消失，故不急于进行治疗，若 2 岁后未消失，则考虑手术治疗。

（一）身心评估

包括病人一般情况、健康史、既往史、心理-社会支持状况、营养状况、主要症状、阳性体征、辅助检查。

（二）护理措施

1. 术前护理

（1）按泌尿外科手术前护理常规护理。

(2) 向病人及患儿家属反复讲解手术的必要性和治疗效果,介绍手术过程、麻醉剂术前及术后注意事项。

(3) 嘱病人注意休息,预防感冒。

2. 术后护理

(1) 按泌尿外科手术后护理常规及麻醉后护理常规护理。

(2) 观察伤口有无渗血渗液,渗液的颜色及量,如有敷料渗湿,立即通知医生及时更换,观察阴囊有无血肿。

(3) 评估病人疼痛情况。

(4) 指导病人自行排尿,观察病人排尿情况。

(5) 一般术后6h禁食禁饮,6h后可以进水,如无腹痛、腹胀等不适,逐渐进流质、半流质饮食到普食,不要吃辛辣刺激的食物,多饮水,多吃新鲜蔬菜水果和易消化的食物,以高热量、高蛋白、高维生素饮食为主。

(6) 体位:术后卧床休息24h,鼓励病人早期下床活动,卧床期间可做深呼吸和下肢活动。

(三) 健康指导与康复

(1) 饮食:忌烟酒及辛辣刺激性食物,多饮水,多吃新鲜蔬菜水果及富含纤维素的饮食。避免大便干燥,影响切口愈合。

(2) 活动:术后1周可恢复正常工作,术后3个月内避免重体力劳动、剧烈运动。

(3) 性生活:术后1个月内禁止性生活。

(4) 复查:如有不适情况来医院就诊。

二十、阴茎肿瘤手术护理

阴茎肿瘤在我国是常见病,阴茎癌发病年龄多在30岁以上,早期表现为包皮或阴茎头的类丘疹、疣或溃疡病变,逐渐增大,一般无疼痛。病程较久的阴茎癌表现为典型菜花样,阴茎大部被癌肿破坏。病人一般无排尿困难,尿线因受肿瘤阻挡而散射,并发感染时有局部疼痛或尿痛,有恶臭味。肿瘤反复出血,可导致病人消瘦、贫血及衰竭。晚期腹股沟淋巴结转移使淋巴结增大、质硬,甚至固定或形成溃疡、易出血。广泛的淋巴结转移可引起下肢浮肿。手术切除病变是最主要、最有效的治疗方法。可根据病变的部位、大小和分期决定选择阴茎部分切除术和阴茎全切除加尿道阴部造口术。

（一）身心评估

包括病人一般情况、健康史、既往史、心理-社会支持状况、营养状况、主要症状、阳性体征、辅助检查。

（二）护理措施

1. 术前护理

（1）按泌尿外科手术前护理常规护理。

（2）心理护理：

① 解释手术的必要性、手术方式和注意事项。

② 鼓励病人表达自身感受。

③ 介绍相同病例，使病人恢复自信心，面对现实，积极配合治疗。

④ 加强病人家属的心理护理，鼓励病人家属以正确的态度对待病人，让病人感到亲人的关心和照顾。

⑤ 提供隐蔽的环境，保护病人的自尊心，清除自卑心理。

⑥ 多与病人沟通交流，安慰、疏导病人，使其对护士产生信任感。

（3）病情的观察及护理：

① 注意观察病人情绪，进行心理护理。

② 观察阴茎病变处有无溃烂、恶臭等。

③ 局部护理：每天清洁会阴部，用消毒液浸泡2次以上，每次5~20min，浸泡后换清洁衣裤，如渗湿应及时更换。

（4）术前备皮：术前晚用肥皂水彻底清洁会阴、阴囊和阴茎皮肤。术晨备皮：范围上至肚脐，下至大腿上1/3处，左右到腋后线。

2. 术后护理

（1）按泌尿外科手术后护理常规及麻醉后护理常规护理。

（2）伤口观察及护理：观察伤口有无渗血、渗液，渗液的颜色及量，敷料渗湿后及时更换。

(3) 管道观察及护理：尿管按照尿管护理常规进行。行双侧腹股沟淋巴结清扫术后，难免有一些淋巴液、组织液和一些渗血淤积在皮下，术后留置术区引流管可促进积血、积液的排出，缩小死腔，使皮瓣与肌肉组织紧密贴近。一般持续引流 10 天至 2 周，此时皮瓣基本愈合且淋巴管侧支循环建立。妥善固定引流管，防止其受压、扭曲、脱落。并及时记录引流液的颜色、性质和量，发现异常及时报告医生。

(4) 疼痛护理：为病人提供舒适的卧位和安静的环境。给病人翻身时动作轻柔，防止管道滑脱或扭曲，操作中尽量避免给病人增加痛苦，阴茎部分切除的病人术后 3~5 天内，口服镇痛剂和己烯雌酚，防止夜间阴茎勃起引起疼痛，也可避免术后出血和伤口崩裂。观察疼痛的部分、性质、程度以及伴随症状，必要时遵医嘱用止痛药，观察药物疗效和副作用。

(5) 尿道造口的护理：行阴茎全切者，密切观察造口的活力、形态、大小，有无出血、坏死、水肿。正常的造口颜色是鲜红或粉红色，平滑且湿润。颜色苍白可能是病人的血红蛋白低。颜色暗红或淡紫色，可能是术后早期缺血。若外观局部或全部变黑，表示发生了缺血坏死。保持造口清洁，及时清除分泌物，做好会阴部护理，如有异常及时通知医生处理。

(6) 行双侧腹股沟淋巴结清扫术者，术后应下肢制动，尤其是髋关节制动 5 天，防止皮瓣滑动漂浮。注意观察下肢皮温、湿度和足背动脉搏动情况。为促进血液、淋巴的回流，减少切口的张力，可采用双下肢外展屈膝位，抬高下肢半卧位，以防皮瓣滑动漂浮。定时翻身，加强主、被动运动，指导病人脚趾的运动，脚腕的伸屈和旋转，促进下肢血液循环，预防下肢和阴囊水肿及静脉血栓等术后并发症。撤除加压包扎后适时下床活动。

(7) 营养支持：术后 6h 进流质饮食，次日改半流质饮食并逐步过渡到普通饮食，选择高热量、高维生素、高蛋白、易消化的食物。多食新鲜蔬菜和水果，保证充足营养，多饮水，以利于两侧腹股沟伤口的愈合。

(8) 并发症的观察和护理：

① 切口感染:行双侧腹股沟淋巴结清扫术后,由于手术部位皮瓣血液循环障碍及静脉、淋巴回流不畅,加之手术范围大、皮下脂肪去除,切口容易发生感染。注意观察切口敷料是否干燥,如有潮湿者应及时更换,严格执行无菌操作。观察伤口有无红肿,监测血常规、尿常规、体温变化情况。定时做引流液的细菌培养,运用抗生素预防感染,术后保持尿管和尿道外口连接部的清洁,每天用消毒液消毒尿道口 2 次,避免尿道口感染。感染可能引起尿道外口狭窄。

② 皮瓣坏死:术后必须严密观察皮瓣血运和伤口愈合情况,观察皮瓣色泽、温度,正常情况下色泽红润,如果色泽暗红色,提示血运不佳,及时报告医生。

③ 淋巴漏:淋巴漏是腹股沟淋巴结清扫术后常见并发症之一,淋巴漏将导致皮下积液;另外,淋巴漏后水、电解质和蛋白质的丢失,将加剧低蛋白血症和营养不良,从而影响伤口愈合甚至导致伤口感染。术后早期伤口应加压包扎或沙袋压迫,采取持续负压吸引,防止死腔形成。常用 0.5kg 的沙袋压迫双侧腹股沟处,避免重物压迫。

④ 淋巴水肿:由于淋巴清扫破坏了下肢正常淋巴回流,可能出现术后下肢水肿。可指导病人抬高下肢,穿弹力袜或遵医嘱给予低分子右旋糖酐或复方丹参静脉滴入促进淋巴通畅和血管扩张,改善微循环。

(三) 健康指导与康复

(1) 指导病人多进食高热量、高蛋白、易消化、无刺激性的食物。多食新鲜蔬菜和水果,保证充足营养,多饮水。

(2) 活动:术后一个月恢复工作,3 个月内避免重体力劳动及剧烈活动,可适当参加体育活动,做到劳逸结合;避免阅读、观看不健康的书籍及影视内容。

(3) 每 3 个月或 6 个月到医院复查。为防止阴茎勃起造成出血(阴茎部分切除病人),应遵医嘱口服雌激素及镇痛药物。遵医嘱定期复查,确定后续治疗方案。

第九节　肛肠科疾病护理常规

一、肛肠科疾病手术护理

(一) 术前护理

(1) 按外科疾病手术一般护理常规护理。

(2) 完善术前各项检查。

(3) 针对病人存在的心理问题做好心理护理,讲解有关疾病的知识、术前的注意事项。

(4) 术前晚嘱病人修剪指甲、沐浴更衣,保持充足睡眠。

(5) 术晨根据麻醉方式予以饮食指导(局麻手术嘱病人进食半流质饮食;连硬外麻醉手术,嘱病人禁食、水),遵医嘱给予肠道准备。

(6) 术日晨排空膀胱,遵医嘱给予术前用药。

(二) 术后护理

(1) 按麻醉后护理常规护理,局麻术后遵医嘱予坐位压迫止血20min,严密监测生命体征。

(2) 观察肛周有无水肿,肛门有无脱出物,创面有无渗血,发现异常报告医师,及时处理。

(3) 告知病人术后 24h 内不宜排便,局部处理从术后第 2 天初次排便开始,创面分泌物或粪便要及时除去。可遵医嘱用中药液坐浴和局部清洗,预防术后感染。

(4) 术后予半流饮食,根据病人排便情况逐步过渡为普食,进食富含纤维素的食物,多饮水,忌辛辣刺激性食物,保持排便通畅。便秘者遵医嘱予润肠通便药。

(5) 术后观察病人排尿情况,若出现排尿困难者,经诱导排尿、无效后遵医嘱予导尿。

(6) 伤口疼痛明显者遵医嘱使用止痛药物。

(7) 康复期指导病人做适当的提肛运动,以促进伤口愈合及功能恢复。

二、痔手术护理

痔是肛垫病理性肥大和移位,传统认为是直肠下端黏膜或肛管皮肤下的曲张静脉团。根据发病部位的不同,分为内痔、外痔和混合痔。以便血、肛门有肿物突出、坠胀、异物感或疼痛为主要临床表现。临床上根据发生部位,分为三型:发生在齿状线以上的痔疮称为内痔;发生在齿状线以下的痔疮称为外痔;齿状线上下均有而且互相联结在一起的称为混合痔。

各类痔疮的表现:内痔的常见症状为便血、痔核脱出、肿胀、疼痛,分为4度:

Ⅰ度:便时带血、滴血,便后出血可自行停止;无痔核脱出。

Ⅱ度:常有便血;排便时有痔核脱出,便后可自行还纳。

Ⅲ度:可有便血;排便或久站及咳嗽、劳累、负重时有痔核脱出,需用手还纳。

Ⅳ度:可有便血,痔持续脱出或还纳后易脱出。

外痔平时无特殊症状,发生血栓及炎症可有肿胀、疼痛。

混合痔主要表现为内痔和外痔的症状同时存在。

(一)术前护理

1. 术前护理评估

(1) 大便是否带血,有无便秘史。

(2) 了解病人的生活习惯,有无不良饮食习惯。

(3) 痔有无嵌顿。

(4) 疼痛的程度。

(5) 病人对疾病的认知情况及心理情况。

2. 术前护理措施

(1) 按肛肠科术前护理常规。

(2) 痔发作期取舒适体位。

(3) 保持肛门及会阴部清洁,便后遵医嘱用中药熏洗、坐浴。

(4) 排便时如痔核脱出,应及时还纳。

(5) 外痔伴有感染或发生嵌顿、或突发血栓外痔者应卧床休息并报告医师及时处理。

（二）术后护理

1. 术后护理评估

(1) 病人创面渗血、渗液情况。

(2) 病人术后排便情况及对疼痛的耐受性。

(3) 病人对药物使用方法及作用的掌握程度。

(4) 病人术后对饮食及保健知识的掌握程度。

2. 术后护理措施

(1) 按肛肠科术后护理常规护理。

(2) 术后7~14天为痔核坏死脱落阶段，嘱病人减少活动，密切观察疼痛、出血情况及肛周有无水肿。

(3) 内痔结扎术后，嘱病人不可牵拉留在肛外的线端，以免疼痛或出血。

(4) 做好心理疏导，解除害羞及因惧痛而害怕排便、担心预后等心理问题，使其积极配合治疗。

（三）健康指导与康复

(1) 鼓励病人多饮水，多进食蔬菜、水果及含纤维素的饮食，忌烟、酒、辛辣等刺激性食物。

(2) 保持肛门清洁，坚持便后及每晚热水或中药坐浴。

(3) 养成定时排便的习惯，避免排便时间过长。习惯性便秘病人，多食粗纤维食物，定时排便训练，保持大便通畅。发现排便困难者应及时到医院就诊。

(4) 避免肛门局部刺激，便纸宜柔软，不穿紧身裤和粗糙内裤。

(5) 忌久坐、久立或久蹲，最好选用软坐垫。

(6) 指导病人每日进行提肛运动。

三、肛周脓肿手术护理

肛周脓肿是指肛管及直肠周围软组织内或其周围间隙内发生急性化脓性感染，并形成脓肿，称为肛管、直肠周围脓肿。肛周脓肿突出的特点是自行破溃,或者手术切开引流后常形成肛瘘,是肛管、直肠炎症病理过程的急性期,肛瘘是慢性期。常见的致病菌有大肠杆菌、金黄色葡萄球菌、链球菌和绿脓杆菌,偶有厌氧性细菌和结核杆菌,常是多种病菌混合感染。以肛门周围皮下脓肿最常见,多由肛腺感染经外括约肌皮下部向外或直接扩散而成。以肛门周围红肿、疼痛、有波动感,伴寒战、发热为主要临床表现。

(一)术前护理

1. 术前护理评估

(1)病人体温变化及全身情况。

(2)病人脓肿部位、红肿范围、皮温、有无波动感、疼痛的程度、有无渗液。

(3)了解病人血糖及其他相关检查结果。

(4)病人对疾病的认知程度及心理状况。

2. 术前护理措施

(1)按肛肠科术前护理常规护理。

(2)体温超过39℃,按高热护理常规护理。

(3)指导病人避免局部受压加重疼痛,高热及病情较重者,应卧床休息,取舒适体位。

(4)保持肛门及会阴部清洁、干燥,便后遵医嘱予中药熏洗、坐浴。

(5)观察局部皮肤红肿范围、温度、疼痛程度、有无波动感,观察体温变化及全身情况。

(二)术后护理

1. 术后护理评估

(1)病人创面渗血、渗液情况,体温变化及术后对疼痛的耐受性。

(2)术后对饮食及保健知识的掌握程度。

(3)病人对药物使用方法及作用的掌握程度。

(4)了解病人的心理状况。

2. 术后护理措施

(1)按肛肠科术后护理常规护理。

(2) 切开排脓术后,应观察创面有无渗血、渗液及其色、质、量,发现异常报告医师并配合处理。

(3) 遵医嘱使用抗生素,控制感染。

(4) 嘱病人术后多食高蛋白、富含维生素、易消化饮食,促进伤口愈合。

(5) 鼓励病人树立战胜疾病的信心,做好心理护理。

(三) 健康指导与康复

(1) 合理调配饮食。日常饮食中可多选用蔬菜、水果、豆类等含维生素和纤维素较多的饮食,忌辛辣刺激性的食物,如辣椒、芥末、姜等。

(2) 告知坐浴的目的及注意事项。

(3) 积极锻炼身体,增强体质,促进血液循环,加强局部的抗病能力,预防感染。

(4) 养成定时排便的习惯,便后保持肛门清洁,勤换内裤。指导病人每日进行提肛运动。

(5) 避免久坐湿地,以免肛门部受凉受湿引起感染。

(6) 防治便秘和腹泻,对预防肛周脓肿与肛瘘形成有重要意义。

(7) 一旦发生肛门直肠周围脓肿,应早期医治,以防其蔓延、扩散。

(8) 积极防治其他肛肠疾病,如肛窦炎、肛乳头肥大、肛裂、炎性痔、直肠炎等,及时、正确、有效的治疗可以避免和减少肛周感染、脓肿和肛瘘的发生。

四、肛瘘手术护理

肛瘘又称"肛门直肠瘘",多由肛管直肠周围脓肿破裂,经久不愈而形成的肛门周围的肉芽肿性管道。多发于20～40岁男性。肛瘘一般由内口、瘘管、外口三部分组成。内口大多位于齿状线附近,多为一个,外口位于肛门周围皮肤上,可为一个或多个。以流脓、疼痛、瘙痒为主要临床表现。

（一）术前护理

1. 术前护理评估

（1）病人既往是否患有直肠肛管慢性疾病。

（2）病人相关检查项目。

（3）肛周皮肤情况。

（4）病人的心理状况。

2. 术前护理措施

（1）按肛肠科术前护理常规护理。

（2）疼痛剧烈时，卧床休息。

（3）注意肛周瘘口流出脓液的色、质、量、气味及肛门疼痛、瘙痒程度等，并做好护理记录及交接。

（4）观察肛周皮肤情况，做好皮肤护理，防止发生皮肤湿疹、糜烂等并发症。

（二）术后护理

1. 术后护理评估

（1）病人肛周渗血渗液情况及对疼痛的耐受性。

（2）病人术后对饮食及保健知识的掌握程度。

（3）病人对药物使用方法及作用的掌握程度。

（4）了解病人的心理状况。

2. 术后护理措施

（1）按肛肠科术后护理常规护理。

（2）施行挂线疗法病人不要牵拉留在肛管外的橡皮筋，以免引起疼痛加重、橡皮筋断裂、出血。如发现异常，应报告医师，并配合治疗。

（3）指导行瘘管切除治疗的病人术后2～3天进食少渣饮食，控制大便，以免刺激伤口。

（4）嘱病人术后多食高蛋白、富含维生素、易消化饮食，促进伤口愈合。

（5）做好心理护理。

（三）健康指导与康复

（1）饮食宜清淡、富含营养,忌烟、酒、辛辣等刺激食物。

（2）保持肛门清洁,每晚及便后用热水或中药坐浴。

（3）生活有规律,按时作息,避免劳累。

（4）积极治疗肛周疾病,防止发生继发肛瘘。

五、肛裂手术护理

肛裂是指齿状线以下肛管皮肤层裂伤后形成的经久不愈的小溃疡,临床上以疼痛、便秘、出血为主要临床表现。

（一）术前护理

1. 术前护理评估

了解病人饮食、排便习惯及大便形态,排便时疼痛、出血情况。

2. 术前护理措施

（1）按肛肠科术前护理常规护理。

（2）保持肛门及会阴部清洁,便后遵医嘱用中药熏洗、坐浴。

（3）观察肛门疼痛的性质、程度与持续时间,大便是否带血、滴血及出血量,做好护理记录。

（4）便秘时,切忌用力,可遵医嘱口服润肠通便药。

（二）术后护理

1. 术后护理评估

（1）病人伤口、排便及对疼痛的耐受情况。

（2）了解病人对饮食及术后注意事项的掌握情况。

2. 术后护理措施

按肛肠科术后护理常规护理。

（三）健康指导与康复

（1）鼓励多饮水,多进食蔬菜、水果及含纤维素的饮食,忌烟、酒、辛辣等刺激食物。

（2）注意个人卫生,养成定时排便的习惯,指导病人掌握预防便秘的方法,坚持提肛肌锻炼,避免排便时间过长。

(3) 防止继发贫血和其他肛门疾病。

六、直肠息肉手术护理

息肉是指一类从黏膜表面突出的异常生长的组织,在没有确定病理性质前通称为息肉,息肉生长在直肠,称为直肠息肉。小息肉很少引起症状,息肉增大后常见症状为出血,多发生在排便后,色鲜红、量少、多为间歇性。

(一) 术前护理

1. 术前护理评估
(1) 肠道准备情况,腹部情况。
(2) 大便有无黏液、血丝及性状等。
(3) 术前各项检查的结果。
(4) 病人的心理状况。

2. 术前护理措施
(1) 按肛肠科术前护理常规护理。
(2) 术前遵医嘱行肠道准备。
(3) 心理护理。

(二) 术后护理

1. 术后护理评估
(1) 病人伤口有无渗血、渗液,排便情况及有无腹痛。
(2) 病人对药物的用法、作用、副作用的了解程度。
(3) 病人对疾病相关知识掌握程度。

2. 术后护理措施
(1) 按肛肠科术后护理常规护理。
(2) 术后应卧床休息,以减少出血并发症,注意观察有无活动性出血、便血、有无腹胀、腹痛及腹膜刺激症状,并观察血压、心率等生命体征的变化。
(3) 术后遵医嘱禁食,待肠蠕动恢复、肛门排气后逐渐进食。
(4) 饮食由流质、半流质饮食逐步过渡至易消化的少渣饮食,以减轻肠道负担,利于吻合口的愈合。1周内忌粗糙食物。

(5) 便后及时清洗,保持会阴部皮肤及伤口清洁、干燥、无污染。

(6) 保持术后大便通畅。

(7) 做好心理疏导。

(三) 健康指导与康复

(1) 饮食中应富含纤维素食品,忌辛辣刺激食物,多喝水,保持大便通畅。

(2) 养成良好排便习惯,每天定时排便。

(3) 出现便秘时,可服用润肠通便药,便后用温水清洗,并保持肛周清洁、干燥。

(4) 如有便血、大便习性异常变化应做肠镜检查。

(5) 忌久坐、久立或久蹲,最好选用软坐垫。

(6) 凡患有肛门直肠疾病应及时进行检查和治疗。

七、直肠前突手术护理

直肠前突即直肠前壁突出,亦称直肠前膨出。本病多见于中老年女性。排便困难是直肠前突的主要症状,部分病人有便血及肛管疼痛。

(一) 术前护理

1. 术前护理评估

(1) 了解病人排便情况,既往有无诱发病史。

(2) 各项辅助检查结果。

(3) 肠道准备情况。

(4) 病人的心理-社会状况。

2. 术前护理措施

(1) 肠道准备:术前3天予半流质饮食,术前1天进流食,术前12h禁食,术晨清洁灌肠。

(2) 阴道准备,术前2天晨做阴道冲洗,冲洗后置阴道栓1枚,术日晨用0.1%利凡诺冲洗阴道,有阴道滴虫、真菌感染者,给予药物先行治疗,手术应避开经前、经期,术前用脱毛膏脱去会阴部阴毛。

(3) 心理护理:向病人及家属详细交代病情,阐明手术的重要性和必要性,了解病人的思想状况,积极加以安慰、疏导。

(二)术后护理

1. 术后护理评估

(1)伤口有无渗血、渗液,排便情况。

(2)术后有无并发症的发生。

(3)病人对疾病保健知识的掌握程度。

2. 术后护理措施

(1)术后会阴部护理:密切观察阴道分泌物的颜色、量及性质,保持会阴清洁、干燥,每日擦洗会阴2次,便后及时清洗会阴,预防伤口感染。

(2)观察有无并发症的发生:直肠阴道瘘、感染、出血等。

(3)饮食指导:术后先予流质饮食,后逐渐给予半流质饮食,24h后可以正常饮食,多吃蔬菜、水果及富含粗纤维的食物,多饮水,每日约2500mL。

(4)为预防便秘,术后第3天开始服用润肠通便药,保持每日排便一次。

(5)术后大便习惯的养成:术后应帮助病人建立正常的排便反射,防止大便干结通过肠道吻合处刺激引起出血。

(6)嘱病人尽量减少排大便时间及次数,每次解大便以3~5min为宜,每日排便次数不多于2次。

(7)保持肛周的清洁,便后及时清洗,洗净后要及时换药,保持创面干燥。

(三)健康指导与康复

(1)术后告诫病人尽量卧床休息,减少活动。

(2)多吃蔬菜、水果,多饮水,少吃辛辣、刺激性食物。

(3)养成每天定时排便习惯,切勿久站、久坐、久蹲,避免用力排便。

(4)加强肛门及盆底肌肉锻炼(提肛),即先用力收缩肛门括约肌,然后全身放松,2~3次/天,每次不少于50次。

(5)出院病人保持大便通畅最重要。做到饮食、排便有规律,经常按摩腹部,并适当活动,有利于排便。

八、骶尾部藏毛窦手术护理

骶尾部藏毛窦是指发生于骶尾部臀间裂软组织内的一种慢性窦道,内藏毛发是其特征。其主要临床表现为:骶尾部肿痛流脓水,或伴有寒战、发热。

(一) 术前护理

1. 术前护理评估

(1) 病人体温变化及全身情况。

(2) 病人脓肿部位、红肿范围、皮温、有无波动感、疼痛的程度、有无渗液。

(3) 了解病人相关检查结果。

(4) 病人对疾病的认知程度及心理状况。

2. 术前护理措施

(1) 按外科术前护理常规护理。

(2) 体温超过 39℃,按高热护理常规护理。

(3) 指导病人避免局部受压加重疼痛,高热及病情较重者,应卧床休息,取舒适体位。

(4) 保持肛门及会阴部清洁、干燥。

(5) 观察伤口情况,观察体温变化及全身情况。

(二) 术后护理

1. 术后护理评估

(1) 病人创面渗血、渗液情况,体温变化及术后对疼痛的耐受性。

(2) 术后对饮食及保健知识的掌握程度。

(3) 病人对药物使用方法及作用的掌握程度。

(4) 了解病人的心理状况。

2. 术后护理措施

(1) 按外科术后护理常规护理。

(2) 观察病人伤口恢复情况,保持肛门及会阴部清洁、干燥,防止污染手术伤口。

(3) 遵医嘱予以抗生素使用控制感染。

(4) 嘱病人术后进食高蛋白、富含维生素、易消化饮食,促进伤口愈合。

(5) 做好心理护理。

(三) 健康指导与康复

(1) 合理调配饮食。日常饮食中可多选用蔬菜、水果、豆类等含维生素和纤维素较多的饮食,忌辛辣刺激性的食物,如辣椒、芥末、姜等。

(2) 告知病人注意控制体重。

(3) 积极锻炼身体,增强体质,促进血液循环,加强局部的抗病能力,预防感染。

第十三章　介入治疗护理常规

介入放射学是在医学影像设备(如 X 线机、B 超、DSACT、MRI 等)的监控指导下,经皮或经腔插入穿刺针或引入导丝、导管做抽吸、注射、引流、造瘘或对管腔与血管等做成型、灌注、栓塞等诊断与治疗的微创伤技术。

介入放射包括血管性和非血管性两大方面。

一、血管性介入

(1) 血管疾病:包括经皮腔内血管成形、房间隔切开、溶栓治疗、非血栓性缺血、控制出血(急慢性创伤、炎症、静脉曲张)、非手术关闭动脉导管未闭、血管畸形、动静脉瘘与血管栓塞治疗、下腔静脉的人造间隔、血管再造等。

(2) 肿瘤性疾病:包括肿瘤的栓塞与药物灌注、动脉内造影、放射性损伤的预防(肾炎、胃肠炎)、化疗、血管性药物及酒精灌注。

(3) 其他方面:包括脾功能亢进的治疗与激素失衡的治疗。

二、非血管性介入

(1) 活检术:抽吸或切割组织或腔内液体做细胞学、组织学或生化、免疫组化检查。

(2) 引流术:将脓腔、气腔排空,使组织恢复新生,避免功能损害。

(3) 造瘘术:又称造口术,指对受阻的管腔建立与体外相通的瘘口,只能做暂时性或永久性姑息手术。

(4) 成形术:使因外伤、肿瘤、放射损伤或手术疤痕等引起的狭窄通道扩大通畅。

(5) 支架术:指用金属丝编织成的支架管,放在狭窄的腔道处,解决通道狭窄。

（6）取异物术：管腔内有异物时，可先在影像监督下穿刺插管，然后由内镜将异物取出。

（7）灭能术：通过穿刺针或导管注入无菌乙醇，使肿瘤、囊肿或增生组织破坏，或使其功能消失。

（8）再通术：因病变造成的管腔梗阻处，通过压力（有时也配合球囊）使之再通。

（9）减压术：通过摘除病变的椎间盘或注入溶解酶使压力消除，功能恢复。

（10）转流术：将腹水引流入静脉。

（11）堵塞术：将正常或病变通道堵塞。

（12）神经阻滞术：用无水酒精封闭神经节或神经丝，用以止痛。

（13）定位术：对微小乳癌，在影像导向下插入定位针，做术前定向用。

第一节　血管性介入治疗护理常规

一、选择性血管造影术护理

选择性血管造影是将水溶性碘对比剂注入血管内，使所要检查的血管显影，从血管腔的充盈、形态、密度及位置变化来判断有无病变、病变部位、范围、数量及性质，达到明确诊断和鉴别诊断目的的 X 线检查法。

（一）身心评估

包括病人一般情况、健康史、既往史、过敏史、心理-社会支持状况、营养状况、主要症状、穿刺处皮肤情况、阳性体征、辅助检查。

（二）护理措施

1. 术前护理

（1）心理护理，向病人介绍手术目的、方式及注意事项，说明术后卧床及术侧肢体制动的重要性及必要性，训练床上排便，消除病人对手术的恐惧和焦虑。

（2）完善各项常规检查，如肝肾功能、血常规、出凝血时间、CT等。

（3）术前1天遵医嘱做抗生素及碘过敏试验。

（4）手术当天应进行双侧腹股沟区和会阴部备皮。

（5）术前禁食4h，术前半小时遵医嘱予注射镇静剂。

（6）术前检查双侧足背动脉搏动情况，在搏动最明显处用记号笔以圆圈标识，以便术后对比。

（7）备齐各种急救药品及物品。

2. 术后护理

（1）监测病人生命体征变化。

（2）术后嘱病人卧床24h，穿刺处用弹力绷带加压包扎12h并予沙袋压迫2h，术侧下肢制动禁屈8h，24h后恢复术前活动程度。

（3）观察有无造影剂反应，鼓励病人饮水1500mL以上，以利于造影剂尽快排出。

（4）观察病人疼痛的性质、程度、时间、发作规律、伴随症状及诱发因素。遵医嘱应用镇痛剂，指导病人应用松弛疗法。

（5）术后并发症的观察及护理

① 局部出血和血肿：这是股动脉内插管常见的并发症，须密切观察血压变化、局部敷料包扎情况及观察穿刺部位有无渗血和血肿，发现异常情况及时处理。

② 下肢动脉栓塞：观察术侧肢体远端的血液循环状况，经常询问病人有无下肢疼痛现象，若术侧足背动脉搏动较对侧明显减弱和下肢疼痛明显，皮肤色泽发绀，应及时报告医生给予处理。

③ 假性动脉瘤：造影过程中如动脉壁被撕裂或穿破，血液自破口流出而被主动脉临近的组织包裹而形成血肿，可形成假性动脉瘤。通常表现为压痛的波动性包块，常伴发感染、出血、局部压迫及疼痛等症状。

④ 尿潴留：术后出现尿潴留的主要原因是不习惯在床上平卧位排尿或精神高度紧张所致，应向病人讲解有关知识，消除紧张心理，

通过变换体位、热敷等方法诱导排尿。

（三）健康指导与康复

（1）鼓励病人多饮水，进食清淡、易消化饮食。

（2）环境安静，保持室内通风和适宜的温湿度。

（3）向病人讲解造影术后诊断结果，避免情绪激动及过度紧张。

（4）指导病人定期复诊、随访。

二、血管栓塞术护理

血管栓塞术是将能够引起血管腔暂时性或永久性阻塞的物质，通过导管释放入病变血管或病变的供血动脉内，阻断血流，以达到治疗疾病或外科手术中减少出血的介入放射学技术。具有创伤小、治疗效果可靠、快速简便、多能保留脏器并使病人免于手术的特点。

（一）身心评估

包括病人一般情况、健康史、既往史、心理-社会支持状况、营养状况、主要症状、穿刺处皮肤情况、阳性体征、辅助检查。

（二）护理措施

1. 术前护理

按选择性血管造影术术前护理常规护理。

2. 术后护理

（1）监测病人生命体征变化。

（2）术后嘱病人卧床24h，穿刺处用弹力绷带加压包扎12h并予沙袋压迫2h，术侧下肢制动禁屈8h，24h后恢复术前活动程度。

（3）术后并发症的观察及护理：

① 局部出血和血肿：这是股动脉内插管常见的并发症，术后穿刺处须按压到位，观察局部敷料包扎情况及观察穿刺部位有无渗血和血肿，若穿刺处有出血需密切观察血压变化，发现情况及时处理。

② 下肢动脉栓塞：观察术侧肢体远端的血液循环状况，经常询问病人有无下肢疼痛现象，若术侧足背动脉搏动较对侧明显减弱和下肢疼痛明显，皮肤色泽发绀，应及时报告医生给予处理。

③ 栓塞后综合征：与肿瘤和组织坏死有关，可发生于血管栓塞

术后的病人。主要表现为发热、局部疼痛，同时伴随恶心、呕吐、腹胀、食欲下降等。处理措施包括吸氧、给予适当的镇痛剂和对症处理。对于术后低热的病人，可不给予降温处理，以利于坏死物的吸收。

④ 尿潴留：术后出现尿潴留的主要原因是不习惯在床上平卧位排尿或精神高度紧张所致，应向病人讲解有关知识，消除紧张心理，通过变换体位、热敷等方法诱导排尿。

（三）健康指导与康复

（1）鼓励病人多饮水，进食清淡、易消化饮食。

（2）环境安静，保持室内通风和适宜的温湿度。

（3）耐心向病人讲解血管栓塞术后的伴随症状，鼓励病人积极配合治疗，保持乐观、开朗的态度，树立战胜疾病的信心。

（4）指导病人定期复诊、随访。

三、经颈静脉肝内门体静脉分流术

经颈静脉肝内门体静脉内支架分流术（TIPSS），是采用特殊的介入治疗器械，在X线透视导引下，经颈静脉入路，建立肝内的位于肝静脉及门静脉主要分支之间的人工分流通道，并以金属内支架维持其永久性通畅，达到降低门脉高压后控制和预防食道胃底静脉曲张破裂出血，促进腹水吸收的目的。

（一）身心评估

包括病人一般情况、健康史、既往史、过敏史、心理-社会支持状况、营养状况、主要症状、穿刺处皮肤情况、阳性体征、辅助检查。

（二）护理措施

1. 术前护理

（1）心理护理：向病人介绍手术目的、方式及注意事项，说明术后卧床及术侧肢体制动的重要性及必要性，消除病人对手术的恐惧和焦虑。

（2）饮食护理：以高热量、高维生素、适量脂肪、优质蛋白、易消化食物为主，以含有各种氨基酸且产氨相对少的牛奶、蛋、鱼等动物蛋白食物为佳,肝功能异常者或血氨偏高者需低蛋白饮食,有腹水者应限制水、钠的摄入。

(3) 注意休息,增强抵抗力,保护肝功能。

(4) 根据医嘱及时协助完善相关检查。

(5) 术前3～5天加强病人呼吸和床上排便的训练。

(6) 术前禁食、禁水6～8h。

(7) 术前常规准备:备皮、沐浴、更衣、备造影剂、局部麻醉药等药物过敏试验、备血、建立左侧肢体的静脉通道、导尿、备齐术中所用药物。

2. 术后护理

(1) 监测病人生命体征变化,如有异常及时通知医生。

(2) 术后体位:取平卧位,绝对卧床休息24h,48h内限制活动,穿刺侧肢体制动12h。

(3) 穿刺部位的观察及护理:观察局部敷料包扎情况及穿刺部位有无渗血和血肿,发现情况及时处理。

(4) 饮食:术后禁食6h,酌情给予高热量、高碳水化合物、清淡、易消化、少渣流质饮食,限制蛋白摄入,1周内禁止高蛋白饮食。

(5) 抗凝治疗:目的是预防分流通道血栓的形成,注意观察病人皮肤黏膜有无出血现象及大便颜色。

(6) 保持大便通畅,遵医嘱予缓泻药物口服。

(7) 做好基础护理及生活护理。

(8) 并发症的观察及护理:

① 感染:术后1～3天可有轻度体温升高,有肺部感染及合并败血症时体温可达38.5℃以上。遵医嘱给予物理或药物降温,抗生素规范应用,严格执行无菌操作。

② 腹腔内出血:观察病人有无心悸、气促、烦躁、脸色苍白等,如病人突然出现心率加快,血压先升后降,或出现腹部剧痛、压痛、反跳痛、肌紧张,或短时间内腹围增大,移动性浊音范围改变,肠鸣音增强或减弱,血红蛋白下降,持续黑稀便等要警惕腹腔内出血可能,做好应急处理。

③ 肝性脑病:这是TIPSS最常见的并发症,严格观察病人有无

意识及精神异常表现,限制蛋白质摄入,保持大便通畅,用乳果糖导泻,清除肠内积血和含氨物质。注意病人安全,留专人陪护,禁用安眠、镇静、麻醉类药物。

④急性心功能、肝功能衰竭:观察心力衰竭的症状和体征;指导病人取半卧位;吸氧,减少活动,减少机体耗氧量;记录出入液量,控制补液量及速度。指导病人进低盐、易消化的饮食。予强心、利尿、扩血管药物。术后密切观察病人肝功能变化,采取一定的护肝措施。

⑤肺动脉、脑动脉栓塞:由于病人原先就存在血栓和癌栓,同时导管在血管内的反复操作,均有可能诱发血栓。分流后,栓子随血流上行,易导致肺栓塞,亦可发生脑栓塞。术后密切观察病人有无胸痛、呼吸困难、咳嗽、咯血及肌力下降、肢体活动障碍等症状发生,及时与医生沟通,做好抢救配合。

⑥气胸:术后密切观察病人呼吸是否平稳,呼吸困难者应行急诊胸部摄片以明确诊断,有少量气胸而呼吸较平稳者可待其自行恢复,肺压缩超过30%或呼吸困难明显者应立即穿刺抽吸,有张力性气胸者立即给予胸腔闭式引流。

(三)健康指导与康复

(1)定期到医院检查分流通道通畅情况,如出现呕血、黑便、腹胀等情况及时就诊。

(2)摄入低蛋白饮食,勿暴饮暴食,避免进食坚硬、辛辣食物,戒烟酒。

(3)生活有规律,劳逸结合,避免精神紧张,保证充足的睡眠和休息。

(4)坚持按时服药,定期复查肝功能、血氨、肝脏彩超、胃镜等,一般术后1个月、半年、1年各检查一次。

四、布-加综合征介入治疗护理

布-加综合征(BCS)是指发生于肝脏小叶下静脉以上、右心房入口以下肝静脉主干和(或)肝段下腔静脉任何性质的阻塞,使肝脏出现肝窦淤血、出血、坏死等病理变化,最终导致窦后性门脉高压症的一种血管阻塞性疾病。

(一) 身心评估

包括病人一般情况、健康史、既往史、心理-社会支持状况、营养状况、主要症状、穿刺处皮肤情况、阳性体征、辅助检查。

(二) 护理措施

1. 术前护理

(1) 体位:卧床休息,可使病人减少能量消耗,以减轻肝脏代谢的负担。

(2) 病情观察:每日准确记录出入液量、测腹围和体重,以观察腹腔积液情况。

(3) 药物护理:术前1~2日开始服用氯吡格雷75mg(1次/日),阿司匹林100mg(1次/日),以减少血液黏滞度。

(4) 饮食护理:给予病人合理营养,维持生理需要量,能进食病人给予高热量、高维生素、低脂、易消化的饮食。忌食刺激、粗糙的食物。进食困难的病人遵医嘱给予静脉营养,大量腹腔积液病人每日或隔日给予白蛋白50mL或100mL静脉滴注。大量腹腔积液者,应限制水、钠盐的摄入,一般钠盐不超过2g/天为宜,进水量限制在每日1000mL左右。

(5) 术前准备:行经颈静脉肝内门体静脉支撑架分流术(TIPSS)者,术前备血4~6个单位。纠正贫血,必要时可考虑输新鲜血,并按腔内血管介入治疗术前护理常规护理。

2. 术后护理

(1) 按腔内血管介入治疗术后护理常规护理。

(2) 病情观察:腔内血管治疗是高难度操作,可能会出现各种严重并发症,故术后要密切观察生命体征的变化,进行心电监护,重视病人的主诉,每15~30min巡视病房一次。

(3) 药物护理:遵医嘱正确使用抗凝剂,术前、术中、术后均需使用抗凝药物,以避免血栓再次形成。严格掌握肝素剂量,熟悉配制方法。每周复查凝血时间及凝血酶原时间,以了解抗凝情况。凝血酶原时间应控制在正常标准的1.5倍以内。在抗凝过程中,需密切观察有无皮肤、黏膜、牙龈、内脏及颅内出血,观察大小便的颜色。嘱病人用软毛刷刷牙,勿用指甲抓破皮肤黏膜。注意自身防护。

(4) 并发症的观察及护理:

① 发热:每日测体温 4 次,术后一般遵医嘱静脉使用抗生素 3 天,预防穿刺部位感染,若体温在 37.5℃ 左右,可能是造影剂在体内引起的免疫反应,属于正常反应;若高于 38.5℃,可能是继发感染,应遵医嘱行抗感染治疗。

② 出血:术中因静脉狭窄段穿刺时可能损伤血管及周围组织,并发腹腔出血及穿刺部位出血。如有腹痛、血压下降、面色苍白、皮肤湿冷等异常现象,应及时报告医生进行对症处理。

③ 心力衰竭:扩张成功后大量淤滞的静脉血液回流心脏,使心脏负荷增加,可导致心功能不全。术后病人若出现心悸、气短、喘气等症状,立即通知医生,及时给予强心、利尿、给氧治疗。

④ 肺栓塞:由于阻塞处以下易形成血栓,扩张后血栓随血流上行,可导致肺栓塞。术后应常规吸氧 2h,观察有无胸痛咯血、呼吸困难等症状。

⑤ 再狭窄、血管膜性增生、回缩、血栓形成或扩张不够等引起再狭窄,可行重复球囊扩张治疗及支架植入术。

⑥ 肝性脑病:这是颈静脉肝内门体静脉支撑架分流术后常见的并发症,发生率在 20% 左右。观察病人神志,注意病人安全,留专人守护;限制蛋白的摄入,用乳果糖或稀醋酸溶液灌肠导泻,清除肠内积血和含氨的物质;遵医嘱用支链氨基酸每日 250~500mL 静脉滴注,以补充能量,降血氨;禁用安眠、镇静、镇痛、麻醉类药物;做好基础护理,预防褥疮。

⑦ 支撑架移位及脱落:支架向上移位脱入右心房,向下移位腔静脉肝外段。术后 24h 可下床轻微活动,7~10 天避免剧烈运动;3 个月内避免重体力劳动。

(三) 健康指导与康复

(1) 行为指导:注意休息,逐渐增加活动量,避免过度劳累。

(2) 饮食指导:加强营养,可进食低脂肪、低蛋白、低盐、高维生素、高热量饮食,忌食粗糙、生硬、过热和辛辣的食物,禁烟、酒;肝功能不正常者术后为预防肝性脑病应进食低蛋白饮食,以高糖、高维生素饮食为主;可进食蜂蜜、葡萄糖、果汁、面条、稀饭等;腹腔积液和水肿病人给予低盐饮食;食管静脉曲张病人可进食易消化、少渣的流质、半流质饮食;避免进食辛辣、煎炸、过烫的食物。

(3) 用药指导:遵医嘱按时服用抗凝药物。术后抗凝治疗对预防急性和亚急性支架内血栓形成有重要的意义,常规阿司匹林、氯吡格雷同时服用 2～3 个月,以后继续服用阿司匹林 3～6 个月,不能随意漏服或停服。服药期间,注意有无出血倾向。由于口服抗凝药物对胃肠道有刺激性,应嘱病人饭后服用。

(4) 复查指导:术后 2～4 周进行超声检查、MR 血管造影和(或)下腔静脉造影检查,了解支撑架的位置、腔静脉血流通畅情况,观察腔内血管介入治疗效果。若情况好转,6～10 个月复查一次,监测肝、肾功能及症状、体征改善的情况。如有腹胀,水肿继续加重,应随时复诊。

五、碘 125 粒子植入治疗护理

碘 125 粒子植入治疗,其实也是一种放射治疗肿瘤的方法,通过 CT 或 B 超引导下准确定位,经皮穿刺,将放射性粒子直接植入到瘤体内部,通过粒子释放,杀死肿瘤细胞达到肿瘤根治或姑息治疗的目的。

(一) 身心评估

包括病人一般情况、健康史、既往史、心理-社会支持状况、营养状况、主要症状、穿刺处皮肤情况、阳性体征、辅助检查。

(二) 护理措施

1. 术前护理

(1) 完善常规检查,如胸片、心电图、CT、血常规、凝血等。

(2) 饮食:给予高热量、高蛋白饮食,许多病人由于肿瘤的消耗,加上放疗、化疗、药物治疗等导致食欲下降,营养不良,应鼓励病人多进食,必要时给予静脉输注营养液提高病人抵抗力,有利于术后的康复。

（3）心理护理：多与病人沟通，许多病人对新技术有不信任感，通过介绍成功病例，解释放射性碘粒子对其他器官无害，手术创伤小。

（4）如进行肺部碘粒子植入术，术前嘱病人勿进食过饱，术前半小时给予面罩吸氧，以保证供氧量，保持术中血氧饱和度正常。

2. 术后护理

（1）一般护理：定时监测生命体征、血氧饱和度，吸氧 3~5h，卧床 6h，减少活动，以免引起出血。

（2）术后并发症的观察：

① 气胸：一般发生在术后 48h 内。术后嘱病人勿大笑，避免剧烈咳嗽，观察有无胸闷、气促的发生，如有气胸发生应紧急处理，立即给予吸氧，并协助医生进行排气等处理。

② 肺栓塞：一般肺癌病人术后 1~2 天粒子可能会脱落，脱落的粒子会随血流进入血管引起肺栓塞，这是植入后最严重的并发症。当病人出现呼吸困难、发绀、胸痛、血压下降时，嘱病人卧床休息，如出现咳嗽、咯血伴心率增快等，立即通知医生紧急处理。

③ 出血：加强巡视，观察病人穿刺点是否渗血。

④ 感染：保持伤口敷料清洁、干燥，遵医嘱使用抗生素。

⑤ 粒子脱落及游离：粒子脱落常发生在术后 1~2 天内，因此在植入粒子后一周内应对病人的排泄物进行检查，以免粒子丢失污染环境。嘱病人术后避免剧烈活动，定期复查。

⑥ 疼痛：术后大多数病人穿刺处有轻微的疼痛，但可以忍受，应尽量分散注意力，教病人学会放松，如听音乐、聊天等，必要时遵医嘱使用止痛药。

3. 放射防护

虽然碘粒子释放的能力比较低，衰退速度＜60 天，对周围人群损伤很小，且放射线消耗在肿瘤组织中，但为了保护周围相关人员，应尽量避免与病人接触。

（1）病房防护：尽量住单间或集中在同一病房管理，嘱病人不要随便到其他房间走动，缩小活动范围，尽量减少对其他病人的辐射。

(2) 医务人员与病人的防护:各种治疗和护理工作应相对集中,动作轻、稳、快,尽量缩短受照射的时间,并注意与病人保持一定的距离。

(3) 家属与病人的防护:由于是术中植入放射性粒子,病人对周围环境的影响相对较小,但仍要嘱病人家属尽量在距病人 1m 以外的地方看护,防止长时间受辐射影响。孕妇及儿童不宜接触病人。

(三) 健康指导与康复

嘱病人进食高热量、高蛋白质、高维生素饮食,根据身体状况适当加强锻炼,以提高机体免疫力,劳逸结合。同时指导家属做好自身防护。定期复查血常规、肝功能,通过胸片、CT 等检查,观察瘤体是否缩小,粒子是否移位,术后随访 2 年,3 个月一次,2 年后每半年随访,终生随诊。

六、肺癌介入治疗护理

肺癌血管内介入治疗主要有支气管动脉灌注化疗药物和栓塞肿瘤血管术,该方法可使药物直接作用于肿瘤局部,使肿瘤缺血坏死,从而控制肿瘤生长,可缓解病人症状、提高病人的生活质量、延长生存期,是为无手术指征的晚期肺癌病人提供的一种治疗方法。

(一) 身心评估

包括病人一般情况、健康史、既往史、过敏史、心理-社会支持状况、营养状况、主要症状、穿刺处皮肤情况、阳性体征、辅助检查。

(二) 护理措施

1. 术前护理

(1) 心理护理:向病人及家属介绍介入治疗的必要性、重要性和疗效,手术方式及注意事项,缓解病人紧张焦虑情绪。

(2) 完善各项常规检查,如肝肾功能、血常规、出凝血时间、心电图等。

(3) 测量生命体征,观察穿刺侧肢体远端动脉情况,术前 30min 排空膀胱。

(4) 遵医嘱做碘过敏试验,双侧腹股沟及会阴部备皮,术前禁食、水 4h。

2. 术后护理

（1）心电监护 24h，注意观察病人有无胸闷、胸痛、咳嗽等反应，必要时给予氧气吸入。

（2）嘱病人卧床 24h，穿刺处用弹力绷带加压包扎 12h，用沙袋压迫止血 2h，术侧下肢禁屈 8h。

（3）严密观察穿刺部位有无血肿，足背动脉搏动、皮肤温度及末梢血运情况。

（4）观察有无造影剂的不良反应：恶心、呕吐、面色苍白、胸闷、心慌气短等。

（5）卧床期间做好病人的基础护理。

（6）并发症的观察与处理：

① 胃肠道反应：恶心、呕吐、食欲不振。呕吐时头偏向一侧，以免引起呛咳或窒息，观察呕吐的颜色、性质、量并记录，反应严重者可遵医嘱应用止吐药物，可暂禁食，静脉补充营养，注意保持水、电解质平衡。指导病人多进食高蛋白、高热量、高维生素、易消化的食物，保持口腔清洁。

② 疼痛：病人疼痛时嘱其卧床休息，密切观察疼痛的部位、性质，必要时遵医嘱给予止痛药应用。

③ 发热：嘱病人多饮水，必要时给予物理降温，注意观察病人有无虚脱，及时补充足够的水分。注意保持床单位清洁、干燥。遵医嘱应用抗生素预防感染发生。

④ 大咯血、咳痰：给予镇静治疗，积极预防和及时抢救，防止窒息，保持呼吸道通畅，预防休克发生，保证休息，做好心理护理，备好吸引器等急救设备和药物。

⑤ 观察病人有无穿刺局部出血或血肿、脊髓损伤等并发症出现，及时通知医生给予处理。

（三）健康指导与康复

（1）观察病人有无疼痛主诉，必要时遵医嘱用药，做好疼痛护理。

(2) 告知病人禁烟，指导其加强营养，给予高热量、高蛋白、高维生素饮食。

(3) 预防感冒，若有呼吸道感染的早期征象，及时就医。

(4) 合理安排休息，保持乐观情绪。避免劳累，适当活动，加强锻炼，增强机体抵抗力。

(5) 定期复查，出现异常情况及时就诊。

七、腹主动脉瘤介入治疗护理

腹主动脉瘤（AAA）是因为动脉中层结构破坏，动脉壁不能承受血流冲击的压力而形成的局部或者广泛性的永久性扩张或膨出，是严重威胁生命的最常见的动脉瘤。腹主动脉瘤的发生主要与动脉硬化有关，常伴有高血压和心脏病，其他少见原因是主动脉先天发育不良、梅毒、创伤、感染、大动脉炎等。腹主动脉瘤腔内隔绝术的目的是消除动脉瘤腔内的血液循环，降低或消除瘤腔内的压力，防止瘤体进一步增大或破裂。

（一）身心评估

包括病人一般情况、健康史、既往史、心理-社会支持状况、营养状况、主要症状、穿刺处皮肤情况、阳性体征、辅助检查。

1. 术前护理

（1）心理护理：病人起病隐匿、病情重，对疾病的了解不够，存在紧张和恐惧心理，医务人员应向病人介绍腔内隔绝术微创、高效、恢复快的优点。

（2）密切监测生命体征：保持血压稳定，避免因血压波动过大造成腹主动脉瘤破裂。

① 遵医嘱按时给药，术前收缩压控制在130mmHg以下，血压稳定是预防动脉瘤破裂的关键。

② 卧床休息，应限制病人活动，尤其是剧烈活动，告知病人不要突然起身、坐下或转身等，平卧应取自动体位，避免任何碰撞、外伤，并协同病人进行术前检查。

③ 减少引起腹压增高的因素，预防感冒，防止咳嗽，保持排便通

畅,避免用力过猛、屏气等,戒烟,防止烟雾刺激呼吸道产生呛咳,引起腹压增高而诱发动脉瘤破裂。

④ 若出现明显的剧烈腹痛则预示动脉瘤可能趋于破裂,应详细观察病人腹痛情况、血压的改变及有无面色苍白、大汗淋漓、皮肤湿冷等休克的表现,及时通知医生调整方案,做好抢救准备。

(3) 疼痛的观察和护理:疼痛的部位及程度的改变均与病情变化息息相关,应密切观察疼痛的性质、部位、持续时间等,给予心理护理,必要时可遵医嘱予以镇痛剂。

(4) 饮食指导:进食高蛋白、高维生素、中等热量、易消化的食物,合理配餐。多食蔬菜水果,少食动物内脏、猪油等脂肪和胆固醇高的食物。肾功能不全者给予低蛋白饮食,蛋白限制在40g/天。

(5) 观察下肢循环:因腹主动脉瘤病人多伴有下肢动脉硬化、闭塞及动脉瘤附壁血栓脱落所致的不同程度的下肢缺血,故应观察双下肢足背动脉、腘动脉及胫后动脉搏动情况,指导病人在床上进行下肢屈伸活动,预防下肢静脉血栓形成。禁止在下肢动静脉进行有创操作,如禁止在下肢进行动脉穿刺抽血检查;尽量避免进行下肢静脉输液治疗等。

2. 术后护理

(1) 按血管介入治疗术后护理常规护理。

(2) 全麻术后未清醒的病人给予平卧位,头偏向一侧,清醒后,给予半坐卧位,双下肢平伸制动8h,穿刺处用沙袋压迫2h,用弹力绷带加压包扎6h。24h后拔出导尿管,术后48h可适当下床活动。术后3周内避免剧烈活动,有利于血管内、外膜的生长。

(3) 心电监护24～48h,严密监测生命体征,给予低流量吸氧,特别注意血压的波动情况。

① 血压过高可增加心脑血管意外的危险性,可遵医嘱静脉滴注硝酸甘油控制血压90～140mmHg/60～80mmHg,24h后常规口服降压药维持血压稳定。

② 血压过低将使肾血流量减少从而影响肾功能,要尽快找出血压过低的原因,观察是否有内出血、补液量不足或降压药滴速过快等情况,并给予及时处理。

(4) 预防感染:术后常规给予抗生素预防感染,对病人实施保护性隔离,限制家属探视,卧床期间鼓励病人做深呼吸运动,翻身拍背,给予雾化吸入,预防肺部感染;下肢被动进行全关节活动及小腿肌肉收缩运动,预防下肢静脉血栓形成。

(5) 抗凝药的使用:覆膜支架植入病人体内后属于异物,为预防血栓形成,术中及术后均应使用抗凝药物。输注抗凝药物时应使用输液泵,以确保药物匀速、安全、准确地输入到体内,持续 2~3 日,之后改为阿司匹林 100mg 口服,持续 3~6 个月。注意有无出血倾向,定时复查出、凝血时间。

(6) 观察腹部体征:手术成功后,动脉瘤搏动应减弱乃至消失,腹部包块变小。每日做 1~2 次腹部检查,观察动脉瘤的体积变化及搏动情况。若发现仍有搏动,腹部包块无变化甚至增大,可能为修复不全或内漏;若出现疼痛突然加剧,面色苍白、血压下降,则提示有动脉瘤破裂的可能。应立即报告医生,积极组织抢救。

(7) 饮食指导:局麻术后可进食,全麻病人当日禁食,第 2 日可进流质,以后视情况逐渐过渡至半流质饮食、普食。术后因发热时间较长可影响食欲,应给予清淡、营养丰富、易消化的食物,保证每日所需热量的供给。

(8) 并发症的观察与护理:

① 支架植入综合征:发热,体温一般不超过 38.5℃,持续 4~10 天,无感染证据;白细胞计数升高;C-反应蛋白升高;向病人解释原因,减轻病人的担忧和焦虑心理。

② 内漏:指植入内支架后仍有血液流入动脉瘤腔内,为最常见的并发症。根据发生原因将内漏分为三型:

Ⅰ 型内漏为覆膜支架附着部位内漏。因覆膜支架的近端或远端与瘤颈之间未完全封闭,导致血流持续性流入动脉瘤腔内。

Ⅱ 型内漏为反流性内漏,是因为腰动脉、肠系膜下动脉和其他侧支动脉中的血流持续反流造成的。

Ⅲ 型内漏是覆膜支架结构破坏引起的内漏,包括连接部漏、骨架脱节、覆膜破裂。

③ 血栓形成、狭窄:可发生于内支架或髂动脉、远端肢体等部

位。经使用抗凝药一般可以避免。

④ 支架移位:术后应严密观察血压、尿量、尿色,记录出入量,如病人出现少尿、无尿、血尿、剧烈腹痛、血便等应立即通知医生处理。

⑤ 血栓脱落:腹主动脉瘤常合并动脉粥样硬化及附壁血栓,特别是动脉壁钙化严重者,术中很容易出现栓子脱落,最常见的是肢体栓塞,导致下肢急、慢性缺血。术后每 2h 观察一次双侧足背动脉搏动,记录双下肢皮温、感觉、色泽的变化。若肢体温度降低,皮肤苍白,末梢循环不良,应与术前进行对比,及时处理下肢急性动脉栓塞,防止肢体坏死。发现异常及时报告医生,明确诊断后给予抗凝、扩血管及手术取栓治疗。

⑥ 股动脉切开处血肿:观察伤口渗血情况,如大量渗血,常规加压包扎,无效者应进行外科手术治疗。

⑦ 血液成分改变:以血红蛋白和血小板明显减少为主,少数病人出现血胆红素升高现象。注意观察有无因血红蛋白、血小板减少而造成的供氧不足或出血等情况。

⑧ 截瘫:截瘫是主动脉腔内隔绝术罕见的严重并发症。可能是因为脊髓根大动脉被移植血管覆盖,也可能因为脊髓根大动脉发生了栓塞或急性血栓。故移植物应选用能起到完全隔绝效果的最短长度。

(三)健康指导与康复

(1) 出院后控制血压,使血压维持在 130~150mmHg/80~90mmHg,教会病人血压监测方法,病人自备血压计,以便随时监测,注意休息,保持情绪稳定;活动应循序渐进,劳逸结合,避免剧烈活动,防止腹部受外力撞击。

(2) 讲解吸烟与动脉硬化的相关性,劝病人戒烟、忌酒,以减少呼吸道分泌物。

(3) 饮食指导:

① 可进食高蛋白、高维生素、中等热量营养均衡的食品,注意食物搭配,可进食豆制品、鱼肉等低胆固醇、低动物脂肪性食物,多食蔬菜、水果、杂粮,保持排便通畅;少食动物脂肪及胆固醇含量较多的食

物,如动物内脏、猪油、蛋黄、鱼籽等。

② 高血压病人应给予低盐饮食,盐量控制在 2g/天左右;肾功能不全者应给予低蛋白饮食,蛋白质含量限制在 40g/天左右。

③ 伴有糖尿病或高脂血症的病人,宜给予低胆固醇、低脂肪及低糖饮食。

④ 宜少量多餐,忌大量饮水、喝刺激性饮料,以免增加心脏负荷。

(4) 坚持按时服药,向病人讲解用药的目的及重要性,指导病人正确服用降压药、降血糖和抗凝血药物等。服用抗凝血药物者应定期复查凝血酶原时间,调整药物用量。定期门诊随访。

(5) 复诊:指导病人学会自我检查腹部的方法,每 6 个月进行一次 B 超检查,每年做一次 CT 检查,以了解动脉瘤情况和支架是否移位或脱位。

八、肝癌介入治疗护理

肝癌的血管性介入治疗包括肝动脉化疗栓塞(TACE)、经肝动脉栓塞剂治疗(TAE)、肝动脉灌注大剂量化疗药物治疗(TAI)、经门静脉化疗或化疗栓塞。

(一) 身心评估

包括病人一般情况、健康史、既往史、心理-社会支持状况、营养状况、主要症状、穿刺处皮肤情况、阳性体征、辅助检查。

(二) 护理措施

1. 术前护理

(1) 心理护理,向病人介绍手术方式及注意事项,缓解病人紧张焦虑情绪。

(2) 完善各项常规检查,如肝肾功能、血常规、出凝血时间、CT 等。

(3) 遵医嘱做碘过敏试验。

(4) 指导病人进行屏气练习,即深吸一口气后,停止呼吸 10~15s,然后缓慢呼出,以备术中数字减影造影时,使血管图像更清晰准确。

（5）术前24h进清淡、易消化饮食,术前6h可进少量流质或半流质饮食。

2. 术后护理

（1）术后4～6h密切观察病人生命体征变化。

（2）嘱病人卧床休息24h,穿刺处用弹力绷带加压包扎12h,用沙袋压迫穿刺点2h,术侧下肢禁屈8h。

（3）严密观察穿刺部位有无血肿、足背动脉搏动、皮肤温度及末梢血运情况。

（4）饮食以高蛋白、清淡、高维生素饮食为主,保证营养供给。

（5）卧床期间,做好病人的基础护理。

（6）化疗药物所致毒性反应的护理:

① 胃肠道反应:恶心、呕吐、食欲不振。指导病人进食高蛋白、高热量、高维生素、易消化的食物,保持口腔清洁。反应严重者可遵医嘱给予止吐药物的应用,可暂时禁食,静脉补充营养,注意保持水、电解质平衡。

② 发热:嘱病人多饮水,必要时给予物理降温,注意观察病人有无虚脱,及时补充足够的水分。注意保持床单位清洁、干燥。遵医嘱应用抗生素预防感染发生。

③ 腹部疼痛:严密观察疼痛的部位、性质、程度,注意与其他疼痛相区分。给予病人心理安慰,分散其注意力以缓解或减轻疼痛。遵医嘱给予止疼药物。

（7）观察病人穿刺处有无出血或血肿、尿潴留、上消化道出血、股动脉栓塞等并发症出现,及时通知医生给予处理。

（三）健康指导与康复

（1）指导病人遵医嘱按时按量服药。

（2）饮食指导:进食清淡、低脂肪、低胆固醇、高糖类、丰富维生素饮食,避免辛辣刺激性食物。鼓励病人多饮水,排解毒素。

（3）注意劳逸结合,避免重体力劳动,适当活动,预防感冒,注意保暖,恢复期少到公共场所,保持心情愉快,利于康复。

（4）定期复查：向病人解释肝癌治疗过程较长，部分病人需行多次介入治疗，嘱病人出院后要定期复查，如有不适，随时就诊。

九、股骨头无菌性坏死介入治疗护理

股骨头无菌性坏死介入是采用经外周动脉穿刺插管的方法，经血管造影明确供血血管的位置，经导管向其内灌注溶栓药和扩张血管的药物，达到改善股骨头供血状况的目的。

（一）身心评估

包括病人一般情况、健康史、既往史、心理-社会支持状况、营养状况、主要症状、穿刺处皮肤情况、阳性体征、辅助检查。

（二）护理措施

1. 术前护理

同选择性血管造影术术前护理常规。

2. 术后护理

（1）病情观察：

① 定时监测生命体征变化。

② 观察穿刺部位有无出血、血肿，如有异常及时通知医生。

③ 观察病人疼痛情况，必要时遵医嘱使用止痛剂。

④ 观察术肢的感觉、运动、动脉搏动情况。

（2）活动指导：

① 术后平卧 24h，穿刺点用弹力绷带加压包扎 12h，用沙袋压迫止血 2h，减少穿刺侧肢体活动。

② 24h 后逐渐增加活动量，可进行床上功能训练：患肢伸、屈、内旋、外旋、内收、外展，每节各种动作重复 10~15 次，每日做 3~5 节。

（3）术后静脉滴注抗生素 3~5 天，防止感染及内出血发生。

（4）饮食应以高蛋白、清淡、高维生素饮食为主，多食蔬菜、豆制品、瘦肉等，保证营养供给，介入术后 3 天内以半流质或软食为宜，禁辛辣刺激性食物。

（5）预防并发症：

① 出血和血肿。介入治疗完毕后，用沙袋压迫穿刺处 2h。术后

患肢外展、外旋、伸直、制动，垫高 15°，以利静脉回流。绝对卧床24h，协助病人大、小便，避免穿刺点处血凝块脱落引起出血。经常检查穿刺处有无出血、渗血和血肿形成，如有发生立即给予加压包扎并报告医师，及时处理。对伴有高血压、凝血机制障碍者尤应警惕。

② 穿刺肢体远端血液循环障碍。股动脉穿刺处用绷带加压包扎，压力过大可引起远端血液循环障碍，故应注意观察远端血运、肢体感觉。24h 内每隔 1~2h 观察患肢足背动脉搏动情况，同时观察手指或足趾的活动情况，左右两侧进行对比；若穿刺侧肢体出现动脉搏动减弱或消失、皮温变凉、感觉迟钝或功能障碍等，说明肢体远端静脉回流受阻；有血栓形成，应立即报告医师采取溶栓治疗，无效者需手术清除血栓，应经常听取病人主诉，肢体疼痛、肢端麻木是早期缺血症状，及时发现并报告医师处理。

③ 下肢深静脉血栓栓塞。病人因穿刺和置管，特别是反复穿刺和强行置管可引起血管内膜损伤及血栓形成，同时病人存在髋部疼痛、活动受限，导致长期卧床，这也是血栓形成的一个危险因素。因此，必须采取有效措施预防下肢深静脉栓塞。病人卧床期间，鼓励行双下肢主、被动活动，膝、踝、趾关节伸屈活动，肌肉收缩活动，以促进血液回流，同时多饮水。观察有无血栓形成指征，如下肢有无肿胀、肤色有无变暗，压迫小腿腓肠肌时有无疼痛表现等。

（三）健康指导与康复

（1）采用蹬空屈伸法、抱膝法、屈髋分合法、患肢摆动法，充分活动髋关节，嘱病人持续使用拐杖 6 个月以上，不可负重。保护髋关节，以利股骨头修复及再建。

（2）饮食指导：术后避免进食辛辣刺激性食物，忌酒并注意钙质的补充。

（3）环境安静舒适，保持室内通风和适宜的温湿度。

（4）向病人详细讲解术后情况，帮助其克服术后长期不能正常行走的自卑心理，鼓励病人积极配合治疗，保持乐观开朗的态度，树立战胜疾病的信心。

十、经皮穿刺血管成形术护理

经皮穿刺血管成形术(简称PTA)是指采用球囊扩张技术使狭窄或闭塞的血管再通的治疗方法。

(一)身心评估

包括病人一般情况、健康史、既往史、心理-社会支持状况、营养状况、主要症状、穿刺处皮肤情况、阳性体征、辅助检查。

(二)护理措施

1. 术前护理

(1)心理护理:向病人介绍PTA的目的、治疗方法及注意事项,消除病人的焦虑和恐惧心理。

(2)术前准备:双侧腹股沟备皮,保持皮肤清洁。行碘过敏试验,排空大小便。术前30min肌注安定10mg,送病人入导管室。

(3)术前准备执行腔内血管外科术前护理常规。

2. 术后护理

(1)按腔内血管外科术后护理常规护理。

(2)术后病人入监护室卧床休息,给予持续中流量吸氧、心电监护。

(3)病情观察:PTA术后24h内须严密观察生命体征变化。

(4)嘱病人平卧24h,术侧肢体伸直制动8h,密切观察穿刺点有无出血和穿刺侧肢体颜色、温度、足背动脉搏动情况。

(5)指导病人饮水500~1000mL。向病人解释术后排尿的重要性,注意观察尿液颜色、质、量。

(6)药物护理:PTA术后可给予广谱抗生素预防感染,使用抗凝药物预防栓子脱落引起远端血管的栓塞。出院后仍需继续服用抗凝药物,如阿司匹林、华法林等。

(7)对病人进行心理护理,消除病人紧张情绪,使病人能够积极配合治疗护理。

(8)并发症的观察及护理:

① 常规血管介入并发症:导丝、导管断裂、血管穿孔、内膜撕裂

多由于操作不当而引起。为此,提高术者的操作水平及经验、使用更安全的器材等可减少这类并发症的发生。一旦发现血管穿孔,可用球囊导管扩张压迫穿孔部位以止血,必要时行外科手术治疗。

② 远端栓塞:髂动脉 PTA 及支架术后偶尔可以见到远端动脉的栓塞。如果小腿有 1~2 支血管通畅,血栓沉积在小腿部的血管可以不必处理。但是如栓塞造成小腿部缺血,就必须采取抗凝及取栓等治疗措施。较大动脉的栓塞,例如股动脉或股深动脉的栓塞,有时需要外科治疗。可以试用溶栓治疗,但栓子一般不易溶解。

③ 球囊破裂:使用前应了解该球囊导管的破裂压力,充盈球囊时应缓慢,切忌用猛力突然加压。尽量使用新球囊导管,若发现球囊呈偏心性、葫芦状变形,应及时更换新球囊导管。

④ 血肿:由于术中使用较大量的肝素,穿刺部位血肿发生率较高。压迫止血应较其他介入时间要长,也可采用次日拔除导管鞘及有效的局部加压预防其发生。对于巨大血肿可采用局部穿刺抽吸和局部理疗的方法促进其吸收消散,如出现局部血管、神经压迫症状时可考虑手术清除血肿。

(三)健康指导与康复

(1)保持良好的心情,改变生活方式,注意生活细节,促进身心健康。

(2)合理选择饮食,坚持低盐、低脂、低胆固醇、易消化饮食,禁油炸、咖啡、浓茶刺激性饮料,少吃虾、蛋黄、蟹黄等,多吃蔬菜、水果。以少食多餐为原则。

(3)避免易发因素,戒烟酒,避免寒冷、情绪激动、饱餐、过度劳累等。

(4)养成定时排便的习惯,保持大便通畅。

(5)适当的早期活动能改善外周代谢,增加运动耐量,改善病人生活质量。

(6)定期复查,病人出院前及出院后 2 个月,进行无创伤性血管检查,以了解 PTA 疗效。如病情反复可考虑重复 PTA 或置放支架。

十一、脾动脉栓塞术护理

脾动脉栓塞是指经外周动脉穿刺,插管并造影,明确诊断后向脾动脉内注入栓塞剂,达到阻止出血、减轻脾功能亢进和治疗某些血液病的目的。脾动脉栓塞术适用于门脉高压所致的脾功能亢进,食管、胃底静脉曲张、破裂出血;脾破裂出血;脾肿瘤;某些血液病,如难治性特发性血小板减少性紫癜。

按血液系统疾病一般护理常规护理。

(一)身心评估

包括病人一般情况、健康史、既往史、心理-社会支持状况、营养状况、主要症状、穿刺处皮肤情况、阳性体征、辅助检查。

(二)护理措施

1. 术前护理

(1)病情观察:

① 观察病人生命体征及神志变化,每 4h 测量一次体温至正常后每日测一次。

② 注意下肢皮肤的颜色、温度、足背动脉搏动情况及末梢循环变化。

③ 观察腹痛的性质、程度,若出现弥漫性腹痛伴休克时应立即协助医生抢救。

④ 随时监测血小板计数,血小板计数低于 20×10^9/L 时应绝对卧床休息。

⑤ 密切观察病情变化,注意皮肤黏膜有无淤斑、淤点及全身其他部位出血情况。

(2)饮食护理:给予清淡、易消化的温凉饮食,术前 4h 禁食、水。

(3)心理护理:安慰、关心病人,消除紧张情绪,增强信心,使其主动配合手术。

(4)行脾栓塞术前 1 日应清洁皮肤、备皮、做碘过敏试验。

2. 术后护理

(1)卧床休息,限制肢体活动,减少局部渗血。

(2) 给予高蛋白、高维生素、易消化的饮食。

(3) 切口处加压沙袋 2h,术侧下肢伸直,禁屈髋 8h,制动 24h,避免咳嗽、打喷嚏等增加腹部及腹股沟压力的活动,防止穿刺点渗血、渗液、皮肤瘀斑。观察局部有无红、肿、热、痛等。

(4) 心理护理:增强病人治疗信心,配合治疗及护理。

(5) 并发症的观察及护理:

① 疼痛:由于脾动脉部分栓塞,引起局部组织缺血、坏死,加之栓塞剂注入,会引起腹痛,应严密观察病人疼痛情况,必要时给予止疼处理。

② 发热:术后第 2 天会出现不同程度的发热,原因是栓塞后器官缺血、坏死、水肿所致,向病人解释发热的原因,密切观察病人体温变化。体温小于 38.5℃时可不予特殊处理,当超过 38.5℃时遵医嘱给予物理或药物降温,嘱病人多饮水,出汗多时防止虚脱,及时擦干汗液,更换清洁床单;进食含丰富维生素、易消化的细软食物,忌食油煎和辛辣等食物。

③ 胃肠道反应:恶心、呕吐是脾动脉栓塞术后常有反应,可给予温开水漱口,及时清洁呕吐物,更换清洁床单,呕吐严重者遵医嘱肌注胃复安 10mg,观察病人皮肤黏膜弹性,注意有无脱水情况。

(三) 健康指导与康复

(1) 术后注意休息,一个月内避免脾区受到外来暴力的撞击,以防发生脾破裂。

(2) 术后出现发热、疼痛、栓塞后综合征等常见并发症,耐心解释原因,消除病人紧张、焦虑情绪。

(3) 指导病人术后正确服用止痛药。

十二、食管支架植入术护理

各种良、恶性病变均可引起食管狭窄,其中以食管癌引起的狭窄或阻塞最常见。食管内支架成形术的主要目的是恢复病人的吞咽功能,以提高生活质量。

(一) 身心评估

包括病人一般情况、健康史、既往史、心理-社会支持状况、营养状况、主要症状、阳性体征、辅助检查。

(二)护理措施

1. 术前护理

(1) 心理护理:了解各个病人的不同思想情况,针对所表现的问题,做细致的工作。对惧怕手术、疼痛、担心手术能否成功,担心发生并发症的病人,详细介绍手术原理、方法、手术的可靠性、各种安全措施及术中需要病人如何配合,向病人介绍术者的精湛技术和成功病例。此外,还要教会病人运用分散注意力的方法及松弛疗法,以消除病人因恐惧手术导致的不良心理反应。对于家庭经济困难的病人鼓励其述说烦恼和忧虑,耐心倾听并做好安慰、解释工作,一方面帮助病人降低一些费用,另一方面向病人讲解身体健康的重要性,鼓励病人树立治疗信心。

(2) 术前检查:抽血查凝血酶原时间、血小板、肝肾功能等,根据医嘱做好碘过敏实验。

(3) 术前准备:术前 4～6h 禁食水,以免术中呕吐物误入呼吸道,在植入支架术前 0.5h 肌内注射山莨菪碱 10mg 或阿托品 0.5mg,以减少口腔及气管内分泌物,便于操作和防止分泌物反流而呛入气管内,同时给予地西泮 10mg 肌肉注射,必要时肌肉注射哌替啶 50mg。

2. 术后护理

(1) 病情观察:

① 密切观察病人意识、面色、体温、脉搏、呼吸、血压等。

② 观察有无呛咳、窒息、呼吸困难,注意进食时吞咽状况,以便了解有无支架脱落。

③ 观察有无呕血、便血等,以便了解食管内有无出血。

(2) 体位及活动指导:支架植入后,病人取平卧位,将头抬高10°,进食和餐后取半坐卧位有利于食物进入胃内。可以进行一些有氧运动,以自己能承受为准,避免大幅度旋转身体、弯腰等动作。

(3) 饮食护理:原则上术后 4～6h 就可以进流质饮食,特殊病人按医嘱以免过早进食而引起支架移位。经透视支架展开完全、固定,酌情进半流质饮食,要以软食为主,告诉病人和家属注意营养和饮食的调理,禁食冷饮、冷食,因其易导致支架收缩而发生滑脱,避免进食刺激性强的食物,如辣椒、姜、蒜、酒等。避免暴饮暴食,防止食物返流。少食多餐,细嚼慢咽,勿一次性进食较多食物。勿食高纤维素性食物。

(4) 支架的护理:置入支架后,每餐进食前均应口服数口温开水冲洗支架(有瘘管者除外),冲洗留置支架的食物残渣,防止食物积累堵塞支架内腔。平时也应注意经常饮水使支架保持清洁和湿润。食用高黏性食物、剧烈活动、狼吞虎咽、暴饮暴食或剧烈呕吐等均可以引起支架移位,应特别注意。

(5) 补充营养:禁食期间给予胃肠外营养,补充足够营养、水、电解质、维生素等,防止水、电解质紊乱及营养不足。

(6) 抗感染处理:按医嘱使用抗生素预防感染。

(7) 术后并发症的观察和护理:

① 食管出血:多表现为呕血或口腔分泌物带血,护士要密切观察病人生命体征尤其是血压、脉搏变化,观察出血量、颜色变化;并给予凝血酶口服,必要时给予止血药物静脉滴注。

② 胸痛和异物感:可采取头高脚低位或半卧位,以减少胃内容物反流,必要时给予抑酸药或抗炎镇痛药,在用药前首先要排除心绞痛、气胸、食管穿孔等并发症。

③ 穿孔:穿孔时病人有剧烈的疼痛或喝水呛咳,一般穿孔可用带膜支架重新植入即可,严重穿孔则要请外科会诊协助处理。

④ 支架移位和脱落:护士要向病人做好饮食指导,术后饮食忌过冷过热,因支架大多使用记忆合金制成,遇冷遇热易引起变形,术后饮食忌过急或暴饮暴食,一般应在一周以后进普食,一旦发生移位或脱落应在钡餐检查后调整支架位置或取出。

⑤ 支架阻塞:短期支架阻塞多因食物淤积引起,护士应嘱病人进食无渣食物,细嚼慢咽,餐间餐后及时饮汤或饮水冲洗,能有效阻止食物阻塞。一旦出现食物阻塞支架,可在内镜直视下用活检钳加以疏通。远期支架阻塞可以重新放置带膜支架。

（三）健康指导与康复

（1）纠正不良的饮食习惯，不进食过硬、过冷、过热的食物。戒烟、不酗酒。及时治疗食管及口腔疾病。

（2）指导病人若出现进食困难、梗阻、呕吐、黑便、胸骨后疼痛，应及时就医，查明原因。

（3）因食管癌置入支架只是解决进食问题，要告知病人在支架置入的同时，还要进行病因治疗，如化疗或放疗。

（4）出院后定期随访。

十三、胃癌介入治疗护理

胃癌的介入治疗是经外周动脉穿刺、插管，导管前段达胃左动脉内，灌注抗肿瘤药物和栓塞剂，以控制肿瘤的生长。对贲门癌经胃左动脉和左膈下动脉或脾动脉进行化疗灌注和胃左动脉栓塞；对胃体小弯侧癌经胃左、右动脉或肝总动脉，对胃大弯侧癌经胃十二指肠动脉、胃网膜右动脉或脾动脉进行化疗灌注；对胃窦癌经胃十二指肠动脉或对胃网膜右动脉中段栓塞后进行化疗药物灌注。对胃癌复发和残胃癌经腹腔干和肠系膜上动脉进行化疗灌注。

（一）身心评估

包括病人一般情况、健康史、既往史、心理-社会支持状况、营养状况、主要症状、穿刺处皮肤情况、阳性体征、辅助检查。

（二）护理措施

1. 术前护理

（1）心理护理，向病人及家属介绍介入治疗的必要性、重要性和疗效，介绍手术方式及注意事项，缓解病人紧张焦虑情绪。

（2）完善各项检查，如肝肾功能、血常规、出凝血时间、胃镜等。

（3）测量生命体征，术前30min排空大小便。

（4）遵医嘱做碘过敏试验，双侧腹股沟及会阴部备皮。

（5）指导病人进行屏气练习，即深吸一口气后，停止呼吸10～15s，然后缓慢呼出，以备术中数字减影造影时，使血管图像更清晰准确。

(6)术前24h进易消化饮食,术前6h可进少量流质或半流质饮食。

2. 术后护理

(1)密切监测生命体征。

(2)饮食护理:少食多餐,先进清淡、易消化的流质饮食,逐渐过渡到普食。

(3)嘱病人卧床24h,穿刺处用弹力绷带加压包扎,用沙袋压迫止血2h,术侧下肢禁屈8h。

(4)严密观察穿刺部位有无血肿,术侧肢体足背动脉搏动、皮肤温度及末梢血运情况。

(5)不良反应的观察和护理:

① 胃肠道反应:恶心、呕吐、食欲不振,可遵医嘱在治疗前后给予镇吐药,有助于减轻症状。

② 发热:症状较轻,多为低热,无需特殊处理。少数高热者可给予物理降温,必要时遵医嘱给予药物治疗。

③ 出血、穿孔:观察穿刺处敷料有无渗血,局部有无出血及血肿,严密观察病人有无腹痛、呕血、黑便,监测病人血压、脉搏变化,如有异常立即报告医生,配合处理。

④ 上腹疼痛:疼痛时卧床休息,密切观察疼痛部位、性质,必要时遵医嘱给予止痛药应用。

(三)健康指导与康复

(1)饮食有规律,避免暴饮暴食,进食不宜过快、过烫、过硬。饮食以含糖类食物为主,脂肪和蛋白质的含量适宜,食用易消化的蛋白质,戒烟酒。

(2)注意休息,保证充足睡眠,注意自我防护,避免外伤和剧烈运动。

(3)保持大便通畅,观察有无黑便、血便。

(4)如有腹痛、反酸、嗳气、恶心、呕吐应及时检查、及早治疗。

(5)注意保暖和皮肤卫生,防止感冒。

(6)定期复查,出现异常情况及时就诊。

十四、下肢动脉狭窄或闭塞介入护理

肢体动脉闭塞症是世界上致残率最高的疾病,严重影响人们的健康和生活质量,介入治疗下肢动脉闭塞症是目前最理想、最有效的方法之一,对管腔较大的大腿以上动脉狭窄或者闭塞的病人,可行球囊扩张及支架植入术,该手术可恢复动脉血流,挽救缺血坏死的下肢。因其有创伤小、疗效高、见效快、减轻病人疼痛、病人恢复快、住院费用少、安全性高的优点,所以被人们广泛接受。

(一)身心评估

包括病人一般情况、健康史、既往史、心理-社会支持状况、营养状况、主要症状、穿刺处皮肤情况、阳性体征、辅助检查。

(二)护理措施

1. 术前护理

(1)心理护理,讲解介入治疗的目的、意义和操作过程,向家属交代可能出现的并发症和意外,让其积极配合,并告知预后情况,消除病人紧张情绪。

(2)做好病人术前常规检查及详细了解病人的病情,监测生命体征,心、肺、肝、肾功能,血常规,出凝血时间。

(3)控制饮食,禁烟酒,给予清淡、易消化、低脂饮食。术前训练床上大小便。

(4)术前予插管部位备皮,一般为双侧腹股沟及会阴部,注意观察穿刺部位远端动脉搏动情况,患肢皮温、颜色、感觉情况以及肢体的粗细,并做好记录,便于术后对比。

(5)遵医嘱合理使用抗生素。

(6)术前1天保证病人夜间良好睡眠,必要时给予镇静剂。

2. 术后护理

(1)做好病人的心理护理,耐心解释术后的注意事项,消除顾虑,做好健康教育,饮食指导。

(2)术后密切监测生命体征变化4~6h。

(3)返回病房后,穿刺处用弹力绷带加压包扎,用沙袋压迫止血

2h,术侧下肢禁屈 8h,卧床休息 24h。严密观察穿刺处是否有继续出血,局部周围是否有瘀血、皮下血肿。

(4) 观察患肢血运观察:术后要密切观察患肢皮温、颜色、感觉、肌力、疼痛及动脉搏动情况,1h/次,并做好详细记录。若发现异常,立即通知医生,及时处理。

(5) 遵医嘱合理用药,定期检查凝血功能及血常规情况。

(6) 术后并发症的预防及护理:

① 急性动脉血栓形成:表现为病人下肢动脉搏动再次减弱、皮温降低、皮肤苍白、疼痛加重,处理方法:须急诊行血管造影,在血栓部位留置导管以 30 万～50 万尿激酶进行溶栓治疗。对病人下肢动脉进行密切观察,未留置导管溶栓的病人,应协助并督促病人按医嘱要求离床活动,促进下肢血液循环。

② 组织器官出血:术后病人可能有出现血肿的情况,原因可能是由术中穿刺、血管受伤、病人凝血机制差等原因造成,拔管后压迫 20～30min,用弹力绷带加压包扎,并用沙袋压迫 2h,拔管后 2h 内要每 30min 检查穿刺处一次。绝对卧床 24h,嘱病人咳嗽或排便时用手压住沙袋。已发生血肿者,局部超短波理疗 1 周,症状可明显缓解。

③ 假性动脉瘤:对此并发症的预防应多加观察,出现病症及时通知医生。护理时应要求病人减少活动,按时准确给予抗凝药,同时关注病人的心理变化,说明病因,消除病人紧张情绪。

④ 下肢过度灌注综合征:患肢较术前更为疼痛,需要应用止痛剂。下肢(小腿部肌肉及足趾)已明显坏死者,如果开通闭塞段血管,因坏死物质的吸收可导致病人在短时间内死亡。护理应严密观察开通动脉的肢体血运情况,出现过度灌注综合征时,应立即通知医师。观察小腿或足部有无坏死征象,及时给予硫酸镁进行每日 3 次湿敷,或者遵医嘱给予止痛剂。

(三) 健康指导与康复

(1) 指导病人坚持抗凝治疗,嘱病人出院后一定要遵医嘱继续服用抗凝药物,不能随意停用或漏服。术后前 2 周每周定期复查凝血功能,以调整药物的剂量。连续使用6个月,6个月后复查彩色B超,了解动脉血流情况。

(2) 嘱病人坚持进低脂、清淡饮食,禁烟,加强身体锻炼,加速周围循环的血液流动,减少血栓的形成。

(3) 指导病人增强自我防护意识,防止碰伤、摔伤,刷牙时用软毛刷,动作轻柔。不要抠鼻,减少黏膜受损。若有牙齿出血、鼻血、便血、女病人月经出血量过多等情况,应及时来院复诊。

十五、子宫肌瘤介入治疗护理

子宫良性肿瘤最常见的是子宫肌瘤,多见于30~50岁妇女,患病率为20%~40%。子宫肌瘤的血供一般均由双侧子宫动脉供血,经数字减影血管造影(DSA)明确子宫肌瘤的血供情况后,选择插管栓塞子宫动脉,栓塞后可使子宫肌瘤缺血而逐渐萎缩,改善临床症状。子宫肌瘤介入治疗具有操作简便、不开腹、创伤小、手术安全、疗效显著、能完整保留子宫及其功能的优点。尤其适用于希望保留子宫及保全生育能力的中青年妇女。

(一)身心评估

包括病人一般情况、健康史、既往史、心理-社会支持状况、营养状况、主要症状、穿刺处皮肤情况、阳性体征、辅助检查。

(二)护理措施

1. 术前护理

(1) 同选择性血管造影术术前护理常规。

(2) 营养支持:加强营养,纠正贫血,增强机体免疫力,可给予高热量、高维生素、高蛋白、清淡、易消化饮食,必要时可补充铁剂。

(3) 皮肤准备:术前一天沐浴、更衣,必要时行备皮准备。

(4) 病人准备:术前一天给予清淡、易消化饮食,便秘者术前晚酌情给予导泻药或灌肠,避免术中肠道内容物造成伪影。常规留置导尿管,避免术中膀胱充盈影响手术操作。手术时间宜选在非月经期,如病人阴道有出血情况,应在医生指导下给予病人止血治疗。

(5) 阴道准备:为预防感染,术前3天行阴道冲洗,术前0.5h给予镇静剂或止疼药物。

(6) 体位训练:向病人讲述卧位的重要性,造影时需保持平卧位不动,否则影响成像的清晰度。

2. 术后护理

(1) 密切监测生命体征,如有异常及时汇报医生。

(2) 肢体护理:术后病人取平卧位,穿刺肢体制动,穿刺部位用弹力绷带加压包扎 12h。观察穿刺点有无出血、血肿,穿刺肢体皮肤颜色、温度、知觉是否正常及足背动脉搏动情况。

(3) 卧位护理:嘱病人卧床 24h,穿刺处用弹力绷带加压包扎,并用沙袋压迫穿刺点 2h,术侧下肢禁屈 8h,术后 24h 拔出导尿管。

(4) 预防感染:向病人讲解术后感染的危险因素及预防措施,观察阴道有无出血,注意个人卫生,保持会阴部清洁、干燥。

(5) 术后并发症的观察护理:

① 发热:密切观察病人体温变化,嘱病人多饮水,及时更换汗湿衣物,避免着凉,必要时给予物理降温,完善基础护理,保持床单位清洁、干燥。告知病人术后发热的原因,减轻病人的思想顾虑。

② 疼痛:术后病人有不同程度的下腹部胀痛或持续剧烈的绞痛,持续时间不等,一般 24h 内疼痛较剧烈,3 天后逐渐缓解。向病人做好解释工作,指导其分散注意力,必要时遵医嘱使用镇痛药。

③ 阴道出血:肌瘤栓塞后阴道可有少量血性排出物,由子宫内膜缺血坏死脱落导致,一般不超过月经量,持续 3~5 天,长则 2 周,无需特殊处理。指导病人观察排出物的色、性状、气味,防止脱落坏死组织阻塞阴道,注意个人卫生,保持外阴清洁,禁止盆浴。

④ 恶心、呕吐:予清淡饮食,遵医嘱给予药物对症处理。

⑤ 泌尿生殖系统感染:一般发生于术前盆腔感染没有及时治疗或控制者,一旦发生应遵医嘱给予抗生素治疗等,并指导病人多饮水,利于炎症消退。

(三) 健康指导与康复

(1) 注意个人卫生,保持外阴清洁,术后 3 个月禁止性生活及盆浴,预防泌尿生殖系感染,有生育要求的妇女 1 年内应避孕。

(2) 注意休息,劳逸结合。保持心情舒畅,劳逸结合,避免腹部碰撞和剧烈运动。避免重体力活动,适当锻炼,以增强体力。

(3) 加强营养,可食高热量、优质蛋白、低脂富含铁等补血食品,多食水果、蔬菜,保持大便通畅。

(4) 栓塞治疗后,一般 1~3 个月后月经量、月经周期恢复正常,3 个月后月经仍不正常者返院就诊。如出现下腹坠痛、阴道出血或异常分泌物、尿频或突发性血尿及大便伴脓血、发热等症状及时就诊。

(5) 定期复查,栓塞后第 1 及第 3 个月行常规妇科检查,第 6 及第 12 个月复查 B 超,以观察瘤体缩小和排出情况。

十六、肝囊肿介入治疗护理

肝囊肿是指肝内单发或多发的囊性病变,为临床常见病和多发病,CT 引导下肝囊肿介入治疗具有微创、安全、高效、术后恢复快等优点,可避免开腹手术所致的较大创伤。

(一) 身心评估

包括病人一般情况、健康史、既往史、过敏史、心理-社会支持状况、营养状况、主要症状、穿刺处皮肤情况、阳性体征、辅助检查。

(二) 护理措施

1. 术前护理

(1) 术前准备:详细了解病史,尤其是病人饮酒量,协助做好血常规、出凝血时间、肝肾功能、甲胎蛋白等实验室检查,术前必须行 CT、B 超或 MRI 影像检查,明确诊断,评估 CT 引导下穿刺的体位及难易程度。

(2) 一般不需禁食,若囊肿位于左肝叶者,术前禁食 4h,以防饱食后胃体膨胀,影响进针角度及防止术中误刺伤胃。术前 1h 给镇静剂,腹胀明显者进行清洁灌肠,对精神过度紧张者可肌注地西泮 10mg。训练病人屏气,取得其密切配合。

(3) 心理护理:主动关心体贴病人,耐心解释手术的目的和必要性,介绍成功病例,增强病人的信心。

2. 术后护理

(1) 一般护理:密切监测生命体征 6h,卧床 12h,禁止剧烈运动 3~5 天,观察伤口有无肿胀、疼痛、渗血等,多变动体位,让囊内的乙醇与囊壁充分接触。

(2) 饮食:4h 后多饮水,合理调整饮食,鼓励病人进高热量、高蛋白、富含维生素、清淡、易消化的食物。

(3) 并发症的护理:

① 腹痛:腹痛是无水乙醇自针道漏入腹腔或肝脏包膜所致,护理人员应及时做好解释工作,消除病人顾虑,遵医嘱予以止疼药物应用。

② 乙醇中毒:由注入乙醇过量引起,轻度病人表现为面部潮红、头晕、脉速、全身烧灼感,予密切观察,卧床休息后多可缓解。重度病人表现为昏睡不醒或烦躁不安,应加强安全防护,必要时加用约束带,并做好紧急抢救准备。

③ 发热:应了解发热的原因,判断是感染还是囊壁组织坏死,以便采取相应措施。

④ 出血:如心慌、血压下降,腹部穿刺抽出血性液体等,应及时通知医生,必要时予以输血。

⑤ 其他:如肝包膜损伤、胆汁外溢等,采用规定规格的细针穿刺,掌握操作要领,一般极少发生此类并发症。

(三) 健康指导与康复

指导病人适当休息,多饮水,2 周内避免剧烈运动。鼓励病人多吃富含营养的食物及新鲜水果,提高机体抵抗力。术后半个月内禁止重体力劳动。保持穿刺点清洁、干燥。常规复查 B 超,观察囊肿是否复发。

十七、肾囊肿介入治疗护理

B 超或 CT 引导经皮穿刺肾囊肿硬化治疗是集影像诊断与微创治疗为一体的特殊技术,它减少了开腹给病人带来的痛苦,具有微创性、可重复性、定位准确、疗效高、见效快、并发症发生率低、简便易行等特点。

(一) 身心评估

包括病人一般情况、健康史、既往史、心理-社会支持状况、营养状况、主要症状、穿刺处皮肤情况、阳性体征、辅助检查。

(二) 护理措施

1. 术前护理

(1) 一般护理：了解病人的一般情况，详细询问病人病史，完善相关辅助检查，如血常规、凝血等，做好术前准备。

(2) 心理护理：给予病人恰当的心理护理可以缓解病人紧张、焦虑的情绪，增强信心，使其积极主动地配合治疗。

(3) 卧位及呼吸指导：穿刺治疗中，病人的体位和同一状态下的呼吸很重要，术前应根据囊肿的位置认真指导病人取卧位，耐心训练病人正确呼吸、屏气，并告知病人术中不可随意活动身体，以免穿刺失败及误伤其他器官，发生意外。

2. 术后护理

(1) 术后卧床休息，密切观察生命体征变化，尤其是血压变化。

(2) 密切观察穿刺点有无渗血、渗液、血肿，保持穿刺点干燥，防止感染。询问病人有无局部肿胀及胀痛程度，轻度肿胀属正常反应，中重度肿胀排除其他诱因后，视病情给予止痛剂，安慰病人，嘱其勿紧张。

(3) 如病人出现血尿，及时报告医生处理。

(4) 颜面潮红者，多为酒精被囊壁吸收所致，勿紧张，情况严重者遵医嘱给予10%葡萄糖静滴。

(5) 术后多饮水，予清淡、易消化饮食。

(三) 健康指导与康复

(1) 给予高蛋白、高热量、高维生素饮食，多吃蔬菜、水果，保持大便通畅，避免便秘，戒烟酒。多饮水，不憋尿，观察尿液颜色，如尿色深红，立即就诊。

(2) 出院一周内注意休息，一个月内不能从事重体力劳动，不做剧烈运动(跑步、打球等)，勿做用力前弯后仰的动作。

(3) 3个月内复查肾脏 B 超或 CT,定期复查,如有异常及时就诊。

十八、下肢静脉血栓滤器植入术护理

下肢静脉血栓(DVT)形成多见于术后长时间卧床、昏迷、严重创伤等病人,如不及时有效治疗,可发生危及生命的肺栓塞。下腔静脉内植入滤器可预防致死性肺栓塞,此项技术以其创伤小、安全、并发症少、疗效显著在临床得到广泛应用。

(一)身心评估

包括病人一般情况、健康史、既往史、心理-社会支持状况、营养状况、主要症状、穿刺处皮肤情况、阳性体征、辅助检查。

(二)护理措施

1. 术前护理

(1) 卧床休息:急性期病人应绝对卧床休息 10~14 天,使血栓紧黏附于静脉内膜,避免用力咳嗽、翻身幅度过大过快、打喷嚏、用力排便等,因为这些行为可使下肢静脉血栓脱落,增加肺动脉栓塞的机会。患肢抬高于心脏 20~30cm 水平,促进静脉回流,防止静脉淤血,降低下肢静脉压,从而减轻肿胀与疼痛;严禁挤压、按摩患肢,患肢采取保温措施,但不能热敷,防止血管扩张,加重肢体肿胀。

(2) 病情观察:观察患肢肿胀程度、颜色、皮肤温度,观察有无水泡发生,观察患肢足背动脉搏动是否触及、是否有压迫动脉的情况发生。每日测量患肢与健肢周径并记录,观察静脉回流情况,评估治疗效果。肢体周径测量方法:髌骨上缘 15cm 和髌骨下缘 10cm 各做一长久标记,绕肢体一周测量。

(3) 饮食指导:给予病人高热量、高蛋白、低脂肪、高纤维素、易消化饮食,鼓励病人多食新鲜蔬菜水果,禁止食用肥肉、蛋黄、动物脑等,每日脂肪含量不超过 40g,以避免血液黏稠度升高,血液瘀滞,加重血栓形成。忌食辛辣食物,选择含纤维素多的食物,如韭菜、芹菜、水果、豆类、粗粮等。

(4) 禁烟:向病人讲解吸烟对下肢静脉血栓形成的危害,烟中尼

古丁有收缩血管的作用,对疾病不利。

(5) 术前准备:了解病人的心、脑、肾、肝等重要器官功能,协助完善相关检查,重点了解凝血功能。充分清洁双侧腹股沟及会阴部皮肤,皮肤准备时间应接近手术开始时间,必要时备皮,备皮过程中应小心,防止人为损伤皮肤,增加感染的机会。

2. 术后护理

(1) 饮食指导:病人术后回病房即可进食水。给予病人高蛋白、低脂、高纤维素、易消化的饮食。多饮水,饮水量不少于1500mL。进食时头偏向一侧,避免误吸。

(2) 穿刺部位的观察和护理:检查穿刺部位有无出血、渗血及皮下血肿形成,如敷料有渗出应及时更换,防止感染。

(3) 疼痛的护理:术后常见的疼痛分为三种:

① 穿刺处皮肤扩张性疼痛,疼痛一般较轻,因导管鞘扩张皮肤所致,疼痛时间短,待病人机体适应后疼痛即可消失,持续时间小于1天。偶有疼痛剧烈者,可遵医嘱应用止痛药。

② 腰背部疼痛,多数原因是下腔静脉植入滤器所致,疼痛可持续1~2天,多数病人可以忍受,无需特殊处理。但应警惕有无肾脏出血的可能,应观察病人有无排尿异常,若有异常及时通知医生。

③ 腹部疼痛,应警惕是否出现腹腔脏器出血,观察病人腹部体征,有无压痛反跳痛及肌紧张,出现异常及时通知医生进行腹部 CT 检查。

(4) 经导管抗凝溶栓的护理:导管应妥善固定,避免打折、受压、扭曲甚至堵塞。使用导管溶栓的过程中,严格无菌操作,避免使用移动式输液架,导致导管滑脱。抗凝溶栓期间,出血是治疗过程中严重的并发症,注意观察有无出血倾向,定期监测凝血功能,了解病人出凝血时间。

(5) 经足背静脉溶栓治疗及护理:如果采取足背溶栓的方法,根据静脉栓塞的部位扎止血带,通常在血栓上10cm扎止血带,目的是阻断浅静脉,让药物充分进入溶栓处静脉进行溶栓治疗,以达到溶栓的最佳效果。止血带间歇放松,观察扎止血带处皮肤,每次应交替部位,以免损伤皮肤。

(6) 并发症的观察及护理:

① 肺动脉栓塞:这是最严重的并发症,一旦发生致死率很高,一般表现为呼吸困难、胸痛、面色口唇发绀、血压下降。出现上述情况应立即通知医生,给予心电监护、高流量吸氧,准备抢救车,配合抢救。

② 出血:应用抗凝剂、溶栓药物期间,血液处于稀释状态,病人易发生慢性出血的情况。注意观察病人出血情况:

Ⅰ. 皮肤黏膜的观察:如有无口腔牙龈、鼻腔的自发出血,皮肤有无出血点等;

Ⅱ. 消化道、泌尿道的观察:有无血尿、血便等;

Ⅲ. 呼吸道的观察:有无咯血、痰中带血等症状;

Ⅳ. 脏器的观察:观察有无腹部及腰背部的疼痛;

Ⅴ. 脑出血的观察:病人有无头痛、恶心呕吐等症状,有无意识改变、四肢麻木等,警惕脑出血的发生。若出血量小,经医生判断后,可遵医嘱减少抗凝溶栓药的剂量。若有脏器出血和脑出血的症状发生,应立即通知医生,为病人测量生命体征,注意血压的变化。协助医生做好相应的辅助检查,明确出血部位后,积极给予止血,防止失血性休克的发生,同时停止抗凝溶栓药物的应用。

③ 滤器移位:多因滤器直径大小与下腔静脉直径大小不匹配所致。如果滤器移至肾静脉开口处,会导致肾静脉淤血,如果移至右心房,则会导致心律失常。

④ 下腔静脉滤器局部血栓形成:由于滤器捕捉到的来自下肢的血栓栓子,或是下腔静脉局部血流导致的局部血栓形成。阻断了下腔静脉的血液回流,从而导致一侧或双侧的下肢肿胀。

(三)健康指导与康复

(1) 禁烟、限酒。

(2) 指导病人控制体重,进低脂肪、富含纤维素的饮食,多食绿色蔬菜、水果、黑木耳等降低血液黏稠度的食物,保持大便通畅。

(3) 告知病人不可长时间保持同一姿势,如长时间站立、双腿交叉等。避免穿紧身裤。休息时患肢尽量抬高,教会病人测量腿围,以观察病情变化。

(4) 告知病人注意患肢保暖但不可过热,冬季室内保持一定温度,以免在缺血状态下增加耗氧量。

(5) 指导病人手术后或产后尽量早下床活动,促进血液流动。

(6) 指导病人进行适当的体育锻炼,如散步、打太极拳等。

(7) 指导病人出院后仍穿弹力袜 3～6 个月,做好弹力袜的保养。

(8) 告知病人及家属坚持服用抗凝药物的重要意义,以及不坚持服药可导致疾病复发的可能,过量服药有增加皮下出血及脑出血的危险,叮嘱病人严格按医嘱服药,定期监测凝血酶原时间。指导病人在服用华法林期间,不能进菠菜、动物肝脏等食物,以免降低药效。

(9) 遵医嘱定期复查。

十九、经皮椎体成形术护理

经皮椎体成形术是指经皮通过椎弓根或椎弓根外向椎体内注入骨水泥以达到增加椎体强度和稳定性,防止塌陷,缓解疼痛,甚至部分恢复椎体高度的一种微创脊椎外科技术。

(一) 身心评估

包括病人一般情况、健康史、既往史、心理-社会支持状况、营养状况、主要症状、腹股沟穿刺处皮肤情况、阳性体征、辅助检查。

(二) 护理措施

1. 术前护理

(1) 按介入科手术前护理常规护理。

(2) 心理护理:指导病人正确面对疾病,介绍介入手术治疗的优点。

(3) 术前完善相关检查:血常规、凝血及腰椎平片等。

(4) 指导病人学会床上排便。

2. 术后护理

(1) 按介入科手术后护理常规护理。

(2) 术后平卧,腰部垫一薄枕达到有效压迫止血 6h。6h 后可翻身。

(3) 术后绝对卧床72h,在急性期病人应绝对卧硬板床休息2~3周,避免久坐。

(4) 饮食清淡,多喝水,多食蔬菜和水果,防止便秘。

(5) 注意腰部保暖,避免受凉。

(6) 术后并发症的观察护理:

① 骨水泥外漏:重点观察双下肢感觉、运动、血运循环及足背动脉搏动情况,出现异常及时告知医生处理。

② 肺栓塞:术后严密观察病人生命体征变化,尤其是呼吸情况,若病人突发胸闷、咳嗽、皮肤青紫、呼吸困难等症状,及时告知医生处理。

(三) 健康指导与康复

(1) 减少腰部负荷,避免过度劳累,尽量避免弯腰提重物。捡地上的东西时,可将双腿下蹲腰部挺直,动作应缓慢。

(2) 术后加强腰背部的活动量,每次活动时,腰部一定要佩戴腰带,避免腰部突然受力。

(3) 病人起床时宜先朝向床的一侧,抬高床头,将腿放于床边,用胳膊支撑自己起来,并站于床边,用相反的顺序回到床上。

(4) 一般术后1个月可恢复轻体力劳动,3个月后可恢复原工作,但宜避免重体力劳动。

二十、颅外颈动脉硬化闭塞性疾病介入治疗护理

颅外颈动脉硬化闭塞性疾病可引起脑卒中和短暂性脑缺血发作的颈总动脉和颈内动脉狭窄和闭塞,颈动脉狭窄可以导致严重的脑缺血症状,甚至脑卒中。

(一) 身心评估

1. 身体状况

(1) 一般情况:病人的年龄、性别、营养状况等。

(2) 既往史:有无高血压、糖尿病、脑卒中、恶性肿瘤,有无器质性病变等高危因素。

(3) 全身情况：了解有无耳鸣、眩晕、黑矇、视物模糊、头昏、头痛、失眠、记忆力减退、嗜睡、多梦等症状。眼部缺血表现为视力下降、偏盲、复视等。

(4) 阳性体征。

(5) 辅助检查。

2. 心理-社会状况

(1) 病人的亲情支持系统。

(2) 是否对手术存在顾虑。

(3) 对疾病的相关知识的掌握情况。

（二）护理措施

1. 术前护理

(1) 心理护理：由于颈动脉狭窄支架成形术（AS）是一种预防性治疗方法，护理人员应针对病人的心理状况耐心地讲解，并充分解释手术的意义及效果，使之充分地理解和配合，并在良好的状态下接受手术。

(2) 饮食护理：宜进清淡、高蛋白、易消化食物，避免高脂肪，多食用新鲜的水果、蔬菜，保持大便通畅。

(3) 病情观察：对于无症状的病人应及时发现病情变化，高度重视病人的主诉，如出现眼前黑矇或一过性视物不清，突然出现口眼歪斜、口角流涎、说话不清、一侧肢体乏力或活动不灵活等，要考虑脑部缺血的存在，及时报告医师。对于频繁发作的短暂性脑缺血（TIA）病人，应由专人守护，密切观察病情变化。监测血液黏稠度、出凝血时间，预防术后脑部血栓的形成及防止术后脑血管出血。

(4) 药物护理：严密监测血压，应用血管活性药物、抗心律失常等药物时，特别注意观察和防止突发的致命性心律失常。调整好病人的血压、血脂、血糖指标，控制可能存在的危险因素，如高血压、糖尿病等，以利手术顺利及术后平稳。

(5) 术前准备：按腔内血管介入治疗术前护理常规护理。

2. 术后护理

(1) 按腔内血管介入治疗术后护理常规护理。

(2) 体位病人取平卧位,术后卧床 24h,避免头颈部剧烈活动,翻身时动作要轻柔,穿刺点加压包扎,穿刺部位压沙袋 6h,穿刺侧下肢制动 12h,防止髋关节屈曲而致出血或血肿。

(3) 病情观察:

① 严密观察病人意识、瞳孔、血压、心率变化,予以心电监护,每 30min 测量一次,术后使用 20% 甘露醇 125~250mL 快速滴入,每日 1~2 次。防止过度灌注脑损伤引起脑出血,防止血栓形成等。若出现头痛、头晕、偏盲、失语、肢体乏力等症状及时通知医生处理。

② 股动脉穿刺局部的护理:术中使用肝素较多。严密观察局部穿刺点有无出血或血肿,每 30min 测足背动脉搏动一次,同时观察下肢皮肤色泽及温度,若出现足背动脉搏动细弱、皮肤温度低、穿刺点出血等应立即通知医生及时处理。

(4) 药物护理:常规给予抗血小板采集药物、抗凝药物,防止支架内血栓形成,同时监测出凝血时间。

(5) 术后麻醉清醒后进温凉流质饮食,多饮水,促进造影剂的排出。

(6) 并发症的观察及护理:严密监测病人的意识、瞳孔、心率、血压等生命体征的变化,以及下肢血运情况。

① 神经系统并发症:与颈动脉内膜切除术(CEA)有所不同,CAS 极少会造成周围神经损伤。造成神经系统并发症的主要原因是脑血管痉挛、脑动脉栓塞和脑动脉血栓形成。神经系统并发症常在操作中发生,其发病急骤突然,轻则为一过性黑矇、失语、意识丧失,重则表现为持续的视野损伤、失明、烦躁、语言障碍、肢体感觉缺失、运动障碍、偏瘫、昏迷等大面积脑梗死症状,严重的可能死亡。因此,术中应使用脑保护装置,术后密切观察病人的意识、瞳孔变化及肢体活动情况。及时发现异常报告医生处理。

② 循环系统并发症:颈动脉窦压力感受器是调节血压、心率的重要感受器,高张的压力可以产生明显的减压反射,并使心率减慢,严重的可能出现心脏骤停。颈动脉狭窄多位于颈内动脉起始部,正是颈动脉窦压力感受器的位置所在,支架的释放,特别是球囊的扩张使这些反射经常出现。反射激烈时就可出现所谓的"循环系统并发

症"。术后应给予病人心电监护,严密监测血压及心率的变化,必要时遵医嘱给予阿托品改善心率,给予升压药麻黄素或多巴胺升高血压。

③ 过度灌注脑损伤:这是一种很少见的并发症,仅见于双侧颈动脉狭窄闭塞的病人,这类病人已经耐受了长期脑的低灌注量,突然开放的脑的高压灌注可能引起脑血流显著增加导致脑水肿,甚至脑出血。典型的过度灌注脑损伤表现为病人持续的高血压不能缓解、头痛或剧烈头痛、癫痫发作、抽搐、昏迷及严重脑缺血。有效地控制血压是预防过度灌注脑损伤的主要手段。术后应严密监测血压变化,将血压控制在病人平时或比平时稍低的水平。

(三)健康指导与康复

(1)心理指导:做好心理指导,保持心情舒畅,避免情绪激动,以负增加大脑耗氧量。

(2)饮食指导:禁食酸辣刺激性食物,多食蔬菜、水果、高纤维素及豆类食品。

(3)用药指导:遵医嘱服用抗凝药物,抗凝药物应遵医嘱按时按量服用,不可自行减量和停药。应会自我观察有无出血倾向。根据身体状况适当参加户外活动,避免外伤。

(4)复查指导:术后3个月门诊复查,行彩色多普勒检查观察支架血管通畅情况,以后每隔6~12个月随访检查一次。

第十四章　整形美容外科护理常规

一、整形美容外科围手术期护理

(一) 入院护理

床单元的准备：护士应将病床的备用床改为暂空床，并备齐用物。

(二) 健康评估

(1) 为病人测量生命体征，进行护理评估及整形专科评估。

(2) 观察病人全身健康状况，如有无呼吸道感染或其他不适，对患儿还应了解近期内是否接触或患过急性传染病，如水痘、麻疹、腮腺炎等。

(3) 了解病人伤病或畸形发病的原因、部位、性质、时间及伤病部位的现状(如有无瘢痕挛缩或有无创面、湿疹、脓疮)等。

(4) 了解病人的生活习惯，如饮食、睡眠及兴趣爱好，是否吸烟，生活自理程度等，以便按具体情况给予恰当护理。

(5) 评估病人精神、心理状态，整形科手术有些会涉及功能和形态的改变，病人顾虑多，并抱有较高期望要加强心理护理，做好告知与解释工作。

(三) 入院宣教

向病人介绍医院环境、主管医师及责任护士、住院制度。

(四) 术前护理

(1) 完成各项检查：协助医师做好手术常规检查，必要时还要为病人做蜡或石膏模型，作为立体形象记录，以便手术前后做对比。

(2) 心理准备:评估病人的身心状况,向病人说明麻醉、术中及术后可能遇到的问题(如饮食、体位固定等)及如何对待,让病人有充分的思想准备,减轻手术前的害怕、紧张、焦虑、恐惧等心理问题。

(3) 皮肤准备:手术前一日,彻底清洁皮肤、剪指甲、沐浴(护士遵医嘱按备皮范围剃去术区毛发,防止切口感染)。

(4) 胃肠道准备:全麻术前一日服用泻药或灌肠,以排除粪便。术前12h禁食,4~6h禁水,防止麻醉手术过程中呕吐物误入气管引起窒息或吸入性肺炎。

(5) 配血及药物过敏试验:根据手术大小,按医嘱提前备血,做好药物过敏试验。

(6) 保证休息:术前应保证良好的睡眠。

(7) 病情观察:注意观察病情变化,测量病人的体温、脉搏、呼吸、血压及体重并记录,询问女性病人是否有月经来潮。

(8) 术晨准备:术晨护士应再次检查术区皮肤准备的范围是否正确及完善,无破溃或疖肿。根据不同手术的需要按医嘱插胃管及导尿管,并固定。

(9) 手术后用物准备。

(五) 术后护理

(1) 妥善搬运病人:动作要轻巧,不可用力拖、拉或者震动病人,以免因体位的改变引起血压的波动,或影响肢体、敷料的固定及输液、引流管管道的固定。

(2) 保持正确的体位:按医嘱要求给予病人恰当舒适的卧位,保持呼吸道通畅,防止误吸。

(3) 全身麻醉术后病人,去枕平卧,头偏向一侧;腰麻术后平卧6h;颈椎胸腹部手术病人,麻醉清醒后可改为半卧位,抬高床头30°~40°;头部手术病人,麻醉清醒后可改半卧位,抬高床头15°~30°;脊椎手术后病人,需卧硬板床;四肢手术后病人,应抬高患肢并制动。

(4) 麻醉平稳后给予病人保持正确的卧位,如胸、腹部手术给予平卧,双膝下垫软枕使双膝屈曲,以利于放松腹部肌肉;头面部手术一般应给予半卧位;四肢手术应抬高患肢,可利于静脉回流,减轻手术部位的肿胀;颈部植皮术后多采用仰卧、肩部下置软枕使头后仰,以减少颈部植皮术后皮片的挛缩;无卧位限制者,可随意卧位,以舒适为原则。

(六)病情观察

(1)监测生命体征:根据病情及时监测血压、脉搏、呼吸至生命体征平稳。

(2)注意病人一般情况的观察,包括病人的意识、精神状态、面色、疼痛、睡眠、饮食及出入量等。

(3)观察伤口渗血、渗液情况。

(4)各种管道的护理:妥善固定输液通道及各种引流管、尿管,防止脱落、扭曲,保证其通畅。注意观察引流液、尿液的颜色、性质和量,按要求准确记录出入量。

(5)营养支持:禁食期间应及时给予病人营养支持,保证水及电解质平衡。

(6)疼痛护理:做好心理护理,保证正确、舒适的体位,保持室内环境安静、整洁、舒适,必要时遵医嘱适当给予镇痛剂,并观察结果。

(七)术后常见并发症的预防及观察

(1)恶心、呕吐:消除原因,呕吐时将病人头偏向一侧并及时吸净呕吐物。按医嘱给予镇静或镇吐药物。

(2)腹胀、尿潴留:消除引起腹胀、尿潴留的诱因,腹部置热水袋、按摩或针灸。对老人、儿童应观察是否有肠梗阻或肠套叠的体征。

(3)肺部并发症:在不影响伤口固定的原则下应鼓励病人早期下床活动,如做深呼吸、定时翻身、叩背。鼓励病人进行有效的咳嗽训练,促其排痰,也可采用超声雾化吸入方法湿化呼吸道。

(4)伤口出血:注意保持敷料确切的加压包扎,伤口应保持清洁、干燥,防止敷料浸湿或污染。

(5)切口感染:密切观察术区敷料包扎情况及敷料外层有无异味,术后3～5日病人仍有剧烈疼痛,应观察切口有无感染迹象。发生感染及时给予抗生素治疗。

(八)出院指导

(1) 自我护理:教会病人对伤口进行自我护理,自我进行功能锻炼及出院后的用药方法。

(2) 健康指导:指导病人坚持合理的营养饮食,保持良好的心态,进行适当的锻炼,并保证良好的休养环境。

(3) 其他:提醒病人来院就诊,告之复查时间及联系方式等。

二、整形外科心理护理

(一)入院护理

病人入院时,护士要热情地迎接,介绍环境和规章制度。与病人建立良好的护患关系,注意保护病人的隐私。营造温馨、和谐的医疗环境。外形缺陷功能障碍给病人的生活自理能力、工作及社交等方面带来显著的影响,是持续性刺激,整形外科常需要多次手术,病人的情绪不稳定,对住院病人的心理状态须进行动态监测。通过访谈法和观察法判断病人的心理状态,必要时应用量表法进行进一步的筛查。对于存在严重心理障碍的病人,护士应配合医师及时给予心理干预,遵医嘱给予药物治疗。对于存在轻度心理问题的病人,护士应以真诚的态度取得病人的信任,仔细倾听病人的诉说,给予针对性心理护理,缓解病人的不良情绪和行为,使其更好地配合医疗和护理。对于处在心理应激状态的病人,护士必要时给予更多的关注,耐心地开导病人,任其宣泄,矫正其错误认知,做好心理危机的干预。

(二)术前护理

术前耐心地向病人及家属讲解有关手术的方法,恢复过程中可能出现的不适及术后效果。护士应加强与病人的心理沟通,鼓励和引导病人及家属倾诉其真实的感觉,做好解释工作,达到医患之间相互理解和相互信任,使病人更加配合治疗,还能有效地防止医疗纠纷的发生。术前访视有助于减轻病人紧张情绪,提高病人的遵医行为。

(三)术中护理

护士亲切地接待病人进入手术室,通过讲解相关事项消除病人的恐惧心理。在手术过程中,注意观察病人的生命体征,配合医师缓解病人的紧张情绪,局麻时不谈论与手术无关的事情。

(四)术后护理

术后病人因为包扎紧密,术区肿胀、疼痛,麻醉后恶心、呕吐等生理性不适导致病人产生抑郁、过分忧虑、情绪紧张、过度敏感等不良情绪。护士要关心病人,加强基础护理,做好术后疼痛护理,树立病人信心,加强早期功能锻炼,给予病人安全感。在康复阶段,做好心理护理,使病人在情绪上由焦虑转为平静,意识上由懦弱转为坚强,使病人更好地配合治疗,提高生活质量。

(五)出院指导

病人出院时应详细讲解有关注意事项,消除病人的疑虑,给予病人心理安慰。增强病人对手术恢复的信心,提高病人对医疗机构的满意度。做好术后随访,对病人负责。

三、重睑成形手术护理

上眼睑眉弓下缘到睑缘间皮肤平滑,当睁眼时,无皱襞形成称为单睑,俗称单眼皮。重睑则是指上睑皮肤在睑缘上方有一浅沟,当睁眼时此沟以下的皮肤上移,而此沟上方皮肤则松弛在重睑沟处悬垂向下折。割双眼皮,又称双眼皮手术或重睑术,是一种整容手术,即使眼睑皮肤与提上睑肌腱膜建立起联系,使睁眼时上睑皮肤能凹陷形成重睑沟。

(一)手术方法

1. 重睑埋线法

适用于年龄比较小,眼睑皮肤不是特别松弛,上睑皮下组织较薄,脂肪不突出的人。埋线法将线结埋于真皮与睑板之间,永久保存,粘连比较牢固,但必须掌握正确解剖层次。一周左右就可恢复。其缺点是,埋线线结容易松懈,重睑易消失,但可以再次埋线,形成牢固粘连。

2. 重睑切开法

它是将上睑皮肤切开,此法适用于任何人,重睑不会消失。对于年纪稍大、皮肤松弛、皱纹多或眼睑脂肪膨出的人还可切除少量皮肤和一部分眼睑部分的脂肪,以减轻上睑松弛、臃肿的症状。缺点是术后肿胀明显,恢复起来会比较慢,消肿、恢复至自然通常需要三四周的时间,切口完全消失则需要3个月以上的时间。早期遗留一条细微的切口瘢痕。

3. 重睑韩式三点

在上眼睑皮肤的合适位置,做两个小切口,去掉部分脂肪和多余皮肤,并将真皮层与睑板进行三点缝合。手术效果自然美观,不但几乎看不到疤痕,在闭眼时更为自然漂亮。特别适合眼睑皮肤无松弛的年轻女性。具有创伤小、效果好的特点。

(二)术前护理

(1)此手术一般在门诊做即可,不需要住院。

(2)心理护理:美容受术者多有不同程度的心理顾虑或恐惧,护理人员应认真听取受术者的陈述,端正其要求的美丽动机。对期望值过高者,认真分析原因,纠正受术者不切实际的幻想。如果不能纠正,切不可勉强手术。对于对重睑手术缺乏了解而恐惧的病人,宜通过术前谈话做好心理疏导工作,消除顾虑和一些不良心理。

(3)如有结膜炎、睑缘炎、严重砂眼者必须治愈后才能手术。眼周有炎症者暂缓手术。

(4)有出血倾向病史的受术者要检查血小板和出、凝血时间。

(5)中、老年受术者必要时需测血压和行心电图检查,如有轻度异常,在术前要对症用药。

(6)避开月经期施行手术。

(7)妊娠前期(3个月)或妊娠后期(3个月)暂缓手术。

(8)术前7~10天停服类固醇激素和阿司匹林等抗凝药物。

(9)了解全身情况,确保无感冒、腹泻、发热等。

(10)面部、眼睑周围、躯干部有较大的脓肿者不宜手术。

(三)术后护理

(1)局部涂抹抗生素眼药膏,口服抗生素3天。

(2)保证手术部位清洁,术后7天之内尽量避免手术部位沾水,手术后1~2天可摘掉眼睛上包扎的敷料,如果伤口上有血痂或分泌物,可用无菌盐水擦拭。

(3) 为防止伤口出血、淤血或血肿,可在手术当日冰敷,两天后改成热敷,这样有利于眼部消肿,但压力不宜过大以免损伤眼睛。术后一旦发生出血不止和严重血肿应及时到医院复诊。

(4) 饮食上要多增加蛋白质的摄取量,同时多吃水果和新鲜蔬菜,避免进食辛辣刺激性食物及海鲜等。

(5) 严格遵守医嘱服药及复诊。

(6) 做重睑切开术后的病人,术后5~7天拆线。

(7) 术后第2天建议做正常睁、闭眼动作。有利于术后重睑线弧度的建立。

(8) 如是埋线法手术,注意不要揉眼睛,以免线结脱落而无法形成重睑线。

(四) 出院指导

(1) 术后3日内避免视疲劳,减少看电视及使用电脑的时间,避免低头。

(2) 有时拆线后伤口内会留有极小的线头,随着时间的推移,线头会慢慢地顶出来或自行吸收。如有线头脱出,不可用手牵拉,应及时联系医师处理。

(3) 术后夜间休息建议枕头垫得高一点,对眼部血液和淋巴回流有好处。

(4) 伤口愈合是一个渐进过程,切口发红会持续一段时间,3~6个月后切口不明显,可完美呈现手术效果。

四、上睑下垂矫正手术护理

上睑下垂系指提上睑肌和Müller平滑肌的功能不全或丧失,以致上睑呈现部分或全部下垂,轻者遮盖部分瞳孔,严重者瞳孔全部被遮盖,先天性者还可造成弱视。为了克服视力障碍,双侧下垂者,因需仰首视物,形成一种仰头皱额的特殊姿态。

(一) 临床表现

(1) 上睑下垂表现分为单侧或双侧。

(2) 从下垂程度可分为完全下垂、不完全下垂及假性下垂,自然睁眼平视时,轻度病人的上睑缘遮盖角膜上缘超过 3mm,中等程度的下垂遮盖角膜 1/2,而重度的下垂遮盖角膜 1/2 或遮盖全部角膜。

(3) 有碍美观和影响视力,先天性者还可造成重度弱视。为了克服视力障碍,病人常紧缩额肌,借以提高上睑缘的位置,结果额纹加深,眉毛高耸。双侧下垂者,因需仰首视物,常形成一种仰头皱额的特殊姿态。

(二) 手术方法

(1) 上睑提肌缩短术。
(2) 额肌筋膜悬吊法。
(3) 额肌瓣法。

(三) 上睑下垂的最佳矫正时机

(1) 成年人治疗上睑下垂,在身体状况良好的情况下,随时可以进行矫正手术。

(2) 儿童先天性上睑下垂的最佳矫正时机:

① 先天性重度或完全性上睑下垂(指上睑遮盖瞳孔 2/3 或以上者),如单侧完全性上睑下垂病人,建议在病人儿 1~2 岁左右手术。如双侧完全性上睑下垂,建议在病人儿 3 岁至学龄前手术。

② 先天性中度上睑下垂(上睑遮盖瞳孔 1/2 左右),手术时机依赖散瞳验光屈光状态判定。

③ 先天性轻度上睑下垂(上睑遮盖瞳孔 1/3 或以内),建议 12~15 岁以后尽量局麻手术。

(四) 身心评估

(1) 心理评估:病人对手术的认知及期望值。
(2) 局部皮肤评估:手术部位无皮肤炎症病灶。
(3) 肌力测试:选择最佳的手术方式。
(4) 精神状态评估:无精神疾患、心理障碍、要求过高或不符合实际的情况。

(五) 术前护理

(1) 手术前均应检查视力与屈光度,测定提上睑肌功能,详细评定上睑下垂的程度。

(2) 手术前2周内勿服用含有阿司匹林的药物。

(3) 患有高血压和糖尿病的病人应该在初诊时详实地向医生告知病情,以便医师确认手术方案。

(4) 手术前确定身体健康,无传染性疾病或其他身体炎症。

(5) 术前不要化妆。

(6) 女性要避开月经期。

（六）术后护理

(1) 上睑下垂整形后保证手术部位清洁、干燥,避免手术部位沾水。

(2) 避免进食刺激性食物,禁饮酒。

(3) 手术后初期眼睑不能完全闭合,日间滴眼药水2～3次,夜间睡前涂金霉素眼膏,防止角膜干燥。

(4) 严格遵守医生嘱咐服药及复诊。

（七）出院指导

(1) 拆线后次日可面部清洗,勿牵拉切口边缘,避免切口裂开。

(2) 3个月内尽量减少看电视及使用电脑的时间,防止光源刺激。

(3) 眼睑闭合不全约持续1个月,眼睑完全闭合前,睡前用抗生素眼膏封闭结膜,防止干燥。

(4) 眼睑闭合前,外出注意防风沙。

(5) 嘱病人定期来医院复诊。

五、隆鼻手术护理

隆鼻手术指通过在鼻部填充自体、异体组织或组织代用品以垫高外鼻,达到改善鼻部容貌的手术,是一种将鼻子的外观进行调整或重建的一种行为。隆鼻术切口靠近鼻小柱一侧,因切口隐蔽、外表看不到痕迹而被普遍采用。

（一）隆鼻的方法

(1) 注射隆鼻。现在用得最多的就是玻尿酸、自体胶原蛋白以及自体脂肪等。注射隆鼻见效快,微创。

(2) 膨体隆鼻。近几年用得较多是膨体隆鼻,膨体材料是目前最为理想的组织代用品,毛细血管可穿透此材料,与人体组织相容性好。膨体材料无毒、不致癌、不致敏,终身不需要更换。

(3) 硅胶假体隆鼻。硅胶假体隆鼻是最常见的手术方法,硅胶是安全较高、效果较好的植入材料,经过实验室和临床实验,证明其与人体组织相容性好,无毒无害,可塑性强,不致癌,如有问题,可完整地取出进行修整、更换。取出后也可使鼻形恢复原样,不会引起鼻背部皮肤松弛。

(二) 隆鼻适应证

(1) 低鼻、鞍鼻、直鼻、波浪鼻、鼻孔横卧鼻、朝天鼻、大鼻子头鼻。

(三) 术前护理

(1) 做好心理准备。

(2) 了解影响隆鼻价格的因素,根据自己的经济能力选择最好的方案。

(3) 充分了解隆鼻术的有关常识。

(4) 手术前局部不能有细菌病灶。

(5) 术前洗澡,避开月经期。

(6) 手术前2周内勿服用阿司匹林药物,以免使血小板凝固功能下降。

(四) 术后护理

(1) 术后用冰袋局部冷敷,减轻肿胀。

(2) 术后一周内假体还没有被纤维包绕,处于不稳定阶段,防触摸、挤压、碰击局部。

(3) 阿司匹林致血小板的凝固功能下降,2~3周内最好不要服此类药物,以免导致术后出血。

(4) 隆鼻术后2~4周左右,禁止戴眼镜,并坚持面部冷敷,5天左右做抬头姿势,即使躺着也要用2~3床被子垫高头部,有利于消肿。

（五）预防感染

（1）遵医嘱给予抗生素治疗

（2）保持鼻部清洁,用双氧水或盐水擦洗鼻腔内血痂,保持鼻部通气良好。

（3）保持鼻部敷料清洁、干燥,避免鼻部与硬物碰撞。若为鼻部再造者不得自行揭去,以免移植软骨支架移位或皮肤受损致感染。

（4）饮食:半流质饮食。

（5）拆线:7～10天拆线。

（六）出院指导

（1）再造鼻应拆线后继续使用硬质鼻管6～12个月,防止挛缩。

（2）嘱病人勿撞碰鼻背或用手摇动植入体。

（3）术后加强营养,预防感染。

（4）在手术前后各1周内严禁吸烟和饮酒,以利于伤口愈合。

六、面部除皱手术护理

面部除皱术在国外多被称为面部"提紧术",是将面颈部皮肤及其深面的组织、结构分离后,向后上方提紧固定,借以展平或消除表面的皱纹,使某些部位的老化性松垂得以改变。

（一）身体评估

（1）由于皮肤浅层的老化形成的细小皱纹,如额部鱼尾纹、眉下垂、眼角下垂、眉间纹不重,鼻唇沟较深,颈部皮肤松弛。

（2）有无血液病及家族病史。

（二）面部适应证

鱼尾纹、眉下垂、眼角下垂、眉间纹不重,鼻唇沟较深,颈部皮肤松弛。

（三）面部除皱术的分类

（1）额颞部除皱术:适用于额部横纹、眉间竖纹、鱼尾纹、鼻背横纹、眉下垂、上睑皮肤松弛下垂。

（2）颞部除皱术:适用于眼角鱼尾纹、外眼角下垂。

（3）面下 2/3 除皱术：适用于面颊部皮肤松弛、鼻唇沟较深、鱼尾纹、眉下垂、外眼角下垂。

（4）全面部除皱术：适用于全面部皮肤松弛，皱纹明显。

（四）面部除皱的方法

（1）内窥镜除皱术：内窥镜的应用现已比较广泛，在内窥镜的直视下，以特制的工具做深面的准确分离和肌肉切断或切除，此术视野清晰，操作准确，可避免伤及神经及血管。手术切口小，出血少损伤轻，安全有保障。

（2）小切口除皱术：主要适合于前额眉间纹比较轻、皮肤松弛的病人。

（3）胶原蛋白除皱术：将胶原蛋白注射于真皮内，以消除较深的皱纹皱褶，主要针对如鼻唇沟、鱼尾纹、额横纹、眉间纵纹等。效果好而持久，无吸收、过敏反应问题。

（4）激光除皱术：激光除皱可治疗其他传统术式作用不到的部位，如口唇周围、下眼睑皮肤上的细密皱纹。

（五）术前护理

（1）心理护理：充分了解病人的精神及有无心理障碍。

（2）一般护理：按术前护理常规护理。重点是检查血液有无凝血障碍。

（3）术前一日嘱病人淋浴、剪指甲、去除指甲油，根据需要协助医师剔除术区头发。术前一日晚及次日晨用 0.1% 的绷扎溴氨药物洗头，重点是术区皮肤。

（六）术后护理

（1）按麻醉方式进行护理，全身麻醉清醒后尽量取半坐卧位，可适当抬高头部，以减轻头面部水肿。

（2）局部观察敷料固定是否良好，有无渗血及脱落，负压引流管保持通畅，防止引流管扭曲、打折、脱出，并记录引流量及性状。观察面部及眼部是否肿胀，必要时用 0.25% 氯霉素药水滴眼或 0.9% 生理盐水注射液棉球擦拭双眼，观察术后疼痛程度及性质，避免血肿形成。

(3) 饮食护理：术后开始进流食，2～3天后可进半流质饮食，避免使用口腔咀嚼。

(4) 常规术后补液治疗。术后24～48h拔除引流管，5～7天起可间断拆除术区缝线，术后3～4周缝线全部拆除。

(七) 出院指导

(1) 嘱病人未拆线时及拆线2周内，不得自行洗头，如病人有不适感觉、头皮瘙痒等不适症状时，可协助病人药物洗头（1%～2%碘伏），流水洗净，擦干头发，用碘伏消毒术区。

(2) 拆线后指导病人局部涂抹预防瘢痕增生药物及应用弹力敷料3～6个月抑制瘢痕增生。

(3) 嘱病人勿强行揭掉伤口痂皮，局部可涂抗生素软膏帮助痂皮软化，促进其自然脱落，避免伤口感染、裂开。术后3～6个月避免染发、皮肤护理（按摩、熏蒸法、热敷）及使用电风扇吹风，避免因面部皮肤感觉迟钝或麻木引起过敏、烫伤。

(4) 指导病人保持心情愉快，有规律地生活，充足睡眠，合理饮食，以延缓皮肤衰老。

七、面部注射整形美容护理

注射物质于人体局部，以达到修正皮肤缺陷的美容方法，称注射美容。注射美容是非手术整形美容的一种，是利用注射的方法将生物材料或人工合成生物兼容性材料注射入真皮层或皮下，通过不同的作用机理达到减少皮肤皱褶或塑型的整形手术的方法。

(一) 身心评估

(1) 评估精神心理状态，能正确认知注射美容的用途及改善效果。

(2) 评估需注射物质的部位的情况，告知配合措施。注射可达到面部填充、抑制皱纹、软化疤痕及硬化血管瘤等功效，根据功效选择药物。

(3) 询问药物有无过敏史。

(二) 术前护理

(1) 注射前应避免使用维生素 E 及非甾体类药物。

(2) 面部皮肤应避免暴露在极端的温度或阳光射线下，避免饮酒。

(3) 注射前清洁面部。

(三) 术后护理

(1) 面部填充剂（如玻尿酸等）注射术后护理：

① 注射后 24h 形状固定，期间避免接触注射区域。

② 不要在注射部位冰敷、热敷。

③ 注射部位避免暴晒或暴露于寒冷环境下，2 周内不可接受皮肤护理。

④ 术后不要洗桑拿，避免接触蒸汽，直到复诊后。

⑤ 减少面部活动，避免大笑和哭泣等面部肌肉频繁运动，以保持注射部位填充物的均匀分布。

⑥ 注射后 24h 内不使用化妆品，针眼处不要沾水。

(2) 神经阻断制剂（A 型肉毒素）注射后护理：

① 注射后观察 30min，并备用 1∶1000 肾上腺素 1mg，以防发生变态反应。

② 注射后 4h 内，不要做局部按摩。

③ 注射后 4h 内，不要剧烈运动，保持身体直立位，不要躺卧或弯腰。

④ 注射后 1h 内，减少面部活动。应用肉毒素治疗咬肌肥大时，避免啃食或撕咬硬物。

⑤ 注射 A 型肉毒素后禁止使用氨基糖苷类药物，如庆大霉素等。

(3) A 型肉毒素注射后注意事项：

① 注射后效果不明显者，应告知不能急于再次注射。

② 术后可能发生的不良反应：表情不自然，局部出现肿胀、瘀斑，注射部位有麻木感，头痛，额部紧绷感，邻近部位皱纹加深，眉形改变，眉下垂等，上述症状可在 3～5 天内发生，一般 2～4 周后逐渐

减退。

③ 部分病人可出现闭眼困难、上睑下垂、视物模糊、流泪等,无需处理,一般2～8周可自行消退。

④ 药效维持期为3～6个月,加强注射一般为半年一次。

(四) 出院指导

(1) 术后短时间之内不要做剧烈运动。

(2) 如果服用阿司匹林或其他类似药物,会增加青肿及流血。

(3) 注射后一周内禁止饮酒。

(4) 注射4周后方可进行激光治疗等,避免引起注射部位的炎症反应。

(5) 对于注射美容来说,玻尿酸除皱在注射后局部会有轻微肿胀,注射后的即刻效果不是最终的术后外观效果。

八、脂肪抽吸术护理

脂肪抽吸术利用肿胀麻醉技术,用负压吸引器或注射器将病人脂肪较丰厚部位的脂肪抽出,达到瘦身、雕塑体型的目的。

(一) 适于抽脂的部位

(1) 颈部、面部、上臂、腹、腰、大腿、臀等脂肪容易堆积的部位。

(2) 腹、腰、大腿、臀、手臂及小腿(身材的雕塑)。

(3) 男性乳腺增生。

(4) 部分乳腺缩小术病人。

(二) 身心评估

(1) 精神心理状态正常,无严重器官疾病、无出凝血疾病、无糖尿病及免疫性疾病及神经运动功能障碍。

(2) 评估局部脂肪堆积情况,设计手术方法。

(三) 术前护理

(1) 按医嘱完善各项检查:血常规、出凝血酶原时间检查,肝肾功能及心电图检查。

(2) 检查术区皮肤,手术部位无局部感染病灶,标记手术部位。

（3）术前沐浴更衣，避免着凉。女性病人避开月经期进行手术。

（4）询问药物过敏史、既往史。

（5）术前备弹力衣两套。

（6）术前半月禁服抗凝血药物、血管扩张药及激素类药物，以防止出血。

（7）按麻醉要求禁食水。

（四）术后护理

（1）按麻醉后护理常规护理。

（2）术后即刻穿上弹性紧身衣或用弹力绷带加压包扎，可减少术后的血肿。

（3）初期会有肿胀及酸痛现象，患部会有淤血、瘀伤等现象，无需特殊处理，可自行消除。

（4）手术切口很小，一般术后第1天消毒切口，1周后拆线。手术当天包扎的敷料渗液会很多，术后第1天更换，3~5天后可去除敷料，穿上弹力紧身衣。

（5）术后皮肤感觉较迟钝，3~6个月会逐渐恢复；

（6）术后适当活动，不建议绝对卧床休息。给予高热量、高蛋白、低脂肪的饮食；

（7）术后切口和针眼处避免沾水，1周后针孔愈合可沐浴。

（五）出院指导

（1）术后建议穿弹力服3~6个月。

（2）吸脂区皮肤短期内会有变硬、麻木、色素加深、局部不平、发绀等情况，3个月后可逐渐恢复。

（3）2个部位吸脂间隔时间为1周以上。

（4）1个月内避免剧烈活动。

九、隆乳手术护理

隆乳手术是通过植入医用材料或移植自身脂肪组织，使乳房体积扩大、形态丰满匀称、改善女性体型、恢复女性特有的曲线美的一种手术。乳房发育欠佳的女性虽然乳房过小或扁平，但因乳房组织结构完整,皮肤完好并有弹性,可以扩展,行隆胸术易于取得良好的效果。

(一) 常用的隆乳手术方式

(1) 经腋窝切口内镜辅助下双平面法硅凝胶假体植入隆乳术。
(2) 经腋窝乳晕切口胸大肌后硅凝胶假体植入隆乳术。
(3) 经乳晕切口双平面法硅凝胶假体植入隆乳术。
(4) 经腋窝乳晕切口乳腺后硅凝胶假体植入隆乳术。

(二) 术前护理

(1) 做好病人术前的心理护理,解除其顾虑,使其以良好心理状态接受手术。
(2) 完善术前检查:血、尿常规、心电图、X线胸片。
(3) 术区皮肤准备:剃除双腋窝、胸部术区的毛发。保持术区皮肤清洁、干燥,备皮前检查术区皮肤是否完整,有无皮疹、破溃、感染等,备皮时动作轻柔,避免刮伤皮肤。
(4) 根据病人要求和自身条件,配合医生做好乳房假体放置标志线,协助选择合适规格的假体。
(5) 术前拍照,病人术前留取胸部正位,左右侧位,左右斜位(45°)的五个不同角度照片资料。对手术部位进行照相存档,便于术前、术后做对比。

(三) 术后护理

(1) 全麻术后,病人去枕平卧 4~6h,待完全清醒后,取自主体位。
(2) 密切观察局部肿痛及皮肤瘀血、青紫情况,发现异常应及时通知医生处理。
(3) 明确引流管放置位置及作用,妥善固定,防止脱落,保持引流通畅。
(4) 保持胸带松紧适宜。保持一定的压力,维持双侧乳房的固定位置。
(5) 鼓励病人尽早下床活动,以利于引流和恢复。
(6) 术后限制病人上臂活动 10~14 天,以防假体移位。

（四）出院指导

(1) 按照医嘱用药，口服及外用抗瘢痕药物6个月。

(2) 术后7～10天拆线，拆线后继续使用弹力网套，防止压迫、碰撞胸部，以保护假体。

(3) 术后1月内禁止做剧烈运动，尤其是两臂上举、持重物、扩胸等运动。2个月以后可逐步恢复上肢受限的活动，之后1个月内逐渐过渡至正常活动。

十、巨乳缩小整形手术护理

乳房肥大是指女性乳房过度发育，含腺体及脂肪结缔组织过度增生，体积超常，与躯体明显失调，可发生胸部压迫感、慢性乳腺炎、疼痛、肩部酸痛沉重及乳房下皮肤糜烂等。

乳房肥大手术主要是通过手术缩小乳房体积，切除过多的皮肤、脂肪组织和乳腺，用所保留的组织蒂带、乳头、乳晕重塑乳房的轮廓和形态，调整乳房的位置，以减轻乳房过大造成的身体负担。

（一）乳房肥大分类

(1) 乳腺过度性乳房肥大：表现为乳腺组织过度增生，肥大的乳房坚实，乳腺小叶增生明显，常有压痛，在月经周期期间，常常有自发性疼痛，并伴有乳房下垂，较多发生于已婚育的妇女。

(2) 肥胖型乳房肥大：表现为整个乳房匀称、肥大，在组织结构上，是以乳房中的脂肪匀称增生、脂肪细胞肥大为主。这类乳房肥大的病人常伴有全身性肥胖。

(3) 青春型乳房肥大：这是一种在青春期发生的乳房渐进性增大，并过度发育，导致乳腺组织增生、肥大。乳房表现为匀称、肥大，乳房下垂不明显，这类病人有时有家族史。

（二）乳房肥大手术方法

(1) 垂直双蒂法乳房缩小。

(2) "L"形乳房缩小整形手术。

(3) 直线疤痕法乳房缩小整形手术。

(4) 环形切口乳房缩小整形手术。

（三）术前护理

（1）按整形外科手术前护理常规护理，完善血、尿实验室检查、X线胸片、照相等检查，并进行术前形态设计。

（2）评估病人健康状况，了解服药史，术前至少10天停用维生素E、避孕药及阿司匹林等药物。

（3）特殊检查：必要时行乳腺X线检查。

（4）心理护理：乳房肥大病人经历了躯体的痛苦和精神的压抑，对手术寄予很大希望，但又对手术充满了焦虑和恐惧。护士应耐心解答病人的疑问，尊重病人的隐私权，建立良好的护患关系，使病人产生安全感，减轻焦虑，消除恐惧心理，树立自信心，主动积极配合治疗。

（四）术后护理

（1）体位：按麻醉后护理常规，麻醉清醒后取半卧位，有利于乳房塑形及引流，减轻切口张力。

（2）负压引流护理：注意观察引流液的颜色、量、性状。一般术后24～48h可拔除引流管，如引流量大于50mL/h，应警惕有出血的可能性。

（3）给予高热量、高维生素、高营养、易消化吸收的饮食，利于切口的愈合，忌食辛辣刺激性食物。

（4）密切观察术区敷料包扎情况及有无渗血，并耐心倾听病人的主诉。

（5）密切观察乳头、乳晕血运及感觉，应特别仔细观察毛细血管充盈反应、皮温及皮肤弹性。

（6）严格遵守无菌操作规范，手术后遵医嘱给予抗感染止血治疗。

（7）加强巡视，主动与病人沟通交流，有针对性地实施心理护理。

（五）出院指导

（1）术后7～10天拆线，拆线后指导病人做轻度扩胸运动，常进行乳房按摩，佩戴弹性无钢圈胸罩，以维持乳房的形状。

(2) 术后1个月限制上肢剧烈活动,胸带解除后即佩戴形态合适的胸罩继续固定。

(3) 遵医嘱用药,口服及外用抗疤痕药6个月。

(4) 定期复诊。

十一、乳房下垂矫正手术护理

乳房下垂是指乳房体积正常,但乳房及乳头、乳晕位置下移,明显低于正常位置。乳房下垂是由乳房皮肤及腺体内的支持结构松弛,弹性降低,乳房在重力作用下向下垂坠,失去正常向前突起的乳房形态。

(一) 乳房下垂程度分类

(1) 轻度:乳头位置低于正常,但高于或恰好达乳房下褶线水平。

(2) 中度:乳头低于下褶线水平3cm内。

(3) 重度:乳头低于下褶线水平超过3cm。

(二) 手术方式

手术方式因人而异,主要有:

(1) 采用硅凝胶假体植入隆乳术。

(2) 自体颗粒脂肪注射移植术。

(3) 乳房上提固定术。

(三) 术前护理

(1) 评估病人健康状况,遵医嘱协助病人完成术前检查。

(2) 心理护理:评估病人身心状况,讲述手术前准备的必要性,取得理解、合作,使病人能够积极、正确地面对手术,保持乐观的心理状态。

(3) 皮肤准备:手术前一天沐浴,剪指甲,洗去指甲油,遵医嘱备皮双腋窝。

(4) 胃肠道准备:手术前1天晚进食易消化、不易胀气的食物。根据麻醉方法,全身麻醉病人术前8h禁食,6h禁水。

(5) 手术早晨准备:清洁面部后(勿用化妆品),根据医嘱,术前

0.5h给予麻醉前用药。

（四）术后护理

（1）妥善搬运病人。

（2）保持正确体位：全身手术后未清醒病人应取去枕平卧位，防止呕吐物误入气管引起窒息和吸入性肺炎。病人清醒后6h内禁食、水。鼓励病人自行咳嗽排痰，注意保护伤口。

（3）观察病情：监测生命体征，观察术区胸带包扎是否妥善固定，有无伤口渗血、渗液情况，妥善固定引流管，防止脱落、扭曲，保持引流管通畅，准确记录引流液的颜色、性质和量，准确记录出入液量。

（4）遵医嘱给予抗炎止血治疗，注意观察有无药物不良反应。

（5）饮食指导：进食高蛋白、高维生素、高热量食物，加强营养，促进伤口愈合。

（6）根据引流情况，术后5～7天内24h引流液＜10mL，拔除引流管。术后10～14天拆线，同时应尽量保持胸带舒展，2个月内禁止做剧烈运动，如持重物或游泳等。

十二、乳房人工材料取出手术护理

乳房人工材料即医用聚丙烯酰胺水凝胶，商品名为奥美定或英捷尔法勒。聚丙烯酰胺为胶质状物质，无色透明，是一种化合物构成其的单体有剧毒，其化合物无毒性。此化合物能在人体内分解成剧毒单体分子，毒害神经系统、循环系统，损伤肾脏等。世界卫生组织已将该物质列为可疑致癌物之一。

明确并发症为乳房疼痛、肿块或硬结、血肿、感染、散在性结节，胸部不适或疼痛，与心理相关的并发症有失眠、注意力不集中、抑郁、恐惧、癔症。

（一）术前护理

（1）心理护理：病人的心理感受和反应直接影响到手术治疗及预后，护士要运用心理学知识主动与病人交谈，做好术前健康宣教，交代术后注意事项，从而使病人保持稳定的心理状态，接受手术治疗。

(2) 术前评估是整形美容手术必不可少的。要通过照相评估病人胸部的外形,以便手术后对照。

(3) 手术前检查:

① 行核磁共振扫描,可清楚显示注入物所形成的假体的位置及其完整性,MRI(磁共振成像)的冠状位、矢状位和水平位的截面图能准确定位注射物的分布和层次,可清楚显示注射物的分布情况、分布范围及其与胸壁的主体结构关系等,能够给临床医生以直观、可靠的印象。

② 检查血常规、凝血功能、心电图,了解病人身体状况。

③ 手术前两周内,请勿服含有阿司匹林的药物。

(4) 术区备皮:范围包括胸部、双腋,动作应轻柔,并检查术区皮肤是否完整。

(5) 手术前禁食 10h,禁饮 4~6h。

(二) 术后护理

(1) 术后去枕平卧 4~6h,待麻醉清醒,取自主体位。

(2) 病情观察护理:密切观察病人生命体征变化,观察术区敷料包扎情况,用胸带加压包扎,用弹力胸衣加以固定。

(3) 引流管护理:妥善固定,保障引流通畅,防止脱落,观察引流液的颜色、性质、量及皮肤温度。24h 一侧引流量不超过 10mL,颜色澄清,便可拔出引流管。

(4) 术后遵医嘱给予抗炎止血治疗,严格遵守无菌技术。

(三) 出院指导

(1) 限制上臂过度活动。手术腔空隙大,限制活动可使组织贴合紧密,防止无效腔,促进愈合。

(2) 穿弹力胸衣固定 1 个月。

(3) 乳房假体取出后 3 个月内,病人要禁止按摩乳房,以免影响原置假体腔隙包膜层的粘连及生长而导致胸部损伤,出血等现象。

(4) 乳房假体取出后的一个月内病人要避免性生活,以促进胸部恢复。

(5) 手术后半年随访和复诊。

十三、下颌角肥大截骨整形术、颧弓降低术护理

下颌角肥大是一种先天或后天发育上面部轮廓的美学缺陷,表现为颜面的方形或向下突出的外观,甚至使面部轮廓显示上小下大的形态。

下颌角截骨术手术方式:截骨术、磨削术。

颧弓复合体由颧骨体和颧弓组成。颧弓位于面中1/3关键解剖部位,决定着面部轮廓的三维立体结构。颧弓复合体肥大可出现颧突过高和颧弓宽大,造成面中部过宽。

颧骨复合体肥大分为三型:真性肥大、假性肥大、混合性肥大。

(一)护理评估

(1) 精神及心理状况:病人精神心理正常,对手术有正确认知。

(2) 充分沟通,检查突出的程度,确定手术方法。

(3) 身体健康,无重要脏器的器质性病变。

(4) 三维头颅CT拍摄、头颅正、侧位片。个别病例应取面模测量颧骨需要削除的骨量。

(二)术前护理

(1) 心理护理:病人对手术期望过高,有不同程度的幻想,又有惧怕手术的心理,护士应主动沟通,说明手术的安全性、有效性、可行性,使病人对手术有正确认识,以良好的心态接受手术。

(2) 完善术前检查,术前行头颅CT检查及血常规、出凝血时间、肝肾功能、生化、尿常规、胸片、心电图等检查。

(3) 术前清洁口鼻腔,沐浴更衣,避免着凉。女性病人要避开月经期。

(4) 询问药物过敏史、既往史。

(5) 术前一天和手术日晨,用漱口液漱口,保持口腔清洁。

(6) 按全麻术前准备。

(三)术后护理

(1) 卧位:术后6~8h禁食、禁水,去枕平卧,头偏向一侧。麻醉清醒后6h可改为半卧位,以减轻头部水肿。

(2) 保持呼吸道通畅:术后病人大都有不同程度的咽喉疼痛及痰多黏稠等症状,遵医嘱给予雾化吸入。术后 6h 可喝少量的水,无不适时,可进食牛奶等流质食物。

(3) 心理护理:术后病人脸部肿胀明显,对病人进行安慰,给予适当解释,使其了解术后肿胀为正常现象,解除其焦虑不安的情绪。

(4) 口内伤口护理:术后遵医嘱每日给予口腔护理 2 次,保持口内清洁和避免感染。嘱病人进食后用漱口液漱口,保持伤口清洁。

(5) 治疗:遵医嘱用抗生素、止血药及维生素 C 等,预防感染,促进伤口愈合。

(6) 饮食护理:术后 1 周内进流质饮食,如牛奶、果汁、豆浆、蛋白粉、各种汤类。1 周半后进半流质饮食,如蛋羹、面条、粥、馄饨等。2 周后进软食。进食后都要用漱口液漱口,保持口腔清洁。

(7) 引流管护理:保持引流管处于负压状态,注意引流管勿折、脱出。引流量多时,及时更换注射器,并做好记录。如为新鲜血,且量较多,应及时通知医师;如引流管压迫口角,应及时更换位置,重新固定引流装置。口周涂抗生素软膏,保护口角。

(8) 头部敷料在术后 3~5 天拆除,换弹力头套,以减轻术区肿胀和面部松弛。

(四) 出院指导

(1) 嘱病人出院后坚持用漱口液漱口,每日 4~6 次,至拆线后 1 周。3 周后可用软毛牙刷刷牙,动作要轻,避免戳碰伤口部位,2 个月后可用普通牙刷。

(2) 手术后术区肿胀、麻木、流涎都是正常现象,会逐渐消失。如症状加重,及时与医师联系。

(3) 出院后保持伤口清洁,避免挤压、碰撞。

(4) 2 周后可进软食,4 周后进普食,3 个月内禁食过硬食物。

(5) 佩戴弹力头套持续 3 个月以上,可防止面部皮肤松弛,并保持良好的术后效果。

(6) 保持良好的精神状态,3 个月后来院复查。

十四、小耳畸形再造术护理

小耳畸形是一种严重的先天性耳郭发育畸形,常伴有外耳道闭锁、中耳畸形和颌面部畸形。男性多见,且以右侧为多。也有耳郭完全未发育,局部无任何痕迹,称无耳畸形,极为罕见。

(一)病因分类

(1) Ⅰ度:耳郭的大小、形态发生变化,但耳郭重要的表面标志结构存在,外耳道狭窄,严重时外耳道出现闭锁。

(2) Ⅱ度:最为典型,只存在呈垂直方位的耳轮,呈腊肠状,外耳道闭锁。

(3) Ⅲ度:只存留皮肤、软骨构成的团块,严重者出现无耳。

(二)主要治疗方法

一种是外耳郭再造,另一种是听功能重建。一般先行外耳郭再造,再行听功能重建。听力重建手术常常会破坏耳后皮肤,因此要在耳郭再造后施行。

(三)术前护理

(1) 身心状况:了解病人心理状况,是否存在自卑、过敏、过度自尊等心理障碍。了解病人的身体发育情况,如体质、肋软骨发育情况等,耳郭局部状况,是否存在感染、破溃,局部是否存在瘢痕等,评估是否适合手术。

(2) 心理护理:术前充分地与病人及家属沟通,告知小耳畸形的发病原因及耳部异常结构。告知手术采用的方案,需要进行多期手术及术后出现的异常反应及并发症。使其理解手术可以使耳部畸形得到一定程度的纠正。

(3) 一般护理:护士应协助病人做好术前的各项检查工作。

(4) 备皮:术前2~3天,每天清洁外耳道及耳郭,去除耳垢。男病人最好剃除头发,女病人则剃除发际以上10cm。检查乳突区皮肤有无破损,胸壁皮肤备皮。

(5) 术前需进行耳部正、侧位照相,以便与术后对比,并及时存档。

(四) 术后护理

密切观察敷料包扎压力,随时观察皮瓣与筋膜下的负压是否恒定、持续,引流是否通畅,避免有积血。避免用手搔抓、移动敷料或触碰耳支架。

(1) 按全麻术后护理常规护理,观察生命体征,测量体温、脉搏、呼吸、血压,4次/天。给予心电、血氧饱和度监测并记录,30min/次。保持呼吸道通畅,取平卧位或半坐卧位,及时吸出口腔内呕吐物及气管内分泌物,防止误吸并发感染,防止各种管道脱出,并注意保暖。

(2) 体位护理:术后取半卧位,有利于负压引流。头部制动,Ⅰ期防止压迫耳支架,Ⅱ期防止过度受压影响皮瓣存活。

(3) 伤口的观察护理:

① 耳郭局部护理:加压包扎既保证了皮瓣血运良好,又保证了植皮存活。手术后注意观察伤口有无渗血、渗液,是否干燥,观察包埋耳软骨皮肤颜色、温度等;Ⅱ期手术重点观察耳支架后植皮皮瓣血运情况,防止皮瓣坏死。

② 取肋软骨区护理:观察引流量、颜色、性质等,及时拔除引流管;注意观察有无并发症发生;敷料包扎是否完整,如伤口有渗血或渗液,要及时更换敷料并加压包扎,以防止并发感染。

(4) 预防气胸。因取肋软骨雕刻耳支架,有发生气胸并发症的可能。术后观察呼吸情况,6次/天。当出现呼吸困难或急促时,首先排除是否有气胸发生。其次,检查是否因胸部加压包扎过紧致呼吸受限,可适当调整胸带的松紧度,以缓解症状。另外由于怕疼痛及对包扎不适应也可引起呼吸困难。护士应教会病人捂住胸部术区深呼吸。

(5) 预防感染:遵医嘱及时、合理应用抗生素。各项治疗护理动作轻柔,保持病室环境洁净,严禁吸烟,每日定时通风2次;严格执行无菌操作,及时换药,保持切口清洁、干燥。

(6) 负压引流的观察与处理:无论Ⅰ、Ⅱ期手术,负压引流是关键,它可以使术区渗血得到充分引流。更重要的是Ⅱ期手术保持负压,可使耳支架与皮瓣之间有一定的吸附作用,对耳郭软骨支架可显、外形逼真十分重要,因此要保证负压引流密闭、通畅。要密切观察引流装置负压情况及引流液的颜色、量及性质。如引流液持续鲜红、量多、疼痛剧烈,要及时通知医生检查并处理。术后当日更换引流瓶,Ⅰ期手术后负压引流保留3天左右,Ⅱ期手术后保留5天左右。

(五) 出院指导

(1) 出院前反复向病人家长及病人交代预防再造耳损伤的注意事项及其重要性。

(2) 必须带护耳睡觉,以避免在睡梦中不恰当的姿势影响耳朵恢复,一般持续4～6周。

(3) Ⅱ期手术后10天耳部拆除缝线,嘱病人要注意术区局部卫生,定时清洁,防止感染,在切口处特别是有痂尚未脱落处保持干燥,创面完全愈合后才能洗澡。

(4) 胸部取肋软骨处,用弹性敷料包扎并应用药物治疗,以防止瘢痕的产生。

(5) 再造耳痛觉、感知觉开始较差,故要防止对再造耳的碰撞、挤压、冻伤、曝晒;耳郭长出的细小头发要小心拔除防止感染。1年以后复诊,再做耳道局部整形术。

(6) 再造耳如有任何异常,如耳支架外露、再造耳破损,应及时与医生联系。

十五、副乳/腋臭切除手术护理

腋臭又称狐臭、臭汗症等,是由病人腋窝、外阴、口角等部位大汗腺排泄的汗液中的脂肪酸比普通人高,呈现黄色、较浓稠,脂肪酸达到一定浓度,经皮肤表面的细菌,主要是葡萄球菌的分解,产生不饱和脂肪酸而发出臭味。常见于多汗、汗液不易蒸发和大汗腺所在的部位,如腋窝、腹股沟、足部、肛周、外阴、脐窝及女性乳房下方等,以足部和腋窝臭汗症最为常见。

副乳指正常乳腺外的其他部位形成乳腺组织者,即多余的乳房,副乳的体积有大有小,这种畸形最常见于腋窝部,多为双侧。于月经期、妊娠期或哺乳期,副乳可有肿胀、疼痛,甚至有泌乳现象。

(一)腋臭的症状、病因

(1)腋下多汗,且汗液发黄、发黏,经常染黄衣服。出汗后发出难闻的气味。

(2)天气越热,气味越重。

(3)腋臭症状比较严重,伴有油耳朵。

(4)病人过度焦虑、紧张,时间长了这种负面精神情绪,就会造成内分泌失调和大脑中枢神经紊乱、失眠、多梦等精神疾病。

(5)内分泌因素、细菌因素、遗传因素。

(二)术前准备

(1)耐心解答,缓解紧张心理。

(2)女病人避开月经期。

(3)术前清洁备皮。

(三)术后护理

(1)遵医嘱口服3~5天抗生素预防感染,禁食辛辣刺激性食物1周。

(2)术后24~48h拔除引流条,3~5天换药,7~10天拆线。

(3)局部加压包扎,拆线前避免剧烈活动,防止出汗,保持伤口清洁、干燥,1~3个月内双臂避免做过度扩张、上举动作。

(4)术后限制上肢活动10~14天,以利于创面的愈合。

(四)健康指导与康复

1. 活动指导

(1)术后穿宽松开衫,穿脱衣服时避免上臂上举和外展。

(2)洗脸、梳头、进食等活动时双肩关节应限制活动,可活动肘、腕关节。

(3)应保持上臂内收、后伸,避免上举、外展和前后摆动。

(4)避免剧烈活动,夏季手术者,尽量待在空调房间,减少外出。

2. 护理指导

(1)不能淋浴,以免浸湿伤口敷料,防止伤口感染。

(2) 术后伤口用弹性绷带包扎,起到止血、防止皮下血肿的作用,切勿自行松解绷带。如发现上肢皮肤颜色发紫、变凉或绷带松脱、移动应及时重新处理。

(3) 术后 24h 可拔除皮片引流,并根据伤口渗出情况,指导病人换药。

(4) 术后 7 天拆除打包缝线,术后 10 天拆除切口缝线。

(3) 疼痛指导:术后 3 天伤口疼痛较为剧烈者,可遵医嘱口服镇痛药物。

(4) 药物指导:遵医嘱口服抗生素 3~5 天,预防感染。

十六、皮片移植术护理

皮片是指一块单纯皮肤,或不含皮下脂肪组织的皮肤。由身体某一部位取皮片移植于另一部位,称为皮片移植术。供皮的部位称为供皮区,受皮的部位称为受皮区。

(一) 皮片的种类

按皮片的厚度分类:

(1) 表层皮片(也称刃厚皮片)是皮片中最薄的一种,仅含皮肤的表皮和真皮乳头层的一部分,厚度为 0.2~0.5mm。易存活,可多次切取,不遗留疤痕,但弹性差,不耐磨压,易破损。

(2) 中厚皮片(也称断层皮片)介于刃厚度和全厚度之间的中等厚度层皮,厚度为 0.3~0.75mm,是整形外科应用较广的一种皮片,克服了刃厚皮片的缺点,但在供皮区常有增厚的瘢痕遗留。

(3) 全厚皮片:包含皮肤表皮和真皮的全层的皮片。成活后皮肤质地柔韧,有弹性,活动度好,色泽变化少,挛缩小,耐磨压功能和外观均较满意。

(4) 带真皮下血管网皮片(也称血管网皮片):真皮下有一层血管网,移植时保留此层血管网及少许脂肪组织,移植后通过此层血管网皮肤组织可以存活,或者较易存活。存活后色泽较好,质地柔软,皮肤韧性强,不起皱,不臃肿,收缩不明显,感觉功能恢复较早。

(二) 供皮区的选择原则

(1) 选择皮面宽阔,平坦的区域。如大腿内侧、后外侧、腹壁及胸壁等处,可以大量取皮,也容易切取。

(2) 供皮区应不影响日后局部的功能。如关节部位禁忌取厚皮片。

(3) 供皮区的包扎应不影响受皮区的血运。如肢体远端植皮时,供皮区尽量不选在同侧的近端,以免绷带压迫,造成远端充血,影响皮片成活。

(4) 供皮区应选在不易受污染的部位。如幼儿不宜自臀部取皮。

(5) 供皮区的选择,应注意受皮区的特点。如面部或体表相通的腔穴管道植皮时,应选择在毛发稀少的区域取;颜面植皮还应注意选择色泽相近的皮片,需要皮片小者可取自耳后部或锁骨上窝,需要皮片大者可取自上臂内侧或侧胸壁部。

(6) 供皮区应尽量选择在隐蔽的区域。

(三) 皮片移植术术前准备

(1) 改善全身情况,如病人有贫血、血浆蛋白过低、脱水等情况,须先行治疗。

(2) 肉芽创面需经过一段时间的准备,包括通畅引流,勤于更换敷料及盐水湿敷(一般湿敷 2~3 日),适当加压包扎,抬高患肢,待肉芽色泽新鲜红润、质地坚实无水肿、分泌物少、周围创缘无炎症现象,方能进行植皮,如肉芽组织高者可行削除。

(3) 新鲜创面应按清创步骤进行处理,使创面无活动性出血和坏死组织,边缘修剪整齐。

(4) 供皮区以清洗为主,每日一次,不必强调剃毛。

(四) 皮片移植术术后护理

(1) 应用抗菌药物和镇静止痛剂,补充营养,其他与一般手术相同。

(2) 植皮区应抬高,保持回血通畅,防止水肿。

(3) 无菌创面植皮后,一般于 8~10 日首次更换敷料,观察皮片生长情况。成活者色红润,如有血肿、水泡等,应拆除缝线予以引流,再持续加压包扎至 10~14 日。

(4) 植皮后如有体温升高、白细胞计数增高、伤口剧痛、局部腐臭、淋巴结肿大等感染征象时,应立即松解绷带检查。确有感染时应即予引流,间断更换敷料,继续固定,并用抗生素控制感染,严密观察皮片生长情况。

(5) 腔穴内植皮多属污染手术,应提前在术后5~7日更换敷料,并注意放入支撑物保持腔穴稳定,继续支持固定皮片。

(6) 肉芽创面植皮,应于术后3日更换敷料。如脓液不多,可不动接触创面的一层纱布,使皮片不致移动或脱落。待1周后皮片生长稳定,方可除去底层纱布。如有脓液,应在泡湿底层纱布后仔细去除,重新更换。

(7) 供区一般可在2周后更换敷料,观察愈合情况。切取表层皮片者,在7~10日后(切取中厚皮片者在2周后)可见上皮重新覆盖创面。如无感染征象,不宜过早更换敷料。

十七、皮肤软组织扩张术护理

皮肤扩张术是通过在皮肤深面埋植扩张器并逐步扩张的方法,扩大其被覆皮肤面积的一种技术。皮肤扩张后能提供"额外"的"多余"皮肤,用以修复和替代邻近的瘢痕或其他皮肤缺损及畸形。

(一) 身心评估

(1) 评估瘢痕的部位、面积以及可扩张的正常皮肤。
(2) 无全身性感染或手术部位急性感染病灶者。
(3) 凝血功能差或有出血倾向者禁忌手术。
(4) 拟扩张区无放射治疗史。
(5) 精神、心理状态正常,无精神障碍或不能合作者。

(二) 术前护理

(1) 心理护理:瘢痕的暴露性对病人造成心理上的负担,使其产生悲观心理,甚至产生轻生念头,有的产生恐惧、疑虑等,迫切希望手术恢复原有外貌,向病人解释,使其了解手术方法、手术效果、术后注意事项等问题,使其对医生产生信任感,积极配合治疗;

(2) 积极完善术前检查。

(3) 术前设计扩张器放置位置、大小、形状、容量等。

(4) 术前保持手术部位清洁,皮肤完整无炎症等,防止术后感染。

(5) 如为全麻手术,按全麻要求准备。

(三) 术后护理

1. Ⅰ期手术后护理

(1) 术后一般护理,如为全麻手术,按全麻后护理,保持呼吸道通畅。

(2) 体位,按放置的扩张器部位取舒适体位,制动,防止出血及血肿形成。

(3) 饮食,加强营养,进食高营养、高蛋白、高热量、高维生素类饮食。

(4) 负压引流管的观察与护理:用引流管连接负压引流管,防止血肿形成,观察负压引流管是否通畅,随时检查有无脱出、漏气、阻塞等,观察引流液的性质、颜色及量,无特殊情况24~48h拔除引流管。

(5) 注意体温等变化,预防感染。

(6) 遵医嘱使用抗生素药物,预防感染。

(7) 观察局部包扎情况,避免包扎过紧或过松,观察局部血液循环。

2. Ⅱ期手术后护理

(1) 密切观察皮瓣的颜色、血运、肿胀程度。术后局部会有轻度肿胀,3天后自行消退,若加重,及时报告医师处理。

(2) 术中放置引流管,防止出血及形成血肿,密切观察引流管是否通畅、负压大小、引流物颜色等。术后限制病人活动,以防过度牵拉造成创口裂开、皮瓣坏死。

(3) 加强营养,提高抵抗力,进食高营养、高蛋白、维生素丰富的饮食。

(四) 扩张囊注水的护理

(1) 扩张Ⅰ期术后7~10天切口拆线,间隔3~7天注水一次。首次注水剂量一般为扩张器容量的10%~15%。

(2) 注水的过程:扪及注射阀门穿刺部位,常规碘伏消毒穿刺部位及操作者左手食指、拇指,注射用 20mL 注射器抽吸 0.9%氯化钠注射液 20mL,选四号半针头垂直进针至金属片回抽,缓缓推注。

(3) 推注时注意阻力大小及局部皮肤血运情况,如皮肤张力较大,可适当回抽。

(4) 埋置 2 个以上扩张器时,要注意病人有无血压下降或呼吸压迫等,每次注水不宜太多,或采取单侧交替注射。注水后观察 30min,以防发生意外。

(5) 注意勿穿过紧衣物,以免摩擦引起扩张皮瓣的损伤。

(6) 注水完成后,根据扩张皮瓣的多少,院外需扩张 2~6 个月定期随访,发生皮瓣发红或扩张器变软,随时来院检查。

(五) 出院指导

(1) 在手术各期,注意对术区的保护,避免损伤扩张器或皮瓣。

(2) 穿着衣物应宽松柔软,以纯棉织物为宜,避免摩擦扩张皮瓣。

(3) 尽量不使用化妆品,皮肤干燥时可在扩张皮瓣表面涂凡士林或婴儿油。

(4) 注意不要烫伤、晒伤皮瓣,防止蚊虫叮咬。

(5) 切口愈合后可沐浴,但不宜用力搓洗扩张皮瓣表面,避免抓挠局部。

(6) 不宜进行剧烈运动。任何剧烈运动都有可能导致扩张皮瓣的损伤,应严格限制。

(7) 特殊情况:

① 注水壶外置的病人应定期换药,保持注水壶周围的干燥和清洁,发现红肿和渗出时应及时告知医师。

② 儿童病人需家长细心照顾。

③ 感染和扩张器外漏等情况的处理应严格遵医嘱执行。

(8) 严格执行医嘱,定期随诊。

十八、体表肿瘤切除术护理

肿瘤是细胞异常分化所形成的新事物,不受机体控制合理调节。

体表肿瘤则是生长在人体上的肿物,是指来源于皮肤、皮下附件、皮下组织等浅表软组织的肿瘤。

(一)体表肿瘤分类

(1)体表良性肿瘤,良性肿瘤生长缓慢、不扩散。

(2)体表恶性肿瘤。恶性肿瘤生长迅速,可浸润和破坏邻近组织,可转移。

(二)术前护理

(1)与病人沟通,了解病人生活习惯,有无糖尿病、血液病或其他慢性疾病。女性避开月经期。

(2)做好手术前检查。手术前照相存入病历。

(3)了解病人疾患部位性质、状况,向病人讲解病理学检查的必要性。

(4)向病人讲述手术方法,术前、术后注意事项,取得病人理解,使其减轻思想顾虑,积极配合术前准备工作。

(5)遵医嘱准备术区皮肤。术前一日沐浴,更衣,剪指(趾)甲。

(6)术前一日晚,根据手术部位、麻醉方式进行肠道准备,如为局部麻醉,术前一日晚可进食易消化、少食胀气食物;如为全身麻醉或局部麻醉加镇静的病人,术前禁食 10~12h,禁水 4~6h。

(7)确认术区皮肤及胃肠道准备情况。

(三)术后护理

(1)术后麻醉恢复期护理:密切观察病人生命体征变化,随时做好记录。

(2)伤口与创面的护理:严密观察敷料渗液情况。

(3)疼痛的护理:观察疼痛的性质、持续时间,按医嘱准确进行疼痛处理,并进行心理护理,减轻疼痛。

(4)防止并发症的发生及促进伤口愈合:加强营养,给予高热量、高维生素、高营养、易消化、无刺激的食物。遵医嘱给予抗生素,预防感染。

(四)出院指导

(1)进食营养丰富、易消化食物。

(2) 伤口拆线24h后方可洗浴,保持皮肤清洁卫生,植皮后皮肤相当长时间内易干燥,应经常涂护肤霜,并轻轻按摩15~30min,避免阳光直射,防止移植皮片颜色变深。

(3) 坚持穿戴弹力敷料3~6个月,拆线后伤口可涂抹软化疤痕的药物,防止疤痕增生。

(4) 注意加强患肢功能锻炼,使病人出院后尽快、尽早适应社会及身体器官和外观的改变,提高生活质量。

(5) 嘱病人按时回院换药、拆线,如有情况及时复诊。

十九、激光整形美容护理

激光是受激辐射放大的光,即某物质原子中的电子受到外界能量的激励达到一个高能量的状态,当电子从高能量状态回到常态的时候会释放光子,这种光子组成的光就叫做激光。

激光可用于去除色素沉着,如:太田痣、鲜红斑痣、雀斑、老年斑、毛细血管扩张等,以及去纹身、洗眼线、洗眉、治疗瘢痕等。

(一) 护理措施

1. 术前心理护理

首先应使病人知晓激光整形的整个流程,术后所能达到的效果及可能出现的不良反应和处理措施,使其做到心中有数,不建议盲目治疗;激光治疗也是需要过程的,不是一蹴而就的,有的治疗过程会有临时的反复;由于治疗层次较深或者肤色较深等不良因素,治疗后可能引起炎症后色素沉着,要有心理准备,否则容易引起焦虑或非理性情绪与行为,影响治疗效果。

2. 术中护理

(1) 洗净脸:使用较强清洁力的洗面奶确保清洁干净,否则遗留的化妆品将可能被激光作为靶基引起爆破,造成意外损伤。治疗区有毛发部位应剃除毛发。治疗区在治疗前15min保持干燥。

(2) 麻醉:一般来说激光美容是不需要麻醉的。但由于每个人的个体差异以及身体不同部位的敏感程度不同,医生需要判定是否需要麻醉以及麻醉的方式。不耐受疼痛者,大多可采用浅表性麻醉。

涂抹范围约大于病变边缘 0.5cm，涂抹后，使用防水敷贴覆盖，覆盖范围大于乳膏涂抹边缘 0.5cm。40～60min 后去除覆贴（眼周为 20min），用无菌纱布擦去乳膏。

(3) 戴眼罩：医生和病人都需要戴上特别防护眼罩，避免高能量激光对视网膜可能造成的伤害。

(4) 涂冷凝胶：并不是所有的激光美容都需要涂冷凝胶，但如激光脱毛类高能量激光治疗时，则需要涂 1～3mm 冷凝胶保护皮肤。

(5) 瞄准、发射：激光的光束是一点一点打下去的，有一点疼痛和灼热感。根据需要治疗的皮肤面积，治疗时间由几分钟到半个小时不等。不同的症状治疗次数不同，有的一次便能治疗好，如雀斑、红血丝，但有的需要几次甚至几十次，如脱毛、去胎记等。

3. 术后皮肤护理

(1) 术后即刻：局部皮肤会有轻、中度的局部红肿及疼痛等不适，可采取冰袋、冰盐水纱布（冰袋应该加上双层无菌纱布与创面隔开，以免冰袋外面的空气液化成水打湿创面引起感染）局部冷敷 20～30min，最大限度地减少热损伤所引起的皮肤坏死。

(2) 冷敷完毕，可外喷碱性成纤维细胞生长因子溶液；然后面部创面涂抹薄层的表皮生长因子凝胶、金霉素眼膏、红霉素眼膏或者其他抗感染药膏。

(3) 一般恢复过程：24h 内轻度潮红、干燥瘙痒；3～4 天轻微疼痛及不适；5～7 天细小黑痂掉落。创面一般一周不能接触水，保持局部清洁。痂皮 7～10 天脱落，炎症后色素沉着 3～6 月消退。禁止搔抓，要静待痂皮自动脱落，切忌人工撕脱，以防感染和瘢痕形成。

(4) 饮食禁忌：饮食对皮肤的修复作用是不可忽略的。如 B 族维生素、叶酸可使色素增加，维生素 C、维生素 A 可使色素减退。某些微量元素和感光菜，如铜和芹菜可促使黑色素生成。因此，激光术后应避免进食含铜、B 族维生素以及感光类的食物，少吃辛辣食物，而应多进食富含维生素 C、维生素 A 的食物。如多吃水果、蔬菜，以及含铁、锌等微量元素较多的食品，如瘦肉、鱼、豆类、大白菜、萝卜等，并注意多饮水，以促进皮肤的修复。激光术后应忌吸烟、饮酒，不服用抗凝药（比如阿司匹林）及活血药；避免剧烈运动及大量出汗。

(5) 炎症后色素沉着:脱痂后局部皮肤呈淡红色斑,以后逐渐恢复到正常肤色,首先应做好防晒工作,若有必要,应使用安全性高且防晒效果佳的防晒产品,建议使用 UVB 防晒指数 SPF 30 以上、UVA 防护指数 PA++以上的物理性防晒剂。当然,最好是首先选择硬防晒措施,外出应戴太阳帽,穿棉质长袖上衣及长裤,撑遮阳伞。最好选用防紫外线伞。避免在每天日光照射最强烈的时间(10:00~16:00)长时间暴露于日光下。

(二) 出院指导

(1) 无创类激光治疗:注意保湿、防晒,一周内每晚敷修复面膜一次,一周后每周 2~3 次敷膜,防晒霜要求防晒指数达到 SPF 30。

(2) 有创类激光治疗:保持创面清洁、干燥,创面喷修复因子,局部勿抠挖,待创面自然脱痂,加强保湿、防晒。

(3) 避免使用含有乙醇的化妆品,保护治疗部位免受挤、压、碰、摩擦。

(4) 局部有结痂或渗血,应防水 3~5 天,5 天后用清水清洗;

(5) 局部如有异常疼痛、肿胀或起水泡,需及时复诊。

第十五章　眼耳鼻喉疾病护理常规

第一节　眼科疾病手术护理常规

一、内眼手术护理

（一）术前评估及护理

1. 术前评估

（1）全身评估：术前评估病人一般资料、既往病史、过敏史、家族史等。术前发现病人发热、高血压、高血糖、心功能不全、腹泻、感冒、月经来潮、颜面及全身感染灶等，应报告医生暂时推迟手术，以免术后并发症的发生。如是心血管系统疾病、糖尿病病人，还需协助医生请相关专科会诊，在认为不影响手术安全时，方可手术。

（2）眼局部评估：

① 评估眼病史、视力、眼压以及结膜有无充血、分泌物。

② 评估泪道是否通畅、有无慢性泪囊炎。

③ 评估眼睑及周围皮肤有无感染灶。

（3）心理-社会功能评估

① 评估病人的心理状态，家庭及社会支持情况。

② 病人对疾病的了解程度。

2. 术前护理措施

（1）做好解释工作，向病人说明手术的必要性、预后及注意事项，解除病人思想顾虑及紧张心理，使其配合治疗。

（2）嘱病人注意休息。根据病情给予合适体位。

（3）给高热量、易消化的半流质饮食或软食，多食蔬菜水果，保持大便通畅。

(4) 指导各项术前检查和专科检查。

(5) 使用抗生素眼液滴眼，睡前涂抗生素眼膏连用数日。必要时做结膜囊细菌培养，预防术后感染。

(6) 按医嘱应用散、缩瞳剂。白内障、视网膜脱离者应充分散瞳；角膜移植者，一般应缩瞳，以便于检查和手术。

(7) 指导病人学会预防咳嗽和打喷嚏的方法（舌尖顶压上腭或用手指压人中）。

(8) 每日测体温、脉搏、呼吸2次。必要时测血压，如有异常，应给予处理。

(9) 术前1日洗头、理发、更衣、沐浴、术前一日晚行泪道冲洗和结膜囊冲洗，术日晨行结膜囊冲洗。

(10) 全麻者按全麻术前护理常规护理。

(11) 按医嘱术前用药。

(二) 术后评估及护理

1. 术后评估

(1) 观察病人意识、生命体征情况。

(2) 评估术眼敷料有无松脱、移位、渗血、渗液。

(3) 观察病人有无眼痛、头痛、恶心、呕吐等症状。

(4) 合并高血压糖尿病者应观察血压、血糖情况，并注意其精神状态、饮食睡眠情况等。

2. 术后护理措施

(1) 全麻者按全麻术后护理常规护理。

(2) 根据手术要求给予平卧、俯卧或半卧位。

(3) 注意观察术后有无渗血、渗液，敷料是否松脱或移位，如有异常，及时给予处理。

(4) 伤口剧痛病人，应检查绷带是否包扎过紧，有无眼压增高现象，酌情应用镇静剂或止痛剂。

(5) 嘱病人卧床休息，勿大声说话，避免咳嗽和打喷嚏，以防伤口裂开。

(6) 按医嘱给半流质饮食或易消化、营养丰富的软食。

(7) 双眼包扎或需卧床休息者,应协助做好生活护理。

(8) 注意保暖,预防感冒。术后病人应与绿脓杆菌等特殊感染者隔离。

(9) 保持大便通畅,避免用力排便而致伤口裂开和前房积血,影响伤口愈合。必要时服用缓泻剂。

(10) 定时测量体温、脉搏、呼吸。对有高血压、心脏病的病人应每日测血压,注意观察有无其他伴随症状,以便及时配合医生处理。

(11) 出院前,教会病人点眼药水及涂眼膏方法。指导病人出院后数日内不可剧烈运动或重体力劳动。定期复查。

二、外眼手术护理

(一) 术前评估及护理

1. 术前评估

(1) 全身评估:

① 重点评估病人有无糖尿病、高血压、心脏病、呼吸系统疾病以及出凝血时间等。

② 评估病人有无感冒、咳嗽、发热、月经来潮及全身感染灶等情况。

(2) 眼局部评估:

① 评估眼病史、视力、眼压以及结膜有无充血、分泌物。

② 评估泪道是否通畅、有无慢性泪囊炎。

③ 评估眼睑及周围皮肤有无感染灶。

(3) 心理-社会功能评估

① 评估病人的心理状态,家庭及社会支持情况。

② 病人对疾病的了解程度。

2. 术前护理措施

(1) 做好解释工作,说明手术的必要性、预后及注意事项,解除思想顾虑及紧张心理,使其配合治疗。

(2) 指导各项术前检查和专科检查。

(3) 术前遵医嘱用抗生素眼液点眼。

(4) 每日测体温、脉搏、呼吸2次。必要时测血压,如有异常,应给予处理。

(5) 术前1日做好全身清洁,洗头、洗澡、剪指甲。

(6) 按医嘱给予术前用药。

(二) 术后评估及护理

1. 术后评估

(1) 评估病人意识、生命体征情况。

(2) 观察术眼敷料有无松脱、移位、渗血、渗液。

(3) 观察病人有无眼痛、头痛、恶心、呕吐等。

(4) 合并高血压糖尿病者应观察血压、血糖情况,并注意其精神状态、饮食睡眠情况等。

2. 术后护理措施

(1) 嘱病人避免头部用力,避免碰撞术眼,多休息。

(2) 注意观察术后有无渗血、渗液,敷料是否松脱或移位,如有异常,及时给予处理。

(3) 观察术眼有无疼痛,注意术眼卫生,伤口要按时换药,按时点眼,预防感染。

(4) 注意病人体温、脉搏、呼吸、血压变化。

(5) 鼓励病人多食新鲜蔬菜和水果,保持大便通畅,避免感冒咳嗽,促进伤口愈合。

(6) 出院指导,出院前教会病人点眼药水及涂眼药膏方法,指导定期复查。

三、白内障摘除与人工晶体植入手术护理

晶状体混浊影响视力者称为白内障。世界卫生组织防盲规定:晶状体混浊而矫正视力在0.5以下者,才归入白内障诊断范围。白内障是主要致盲性眼病,分为年龄相关性白内障、糖尿病性白内障、外伤性白内障、并发性白内障和先天性白内障等。

(一)术前评估及护理

1. 术前身心评估

(1)全身评估:

① 评估病人既往病史、家族史、药物过敏史。

② 评估病人全身各个系统有无疾病以及高血压、糖尿病病人的血压、血糖控制情况和用药依从性。

③ 评估病人感知觉和运动情况、记忆力、思维能力、应答能力。

④ 全身麻醉病人应评估其有无上呼吸道感染等全身麻醉禁忌证。

(2)眼局部评估:

① 评估眼病史、眼压、视力(结合年龄、全身情况综合评估病人自理能力)、结膜有无充血、分泌物。

② 评估泪道是否通畅,有无慢性泪囊炎。

③ 评估眼睑及周围皮肤有无感染灶。

(3)心理-社会功能评估

① 评估病人的心理状态,家庭及社会支持情况。

② 病人对疾病的了解程度。

2. 术前护理措施

(1)按内眼术前护理常规护理。

(2)了解白内障类型,协助医生做好视力、光定位、色觉、眼压等项目检查。人工晶体植入者加查角膜曲率、A超、屈光度、角膜上皮细胞计数等。

(3)术前晚冲洗术眼泪道及结膜囊,手术日晨冲洗术眼结膜囊,并按医嘱滴用散瞳药物。

(4)注意有无眼压变化,如眼压增高,按医嘱服用降眼压药。

(5)老人应注意观察其生命体征及全身情况,如有异常及时处理。情绪紧张者手术日晨口服镇静剂。

(6)糖尿病性白内障病人,应指导其饮食,加强糖尿病知识宣教,遵医嘱按时监测血糖,血糖控制后方可手术。

(7)心理护理:老年病人多有孤独心理、听力下降、反应慢、耐受力低的特点,与病人交流时声音要大,语速要慢;对听力障碍者利用肢体语言交流,建立良好的护患关系,介绍主管医生和护士,说明手术的重要性,术前、术中、术后配合知识,耐心解答病人提问,消除不良心理,增强信心。

(二)术后评估及护理

1. 术后评估

(1) 评估病人意识、生命体征。

(2) 观察术眼敷料是否干燥、在位,有无渗血、渗液。

(3) 观察术眼有无异物感、畏光流泪、疼痛等。如术眼疼痛应注意疼痛时间、性质、规律和伴随症状,区分手术引起切口疼痛(异物感)、角膜上皮缺损引起疼痛(灼烧感)、高眼压的疼痛(头眼胀痛伴同侧头痛)、感染性眼内炎引起疼痛(术眼剧烈疼痛)等。

2. 术后护理措施

(1) 按内眼术后护理常规护理。

(2) 嘱病人取平卧位,避免头部剧烈运动,禁止揉眼。

(3) 手术当日给半流质饮食或易消化软食,3天内避免用力咀嚼。糖尿病者给糖尿病饮食。

(4) 术后2周勿用水洗脸或淋浴,避免将污水流入眼内。

(5) 密切观察伤口出血情况。对有前房积血者,应立即取半卧位或高枕卧位。

(6) 嘱病人避免低头弯腰动作,术后1个月禁看电视、打牌等。

(7) 注意眼疼痛情况,如出现持续性眼痛、发热、分泌物增多,应考虑有眼压增高及感染的可能,需及时处理。

(8) 老年性白内障应避免术后复明而情绪激动,诱发心、脑血管意外。

(9) 术后第1天去除手术眼敷料,遵医嘱点抗生素眼药水,嘱病人勿揉眼或做猛烈瞬目动作。

(10) 点眼药水注意无菌操作,动作轻柔,防止压迫眼球而致眼内出血。

(三)健康指导与康复

交代病人按时服药,点眼药水,定期复查,3个月以后佩戴适度透镜片,以提高视力。

四、青光眼手术护理

青光眼是指具有病理性高眼压或视神经乳头血流灌注不良合并视功能障碍及视神经乳头萎缩、凹陷。青光眼是我国的常见眼病,占致盲眼病的第四位,人群中发病率约为 0.21%~1.64%。青光眼失明后是不可能复明的,故早期诊断及治疗十分重要。

(一) 术前评估及护理

1. 术前身心评估

(1) 全身评估:

① 评估病人既往病史、家族史、药物过敏史。

② 评估病人全身各个系统有无疾病,高血压、糖尿病病人的血压、血糖控制情况及用药依从性

③ 全身麻醉病人应评估有无上呼吸道感染等全身麻醉禁忌证。

(2) 眼局部评估:

① 评估病人眼病史、眼压、视力、结膜有无充血、分泌物。

② 评估泪道是否通畅,有无慢性泪囊炎。

③ 评估眼睑及周围皮肤有无感染灶。

(3) 心理-社会功能评估:

① 评估病人的心理状态,家庭及社会支持情况

② 病人对疾病的了解程度。

2. 术前护理措施

(1) 心理护理,使病人在住院期间精神愉快,与家属积极配合,共同避免疾病诱发因素。

(2) 密切观察病人有无头痛、眼胀、虹视、雾视等高眼压先兆,必要时测眼压,并与医生及时联系。

(3) 有高血压者应注意控制血压。

(4) 嘱病人睡眠时宜抬高枕头,以防因头部充血使上巩膜静脉压增高而导致眼压升高。避免长时间在暗处活动,以免诱发此病发作。

（5）嘱病人饮食要易消化，多食蔬菜，禁止吸烟、饮酒、饮浓茶和咖啡以及进食辛辣等刺激性食物，一次饮水量不超过300mL。

（6）做各种诱发试验时，应向病人解释清楚，使病人积极配合。眼压高时不能服用止痛片，以免掩盖病情。按医嘱给降眼压药物时要注意药物作用及反应。

（7）禁用阿托品、颠茄类药物，以免引起眼压升高。

（8）按医嘱检查视野，测量眼压。

（9）全麻者按全麻手术护理常规护理。

（10）按内眼手术护理常规护理。冲洗术眼泪道和结膜囊。

（11）心理护理：建立良好护患关系；说明手术的重要性及术前、术后配合知识；耐心解答病人提问，消除顾虑，增强信心。

（二）术后评估及护理

1. 术后评估

（1）评估病人意识、生命体征情况。

（2）评估术眼敷料清洁、在位情况，有无渗血、渗液。

（3）评估术眼疼痛：注意疼痛时间、性质、规律和伴随症状，区分高眼压的疼痛和手术引起的切口疼痛。

（4）评估术眼视力、眼压。

（5）行滤过手术者应进行滤过泡的观察。

（6）糖尿病病人监测血糖。

2. 术后护理措施

（1）按内眼手术后护理常规护理。

（2）嘱病人注意休息，不需绝对卧床，双眼包扎者协助生活护理。

（3）次日去除包扎敷料，并按医嘱点抗生素眼药水。

（4）原发性青光眼手术后，必须注意非手术眼有无青光眼发作，如有症状，立即通知医生处理。

（5）急性闭角型青光眼手术后，常因反应性虹膜炎而滴用散瞳剂，以防发生虹膜后粘连。而非手术眼仍滴用缩瞳剂，防止诱发青光眼，故滴药前必须严格查对，防止差错发生。

(6) 防止受凉、咳嗽，保持大便通畅。

(7) 行抗青光眼滤过手术者，术后宜早期做眼球按摩，以促进手术滤过口通畅、房水排出增加，降低眼压，维持疗效。

（三）健康指导与康复

向病人交代有关注意事项，包括用药、情绪、睡眠、饮食、活动、大小便等方面内容。生活规律，定期复查。

五、细菌性角膜炎及角膜溃疡护理

细菌性角膜炎是由细菌所致的角膜炎的总称。常见的致病菌有肺炎双球菌、金黄色葡萄球菌、表皮葡萄球菌、大肠杆菌、链球菌。匐行性角膜溃疡是典型的细菌性角膜溃疡，因常伴有前房积脓，故又称前房积脓性角膜溃疡。绿脓杆菌性角膜溃疡是由绿脓杆菌引起的最严重的细菌性角膜溃疡。

（一）术前身心评估

1. 健康史

了解有无角膜外伤史及慢性泪囊炎、过敏史、既往病史等。

2. 眼局部症状

(1) 评估病人发病时间。

(2) 评估病人有无眼睑肿胀痉挛、结膜睫状充血、球结膜水肿。

(3) 评估病人有无并发虹膜睫状体炎。

(4) 评估致病微生物种类。

3. 心理-社会状况

评估病人视力对自理能力的影响，了解该疾病对病人工作的影响，评估病人及家属对疾病的认知程度。

（二）护理措施

(1) 根据病情，按医嘱应用细菌敏感滴眼液滴眼或抗生素球结膜下注射及全身应用，尽快控制感染。

(2) 保持结膜囊内清洁，及时清除分泌物。避免强光刺激，必要时戴有色眼镜。

(3) 患眼按医嘱滴 1% 阿托品眼液，充分散瞳，防止虹膜后粘连，且有利于眼部休息,减轻炎症反应。

(4) 局部湿热敷,促进血液循环,加速炎症吸收。

(5) 有穿孔危险者,服用降眼压药,限制活动,保持大便通畅。

(6) 滴眼液时,动作要轻柔,切勿按压眼球,以防角膜穿孔。

(7) 嘱病人勿用力闭眼,禁止揉眼和使用不洁物擦眼睛。防止受凉,避免咳嗽或打喷嚏。

(8) 绿脓杆菌感染者应隔离。如有条件可安置单人房间。要严格遵守操作规程,所用药物及物品固定专用,用后消毒。污染敷料、棉签等应集中焚烧,防止院内感染。

(9) 前房积脓久治不愈者,可按医嘱行前房穿刺或冲洗。必要时行眼球摘除术。

(10) 角膜已穿孔或形成瘘管者,有条件时,可考虑行角膜移植术。

(11) 避免情绪波动,加强营养,适当进行锻炼,以提高机体抵抗力。

六、视网膜脱离手术护理

视网膜脱离是指视网膜的神经上皮层与色素上皮层之间的分离,可分为裂孔性、非裂孔性以及牵引性三大类。

(一) 术前评估及护理

1. 术前身心评估

(1) 全身评估:

① 评估病人既往病史、家族史、药物过敏史。

② 全身各个系统有无疾病,有无高血压、糖尿病病人血压、血糖控制情况及用药依从性。

③ 视网膜脱离病人是否存在高度近视、外伤、过度疲劳等诱因。

④ 全身麻醉病人有无上呼吸道感染等全身麻醉禁忌证。

(2) 眼局部评估:

① 评估病人眼病史、眼压、视力、结膜有无充血、分泌物。

② 评估泪道是否通畅,有无慢性泪囊炎。

③ 评估眼睑及周围皮肤有无感染灶。
(3) 心理-社会功能评估：
① 评估病人的心理状态、家庭及社会支持情况。
② 病人对疾病的了解程度。

2. 术前护理措施
(1) 按内眼术前护理常规护理。
(2) 卧床休息，限制头部活动。必要时遮盖双眼，以减少眼球转动，使视网膜平伏，便于查找裂孔。
(3) 协助病人做好生活护理，注意保暖，预防感冒。
(4) 进行术后特殊体位训练。
(5) 术前应充分散瞳，瞳孔散大不明显时，可于结膜下注射散瞳合剂，以便眼底检查，确定裂孔位置。
(6) 手术日晨少食，必要时应用镇吐药物，防止术中过多牵拉眼肌，引起呕吐。
(7) 心理护理：建立良好护患关系，说明手术的重要性及术前、术后配合知识，耐心解答病人提问，鼓励病人，增强信心。

(二) 术后评估及护理

1. 术后评估
(1) 评估病人意识、生命体征情况。
(2) 评估术眼敷料清洁、在位情况，有无渗血、渗液。
(3) 术眼疼痛时应注意疼痛时间、性质、规律和伴随症状，区分高眼压的疼痛和手术引起切口疼痛。如出现恶心呕吐，应观察呕吐物的颜色、量、性质及呕吐频率，区分术中牵拉眼肌引起的呕吐和高眼压引起的呕吐。
(4) 监测术眼视力、眼压。
(5) 糖尿病病人监测血糖。

2. 术后护理措施
(1) 按内眼术后护理常规护理。
(2) 按手术要求选择卧位，指导病人坚持正确体位，说明特殊体位的目的及不能坚持特殊体位的后果。头部相对固定，避免过多活动,以利伤口愈合。

(3) 给予易消化半流饮食。严重呕吐者暂时禁食,并给予镇吐药物及输液。

(4) 注意观察伤口疼痛及出血情况,包扎敷料有无移位或松脱。

(5) 嘱病人保持大便通畅,注意防止受凉咳嗽及打喷嚏,以免突然用力使视网膜重新脱离。

(6) 术后双眼包扎2~3天,遵医嘱应用抗生素及扩瞳眼液,动作轻柔,注意无菌操作。

(7) 病人因卧床时间较长,离床活动时应防止发生晕厥等现象。对独眼或黄斑部较大裂孔或多个裂孔者,可酌情延长卧床时间。

(8) 嘱病人尽量避免弯腰、低头和剧烈活动,协助做好生活护理。

(9) 病人出院时,应嘱其半年内避免参加重体力劳动,防止剧烈震动,禁止高空作业。

(三) 健康指导与康复

(1) 指导病人手术当日卧床休息,避免头部剧烈震荡,用力挤眼等动作;手术次日可进行适当活动,但必须保持头低位,至少16h/日,且避免提重物、意外撞击等。

(2) 嘱病人尽量避免剧烈活动,协助做好生活护理。

(3) 病人出院时,应嘱其避免乘坐飞机、摩托车、拖拉机等较颠簸的交通工具。半年内避免参加重体力劳动,防止剧烈震动,禁止高空作业。

七、眼球穿通伤手术护理

眼球穿通伤是锐器或高速飞行的金属碎片刺透眼球壁引起眼球的开放性损伤。伤眼的预后决定于损伤的程度和部位,有无感染或并发症,治疗护理是否及时恰当。

(一) 术前评估及护理

1. 术前身心评估

(1) 全身评估:

① 评估病人意识、生命体征及其他部位合并外伤情况。

② 评估病人是否有明确的外伤史及详细的致伤过程（受伤时间、经过、受伤环境、致伤物质、磁性或非磁性、是否有昏迷及伤后处理诊治过程等）。

③ 评估皮肤完整性、四肢活动度、精神状态、言语、面容、意识状态。

④ 病人有无上呼吸道感染等全身麻醉禁忌症。

(2) 眼局部评估：

① 评估病人眼痛情况、畏光流泪及眼睑有无肿胀、痉挛。

② 评估视力、眼压。

③ 评估病人有无虹膜嵌顿、前房变浅或消失、前房积血、玻璃体、晶状体损伤等情况。

(3) 心理-社会功能评估

① 评估病人的年龄、性别、职业、工作环境、受教育程度、对眼外伤的认知及情绪状况。

② 评估病人的角色适应行为、压力应对方式、社会保险状况。

2. 术前护理措施

(1) 详细了解伤情、致伤时间，有无异物存留及异物性质，是否处理过异物，协助检查视力。

(2) 检查伤眼时，动作要轻，如有虹膜、玻璃体嵌顿创口处或创口裂开者，更应注意防止挤压伤眼，以免使眼内容物流出。

(3) 有前房和玻璃体大量积血者给予半卧位、按医嘱注射止血等药物，必要时应用脱水剂，以促进血液和渗出物吸收，降低眼压。

(4) 预防感染，局部和全身尽早应用抗生素，注射破伤风抗毒素。

(5) 注意体温、脉搏、呼吸、血压变化，有无合并颅脑、颌面部等其他部位损伤，如发现异常，还应观察意识、瞳孔等变化，及时配合医生处理。

(6) 眼球穿孔伤者禁忌冲洗，可用无菌棉签清除污物，局部滴抗生素眼液或球结膜下注射抗生素。

(7) 做好心理护理，安慰病人。需手术者，应向其说明手术的必要性、预后及注意事项，尤其是眼球摘除者，应加强心理疏导。

（二）术后评估及护理

1. 术后评估

（1）评估病人意识及生命体征情况。

（2）评估病人术眼敷料情况，如渗血、渗液等。

（3）全身麻醉病人，注意复苏情况。

（4）术眼疼痛时应注意疼痛时间、性质、规律和伴随症状，区分高眼压的疼痛和手术引起切口疼痛。如出现恶心呕吐，应观察呕吐物的颜色、量、性质、频率，区分术中牵拉眼肌引起的呕吐和高眼压引起的呕吐。

（5）评估术眼视力、眼压。

2. 术后护理措施

（1）按内眼术后护理常规护理。

（2）卧床休息2~3天，伤口过大或手术伤及视网膜者，酌情延长卧床时间。

（3）注意观察手术眼有无出血、疼痛或感染，若病人出现发热、患眼渗液较多、疼痛及刺激症状明显加重并有视力下降，应及时与医师联系。

（4）经常检查伤眼改变及有无类似葡萄膜炎症状，及早发现，及时治疗，以免引起交感性眼炎。

（三）健康指导与康复

（1）对眼球贯通伤的病人应宣教交感性眼炎发生的原因、临床表现及预后。告知病人一旦未受伤眼发生不明原因的充血疼痛及视力下降，要及时反应处理。

（2）对眼球摘除术后病人详细介绍安装义眼的信息和程序。

八、眼钝挫伤护理

眼钝挫伤是由于钝力作用于眼部引起。由于钝力作用于眼部的面积较大，损伤的范围可以累及多个组织，引起直接或间接的组织损伤。

(一)身心评估

1. 健康史

询问病人是否有既往史、过敏史及家族史。

2. 眼局部状况

评估损伤具体部位(眼睑挫伤、结膜挫伤、角膜挫伤、虹膜挫伤、晶状体挫伤、眼后段挫伤、眼眶挫伤)。

3. 心理-社会状况

(1) 评估病人的年龄、性别、职业、工作环境、受教育程度、对眼外伤的认知及情绪状况。

(2) 评估病人的角色适应行为,压力应对方式,社会保险状况。

(二)护理措施

1. 心理护理

(1) 稳定病人及家属情绪,迅速安排急诊及抢救,耐心细致解释病情、治疗方法及预后,使病人能够面对现实,积极配合治疗与护理。

(2) 给予心理支持。做好疾病相关知识教育,增强自我生活能力和战胜疾病的信心。

(3) 加强护患之间沟通,提供良好的休养环境。

2. 治疗与用药护理

(1) 教会需冷敷和热敷病人或其家属正确的操作方法。

(2) 教会病人滴眼药水和涂眼膏的方法。

(3) 对前房出血的病人应密切注意眼压变化,协助病人采取半卧位,嘱其卧床休息,减少活动。

(4) 需手术治疗的病人,及时为病人做好术前准备,保证手术顺利进行。

(5) 眼外伤可伴有多部位的损伤,甚至危及生命,故应严密观察病人的伤情变化及生命体征变化。

(三)健康指导与康复

(1) 加强劳动保护的宣传教育,严格执行安全操作规范,做好安全防护,避免眼外伤发生。

(2) 病人出院前讲解一些潜在并发症的早期症状,如眼部突然疼痛、视力下降、眼前闪光感、视野突然缺损、充血等，使病人能早期识别并发症的发生，及时治疗。

九、斜视手术护理

两眼不能同时注视目标，一眼注视目标时另一眼偏离目标，表现为眼位不正，称为斜视。多为眼外肌或支配眼外肌的神经功能异常所致。根据病因分为共同性斜视和麻痹性斜视两大类。

（一）术前评估及护理

1. 术前身心评估

（1）全身评估：

① 评估病人既往病史、家族史、药物过敏史。

② 评估病人是否存在近视、远视、散光、弱视等合并症。

③ 儿童病人评估有无上呼吸道感染等全身麻醉禁忌证。

④ 女性病人应观察有无月经来潮。

⑤ 全身麻醉病人应评估有无上呼吸道感染等全身麻醉禁忌证。

（2）眼局部评估：

① 评估眼病史、眼压、视力、结膜有无充血、分泌物。

② 评估病人泪道是否通畅，有无慢性泪囊炎。

③ 评估病人眼睑及周围皮肤有无感染灶。

（3）心理-社会功能评估：

① 评估病人的心理状态、家庭及社会支持情况。

② 病人对疾病的了解程度。

2. 术前护理措施

（1）心理护理：做好耐心细致的解释工作，向病人说明发病机理及手术方法等。消除紧张情绪，增强信心。

（2）协助医生行三棱镜检查及角膜缘牵引缝线试验。

（3）手术日前1日协助病人洗头、洗澡、更衣，做好个人卫生。

（4）嘱病人手术日清淡少食，避免术中因过分牵引眼肌而致恶心、呕吐。

(二）术后评估及护理

1. 术后评估

（1）评估病人意识、生命体征。

（2）评估术眼敷料清洁、在位情况。

（3）评估病人眼部有无畏光流泪，有无眼睑和结膜水肿。

（4）评估有无过矫和复视现象。

2. 术后护理措施

（1）嘱病人平卧、限制头部活动，禁止眼球转动。

（2）双眼包扎1~2天，协助病人生活护理。

（3）嘱病人预防感冒，避免咳嗽。

（4）予清淡、易消化半流质饮食2~3天后，无恶心、呕吐者给予普食。

（5）术后第1天，遵医嘱点抗生素眼液，动作轻柔，注意无菌操作。

（6）术后5~7天拆除伤口缝线。

（三）健康指导与康复

向病人交代注意事项，如用药、饮食及活动等，注意眼部卫生，定期复查。

十、虹膜睫状体炎的护理

（一）身心评估

1. 健康史

询问起病时间、发病诱因、主要症状、发作次数、治疗经过及用药情况。

2. 眼局部状况

（1）评估病人眼部疼痛、视力及眼压情况。

（2）评估病人有无睫状体充血或混合充血、角膜后沉着物、房水闪辉、虹膜改变、瞳孔改变、晶状体改变、玻璃体及眼后段改变。

（3）心理-社会状态评估。病人及家属对疾病的认知程度，了解病人是否有焦虑、忧郁心理。

(二)护理措施

(1) 注意观察瞳孔大小，对光反应是否正常以及虹膜纹理、颜色，有无新生血管，结节形成。

(2) 用1%阿托品眼液或眼膏点眼。充分散瞳的次数和剂量依病情而定，防止虹膜后粘连。观察用药反应，尤其是对儿童和老人要谨慎使用。

(3) 瞳孔难以散大或已发生虹膜后粘连者，可用1%阿托品液和匹罗卡品眼液交替滴眼。必要时结膜下注射散瞳合剂。

(4) 及时、有效地应用皮质激素和抗生素，使用过程中，密切观察药物副作用。如局部滴药、结膜下或球后注射，同时全身应用，以控制炎症发展。

(5) 患眼每日行湿热敷或超短波理疗，促进局部血液循环，加速炎症吸收及止痛。室内光线宜柔和，避免强光刺激，必要时戴有色眼镜，以减轻眼部刺激。

(6) 密切观察病情变化，注意有无其他全身症状，若经药物治疗，局部刺激症状改善不明显，甚至加剧并伴有头痛、呕吐、视力下降，提示继发青光眼的可能，应配合医生及时处理。

(7) 协助医生寻找病因，针对病因进行治疗，以防复发。

(8) 注意劳逸结合，生活规律，增强体质，预防感冒，保持情绪稳定，心情舒畅。

十一、视网膜动脉阻塞护理

视网膜动脉阻塞是指视网膜动脉内血流的急性梗阻。根据动脉阻塞的部位，可分为视网膜中央动脉阻塞、分支动脉阻塞和视网膜前动脉阻塞等。

(一)身心评估

1. 健康史

询问病人是否有既往史、过敏史及家族史。

2. 眼局部状况

评估视网膜动脉阻塞部位。

3. 心理-社会状况

评估病人的情绪和心理状态,评估病人的年龄、文化程度和对疾病的认知程度。

(二)护理措施

(1)一经确诊,争分夺秒配合医生进行抢救。抢救时应保持镇静,同时注意安抚病人,稳定其情绪,解释发病的原因以及治疗方法,取得病人的主动配合。

(2)指导病人正确压迫 按摩眼球,即闭眼后用手掌大鱼际在上眼睑压迫眼球5~10s,再放松数秒,重复5~10次

(3)按医嘱正确使用血管扩张剂,用药过程中要严密监测血压的情况,特别是全身使用扩血管药物的病人,应嘱咐病人卧床休息,避免低头、突然站起等动作,以防发生体位性低血压。

(4)吸氧。95%氧气和5%二氧化碳混合气体白天每1h一次,晚上每4h一次,每次10min。

(5)注意观察视力变化,定期检查病人视力,如果发现有视力异常改变及时报告医生,并协助做好相应处理。

(三)健康指导与康复

嘱病人定期随访,指导病人养成健康的生活和饮食习惯,不用冷水洗头,避免过度疲劳等。积极治疗高血压、动脉硬化、糖尿病等内科疾病,减少诱发因素。

十二、视网膜静脉阻塞护理

视网膜静脉阻塞是指视网膜静脉内血流的急性梗阻。根据血管阻塞的部位,该病主要分为视网膜中央静脉阻塞和视网膜分支静脉阻塞。

(一)身心评估

1. 健康史

询问病人是否有既往史、过敏史及家族史。

2. 眼局部状况

评估视网膜静脉阻塞部位。

3. 心理社会状况

注意评估病人的情绪和心理状态,评估病人的年龄、文化程度、对疾病的认知程度和饮食习惯等。

(二)护理措施

(1) 耐心倾听病人的主诉,回答病人对疾病防治方面的疑问,帮助病人树立战胜疾病的信心,保持身心愉快,能够主动配合医护人员的治疗。

(2) 保持病室环境安静、整齐,通风良好。

(3) 病重者需要卧床休息,病轻者可以适当活动,但注意少低头,减少头部活动。

(4) 按医嘱指导病人正确用药,观察药物的疗效以及不良反应。

(5) 观察病人有无高眼压的表现,如头痛、眼痛、畏光流泪等,如有异常及时通知医生进行处理。

(6) 告知病人焦虑、紧张等不良心理刺激可致血压增高,加重病情。指导放松疗法:如深呼吸等。

(三)健康指导与康复

嘱病人定期随访,指导病人保证充足的睡眠,积极治疗内科疾病,高血压病人不可使用利尿剂作为降压药,指导病人养成良好的饮食习惯,以清淡、易消化饮食为主。

十三、眶内肿瘤摘除术护理

眼眶内肿瘤包括血管瘤、眶脑膜瘤、神经纤维瘤、神经胶质瘤、泪腺混合瘤等。其中眼眶海绵状血管瘤是成人最常见的眶内良性肿瘤。

(一)术前评估与护理

1. 术前身心评估

(1) 全身评估:

① 评估病人既往病史、家族史、药物过敏史。

② 评估病人血压、血糖及用药依从性。

③ 全身麻醉病人有无上呼吸道感染等全身麻醉禁忌证。

(2) 眼局部评估：
① 评估眼球突出度、复视、眼球运动、视力、眼压、眶压等情况。
② 评估泪道是否通畅，有无慢性泪囊炎。
③ 评估眼睑及周围皮肤有无感染灶。
(3) 心理-社会功能评估：
① 评估病人的心理状态、家庭及社会支持情况。
② 病人对疾病的了解程度。

2. 术前护理措施

(1) 按内眼手术前护理常规护理。

(2) 心理护理。根据病人的年龄、职业、不同文化程度与背景的具体情况，恰当地向病人及家属解释手术的性质及术后可能出现的结果，使病人对手术效果能采取切合实际的态度积极配合治疗。对病人进行安慰和鼓励，减少病人的焦虑、恐惧情绪。

(3) 适当补充营养，给予高蛋白、高热量、高维生素、易消化食物，特别是需要放疗和化疗的病人。

(4) 手术中需要输血者，术前1天做好交叉配血试验和配血申请。

(5) 术前1天患眼颞侧至额头发际的皮肤按植皮术护理（外侧壁开眶和开眶减压术应做皮肤准备3天）。需全麻者按全麻手术护理常规护理。

(二) 术后评估及护理

1. 术后评估

(1) 评估病人意识、生命体征情况。

(2) 观察术眼包扎情况，敷料是否清洁、干燥、在位。

(3) 观察全身麻醉病人术后苏醒时间。

(4) 出现术眼疼痛时应注意疼痛的时间、性质、规律和伴随症状。

(5) 监测术眼视力、眼压。

(6) 拆除绷带后监测视力、眼压、眶压、复视等恢复情况。

2. 术后护理措施

(1) 按内眼手术后护理常规护理。取高枕仰卧位或健侧高枕卧位。

(2) 手术当日卧床休息，次日可下床活动，协助病人生活护理。

(3) 病情观察：

① 观察敷料和引流条有无渗血渗液。眼眶肿瘤摘除后需用绷带加压包扎。注意观察绷带有无松脱、移位，是否过紧或不适。如敷料污染、松脱应及时更换。伤口 5~7 天拆线，如有引流条应在术后 48h 取出。

② 观察病人有无呕吐，呕吐频繁者应暂时禁食，并遵医嘱使用止吐药物，必要时静脉补充营养及水分。

③ 观察病人术眼的疼痛情况，根据疼痛情况适当使用止痛药物。

④ 观察病人意识情况、有无头痛、术眼有无上睑下垂、眼球运动、视力及眼压的变化，发现异常及时报告医生处理。

(4) 饮食护理。术后半流饮食 1 天，不宜进食硬质食物，避免用力咀嚼而影响手术切口愈合。多进食高蛋白、高热量、高维生素、营养丰富、易消化食物。

(5) 根据手术情况遵医嘱给予抗生素、止血剂、糖皮质激素及脱水剂。

(6) 对行放疗或化疗恶性肿瘤病人，应加强对化疗副作用的观察及护理，如静脉炎、口腔炎、骨髓抑制、胃肠道反应等。

(三) 健康指导与康复

交代病人按时服药点眼药水，注意术眼卫生，预防眼部感染。适当锻炼、合理饮食、劳逸结合提高机体抵抗力。定期复诊，积极配合化疗计划的进行。

十四、慢性泪囊炎手术护理

泪囊鼻腔吻合术是在泪囊内侧与相邻的中鼻道间建立一个新的通道，代替已闭塞的鼻泪管。

(一) 术前评估及护理

1. 术前身心评估

(1) 全身评估：

① 评估病人既往病史、家族史、药物过敏史。

② 评估病人血压、血糖、及用药依从性。

(2) 眼局部评估：评估病人有无溢泪、内眦部分泌物及泪囊局部肿胀史。

(3) 心理-社会功能评估：

① 评估病人的心理状态、家庭及社会支持情况。

② 病人对疾病的了解程度。

2. 术前护理措施

(1) 按外眼术前护理常规护理护理，协助做好血压、出血与凝血时间、血小板、心电图等检查。

(2) 术前冲洗泪道，了解泪点、泪小管、泪总管是否通畅，有无分泌物；分泌物若为脓性，可用抗生素溶液冲洗泪道后再手术。

(3) 协助检查鼻部是否正常。如无异常，术前1～3天给予麻黄素滴鼻。

(二) 术后评估及护理

1. 术后评估

(1) 评估病人意识及生命体征情况。

(2) 观察病人术眼加压包扎敷料清洁、干燥、在位情况，有无渗血、渗液等。

(3) 观察病人有无眼痛、畏光流泪等角膜刺激症状。

2. 术后护理措施

(1) 术后温凉饮食1～2天。

(2) 如有引流管术后3～4天拆除，并作泪道冲洗，记录冲洗情况，以防积血造成堵塞，以后每隔1～2天冲洗一次，共冲洗3～4次，术后5～7天拆除皮肤缝线。

(3) 观察术后出血情况，少量渗血一般不作处理，给予半卧位休息。渗血多者及时报告医生，可用0.1%肾上腺素棉球填塞术侧鼻腔。向病人介绍术后鼻腔引流渗血的原因，安慰病人，避免紧张。

(4) 观察术后出血情况，出血量多时，可进行颊部冰敷及喝冰冷饮料以减少出血量。嘱病人勿扯拉鼻腔填塞物及用力擤鼻。术后第2天可用生理盐水湿润后缓缓抽出纱布。

3. 健康指导与康复

(1) 教会病人正确使用滴眼液和滴鼻液。

(2) 一个月内多休息,3个月避免剧烈运动及重体力劳动。

十五、眼睑恶性肿瘤手术护理

眼睑恶性肿瘤包括基底细胞癌、鳞状细胞癌、皮脂腺癌、恶性黑色素瘤等。眼睑恶性肿瘤以手术治疗为主,大多采用肿瘤切除联合眼睑重建术。

(一) 术前评估及护理

1. 术前身心评估

(1) 全身评估:

① 评估病人既往病史、家族史、药物过敏史。

② 评估病人血压、血糖及用药依从性。

(2) 眼局部评估:

① 评估眼睑肿物发生时间、生长速度,是否有复发。

② 评估肿物的形状,有无溃疡、出血等病变。

③ 评估病人有无耳前及下颌淋巴结肿大。

(3) 心理-社会功能评估:

① 评估病人的心理状态、家庭及社会支持情况。

② 病人对疾病的了解程度。

2. 术前护理措施

(1) 心理护理:关心病人,告知病人和家属手术的必要性和注意事项,减轻病人顾虑,帮助病人树立信心。

(2) 协助病人完成各种常规检查。

(3) 注意保暖并做好个人卫生。需做皮肤移植的病人做好供皮区的皮肤准备。

(二) 术后评估及护理

1. 术后评估

(1) 评估病人意识及生命体征情况。

(2) 评估病人术眼敷料清洁、干燥、在位情况,有无渗血、渗液等。

（3）评估病人供皮区皮肤伤口敷料清洁、干燥、在位情况。

（4）评估病人有无出血、面瘫。

2. 术后护理措施

（1）根据不同术式做好相应的护理：

① 采用移植瓣重建眼睑的病人术后在移植处应轻度加压包扎5天至拆线，根据重建部位的不同嘱病人必须在术后保证足够时间的术眼闭合，以保证移植物的边缘有足够的血供并可提供眼睑一定的张力来对抗术后早期眼睑自然收缩。移植瓣重建下睑者，术后保持闭眼4～8周；重建上睑者，术后需要遮盖术眼6～12周。

② 采用翻转颊部皮瓣重建眼睑的病人注意观察有无面瘫症状，发现异常及时汇报医生处理。

③ 内眦重建术后需在移植部位加压棉团，应注意避免碰触移植部位棉团，5～7天可拆除棉团和缝线。

（2）遵医嘱按时滴用眼药水，滴眼时勿牵拉或翻转移植部位的眼睑。

（3）保持供皮区伤口清洁、干燥，预防感染。腹部供皮区病人术后采取半卧位，咳嗽及打喷嚏时用双手压住腹部保护伤口。

（4）注意病人全身情况，认真倾听主诉，如有异常及时和医生联系。

（三）健康指导与康复

保持切口处清洁、干燥，遮盖和保护术眼，遮盖时间根据手术方式而定。避免挤眼、揉眼，保持大便通畅。告知病人日光的致病作用，避免阳光直射，外出前使用防晒霜，按医嘱定期随访，术后2～3周第一次复查，以后每2～4周复查一次，半年后每6～12个月随访一次。

十六、角膜移植术护理

角膜移植手术是用透明的角膜片置换混浊或有病变部分的角膜，以达到增视、治疗某些角膜病和改善外观的目的，是异体移植效果最好的一种手术。角膜移植手术分为全层(穿透性)角膜移植术和板层角膜移植术两种。

（一）术前评估及护理

1. 术前身心评估

(1) 全身评估：

① 评估病人既往病史、家族史、药物过敏史。

② 评估病人血压、血糖及用药依从性。

③ 全身麻醉病人应评估有无上呼吸道感染等全身麻醉禁忌证。

(2) 眼局部评估：

① 评估视力、眼压、眼睑有无肿胀、痉挛。

② 评估结膜有无充血。

③ 角膜溃疡者角膜浸润灶及分泌物情况，有无畏光、流泪、眼痛。

④ 评估病人眼睑及周围皮肤有无感染病灶。

(3) 心理-社会功能评估：

① 评估病人的心理状态、家庭及社会支持情况。

② 病人对疾病的了解程度。

2. 术前护理措施

(1) 按内眼手术前护理常规护理。

(2) 心理护理：术前向病人及家属介绍病情、手术目的、治疗效果、手术配合知识，解除病人思想顾虑，使其积极配合治疗。

(3) 术前 1h 用 0.5%～1% 毛果芸香碱充分缩瞳。

(4) 为使术中眼压稳定，术前要降低眼压，术前 30min 遵医嘱静脉滴注 20% 甘露醇或口服山梨醇，并观察药物副作用。

（二）术后评估及护理

1. 术后评估

(1) 评估病人意识、生命体征变化。

(2) 评估病人绷带有无松脱或过紧，敷料有无渗血、渗液。

(3) 评估角膜移植片是否透明，植片与植床的对合情况，植片及缝线是否在位。有无出现前房出血、上皮缺损等并发症。

（4）评估病人视力、眼压。

2. 术后护理措施

（1）按内眼手术后护理常规护理。

（2）术后3天多闭眼静卧休息，减少眼球运动，避免碰撞术眼及打喷嚏、咳嗽、弯腰低头动作，协助生活护理。

（3）术后半流质饮食1天，后改高维生素、高纤维素普食，避免进食辛辣刺激及硬质食物，保持大便通畅。

（4）病情观察：观察术眼绷带有无松脱或过紧，敷料有无渗血。观察病人有无眼胀痛、头痛、恶心、呕吐，监测眼压变化。观察角膜移植片是否透明，切口对合情况，植片及缝线是否在位，发现异常及时报告医生。

（5）根据病情遵医嘱给予静脉使用或眼部滴注抗生素及糖皮质激素以预防感染及控制术后炎症，观察药物不良反应。眼部用药时注意动作轻柔，严格无菌操作。

（三）健康指导与康复

指导病人掌握点眼药的方法，特别注意点眼药时不能碰到角膜植片。注意术眼卫生，不要揉擦眼部，外出佩戴防护眼镜，避免碰伤术眼。不能游泳，防止日晒，术后1年避免重体力劳动。出院后1周回院复诊，以后的复诊时间及角膜缝线拆除时间根据病情而定。当出现眼红、眼痛，突然视力下降，角膜移植片混浊应立即到医院就诊。

第二节 耳鼻喉科疾病护理常规

一、耳鼻喉手术一般护理

（一）术前护理

（1）做好解释工作，解除思想顾虑，并交代手术前后注意事项及配合方法。

（2）根据病情给营养丰富的流质、半流质饮食及软食。

(3) 保持口、鼻、咽部及外耳道清洁,根据病情给予抗生素滴鼻液、滴耳液或漱口液。

(4) 手术前一日按手术要求准备皮肤、剪鼻毛、洗澡、更衣、理发等。行耳郭手术者应剃去耳周 5~6cm 毛发。行植皮者常规准备供皮区皮肤。

(5) 手术前取下活动义齿或牙托。

(6) 手术日根据病情给予少食或禁食。

(7) 按医嘱给予术前用药,准备各种用物。

(8) 全麻手术者,按全麻手术护理常规护理。

(二) 术后护理

(1) 全麻者按全麻术后护理常规护理。

(2) 根据病情取半卧位、平卧位及其他治疗性体位。

(3) 口腔进路手术者,进流质饮食;非口腔进路者,进半流质饮食或软食。

(4) 密切观察病人体温、脉搏、呼吸、血压变化,疑有颅内并发症者应观察意识、瞳孔变化及肢体活动情况。

(5) 耳源性颅内并发症者应注意有无面瘫、眩晕、头痛、颅内压增高表现。

(6) 注意观察伤口出血情况:

① 鼻咽部手术者局部行冷敷,嘱病人如有血液流入咽部应轻轻吐出勿咽下,以便观察失血情况及避免血液刺激胃部引起不适。

② 伤口有敷料者应观察敷料是否松脱、移位、渗血,如有污染及时更换。

(7) 鼻腔有填塞物者,应防止松动、脱落,可用湿纱布盖于口部,以防口干。

(8) 鼻腔填塞物取出后,应观察有无出血情况。嘱病人避免打喷嚏,勿用力擤鼻或做剧烈运动,并给予麻黄碱液滴鼻,防止出血和感染。

(9) 做好口腔护理,用漱口液漱口。

(11) 喉部手术者应卧床休息,少说话,气管切开者应保持呼吸道通畅,协助其排痰、翻身,防止并发症。

二、耳显微手术护理

(一)术前护理

(1) 按耳鼻喉科术前护理常规护理。

(2) 心理护理。向病人介绍手术的目的和意义,说明手术中可能出现的情况,告之如何配合及术后的注意事项,使病人有充分的思想准备。

(3) 协助病人完成各项检查,包括血尿常规、出凝血试验、肝肾功能、胸片、心电图等,了解病人有无手术禁忌证,保证手术安全。协助做好耳部检查,如电测听、前庭功能、耳部 CT 等。

(4) 术前禁烟酒及刺激性食物。

(5) 耳部准备:

① 对于慢性化脓性中耳炎且耳内有脓的病人,入院后根据医嘱给予 3‰ 双氧水溶液清洗外耳道脓液,并滴入抗生素滴耳液,每日 3~4 次,初步清洁耳道。

② 术前一天剃除患侧耳郭周围头发(距发际 5~6cm),清洁耳郭及周围皮肤,术日晨将女病人头发梳理整齐,将手术区头发编结成辫,短小头发可用凡士林将其粘贴于长发上,以免污染手术野。

(6) 局麻手术病人术日晨可少量进食,全麻者术前 6h 开始禁食水。

(7) 观察病人有无感冒、鼻黏膜肿胀等急性炎症,如出现应待其消失后再行手术。女病人月经来潮暂缓手术。

(8) 全麻按全麻术前护理常规护理。

(二)术后护理

(1) 按耳鼻喉科术后护理常规护理。

(2) 全麻按全麻术后护理常规护理。

(3) 卧床休息 3~5 天,全麻病人清醒 6h 后可选择平卧或健侧卧位或半卧位。

(4) 注意观察敷料的渗透情况及是否松脱,如渗血较多,应及时通知医生处理。

（5）注意观察病人有无出现面瘫、恶心、呕吐、眩晕、平衡失调等并发症以及病人有无头痛、发热、神志瞳孔变化等情况发生。

（6）如术后无恶心、呕吐，全麻病人清醒后 3h 可进流质或半流质饮食，3～5 天后视病情逐步改为普食，以高蛋白、高热量、高维素的清淡饮食为宜，避免辛辣刺激性食物。

（7）做好口腔护理，保持口腔清洁无异味，防止口腔感染，促进食欲。

（8）注意与病人的沟通方式，说话尽量大声、语速减慢。必要时用图片、文字或简单手语与病人沟通。

（9）术后 6～7 天拆线，2 周内逐渐抽出耳内纱条，拆线后外耳道内应放置挤干的酒精棉球，保持耳内清洁并吸收耳内渗液。嘱病人忌挖耳，洗头、洗澡时勿使污水进入外耳道。

（三）健康指导与康复

（1）出院指导，保持大便通畅，勿用力屏气，避免剧烈咳嗽。掌握正确的擤鼻方法。

（2）定期门诊随访，按医嘱用药。术后 3 个月尽量避免乘坐飞机，以免影响鼓膜正常愈合。

三、乳突根治术护理

（一）术前准备

（1）按耳鼻喉科术前护理常规护理。

（2）心理护理：有针对性地解释手术相关知识，使病人了解手术目的、术后注意事项，以减轻顾虑，解除思想负担，嘱病人注意保暖，防止感冒，以免影响手术。

（3）备齐各项常规检查报告及 X 线片。

（4）入院后以用 3% 过氧化氢溶液清洗耳道脓液，并滴入 0.5% 新霉素，每日 3 次，以初步清洁耳道。

（5）术前 1 天洗头、沐浴、理发、剃须，并剃除患侧耳郭周围头发（距发际 5～6cm），清洁耳郭及该区皮肤，手术日晨应将女病人头发梳理整齐,将手术区头发编结成辫,短小头发可用凡士林将其粘贴于长发上,以使手术野清洁,防止感染。

(6) 按医嘱进行药物过敏试验。

(7) 按医嘱给术前用药。

(8) 全麻按全麻术前护理常规护理。

(二) 术后护理

(1) 按耳鼻喉科术后护理常规护理。

(2) 如全麻按全麻术后护理常规护理。

(3) 平卧或向健侧卧位,宜卧床休息1~2天,预防各种并发症。

(4) 注意切口有无渗血,如渗血较多,可更换外面敷料,并加压包扎3天。若出血过多,需与医师联系,术后7天拆线,10天抽取填塞的碘仿纱条。

(5) 手术后如未发生呕吐,可以进半流质饮食,1~2天后视病情改为软食,并且逐渐过渡为普食,避免辛辣刺激饮食及咀嚼硬食。

(6) 严密观察有无面瘫、恶心、呕吐、眩晕、平衡失调、寒战、高热、头痛、嗜睡等颅内外并发症出现,如发现异常及时通知医师进行处理,同时每日测量3次体温、脉搏、呼吸。

(7) 对疑有颅内并发症病人,头痛时不可随意服用止痛片,以免掩盖病情。

(8) 手术后注意保暖,防止感冒,并掌握正确擤鼻方式,以利于中耳乳突腔愈合。

(三) 健康指导与康复

(1) 掌握正确擤鼻方法,勿用力擤鼻,以防擤鼻不当分泌物由咽鼓管进入中耳引起感染。正确的擤鼻方法为单侧鼻孔轻擤或将鼻涕吸入口中吐出。

(2) 洗头沐浴时应用不脱脂棉球堵塞外耳道口,防止污水进入耳内。

(3) 指导病人掌握洗耳及滴耳法,药液温度和人体温度相近。

(4) 注意保暖,防止感冒。

(5) 术后3月内避免重体力劳动,以防听骨链移位。

(6) 定期门诊随访,如发现有头痛、恶心、呕吐、面瘫等异常情况时,应及时就诊,以免延误病情。

(7) 半年后复诊,清理术腔死皮,测听力。

四、鼓室成形术护理

(一) 术前准备

(1) 按耳鼻咽喉术前护理常规护理。

(2) 心理护理:向病人详细介绍手术疗效、步骤及注意事项,消除不良心理。

(3) 协助完成各项检查:颞骨CT、电音测听、声导抗。

(4) 术前一天洗头、沐浴,剃除患侧耳郭5~6cm区域头发。

(5) 术前指导病人练习床上排便及正确擤鼻方法。

(6) 按医嘱术前用药。

(7) 全麻按全麻前护理常规护理。

(二) 术后护理

(1) 按耳鼻喉科术后护理常规护理。

(2) 全麻按全麻后护理常规护理。

(3) 平卧或向健侧卧位,如无发热、头痛、头晕等症状,次日可起床活动。

(4) 予半流质饮食1~2天,后视情况可改为软食。

(5) 观察敷料的渗透情况及是否松脱,如渗血较多,及时通知医生,可更换外面敷料重新加压包扎。

(6) 注意观察有无瘫、恶心、呕吐、眩晕、平衡失调等并发症以及病人有无头痛、发热、神志、瞳孔变化等情况发生。

(7) 防止感冒。勿用力擤涕,以免影响移植片的愈合。

(8) 术后约6~7天拆线,10~12天后逐渐抽除手术腔内纱条,外耳道口塞以消毒棉球,保持耳内清洁,注意勿使污水进入耳道。

(三) 健康指导与康复

(1) 防止感冒,保持鼻腔通畅,必要时可用呋麻液滴鼻。

(2) 保持耳道清洁,用棉球堵塞耳道口,以防污水、灰尘进入耳道。

(3) 切勿用棉签擦拭耳道。

(4) 教会病人掌握正确擤鼻方法,勿用力擤涕。

(5) 术后2个月内禁用任何滴耳液,半年内不宜游泳。

(6) 定期门诊随访。慢性化脓性中耳炎术后复发率为10%～20%,最初半年内定期复查尤为重要,术后半年内每月复查一次,1年之内3个月复查一次,1年之后应半年复查一次。

五、耳源性颅内并发症护理

急性和慢性化脓性中耳炎,特别是慢性骨疡型和胆脂瘤型中耳炎,可并发多种颅内外并发症,简称耳源性并发症。如处理不当,常危及生命。

(1) 病室环境应舒适、安静、光线稍暗,最好安置在单人房间,由专人护理。保持室内通风,每天2次,每次20～30min。

(2) 卧床休息,脑脓肿病人应绝对卧床休息,翻身时动作轻缓,以免脓肿破裂导致脑疝。

(3) 注意饮食,根据病情给予高热量、富于营养、易消化的流质或半流质饮食,如有呕吐应少食多餐。进食少者应及时补液,并注意水、电解质的平衡。

(4) 并发症观察:

① 严密观察体温、脉搏、呼吸、瞳孔及意识等的变化,并做好记录,若出现呼吸、脉搏变慢,体温低于正常,表情淡漠,嗜睡等症状时,则提示有脑脓肿形成的可能,应及时通知医师进行紧急抢救。

② 严密观察瞳孔及眼球运动的变化,若发现瞳孔缩小或散大,眼球固定,眼睑下垂,血压突然上升,提示可能发生脑疝,必须立即报告医师进行紧急处理。

③ 病人若出现严重的弥漫性头痛、寒战、40℃以上高热、呕吐、烦躁不安甚至谵妄、抽搐、昏迷等,提示并发耳源性脑膜炎,及时与医师联系,采取措施。

④ 如有乙状窦炎、乙状窦周围脓肿或乙状窦栓塞时,可有高热、寒战、脉速、全身出汗继而体温下降等败血症症状。

⑤ 疑有颅内并发症者,禁用止痛、镇静类药物,以免掩盖症状,影响诊断及治疗。

⑥ 脑脓肿病人,应注意保持大便通畅,不能用力排便,如便秘可给缓泻剂。

⑦ 床旁备齐抢救器械及药品,如麻醉喉镜及各型号的气管插管、气管切开包、氧气、吸引器、站灯、脱水剂及呼吸兴奋剂,以便于抢救时使用。

⑧ 做好口腔护理。鼓励病人多饮水,口唇干燥者涂液状石蜡或护唇油,如有义齿须取下。

⑨ 建立特别护理记录单,每班详细记录病情及出入量,并进行床头交班。

六、鼻内镜鼻窦手术护理

(一) 术前护理

(1) 按耳鼻喉科术前护理常规护理。

(2) 心理护理:向病人介绍手术的目的和意义,说明手术中可能出现的情况,告之如何配合及术后的注意事项,使病人有充分的思想准备。

(3) 协助病人完成各项检查,包括血尿常规、出凝血试验、肝肾功能、胸片、心电图等,了解病人有无手术禁忌证,保证手术安全。

(4) 术前禁烟酒及刺激性食物。

(5) 剪去术侧鼻毛,男病人需理发,剃净胡须。

(6) 局麻手术病人术日晨可进少量干食。全麻者术前 6h 开始禁食水。准备好鼻部 X 片和 CT。

(7) 观察病人有无感冒、鼻黏膜肿胀等急性炎症,如出现应待其消失后再行手术。女病人月经来潮暂缓手术。

(8) 全麻按全麻术前护理常规护理。

(二) 术后护理

(1) 按耳鼻喉科术后护理常规护理。

(2) 全麻按全麻术后护理常规护理。

(3) 局麻病人术后给予半卧位,全麻病人清醒 6h 后改半卧位。

(4) 注意观察鼻腔渗血情况,嘱病人如后鼻孔有血液流下,一定要吐出。24h 内可用冰袋冷敷鼻部和额部。如出血较多,应及时通知医生处理。

(5) 注意观察病人有无出现头痛、发热、呕吐以及球结膜出血、熊猫眼、眼球突出等颅内或眼部并发症。

(6) 局麻病人术后 2h、全麻病人清醒后 3h 可进温凉流质或半流质饮食,可少食多餐,避免辛辣刺激性食物。

(7) 做好口腔护理,保持口腔清洁无异味,防止口腔感染,促进食欲。

(8) 保护鼻部勿受外力碰撞,嘱病人避免低头屏气,勿用力咳嗽或打喷嚏,以免鼻腔内纱条松动或脱出。

(9) 鼻腔填塞者 48h 后抽除纱条,酌情使用鼻用滴剂、眼膏或鼻喷剂。

(三) 健康指导与康复

(1) 教会病人正确使用滴鼻药、冲洗鼻腔和擤鼻。

(2) 定期门诊随访鼻腔黏膜情况,清理痂皮。复诊时间:出院应前 1 个月每周一次,第 2 个月每 2 周一次,3~6 个月每月一次。

七、鼻出血护理

鼻出血是常见的临床症状之一,多为单侧出血,亦可为双侧。出血量多少不一,轻者仅鼻涕中带血,重者可致失血性休克。病因又分为局部原因和全身原因两类。

(一) 身心评估

(1) 一般状况:检查病人意识、面色、血压、脉搏等生命体征变化。

(2) 专科情况:观察病人鼻出血部位,流出的速度、量、颜色及方式。

(3) 辅助检查:专科鼻内镜检查。

(二)护理措施

1. 鼻出血应急处理

(1) 出血严重,失血过多,病人出现面色苍白、出冷汗、烦躁不安等休克前期症状时,应尽快建立静脉通道,以便进行输血、输液,抗休克抢救应与止血同步进行。

(2) 如出血不严重,则应安慰病人,解除病人思想顾虑与恐惧心理,擦净面部血迹,了解出血量,使病人安静,以减少出血。

(3) 嘱病人将口中血液吐出,勿咽下,以免刺激胃黏膜引起恶心、呕吐,同时便于观察出血量,以便及时处理。

(4) 根据病情给予半卧或头低足高位,给予初步止血。密切观察病情变化,按时测量血压,如发现病人面色苍白、出冷汗、胸闷、脉速、血压下降等情况,应立即报告医师,并协助医师进行抢救。

(5) 准备好止血用的器械、药品、敷料、站灯、氧气、吸引器等物品。

2. 前后鼻孔填塞护理

(1) 加强心理护理,关心病人,解除病人思想顾虑,使其建立信心,配合医师治疗。头偏向一侧。指导病人口腔若有分泌物需轻轻吐出,勿咽至胃内,勿用力咳吐口咽部分泌物。

(2) 半卧位,床旁准备好站灯、鼻止血包、氧气、吸引器等物品。

(3) 按医嘱测血压、补液,注意观察有无继续出血。

(4) 鼓励进食,宜进温热半流质饮食,少食多餐,10天内不能进过热、过硬食物。忌过硬过热及辛辣刺激性食物。

(5) 注意口腔清洁,除口腔护理外,每次进食后用漱口液漱口。

(6) 鼻内滴液状石蜡,以润滑纱条,便于抽取,每日3次。48~72h抽取纱条。

(7) 全身应用抗生素,防止发生中耳炎。

(8) 对年老体弱者定期给予低流量吸氧,以改善缺氧情况。

(9) 经常注意后鼻孔纱球丝线的牢度,避免丝线松脱或断裂,造成纱球脱落而致窒息。

(10) 避免测量口温。

(11) 口唇干燥可涂润滑油,多饮水,并保持大便通畅。

(12) 尽量避免打喷嚏、咳嗽、弯腰低头等动作,勿用力擤鼻或剧烈活动,以免引起出血。

(三) 健康指导与康复

(1) 出院后劳逸结合,避免重体力劳动,预防感冒。

(2) 指导病人勿用力擤鼻、抠鼻、打喷嚏,预防便秘。

(3) 戒烟酒,避免辛辣、刺激性食物。

(4) 高血压病人严格控制血压。

八、上颌窦根治术护理

(一) 术前护理

(1) 按耳鼻咽喉术前护理常规护理。

(2) 用漱口液漱口,每日3次,以清洁口腔黏膜。

(3) 协助完成各项检查:包括鼻窦冠状CT、血常规、出凝血时间、肝胃功能、心电图、胸部X线片及视力检查。

(4) 术前一天剪鼻毛,男病人需剃须。

(5) 全麻按全麻术前护理常规护理。

(二) 术后护理

(1) 按耳鼻喉科术后护理常规护理。

(2) 平卧或半卧位头部偏向健侧,以减少上颌窦分泌物由口腔切口流出,避免切口污染及形成瘘管。

(3) 用四头带的纱球加压病人面颊部(相当于口腔切口部位),以减少渗血及渗出液下流,术后24h去除四头带纱球。

(4) 手术后面颊部即给以冷敷,以减少出血及减轻手术侧面颊部肿胀。24h后改用热敷或用中药贴敷,每日更换一次,至肿退为止。

(5) 进流质或半流质饮食,由健侧进食,以免污染切口。

(6) 手术后禁刷牙漱口,加强口腔护理。术后第1天起用生理盐水棉签轻轻擦洗口腔切口,应由内向外,轻轻擦洗,棉签不能重复使用,以免污染切口。一周后切口愈合,方可刷牙。

(7) 上颌窦刮筛术后,应注意病人体温、脉搏的变化情况,有无头痛、恶心、呕吐等现象,如有清水样分泌物流出,要考虑是否为脑脊液流出,并及时与医师联系。

（三）健康指导与康复

(1) 注意保暖,防止感冒。忌辛辣刺激性饮食;进食高蛋白、高维生素饮食。

(2) 使用滴鼻液保持鼻腔通畅。

(3) 注意不用力擤鼻。

(4) 定期门诊进行上颌窦灌洗。

(5) 1个月后门诊复诊。

九、鼻侧切开术护理

（一）术前护理

(1) 按耳鼻咽喉手术前护理常规及全麻术前护理常规护理。

(2) 加强心理护理,尤其对上颌骨截除及眶内容物取出术病人,因术后面容损坏较严重,应让病人有充分的思想准备,并鼓励病人正视现实,增强对手术的信心及生活的勇气。

(3) 行上颌骨截除术者,需备好定制的牙托。每日3次用呋喃西林液或硼酸液漱口,以清洁口腔。

(4) 保护手术野皮肤,因多数病人术前均经过放射治疗,须保持皮肤清洁、干燥,防止感染,并用复方薄荷油滴鼻,每日3次,防止鼻黏膜干燥。

(5) 皮肤准备:备自眼眶下至下颌骨的术侧面颊部皮肤,如同时行颈外动脉结扎,则加备上自下颌骨下缘、下至锁骨上缘的颈侧皮肤。剪去术侧鼻毛、淋浴、剪净指（趾）甲,男性病人理发、剃须,若需做眶内容物取出术者应剃去术侧眉毛和睫毛。

（二）术后护理

(1) 按耳鼻喉科术后护理常规及全麻术后护理常规护理。

(2) 保持呼吸道通畅,床旁准备站灯、氧气、吸引器。予以心电及血氧监护。

(3) 术后第1天起取半卧位。

（4）严密观察生命体征和切口出血情况,如发现出血,及时与医师联系,并做好止血准备工作。注意观察后鼻孔填塞纱条或纱球有无松动或下坠造成窒息。

（5）手术后第 1 天起进流质饮食,以后根据病人情况逐渐改为半流质饮食或软食。

（6）口腔护理,每日一次。行上颌骨截除术者,每次进食后用呋喃西林液漱口,待手术腔内纱条抽完后,须每日清洗一次牙托。

（7）鼻腔内滴液状石蜡,每日 3～4 次,用量以保持纱条湿润为宜。纱条抽完后,改滴复方薄荷油,每日 3～4 次。

（8）多饮水,保持大便通畅。注意保护鼻部勿受外力碰撞,避免用力擤鼻、喷嚏或低头屏气,防止鼻衄。

（三）健康指导与康复

（1）避免重体力劳动及剧烈运动。

（2）教会上颌骨截除术病人清洗及装卸牙托的方法。

（3）复方薄荷油滴鼻,每日 3 次。

（4）经常注意颈部有无肿块或淋巴结扪及,如发现及时就诊。

十、扁桃体摘除术护理

扁桃体炎为腭扁桃体的非特异性炎症,临床上可分为急性扁桃体炎和慢性扁桃体炎,是一种极为常见的咽部疾病。

（一）身心评估

（1）一般生命体征检查。

（2）专科检查:检查扁桃体和腭舌弓情况,咽部有无不适异物感、发干、痒等情况,有无唾液在口内潴留,甚至外溢。儿童有无呼吸、吞咽及语言障碍。

（3）辅助检查:血常规、心电图、咽拭子检查等。

（4）心理评估:家属是否关心、支持病人及病人的心理状态。

（二）护理措施

1. 术前准备

（1）按耳鼻喉科术前护理常规护理。

(2) 向病人和家属说明手术前后注意事项,术中如何与医师配合,以使手术顺利进行。

(3) 备齐各项常规检查报告,风湿性心脏病病人应测血沉及抗"O"。

(4) 注意口腔清洁,每次饭后用漱口液漱口。

(5) 遵医嘱进行药物过敏试验。

(6) 局麻病人手术日晨禁食,以防止呕吐。行无麻醉挤切术者,术前可少量进食。

(7) 按医嘱给术前用药,女性病人经期不宜手术。

(8) 全麻术者按全麻术前护理常规护理。

2. 术后护理

(1) 按耳鼻喉科术后护理常规护理。

(2) 全麻术者按全麻术后护理常规护理,病人取侧俯卧位,利于口内血液及分泌物自行流出,要守护至清醒,注意观察脉搏、呼吸、血压的变化。

(3) 局麻者取半卧位休息,注意保暖,避免感冒。手术当日嘱病人少说话,轻咳嗽,以免引起切口出血。

(4) 注意切口有无出血,加强巡视,嘱病人轻轻吐出口中分泌物,切勿咽下,以便及时发现切口出血。对全麻病人及儿童应注意观察有无频繁吞咽动作,如有则表示病人有血液咽下,应立即通知医师进行处理。

(5) 切口如有出血,应让病人安静卧床休息,切勿紧张,可用冰袋冷敷颈部止血。若出血较多应及时与医师联系,根据医嘱给予肌注止血药或进行其他的止血措施。

(6) 鼓励病人进食,切口无出血无麻醉者术后20min、局麻者术后2~4h、全麻者术后6h进冷流质饮食;术后1~3天进冷流质饮食;3~7天进半流质饮食;7~14天进普食。

(7) 手术后第1天即可下床活动,鼓励病人做张口、伸舌运动,并可轻轻说话,以促进局部血液循环,加快切口愈合,并多进食,以增强体力。

(8) 术后24h切口白膜形成,故术后自第1天起,每次进食后应用漱口液漱口,以保持切口清洁,防止感染。注意观察体温变化。

(三) 健康指导与康复

(1) 锻炼身体:提高身体抵抗力,避免过度劳累,预防感冒。

(2) 戒除烟酒,注意口腔卫生。

(3) 一年内复发 5 次或以上、连续 3 年平均每年复发 3 次或以上且有并发症者,建议炎症消除 2~3 周后行手术治疗。

(4) 术后 2 周内,切勿进干硬、大块、过热及酸辣刺激性食物,以免擦伤切口白膜,引起出血。

(5) 防止感冒,避免咳嗽,小儿应防止大声喊叫。

(6) 切口白膜约在术后 2 周脱落,如有白膜吐出为正常现象,不必惊慌。

十一、咽后壁脓肿手术护理

咽后壁脓肿为咽后间隙积脓,因其发病机制不同,可分为急性和慢性两种。

(一) 身心评估

(1) 一般状况:检查病人意识、面色、血压、脉搏等生命体征变化。

(2) 专科情况:观察病人呼吸是否通畅,语言表达是否清楚,有无头偏向一侧、颈部僵直等。

(3) 辅助检查:肝肾功能、心电图、咽拭子检查等。

(二) 护理措施

1. 术前准备

(1) 密切观察呼吸,不用压舌板检查口咽,以防脓肿破裂而引起窒息。保持患儿安静,以防患儿哭闹而加重呼吸困难。床旁准备氧气、吸引器、气管切开包及站灯。严密观察喉阻塞程度,随时与医师联系。

(2) 如脓肿破裂,应尽快吸出,以防脓液流入呼吸道而发生窒息。

(3) 备齐各项常规检查报告及 X 线片,以便了解脓肿范围。颈部不可前倾或后仰,以防加重气道狭窄引起突然死亡。

(4) 注意口腔清洁,用漱口液漱口。

(5) 术前禁食 4~6h。

2. 术后护理

(1) 密切观察呼吸,必要时床旁备好氧气、吸引器及气管切开包等。

(2) 如术后仍有呼吸困难,应考虑是否有脓液未抽尽或咽后壁肿胀引起喉阻塞,需及时处理。

(3) 注意清除口内分泌物,如因痰液积潴引起呼吸不畅时,可轻轻吸出口内分泌物。

(4) 根据不同情况,给流质或半流质饮食。

(5) 注意口腔清洁,用漱口液漱口,每日 4 次。

(三) 健康指导与康复

(1) 注意全身及口腔卫生。

(2) 多饮开水。

(3) 注意营养,增强体质。

十二、半喉截除术、全喉截除术、喉再造术护理

(一) 身心评估

(1) 一般生命体征检查:病人是否有系统性疾病、高血压、糖尿病、既往病史、家庭史、过敏史。

(2) 专科检查:声带运动情况、颈部淋巴结大小、喉体是否增大、喉部肿瘤形态。

(3) 辅助检查:喉镜检查、血常规、尿常规、心电图、咽拭子检查等、病灶部位病理检查、CT 检查等。

(4) 心理状况评估:家属关心、支持程度及病人对疾病的认知程度。

(二) 护理措施

1. 术前准备

(1) 按耳鼻喉科术前护理常规护理。

(2) 向病人解释手术的目的,术后有一段时间失去语言能力,教会病人表达各种需求的手势,准备好磁板及笔,以便进行书面交谈。嘱病人注意休息、增加营养,避免感冒,以免影响手术。

(3) 按全麻术前护理常规护理。

(4) 备齐各项常规检查报告,如血、尿常规,出凝血时间,肝、肾功能,心电图,X线片等。

(5) 皮肤准备:上自下颌骨的下缘,下至锁骨下 2cm 的颈前皮肤。

(6) 手术前 1 天做血型测定,备血,遵医嘱进行药物的皮肤敏感试验,协助沐浴、剪净指(趾)甲、理发、剃须,手术前晚 10 时后禁食。

(7) 手术日晨准备:

① 消毒鼻饲管一根,随同病人一起送入手术室,以备术中留置鼻饲管。

② 按医嘱给术前用药。备好麻醉床、氧气、吸引器,并准备好各种监护仪器。

2. 术后护理

(1) 按耳鼻喉科术后护理常规护理。

(2) 按全麻术后护理常规护理。

(3) 手术当日取平卧位,手术后第 1 天起改半卧位。如做新喉再造术的病人,必须垫高枕头,使颈部前屈 15°～30°,并避免急速转动头部,以减少吻合口的张力。

(4) 定时观察记录体温、脉搏、呼吸及血压。按病情需要认真做好分级护理。

(5) 保持气管套管的通畅,气管切开处伤口敷料每日更换 2 次,每日须清洗内套管 3～4 次。

(6) 注意切口有无出血,嘱病人勿将唾液咽下,以免影响切口愈合。

(7) 保持鼻饲管通畅,防止脱出。做好鼻饲管护理,每日一次。全喉截除术后 2 周左右拔除鼻饲管,拔管前试进流质饮食,如无咽瘘,则可考虑拔除鼻饲管,改进流质饮食。半喉截除术后 2～3 周,可试进半流质饮食,如呛咳改善,可考虑拔除鼻饲管。喉再造术者经常出现误咽，所以须做吞咽训练。在术后2～3周，试进少量糊状食物，待误咽减少时，逐步改为半流质食物；在能基本控制呛咳、大部分饮食能口入时，可考虑拔除鼻饲管。

(8) 呼吸道护理。保持套管通畅，随时用吸痰管吸尽气管内分泌物，鼓励病人咳嗽。如分泌物黏稠，可用抗生素加化痰液滴入套管内或用超声雾化吸入，稀释痰液，从而易于咳出。

(9) 保持负压引流管通畅并记录每日引流量。

(10) 保持口腔清洁，每日护理口腔2次，嘱病人术后10日内勿做吞咽动作，口中的血性分泌物要及时吐出或吸除。

(11) 发音训练。全喉截除者于拔鼻饲管后，即可做发食管音训练。半喉截除术后1～2天，以手指堵住气管套管口，即能发音。喉再造者，手术后3～4周即可开始发音训练。

(三) 健康指导与康复

(1) 带气管套管出院者，告诫病人家属切不可取出外套管，并注意系带是否固定牢固，以防外套管滑出发生意外，并教会清洗、消毒内套管的方法。

(2) 带全喉套管出院者，教会病人家属消毒、换药及换管的方法。半喉或喉再造者，带气管套管出院，每日须清洗、消毒内套管3次。套管口盖以纱布，防止异物吸入。

(3) 沐浴时防止水溢入气管套管内。

(4) 对喉再造术已拔除气管套管者，指导如下：

① 少食多餐，加强吞咽训练，避免咽食过急或进食时谈笑而引起呛咳，忌食过硬、过大的食物，以防窒息。

② 每日坚持发音训练，从单字、单句到语句，增强恢复正常说话的信心。

(5) 经常注意颈部及局部有无肿块、肿胀等，如有异常应及时就诊。

(6) 定期门诊随访检查，如有特殊情况，随时就诊。

十三、支撑喉镜下声带息肉切除术护理

声带息肉是指发生在一侧声带的前中部边缘的、半透明、白色或粉红色的、表面光滑的肿物，多为单例，是常见的引起声音嘶哑的疾病之一。

（一）身心评估

（1）一般生命体征检查。

（2）专科检查：声带息肉部位、形态、运动情况，病人发声情况。

（3）辅助检查：喉镜检查、血常规、尿常规、心电图、咽拭子检查等。

（4）心理状况评估及家属支持程度。

（二）护理措施

1. 术前护理

（1）按耳鼻喉科术前护理常规护理。

（2）心理护理：评估病人及家属的焦虑恐惧程度，给予适当的安慰，讲解手术方法、预后情况等，使其积极配合诊疗活动。

（3）及时为病人做好术前准备。

（4）禁烟、酒及一切刺激性食物。

（5）术前3天用漱口液漱口，每日3次。

（6）检查牙齿有无松动，女病人月经来潮暂停手术。

（7）术前8h禁食水，防术中恶心呕吐，造成误吸。

（8）全麻病人按全麻术前护理常规护理。

2. 术后护理

（1）全麻术者按全麻术后护理常规护理。

（2）手术当日卧床休息。

（3）注意病人呼吸情况，观察病人有无鼻翼翕动、唇绀及声嘶等情况，观察有无感染征象，如发热、咳嗽等，发现异常及时通知医生。

（4）遵医嘱使用抗生素和激素，必要时给予雾化吸入，以控制感染，防止发生喉头水肿。

（5）全麻病人术后6h，可开始进食温凉流质饮食，次日进食半流质食物。

（6）禁声期护理：术后一周禁声，鼓励病人用手语进行简单交流。

(三）健康指导与康复

（1）预防感冒，日常生活饮食避免刺激性食物，禁烟、酒等。

（2）经过禁声期后，逐渐练习发声，应循序渐进，术后2周方可恢复正常讲话水平。

（3）音乐、播音等行业人员，应注意练声。

（4）定期复查。

十四、急性喉炎护理

急性喉炎是喉黏膜的急性卡他性炎症，好发于冬春季节，是一种常见的呼吸道感染疾病。

(一）身心评估

（1）一般生命体征检查。

（2）专科检查：喉黏膜情况、声嘶情况、呼吸状况，有无咳嗽咳痰症状。

（3）辅助检查：喉镜检查、血常规、咽拭子检查等。

（4）心理状况评估：病人心理恐惧、焦虑情况及家属及社会支持程度。

(二）护理措施

（1）急性喉炎常为急诊入院，应严密观察呼吸变化，有明显呼吸困难者，立即给予氧气吸入，并备好各种急救物品和器械。

（2）安慰病人或家属，使其静卧休息，少说话。儿童应避免哭闹和躁动，以减少耗氧量，必要时应用镇静剂，禁用吗啡等抑制呼吸药物。

（3）保持室内空气新鲜及适宜的温度和湿度。

（4）应用抗生素、皮质激素，尽快清除喉水肿，缓解呼吸困难。

（5）密切观察病情变化，保持呼吸道通畅。注意有无吸气性呼吸困难、喉鸣及三凹征象。若出现Ⅲ°呼吸困难，立即行气管切开。

（6）定时测体温、脉搏、呼吸、血压。体温过高者应行降温处理。如呼吸困难加重，心率大于160次/min，应预防心衰发生。

（7）给予易消化、无刺激性食物，并鼓励病人多饮水。

(8) 按医嘱给予雾化吸入,每日2次。

(9) 气管切开术者,按气管切开术后护理常规。

十五、阻塞性睡眠呼吸暂停低通气综合征手术护理

阻塞性睡眠呼吸暂停低通气综合征(OSAHS)为一种睡眠障碍性疾病。病人在夜间7h的睡眠中,经鼻或经口的呼吸气流发生周期性中断30次以上,每次气流中断时间为成人10s以上、儿童20s以上,并伴有血氧饱和度下降等一系列病理生理改变。

(一) 身心评估

(1) 一般生命体征检查。

(2) 专科检查:血氧饱和度情况,睡眠呼吸暂停的分型和程度,颅颌面发育是否异常,咬合情况以及口咽部、鼻咽部情况等。

(3) 辅助检查:纤维鼻咽镜及影像学检查,多导睡眠呼吸监测,血尿常规检查。

(4) 心理状况评估及家属支持程度。

(二) 护理措施

1. 术前护理

(1) 按耳鼻咽喉科术前护理常规护理。

(2) 对病人进行OSAHS科普教育,介绍打鼾的危险性和手术的必要性。讲解全麻手术前后的相关注意事项和配合方法,关心安慰病人,尽可能消除其紧张和恐惧的心理。

(3) 告诫病人戒烟、戒酒的重要性,因为酒精可使肌肉松弛和肌张力降低而使睡眠呼吸暂停加重。切忌随意应用中枢神经抑制剂以免加重病情。

(4) 指导病人调整睡眠姿势,建议取侧卧或半卧位,这样可减轻睡眠呼吸暂停和鼾声。

(5) 加强夜间巡视,发现病人憋气时间过长应将其推醒。

(6) 指导并协助完成各项辅助检查,排除手术禁忌证。

(7) 指导病人理发沐浴更衣,搞好个人卫生,防止受凉咳嗽。

(8) 按全麻术前护理常规护理,遵医嘱按时给予术前用药。

2. 术后护理

(1) 按耳鼻咽喉科术后护理常规护理。

(2) 按全麻术后护理常规护理，去枕平卧，头偏向一侧，及时吸除呼吸道分泌物，给予低流量吸氧。

(3) 全麻清醒后一般取半卧位，嘱其轻轻吐出口内分泌物，勿咽下，观察伤口渗血及渗液情况。

(4) 全麻清醒后，6h 即可进食冷流质饮食，鼓励进食高营养、高蛋白食物，3 天后改半流质饮食，1 周后改软食，但禁食带骨刺、棱角及干硬食物，以免划伤创口而引起出血感染。

(5) 每日护理口腔 2 次，每次餐后用 1‰ 双氧水含漱，同时观察创面有无白膜生长。

(6) 颈部冰袋冷敷可减少出血和减轻疼痛，注意冰袋不可太重，勿压迫颈动脉导致窒息感，增加病人不适。

(7) 病人在恢复期常出现耳闷、阻塞感、听力下降，是由于咽鼓管口因手术刺激肿胀阻塞所致。向病人解释清楚，告知这些不良反应会逐渐减轻至消失。

(8) 术后第 1 天指导病人正常讲话，但声音不要过高。进食宜少食多餐，防止伤口瘢痕挛缩。告诫病人禁烟酒。肥胖者节食减肥，加强体育锻炼，增强肌张力。

(三) 健康指导与康复

(1) 告诫病人戒烟酒。

(2) 指导病人睡眠姿势应尽量保持侧卧位。

(3) 加强锻炼，控制饮食，减轻体重。

(4) 术后定期复查及进行睡眠监测，如半年后缺氧症状改善不明显，建议使用无创呼吸机治疗。

十六、气管切开手术护理

(1) 保持室内空气新鲜，温暖湿润。

(2) 备齐吸痰用物及急救物口。

(3) 病人取平卧或侧卧，去枕使颈部舒展，24～48h 后如病情许可取半卧位。更换体位时,头部及上身应保持在一水平线。

(4) 保持呼吸道通畅,按无菌操作规程,随时吸尽套管内分泌物,操作要轻,以免损伤黏膜。

(5) 密切观察呼吸变化,呼吸困难者经吸痰不能缓解时,应迅速取出内套管,检查有无阻塞及压迫情况。如套管通畅,应注意有无肺部感染及其他原因,必要时给予面罩吸氧。

(6) 观察伤口出血情况及切口周围有无皮下气肿、纵膈气肿、气胸等并发症,一旦发现,应及时配合医生处理。

(7) 气道湿化:

① 使用气管切开喉罩进行湿化,每周更换一次。

② 湿化液选择:0.45%盐水具有较好的湿化功能。

③ 按需湿化,保证湿化取得效果:痰液稀薄,能顺利吸出或咯出,导管内无痰栓;听诊气管内无干鸣音或大量痰鸣音;呼吸通畅。

(8) 套管护理:

① 外套管固定带打死结固定,松紧适宜。通常以通过一指为宜,以避免影响呼吸或脱管。小儿要约束双手,严防自行拔除套管。

② 经常擦拭套管外口分泌物,避免咳出的痰液再被吸入。

③ 内套管 6~8h 清洗一次,可根据情况采用煮沸消毒、浸泡、消毒和高压蒸气灭菌。内套管取出时间不宜过长,以免痰痂形成阻塞外管。

④ 保持套管周围敷料清洁、干燥,每日更换 1~2 次,如有污染、浸湿应及时更换。

(9) 手术后酌情进流质饮食。病人进食时,应注意观察有无呛咳、食物外溢现象,如出现上述现象,应查明原因,必要时改鼻饲。

(10) 禁用吗啡、可待因、杜冷丁等抑制呼吸的药物。

(11) 经常巡视病房,一旦发现脱管现象,及时处理。

(12) 堵管护理:

① 病人病情好转可考虑拔管,拔管前应先试行堵管。

② 堵管期间,应密切观察病人的呼吸变化及发音情况,严格交接班,并备好一切抢救药品及器械。

③ 完全堵管 24~48h,如发音良好,呼吸、排痰功能正常,可予

拔管。

(13) 拔管后继续观察 1～2 天,伤口处以蝶形胶布拉紧皮肤,覆盖无菌纱布。

(14) 对于长期带管病人,出院指导如下:

① 内套管取出及放入法。

② 内套管清洗及消毒法。

③ 敷料更换及气管内滴药法。

④ 告知外套管勿脱出的重要性。

⑤ 定期复查。

第十六章　口腔外科护理常规

一、颌面外科疾病手术护理

（一）术前护理

(1) 按外科手术一般护理常规护理。

(2) 做好解释工作，取得病人的配合。

(3) 口腔或面部如有慢性感染病灶的按医嘱做适当处理。术前2～3天，应清洁牙齿或用漱口液漱口，3～4次/日。

(4) 备血，做药物过敏实验。

(5) 皮肤准备：

① 头面部手术需剃去头发，下颌、腮腺、颈部手术时需剃去耳周6cm的头发。

② 植骨术前2天开始准备皮肤，前一晚全身沐浴。取自体肋骨者应剃腋毛；取髂骨者应剃去阴毛，清洁脐孔周围皮肤。

③ 腹部及大腿内侧取筋膜或体皮时应剃阴毛。

④ 做前臂游离皮瓣病人，术前3天开始用肥皂水清洗取皮部位，修剪指甲，清除甲垢。

（二）术后护理

(1) 检查包扎敷料松紧及渗出情况，如创口渗血较多时，及时报告医生并协助处理。

(2) 根据病情需要，做好口腔护理，保持口腔卫生。

（三）饮食护理

(1) 颌骨骨折或颌肿瘤切除后、口腔内有游离皮瓣、腭裂病人，需较长时间进流质饮食。调配营养时，需计算食物中的热量和钾、钠以及各种维生素的含量。

（2）手术后张口受限、口腔内有创面的病人、腭裂术后第3周进半流质饮食。

（3）口腔术后恢复阶段、腭裂手术后2～3周进食流质饮食,第4周开始进软食,逐渐过渡到普食。

二、口腔颌面部外伤急救护理

口腔颌面部外伤是指由工伤、交通事故、火器伤、爆炸等原因引起的口腔颌面部多器官损伤。口腔颌面部伤员可能出现一些危及生命的并发症,如窒息、出血、休克及昏迷等,应及时抢救。

（一）防止窒息

窒息的分类:阻塞性窒息和吸入性窒息

窒息的临床表现:伤员表现为烦躁不安、出汗、面色苍白、口唇发绀、鼻翼扇动和呼吸困难。严重者呼吸时出现"三凹区"（锁骨上窝、胸骨上窝及肋间隙明显凹陷）,如抢救不及时,随之发生脉搏减弱,脉速、血压下降及瞳孔散大等危象以至死亡。

防止窒息的关键在于及早发现和及时处理。在窒息发生之前认真观察并做出正确判断,如病人已出现呼吸困难,更应争分夺秒地紧急抢救。

1. 阻塞性窒息的急救

（1）立即清除口、鼻腔及咽部分泌物。

（2）解开衣领,使病人头偏向一侧。

（3）将后坠的舌牵出口外并妥善固定。

（4）吊起下坠的上颌骨。

（5）插入通气导管,必要时行环甲膜切开术。

2. 吸入性窒息的急救

必须立即行气管切开术,通过气管导管,充分吸出进入下呼吸道的血液、分泌物或呕吐物及各种异物,必要时借助于支气管镜取出异物,解除窒息。要特别注意预防吸入性肺炎及其他肺部并发症。

（二）止血

颌面部血运丰富,出血多是颌面创伤的重要特点,大量出血可导致休克危及生命。出血的急救，主要根据损伤的部位、出血的来源和程度(动脉、静脉或毛细血管)以及现场条件，采用相应的止血方法。

1. 压迫止血法

(1) 指压法：较多用于暂时性止血。如颞部、头顶、前额部出血，可压迫耳屏前、下颌髁突上方凹陷处的颞浅动脉；如颜面出血，可压迫下颌角前切迹的颌外动脉；如头部大量出血，可压迫颈总动脉——在胸锁乳突肌中部前缘，以手指触到搏动后，向后压迫于第6颈椎横突上，压迫时间不超过3～5s。注意：压迫易导致心律失常，甚至心搏骤停。

(2) 包扎止血法：用于毛细血管、小静脉及小动脉的出血。先将软组织复位，然后在损伤部位覆盖多层纱布辅料，再用绷带行加压包扎。注意包扎的压力要适中，勿加重骨折移位和影响呼吸道通畅。颌面部常用的包扎方法有：四尾带包扎法和"十字"绷带包扎法。

(3) 填塞止血法：用于开放性和贯穿性伤口。将纱布块填塞于伤口内，再用绷带行加压包扎。在颈部或口底伤口填塞纱布时，应注意保持呼吸道通畅，防止发生窒息。

2. 结扎止血法

这是常用的可靠的止血方法。在紧急情况下，可先以血管钳夹住血管断端，连同血管钳一起妥善包扎并护送伤员。如条件许可，对于伤口内活跃出血的血管断端应以血管钳夹住做结扎或缝扎止血。颌面部较严重的出血不能妥善止血时，可考虑结扎颈外动脉。

3. 药物止血法

适用于组织渗血、小静脉和小动脉出血。在创面上局部应用各种中药止血粉、止血纱布、止血海绵等，将药物直接置于出血处，然后外加干纱布加压包扎，可减少局部出血、渗血。全身使用止血药物可作为辅助用药，提高凝血功能。

(三) 抗休克治疗

休克多伴发有身体其他部位严重损伤，主要为创伤性休克和失血性休克两种。抗休克治疗的目的在于恢复组织灌流量。

(1) 创伤性休克：镇静、镇痛、止血和补液，可用药物协助恢复和维持血压。

(2) 失血性休克:以补充血容量为根本措施,可快速输液、输血,有条件行加压输液、输血。

(四) 伴发颅脑损伤的救护

(1) 首先卧床休息,严密观察病人神志、脉搏、呼吸、血压及瞳孔的变化,减少搬动,暂停不需要的检查或手术。

(2) 如鼻腔或外耳道有脑脊液漏出,禁止做外耳道或鼻腔内填塞与冲洗,以免引起颅内感染。

(3) 对于昏迷的伤员,要特别注意保持呼吸道畅通,防止误吸和窒息的发生,必要时做气管切开术,随时清理呼吸道的分泌物。昏迷的伤员,颌面部伤可做简单包扎,但禁止行颌面结扎固定。

(4) 对于烦躁不安的伤员,可给予适量镇静剂,但禁用吗啡,以免抑制呼吸,影响对瞳孔变化的观察,及使颅内压增高引起呕吐等。

(5) 有脑水肿、颅内压增高症状(剧烈头痛、喷射状呕吐等)伤员,应控制入水量,给予脱水治疗。常用20%甘露醇静脉快速滴注,以减轻脑水肿,降低颅内压。

(6) 如伤员昏迷后一度意识清醒或好转,随后又转入嗜睡、昏迷,患侧瞳孔散大,对光反射消失,呼吸、脉搏变慢,血压升高时,则是硬脑膜血肿的典型表现,应立即请神经外科医生会诊,确诊后行开颅减压。

(五) 防治感染

口腔颌面部损伤创口常被细菌、泥土、沙石等污染,甚至异物嵌入组织内,易导致感染而增加损伤的复杂性和严重性。因此,有效而及时地防治感染至关重要。

(1) 有条件时应尽早进行清创缝合术,无条件时应将伤口包扎,以隔绝感染源。

(2) 伤后及时使用广谱抗生素,预防感染。对有颅脑损伤的伤员,特别是有脑脊液漏出现时,可采用易透过血脑屏障、在脑组织中能达到有效浓度的药物。对伤口污染泥土的伤员,应及时彻底冲洗清创处理后注射破伤风抗毒素,预防破伤风。

(六）包扎和转运

（1）包扎。常用包扎方法有四头带包扎法和"十字"绷带包扎法，包扎时注意松紧度，以免影响呼吸。

（2）运送。一般伤员可采用俯卧位或头侧位，避免血凝块及分泌物堆积在口咽部。运送途中观察伤情变化，防止窒息及休克发生。

（七）健康指导与康复

1. 饮食指导

（1）给予富含高蛋白、高维生素、高热量的稀软或流质饮食。

（2）为了防止口内疾患及手术病人伤口裂开，小儿术前禁直接用母乳及奶嘴喂养，可用汤勺喂养，术后一段时间内进无渣流质、半流质饮食，逐渐过渡至软食、普食。

（3）行颌间结扎及钢丝固定的病人可经口用吸管经磨牙后区导入咽部灌喂。

（4）血管、皮瓣游离移植手术的病人术后7天内经胃管鼻饲饮食。

（5）对于颌面部涎腺类疾病病人，禁食酸、辣等刺激腺体分泌的食物，防止过多的分泌物刺激术区，延误伤口愈合。

2. 口腔护理

指导进食前后常规漱口，必要时用相应溶液冲洗、擦洗口腔。

3. 心理护理

让病人尽快适应环境，安心接受治疗。运用宣泄疏导疗法，护士要注意对病人不良情绪给予充分的容忍和理解，允许他们适当发泄内心的愤怒，做好家属的思想工作，避免与其争吵，协助护士稳定病人情绪。加强生活指导，提高自理能力，讲解良好饮食对伤口愈合的促进作用，鼓励其进食，少量多次，从流质、半流质饮食逐渐过渡到普通饮食，对他们的饮食起居进行全程督导，提高自理能力，尽快康复出院。

三、上下颌骨骨折手术护理

颌面部骨折多因工伤、交通事故或暴力打击等意外情况所致。

因其位置突出，易受创伤。上颌骨骨折常累及邻近的鼻骨、颧骨等同时骨折以及并发颅脑损伤。下颌骨骨折因其解剖结构的特殊性，除了可能在外力打击部位骨折外，对侧薄弱处亦可发生间接骨折。由于附着肌肉作用不同、骨折线方向不同，可以出现不同移位。

(一) 身心评估

1. 一般情况

评估受伤原因、部位，外伤的大小、作用方向及张口度、咬合等功能；伤后意识状态；有无头痛、昏迷、喷射状呕吐史；全身复合伤情况等。

2. 专科检查

评估伤员的神志、呼吸情况；骨折块移位程度；咬合关系是否错乱；是否有脑脊液漏；有无神经损伤表现；有无复视、张口受限等。

3. 辅助检查

(1) 血常规检查：失血过多时，可能有红细胞、血红蛋白、红细胞比容下降。

(2) 影像学检查：X线、CT片尤其是三维成像，可清晰地显示骨折线及移位情况。

(3) 术前完成常规检查，包括血、尿、便、输血前常规，肝肾功能及胸透、心电图检查等。

(二) 护理措施

1. 术前护理

(1) 急诊入院时观察神志、瞳孔、生命体征的变化。

(2) 保持呼吸道通畅，及时吸出口腔内分泌物。

(3) 严重外伤、牙颌错位影响呼吸时，应做紧急气管切开的准备。

(4) 全身状况稳定后，协助医生行局部清创，并做清洁全身皮肤准备，理发、剃须，行手术复位。

(5) 有软组织损伤者，24h内须注射破伤风抗毒素。

2. 术后护理

(1) 按颌面外科术后护理常规护理。

(2) 全麻病人按全麻术后护理常规护理。密切观察病人体温、脉搏、呼吸、血压变化,保持呼吸道通畅,及时吸出口鼻腔分泌物。

(3) 体位:术后取半卧位,以减轻局部肿胀。

(4) 保持口腔清洁,可使用口腔冲洗法、擦拭法、含漱法。

(5) 术后局部伤口肿胀明显者,24h内可冷敷控制肿胀与血肿,24h后可热敷,促进肿胀和淤血的消退。

(6) 检查咬合关系是否正常,发现异常及时通知医生进行调整。

(7) 心理护理,积极心理调适,加强病人及家人的情感沟通,根据不同的心理问题加以疏导。鼓励其表达感受,指导病人学会放松的方法,详细告知治疗过程,调动病人配合治疗的主动性。

(三) 健康指导与康复

(1) 保持口腔清洁,进食后清洁口腔,颌间固定病人可用儿童牙刷清洁口腔。

(2) 出院后一月复查,如发现结扎丝脱落、松解、断裂、咀嚼时颌骨疼痛、牙齿疼痛应及时就诊。

(3) 在颌骨骨折固定期(术后2~4周),骨折部位制动,禁忌用力咀嚼,出院后复诊时调整牵引及固定。

(4) 拆除固定装置后,按照循序渐进的原则指导病人练习张口。

(5) 根据病情需要,决定是否拆除术中固定用钛板。若需要则术后半年通过手术去除。

(6) 3个月内避免剧烈活动、挤压碰撞患处。

颌骨骨折病人张口训练方法:

(1) 在颌骨骨折复位固定的治疗过程中,要注意静和动的关系。

(2) 颌间牵引的病人术后第3周起,进食时可逐渐去除牵引的橡皮圈,允许适当活动,以锻炼咀嚼功能;餐后挂上橡皮圈,以维持牵引状态。

(3) 术后第4周可完全去除牵引的橡皮圈,缓慢进行张口练习,张口度由小逐渐增大。

(4) 术后第5周至第6周可拆除固定的牙弓夹板,张口练习逐渐至正常张口度。

四、唇裂修复术护理

唇裂是口腔颌面最常见的先天畸形,常与腭裂伴发,是胚胎发育过程中出现障碍的结果,发病原因与母亲怀孕前3个月服用某些药物、缺叶酸和相关维生素、病毒感染以及患有某些疾病等多种因素有关,遗传是最主要的因素。

(一)身心评估

(1)一般情况:观察病儿的营养发育状况,询问吸吮、吞咽能力,饮食及喂养方式。

(2)专科情况:根据唇裂畸形的特征,评估患儿的唇裂程度。

(3)辅助检查:入院后应进行血常规、尿常规、便常规及凝血功能检查,做心电图和胸部透视或拍X线平片。

(二)护理措施

1. 术前准备

(1)按颌面外科术前护理常规护理。

(2)术前要与家长充分沟通,交代围手术期及术后24h可能出现的情况。

(3)保暖,预防呼吸道感染。

(4)术前3天应指导患儿父母改变喂养方式,停止使用奶瓶和吸吮母乳,改用汤匙或唇腭裂专用奶瓶喂养,以便术后患儿适应这种进食方式。

(5)皮肤的准备:术前1日清洁上下唇、口周及鼻部,可用棉签蘸清水清洁鼻腔。

(6)手部运动的束缚:需准备限制手运动的束缚带或夹板,以免术后患儿的手抓伤口。

(7)1岁以内婴儿可术前4h禁奶、水,1岁以上患儿术前6h禁食水。

(8)遵医嘱术前半小时应用抗生素。

2. 术后护理

(1)按颌面外科术后护理常规护理。

(2) 按全麻护理常规护理。患儿在全麻未清醒前,应取去枕平卧位,头偏向一侧,以利于口内分泌物流出,防止误吸。密切观察体温、脉搏、呼吸,保持呼吸道通畅。

(3) 观察伤口状况:注意术区肿胀情况,如严重肿胀,呈青紫色,提示有明显渗血,观察患儿有无明显吞咽动作(若患儿频繁吞咽,可能口内伤口有出血)。

(4) 须约束患儿双手,以免损伤伤口。

(5) 术后 24h 可将外敷料去除,每日用生理盐水清洁擦拭。擦拭时掌握从上向下擦的原则,避免反复擦拭,保持伤口清洁,也可外涂减轻局部反应及瘢痕增生的软膏。为减少创缘张力,防止外物触撞,可用唇弓保护伤口。

(6) 患儿完全清醒 6h 后,可给予少量清水,若无呛咳、呕吐,可开始喂流食,指导患儿家属用汤匙或唇腭裂专用奶瓶喂养。

(7) 如有鼻膜应密切观察鼻膜在位情况,定期指导患儿家属清洗更换鼻膜。

(8) 注意保暖,防止术后上呼吸道感染、流涕,导致唇部伤口糜烂、破溃甚至裂开。

(9) 伤口愈合良好,可在术后 5~7 天拆线。婴幼儿由于不配合,多在全麻下拆线,拆线后应严密观察患儿生命体征,如无异常,清醒 4h 后即可进流食。

(10) 遵医嘱给予适当的抗生素,以预防感染。

(三)健康指导与康复

(1) 指导患儿父母清洁唇部伤口的方法。

(2) 教会患儿父母正确佩戴鼻膜,佩戴时间一般为一年,每日用清水清洗 2~3 次,擦干后用酒精消毒,如若破损,立即更换;如若感冒,应立即停止佩戴。

(3) 防止患儿跌倒及碰撞伤口,以免伤口裂开。

(4) 遵医嘱复诊,遇不适时随时就诊。

(5) 如唇部及鼻部修复仍有缺陷,适当时候可行二期修复。

(6) 术后 2 周内需进流食,仍用汤匙或唇腭裂专用奶瓶喂养。

术后 1 个月即可用普通奶瓶。

（7）指导患儿家长正确的按摩手法，可有效减轻术后疤痕，一定程度上恢复上唇及鼻翼的轮廓外形。出院后 15 天开始按摩，20min/天，持续 90 天，指导患儿家长提拉患侧鼻翼 150～200 次/天，提拉动作应轻柔，以免牵拉伤口。

五、腭裂修复术护理及术后语音训练

腭裂可单独发生，也可与唇裂同时发生，腭裂不仅形成软组织畸形，大部分腭裂病人可伴有不同程度的骨组织缺陷和畸形，他们在吸吮、进食及语言等生理功能障碍方面远比唇裂病人严重，特别是语言功能障碍和牙颌错乱给病人的日常生活、学习、工作带来不利影响，也容易造成病人的心理障碍。

（一）身心评估

1. 一般情况

观察患儿的营养发育状况，询问吸吮、吞咽能力，饮食及喂养方式。

2. 专科情况

（1）根据临床体征，评估患儿的腭裂程度。

（2）因长期经口腔呼吸，检查是否有下鼻甲、扁桃体肿大及咽后壁增殖腺增生。

3. 辅助检查

（1）入院后进行血常规、尿常规、便常规及凝血功能检查，做心电图和胸部透视或拍 X 线平片。

（2）有条件时应做语音和腭咽闭合功能检查，包括鼻咽纤维镜检查、X 线鼻咽腔侧位造影、语音评定等。

（二）护理措施

1. 术前护理

（1）按颌面外科术前护理常规护理。

（2）腭裂病人由于语言障碍，不愿与人沟通，护士应做好有针对性的心理指导，鼓励他们积极参与社会活动和人际交往。

(3) 指导患儿父母采取正确的喂养方式,用汤匙或唇腭裂专用奶瓶喂养,以适应术后进食方法。

(4) 做好口鼻腔清洁工作。术前1日用25%氯霉素滴鼻,每日4次。4岁以上可以配合的患儿,术前1日晚和术晨刷牙后用漱口液漱口,保持口腔清洁。

(5) 对于患有口腔、耳、鼻、咽部感染者,需控制感染,以防再次手术。

2. 术后护理

(1) 按颌面外科术后护理常规护理。

(2) 全麻未醒者,按全麻术后护理常规护理。麻醉完全清醒后可采取头高卧位,以减轻局部水肿。拔出气管插管后,仍应严密观察患儿的生命体征,体位宜平卧、头偏侧位或低位,以利于口内血液、唾液流出,并防止呕吐物逆行性吸入。

(3) 保持呼吸道通畅,及时吸出口腔内分泌物。注意吸引管不能直接吸引伤口部位。

(4) 密切观察病人有无声音嘶哑、喉头水肿现象,如有异常及时通知医师。

(5) 术后24h内,严密观察伤口及鼻腔有无渗血,病人有无明显吞咽动作,如有出血,采用无菌技术压迫止血或药物止血。必要时配合医师做伤口探查结扎止血。

(6) 全麻清醒后6h至2周内,给予温凉流质饮食,第3周后逐步改为半流质饮食或软食。

(7) 认真做好口腔护理。餐后用温开水漱口,用漱口液含漱,保持口腔清洁。

(8) 切口内填塞碘仿纱条可在5～6天内拔除,拔除后2h内禁食,以免食物遗留在松弛切口内。

(9) 术后2周内病人保持安静,严禁大声哭叫,减轻伤口张力。

(10) 成人在术后2周拆线。幼儿不必拆线,任其自行脱落。术后1月开始进行语音训练。

(11) 尽量避免患儿术后剧烈哭叫或将手指、玩具、汤匙等放入口中,以防切口复裂。

(三)健康指导与康复

(1) 术后2~3周内进流食,逐渐过渡到半流食,4周后可进普食。

(2) 遵医嘱复诊,如有不适随时就诊。

(3) 腭裂修复后,还要为恢复功能创造条件,因此需向病人及其家属说明,仍需进行语音训练,使病人的发音得到逐步完善。

(4) 术后3个月建议患儿吹口琴、吹气球等以加强腭咽闭合功能。

(5) 术后1个月门诊复查腭部创口,无创口、复裂,伤口恢复良好的病人可练习吹水泡。

(6) 腭咽闭合功能训练:

① 按摩软腭软化瘢痕。用自己手的拇指由硬腭后缘向悬雍垂直方向轻轻地按摩。

② 增加软腭运动。练习方法可用传统的吹气、吸吮、含漱及吞咽动作。

③ 屏气、鼓气。屏气:先深吸气,双唇闭紧,口内充满气体,然后屏气,使软腭上升,关闭腭咽腔,积聚口内压力,使气流达到一定程度并保持口内压力。

④ 吹气:在屏气的基础上,利用吹气时屏气,使软腭上抬,增强口腔内压力,再慢慢由口吹出,以提高腭咽闭合功能。可用吹水泡、吹口琴、吹气球、吹蜡烛等方式来训练,其中吹水泡最常见。

⑤ 训练元音 i:腭咽闭合功能与软腭关系最为密切,越使软腭上抬,腭咽闭合越好,选择练习元音 i。

(7) 治疗条件

① 腭咽闭合良好。

② 一般要求无严重智力和听力障碍,IQ值>70以上,能主动配合治疗者。

③ 年龄:一般4周岁以上。

(8) 治疗程序:录音—评估—诊断—训练—评价。

(9) 语音治疗:

① 元音训练:六个单元音:a、o、e、i、u、y。
② 辅音训练:音素—音节—词组—短句—自然流利对话。
(10) 治疗方式:
① 个体训练:采用一对一训练,针对不同发音特点、不同年龄、不同解剖条件,进行针对性的训练。
② 训练周期:每周 1~2 次,10~15min/次。此外病人必须每天在家自行训练 2h 以上。治疗周期结束后还要自行训练 3 个月进行巩固。

六、牙槽突裂行髂骨移植术护理

牙槽突裂与腭裂相同,它的发生是在胚胎发育期由于球状突与上颌突融合障碍所致,故牙槽突裂亦可称前腭裂。临床上可与唇裂伴发,而更多的是与完全性唇腭裂相伴发。

(一) 评估要点
(1) 一般生命体征检查。
(2) 社会状况、心理状况评估、家属关心及配合程度。
(3) 专科检查:上唇皮肤及上腭术后瘢痕情况、鼻翼塌陷程度、发音情况、牙槽裂隙程度、尖牙萌出情况等。
(4) 实验室及影像学检查,门诊牙片检查。

(二) 护理措施

1. 术前护理
(1) 皮肤的准备,术前一日髂骨取骨区、会阴部、口周备皮,双侧鼻孔剪鼻毛。
(2) 用物准备,准备相应的盐袋、合适的腹带、柔软的毛巾等。
(3) 结合临床检查 X 线片决定相关牙齿的去留。对于需行牙拔除术者至少应在 2 周以前进行,当距手术时间不足 2 周时,拔牙术可同植骨术同时进行。
(4) 术前一周用漱口液或生理盐水含漱,清洁牙周,术前 3 天开始避免戴用义齿、义托或活动矫治器,为手术提供良好的黏膜组织床,预防术后感染。

(5) 切牙过度腭倾使植骨区手术视野过小而影响手术者,需要术前正畸,矫正切牙及前颌骨位置,为手术视野创造条件。

2. 术后护理

(1) 全麻未清醒者,按全麻术后护理常规护理。

(2) 保持呼吸道通畅,严密观察呼吸情况。

(3) 完全清醒6h后,可给予少量清水,观察半小时,若无呕吐,可进流质饮食。

(4) 上唇加压,禁翻上唇。

(5) 术后取骨区下肢制动,用腹带、盐袋加压,防止出血,术后3天内取半卧位,持续用沙袋加压取骨处。

(6) 预防继发感染,遵医嘱给予使用抗生素5～7天,观察用药反应。

(7) 保持口腔清洁,口内植骨区用生理盐水口腔冲洗2次/日,持续5天,冲洗时应注意严禁用吸引器吸引,指导病人将生理盐水自行吐入弯盘。每次进食后用漱口液以保持口腔清洁。

(8) 饮食护理:禁用吸管进食(减少口腔内的负压),术后1周内进流质饮食(使用汤匙),1周后进半流质饮食,4周后可进普食。

(9) 保持皮肤完整:卧床期间定时轴线翻身,平卧与健侧卧位交替,防止骶尾部皮肤压疮;腹带加压期间,注意对侧髂骨区垫软毛巾,防止髂骨皮肤压伤。

(10) 康复训练:由于髂骨区取骨,活动受限,应指导和鼓励病人早期(术后第4天即可)下床适当活动,以利于恢复。

(11) 拆线时间:髂骨取骨区术后7天拆线,牙槽嵴手术区12～14天拆线。如使用吸收线则不需拆线。

(三) 健康指导与康复

(1) 注意伤口清洁,口内进食后要多饮温水。

(2) 由于髂骨取骨,应避免剧烈活动1个月。

(3) 定期门诊复诊。

七、腮腺肿瘤手术护理

腮腺肿瘤可发生于任何年龄,良性肿瘤以多型性腺瘤最多见,恶性肿瘤以腺泡细胞癌、黏液表皮样癌、腺样囊性癌常见。

临床表现：良性肿瘤以无痛、生长缓慢、活动肿块为主要特征；恶性肿瘤以疼痛、浸润性生长、侵犯神经、不同程度面瘫、张口受限为主要特征。

（一）身心评估

(1) 一般生命体征检查。

(2) 社会状况及心理状况评估。

(3) 专科检查：腮腺区有无疼痛、肿大和压痛；腮腺导管口有无红肿，挤压有无脓性或黏稠分泌物溢出。

(4) 实验室及影像学检查。

（二）护理措施

1. 术前护理

(1) 向病人解释手术目的、方式以及术后并发症的发生，如合并口角歪斜、眼睑闭合不全，应及时治疗。

(2) 备亚甲蓝于术前腮腺区皮肤标记。

(3) 备皮范围：患侧耳上、耳后 5cm 毛发，长发者应将患侧头发梳向对侧，结成小辫。

2. 术后护理

(1) 麻醉清醒后取半卧位。

(2) 给予半流质、避免刺激腮腺分泌的食物。抑制腺体分泌的药物应于饭前 30min 服用。

(3) 保持引流通畅，观察引流液的性质及量。注意切口有无渗出、肿胀，若渗液较多，及时协助处理。

(4) 切口局部加压包扎，松紧度适宜，过紧影响呼吸，过松会导致渗血、渗液、涎瘘，导致感染，影响切口愈合。

(5) 观察有无口角歪斜、闭眼不全等并发症。

(6) 腮腺手术同时行颈淋巴清扫术的护理同颈部淋巴结清扫术护理。

（三）健康指导与康复

(1) 拆线后仍需加压包扎 1 周，保持局部清洁，防止感染。

(2)教会病人做表情肌功能锻炼,服用营养神经药物,行针灸、推拿、热敷等促进面神经功能的恢复。

(3)术后1个月、3个月、半年来院复查,如有不适门诊随诊。

八、颞颌关节强直手术护理

颞颌关节强直是指器质性病变导致长期开口困难或完全不能开口。临床上分为两类:关节内强直和关节外强直。

临床以开口困难,面下部发育障碍畸形,咬合关系紊乱,髁突活动减弱或消失,口腔和颌面部瘢痕挛缩或缺损、畸形为主要特征。

(一)身心评估

(1)一般生命体征检查。

(2)社会状况及心理状况评估。

(3)专科检查:局部皮肤有无瘢痕或缺损畸形、面型是否对称、张口度、咬合关系、髁突活动度、精神状态以及口腔黏膜情况。

(4)实验室及影像学检查。

(二)护理措施

1. 术前护理

(1)按颌面外科术前护理常规护理。

(2)皮肤准备:耳周发际10cm剃毛发。需要做游离组织移植者,做好供皮区准备,并教会病人自我保护供皮区,防止破溃并保持清洁。

(3)清洁口腔:使用漱口液漱口,必要时清洁牙周。

(4)消除病人术前紧张情绪,协助病人放松,促进睡眠,必要时给予镇静剂。

2. 术后护理

(1)按颌面外科术后护理常规护理。

(2)卧位:全面清醒后取半卧位,头偏向一侧,利于分泌物排出、引流,减轻伤口局部肿胀。

(3)密切观察病人意识、瞳孔、血压、脉搏、呼吸等变化。对全麻和双侧颞下颌关节手术病人,应注意防止因手术后下颌及舌后坠而引起呼吸道梗阻。

(4) 口腔清洁：口腔冲洗 2 次/日，防止感染发生。

(5) 游离组织移植者，做好供皮区伤口的观察和护理，制动的病人应卧床休息，以利伤口的愈合。

(6) 术后进流质或软食，以早期锻炼张口和咀嚼功能。关节内有组织填入的病人，术后进流食或鼻饲流食，限制张口和咀嚼运动，以免填塞物移位。

(7) 术后 1 周内，用吊颌绷带加磨牙橡皮垫或颌间牵引的病人，应限制下颌运动，拆线后开始做张口训练，张口度达到 30°以上。

(三) 健康指导与康复

(1) 早日进行开口训练和咀嚼运动，一般在拆线后开始，训练至少坚持 6～12 个月，以巩固效果，防止复发，3 个月内禁咬硬物。

(2) 术后 1 个月、3 个月、6 个月来院复查，了解伤口愈合情况及张口训练程度。加强安全意识，防止关节意外发生。

(3) 纠正不良生活习惯，注意禁烟、酒及刺激性食物。

(4) 加强营养，可多吃一些含钙食物，保持口腔清洁。

九、牙龈癌手术护理

牙龈癌在口腔癌中仅次于舌癌和颊癌，居第 3 位，占口腔癌的 22% 左右。男性多于女性。多见于 40～60 岁。多为分化程度较高的鳞状细胞癌，生长缓慢，早期多无明显症状，以溃疡型多见。牙龈癌可发生于唇颊侧牙龈黏膜，亦可发生于舌、腭侧牙龈黏膜。上下唇颊侧牙龈黏膜与颊黏膜毗邻，以唇颊沟为其分界线。

临床表现为压痛、牙齿松动及牙龈部肿块，肿瘤侵及口底及颊部引起张口困难，淋巴转移多见于患侧下颌及颏下淋巴结。

(一) 身心评估

(1) 一般情况：了解病人对疾病的认知程度，评估病人全身营养状况、生命体征，询问其有无不良嗜好、家族史、既往史、过敏史等。

(2) 专科情况：了解癌肿的部位、大小、浸润程度以及有无淋巴结转移、淋巴结转移的程度等。

(3) 实验室检查及其他检查：X线曲面断层片——主要查骨质破坏情况；颈部CT——确定病变部位、大小及有无淋巴结转移等。

(4) 术前营养评估：口腔癌病人由于口腔被肿瘤占据伴张口受限、肿瘤疼痛、舌活动度下降等导致病人吞咽进食困难，加上部分恶性肿瘤病人长期严重消耗，病人普遍体重较轻，存在不同程度的营养不良。

(二) 护理措施

1. 术前护理

(1) 向病人解释手术目的、方式及注意事项以利于其配合。

(2) 心理护理：因肿瘤侵袭颌骨，手术破坏性大，手术范围广泛，术后将出现语言不清、流涎、进食困难、感觉麻木等问题，必然会给病人带来精神和肉体上的极大痛苦，因此对病人应具有高度的同情心和责任心，鼓励病人勇敢面对现实；同时也向病人讲述颌骨切除后的义颌修复可使病人的面型、咀嚼和发音功能得到一定程度的恢复，从而使病人以积极的心理接受手术。

(3) 备皮范围：上至下眼睑、下至颌骨下2~6cm，理发，取胸大肌皮瓣应剃去腋毛。

(4) 下颌骨切除需植骨者，术前1日用抗生素。

(5) 口腔护理：保持口腔卫生。入院后给漱口液或生理盐水漱口，每天2~4次，做好牙周清洁。

(6) 常规准备：常规配血、备皮，除面颊皮肤外，需口内植皮者，做好供皮区皮肤准备，术日禁食、水，必要时置胃管、尿管保留。

(7) 修复体准备：一侧下颌骨截除者，须做好健侧的斜面导板；上颌骨截处者必要时备腭护板。

2. 术后护理

(1) 取平卧、头正中位，两侧用沙袋固定。

(2) 观察生命体征变化。

(3) 保持呼吸道通畅：全麻未清醒前，应及时吸出口内分泌物，为防治舌后坠应将穿过舌体的牵拉线拉紧，使舌前伸，并行固定，气管切开者按气管切开护理常规护理。

(4)注意切口有无渗液、渗血,以及皮瓣颜色、温度、弹性等情况。取皮区应加压包扎,渗血较多者用沙袋加压。

(5)保持引流通畅,记录引流液量、颜色及性质。术后24h内引流量超过200mL或短期内有大量出血,应及时处理。若引流液呈淘米水样浑浊,提示有乳糜漏,应立即拔管,局部加压。

(6)给予病人高热量、高蛋白、高维生素的流质饮食,不能进食者进行鼻饲,必要时可静脉补充营养,保证机体需要。

(7)保持口腔清洁,给予口腔冲洗2次/天,方法同舌癌的冲洗方法,进食后及时用漱口剂漱口,每日3~4次,每次3~5min。

(8)体位:手术次日改半卧位,鼓励病人咳嗽排痰,行雾化吸入2次/天,防止呼吸道感染。

(9)上颌骨截除口内植皮者:应注意包扎的敷料或填塞的碘纺纱布的固定情况,防止松动脱落,一般于手术后1周拆线,10~14天除去口内固定的敷料。

(三)健康指导与康复

(1)注意休息,不宜参加体力劳动。

(2)加强营养,饮食从流质饮食逐渐过渡到正常饮食;下颌骨切除植骨者,应避免短期内进坚硬食物,保持口腔卫生。

(3)下颌骨截除后的病人,使用斜面导板应维持半年以上;上颌骨截除者创口出现不愈合避免进行早期张口训练,及时进行颌面部义颌修复。

(4)行颈淋巴结清扫者,注意同侧上肢功能锻炼。

(5)定期复查,及时发现复发灶及淋巴结转移等。

(6)切缘阳性或淋巴结转移者,术后5周内需行放疗、化疗或生物治疗。

十、颌面部间隙感染护理

颌面部间隙感染是颜面、颌周及口咽区软组织化脓性炎症的总称。常见表现为急性炎症过程,一般表现为感染的局部出现红、肿、热、痛,且边界不清。病情发展迅速,体温最高达40℃,并伴有食欲不振、便秘、全身不适症状。

(一) 症状与体征

(1) 眶下间隙感染。感染多来自上颌尖牙、第一前磨牙和上颌切牙的根尖化脓性炎症和牙槽脓肿。表现为眶下区红肿、剧痛、睑裂变窄、鼻唇沟消失。

(2) 咬肌间隙感染。感染为下颌智齿冠周炎及下颌磨牙的根尖周炎等所致。典型症状为以下颌支及下颌角为中心的咬肌区肿胀、变硬、压痛并伴有明显的张口受限。脓肿形成难以自行破溃,也不易扪到波动感。

(3) 翼颌间隙感染。感染主要为下颌智齿冠周炎及下颌磨牙根尖周炎症扩散所致。病人先有牙痛史,继而出现牙关紧闭、张口受限,咀嚼或吞咽食物时疼痛加剧,翼下颌皱襞触诊时有明显压痛点。

(4) 下颌下间隙感染。感染来源主要为下颌智齿冠周炎、下颌后牙根尖周炎、牙槽脓肿等牙源性感染或下颌下淋巴结炎的扩散。小儿多继发于下颌下淋巴结炎。临床表现为颌下三角区肿胀,下颌骨下缘轮廓消失,皮肤紧张、压痛,按压有凹陷性水肿,常伴有轻度张口受限和吞咽时疼痛。小儿由于组织疏松,肿胀易迅速波及舌根而影响呼吸甚至出现窒息而危及生命。

(5) 口底蜂窝组织炎。曾被认为是颌面部最严重而治疗最困难的感染之一,近年来此病已极为少见。感染可来源于下颌牙的根尖周炎、牙周脓肿、骨膜下脓肿、冠周炎等炎症的扩散。化脓性病原菌引起的口底蜂窝织炎肿胀多在一侧下颌间隙或舌下间隙,继续扩散至整个口底间隙时,则双侧下颌下、舌下口底及颏部均有弥漫性肿胀;腐败坏死性病原菌引起的口底蜂窝织炎,表现为软组织的广泛性水肿,如肿胀向舌根发展,则出现呼吸困难,严重者出现"三凹征"。

(二) 身心评估

(1) 一般生命体征检查。

(2) 社会状况及心理状况评估。

(3) 专科检查:颜面部是否对称、肿胀的位置、疼痛的程度、是否有张口受限及受限程度、有无咀嚼及吞咽困难、双侧睑裂及鼻唇沟是否对称、口内是否有牙周炎症及脓肿。

(4) 实验室及影像学检查。

(三) 护理措施

(1) 向病人耐心解释病情发展、治疗计划,减轻病人的思想负担,引导病人正确应对疾病的发生、结果,消除顾虑感,积极配合治疗。

(2) 注意休息:为病人提供安静舒适的环境。感染较轻者应适当休息,严重感染的病人急性期应卧床休息,注意静养,尽量减少说话,减少局部活动,避免不良刺激,为病人提供充分休息的环境空间。

(3) 病情观察:严密观察病人生命体征的变化,炎症是否向邻近组织扩散,有无呼吸困难和并发症发生。高热、休克病人给予对症护理。若肿胀严重引起呼吸困难,必要时进行气管切开术。

(4) 切开引流:脓肿形成后协助医生切开引流,准备冲洗液和引流条。如为厌氧菌感染,用3%过氧化氢溶液或1∶5000高锰酸钾溶液反复冲洗脓腔以控制厌氧菌的生长。铜绿假单胞菌感染可用1%醋酸、0.1%~0.5%多黏菌素或0.2%~0.5%庆大霉素溶液冲洗。

(5) 治疗护理:遵医嘱使用止痛剂和镇痛剂,给予抗生素治疗原发病灶,并注意观察用药反应,并详细记录。对于病情严重者给予全身支持疗法,输血输液,维持电解质平衡。

(6) 口腔护理:病情轻者嘱病人用温盐水或漱口液漱口;病情严重者用3%过氧化氢行口腔冲洗,每日3次,保持口腔清洁。

(7) 饮食护理:给予营养丰富、易消化的流食或半流食,补充必要的营养、水分、电解质和各种维生素,保证电解质平衡。张口受限者可采用吸管吮吸方式进食。

(四) 健康指导与康复

(1) 感染控制后,嘱病人及时治疗病灶牙,对不能保留的患牙及早拔除。

(2) 告知病人早期治疗重要性,指导病人到正规的医院进行牙科治疗,平时加强锻炼,注意口腔卫生,早晚刷牙,保持口腔清洁,出院时嘱病人定期复查,出院后1周和3个月复查血常规,行B超检查了解脓肿有复发,出现不适及时就诊。

十一、舌癌根治术护理

舌癌是口腔颌面部常见的恶性肿瘤,多见鳞癌。男性多与女性,但近年来有女性增多及发病年龄年轻化的趋势。目前发病原因不明,多由于长期刺激,如残冠、残根、慢性炎症、不良修复体、白斑或乳头状瘤引起。过度烟酒也是好发原因,病变部位多在舌前2/3部分,呈溃疡型或浸润型生长。舌癌多发于舌缘,其次为舌尖、舌背及舌根处,生长快,浸润性强,常波及舌肌致舌运动受限;有时进食、说话、吞咽发生困难,晚期可波及口底及颌骨,使舌固定;如有继发感染,可出现剧烈疼痛,疼痛可放射致耳颞部及整个同侧颈面部。另外,舌癌早期即可发生淋巴转移,以颈深上淋巴结、下颌下淋巴结转移最多见。

(一) 身心评估

(1) 一般情况:询问病人既往健康状况,有无药物过敏史、家族史,有无不良饮食习惯、吸烟史和饮酒史,评估病人的营养状况能否耐受手术,生命体征有无异常以及对本病的认知程度,同时了解家人对本病的认知以及经济状况。

(2) 专科情况:了解肿瘤发生的部位、大小,是否有舌运动受限,是否疼痛,是否有淋巴结转移等。

(3) 心理评估:评估病人对疾病、手术方式、麻醉方式的认知程度;对术前准备、手术和麻醉知识的了解程度。

(二) 护理措施

1. 术前护理

(1) 心理护理:针对病人对疾病本身及手术的恐惧心理,鼓励病人树立战胜疾病的信心和勇气,也可让其同类病友现身说教,取得病人的配合,同时对术后可能出现张口、进食、语音困难等问题,均应事先告知病人,使其有足够的心理准备。对于疼痛病人多做解释工作,必要时适当止痛。

(2) 术前化疗者:嘱其饮食宜清淡,少油腻。给予高蛋白、高热量、高维生素的饮食,如肉汤、营养餐等。

(3) 口腔护理:保持口腔清洁,嘱病人刷牙要彻底,给予含漱剂漱口,每日 3~4 次,每次 3~5min,术前常规全口清洁。

(4) 常规准备:术前 1 天配血、备皮,如病灶过大,需做邻近组织瓣转移或游离组织瓣修复者,做好供皮区皮肤准备,如做舌颌颈联合根治术,术侧皮肤准备区入发际 2~5cm,术日置胃管、尿管保留。指导练习有效咳嗽和床上排便。利用图片和文字等制定沟通及表达方法。

2. 术后护理

(1) 体位:全麻手术去枕平卧 6h 后,可采取半卧位,以利于呼吸及减轻颌面部水肿。游离组织瓣修复病人,5~7 天内采取平卧位,头偏向患侧。

(2) 病情观察:严密观察意识、瞳孔、体温、脉搏、呼吸、血压、引流液颜色及性质,组织瓣颜色、质地、温度等变化,记录出入量等。若有异常及时通知医生处理,做好记录。

(3) 保持呼吸道通畅:及时吸出口腔内分泌物,气管切开者按气管切开护理常规护理。如带气管插管(经鼻或经口)者,气囊放开前,应先吸净口鼻腔分泌物。为防止分泌物干燥结痂,常规气管插管内泵入生理盐水或气管内滴药,速度 6~10mL/h。

(4) 注意伤口渗血情况:保持负压引流通畅,观察引流量及颜色,如引流液鲜红色,量>250mL/日,或呈乳白牛奶状,均属异常,应及时报告医生处理。24h 引流液为 20~30mL 时即可拔管。

(5) 拆线时间:口内伤口 10~14 天拆线,口外伤口 7~10 天拆线。

(6) 饮食:给予高蛋白、高热量、高维生素、易消化饮食,不能进食者给予鼻饲。

(7) 保持口腔清洁:舌癌术后因张口受限、咀嚼困难,有时伤口渗血、不便漱口,为预防伤口感染必须进行口腔冲洗,每日 2 次。方法是用 20mL 注射器吸取 1%~1.5%过氧化氢冲洗口腔,使局部分泌物及残渣产生泡沫而脱落,再用生理盐水冲净,动作要轻,防止碰上创面,同时用吸引器不断抽吸口腔内的污垢和冲洗液,吸引负压为 0.04~0.06Mpa。

(8) 术后48h内严密观察口内皮瓣颜色,注意有无肿胀,发现异常及时报告医生处理。为了促进皮瓣成活,可局部热疗,也可输注促进微循环药物。

(9) 心理护理:心理护理应与术后护理紧密结合在一起。颜面破坏和功能障碍是病人必须面对的残酷事实。护士应多关注病人,多与病人及家属沟通,了解病人心理活动,制定心理调节方案,并取得家属支持,唤起病人的社会认同感。对于情绪持续低落者,需要心理医生帮助他们恢复心理健康。

(10) 颈淋巴结清扫术的护理:

① 保持负压引流通畅,观察引流液的颜色、性质和量,24h内引流液少于20mL即可拔除引流管。

② 观察缝线边缘皮肤颜色及肿胀情况,如有皮肤肿胀、充血及异常分泌物及时通知医生。

③ 术后1个月禁食酸辣刺激性食物。

④ 乳糜漏的护理:乳糜漏主要发生于左颈部,大多在术后2～3天后出现。乳糜液量逐日增加,24h量可超过500mL,外观为乳白色、均匀、无臭、无絮状块。发现乳糜漏后,立即停止负压引流,局部加压包扎,观察1～2日,若流量有所减少则继续加压,一般一周后多可自行愈合。如无效则需打开创口找到破口处给予缝合,或充填纱布压迫。观察有无乳糜胸症状的发生,如果乳糜液进入两侧胸腔并发乳糜胸时,可出现胸前压迫感、呼吸不畅、气促、脉速、面部发绀,严重时可出现休克,及时协助医生给予相应的对症处理。全身支持疗法,如给予高热量、高维生素、高蛋白、低脂肪饮食,必要时输血或血浆。嘱病人禁食乳类、脂类含量高的食物。

(三) 健康指导与康复

(1) 向病人讲解当前医学知识发展情况,对本病的治疗已取得良好的疗效,同时做好家属工作,保持乐观的态度,使病人密切配合治疗。

(2) 讲解放疗、化疗期间可能出现的一些不良反应,如胃肠道反应、脱发等,嘱病人不要过度紧张,同时可给予一些对抗反应的药物,减轻不良反应的症状。

(3) 讲解术后鼻饲饮食的重要性：保证质和量以供机体需要，促进伤口愈合。

(4) 讲解保持口腔卫生的重要性。

(5) 术后恢复期进行发音练习，口内拆除缝线后可做张口练习及舌运动功能练习，舌癌根治同期行下颌骨植骨术者，应在骨质愈合后练习张口和咀嚼运动，需坚持3~6个月。

(6) 定期复查：每3个月检查一次，及早发现复发病灶或淋巴结转移等。

十二、游离组织瓣修复护理

游离皮片移植是将人体一处的皮肤切下一部分厚度或全层厚度，完全与本体分离，移植到另一处重新建立血液循环，并继续保持其活动，以达到修复的目的。

(一) 身心评估

(1) 一般情况：资料收集，完成护理病史，了解病人的基本信息、主诉、既往及目前健康状况、家庭状况、心里社会史。

(2) 专科情况：了解肿瘤大小、侵犯范围，取皮瓣皮肤有无破损、瘢痕、硬结。

(3) 心理评估：了解病人对疾病的认知程度，对手术的期望值，主动与病人沟通，增加护患信任感。

(二) 护理措施

1. 术前护理

(1) 按颌面外科术前护理常规护理。

(2) 供区应禁止各种穿刺注射，术前1日供、受区备皮，注意勿损伤皮肤。

(3) 术前1~2天练习床上排尿排便，以预防术后发生尿潴留、便秘。

(4) 术前1~2天练习去枕平卧位，以适应术后卧床需要。

(5) 教会病人深呼吸和有效的咳痰方法，防止术后发生坠积性肺炎。

(6) 皮肤准备：手术野及转瓣区皮肤均应准备。

(7) 心理护理：由于颌面位于头部较为显著部位，大多数病人担心临床手术影响自身美观度、手术是否见效等，致使出现紧张、焦虑等负性情绪，不利于疾病治疗。因此护理人员需多和病人交流，充分了解心理特征，以制定个性化方案进行疏导，帮助病人树立战胜病魔的信心，提高疾病治疗的依从性。同时护理人员还需耐心、细致地向病人介绍相关疾病知识、手术方法，以消除紧张情绪，使其配合治疗。

2. 术后护理

(1) 按颌面外科术后护理常规护理。

(2) 温度：口腔颌面部皮瓣移植后，组织瓣的血液循环对外界环境的反应非常敏感，特别是寒冷的刺激可使移植体的血管发生痉挛，导致栓塞和移植体坏死，故术后需保持病房适宜的温湿度：温度维持在25℃左右，湿度维持在60%～70%，术后早期应严格遵守探视陪伴制度，以免增加感染的几率。

(3) 体位：术后根据手术的方式按医嘱予头部制动，术后24h内取平卧位，垫软枕，头颈部制动。一般取头部正中位或稍偏健侧制动，以利于皮瓣血液回流。避免头部后伸和转动，以防皮瓣血管扭曲、牵拉和张力过大，影响皮瓣的血液循环和成活。教会病人正确使用沙袋固定头部位置。供皮区患肢抬高15°～30°，注意观察末梢血运情况。

(4) 保持呼吸道通畅，气管切开者按气管切开护理常规护理。

(5) 组织瓣观察：

① 颜色：一般术后1～2天内皮瓣颜色苍白，以后逐渐恢复正常。如发现皮瓣颜色发紫、发暗，为静脉回流障碍所致；如皮瓣表面起水泡或为灰白色，为动脉血流受阻。

② 温度：移植皮瓣温度较周围皮肤一般低3～6℃。温度过低，颜色出现变化则应汇报医师探查处理。

③ 皮纹：皮纹为皮瓣表面正常的皮肤褶皱，如发生血管危象则皮纹消失、肿胀。

④ 质地：皮瓣移植后仅有轻度的肿胀，如皮瓣明显肿胀、质地变

硬,可能出现血管危象,应予以处理。

⑤ 皮瓣毛细血管充盈反应:可用无菌棉签轻压皮瓣,压后5s内颜色恢复至正常者为良好。

(6) 预防伤口感染:观察伤口愈合情况,保持敷料清洁、干燥及加压包扎松紧适度,供区植皮伤口敷料7～10天内严禁打开。密切观察病人体温变化。

(7) 口腔护理:常规给予口腔冲洗7～10天,每天2次,不能行口腔冲洗的病人予口腔擦拭清洁。

(8) 负压引流护理:保持负压引流通畅,注意观察引流量、颜色、性质并记录。如24h内负压引流量大于200mL,或短时间内引流出大量的鲜红色血性液,应考虑为切口活动性出血倾向,如出现颈部切口肿胀,病人烦躁不安,但引流管内无明显分泌物引出,应观察引流管有无堵塞、受压情况,必要时行切口探查,警惕切口血肿的发生。

(9) 饮食护理:给予高蛋白、高热量、高维生素鼻饲饮食,术后1周可经口腔进食少量清水,如无吞咽时呛咳,术后7～10天可拔除胃管。

(10) 疼痛护理:评估病人疼痛程度,遵医嘱及时给予止痛药物。

(11) 无论何种组织瓣移植后,组织瓣皮肤的痛觉和温度觉在短期内都是缺失的,在此阶段要注意防止创伤,特别是防止烫伤与冻伤。

(三) 健康指导与康复

(1) 因组织瓣感觉尚未完全恢复,进食时注意食物温度以防烫伤。

(2) 保持口腔清洁。

(3) 进行患肢功能锻炼。

(4) 腓骨瓣术后避免负重活动及劳动。

(5) 术后1个月、3个月、半年复查,发现问题及时就诊。

十三、腭部良、恶性肿瘤手术护理

口腔颌面部良性肿瘤和瘤样病变根据病变的组织来源,大体分为一般软组织肿瘤及瘤样病变、牙源性肿瘤、脉管畸形、神经源性肿瘤、嗜酸粒细胞增生性淋巴肉芽肿、骨源性肿瘤及瘤样病变等。

（一）身心评估

（1）一般情况：了解病人性别、年龄、饮食习惯，有无吸烟饮酒及喜食辛辣刺激、烫食等不良嗜好。

（2）专科情况：了解肿瘤的大小、生长史、颜色、质地、有无压痛、活动度及与周围组织有无粘连。

（3）心理评估：评估病人和家属对所患疾病的认知程度，有无过度焦虑、恐惧等影响康复的心理反应。了解病人和家属能否接受制定的治疗护理方案，对治疗及未来的生活是否充满信心，对术后可能存在的面容的改变是否表现出恐慌、焦虑，有无足够的心理接受能力。

（二）护理措施

1. 术前护理

（1）向病人说明手术目的、方法以及可能出现的问题，以消除紧张情绪，使其配合治疗。

（2）备皮：手术野及转瓣区皮肤均应准备。

（3）对于恶性肿瘤病人术前必要时备血。

（4）清洁口腔：使用漱口液漱口，必要时可行牙周清洁。

（5）术前置胃管、尿管。

（6）术前健康指导：

① 教会病人有效排痰的方法。

② 术前练习床上排便。

③ 沟通表达方式的训练：部分病人由于术后气管切开或创口影响发音，不能讲话，在术前可以教会病人一些固定的手势表达基本的生理需要或用书面的形式进行交流，也可以制作图片让其选择想表达的含义。

2. 术后护理

（1）体位：全麻手术去枕平卧 6h 后，可采取半卧位，以利于呼吸及减轻颌面部水肿。

(2) 严密观察意识、瞳孔、体温、脉搏、呼吸、血压等变化,记录出入量等。若有异常及时通知医生处理,做好记录。

(3) 观察口内纱包在位情况,及时清除口内分泌物,保持呼吸道通畅,行气管切开者按气管切开护理常规护理。

(4) 观察伤口的愈合情况,注意有无渗血、肿胀、裂开等异常反应,尤其是在负压引流拔除后应观察伤口肿胀情况。

(5) 口腔护理:常规给予口腔冲洗7~10天,每天2次,不能行口腔冲洗病人给予口腔擦拭清洁。

(6) 负压引流护理:保持负压引流通畅,注意观察引流量、颜色、性质并记录。

(7) 饮食护理:给予高蛋白、高热量、高维生素鼻饲饮食,术后1周可从口腔进食少量清水,如无吞咽时呛咳,术后7~10天可拔除胃管。指导病人进食半流质饮食或使用修复体恢复抠鼻分隔,防止发生鼻腔反流。

(8) 对有上颌骨切除者,应观察咬合关系。

(9) 行颈淋巴结清扫者按颈淋巴结清扫术护理常规护理。游离组织移植者,按游离组织瓣修复术护理常规护理。

(10) 拆线时间:口内缝线10~14天拆除,可吸收线除外;口外伤口7~10天拆线。

(三) 健康指导与康复

(1) 遵医嘱3个月、半年复诊,如有不适随时就诊,预防复发。

(2) 放、化疗后预防感冒,减少去公众场合,避免交叉感染。

(3) 坚持功能锻炼及发声训练。

(4) 注意口腔卫生,保持口腔清洁。

(5) 及时处理癌前病变,加强防癌宣传,开展防癌普查。

十四、口腔颌面部囊肿手术护理

口腔颌面部囊肿是一种非脓肿性的病理性囊肿,内含流体或半流体物质,由纤维结缔组织囊壁包绕,绝大多数囊肿有上皮衬里。根据其发生部位可分为软组织囊肿和颌骨囊肿两大类。其起源有牙源性（如根端囊肿、含牙囊肿）、滞留性（如黏液囊肿、舌下囊肿）及胚胎发育性（如面裂囊肿、甲状舌管囊肿、皮样囊肿等）。其中以根端囊肿、黏液囊肿、舌下囊肿较多见。

（一）身心评估

（1）一般情况：评估病人全身情况，如体重、营养、心肺功能、肝肾功能等；询问有无损伤史、炎症史、药物过敏史、家族史及手术史等。

（2）专科情况：了解囊肿大小、部位、质地、有无波动感、与周围组织有无粘连、有无压痛。

（3）心理评估：了解病人对疾病的认知程度、情绪反应，有无恐惧、紧张、焦虑。根据病种向病人及家属讲解有关疾病治疗、预后相关知识，帮助其正确认识疾病，鼓励其积极治疗，获得病人及家属的理解和配合，缓解紧张情绪。

（二）护理措施

1. 术前护理

（1）协助完成各项检查，发现异常及时通知医生。

（2）创造舒适、安静的住院环境，确保病人有良好的休息及睡眠。

（3）术前并发感染病人给予口腔护理指导，口腔卫生条件差的病人给予协助口腔清洁。

（4）因病变致吞咽困难影响进食者，指导病人进食软食或半流质饮食，必要时将饮食制成糊剂以利于病人使用吸管吸食。少量多餐，观察病人进餐量及质量，及时给予相应饮食调整。

（5）皮脂腺囊肿如继发感染，遵医嘱协助病人做局部湿敷。

（6）疼痛病人必要时遵医嘱给予止痛药物并观察用药后疼痛缓解情况。

2. 术后护理

（1）体位：麻醉期过后给予头高脚低半卧位，以利于头颈部伤口引流，减轻头部水肿。

（2）饮食护理：给予病人相应的饮食指导，口内手术病人术后一周内进流食,一周后进半流质饮食,术后忌刺激性、过热食物,2～3周后恢复正常饮食。口外手术病人术后进半流质饮食,3～4天后改为普食。

(3) 口腔护理:指导口内手术病人使用漱口液漱口,对于创伤较大不易清洁者应协助进行口腔护理,每日2次。

(4) 对口底皮样囊肿摘除术病人,注意观察口底肿胀情况。

(5) 舌下腺囊肿术后伤口常规放置引流条2～3天,注意观察伤口引流、肿胀情况。

(6) 行游离组织瓣修术的护理。

(三) 健康指导与康复

(1) 注意口腔卫生,保持口腔清洁。

(2) 保持皮肤清洁,勤洗澡、更衣、剪指甲。发生囊肿时不可挤压,以免引起炎症。

(3) 病变范围较大的颌骨囊肿刮治术后,注意勿咬食硬物以防发生病变性骨折。

(4) 遵医嘱3个月、半年复诊,不适时应及时就诊。

十五、颌面部肿瘤护理

口腔颌面部良性肿瘤和瘤样病变根据病变的组织来源,大体分为一般软组织肿瘤及瘤样病变、牙源性肿瘤、脉管畸形、神经源性肿瘤、嗜酸粒细胞增生性淋巴肉芽肿、骨源性肿瘤及瘤样病变等。

(一) 身心评估

(1) 一般情况:评估病人年龄、性别,有无全身性疾病,能否接受手术治疗;询问有无药物过敏史、手术史。

(2) 专科情况:囊肿有无破溃、出血和感染的情况;脉管疾病是否存在慢性刺激和瘤体出血;牙齿有无松动移位。

(3) 心理评估:评估病人对疾病的了解,有无对疾病造成颜面畸形的过度担心、紧张、焦虑。评估疾病对病人正常生活及社会交往的影响。

(二) 护理措施

1. 术前护理

(1) 按颌面部外科护理常规护理。

(2) 术前皮肤准备。

(3) 心理护理:评估病人及家属的心理需求,及时掌握心理变化,并对病人的言行给予充分理解,对语言不清的病人,要耐心倾听其倾诉,建立有效的沟通方式。鼓励病人表达自我感受,帮助病人做好充分的思想准备。

2. 术后护理

(1) 麻醉期过后给予抬高床头 30°或半卧位,利于头颈部伤口引流,减轻头部水肿。

(2) 饮食护理:口内手术病人后一周内进流质饮食,一周后进半流质饮食,术后忌刺激性、过热食物,2~3 周后恢复正常饮食。口外手术病人术后进半流质饮食,3~4 天后改为普食。

(3) 口腔护理:指导口内手术病人使用漱口液漱口,创面较大不易清洁及行颌间结扎病人给予口腔护理。

(4) 密切观察病人的生命体征变化,注意观察病人伤口出血、水肿情况,保持敷料干燥。

(5) 了解病人的疼痛性质,向病人说明疼痛的预期发展情况,加强病人对疼痛的应对,必要时遵医嘱给予药物镇痛,并观察用药后疼痛缓解情况。

(6) 对放置引流管的病人,保持引流管通畅,观察引流液的性质、量、颜色,发现异常及时通知医生。

(7) 保持呼吸道通畅,及时清除口内分泌物,注意观察舌、口底的水肿情况。

(8) 术后 3~5 天限制病人讲话,减少活动。

(三) 健康指导与康复

(1) 术后一周进半流质饮食 4~5 天,逐渐过渡到普食。

(2) 每日护理口腔 2 次,给予漱口水含漱。

(3) 脉管疾病病人出院注意不要磕碰伤口,结痂未脱落者不要抠、撕,避免出血。

(4) 出院后积极治疗坏牙,去除口腔内局部刺激因素,如不良义齿、残根、残冠。

(5) 戒烟戒酒,保持心情愉快,建立良好的生活方式。

(6) 放、化疗后预防感冒,少去公共场合,循序渐进地进行锻炼。

(7) 遵医嘱 3 个月、半年复诊,不适及时就诊。

十六、贝尔面瘫护理

贝尔面瘫是指临床上不能肯定病因的不伴有其他症状和体征的单纯型周围性面神经麻痹,是面神经疾患领域中最常见、最受关注的疾患之一。一般认为是经过面神经管的面神经部分发生急性非化脓性炎症所致。临床表现是以面部表情肌群运动功能障碍为主要特征的一种常见病,一般症状是口眼歪斜。它是一种常见病、多发病,它不受年龄限制。病人面部往往连最基本的抬眉、闭眼、鼓嘴等动作都无法完成。

(一) 身心评估

(1) 一般情况:评估病人的全身情况,如体重、营养、心肺功能、肝肾功能、血细胞分析、血凝等。询问家族史、既往史、药物过敏史、有无全身性疾病、能否接受手术。

(2) 专科情况:评估病人面部表情肌瘫痪情况、额纹有无消失、闭眼有无不全、味觉听觉有无功能障碍,评估病人疼痛情况。

(3) 心理评估:贝尔面瘫病人发病突然,由于严重的闭眼、进食、面部表情功能及颜面美观问题而影响生活,因此病人容易产生焦虑、恐惧等心理,对治疗往往抱有急切心理和过高期望值。

(二) 护理措施

(1) 心理护理:初发期告知病人疾病基础知识,稳定病人情绪;急性期对病人进行安慰护理,减轻慌张情绪;后遗症期鼓励病人,坚持功能恢复治疗。

(2) 病情观察:密切观察病人面神经麻痹的程度及对治疗的反应,包括额纹、眼裂、听觉、鼻唇沟、鼓腮、味觉、泪腺分泌、流涎等各种指标。

① 治愈的标准为面瘫的症状和体征基本消失,面肌功能基本恢复,面部感觉无异常。

② 显效的标准为面瘫的症状和体征基本消失,面肌功能完全恢复,静止时外观正常,笑时有轻度口角下垂。

③ 好转的标准为症状和体征明显减轻。

④ 无效的标准为治疗两个疗程后病情无改善。

(3) 眼部护理:贝尔面瘫病人应尽可能减少用眼时间,外出时尽量佩戴墨镜等遮蔽物,避免外界粉尘进入患侧眼内;眼睑闭合不全的病人,易发生暴露性结膜炎和角膜溃疡。因此,要指导病人保持眼球湿润,防止异物飞尘坠入眼内,用氯霉素滴眼液滴眼,每天3次,每晚睡觉前使用金霉素眼膏及佩戴护眼罩,养成良好的习惯,注意用眼卫生,不用脏手擦眼。在使用红外线照射时要注意保护病人双眼,用小毛巾遮盖,防止长时间照射,避免引起白内障。

(4) 饮食营养:加强饮食护理,从进食少量食物开始,让病人逐渐掌握进食的步骤,指导病人将食物放在健侧舌后方,细嚼慢咽,少量多食,根据病情给予半流质或者普食。贝尔面瘫病人的面神经控制区的肌肉均发生不同程度的萎缩,进而产生一系列症状,因而饮食中应适当补充富含钙及B族维生素等促进神经恢复和肌肉生长的食物。

(5) 口腔护理:保持口腔清洁,防止感染。指导病人掌握正确的刷牙方法。

(三) 健康指导与康复

嘱病人不用冷水洗脸,减少外出活动,同时指导病人进行局部按摩。具体方法如下:

(1) 进行皱眉、闭眼、吹口哨、叩齿等运动,运动时按节奏进行,每个动作2~3个八拍,每天3次。

(2) 按照健侧运动方向按摩患侧,用力轻柔适度,每天早晚各进行一次。

十七、下颌下腺炎护理

下颌下腺炎是由于涎石、异物或损伤等引起下颌下腺导管的炎症、狭窄或阻塞而导致的腺体逆行性感染。表现为进食时下颌下腺肿大和酸胀感,有反复发作的病史,导管口有红肿及脓性分泌物,口底可扪及硬物或伴有压痛症状,下颌下腺肿大、压痛,长期反复发作者腺体纤维化,呈硬结性肿块。

(一)身心评估

(1)一般情况:了解病人饮食、睡眠、有无发热史,询问既往史、药物过敏史、家族史。

(2)专科情况:了解下颌下腺有无肿大、压痛,导管口有无脓性分泌物溢出,评估下颌下腺增大的大小、质地、与周围组织界限是否清楚。评估舌活动情况,有无呼吸困难。

(3)心理评估:评估病人及家属对疾病的认知程度,对疾病进展的心理应对能力,是否出现焦虑、恐惧、易激惹情绪。同时由于疾病造成的疼痛、高热、明显肿胀等严重影响病人进食及睡眠,可进一步加重病人焦虑。

(二)护理措施

1. 术前护理

(1)按颌面外科术前护理常规护理。

(2)术前皮肤准备:口周、患侧颌下直径15~20cm区域备皮。

(3)饮食指导:病人手术当日麻醉期后可进流食。

(4)口腔清洁:使用含漱液漱口,预防术后伤口感染。

(5)心理护理:做好相关疾病知识的解释工作,消除病人紧张、焦虑情绪。

2. 术后护理

(1)体位:麻醉期后取半卧位或头高足低位,利于伤口引流,减轻面部肿胀,减轻疼痛。

(2)饮食:术后第1日起进半流质饮食,第4日后可进食普通饮食。

(3) 观察加压包扎松紧是否适宜,加压包扎通常于术后 1 周拆除。

(4) 伤口引流护理:术后伤口留置橡皮引流条或负压引流管 24~48h,保持引流通畅,观察引流液的颜色、性状、引流量。

(5) 观察颌下区肿胀及伤口出血情况:颌下区及口底肿胀明显时,注意有无血肿发生,伤口及引流管有无新鲜渗血,发现异常及时通知医生并协助处理。

(6) 观察呼吸情况:注意观察口底肿胀情况及呼吸频率、幅度、口唇颜色变化,及早发现呼吸困难并给予对症处理。

(7) 疼痛护理:术后反应性肿胀可引起吞咽疼痛,向病人讲解疼痛在术后 2~3 天即可缓解,鼓励病人进食。病人不能耐受疼痛时,遵医嘱给予止痛药物,并观察用药后病人疼痛缓解情况及用药反应。

(8) 观察有无面神经损伤的表现:患侧下唇运动减弱及下唇偏斜。发生时遵医嘱肌内注射维生素 B_1 及维生素 B_{12},并配合理疗,指导病人进行面肌功能训练。

(9) 心理护理:因术中牵拉面神经下颌缘支导致的面神经损伤,经神经营养药物治疗、理疗及面肌功能训练,3 个月可恢复正常,做好相关疾病知识的解释工作,消除病人紧张、焦虑情绪。

(三) 健康指导与康复

(1) 每天早晚刷牙,饭后漱口,定期行牙周洁治术,保持口腔清洁。

(2) 对因体质虚弱、长期卧床、高热或进食而发生脱水的病人,应加强口腔护理,嘱日常多饮水,保持体液平衡,加强营养。

(3) 鼓励病人增加咀嚼运动,例如嚼口香糖,进食酸性饮料或食物等以刺激唾液的分泌,增强口腔冲洗自洁作用。

第十七章　妇科疾病护理常规

第一节　妇科疾病护理常规

一、妇科疾病一般护理

(1) 入院接待：入院时接诊护士热情接待病人，准备好床单位，及时通知医生，向病人介绍入院环境、相关制度及主管医护人员，佩戴腕带，建立病历及一览卡。

(2) 病情观察：测量体温、脉搏、呼吸、疼痛、血压及体重。新病人、发热及术后病人每天测量体温、脉搏、呼吸3次，体温正常3天后改为每天测量一次；高热者每4h测量一次（夜间23:00和3:00可不测量）。严密观察阴道出血量及排出物性质，必要时保留会阴垫及排出物，发现异常及时通知医生处理。

(3) 饮食护理：给予高热量、高维生素、易消化的清淡饮食。

(4) 常规检查：按医嘱准确留取标本，落实各项常规检查，为诊断和治疗提供依据。

(5) 心理护理：关心、安慰病人，增强病人信心，使其积极配合治疗和护理。

(6) 健康指导：根据病情做好疾病相关知识及药物知识宣教。

二、妇科腹部手术护理

（一）术前护理

(1) 心理护理：耐心讲解女性生殖系统的解剖生理知识，使其了解手术情况与术后月经、性生活、生育的关系。介绍手术、麻醉情况及手术前后注意事项,以消除紧张、恐惧心理。

(2) 常规准备:术前1日抽血做血型交叉配合试验,配血备用,遵医嘱送检各项检查标本,行心电图检查。术前晚及手术当日清晨测量生命体征,注意有无月经来潮、发热、上呼吸道及皮肤感染等,如有异常应及时报告医生,暂停手术。

(3) 药敏试验:术前1日下午遵医嘱做药物过敏试验,将试验结果告知病人并做好相关记录。

(4) 皮肤准备:术前1日准备腹部皮肤,皮肤准备范围上至剑突、肋弓下缘,两侧至腋中线,下至大腿内侧上1/3处,包括会阴部及肛周皮肤,注意清洁脐部,脐部污垢用液状石蜡棉签擦洗干净(腹腔镜手术脐部清洁后用碘伏消毒)。

(5) 肠道准备:术前1日下午一般灌肠,或术前1日下午口服肠道清洁药物即导泻药物,使病人能排便3次以上(必要时术前一日晚和术晨行清洁灌肠)。术前8h禁食,4h禁饮。预计手术中可能损伤肠道者,例如卵巢癌有肠道转移时,遵医嘱行肠道准备:术前3天进无渣半流质饮食,并按医嘱口服甲硝唑0.4g等药物,每天3次。

(6) 阴道准备:准备全子宫切除病人,术前用0.5%碘伏棉球擦洗阴道,每天1~2次,共3天,并于手术日晨阴道擦洗。

(7) 药物应用:术前晚8时,遵医嘱给予镇静药,常用地西泮10mg肌肉注射或艾司唑仑1mg口服。手术日晨按医嘱将术前用药交由手术室护士带至手术室以便术前半小时使用。

(8) 留置管道:术前留置尿管,并连接引流袋,更换清洁病员服。

(9) 术前核对:病人进手术室前,护士应核对病人腕带的信息,如姓名、床号、住院号,术中用药及病历随病人一起带入手术室。如有活动义齿应取下,贵重物品妥善保管或交其家属(由病房护士、家属及手术室护士三方确认)。

(10) 物品准备:准备好麻醉床、腹带、沙袋、引流固定物及输液挂钩、心电监护仪、氧气等。

(二) 术后护理

(1) 床旁交接:病人回病房时,病房护士与手术室护士一起进入病房,将病人轻稳移至床上,注意保暖,核对病人腕带,并向麻醉师及手术室护士了解术中情况,交接及观察病人意识恢复和麻醉苏醒情况,病人的生命体征,静脉输液是否通畅,各种引流装置是否完好、通畅,并妥善固定引流袋,皮肤是否完好等,并做好记录和签字。

（2）体位护理:根据手术及麻醉方式采取不同的卧位,全身麻醉病人在尚未清醒前应去枕平卧,头偏向一侧,以免呕吐物、分泌物误入气管引起窒息,清醒后可以垫枕;硬膜外麻醉者,去枕平卧6～8h;蛛网膜下隙麻醉者,去枕平卧12h,以防头痛。除外病情允许取自主卧位,如病人病情稳定,术后次日可取半卧位。

（3）饮食护理:根据病情禁食6～8h后可进食不易产气的流质饮食,忌食甜食、豆浆及牛奶,肛门排气后可进半流质饮食,排便后进普食,鼓励进高蛋白、高维生素、富含纤维素、清淡易消化的食物。

（4）病情观察:

① 生命体征:严密观察病人生命体征变化,每30min测血压一次,共6～8次,至平稳改4h一次。术后每天测体温、脉搏、呼吸3次直至体温正常后3天改为每天一次,并做好记录。如有内出血和休克症状,立即通知医生进行处理。

② 切口护理:观察切口有无渗血、渗液情况,保持伤口敷料清洁干燥,如敷料浸湿,应及时更换,必要时汇报医生。术后腹部放置沙袋6h,并包扎腹带。

③ 引流管护理:

Ⅰ.腹腔引流护理:如放置腹腔引流管,妥善固定,保持引流管通畅,若为负压吸引管使其保持负压状态,观察、记录引流液的量及性质,班班交接,测量引流管外露长度并在引流管上标识及记录,每天更换引流袋一次。

Ⅱ.尿管护理:保持尿管通畅,观察尿液颜色和量,一般于24～48h后拔出尿管。保留尿管期间,用碘伏棉球进行会阴擦洗,每天2次,保持局部清洁,预防泌尿系统感染(导尿期间病情允许嘱病人多饮水)。

④ 腹胀:术后鼓励病人多活动,密切观察肠蠕动情况,一般术后48h可自行排气,如腹胀明显,术后24h可肌肉注射新斯的明0.5～

1mg,或给予温盐水低压灌肠。严重胀气者,酌情给予胃肠减压,3天未排大便者可给缓泻药。

⑤疼痛护理:术后一般使用镇痛泵,如出现疼痛,检查镇痛泵的通畅情况,如疼痛较剧,与麻醉师联系处理,没有使用镇痛泵的,按医嘱处理,保证术后病人无明显疼痛,术后按照要求进行疼痛评分和记录。

(5)心理护理:及时向病人反馈术后好的信息,鼓励病人有效配合,提高依从性,促进康复。

(6)健康指导:按照术后的不同阶段分步进行饮食、活动、心理及切口卫生指导,促进康复。

三、妊娠剧吐护理

孕妇呕吐频繁,不能进食,体重明显下降,严重时可引起水、电解质紊乱和酸中毒,甚至危及母、儿生命,称为妊娠剧吐。

(一)身心评估

(1)了解孕妇对妊娠的心理适应程度,鼓励孕妇抒发内心感受和想法。

(2)告知孕妇的情绪变化可以通过神经和内分泌调节的改变对胎儿产生影响。

(二)护理措施

(1)做好心理护理,使病人对妊娠有正确的认识。

(2)及时、准确采集检验标本,各项检查结果及时告知病人及家属。

(3)注意观察呕吐物的性质及量,记录尿量,必要时记录出入量并按医嘱抽血监测电解质。

(4)关心、体贴孕妇,及时清除呕吐物,保持环境整洁、无刺激、舒适。

(5)注意口腔卫生,嘱孕妇尽可能吃喜爱的食物,一般可进易消化、清淡饮食,少量多餐。重症者禁食。

(6)按医嘱输液以纠正脱水、酸中毒、低钾血症等。

(7) 密切观察病情，谨防发生脱水、酸中毒等。

(8) 评估皮肤弹性及脱水程度，做好皮肤护理，避免继发感染。

(9) 取自主卧位，注意下床安全，防止体位性低血压。

（三）健康指导与康复

(1) 保持口腔清洁，呕吐后用淡盐水漱口，及时清除呕吐物并观察呕吐物的色、质、量等。

(2) 饮食宜清淡富有营养，易于消化，随喜好选择食物，少量多餐。避免食油腻、生冷及其他有刺激气味的食物。

(3) 注意保暖，避免受寒，忌风直接吹。

(4) 保持心情舒畅，劳逸有度，多听优美音乐。

(5) 指导其产前检查及建立孕期保健手册。

四、流产护理

凡妊娠不足28周，胎儿体重不足1000g而终止妊娠者，称为流产。流产发生于妊娠12周以前者称早期流产，发生在妊娠12周之后不足28周者称晚期流产。

（一）身心评估

(1) 应全面评估孕妇的各项体征，判断流产类型。

(2) 流产孕妇的心理状况常以焦虑和恐惧为特征，胎儿的健康也直接影响孕妇的情绪反应，孕妇可能会伤心、郁闷、烦躁不安等。

（二）护理措施

流产又分为自然流产和人工流产，自然流产的发生率占全部妊娠的15%左右，多数为早期流产，以下为先兆流产护理常规。

(1) 绝对卧床休息，取自主平卧位，保胎治疗期间尽量不做阴道检查。

(2) 有阴道流血者置消毒会阴垫，保持会阴部清洁，避免感染。

(3) 观察腹痛和阴道流血量及颜色，如有阴道排出物，需留取，必要时送病理检查。若阴道流血量多，及时汇报医生。

(4) 嘱进食富含维生素及粗纤维食物，多饮水，保持大便通畅，禁止灌肠。

(5) 保持会阴部清洁,勤换会阴垫,注意衣服宽松透气,经常更换。

(6) 做好优生优育的健康教育工作,对曾有流产者给予精神支持,解除思想顾虑。

(三) 健康指导与康复

(1) 病人如失去胎儿,往往会出现伤心、悲哀等情绪反应,应给予同情和理解,帮助病人及家属接受现实,顺利度过悲伤期。

(2) 还应与孕妇及家属共同讨论此次流产的原因,向他们讲解流产的相关知识,帮助他们为再次妊娠做好准备。

(3) 指导孕期保健手册的建立和孕期保健。

五、异位妊娠护理(保守治疗)

受精卵在子宫体腔外着床发育时,称为异位妊娠。按其发生的部位不同,可分为输卵管妊娠、卵巢妊娠、腹腔妊娠、宫颈妊娠及子宫残角妊娠等,其中输卵管妊娠最为常见,占异位妊娠的95%左右。

(一) 身心评估

(1) 评估患停经时间,阴道流血、腹痛、B超及血 β-HCG 检查情况。

(2) 评估病人的情绪反应。

(3) 评估病人对疾病治疗的了解。

(二) 护理措施

(1) 给予心理安慰和必要的解释、宣教,使病人积极配合。

(2) 密切观察血压、脉搏、呼吸、面色、腹痛及阴道流血情况等,发现异常情况报告医师。做好阴道后穹隆穿刺和腹腔镜检查的准备。

(3) 保持会阴清洁,必要时保留会阴垫,注意有无"蜕膜管型"排出,以协助诊断。

(4) 在观察过程中禁用止痛剂及灌肠。

(5) 合理饮食,卧床休息,尽量取半卧位。尽量减少突然改变体位或增加腹压的动作,以免诱发出血,加重病情。

(6) 协助医生采血,进行血 β-HCG 检查。
(7) 如出现腹腔内出血,需手术者按腹部手术护理常规护理。
(8) 休克病人取休克位,立即配血、输液、给氧、保暖,监测生命体征,观察意识变化及尿量,快速完成术前准备。
(9) 使用甲氨蝶呤等进行保守治疗期间,注意口腔卫生,防交叉感染,注意腹痛并予饮食指导。

(三) 健康指导与康复
(1) 保守治疗期间注意卧床休息,勿按压下腹部,并尽量减少改变体位和增加腹压的动作。
(2) 保持外阴清洁,防止感染。
(3) 每周复查血 β-HCG 直至正常。
(4) 宣教避孕相关知识。
(3) 门诊随诊。

第二节 女性生殖系统疾病护理常规

一、外阴尖锐湿疣护理

由人乳头瘤病毒感染引起鳞状上皮疣状增生病变,其发病率仅次于淋病,位居第二位。

外阴尖锐湿疣(condyloma acuminate,CA)是由人乳头瘤病毒(human papillomavirus,HPV)接触感染生殖器官及附近表皮引起的外阴皮肤的鳞状上皮疣状增生性病变的性传播疾病。表现为外阴瘙痒、烧灼痛或性交后疼痛。典型体征是初起为微小的呈粉色或白色的小乳头状疣,大的可呈鸡冠状、菜花状,顶端可有角化或感染溃烂。

(一) 身心评估
结合病史,通过询问和观察,评估病人的症状和出现症状后的相应的心理反应。

(1) 健康史:有无高性激素水平、免疫力低下、吸烟、早年性交、多个性伴侣等高发因素。

(2) 询问外阴皮肤瘙痒、烧灼痛的主观感觉,及其与性交、活动、排便、排尿的关系。

(3) 是否妊娠。

(二) 护理措施

(1) 保护病人隐私,多与病人沟通,了解并解除病人顾虑,使病人积极配合治疗护理。鼓励家属与病人多交流沟通,共同消除病因,达到身心健康的目的。

(2) 急性期卧床休息,协助上药或服药。

(3) 需电灼及其他手术治疗的病人,做好术前准备工作。

(4) 术后每日清洁外阴2次至伤口愈合。

(5) 电灼和清创伤口暴露,保持局部干燥。

(6) 污染的衣裤及生活用品要及时消毒。

(7) 孕妇在分娩前不宜做病灶处理,分娩后有可能消退。阴道分娩有感染新生儿的机会,应尽量选择剖宫产。

(8) 新生儿出生后需洗澡,如无窒息,则不用吸痰管清理呼吸道,以免损伤喉黏膜,导致日后婴幼儿喉乳头瘤的发生。

(三) 健康指导与康复

(1) 保持外阴清洁卫生,避免不洁性生活,以预防为主。

(2) 告知病人定期复查,按时用药,坚持治疗,治愈的标准是疣体消失,但仍有复发可能,需遵医嘱随访接受指导。

(3) 告知病人,尖锐湿疣具有传染性,性伴侣应进行尖锐湿疣的检查。推荐使用避孕套阻断传播途径,强调配偶或性伴侣同时治疗。

(4) 宣教性卫生知识,经期避免性生活。

二、淋病护理

淋病(gonorrhea)是由革兰氏染色阴性的淋病双球菌(简称淋菌)引起的以泌尿、生殖系统化脓性感染为主要表现的性传播疾病。

(一)身心评估

(1) 结合病史,通过询问和观察,评估病人的症状和出现症状后相应的心理反应。

(2) 监测生命体征变化,观察有无腹痛,并观察阴道分泌物性状。

(3) 有无尿频、尿急、尿痛、排尿困难,外阴有无压痛、红肿、烧灼痛。

(二)护理措施

(1) 心理护理:保护病人隐私,耐心倾听病人诉说,理解并解除病人治疗的顾虑,关心、安慰病人,强调急性期及时、彻底治疗的重要性和必要性,以防疾病转为慢性,使其树立治愈的信心。

(2) 与病人及家属共同制定防治措施,夫妻共同治疗,患病期间严禁性生活、盆浴。

(3) 急性期应卧床休息,严格执行消毒隔离制度,防止交叉感染。

(4) 在淋病高发地区,孕妇应于产前常规筛查淋菌,以便及早确诊并得到彻底治疗。

(5) 物理治疗者,应告知病人选择适当的治疗时间,术前准备及术中配合,术后常出现的表现及应注意的问题。淋病产妇娩出的新生儿,均用1%硝酸银滴眼,防止淋菌性眼炎。

(6) 穿透气的衣服,注意防止交叉感染。

(三)健康指导与康复

(1) 保持外阴清洁,坚持用药,勿搔抓或使用刺激性的药物清洗外阴,勤换、勤洗内衣裤。

(2) 采取消毒隔离措施,病人所使用的物品均应先消毒后使用。

(3) 治疗结束后2周内,无性接触史情况下符合下列标准为治愈:① 临床症状和体征全部消失;② 治疗结束后4~7日取宫颈管分泌物做涂片及细菌培养,培养结果连续3次为阴性,方可诊断治愈。

(4) 保持乐观情绪,注意休息及营养。

(5) 教会病人自我消毒隔离方法,注意个人卫生,治愈前用物均需消毒后使用,防止交叉感染。

(6) 指导病人及家属相互关怀,家属要理解、照顾病人,患病期间严禁性生活、盆浴及过多的妇科检查。

三、梅毒护理

梅毒(syphilis)是由苍白密螺旋体感染引起的慢性全身性的性传播传染性疾病。早期主要表现为皮肤黏膜损害,晚期能侵犯心血管、中枢神经系统等重要脏器。

(一) 身心评估

(1) 结合病史,通过询问和观察,评估病人的症状和出现症状后的相应的心理反应。

(2) 观察皮肤黏膜情况及阴道分泌物性状。

(3) 观察全身皮肤黏膜有无充血、肿胀,有无皮肤溃疡出血。

(4) 注意全身症状,监测生命体征。

(二) 护理措施

(1) 心理护理:正确对待病人,尊重病人,指导病人接受心理咨询与治疗。帮助其建立治愈的信心和生活的勇气。

(2) 孕妇在初次产科检查时做梅毒血清学检查,必要时在妊娠期末或分娩期重复检查,以明确诊断及时治疗,为用药孕妇提高相应的护理。

(3) 已确诊为先天梅毒的新生儿均需按医嘱接受治疗,并做好消毒隔离措施。

(4) 指导病人需要与性伴侣共同治疗,注意消毒隔离和隐私保护。

(三) 健康指导与康复

(1) 治疗期间禁止性生活,性伴侣应同时治疗,治疗后接受随访,治疗标准为临床治愈及血清学治愈。

(2) 治疗后应随访 2~3 年,第一年每 3 个月复查一次,以后每半年复查一次,包括临床表现及非梅毒螺旋体抗原血清试验。治疗后至少 2 年内不妊娠。

(3) 指导病患家属相互理解和关心,患病期间严禁性生活或共浴。

四、非特异性外阴炎

非特异性外阴炎(non-specific vulvitis)主要指由物理、化学因素而非病原体所致的外阴部的皮肤或黏膜的炎症。临床表现为外阴皮肤瘙痒、疼痛、烧灼感,于活动、性交、排尿、排便时加重。外阴局部充血、肿胀、糜烂,严重者形成溃疡或湿疹。

(一) 身心评估

(1) 结合病史,通过询问和观察,评估病人的症状和出现症状后的相应的心理反应。

(2) 有无尿瘘、粪瘘、糖尿病等其他疾病。

(3) 是否穿着紧身化纤内裤,外阴局部是否经常潮湿。

(4) 阴道分泌物的性质、量,有无其他伴随症状。寻找外阴不适的可能诱因。

(5) 外阴局部有无充血、肿胀、抓痕、湿疹、皮肤溃疡、渗血。

(6) 外阴部有无糖尿尿液、粪便的长期浸渍等。

(二) 护理措施

(1) 每日清洗外阴,保持外阴的干燥、清洁。

(2) 急性期注意休息,禁止性生活。每日用 1∶5000 高锰酸钾溶液(40℃)坐浴 2 次,每次 15～30min。

(3) 有感染破溃者,在用药同时指导病人正确使用柔软无菌会阴垫,以减少摩擦和混合感染。

(4) 穿透气性强的棉质内衣,勤更换。

(三) 健康指导与康复

(1) 注意个人卫生,勤洗勤换内裤,不穿化纤类及过紧内裤,保持外阴清洁、干燥,避免搔抓。

(2) 定期门诊复查,寻找致病原因,进行病因治疗,如糖尿病、阴道炎、尿瘘、粪瘘等。

(3) 高锰酸钾溶液配置浓度为 1∶5000,肉眼观为淡玫瑰红色,不可太浓,以免烧伤皮肤。月经期禁止坐浴。

(4) 做好月经期、孕期、分娩期、产褥期卫生,减少外阴炎的发生。

五、前庭大腺脓肿护理

前庭大腺脓肿(abscess of Bartholin gland)是指由于前庭大腺急性化脓性炎症时,腺管开口因肿胀或被渗出物凝聚阻塞,脓液不能外流,积存而形成脓肿。

(一)身心评估

(1) 结合病史,通过询问和观察,评估病人的症状和出现症状后的相应的心理反应。

(2) 严密观察体温、血象的变化。

(3) 观察局部肿胀程度、疼痛程度,有无破溃。

(4) 观察局部引流情况。

(二)护理措施

(1) 急性期卧床休息。疼痛剧烈时,可按医嘱给予止痛剂。

(2) 注意个人卫生,保持局部清洁,勤换内裤,穿宽松全棉内裤,减少局部刺激及摩擦。

(3) 脓肿切开术前,指导外阴用药,如1:5000高锰酸钾溶液坐浴。

(4) 术后观察局部引流条填塞情况。观察引流物的量及性状,每日伤口换药一次,直至术后拆线。伤口拆线后每日坐浴2次。

(三)健康指导与康复

(1) 注意个人卫生,保持局部清洁,每日清洗外阴,更换内裤,尽量穿全棉宽松内裤。

(2) 有炎症或外阴不适要及时就诊,在医生指导下使用药物,局部清洗。

(3) 脓肿治愈后可恢复性生活,但应注意性生活卫生,月经期禁止坐浴。

(4) 告知病人前庭大腺为双侧,注意预防复发。

六、慢性宫颈炎护理

慢性宫颈炎(cervicitis)是妇科最常见的下生殖道炎症之一,包括宫颈阴道部炎症及宫颈管黏膜炎症,临床上多见的是宫颈管黏膜炎。多由急性宫颈炎转变而来,常因急性宫颈炎治疗不彻底,病原体隐藏于宫颈黏膜内形成的慢性炎症。表现为阴道分泌物增多,分泌物的颜色、量、性质及气味异常。

(一)身心评估

(1)观察阴道分泌物的颜色、量、性质及气味。
(2)注意有无伴随症状及阴道出血。
(3)注意由于慢性疾病引起的心理反应。

(二)护理措施

(1)保持外阴部清洁、干燥,减少摩擦。
(2)宫颈脱落细胞学检查、白带检查无异常方可治疗。
(3)物理治疗应在月经结束后3~7天内进行,避免性生活。
(4)术后嘱病人保持外阴清洁。创面未愈合前禁止进行阴道冲洗、性生活和盆浴。观察阴道流血的量、颜色。
(5)采用物理治疗后病人应每日清洗外阴2次。

(三)健康指导与康复

(1)注意个人卫生,勤换内裤,保持外阴清洁卫生、干燥。
(2)注意有无阴道流血,若有大量阴道流血及时复诊。
(3)术后4~6周禁止性生活、盆浴和阴道冲洗。
(4)物理治疗后于2次月经干净后3~7天复查,了解创面愈合情况,注意有无宫颈管狭窄。
(5)定期复查宫颈情况。

七、盆腔炎性疾病护理

盆腔炎性疾病(pelvic inflammatory disease PID)是指女性上生殖道的一组感染性疾病。主要有子宫内膜炎、输卵管炎、输卵管卵巢脓肿、盆腔腹膜炎。引起盆腔炎的病原体有来自寄居于阴道内的菌群和来自外界的病原体。

（一）身心评估

结合病史，通过询问和观察，评估病人的症状和出现症状后的相应的心理反应。

(1) 了解病人既往病史，有无下生殖道感染、宫腔内手术、盆腔炎性疾病再次急性发作等。

(2) 了解病人有无不良性行为及经期卫生不良等。

(3) 注意下腹疼痛程度、性质及部位。

(4) 监测生命体征，尤其是高热病人的监测结果。

(5) 直肠、膀胱刺激症状。

(6) 加强巡视，观察病人用药后反应。

（二）护理措施

(1) 做好心理护理，消除病人紧张焦虑情绪，取得配合。

(2) 卧床休息，给予半卧位，促使感染局限，减轻中毒反应。

(3) 进食富有营养的高蛋白、高热量、易消化的食物，以增加机体抵抗力。

(4) 及时、正确、合理、足量使用抗生素，纠正电解质紊乱和酸碱失衡。

(5) 发热时按发热护理常规护理。

(6) 手术治疗者按手术病人护理常规护理。

(7) 勤换衣服，保持皮肤、外阴清洁、干燥。

（三）健康指导与康复

(1) 提倡安全性行为，减少性传播疾病的发生。

(2) 做好经期、孕期及产褥期的卫生保健指导。

(3) 定时复诊，如再次出现腹痛、阴道异常流血等不适症状，需及时就诊。

(4) 加强体质锻炼，劳逸结合，以增强全身抵抗力。

(5) 及时治疗盆腔炎性疾病，防止后遗症发生。

第三节 月经失调护理常规

一、闭经护理

闭经(amenorrhea)是妇科常见症状,表现为无月经或月经停止。通常根据既往有无月经来潮将闭经分为原发性和继发性两类。原发性闭经是指年龄超过16岁(有地域性差异)、第二性征已发育、月经尚未来潮,或年龄超过14岁、尚无女性第二性征发育者;继发性闭经是指以往曾建立过正常的月经周期,后因某种病理性原因月经停止6个月以上,或按自身原来月经周期计算停经3个周期以上者。月经失调是妇科的常见病,临床主要表现为月经周期或经期不规则,流血量的异常或伴发某些异常的症状,可由器质性病变或内分泌调节机制失常引起。

(一)身心评估

(1) 病人既往健康史:有无先天性缺陷或其他疾病,闭经期限及伴随症状,有无精神因素、环境改变、体征增减、剧烈运动、各种疾病及用药影响。

(2) 观察病人精神状态、营养、发育,第二性征发育情况。

(3) 病人对疾病的认识及情绪状况。

(二)护理措施

(1) 检查性激素水平。

(2) 严格按医嘱,准时、合理用药。

(3) 保持心情愉快。

(4) 手术治疗(同腹腔镜手术护理常规护理)。

(三)健康指导与康复

(1) 加强心理护理:建立良好护患关系,鼓励病人表达自己的感情,向病人提供诊疗信息,帮助澄清一些观念,解除病人心理压力。

(2) 促进病人参与力所能及的社会活动,保持心情舒畅,正确对待疾病。

(3) 指导合理用药,说明性激素的作用、不良反应、剂量、具体用药方法、时间等问题。

(4) 鼓励病人加强锻炼,供给足够的营养,保持标准体重,增强体质。

二、功能失调性子宫出血护理

功能失调性子宫出血(dysfunctional uterine bleeding,DUB)为妇科常见病,主要是由于生殖内分泌轴功能紊乱造成异常子宫出血,而全身及内外生殖器官无明显器质性病变存在。分为有排卵型和无排卵型两大类。临床表现为子宫不规则出血,特点是月经周期紊乱,经期长短不一,出血量时多时少,甚至大量出血。

(一) 身心评估

(1) 健康史:年龄、月经史、婚育史、避孕措施、既往史、有无慢性疾病及其他诱发因素(有无精神紧张、受到情绪打击、过度劳累及环境改变等)。

(2) 病人精神和营养状态。

(3) 病人心理状态,有无恐惧、焦虑不安等。

(二) 护理措施

(1) 观察阴道流血量、颜色,必要时记录出血量。

(2) 性激素治疗时观察用药后反应。

(3) 耐心解释病情,减轻病人不安心理,积极配合治疗。

(4) 卧床休息,加强安全防护,保证充足睡眠。

(5) 鼓励病人多食高蛋白及含铁丰富的食物,以保证营养,纠正贫血。

(6) 预防感染,观察生命体征变化,注意观察阴道流血量,保持外阴清洁。

(7) 性激素治疗时应按时按量给药,注意观察不良反应,病人不得自行调整剂量及给药时间。

(8) 若有大出血时,除做好一般大出血病人的护理外,还应做好手术止血准备。

(三) 健康指导与康复

(1) 注意休息,加强营养,保持轻松愉快的心情。

(2) 经期注意卫生,防止逆行感染。

(3) 出院带药时应遵医嘱服药,不能随意停止或增减,防止出血。

(4) 出血量多时,及时就诊。

三、围绝经期护理

围绝经期(perimenopausal period)指妇女绝经前后的一段时期,从出现与绝经有关的内分泌、生物学和临床特征起至绝经 1 年内的期间。

(一) 身心评估

(1) 结合病史,通过询问和观察,评估病人的症状和出现症状后的相应的心理反应。

(2) 卵巢功能减退及雌激素不足引起的症状。

(3) 由于家庭因素和社会环境因素的变化诱发的一系列症状。

(4) 个性特点与精神因素引起的症状。

(二) 一般护理措施

(1) 心理护理:建立相互信赖的护患关系,使病人能充分宣泄自己的情绪,同时给予病人针对性的指导,使病人了解围绝经期是妇女生命自然进程中的一个正常的生理阶段,消除病人顾虑。

(2) 向病人家属讲解有关围绝经期的保健知识,理解病人的不适,谅解病人出现急躁、焦虑、忧郁、发怒等消极情绪,避免发生冲突,并提供精神心理支持及生活照顾,协助渡过此期。

(3) 让病人了解用药目的,服药剂量、方法及可能出现的副作用,严格按医嘱准时、按量用药。

(4) 督促长期使用激素治疗者一定要定期复查,以便病人接受指导,调整用药,尽量减少不良反应。

（三）健康指导与康复

(1) 指导病人科学安排时间，积极参与力所能及的体力和脑力劳动，培养乐观、开朗的性格，帮助病人克服"老年无用"心理，用宽容、豁达的态度对待不称心的人和事，保持和谐的人际关系。

(2) 坚持每年体检一次。

(3) 坚持户外活动，积极参加文体锻炼，补充营养，粗细粮结合，多食富含钙的食物，必要时补钙。

(4) 解除病人不必要的顾虑，教会病人及家属保持正常性生活的方法，通过相互调节达到新的平衡。

第四节 妇科手术护理常规

卵巢肿瘤是女性殖器常见的三大恶性肿瘤之一。上皮性肿瘤好发于50～60岁妇女，生殖细胞肿瘤多见于30岁以下年轻女性。由于缺乏早期诊断手段，卵巢恶性肿瘤死亡率居妇科恶性肿瘤首位。输卵管肿瘤有原发性和继发性两种。绝大多数为继发性癌，占输卵管恶性肿瘤的80%～90%，多来自卵巢癌和子宫内膜癌。

一、输卵管癌护理

输卵管癌：是少见的女性生植器恶性肿瘤，占所有妇科恶性肿瘤的0.1%～1.8%，以40～65岁居多，平均52岁。超过60%的原发性输卵管癌发生于绝经后。

（一）身心评估

(1) 肿瘤大小、生长速度，伴随的症状。

(2) 病人和家属情绪状态，对疾病预后的了解。

（二）护理措施

(1) 做好心理护理，鼓励病人正确认识疾病。

(2) 了解病人家庭及社会支持的情况，配合治疗。

(3) 进食富有营养饮食,增加机体抵抗力以耐受手术及化疗。

(4) 适当活动,卧床休息与下床活动相交替。有腹水不能平卧者,可取半卧位。

(5) 手术治疗按手术护理常规护理。

(6) 化疗治疗按化疗护理常规护理。

(7) 注意观察转移症状,发现异常及时报告医师。

(三) 健康指导与康复

(1) 指导并协助中病人完成后期治疗。

(2) 做好术后的随访工作。

二、子宫内膜癌手术护理

子宫内膜癌是指原发于子宫内膜的一组上皮性恶性肿瘤,又称子宫体癌。以腺癌为主,是女性生殖系统常见的三大恶性肿瘤之一。

(一) 护理评估

(1) 帮助病人树立自信心,耐心讲解疾病有关知识、治疗护理方案及术前、术后注意事项。向病人讲解子宫内膜癌的病程发展缓慢,是女性生殖器官恶性肿瘤中预后较好的一种。

(2) 向病人介绍住院环境,为病人提供安静、舒适的睡眠环境,减少夜间不必要的治疗。

(二) 护理措施

1. 术前护理

(1) 心理护理:了解病人对疾病和手术的知识,给予安慰和解释,消除顾虑和恐惧。

(2) 按医嘱协助完成各项常规检查,指导病人摄入高蛋白、高维生素、高热量、低脂肪饮食,纠正贫血。

(3) 皮肤准备范围上自剑突、两侧至腋中线、下达大腿内侧上1/3及外阴部皮肤,特别注意对脐窝的清洁。协助病人沐浴更衣,注意保暖,预防感冒。

(4) 肠道清洁:术前1天进食无渣饮食,术前日下午给予导泻药物,保证排便次数多于3次,术前晚及术日晨给予灌肠各一次,必要时行清洁灌肠。

（5）阴道准备：术前3天给予清洁阴道，每天2次，手术日晨再次清洁阴道。

（6）术前药物准备：术前晚餐后禁食水，给予安定5mg口服，术前下午抗菌素试验。

（7）了解手术日晨有无月经来潮，体温升高等情况。

（8）术前核对：病人进手术室前，护士应核对病人腕带的信息，如姓名、床号、住院号，术中用药及病历随病人一起带入手术室。如有活动义齿应取下，贵重物品妥善保管或交其家属（由病房护士、家属及手术室护士三方确认）。

2. 术后护理

（1）全麻术者未清醒前枕平卧，头偏向一侧，连续硬膜外麻醉者去枕平卧6h后协助翻身，此后取自主卧位。

（2）监测血压、脉搏30min/次（至少6次）至平稳。

（3）观察伤口有无渗血、疼痛，伤口用沙袋加压6～8h后取下。

（4）保留导尿期间，保持通畅，观察尿液性状，记录尿量，按时更换尿袋，每日会阴擦洗2次。

（5）全麻及连续硬膜外麻醉者禁食6h后，根据医嘱指导进食，肠蠕动恢复前禁食易产气食物。

（6）做好预防术后并发症护理，减轻病人疼痛和不适。

（7）术后3天鼓励病人下床活动，观察有无阴道流血。

（8）术后需避免咳嗽及便秘等增加腹压的因素。

（三）健康指导与康复

（1）解除恐惧心理，增强战胜疾病的信心。

（2）遵医嘱按时随访，必要时按时治疗。

（3）若出现阴道流血等及时复诊。

三、宫颈癌手术护理

宫颈癌是最常见的妇科恶性肿瘤，发病率居女性生殖器官恶性肿瘤首位。多发生于40～60岁，近年来发病呈年轻化。

(一) 身心评估

(1) 健康史：了解病人的一般情况，包括月经史、生育史和性生活史。

(2) 了解疾病症状：阴道流血、排液、疼痛等。

(3) 了解病人的心理、社会支持状况。

(二) 术前护理

(1) 心理护理：了解病人对疾病和手术的认识，给予安慰和解释，消除顾虑和恐惧。

(2) 按医嘱协助完成各项常规检查，指导病人摄入高蛋白、高维生素、高热量、低脂肪饮食，纠正贫血。

(3) 皮肤准备范围上自剑突、两侧至腋中线、下达大腿内侧上1/3及外阴部皮肤，特别注意对脐窝的清洁。协助病人沐浴更衣，注意保暖，预防感冒。

(4) 肠道清洁：术前3天进食无渣饮食，术前日下午给予导泻药物使用，保证排便次数多于3次，术前晚及术日晨给予灌肠各一次，必要时行清洁灌肠。

(5) 阴道准备：术前3天给予清洁阴道，每天2次，手术日晨再次清洁阴道。

(6) 术前药物准备：术前晚餐后禁食水，给予安定5mg口服，术前下午抗菌素试验。

(7) 了解手术日晨有无月经来潮、体温升高等情况，并与手术室护士做好核对工作。

(8) 术前核对：病人进手术室前，护士应核对病人腕带的信息，如姓名、床号、住院号，术中用药及病历随病人一起带入手术室。如有活动义齿应取下，贵重物品妥善保管或交其家属（由病房护士、家属及手术室护士三方确认）。

2. 术后护理

(1) 全麻术者未清醒前取去枕平卧，头偏向一侧，针连续硬膜外麻醉者去枕平卧6h后协助翻身，术后次晨取半卧位。

(2) 监测血压、脉搏30min/次（至少6次）至平稳。

(3) 观察伤口有无渗血、疼痛,必要时用沙袋加压 6~8h。

(4) 保持各引流管通畅,观察引流液的量及性状。

(5) 保留导尿 10~14 天,保持通畅,观察尿液性状,记录尿量,每日擦洗会阴 2 次。尿管长期开放,并按时更换引流袋。拔尿管前 5~7 天进行会阴部功能锻炼,拔管后 24~36h 测残余尿,如残余尿在 100mL 以内可继续观察,100mL 以上需继续留置导尿管。

(6) 全麻及连续硬膜外麻醉者禁食 6h 后,根据医嘱指导进食,肠蠕动恢复前禁食易产气食物。

(7) 做好预防术后并发症护理,减轻病人疼痛和不适。

(8) 术后严密观察生命体征及阴道出血情况。

(三) 健康指导与康复

(1) 加强宣传教育,普及宫颈癌知识,使适龄妇女积极进行防宫颈癌普查,做到早期发现、早期诊断、早期治疗,30 岁以上妇女应常规每 1~2 年进行宫颈细胞学检查。

(2) 解除病人的恐惧心理,树立战胜疾病的信心。

(3) 针对有关发病因素,进行健康知识教育,采取预防措施,以减少宫颈癌的发生。

(4) 术后 2 年内应每 3~4 个月复查一次,3~5 年每 6 个月复查一次,随访内容包括盆腔检查、阴道脱落细胞学检查,胸部 X 线摄片、血常规及 SCCA(子宫颈鳞状上皮癌抗原)等。

四、卵巢肿瘤手术护理

卵巢肿瘤是女性生殖器的常见肿瘤。卵巢恶性肿瘤约占 10%,是女性生殖器三大恶性肿瘤之一,死亡率高,居妇科恶性肿瘤首位。

(一) 身心评估

(1) 健康史:了解病人身体状况,月经、生育情况及激素使用等,有无家族史。

(2) 了解有无卵巢肿瘤症状、胃肠道症状。

(3) 心理-社会支持状态,有无焦虑、恐惧等。

(二) 护理措施

1. 术前护理

(1) 心理护理：了解病人对疾病和手术的知识，给予安慰和解释，消除顾虑和恐惧。

(2) 按医嘱协助完成各项常规检查，指导病人摄入高蛋白、高维生素、高热量、低脂肪饮食，纠正贫血。

(3) 皮肤准备范围上自剑突、两侧至腋中线、下达大腿内侧上1/3及外阴部皮肤，特别注意对脐窝的清洁。协助病人沐浴更衣，注意保暖，预防感冒。

(4) 肠道清洁：术前3天进食无渣饮食，术前日下午给予导泻药物使用，保证排便次数多于3次，术前晚及术日晨给予灌肠各一次，必要时行清洁灌肠。

(5) 阴道准备：术前3天给予清洁阴道，每天2次，手术日晨再次清洁阴道。

(6) 术前药物准备：术前晚餐后禁食水，给予安定5mg口服，术前下午抗菌素试验。

(7) 了解手术日晨有无月经来潮、体温升高等情况。

(8) 术前核对：病人进手术室前，护士应核对病人腕带的信息，如姓名、床号、住院号，术中用药及病历随病人一起带入手术室。如有活动义齿应取下，贵重物品妥善保管或交其家属（由病房护士、家属及手术室护士三方确认）。

2. 术后护理

(1) 全麻术者未清醒前去枕平卧，头偏向一侧，连续硬膜外麻醉者，去枕平卧6h后协助翻身，术后次晨取半卧位。

(2) 监测血压、脉搏每30min/次（至少6次）至平稳。

(3) 观察伤口有无渗血、疼痛，必要时用沙袋加压6～8h。

(4) 保留导尿期间，保持通畅，观察尿液性状，记录尿量，按时更换尿袋，每日擦洗会阴2次。

(5) 全麻及连续硬膜外麻醉者禁食6h（未涉及肠道者）后，开始协助饮水，根据医嘱指导进食，肠蠕动恢复前禁食易产气食物。

(6) 做好预防术后并发症护理,减轻病人疼痛和不适。

(7) 术后鼓励病人早期下床活动,观察有无阴道流血。

(三) 健康指导与康复

(1) 做好随访,提高预防保健意识,大力宣传导致卵巢癌的高危因素,30 岁以上妇女,每年进行一次妇科检查,恶性肿瘤术后第 1 年每 3 个月检查一次,第 2 年每 4~6 月检查一次,5 年以上每年检查一次,复查内容包括症状、体征、盆腔 B 超、乳腺 B 超、血 CA125、AFP、HCG 等。

(2) 出院后性生活指导及康复:卵巢良性肿瘤术后 1 个月复查,如未做全子宫切除,1 个月后可恢复性生活,恶性肿瘤全子宫切除术后 3 个月,阴道残端愈合后,可恢复性生活。

(3) 注意阴道流血情况,恶性肿瘤术后短期内可能有少许咖啡色液体流出,若有新鲜阴道流血及时复诊。保持会阴部清洁。

(4) 恶性肿瘤术后或去势后注意围绝经期症状。

五、子宫肌瘤手术护理

子宫肌瘤是女性生殖器最常见的良性肿瘤,是由增生的子宫平滑肌组织和少量结缔组织形成的良性肿瘤。多见于 30~45 岁妇女。主要表现为月经量增多、继发性贫血等。

(一) 身心评估

(1) 健康状况:询问病人月经、生育情况、流产史和有无长期服用激素等药物。

(2) 有无月经改变,阴道分泌物增多,下腹坠胀、尿频、便秘等。

(3) 心理-社会支持状况:家庭在治疗过程中支持和对治疗后的担忧程度,有无焦虑、失眠等。

(二) 护理措施

1. 术前护理

(1) 心理护理:了解病人对疾病和手术的知识,给予安慰和解释,消除顾虑和恐惧。

(2) 按医嘱协助完成各项常规检查,指导病人摄入高蛋白、高维生素、高热量、低脂肪饮食,纠正贫血。

(3) 皮肤准备范围上自剑突、两侧至腋中线、下达大腿内侧上1/3及外阴部皮肤,特别注意对脐窝的清洁。协助病人沐浴更衣,注意保暖,预防感冒。

(4) 肠道清洁:术前1天进食无渣饮食,术前日下午给予导泻药物使用,保证排便次数多于3次,术前晚及术日晨给予灌肠各一次,必要时行清洁灌肠。

(5) 阴道准备:术前3天给予清洁阴道,每天2次,手术日晨再次清洁阴道。

(6) 术前药物准备:术前晚餐后禁食水,给予安定5mg口服,术前下午做抗菌素试验。

(7) 术前核对:病人进手术室前,护士应核对病人腕带的信息,如姓名、床号、住院号,术中用药及病历随病人一起带入手术室。如有活动义齿应取下,贵重物品妥善保管或交其家属(由病房护士、家属及手术室护士三方确认)。

2. 术后护理

(1) 全麻术者未清醒前去枕平卧,头偏向一侧,连续硬膜外麻醉者,去枕平卧6h后协助翻身,术后次晨取半卧位。

(2) 监测血压、脉搏30min/次(至少6次)至平稳。

(3) 观察伤口有无渗血、疼痛,必要时用沙袋加压6h。

(4) 保留导尿期间,保持通畅,观察尿液性状,记录尿量,按时更换尿袋,每日擦洗会阴2次。

(5) 全麻及连续硬膜外麻醉者禁食6h后,根据医嘱指导进食,肠蠕动恢复前禁食易产气食物。

(6) 做好预防术后并发症护理,减轻病人疼痛和不适。

(7) 术后鼓励病人早期下床活动,观察有无阴道流血。

(三) 健康指导与康复

(1) 全子宫切除注意营养合理搭配,保持大便通畅。

(2) 全子宫切除术后2月复查,3个月内禁止性生活,半年内避免体力劳动。

(3) 肌瘤摘除术后避孕2年,定期随访。

六、子宫内膜异位症手术护理

具有活动功能的子宫内膜组织生长或出现在子宫腔内壁以外所引起的症状和体征,称子宫内膜异位症。当子宫内膜生长或出现在子宫肌层内,称子宫腺疾病。

(一) 身心评估

(1) 健康史:询问年龄、婚姻、家族史、月经、孕产史,有无宫颈检查、治疗等。

(2) 身体状况:月经期状况,有无疼痛,肛门坠胀感。

(3) 心理-社会支持:病人情绪、经期症状、心理反应、家庭支持等。

(二) 护理措施

1. 术前护理

(1) 心理准备:了解病人对疾病和手术的认识,给予安慰和解释,消除顾虑和恐惧。

(2) 按医嘱协助完成各项常规检查,指导病人摄入高蛋白、高维生素、高热量、清淡、易消化饮食。

(3) 皮肤准备范围上自剑突、两侧至腋中线、下达大腿内侧上1/3及外阴部皮肤,特别注意对脐窝的清洁。协助病人沐浴更衣,注意保暖,预防感冒。

(4) 肠道清洁:术前晚餐后禁食水,给予安定5mg口服。术前晚及次日晨给予清洁灌肠各一次。

(5) 阴道准备:术前三天给予清洁阴道,每天2次,手术日晨再次清洁阴道。

(6) 术前给予保留导尿。

(7) 了解手术日晨有无月经来潮,体温升高等情况。

(8) 术前核对:病人进手术室前,护士应核对病人腕带的信息,如姓名、床号、住院号、术中用药及病历随病人一起带入手术室。如有活动义齿应取下,贵重物品妥善保管或交其家属(由病房护士、家属及手术室护士三方确认)。

2. 术后护理

(1) 全麻未清醒前去枕平卧,头偏向一侧,连续硬膜外麻醉者,去枕平卧 6h 后协助翻身,术后次晨取半卧位。

(2) 监测血压、脉搏每 30min/次(至少 6 次)至平稳。

(3) 观察伤口有无渗血、疼痛,必要时用沙袋加压 6h。

(4) 保留导尿期间,保持通畅,观察尿液性状,记录尿量,按时更换尿袋,每日会阴擦洗 2 次。

(5) 全麻术后病人禁食 12h,连续硬膜外麻醉者禁食 6h,开始协助饮水,根据医嘱指导进食,肠蠕动恢复前禁食易产气食物。

(6) 做好预防术后并发症护理,减轻病人疼痛和不适。

(7) 术后鼓励病人早期下床活动,观察有无阴道流血。

(三) 健康指导与康复

(1) 保持月经通畅。发现有生殖道异常(如阴道横隔、处女膜闭锁、宫颈粘连等)应及早诊治,防止经血倒流。在经期,避免性生活、妇科检查及盆腔手术。

(2) 鼓励产妇产后多运动,防止子宫后倾。做好避孕工作,正确使用避孕工具,减少人工流产手术机会。

(3) 家属要密切配合、关心体贴病人,协助病人坚持按医嘱服药,使病人树立信心,保持精神愉快。

(4) 按手术分期给予术后补充治疗。

七、腹腔镜手术护理

腹腔镜检查及手术是向腹腔内注入 CO_2 气体,形成人工气膜后,将腹腔镜自腹部插入腹腔内观察病变的形态、部位及周围脏器的关系,必要时取组织做病理检查或进行手术。适用于内生殖器官发育异常、肿瘤、炎症、异位妊娠、子宫内膜异位症、子宫穿孔、下腹疼痛等原因不明的诊断及治疗

按妇科疾病手术一般护理常规护理。

(一) 术前准备

(1) 术前沐浴,腹部及外阴部常规皮肤准备。脐孔清洁、消毒。

(2) 术前1日擦洗阴道一次。

(3) 术前1日下午口服甘露醇250mL或用肥皂水灌肠一次。

(4) 术前晚进无渣半流质饮食,术前6h禁食、水。

(5) 了解手术日晨有无月经来潮、体温升高等情况。

(6) 入手术室前排空膀胱。

(7) 术前核对:病人进手术室前,护士应核对病人腕带的信息,如姓名、床号、住院号,术中用药及病历随病人一起带入手术室。如有活动义齿应取下,贵重物品妥善保管或交其家属(由病房护士、家属及手术室护士三方确认)。

(二) 术后护理

(1) 床旁交接:病人回病房时,病房护士与手术室护士一起进入病房,将病人轻稳移至床上,注意保暖,核对病人腕带,并向麻醉师了解术中情况,交接及观察病人意识恢复和麻醉苏醒情况,病人的生命体征,静脉输液是否通畅,各种引流装置是否完好、通畅,并妥善固定引流袋,皮肤是否完好等,并做好记录和签字。

(2) 卧床休息4~6h,应尽早下床活动,以防肠粘连。

(3) 全麻术后病人禁食12h,连续硬膜外麻醉者禁食6h,之后开始协助饮水,根据医嘱指导进食,术后1天可进食半流质饮食,术后2天进食普食。肠蠕动恢复前禁食易产气食物。

(4) 术后12h内应严密观察血压、脉搏、呼吸变化。

(5) 腹痛者遵医嘱使用止痛剂。

(6) 术后4~6h拔出尿管,督查病人尽早排尿。子宫切除者可适当延长拔尿管时间,并做好会阴部护理。

(7) 注意有无并发症发生。

(8) 行全子宫切除者,术后3个月内禁止性生活,术后6周复查。

(9) 行单纯卵巢或附件切除者,术后1个月内禁止性生活,术后4周复查。

第五节 妊娠滋养细胞疾病护理常规

一、葡萄胎护理

葡萄胎是因妊娠后胎盘绒毛滋养细胞增生,间质水肿,而形成大小不一的水泡,水泡借细蒂相连成串,形成葡萄得名,也称水泡状胎块。它可发生在生育期妇女的任何年龄,大于 40 岁或小于 20 岁好发,多产妇多见。曾患葡萄胎的女性再次患病的可能性是第一次患病概率的 40 倍。另外,营养因素、感染因素、细胞遗传异常等可能与发病有关。东南亚地区的发病率比欧美国家高。

(一) 身心评估

(1) 健康史:年龄、月经史、生育史、是否有过葡萄胎及家庭史。

(2) 评估阴道流血量、性质、排出物,有无恶心、呕吐等。

(3) 评估心理-社会支持状况,病人和家属对手术及手术后的担心程度。

(二) 护理措施

(1) 讲解疾病知识和治疗过程,消除顾虑和恐惧。

(2) 卧床休息,严密观察腹痛及阴道流血,保持会阴清洁,必要时保留会阴垫观察排出物。

(3) 清宫前备血,建立静脉通路,准备好缩宫素和抢救药品。第一次吸宫后一般 1 周后再行第 2 次清宫。所有宫内容物均送病理检查。每次刮宫术后禁止性生活及盆浴 1 个月,以防感染。

(4) 清宫后按医嘱给抗生素预防感染,纠正贫血。

(5) 进食高蛋白、高维生素、含铁丰富易消化的饮食。

(6) 根据医嘱做好尿及血 HCG 检查的标本采集。

(三) 健康指导与康复

(1) 清宫术后每周查血 β-HCG,直至连续 3 次正常,连续阴性后每月查一次,持续半年每月查一次,持续 1 年后每半年查一次,直至 2

年。嘱病人坚持避孕,2年中宜采用避孕套避孕。一般不选用宫内节育器。

(2) 注意有无阴道异常流血,有无咳嗽、咳血及其他转移症状,定期做妇检和盆腔B超。

二、侵蚀性葡萄胎及绒毛膜癌护理

当葡萄胎组织侵入子宫肌层或转移至子宫以外,即为侵蚀性葡萄胎。绒毛膜癌是一种高度恶性肿瘤,绝大多数绒毛膜癌继发于葡萄胎、流产和足月分娩后,少数发生于异位妊娠之后。大多数发生于生育年龄妇女,少数发生于绝经以后。

(一) 身心评估

(1) 评估阴道出血量,有无滋养叶细胞疾病史,用药及治疗情况。

(2) 评估身体状况、有无转移症状、腹痛、腹腔内出血等情况。

(3) 心理-社会支持情况:病人是否有恐惧、焦虑及化疗反应。

(二) 护理措施

(1) 心理护理:向病人及家属提供医疗及护理信息,减轻病人恐惧心理,帮助他们树立治愈的信心。

(2) 配合医师做好抢救工作,必要时做好手术准备。

(3) 做好治疗配合:化疗者按化疗护理常规护理,手术治疗者按腹部手术前后护理常规护理。

(4) 给予高蛋白、高维生素、易消化饮食,鼓励病人进食,以增强机体的抵抗力。

(5) 注意休息,避免过度劳累,有阴道转移者须卧床休息。

(三) 健康指导与康复

(1) 给予高蛋白、高维生素、易消化饮食,鼓励病人进食,以增强机体的抵抗力。

(2) 注意保持外阴清洁以防感染,节制性生活,落实避孕措施。

(3) 出院后严密随访:监测血、尿HCG值。治疗结束后应严密随访,第一次出院后3个月内,每月一次,然后6个月一次至3年,此后每年一次至5年,以后每2年一次。随访期间应严格避孕。

第六节　外阴、阴道手术护理常规

一、外阴、阴道创伤护理

外阴、阴道创伤是指由于不慎跌倒或碰撞、强暴、性虐待等意外事件导致的外阴、阴道外伤。

(一)身心评估

(1)评估受伤部位出血量、疼痛、处理措施、裂伤大小。

(2)评估心理情况:病人是否有恐惧、焦虑及病人家庭支持情况。

(二)护理措施

1. 术前护理

(1)心理护理:了解病人对疾病和手术的认识,给予安慰和解释,消除顾虑和恐惧。

(2)病情观察:严密观察生命体征及局部伤口情况,如出血多、疼痛剧烈、出现休克时,积极配合医生抢救。

(3)症状护理:遵医嘱使用止痛、止血及抗感染药物使用,如出现休克等症状按抗休克护理常规护理。

(4)按医嘱协助完成各项术前常规检查。

(5)皮肤准备范围:包括外阴部、肛门周围、臀部及大腿内侧上1/3处。注意保暖,预防感冒。

(6)与手术室护士做好核对工作。

2. 术后护理

(1)体位:按麻醉方式给予相应体位。

(2)监测血压、脉搏30min/次(至少6次)至平稳。

(3)保持会阴部清洁干燥,勤换内衣裤,必要时留置导尿管,每日擦洗会阴2次。

(4) 清创、止血等处理后,伤口覆盖无菌纱布,用丁字带固定,注意观察伤口缝合处有无渗血、出血,有异常及时处理。

(5) 遵医嘱使用抗生素预防感染。

(6) 做好预防术后并发症护理,减轻病人疼痛和不适。

(三) 健康指导与康复

(1) 加强安全防范意识,在工作及生活中遇事应冷静,考虑周到,注意安全,尽量避免意外事故的发生。

(2) 向病人及家属宣传性知识,指导阅读有关材料,尽量避免不当和粗暴性生活,要相互体贴,使双方消除顾虑,排除焦虑恐惧情绪,达到性和谐。伤口愈合期及愈后1个月内禁止性生活。

(3) 对治疗要充满信心,异常时要及时表达,家属要充分理解病人,鼓励帮助病人配合治疗,以促进早日康复。

二、子宫脱垂手术护理

子宫从正常位置沿阴道下降,宫颈外口达坐骨棘水平以下,甚至子宫全部脱出于阴道口外,称为子宫脱垂(uterine prolapse)。

(一) 身心评估

(1) 健康史:询问生育史、分娩方式、产褥期体征,有无咳嗽、便秘等情况。

(2) 身体状况:自觉症状及疾病发展。

(3) 心理-社会支持状况:长期症状对病人心理影响程度。

(二) 护理措施

1. 术前护理

(1) 心理护理:了解病人对疾病和手术的认识,给予安慰和解释,消除顾虑和恐惧。

(2) 消除增加腹压的因素:保持大便通畅,治疗慢性咳嗽,指导病人做肛提肌锻炼。

(3) 症状护理:

① 如脱出物经休息后不能自行还纳,应教会病人用手还纳,指导病人选择合适大小的子宫托并学会使用方法。

② 子宫颈溃疡者每日用 1∶5000 高锰酸钾液坐浴两次，20min/次，浴液温度宜在 39～41℃，避免烫伤。

③ 向病人提供限制性生活的特殊指导。

（4）按医嘱协助完成各项术前常规检查，指导病人摄入高蛋白、高维生素、高热量、低脂肪饮食。

（5）皮肤准备范围：皮肤准备范围上至耻骨联合上 10cm，下至大腿内侧 1/3 处，包括外阴部、肛门周围、臀部。协助病人沐浴更衣，注意保暖，预防感冒。

（6）肠道准备：手术前 3 天进食少渣半流质饮食，术前 1 天进食流质饮食，术前 1 天口服导泻药，当晚和次日晨各行清洁灌肠一次。采取低压灌肠，灌肠时注意观察病人的面色，询问病人的自觉症状，根据病人情况调整灌肠液的用量和速度。术前晚餐后禁食水，给予安定 5mg 口服。

（7）阴道准备：术前 3 天清洁阴道，每天 2 次，手术日晨再次清洁阴道。

（8）了解手术日晨有无月经来潮、体温升高等情况。

（9）与手术室护士做好核对工作。

2. 术后护理

（1）体位：按麻醉方式给予相应体位。

（2）监测生命体征 30min/次（至少 6 次）至平稳。

（3）观察伤口有无渗血、疼痛。

（4）保留导尿 5 天，保持通畅，观察尿液性状，记录尿量，按时更换尿袋、保持会阴部清洁，每天擦洗会阴 2 次，预防上行感染。拔管前进行会阴部功能锻炼。

（5）饮食护理：全麻及连续硬膜外麻醉者禁食 6h 后开始协助饮水，根据医嘱指导进食，肠蠕动恢复前禁食易产气食物。

（6）运动护理：做好预防术后并发症护理，术后 6h 可协助病人活动双下肢、床上翻身；术后 12h 可抬高病人床头 20°～30°；术后 48～72h 鼓励病人下床进行适当的活动，防止下肢静脉血栓形成，促进胃肠功能恢复，防止发生术后肠粘连。

(三)健康指导与康复

(1)加强营养,增强体质。注意合理搭配营养,保持大便通畅。

(2)加强孕、产期保健及有关预防子宫脱垂的知识。

(3)保守治疗病人教会病人自放、自取及如何清洁子宫托。

(4)普及卫生知识,积极治疗慢性病。

(5)手术病人术后2个月复查,3个月内禁止性生活,半年内避免重体力劳动。

三、外阴癌手术护理

外阴癌(carinoma of vulva)以鳞状细胞癌最多见,占外阴恶性肿瘤80%~90%。表现为不易治愈的外阴瘙痒、外阴结节或肿物。合并感染或较晚期癌可出现疼痛、渗液和出血。

(一)身心评估

(1)健康史:有无外阴局部损伤、潮湿、阴道排液、搔痒,有无其他疾病。

(2)身体状况:皮肤异常面积、症状、发生时间。

(3)心理-社会支持:病人的状况,疾病对病人家庭产生的影响。

(二)护理措施

1. 术前护理

(1)心理护理:提供心理支持,了解病人对疾病和手术的认识,给予安慰和解释,消除顾虑和恐惧。

(2)术前常规护理:同子宫脱垂手术术前护理常规护理。

(3)术前特别注意护理:注意保持外阴部清洁卫生。植皮或皮瓣转移术者做皮肤准备,根据手术选择供皮区皮肤,在术前下午或术晨,清洁皮肤、清除毛发后用75%酒精脱脂,再用消毒治疗巾包裹保护。

2. 术后护理

(1)按外阴、阴道手术术后护理常规护理。

(2)术后床上垫气垫床,病人双下肢外展屈膝位、膝下垫软枕,抬高下肢,便于静脉和淋巴回流通畅,同时减低切口张力,以利切口愈合。行皮瓣转移者,3天内禁大幅度翻身,以防皮瓣移位。

(3) 伤口绷带不宜过紧,以免影响血循环造成局部供血不足,引起局部坏死。保持局部敷料干燥,及时更换浸湿敷料。

(4) 双侧腹股沟切口处置血浆引流管,持续负压吸引,负压为0.02~0.04MPa,保持引流通畅,防止渗液集聚引起感染,并观察记录引流物性状及量。

(5) 按医嘱给予止痛剂。

(6) 术后24h后,抬高床头,指导病人活动四肢,每日定时指导病人做深呼吸、咳嗽运动,预防肺部并发症。加强皮肤护理,预防褥疮。

(7) 术后禁食1~2天,术后3~4天可由流质饮食逐步过渡到营养丰富易消化的无渣饮食。术后第5天开始口服缓泻剂,如每日服20mL液状石蜡一次,连服3天预防便秘,避免用力排便,以防伤口裂开。

(8) 外阴切口暴露后用无菌纱布、消毒巾覆盖,并用1∶10碘伏擦洗外阴,每日2~3次,大便后亦应做擦洗消毒。

(9) 外阴切口、腹股沟切口酌情选择拆线日期,一般为间断拆线。如有感染,可用双氧水冲洗,每日1~2次,并根据情况提前间断拆线。

(10) 一般留置尿管7天,按尿管护理常规护理。

(三) 健康指导与康复

(1) 注意保持外阴部清洁卫生。

(2) 告知病人及家属3个月后复诊。

(3) 全面评估恢复情况,商讨治疗随访计划。

四、先天性无阴道手术护理

先天性无阴道(congenital absence of vagina)是指由于双侧副中肾管发育不全而造成的阴道发育异常,多合并无子宫或仅有痕迹子宫,但卵巢一般都正常。

(一) 身心评估

(1) 健康史:询问有无家族异常史、有无周期性腹痛、肛门坠胀感,检查第二性征发育情况。

(2) 社会-心理支持:询问日常人际交往情况,评估有无自卑、焦虑心理及病人的社会支持情况。

(二) 护理措施

1. 术前护理

(1) 心理护理:了解病人对疾病和手术的认识,给予安慰和解释,消除顾虑和恐惧,减少绝望心理。

(2) 按医嘱协助完成各项常规检查。

(3) 阴道模具准备。

(4) 皮肤准备:术前1天进行皮肤准备,范围上至耻骨联合上10cm处,下至会阴肛门周围,两侧达大腿内侧1/2处。协助病人沐浴更衣,注意保暖,预防感冒。

(5) 肠道准备:同子宫脱垂肠道准备。

(6) 与手术室护士做好核对工作。

2. 术后护理

(1) 按外阴、阴道手术术后护理常规护理。

(2) 术后特别护理:

① 一般留置尿管7~10天,按尿管护理常规护理。

② 了解手术方式,手术当日及术后第1天禁食,术后第2天开始进高热量流食,术后第5天进无渣半流食,术后1周进普食。特殊情况者需根据医嘱进食。

③ 阴道模具更换:术后更换阴道模具,注意更换的方式方法,并设法分散病人注意力,减少疼痛。阴道模具每日消毒更换,7~10天后改为隔日更换。未婚者需数月、已婚者经复查伤口完全愈合后即可进行性生活。

④ 做好预防术后并发症护理,减轻病人疼痛和不适。

(三) 健康指导与康复

(1) 定期复查:教会病人及家属更换阴道模具的正确操作方法。更换前消毒并清洁阴道、外阴,防止感染。更换时动作要轻柔,以免损伤阴道壁,经期停止使用模具。

(2) 已婚者经复查伤口完全愈合后,可以开始性生活。

(3) 告诫家属及病人坚持治疗的重要性,手术成功与否与出院后的模具更换有直接关系。同时家属一定要理解和帮助病人,使病人树立信心,达到身心健康的目的。

五、尿瘘手术护理

尿瘘(urinary fistula)指泌尿生殖瘘,是生殖道与泌尿道之间形成的异常通道。以膀胱阴道瘘为常见,表现为不能控制排尿,尿液自阴道流出。

(一) 身心评估

(1) 健康史:询问尿瘘发生的时间及经过,有无难产史,阴道手术、分娩史,盆腔手术史,放疗,膀胱结核,晚期生殖泌尿道肿瘤。

(2) 评估病人尿瘘的特点及有无并发症、妇科检查结果。

(3) 心理-社会支持:评估因尿液不断漏出导致的不适及异味对病人心理产生的影响。

(二) 护理措施

1. 术前护理

(1) 心理护理:了解病人对疾病和手术的认识,给予安慰和解释,消除顾虑和恐惧。

(2) 对症护理:

① 强调饮水的重要性,每日饮水量不少于 3000mL,可稀释尿液,减少酸性尿液对皮肤的刺激,减轻病人的疼痛。

② 保持外阴部清洁、干燥。每日用 1:5000 高锰酸钾溶液坐浴 2 次。

(3) 定时查尿常规、尿培养,按医嘱使用抗生素控制感染。

(4) 按医嘱协助完成各项常规检查,术前 3 天给少渣饮食,鼓励病人多饮水以增加尿量冲洗膀胱。

(5) 皮肤准备范围包括外阴部、肛门周围、臀部及大腿内侧上 1/3 处。协助病人沐浴更衣,注意保暖,预防感冒。

(6) 术前 1 周内用 1:5000 高锰酸钾溶液坐浴,每天 2 次。每次

20~30 min,向病人交代坐浴的方法及注意事项。皮肤有溃疡者,遵医嘱用药,保持局部皮肤干燥,使患处皮肤尽快恢复正常,为手术创造条件。

(7)肠道准备:术前3天给予无渣饮食,术前晚餐后禁食水,给予安定5mg口服。术前晚低位清洁灌肠,手术当日晨灌肠一次。

(8)阴道准备:术前3天给予清洁阴道,每天2次,手术当日晨再次清洁阴道。必要时进行膀胱冲洗。

(9)了解手术当日晨有无月经来潮、体温升高等情况,并与手术室护士做好核对工作。

2. 术后护理

(1)按外阴、阴道手术术后护理常规护理。

(2)阴道护理:注意观察病人阴道内的碘仿纱布有无脱出,48h后予以更换,72h后可去除,同时观察阴道内有无液体漏出。予0.5%碘伏会阴护理每天2次,排便后增加1次,特别注意擦洗尿道口周围、阴道口、小阴唇及会阴部,以防逆行感染。

(3)饮食及排便的护理:全麻及连续硬膜外麻醉者禁食6h后,开始协助饮水,术后3天进流质或少渣半流质饮食,3日后用液状石蜡30mL顿服软化大便,减轻腹压。大便后应及时清洗外阴,防止污染。

(4)引流管护理:常规保持尿管通畅留置10~14天,按时更换尿袋,清洁尿道口并局部用药两次,记录尿量。每日清洗外阴2次,鼓励病人多饮水,每日饮水量在3000mL左右,增加尿量达到膀胱冲洗自净作用。拔管前1~2天,白天尿管定时开放,每隔1~2h开放一次,观察有无漏尿现象,晚上长期开放,拔尿管后督促病人定时小便,防止憋尿。

(3)做好预防术后并发症护理,减轻病人疼痛和不适。

(三)健康指导与康复

(1)术后3个月内禁止性生活及重体力劳动,禁止妇科检查,特别是禁用阴道窥阴器检查。行会阴盆底肌肉收缩锻炼2次/天;保持天天有软便,如有便秘应服缓泻剂。

(2) 避孕 1 年以上,妊娠后要定期进行产前检查,提前住院及时剖宫产分娩。

(3) 避免阴道给药。

六、粪瘘手术护理

粪瘘是指人体肠道与生殖道间有异常通道,致使粪便由阴道排出。以直肠阴道瘘居多。

(一)身心评估

(1) 健康史:询问尿瘘发生的时间及经过,有无难产史、阴道手术、分娩史、盆腔手术史、放疗。

(2) 评估病人粪瘘的特点及有无并发症、妇科检查结果。

(3) 心理-社会支持:评估因粪便不断漏出导致不适及异味对病人心理产生的影响。

(二)护理措施

1. 术前护理

(1) 心理护理(同尿瘘)。

(2) 按妇科阴部手术前护理常规护理。

(3) 加强外阴护理。术前 1 周用 1∶5000 高锰酸钾溶液坐浴,每天 2 次,每次 20~30min,保持外阴及肛周清洁干燥。外阴及肛周有皮炎时,可局部用药治疗。

(4) 阴道准备:术前 7 天每日应用新苯扎氯铵行阴道冲洗,阴道内给予复方氧氟沙星乳膏。手术当日,阴道冲洗后方进入手术室进行手术。

(5) 肠道准备:术前 3 天口服肠道抗生素。进无渣半流食 3 天,进高热量流质饮食 1 天,术前禁食 1 天并行静脉补液。

(6) 术前 1 日口服缓泻剂,晚灌肠一次,术日晨清洁灌肠。

2. 术后护理

(1) 按外阴、阴道手术术后护理常规护理。

(2) 体位及活动:取健侧卧位,避免伤口受压影响愈合。术后 24h 取出阴道内敷料。鼓励病人早期床上活动,也可根据病情适当下床活动。术后第 3 天,指导病人坚持进行提肛训练。以锻炼肛门括约肌的功能恢复。指导病人勿用腹压,避免下蹲、上提重物、剧烈咳嗽等。

(3) 饮食指导:手术后嘱病人禁食 5～7 天后,进无渣流质饮食 3～5 天,1 周后根据病人恢复情况可改为普通饮食。

(4) 保持外阴及肛周清洁干燥,术后服复方樟脑酊 2mL 或鸦片酊 1mL 每日 3 次,共 7 天,控制大便。7 天后番泻叶茶饮或液状石蜡 30mL 顿服,软化大便,每次排便后常规消毒,术后 1～2 个月内保持大便通畅,预防便秘。

(5) 给予广谱抗生素预防和控制感染。

(三) 健康指导与康复

(1) 保持外阴清洁,便后随时清洗会阴。嘱病人加强营养,少食多餐,多食高纤维、高热量的食物,避免食用辛辣刺激食物,保持大便通畅。

(2) 术后休息 1 个月,3 个月内禁止性生活及重体力劳动,避免增加腹压。

(3) 1～2 年内避免经阴道分娩。出院后 1 个月、3 个月复查,如有不适,及时就诊。

第七节 终止妊娠护理常规

一、早孕药物流产护理

药物流产是用药物而非手术终止早孕的一种避孕失败的补救措施。

(一) 身心评估

(1) 评估确诊为正常宫内妊娠。

(2) 停经天数小于 49 天(从上次月经第一天算起)。

(3) 年龄小于 40 岁。

(4) 手术人流高危对象：生殖道畸形、严重骨盆畸形、宫颈发育不全、剖宫产半年内、产后哺乳期、多次人流或刮宫史。

(5) 对手术流产有恐惧心理者。

(6) 无药物流产禁忌症。

（二）护理措施

1. 用药前护理

(1) 了解病史，详细讲解药物特点、效果、不良反应或失败的可能性，使病人有充分的思想准备，消除紧张心理。

(2) 备齐各项常规检验报告，如血、尿常规、尿 HCG、B 超和阴道分泌物检查。

(3) 核对病人的姓名，测量体温、脉搏、血压，填写服药和随访日期。

2. 服药方法

米非司酮 25mg，每 12h 服一次，共服 6 次，总量 150mg。于第 3 天上午服末次米非司酮后，再服米索前列醇 0.6mg 后，留院观察。

3. 注意事项

(1) 服用以上两种药物前后均需空腹 2h，用温水（30℃）吞服。不能同时服用吲哚美辛（消炎痛）或退热镇痛药，药物忌入冰箱保存。

(2) 注意用药不良反应，如胃肠道反应、阴道出血多，及时就诊。

(3) 注意阴道排出物，大小便应排入痰盂内，如见组织物，即送医院检查。

(4) 给每位病人发放有关药物流产服药方法及用药注意事项的书面指导材料。

4. 留院观察护理

(1) 核对留观床号、姓名，询问末次服米非司酮的时间，在末次服用后 2h，即给服米索前列醇 0.6mg。

(2) 在使用米索前列醇过程中，必须留院观察 6h，注意药物反应，观察阴道出血量和胚囊的排出时间。检查阴道排出物是否完整，如出血量过多，或排出物未见胚囊时，应留存备检，报告医师。并注意测生命体征。

(3) 备齐缩宫素、止血药、静脉输液和输血等急救用品。

(4) 服米索前列醇后 6h 仍未见胚囊排出,可根据病人情况加服药物。

（三）健康指导与康复

(1) 保持外阴部清洁卫生,1 月内禁盆浴、禁性生活。

(2) 7～10 天仍有阴道流血,及时复诊。

(3) 指导避孕方法。

(4) 凡未见胚囊排出者,应复查 B 超。

二、羊膜腔注射利凡诺引产护理

将利凡诺注入羊膜腔,刺激子宫平滑肌兴奋,使内源性前列腺素升高,诱导宫缩,从而终止妊娠。

一般适用于 12～24 周要求终止妊娠者,尤以 16～20 周疗效更佳。

（一）身心评估

(1) 评估胎儿大小,有无禁忌症。

(2) 评估病人因失子产生的焦虑和悲哀程度及家庭支持情况。

（二）护理措施

1. 用药前准备

(1) 了解病史,向病人讲解利凡诺引产特点、效果和用药后可能出现的发热反应,解除病人的思想顾虑。

(2) 备齐各项常规检验报告,如血常规,血小板计数,出凝血时间,肝、肾功能,胸片,心电图和阴道分泌物检查。

(3) 核对受术者的床号、姓名,测量体温、脉搏、血压,术前 2 次体温小于或等于 37.5℃者方可引产。

(4) 配备羊膜腔穿刺包和药物,内有 7～9 号腰穿针、30mL 注射器、长钳、洞巾、手套、方纱布若干、利凡诺针剂 100mg、注射用水 20mL、胶布等。

(5) 病人排尿后,送妇检室接受引产手术。

2. 用药后护理

(1) 做好分级护理和引产的标记。

(2) 卧床休息,鼓励饮水。

(3) 注意病人主诉,观察病人的全身情况,如皮肤黄染、尿少或尿闭等,应及时报告医师。

(4) 严密观察宫缩和宫口扩张情况,如宫口扩张无进展而穹隆饱满,应及时报告医师,预防后穹隆穿孔造成子宫破裂。

(5) 注意阴道出血起始时间和出血量。如有阴道排出物应留存备查。

(6) 备齐宫缩剂、解痉药、止血药、静脉输血和补液等急救物品。

3. 分娩时护理

(1) 外阴消毒范围同一般足月分娩。消毒后垫上无菌巾和消毒盘,做好接生前的准备。

(2) 胎儿娩出后,按常规肌注缩宫素。胎盘娩出后检查胎盘胎膜是否完整、软产道有无损伤,如有损伤,应协助医师给予缝合。

(3) 胎儿娩出半小时后,胎盘尚未娩出者、胎盘胎膜不完整者,观察阴道流血情况,及时报告医生,并密切观察生命体征。

4. 分娩后护理

(1) 嘱病人保持外阴清洁,指导卫生巾的使用方法。

(2) 注意恶露量、色泽和气味。

(三) 健康指导与康复

(1) 保持外阴部清洁卫生,勤换内裤和卫生巾。1个月内禁盆浴、性生活。

(2) 1个月后门诊复查。

(3) 指导避孕方法。

(4) 如有腹痛或出血量超过月经量,应随时就诊。

三、水囊引产护理

将水囊置于子宫壁与胎膜之间,水囊内注入适量的无菌生理盐水,借膨胀的水囊增加子宫内压力,机械性刺激宫颈管,诱发子宫收缩,促使胎儿及附属物娩出。

(一) 身心评估

(1)妊娠13~24周要求终止妊娠者;因某种疾患不宜继续妊娠

者;晚期妊娠因各种原因需终止妊娠者。

(2) 无阴道炎症,3天内无性交史。

(3) 体温不超过37.5℃。

(二) 护理措施

1. 水囊使用前准备

(1) 同腹部羊膜腔利凡诺引产护理。

(2) 阴道准备:手术前清洁阴道。同时常规做好术前生命体征记录。

2. 用药后护理

(1) 同腹部羊膜腔利凡诺引产护理。

(2) 放入水囊后应严密观察体温,每4h测量一次体温。如体温超过38℃,应取出水囊,并加用抗生素。水囊放置12h,最长不超过24h,未临产者应常规取出,如无临产者,遵医嘱行下一步引产处理。

(3) 分娩时及分娩后护理同腹部羊膜腔利凡诺引产护理。

(三) 健康指导与康复

同腹部羊膜腔利凡诺引产护理。

四、疤痕妊娠终止妊娠护理

对病人进行常规的彩色超声检查,确认胎盘在子宫疤痕处,通过以下方法终止妊娠:药物保守治疗、子宫动脉栓塞术治疗、手术治疗。

(一) 身心评估

(1) 询问末次月经时间、生育史、剖宫产史。

(2) 询问有无腹痛及阴道流血。

(3) 评估病人对失子后的担心、焦虑程度。

(二) 护理措施

1. 药物保守治疗的护理

常规使用化疗药物MTX或米非司酮,MTX用药护理同化疗药物护理常规,米非司酮药物使用需注意用药前后2h空腹,水温<30℃。

2. 子宫动脉栓塞术的护理

（1）术前护理。完善各项检查，做碘过敏试验，术前1天皮肤准备范围以手术双侧腹股沟为中心，包括会阴部，术前禁食4h，禁饮2h，对双足背部动脉搏动做标记便于手中术后观察，留置导尿管，备齐用物。

（2）术后护理重点：病人平卧，保持穿刺肢体伸直位，严格制动6h，有利于血管穿刺点的闭合，防止血栓形成。术后24h拔出尿管后可轻微活动，72h内避免剧烈运动。

3. 手术治疗的护理

（1）超声引导下清宫术的护理。术前护理：心理护理、备血、监测生命体征，随时做好大出血抢救的准备。术后护理：观察阴道出血量、腹痛等情况。

（2）宫腔镜术的护理。术前护理：术前1天、术晨用碘伏清洁阴道，减少感染。术前晚给予米索前列醇阴道上药或纳肛，术前晚进流食，术晨禁食水。术后护理：术后去枕平卧6h，根据术中情况给予心电监护、吸氧，密切观察病人的生命体征，注意保持输液管路的通畅，遵医嘱用药。保持引流管的通畅，注意观察引流液的颜色、量及性质，术后禁食6h。

（3）开腹或腹腔镜治疗的护理：按妇科腹部手术护理常规护理。

（三）健康指导与康复

（1）告知病人出院后1月内禁盆浴、性生活。

（2）保守治疗者每周复查1次血 β-HCG 水平直至正常，每1~2周B超检查，了解子宫前峡部包块变化和吸收情况。

（3）指导病人建立健康的生活方式，注意休息，保持有规律地生活，严格避孕1年。

（4）合理饮食，如有不适随时就诊。

附录一　阴道镜检查护理

阴道镜检查是利用阴道镜将宫颈阴道上皮放大10~40倍，以观察肉眼看不到的较微小的病变（异型上皮、异型血管和早期癌前病变),在可疑部位进行活组织检查,能提高确诊率。

(1) 病人于月经净后 3~7 天进行阴道镜检查,术前 2～3 天禁止性生活。术前 24h 避免妇科检查阴道、宫颈的操作和治疗。

(2) 向病人提供预防及保健知识,介绍阴道镜检查的过程及可能出现的不适,减轻病人的心理压力。

(3) 禁止使用含有润滑剂的窥阴器,以免影响检查结果。配合医生调整光源,传递所需用品。

(4) 取出的活组织,装入标本瓶,填写病理申请单及时送检。

(5) 嘱病人适当休息,避免剧烈活动,保持外阴清洁,术后 2 周内禁止性生活和坐浴;嘱病人注意观察有无异常阴道出血情况,如出血多于月经量、色鲜红,及时就医;酌情使用抗生素,防止术后感染。饮食宜清淡,不宜吃辛辣食物,手术当日不应洗澡,第 1 天取出纱块后可洗澡,1 个月内应淋浴。

附录二 宫颈薄层液基细胞学检查 TCT 检查护理

TCT 能有效筛查宫颈癌及癌前病变,能使病人早发现、早治疗。TCT 采用液基薄层细胞检测系统检测宫颈细胞并进行细胞学分类诊断,它是目前国际上最先进的一种宫颈癌细胞学检查技术,TCT 宫颈防癌细胞学检查对宫颈癌细胞的检出率为 100%。

(1) 月经干净后 3~7 天,检查前 48h 内禁止性生活、阴道冲洗,禁阴道内用药。

(2) TCT 取样前先用棉签擦去宫颈分泌物,宫颈不进行醋酸及碘液涂抹。将专用的 TCT 细胞采集刷放置于宫颈管内,逆时针或顺时针旋转 5~6 周,将细胞采集刷放入专用的小瓶中保存送检。宫颈组织病理学取材在阴道镜下进行,在宫颈病变疑似部位及 3、6、9、12 点多点活检,标注清楚标本位于宫颈的具体位置,用甲醛固定标本,以蜡包埋。

(3) 嘱病人适当休息,避免剧烈活动,保持外阴清洁,术后 2 周内禁止性生活和坐浴。

附录三　自凝刀治疗护理

自凝刀也称为射频微创自凝刀,是一种不伤害宫颈、不影响生育的微创治疗技术。它是把一根细长如毛衣线的射频介入自凝刀,在B超的连续动态观察和引导下,经阴道、宫颈准确定位宫颈病变部位或子宫肌瘤,使病变部位和子宫肌瘤细胞脱水凝固,而后被机体自然吸收、排出,使宫颈和子宫恢复正常功能。尤其适合宫颈息肉、宫颈肥大、宫颈湿疣、宫颈癌前病变(CIN Ⅰ、CIN Ⅱ)的病人。

(1) 月经干净后3~7天,治疗前48h内禁止性生活、阴道冲洗、禁阴道内用药。

(2) 保持外阴清洁,两个月内禁止同房及坐浴;宫颈糜烂术后两个月内还需避免骑车及剧烈活动等。

(3) 半年内禁止放置节育环,一年内禁止怀孕。

(4) 术后7~10天内可能有阴道少量出血、轻度腰腹痛、低热等情况,3~6周内有阴道排液均属正常现象,如有高热、腹部剧痛、超月经量出血、阴道排脓等情况需及时就诊。

附录四　LEEP刀手术护理

LEEP刀亦称超高频电波刀,其技术是采用一系列的环型钨丝电极治疗各种宫颈病变,是目前先进的治疗宫颈疾病手段。

LEEP的手术指征。在细胞学和阴道镜下:① 怀疑CIN Ⅱ、CIN Ⅲ;② 怀疑宫颈早期浸润性癌或原位癌;③ 持续CIN Ⅰ或CIN Ⅰ病人,随访不方便;④ 怀疑宫颈ASCUS或有症状的宫颈外翻等4种情况。

LEEP手术的护理同自凝刀治疗护理常规。

第十八章　产科护理常规

第一节　正常分娩期护理常规

一、产前检查

产前检查是指为妊娠期妇女提供一系列的医疗和护理建议和措施,目的是通过对孕妇和胎儿的监护及早预防和发现并发症,减少其不良影响,在此期间提供正确的检查手段和医学建议是降低孕产妇死亡率和围产儿死亡率的关键。

（一）护理评估

1. 健康史

（1）一般资料：

① 孕妇的年龄：年龄过小容易发生难产；年龄过大,尤其是35岁以上的高龄初产妇,容易并发妊高征、产力异常和产道异常,应予重视。

② 孕妇的职业：放射线能诱发基因突变,造成染色体异常。因此,妊娠早期接触放射线者,可造成流产、胎儿畸形。如铅、汞、苯及有机磷农药,一氧化碳中毒等,均可引起胎儿畸形。

③ 其他：孕妇受教育的程度、宗教信仰、婚姻状况、经济状况、住址及电话。

（2）既往史：重点了解有无高血压、心脏病、糖尿病、肝肾疾病、血液病、传染病等,注意其发病时间及治疗情况,有无手术史及手术名称。

（3）家族史：询问家族中有无高血压、糖尿病、双胎、结核病等病史。

(4) 月经、婚育史：询问月经初潮的年龄、月经周期、月经持续时间。了解月经周期有助于准确推算预产期。

(5) 丈夫的健康状况：了解孕妇丈夫有无烟酒嗜好及遗传性疾病等。

2. 孕产史

(1) 既往孕产史：了解既往有无孕产史及其分娩方式，有无流产、早产、难产、死胎、死产、产后出血史。

(2) 本次妊娠经过：了解本次妊娠早孕反应出现的时间、严重程度，有无病毒感染史及用药情况，胎动开始时间，妊娠过程中有无阴道流血、头疼、心悸、气短、下肢浮肿等症状。

3. 预产期的推算

(1) 最后一次月经计算法：将最后一次月经来潮的月份减掉3(不足者加上9)或月份直接加9也可，日数加上7，即为预产期。例如：最后一次月经为3月5日开始，预产期则为当年12月12日。

(2) 以受精日计算：若知道受精日，从这天开始经过38周(266天)即为预产期。使用基础体温者知道排卵日，则可计算出受精日。这比从最后一次月经开始日计算预产期的方法更精确。

(3) 由子宫大小推定：根据子宫底的高度测定怀孕周数。

(4) 超声波(B超)检测法：对于最后一次月经开始日不确定的人而言，这是较准确的方法。由于可计算出胎囊大小与胎儿头至臀部的长度，以及胎头两侧顶骨间径数值，据此值即可推算出怀孕周数与预产期。

其中以最后一次月经开始日计算预产期的方法最为常用。

(二) 护理措施

1. 孕妇预约登记及随访

(1) 妊娠6～8周的孕妇，可开始产前登记及检查。

(2) 告知孕期做好各种医疗保险的登记。

(3) 认真填写保健手册，项目完整，字迹清楚。

2. 初诊检查常规

(1) 了解病史：详细填写病史，力求完整准确，包括其现在史、既往史、月经史、婚育史和家庭史,以及本次妊娠情况及有无急慢性疾病等。

(2) 体格检查:注意一般情况,如孕妇体态、发育营养状况、皮肤有无黄疸,测量身高、体重及血压。

(3) 产科检查:

① 骨盆外测量。

② 腹部检查:按四部手法检查子宫高度、胎位、胎先露、先露入盆情况,用软尺测量耻骨联合至子宫底的长度,监测胎心并记录。

③ 外阴部有无肿胀、炎症、静脉曲张、分泌物等。

(4) 血常规、血型、尿常规、肝肾功能及血糖监测,乙型肝炎病毒表面抗原监测,梅毒螺旋体HIV筛查,唐氏筛查及排畸检查。

(5) 预约:经初诊检查后鉴别正常妊娠和高危妊娠,并分别预约复诊日期。若系高危妊娠应做高危妊娠评分记录,并在高危门诊就诊。

(三) 复查检查常规

(1) 复诊随访预约:原则上正常孕妇产前检查次数为9~11次。

① 一般随访预约:首次检查时间应在6~8周为宜,第二次检查(14~19)+6周,妊娠20~36周每4周检查一次,妊娠36周以后每周检查一次。高危孕妇应酌情增加产前检查次数。

② 无异常情况者按预约复诊,如腹胀、腹痛、见红或阴道流血、尿常规异常及出现各种并发症,应随时检查。

③ 按预约日期,2周内没来院产检者,应督促其按时检查。

(2) 每次检查要测体重、血压、尿常规、宫底高度、腹围、胎心率。

(3) 产科检查:

① 查看病史,询问主诉,了解前次血压、体重等情况。

② 测量宫底高度,检查胎位、胎先露及先露衔接情况,测胎心率,估计胎儿大小,注意有无胎儿宫内生长迟缓(IUGR),检查下肢有无浮肿,如胎心、胎位异常,应复查,必要时做B超。

③ 孕28周始指导孕妇自我监护,自测胎动,必要时转高危门诊。

④ 预约复诊日期,并记录在孕妇保健手册上。
⑤ 门诊结束后,完善保健手册。

(四) 健康指导与康复

开设孕妇学校,讲解妊娠期的生理、心理变化,指导孕期营养与保健,告知母乳喂养的好处、平产的好处、剖腹产的利弊,告知临产先兆。同时采用集体授课及个性化指导结合进行产时、产后的健康教育。进行新生儿沐浴、抚触、智护、分娩期拉姜滋减痛呼吸法、导乐球等操作示范。督促定期产检,做好入隔准备。

二、孕妇入院护理

(一) 护理评估

(1) 采集病史:仔细询问孕妇病史,孕妇的年龄、职业、既往史、月经婚育史、既往孕产史、过敏史等。

(2) 一般体格检查。

(3) 产科检查。

(4) 心理-社会因素评估。

(二) 护理措施

(1) 热情接待,阅读门诊病历,根据病情安排床位,通知床位医生。

(2) 查看相关证件。详细了解此次妊娠过程,根据入院护理病历内容逐项评估,客观记录。

(3) 介绍住院须知和环境,介绍各项规章制度,说明呼叫器的使用方法,并进行安全教育。

(4) 根据医嘱及时安排孕妇饮食,并关心进食情况。

(5) 了解孕妇的心理状况及社会支持系统,做好护患沟通。

(6) 做好产科相关知识教育,嘱左侧卧位,指导自数胎动的方法,如出现宫缩、阴道流血流液及胎动异常或其他异常情况及时通知医护人员,发放相关的书面资料。

(三) 健康指导与康复

指导孕产妇做好自我监护,正确指导胎动自测的注意点和关键点,正确数胎动。同时,做好产前的心理护理。对孕妇进行持续性的心理安慰、感情支持、生理帮助,指导孕妇产程中配合的注意事项鼓励其自然分娩。

三、产程观察护理

总产程及分期:总产程即分娩全过程,指从开始出现规律宫缩直到胎儿胎盘娩出的全过程。分为3个产程:第一产程又称宫颈扩张期,指临产开始直至宫口完全扩张为止。第二产程又称胎儿娩出期,从宫口开全到胎儿娩出。第三产程又称胎盘娩出期,从胎儿娩出后到胎盘胎膜娩出。

(一)护理评估

(1)健康史。了解产前检查的情况,如年龄、身高、体重、预产期、本次妊娠经过、孕产史、既往史和手术史。询问规律宫缩开始的时间、强度和频率;有无阴道流水及时间、颜色、气味和量;有无阴道流血、时间和量。

(2)生理状况。生命体征、体重指数、皮肤黏膜情况、外阴情况;宫缩的频率、持续时间及规律性;胎产式、胎方位、胎先露、胎儿数、胎心和胎动、胎儿大小;宫颈管、宫口扩张、先露高低、胎膜;胎心监护仪监测胎儿宫内情况;骨产道、软产道情况等。

(3)心理-社会因素:

① 评估孕妇接受分娩准备的影响因素,如受教育程度、既往孕产史、文化及宗教因素等。

② 评估孕妇对分娩相关知识的掌握程度及实际准备情况。

③ 评估其丈夫和主要家庭成员的支持程度等。

④ 评估孕妇的心理状态,产程中有无不良情绪、焦虑、恐惧心理,对疼痛的耐受程度,对正常分娩有无信心。尤其是新生儿出生后,应关注产妇的情绪状态,对新生儿的性别、健康及外形是否满意,能否接受新生儿,是否进入母亲角色。

(二)护理措施

1. 第一产程

(1)接待孕妇,安排床位,通知医生,核对手腕带。询问末次月经时间,核对预产期,确定孕周。了解临产开始的时间,有无阴道出血和胎膜破裂,结合产前检查记录,采集病史,完成病历书写。

(2) 生命体征:每隔 4h 观察生命体征一次。如有异常,应酌情增加测量次数,并汇报医生及时处理。

(3) 观察胎心:于宫缩间歇期听胎心。潜伏期 1~2h 听胎心一次,活跃期宫缩频繁时每 30min 听胎心一次,每次听诊 1min 并记录。如胎心率超过 160 次/min 或低于 110 次/min 或不规律,立即吸氧,监护胎儿,并通知医生。

(4) 观察宫缩:通过触诊法或胎心监护仪监测,观察宫缩的规律性;持续时间、间隙时间及强度,确定是否临产。注意子宫的形态、有无压痛,及时发现异常征兆。

(5) 观察宫颈扩张和胎头下降:根据宫缩情况和孕妇表现,适当增减检查次数,及时了解宫口扩张和胎头下降情况,在母儿安全的前提下,密切观察产程进展。如产程进展延缓或阻滞时应及时汇报医生,注意头盆不称或胎头位置异常。以宫口扩张 6cm 作为活跃期的标志。

(6) 胎膜破裂及羊水观察:胎膜破裂应立即听胎心,观察羊水颜色、性状及量,记录破膜时间,注意宫缩变化,防止脐带脱垂。

(7) 促进舒适:提供良好的环境;保持床单位清洁整齐,及时为孕妇擦汗、更衣及保持外阴部清洁;督促及时排尿;指导选择适宜体位,协助孕妇走动或站立,宫缩间歇期放松、休息。给予饮食指导,进易消化、清淡的食物,摄入适量的液体,维持产妇的体力。

(8) 及时告知并反馈产程进展情况和出现的问题,给予解释和指导。

(9) 根据孕妇的需求,提供各种人性化服务及非药物镇痛措施。

(10) 初产妇宫口开全,经产妇宫口开 4cm 且宫缩规律有力,按照第二产程处理。

2. 第二产程

(1) 专人护理,安慰、鼓励孕妇,提供产程进展信息,同时协助饮水、擦汗。

(2) 观察产程进展,严密观察宫缩,勤听胎心,每 5~10min 听一次,若出现胎心减慢、胎先露下降延缓或停滞时应分析原因,汇报医生,积极处理。

(3) 指导孕妇屏气:帮助产妇选择合适体位,鼓励孕妇宫缩时自发性用力,正确运用腹压,宫缩间歇期调整呼吸,放松休息。

(4) 进行会阴冲洗、消毒等接产准备,预热远红外辐射台及新生儿用物。

(5) 见胎头拨露使会阴后联合紧张时,开始保护会阴。

(6) 按接产操作规程接产。

(7) 准确评估母儿情况及母亲有无会阴撕裂的高危因素,做出正确判断,必要时行会阴切开术。

(8) 胎儿娩出后产妇臀下垫积血盘,准确计算出血量。

3. 第三产程

(1) 新生儿处理:

① 新生儿娩出后应立即清除口鼻腔黏液和羊水。

② 判断有无新生儿窒息及其严重程度,进行 Apgar 评分。

③ 新生儿无窒息应快速擦干后放于母亲胸腹部进行皮肤接触、早吸吮,注意保暖;如新生儿需要复苏,立即断脐,置于辐射台上按新生儿复苏流程进行复苏。

④ 处理脐带,注意脐带断面有无渗血。

⑤ 仔细体格检查,查看有无畸形,称体重、身长等,系新生儿腕带、胸牌,按新生儿足印和母亲手印。

⑥ 完善新生儿相关记录。

(2) 母亲处理:

① 胎儿出生后立即使用缩宫素。

② 监测母亲子宫收缩、阴道流血情况及情绪。

③ 观察胎盘剥离征象,协助胎盘胎膜娩出。

④ 若胎儿娩出后 30min 胎盘未娩出,出血不多,先排空膀胱,再轻轻压子宫及静脉注射缩宫素后仍不能娩出时,或胎盘未完全剥离而出血多时,可行手取胎盘术。

⑤ 检查胎盘胎膜是否完整,若有不完整,无菌操作下行宫腔探查术或汇报医生处理。

⑥ 检查软产道有无裂伤,如有裂伤,常规修复;如出现Ⅲ度裂伤,在麻醉下由上级医生修复。

⑦ 阴道检查及肛查,防止纱布遗留。

⑧ 收集、评估全产程过程中的出血量。

4. 产后 2h

(1) 每 30min 观察一次产妇血压、呼吸、脉搏、子宫收缩情况、宫底高度、阴道流血量、膀胱是否充盈、会阴及阴道有无血肿;重视产妇主诉。每 15~30min 观察新生儿面色、呼吸、皮肤颜色(血氧饱和度)、肢体是否温暖、脐带有无渗血等异常情况。

(2) 帮助产妇擦净身体,穿上干净衣服,臀下铺干净会阴垫。提供清淡、易消化的流质食物。

(3) 给予皮肤接触、早吸吮。

(4) 完善母婴所有病历及相关登记。

(5) 产后 2h 无异常再次仔细核对所有信息及病历,无误后送回母婴同室休息,严格交接班。

5. 心理护理

(1) 向产妇及家属讲解分娩过程,并反馈产程进展情况,提供相应的优质服务。

(2) 鼓励家属参与全程陪产,提供情感支持或导乐陪伴,适时鼓励、表扬产妇,增加产妇信心。

(3) 遇胎儿宫内窘迫或产程异常等需要产钳助娩或剖宫产结束分娩时,应将原因交代清除,加强安慰,说明其配合的必要性。

(4) 新生儿娩出后协助产妇及家属进行早接触、早吸吮,建立情感。对不如意者或结局不良者,提供人文关怀。

(二) 健康指导与康复

(1) 第一产程。向孕妇和陪产的家属介绍环境及陪产注意事项。鼓励孕妇正常进食进水,少食多餐,进食易消化有营养的食物;指导孕妇及时排尿,注意保持会阴部的清洁卫生;临产后若未破膜可鼓励产妇自由活动,卧位时可选择舒适体位;整个产程中注意保持精力和体力充沛,及时告知家属产程进展,指导采取减痛措施,正确呼吸、放松；根据孕妇情况，指导其使用分娩球，告知孕妇若出现阴道流水、腹痛加剧、心慌、气急等情况需立即告知助产士。

（2）第二产程。鼓励孕妇，表扬进展，给予心理支持。指导孕妇选取舒适体位，在宫缩期自发性用力，宫缩间歇期全身放松；胎头娩出时，指导孕妇用"哈气"运动来控制分娩速度，与接产人员密切配合。

（3）第三产程。安抚情绪，指导孕妇放松休息，耐心等待胎盘剥离。协助进行皮肤接触、早吸吮，并告知目的及意义。

（4）产后2h。继续完成持续皮肤接触、早吸吮。告知母乳喂养好处，指导产后休息、饮食、活动、膀胱和会阴护理、清洁卫生等相关知识。

（5）每次检查、用药、操作、治疗护理前，应及时告知，并解释其目的、意义和方法，取得孕妇和家属的配合。

四、产后护理

产后护理是指针对分娩女性所做的护理工作，而这段时期也叫产褥或产褥期。该护理工作视各地民情，经济等因素，而有不同的照料方式。

（一）护理评估

(1) 评估产妇的分娩时间及分娩经过。
(2) 评估产妇子宫收缩及恶露情况，会阴有无切口。
(3) 评估产妇膀胱充盈情况。
(4) 评估产妇母乳喂养相关情况。

（二）护理措施

(1) 产妇回母婴同室后，需做好交接班工作，了解分娩情况及特殊医疗，进一步检查新生儿，核对手圈等。

(2) 进一步正确指导母乳喂养姿势及婴儿含接姿势，宣教有关知识，按需哺乳。

(3) 饮食方面忌食生冷刺激性食物，食物中应有足够的蛋白质和维生素，易于消化，少食多餐，多食水果、蔬菜，防止便秘。

(4) 严格执行母婴同室探视制度。

(5) 室内保持空气清新，冬夏均应每日通风换气，但需注意避免对流风，防止产妇及新生儿受凉。

(6) 测体温、脉搏，2次/天，连续3天正常改每天一次。体温37.5℃以上8h一次，38.5℃以上4h一次。

(7) 产后6h内勤观察子宫收缩及出血量，至少30min一次。子宫收缩不良时，揉按子宫挤出血块，出血多时报告医师。

(8) 督促产妇在产后4h内小便，不能自解者，应予协助，必要时导尿或留置导尿管。

(9) 会阴缝线拆除前，每日2次定时擦洗外阴，如有大便的加洗一次，如见有组织块排出或恶露多而臭时，报告医师。

(10) 会阴部红肿时，可湿热敷或产后24h后进行理疗。

(11) 会阴浅裂伤缝线于产后48h拆除，侧切开缝线于产后3～5天拆除。

(12) 会阴护理前要洗手，产妇所用会阴垫要消毒，勤换。

(13) 产妇衣服、床上中单及臀垫用后及时更换，出院后应将用过的隔水垫单清洗消毒。

(14) 督促产妇授乳前洗手并擦净乳头，乳房胀时用热敷、按摩、抽吸、牵出凹陷乳头等方法，帮助排空乳房。乳头皲裂轻者可继续哺乳，哺乳后挤少许乳汁涂在乳头和乳晕上短暂暴露和干燥。皲裂重者暂停授乳。

(15) 如无禁忌，应鼓励产妇多翻身，适当下床活动，48h后可开始做产后健身操。

(三) 健康指导与康复

(1) 保持良好心态，以利于乳汁的分泌。坚持纯母乳喂养至少6个月。

(2) 饮食宜多样化，予高蛋白、高维生素饮食，保证营养丰富，保持大便通畅。

(3) 产后注意避孕。

(4) 产后42天后进行母婴体检。

(5) 保持外阴清洁,观察分泌物的性质、量、气味,如有异常,随时就诊。

五、导乐陪产护理

导乐陪伴分娩是指一位有助产经验或生育经历的助产士,在产前、产时和产后给孕产妇以持续的生理上的支持、帮助及精神上的安慰、鼓励,使其顺利完成分娩过程。

(一) 身心评估

(1) 健康史:既往史、孕产史、分娩史、月经周期及预产期、本次妊娠经过、产前检查的情况。

(2) 生理状况:是否临产,产程阶段及进展情况,头盆关系,产妇一般情况,胎儿宫内状况,辅助检查情况。

(3) 心理-社会因素:

① 评估孕妇接受分娩准备的影响因素,如受教育程度、既往孕产史、文化及宗教因素等。

② 评估孕妇对分娩相关知识的掌握程度及实际准备情况。

③ 评估其丈夫和主要家庭成员的支持程度。

④ 评估孕妇的心理状态,产程中有无不良情绪、焦虑、恐惧心理,对疼痛的耐受程度,对自然分娩有无信心。

(二) 护理措施

(1) 孕妇提出申请,自宫口扩张2~3cm始,通知导乐师。由导乐师与孕妇或家属签订导乐陪伴分娩协议书,同时向家属做自我介绍。

(2) 在导乐陪伴过程中,向家属及孕妇提供相关的信息,做好交流和沟通。

(3) 为孕妇提供温馨、舒适、清洁、安全的分娩环境。

(4) 导乐师始终陪伴在孕妇身边,提供生理、心理、体力、精神全方位的支持,缓解其紧张和恐惧心理,鼓励孕妇建立自然分娩信心,使其以积极的心态度过分娩期。

(5) 在不同的产程阶段,提供有效的方法和措施缓解疼痛

(6) 协助孕妇做好进食、饮水、擦汗、排尿等护理。

(7) 关注产程进展和胎儿监测,掌握母儿情况,发现异常及时通知医生。

(8) 平产由导乐者负责接生。

(9) 产后2h内观察产妇和新生儿情况,做好早吸吮,正确指导母乳喂养,进行产妇及新生儿护理的健康教育,与夫妇共同回忆分娩经过及分享分娩感受。

(10) 护送母婴回母婴同室,并严格交接。

(11) 若病情需要,需剖宫产手术,导乐师陪伴整个手术过程,直至护送回病房。

(12) 产后24h后,去母婴同室进行产后访视。

(三) 心理护理

(1) 了解孕产妇分娩时的特殊心理变化,给予适度的关注。

(2) 通过沟通,了解孕产妇的文化背景、分娩观念和行为习惯,尽量满足其合理需求。

(3) 掌握一定的心理干预技术,包括倾听技术、提问技术、鼓励技术、内容反应技术、情感反应技术、解释技术、非语言沟通技巧等,适时应用。

(4) 关注分娩体验,保持正向鼓励。

(四) 健康指导与康复

(1) 向孕产妇及家属说明陪伴分娩的意义,在孕产妇分娩的全过程中有导乐陪伴,不仅是产时服务的一项适宜技术,亦是一种以产妇为中心的全新服务模式,可以降低手术率,减少对分娩的干预,有利促进正常分娩。

(2) 若有家属陪伴,应让陪伴的家属了解分娩的基本过程和陪伴过程中帮助孕产妇的相关技术,如按摩、搀扶、擦汗、进食饮水、如厕等生活照顾及鼓励、赞扬、感谢、亲密行为等情感支持。

(3) 向孕妇和陪产的家属介绍环境及陪产注意事项;鼓励孕妇按照自己的意愿吃喝,产程晚期进食有营养的流质饮食;指导孕妇及时排尿,保持会阴部的清洁卫生;鼓励孕妇选择舒适自由体位,根据孕妇情况,指导其使用分娩球;整个产程中注意保持精力和体力的充沛,教会孕妇在各产程中应对分娩不适的技巧。

六、催产素引产护理

催产素是指在自然临产之前通过静滴催产素使产程发动,达到分娩的目的,是产科处理高危妊娠常用的手段之一。引产是否成功主要取决于子宫颈成熟程度。但如果应用不得当,将危害母儿健康,因此,应严格掌握引产的指征、规范操作,以减少并发症的发生。

(一) 身心评估

(1) 健康史:既往病史、孕产史、本次妊娠经过、产前检查记录、孕周。

(2) 身心状况:评估母儿头盆关系、胎儿体重、宫颈成熟度、是否临产、生命体征;行胎心监护,了解胎儿宫内状况;行超声检查,了解胎盘功能及胎儿成熟度。

(3) 评估孕妇心理状况。

(二) 护理措施

(1) 引产前须了解催产素引产目的。测量孕妇的血压,听胎心,行胎心监护,行阴道检查,做好宫颈评分并记录。

(2) 开放静脉通道。先用林格液或生理盐水 500mL(不加催产素),行静脉穿刺,按 8 滴/min 调节滴速。

(3) 遵医嘱,配置催产素。方法:将 2.5U 缩宫素加入 500mL 林格氏液或生理盐水中,充分摇匀,配成 0.5% 浓度的缩宫素溶液。从 8 滴/min 开始。

(4) 根据宫缩、胎心情况调整滴速,一般每隔 30min 调整一次。应用等差法,即从 8 滴/min 调整至 16 滴/min,再增至 24 滴/min;为安全起见也可从 8 滴/min 开始,每次增加 4 滴,直至出现有效宫缩(10min 内出现 3 次宫缩,每次宫缩持续 30~60s)。最大滴速不得超过 40 滴/min,如达到最大滴速仍不出现有效宫缩,可增加催产素的浓度。增加浓度的方法是以林格氏液 500mL 中加 5U 缩宫素配成 1% 缩宫素浓度,先将滴速减半,再根据宫缩情况进行调整,增加浓度后,最大增至40滴/min,原则上不再增加滴数和缩宫素浓度。

(5) 专人守护,密切监护宫缩情况、产程进展及胎心率变化,引产期间每15～30min观察宫缩的强度、频率、持续时间和胎心情况并及时记录。有条件者建议使用胎儿电子监护仪连续监护。

(6) 催产素引产一般在白天进行,一次引产用液以不超过1000mL为宜,不成功时第二天可重复。

(7) 危急状况处理:若出现宫缩过强/过频(连续两个10min内都有6次或以上宫缩,或者宫缩持续时间超过120s)、胎心率变化(>160次/min或<110次/min,宫缩过后不恢复)、子宫病理性缩复环、孕产妇呼吸困难等,应立即报告医师,停止使用催产素,改变体位呈左侧或右侧卧位,面罩吸氧10L/min,静脉输液(不含缩宫素),遵医嘱静脉给予子宫松弛剂,如25%硫酸镁等,如果胎心率不能恢复正常,进行剖宫产的准备。

(8) 心理护理:营造安全舒适的环境,缓解紧张情绪,降低恐惧程度;向孕妇及家人讲解催产引产相关知识,做到知情选择;专人守护,增加信任度和安全感,降低发生风险的可能;允许家人陪伴,可降低孕产妇焦虑水平。

(三) 健康指导与康复

(1) 向孕妇及家人讲解催产引产的目的、药物和方法,做到充分知情选择。

(2) 讲解催产素引产的注意事项,强调不得自行调整催产素滴注速度,若擅自加快速度可造成过强宫缩、胎儿窘迫甚至子宫破裂等严重后果。

(3) 随时告知临产、产程及母儿状况的信息,增强孕妇引产成功的信心。

(4) 指导孕妇利用呼吸的方法来放松及减轻宫缩痛。

七、硫酸镁用药护理

硫酸镁是中枢神经系统抑制剂和钙拮抗剂。产科常用于治疗妊娠期高血压疾病、前置胎盘、先兆早产、子宫强直等。硫酸镁过量会使呼吸及心肌收缩受到抑制,危及生命。孕妇治疗中有效血清镁离子浓度为1.7~3mmol/L,若高于3mmol/L即可发生中毒症状。因此静滴硫酸镁时应加强用药护理。

(一)身心评估

(1)病史:详细询问病人存在的高危因素;孕前及妊娠20周有无高血压、蛋白尿、水肿、抽搐等征象,既往病史中有无原发性高血压、慢性肾炎和糖尿病等;有无家族史,此次妊娠经过,出现异常现象的时间及治疗经过,有无用药禁忌证。

(2)身体状况:重点评估病人血压、蛋白尿、水肿、自觉症状及抽搐、昏迷情况。

(3)孕妇及家属对疾病的认识。

(4)辅助检查:尿常规、血液检查、肝肾功能检查、眼底检查、胎盘功能、心电图等。

(二)硫酸镁的用药护理

(1)必须严格控制硫酸镁的用药总量及输液速度。

(2)用药监测:硫酸镁的治疗浓度和中毒浓度相近,因此在进行硫酸镁治疗时应严密观察其毒性反应(毒性反应首先表现为膝反射减弱或消失,继之出现全身肌张力减退、呼吸困难、复视、语言不清,严重者可出现呼吸肌麻痹,甚至呼吸停止、心脏停搏,危及生命),并及时进行相关检查:

① 护士在用药前及时用药过程中均应检测以下指标:定时检查膝反射是否减弱或消失;呼吸:每分钟不少于16次;尿量:每小时不少于25mL或每24h不少于600mL。

② 监测血压、心电图。

③ 有条件时监测血镁浓度。

(3)解毒方案:

① 硫酸镁治疗时需备钙剂,一旦出现中毒反应立即停药,并静脉注射10%葡萄糖酸钙10mL(钙离子争夺神经细胞上的同一受体,阻止镁离子的继续结合,1g葡萄糖酸钙静脉推注可以逆转至中度呼吸抑制)。

② 10％葡萄糖酸钙 10mL 在静脉推注时宜在 3min 以上推完，必要时可每小时重复一次，直至呼吸、排尿和神经恢复正常，但 24h 内不超过 8 次。

（三）健康指导与康复

（1）自我观察用药后的效果与机体反应，将其及时反馈给医护人员，以便调整用量，从而达到最佳药物疗效。

（2）产科病人静滴硫酸镁数天，用药时自觉反应重，常有全身不适、头痛、乏力等不适反应，常不愿继续接受治疗，需耐心做好病人思想工作，并告知应用硫酸镁治疗对宫缩及胎儿均无不良影响，为了治病克服暂时的不适应。

第二节　异常分娩护理常规

异常分娩又称难产，其影响因素包括产力、产道、胎儿及精神心理因素，这些因素既相互影响又互为因果关系，任何一个或一个以上的因素发生异常及四个因素间相互不能适应，使分娩进程受到阻碍，称异常分娩。

一、产力异常护理

产力异常是指在分娩的过程中，子宫收缩力的节律性、对称性及极性不正常或强度、频率有改变。子宫收缩力异常分为子宫收缩乏力和子宫收缩过强两类，每类又分为协调性子宫收缩和不协调性子宫收缩。

（一）子宫收缩乏力护理

1. 身心评估

（1）健康史及相关检查　评估孕妇的身体发育状况、身高与骨盆、胎儿大小与头盆关系等，同时还要注意既往史，尤其是过去的妊娠和分娩史；评估孕妇临产后的精神状态、休息、进食及排泄情况，重点评估宫缩的节律性、对称性、极性、强度与频率以及宫口开大及先露下降情况,了解产程进展;分辨产力异常的类型。

(2) 身心状况。评估孕妇年龄、婚姻状况、社会经济状况、文化程度和产前教育情况,评估孕妇的支持系统以及孕妇及家人对分娩的认识和渴望程度;评估孕妇的心理状态及其影响因素;评估孕妇及家属是否有焦虑、恐惧情绪及是否担心母儿安危,是否对阴道分娩失去信心等。

2. 护理措施

(1) 协调性子宫收缩乏力:

① 为孕妇提供舒适、安静的待产环境,如无禁忌,鼓励孕妇采取自由体位。

② 疲乏者,遵医嘱给予镇静剂休息。

③ 督促孕妇每2~4h排尿一次,必要时导尿,以免膀胱充盈影响宫缩。

④ 指导孕妇进食高热量、易消化饮食,补充充足水分,对不能进食者予以静脉补液。

⑤ 指导孕妇减轻宫缩痛的方法,耐心细致地向孕妇解释疼痛的原因。

⑥ 严密观察宫缩、产程进展和胎心变化。

⑦ 宫口开大3cm或以上,无头盆不称,胎头已衔接者,可行人工破膜加速产程进展,注意观察羊水的性状及羊水量,破膜后立即听胎心,做好记录。

⑧ 遵医嘱静脉注射地西泮10mg,以软化宫颈,促进宫颈扩张,静脉注射地西泮时应注意速度要慢,一般3~5min完成。

⑨ 遵医嘱静脉滴注缩宫素,应注意严格掌握适应证。

(2) 不协调性子宫收缩乏力:

① 遵医嘱给予地西泮或哌替啶肌内注射,让孕妇充分休息。

② 指导孕妇采用各种方法减轻疼痛,增加舒适感。

③ 如果宫缩仍不协调或伴胎儿窘迫、头盆不称等情况及时通知医师,做好剖宫产手术和抢救新生儿的准备工作。

④ 如果宫缩已恢复协调性但强度不够,则采用协调性宫缩乏力

时加强子宫收缩的方法。

⑤ 做好解释工作,提供心理支持,减轻孕妇焦虑、恐惧心理。

3. 心理护理

分娩过程中由助产士和家属陪伴,提供心理支持;向孕妇及家属介绍产程进展,解释难产发生的原因及处理的方法,协助减轻焦虑,减少不良分娩事件的发生;对孕妇保持亲切、关怀及理解的态度,鼓励孕妇及家属表达对分娩的任何感觉,对孕妇及家属的努力及时予以表扬以增加分娩信心。

4. 健康教育

对孕妇进行产前教育,使其对分娩有一定的认识,解除孕妇思想顾虑和恐惧心理,增加自然分娩的信心。产后观察子宫复旧及恶露情况,发现阴道流血量多及时到医院就诊;指导产妇注意产褥期卫生,禁止盆浴、性生活;产后 42 天复查。

(二) 子宫收缩过强护理

1. 身心评估

(1) 健康史及相关检查。认真阅读产前检查记录,经产妇了解有无急产史,重点评估临产时间、宫缩频率、强度、胎心及胎动情况,产程中有无使用缩宫素及阴道操作史。评估孕妇一般情况,如体温、脉搏、呼吸、血压等;观察子宫下段有无压痛和病理缩复环,是否有血尿、膀胱充盈等先兆子宫破裂征象;评估子宫收缩过强的类型。

(2) 身心状况。孕妇临产后突感腹部宫缩阵痛难忍,子宫收缩过频、过强,无喘息之机,产程进展很快,孕妇毫无思想准备,易出现恐惧和极度无助感;腹壁因疼痛而拒按,精神高度紧张,烦躁不安,饮食不进。

2. 护理措施

(1) 协调性子宫收缩过强:

① 有急产史者嘱咐其勿离开病房独自外出,以防院外分娩造成意外;加强巡视,一旦出现产兆应立即转入产房,并嘱其侧卧位休息;如有解大便感,需先查宫口开大及胎先露下降情况,以防造成意外伤害。

② 密切观察产程进展,若发现异常及时通知医师。

③ 提早做好接生及抢救新生儿的准备,分娩时尽可能行会阴侧切,以防会阴扩张不充分而发生撕裂,胎儿胎盘娩出后应仔细检查宫颈、阴道、会阴,及时发现撕裂并予以缝合。

④ 对未消毒即分娩的产妇,产后常规给予抗生素预防感染,新生儿应尽早肌内注射破伤风抗毒素。

(2) 不协调子宫收缩过强:

① 立即停止滴注缩宫素或停止阴道检查等。

② 遵医嘱给予宫缩抑制剂或镇静剂,必要时行剖宫产。

③ 缓解病痛,减轻焦虑,做好健康教育。

3. 心理护理

急产者由于情况突然常有恐惧感和极度无助感,担心胎儿及自身安危,加上由于疼痛难忍常常大声喊叫,家属则显得焦急万分、束手无策,催促医护人员马上为孕妇提供有效措施减轻痛苦。针对这些心理特点,助产士应多陪伴孕妇,安抚其情绪,提供减轻疼痛的支持措施,及时说明产程进展和胎儿情况以减轻其紧张和焦虑。新生儿如出现意外,需帮助产妇及其家属顺利度过哀伤期。

4. 健康教育

指导急产者再次妊娠时应注意做好防范;指导孕妇宫缩时做深呼吸,不向下屏气,以减慢分娩过程;产后继续观察子宫复旧及阴道流血量,指导产妇注意产褥期卫生,禁止盆浴、性生活,产后 42 天复诊。

二、产道异常护理

产道包括骨产道(骨盆腔)及软产道(子宫下段、宫颈、阴道、外阴),是胎儿经阴道娩出的通道。产道异常包括骨产道异常及软产道异常,临床上以骨产道异常多见,产道异常可使胎儿娩出受阻。

(一) 身心评估

(1) 健康史及相关检查。了解产前检查资料,重点了解既往分娩史、内外科疾病史,如佝偻病、脊柱和关节结核及外伤史等;观察孕妇体型、步态,有无脊柱及髋关节畸形,有无悬垂腹等体征;测量宫高、腹围,结合B超检查估计胎儿大小;了解骨盆大小及头盆是否相称;评估软产道有无异常情况。

(2) 身心状况。评估本次妊娠经过及身体反应,了解孕妇情绪、心理状态及社会支持系统等。

(二) 护理措施

(1) 有明显头盆不称者,胎儿不能经阴道分娩者,应尽早做好剖宫产准备。

(2) 有轻度头盆不称者在严密监护下可以试产,试产过程中不用镇静、镇痛药。试产2~4h,胎头仍未入盆、宫口扩张缓慢或伴有胎儿窘迫者,应及时行剖宫产术结束分娩。为试产者提供以下护理:

① 专人守护,保证良好的产力。关心孕妇饮食、营养、水分、休息。必要时遵医嘱补液。破膜后立即听胎心,并观察胎心、羊水的变化情况。

② 注意产程进展情况,监测宫缩强弱,勤听胎心,检查胎先露下降及宫口扩张程度。观察有无先兆子宫破裂情况,发现异常,立即停止试产,及时通知医师处理,预防子宫破裂。

③ 中骨盆狭窄主要影响胎头俯屈,使内旋转受阻,易发生持续性枕横位或枕后位。

在分娩过程中,胎儿在中骨盆平面完成俯屈及内旋转动作。若中骨盆面狭窄,则胎头俯屈及内旋转受阻,易发生持续性枕横位或枕后位。若宫口开全、胎头双顶径达坐骨棘水平或更低,可经阴道徒手旋转胎头为枕前位,待其自然分娩或行产钳或胎头吸引术助产。若胎头双顶径未达坐骨棘水平,或出现胎儿窘迫征象,应行剖宫产术结束分娩。

④ 骨盆出口狭窄者,应于临产前对胎儿大小、头盆关系作充分估计,及早决定分娩方式,出口平面狭窄者不宜试产。若发现骨盆出口横径狭窄、耻骨弓角度变锐者,应充分运用后三角间隙娩出。若骨盆出口横径与后矢状径之和<15cm、足月胎儿不易经阴道分娩者,应行剖宫产术结束分娩。

(3) 预防产后出血及感染，胎儿娩出后，遵医嘱使用宫缩剂、抗生素，保持外阴部清洁。

(4) 新生儿护理：分娩前做好抢救新生儿准备工作，严密观察有无颅内出血或其他损伤的征象。

(5) 心理护理：向孕妇及家属讲清楚阴道分娩的可能性及优点，增强其自信心；认真解答孕妇和家属提出的疑问，使其了解目前产程进展状况；向孕妇和家属讲明产道异常对母儿的影响，使孕妇和家属解除对未知的焦虑，以取得良好的合作。提供最佳的服务，使他们建立对医护人员的信任感，缓解恐惧，安全度过分娩期。

（三）健康指导与康复

产后继续观察子宫复旧及阴道流血量，指导产妇注意产褥期卫生，禁止盆浴、性生活，产后 42 天复查。

三、胎位及胎儿发育异常护理

胎儿的胎位异常或发育异常均可导致不同程度的异常分娩，造成难产。胎位异常包括胎头位置异常、臀先露及肩先露。胎儿发育异常如巨大儿及畸形胎儿。

（一）护理评估

(1) 健康史及相关检查。了解产前检查的资料，如宫高、骨盆各径线大小、胎方位，估计胎儿大小、羊水量、有无前置胎盘及盆腔肿瘤等。询问既往分娩史，了解有无分娩巨大儿、畸形儿等家族史；通过腹部、肛门、阴道检查，结合 B 超检查和实验室检查了解胎位是否正常；评估胎位异常的类型；评估骨盆形态、大小、胎儿大小及头盆关系；评估胎先露的位置、宫缩强度及产程进展。

(2) 身心状况评估。由于胎位及胎儿发育异常均可导致产程延长，继发宫缩乏力，以及孕妇过早屏气用力致体力消耗较大，极度疲乏失去信心而产生急躁情绪，同时也十分担心自身和胎儿的安危，均应密切观察孕妇是否出现以上症状。

（二）护理措施

(1) 加强孕期保健，通过产前检查及时发现并处理异常情况。

(2) 加强分娩期的监测与护理,减少母儿并发症,有明显头盆不称、胎位异常或巨大胎儿的孕妇,按医嘱做好剖宫产术前准备。

(3) 选择阴道分娩的孕妇应做好如下护理：

① 鼓励孕妇进食,保持待产妇良好的营养状况,按医嘱给予补液,维持水和电解质平衡;指导孕妇合理用力,避免体力消耗;枕后位者,嘱其不要过早屏气用力,以防宫颈水肿及疲乏。

② 防止胎膜早破,少活动,少做肛查,一旦破膜,应立即听胎心,若胎心有改变,及时通知医师行阴道检查,及早发现脐带脱垂情况。

③ 协助医师做好阴道助产及新生儿抢救的准备,新生儿出生后应仔细检查有无产伤。第三产程应仔细检查胎盘、胎膜的完整性及产道的损伤情况。

④ 按医嘱及时应用宫缩剂与抗生素,预防产后出血与感染。

（三）心理护理

加强医患之间的沟通交流,针对孕妇及家属的疑问、恐惧与焦虑,及时给予心理指导和支持,消除孕妇及家属的精神紧张状态。为孕妇提供分娩过程中增加舒适感的措施,多用鼓励性语言,以增强孕妇分娩的信心,安全度过分娩。

（四）健康指导与康复

继续观察子宫复旧及恶露情况,指导产妇注意产褥期卫生,禁止盆浴、性生活。产后42天复查,以了解产妇的恢复情况,及时发现问题,调整产后指导方案,使产妇尽快恢复健康,并做好计划生育指导。

四、脐带脱垂护理

胎膜未破,脐带位于先露部前方或一侧时为脐带先露,也称隐性脐带脱垂。胎膜已破,脐带进一步脱出于胎先露部的下方,经宫颈进入阴道内,甚至经阴道显露于外阴部,称脐带脱垂。

（一）身心评估

有无骨盆狭窄、头盆不称造成胎头浮动或胎位不正(横位、臀位、足先露)及羊水过多,有无脐带过长、脐带附着接近宫颈口等病史;有无胎心改变或胎心完全消失;孕妇及家属心理。

（二）护理措施

（1）脐带脱垂后，因脐带受压、血循环受阻，会导致胎儿窘迫及威胁胎儿生命，要及时诊断、及时处理，抢救胎儿生命。

（2）一旦发现脐带脱垂后，立即吸氧，只要胎儿有存活希望，应在数分钟尽快娩出胎儿。

（3）当宫缩良好、宫口开全，可配合医生行脐带还纳及阴道助产。若宫口未开全，胎先露高浮，应做好剖宫产及抢救新生儿的准备。

（4）隐性脐带脱垂者，胎心音存在、头先露，可取头低臀高位或取脐带脱垂的对侧卧位，避免脐带受压，若产程进展好、胎心正常，可经阴道分娩。若产程进展慢，胎心有变化急行剖宫产。

（5）臀位或横位时均应尽快剖宫产。

（6）脐带脱垂、胎心消失超过 10min，脐带搏动停止、确定胎死宫内者，等待自然分娩，为避免会阴裂伤，可行穿颅术。

（7）心理护理。讲解脐带脱垂对胎儿威胁的严重性，以取得孕妇及家属的理解和配合。给予心理支持，向孕妇及家属说明病情及治疗方案，让他们做好心理准备，减少不必要的恐惧，能够面对现实。

（三）健康指导与康复

（1）做好孕期保健预防，嘱孕妇定期检查，发现异常及时就诊，早期发现脐带脱垂及时采取措施。

（2）对临近预产期胎头仍高浮未入盆时，应避免胎膜早破，一旦胎膜破裂，应立即平卧垫高臀部，急送产房及时处理防止脐带脱垂。

（3）对临产后胎先露部未入盆者，少做肛查或阴道检查。破膜后立即监测胎心，以防脐带随羊水脱出。

五、胎儿窘迫护理

胎儿窘迫是指胎儿在宫内有缺氧征象，危及胎儿健康和生命者。胎儿窘迫是一种综合症状，主要发生在临产过程，也可发生在妊娠后期。发生在临产过程者，可以是发生在妊娠后期的延续和加重。

(一)身心评估

(1) 健康史及相关检查。了解孕妇的年龄、生育史、内科疾病史,如高血压、慢性肾炎、心脏病等;本次妊娠经过,如有无妊娠期高血压疾病、胎膜早破、子宫过度膨胀;分娩经过,如有无产程延长、缩宫素使用不当;了解有无胎儿畸形,了解胎盘功能、胎心监测情况;评估胎动、胎心、羊水情况。

(2) 身心状况。孕产妇夫妇因为胎儿的生命遭遇危险而产生焦虑,对需要手术结束分娩产生犹豫、无助感。对于胎儿不幸死亡的产妇,感情上受到强烈的创伤,通常会经历否认、愤怒、抑郁、接受的过程。

(二)护理措施

(1) 孕妇取左侧卧位,间断吸氧,进行胎心监护,注意胎心变化形态。严密监测胎心变化。

(2) 若宫缩过强,遵医嘱使用宫缩抑制剂。

(3) 若宫口开全,先露低,可行阴道产钳助娩,使胎儿迅速娩出,减少胎儿宫内缺氧时间。

(4) 若短时间不能阴道分娩者,配合医生做好术前准备。

(5) 做好新生儿抢救和复苏的准备。

(6) 心理护理。向孕产妇夫妇提供相关信息,包括采取医疗措施的目的、操作过程、预期结果及孕产妇需做的配合,将真实情况告知,有助于孕产妇夫妇减轻焦虑,也可帮助他们面对现实。必要时陪伴他们,对他们的疑虑给予适当的解释。对于胎儿不幸死亡的孕产妇夫妇,需帮助他们顺利度过哀伤期。

(三)健康指导与康复

定期产前检查,教会孕妇自数胎动,高危妊娠应酌情增加检查次数,有异常征象应及时汇报医生并进行处理。

六、会阴切开缝合术护理

会阴切开缝合术是产科最常用的手术。其目的是避免因自然分娩和阴道手术产造成的严重会阴裂伤,或避免因会阴过紧造成分娩受阻。切开的方式有侧切及正中切,临床上多采用侧切。

(一) 护理评估

评估孕妇的血压、脉搏、呼吸、宫缩、产程情况、配合程度、骨盆条件、会阴条件、胎儿大小、胎心及羊水情况,有无并发症和合并症,有无会阴切开指征。

(二) 护理措施

(1) 术前向孕妇讲清会阴切开术的目的及术中注意事项。

(2) 密切观察产程进展,掌握会阴切开的时机。

(3) 在左侧或右侧会阴部可用阴部神经阻滞麻醉或局部皮下浸润麻醉,于45°或60°处剪3～5cm长切口。

(4) 指导孕妇正确运用腹压,顺利完成胎儿经阴道分娩。

(5) 胎儿、胎盘娩出后,仔细检查会阴切口情况,从里向外分层缝合切口。

(6) 术后嘱产妇切口对侧卧位,及时更换会阴垫,保持局部清洁、干燥。每日用消毒液擦洗会阴2次,从上到下、由内向外,排便后及时清洗会阴。如局部有水肿,24h后可用红外线照射或用50%的硫酸镁湿热敷会阴。

(7) 注意观察会阴切口有无渗血、红肿、硬结及脓性分泌物,若有异常及时通知医师处理。

(8) 产后多食富含纤维素的食物,保持大便通畅。

(9) 心理护理。针对初产妇对分娩没有经验、紧张、恐惧、怕痛、怕出血等情况,医护人员应关心、体贴产妇,给予安慰、鼓励,认真听取产妇意见,耐心解释,让其对手术有大致的了解,认识到行会阴切开是为了保护产妇和胎儿免受更严重的损伤。消除其紧张心理,增强自信,降低对疼痛的敏感性,提高耐受性,增加对手术者的信赖。

(三) 健康指导与康复

(1) 告知术中积极配合是手术顺利的基础,术后以积极的心态与医护人员沟通合作,有利于切口的愈合。

(2) 尽量减轻或消除孕妇的疼痛不适,帮助孕妇作好自我调适。

(3) 采用切口对侧卧位,以减轻局部伤口水肿,利于血液循环。

(4) 培养良好的卫生习惯,勤换内衣裤及会阴垫。

七、产钳助产术护理

产钳术是用产钳牵拉胎头以娩出胎儿的手术。

(一) 护理评估

评估孕妇的生命体征、宫缩、产程进展、胎方位、胎先露、胎膜、胎心、胎儿大小、配合程度、骨盆条件、会阴条件;有无并发症和合并症;是否具备产钳术必备条件:无明显头盆不称、胎头已入盆、宫口已开全、已破膜及胎儿存活者。

(二) 护理措施

(1) 术前检查产钳是否完好。向孕妇及家属说明行产钳术的目的,指导产妇正确运用腹压,减轻其紧张情绪,鼓励安慰产妇,与医生密切配合。

(2) 术时取膀胱截石位,置放钳叶前导尿排空膀胱,行双侧会阴阻滞麻醉,为避免会阴撕裂伤,行会阴切开术。

(3) 放置及取出产钳时,指导孕妇全身放松,张口呼气。产钳扣合时,立即听胎心,及时发现有无脐带受压。术中注意观察孕妇宫缩及胎心变化,为下肢麻木和肌痉挛的孕妇做好局部按摩。

(4) 术后仔细检查软产道,有撕裂伤应立即缝合。

(5) 留孕妇在产房观察 2h,监测孕妇生命体征、宫缩及阴道流血情况等。

(6) 新生儿护理:

① 观察新生儿头皮产瘤大小、位置,有无头皮血肿及头皮损伤,以便及时处理。

② 注意观察新生儿面色、反应、肌张力等,警惕发生颅内血肿,做好新生儿抢救准备。

③ 新生儿静卧 24h,避免搬动,3 天禁止洗头。

④ 给予新生儿维生素 $K_1$5mg 肌肉注射,预防出血。

(7) 产后注意保持会阴部清洁干燥,避免切口感染;对会阴水肿明显者给予硫酸镁湿热敷。

(8) 仔细观察恶露的量、色、味,尽早发现产褥感染,以及时治疗。

(9) 心理护理。孕妇得知不能自然分娩,而且胎心音发生改变时,孕妇的心理、情绪会发生很大变化,会产生紧张、恐惧、抑郁,对自己没有信心等。医护人员应及时给予心理疏导,关心、体贴、安慰、鼓励孕妇,认真听取孕妇意见,耐心解释,让其对产钳术有大致的了解,使其配合手术过程,消除其紧张心理,增强信心,尽快结束分娩。

(三) 健康指导与康复

(1) 术前与孕妇及家属充分沟通,告知实施产钳术的原因及可能导致的母胎并发症。

(2) 告知术中积极配合是手术顺利的基础,术后以积极的心态与医护人员沟通合作,有利于切口的愈合。

(3) 尽量减轻或消除孕妇的疼痛不适,帮助孕妇做好自我调适。

(4) 采用切口对侧卧位,以减轻局部伤口水肿,利于血液循环。

(5) 培养良好的卫生习惯,勤换内衣裤及会阴垫。

八、剖宫产术护理

剖宫产是经腹壁切开子宫取出已达成活胎儿及其附属物的手术。

(一) 护理评估

评估既往史、婚育史及药物过敏史,是否有妊娠合并症;了解孕妇及胎儿的一般状况,评估病理妊娠的临床症状及体征;了解实验室检查,如血常规、凝血功能、B超、胎心监护等检查结果;评估产妇心理状况及对相关知识的掌握程度。

(二) 护理措施

(1) 术前护理:

① 向孕妇解释手术目的,消除紧张心理。

② 按硬膜外术前护理常规护理。禁食水 4~6h。

③ 遵医嘱术前做好抗生素皮试,以便术中用药。

④ 备齐各项常规检查报告,如血、尿常规、出凝血时间、血型等。

配血,备好输血申请单,做好输血前的各项准备工作。

⑤ 做好手术野的皮肤准备。

⑥ 术前留置导尿管,以保持术中膀胱空虚,防止术后尿潴留。

⑦ 术前取下活动义齿、手表、首饰等,贵重物品交家属保管。

⑧ 备好婴儿用物,写好婴儿手圈带及姓名牌,带入手术室。

⑨ 孕妇入手术室后,准备好手术床、婴儿床及术后监测、治疗用物。

(2) 术后护理:

① 按硬膜外麻醉术后护理常规护理。

② 保持环境舒适、安静。术后去枕平卧6h,6h后可翻身。

③ 硬膜外麻产妇术后6h内禁食、禁饮,6h后给予流质饮食,禁食糖及牛奶等产气食物,肛门排气后给予半流质饮食,逐渐过渡到普食。术后宜给予高蛋白、高热量、丰富维生素、易消化吸收的饮食。

④ 了解手术过程,监测血压、脉搏、呼吸,严密观察阴道流血及子宫收缩情况,并做好记录。

⑤ 注意腹部伤口是否渗血,保持伤口敷料干燥,防止伤口感染。

⑥ 保持导尿管通畅,注意尿的颜色和量,一般24h后拔管,拔除尿管后督促排尿。

⑦ 鼓励产妇勤翻身,并尽早下床活动,有利于各器官的功能恢复。

⑧ 观察体温和恶露性质,保持外阴清洁,每日消毒外阴两次。若体温超过38℃或恶露有臭味,即提示有感染可能,应通知医生及时治疗。

⑨ 做好新生儿皮肤接触、早吸吮护理。

(3) 心理护理。术前应讲解剖宫产术的必要性及过程,使其对手术有正确的认识,让孕妇产生安全感,消除孕妇恐惧与悲观等不良心理,使其积极配合手术;术后及时告知产妇及家属手术已顺利完成;产妇麻醉清醒后会感到疼痛和不适,向产妇及家属解释疼痛的原因,指导产妇应用自我放松训练或转移注意力等措施来减轻疼痛,必要时根据医嘱使用镇痛剂,以稳定产妇的情绪,有利于术后恢复和避免术后并发症;同时要根据产妇的不同情况有针对性地进行心理疏导。

（三）健康指导与康复

（1）术前简单介绍手术经过、麻醉方式及术前、术中配合事项；做好术前心理疏导，减少紧张、恐惧情绪，以便配合手术。

（2）术后6h鼓励产妇勤翻身并尽早下床活动；根据肠道功能恢复状况，指导产妇进食。

（3）保持腹部伤口干燥及外阴清洁，防止感染。

（4）教会产妇及家属新生儿护理及喂养的知识。注意休息，保持良好心态，积极应对及适应母亲角色。

（5）指导产妇出院后落实避孕措施，至少应避孕2年；坚持母乳喂养；做好产后保健操，促进骨盆肌及腹肌张力恢复；若发现发热、腹痛或阴道流血过多等，及时就医；产后42天复查。

第三节 分娩期并发症护理常规

一、子宫破裂护理

子宫破裂是指子宫体部或子宫下段于妊娠晚期或分娩期发生的破裂，是孕妇严重的并发症之一，威胁母儿生命，多发生于经产妇。

（一）身心评估

（1）评估产程及宫缩，防止子宫收缩过强、产程过快。

（2）评估孕妇的生命体征，有无烦躁不安及呼吸、心率加快，下腹部有无压痛。

（3）评估有无出现病理性缩复环。

（4）评估有无排尿困难及血尿。

（5）评估胎心变化。

（二）护理措施

（1）体位：平卧位。

（2）病情观察：

① 加强产程和宫缩的观察,防止子宫收缩过强。
② 严密监测孕妇的生命体征,有无烦躁不安及呼吸、心率加快,下腹部有无压痛。
③ 注意有无出现病理性缩复环及腹部轮廓。
④ 注意有无排尿困难及血尿。
⑤ 严密监测胎心变化。

(3) 症状护理:
① 密切观察产程进展,及时发现导致难产的诱因,注意胎心变化。
② 严密观察宫缩情况,出现宫缩异常、过强及子宫下段压痛,或腹部出现病理性缩复环及异常轮廓,立即报告医师,停止一切操作;同时测量孕妇的生命体征,遵医嘱给予抑制宫缩的药物,减轻疼痛,吸氧,做好术前准备。
③ 迅速输液、输血,短时间内补足血容量,做好术前准备。
④ 术中保暖、吸氧,术后应用大剂量抗生素预防感染。
⑤ 根据医嘱补充电解质及碱性药物,纠正酸中毒。
⑥ 严密观察并记录生命体征、出入量,评估失血量。

(4) 心理护理。向产妇和家属解释子宫破裂的治疗计划以及对未来的影响。对产妇及家属所表现的悲伤、怨恨等情绪,应表示同情和理解。帮助他们尽快从悲伤中解脱出来,稳定情绪,做好产褥期的指导。

(二) 健康指导与康复

(1) 建立健全三级保健网,宣传保健知识,加强产前检查。
(2) 有子宫手术史的孕妇应提前住院待产,密切观察子宫收缩及产程进展。
(3) 正确使用缩宫素。
(4) 严格掌握剖宫产指征,正确掌握产科手术助产指征和操作常规。
(5) 做好计划生育及围生期保健工作,避免多产、多次刮宫。

二、产后出血护理

产后出血是指胎儿娩出后 24h 内失血量超过 500mL,剖宫产时超过 1000mL,是分娩期的严重并发症。可因胎盘滞留或残留、子宫收缩乏力、软产道撕裂、凝血功能障碍引起。

(一)身心评估

(1) 评估病史,是否有多次人工流产及产后出血史,有无妊娠合并症。

(2) 评估产后出血量、出血原因。

(3) 评估产妇生命体征及全身情况。

(4) 评估产妇心理情况。

(二)护理措施

(1) 体位:首先取平卧位,必要时可取头低足高位,以利于下肢静脉回流。

(2) 病情观察:

① 严密观察产妇生命体征及尿量等情况。

② 注意产妇阴道流血量及子宫收缩情况,明确出血的原因。

(3) 症状护理:

① 子宫收缩乏力者,立即按摩子宫,按摩必须待子宫收缩好转、出血控制后才能停止,及时建立静脉通道,静脉滴注或推注缩宫素。

② 若子宫收缩良好仍有出血,应进一步检查软产道是否损伤,及时寻找出血原因,对症处理。

③ 准备配血、输血及急救物品,正确测量出血量。

④ 产妇平卧、吸氧,注意保暖,保持环境安静。

⑤ 严密观察心率、呼吸、血压及阴道流血等,及时补充血容量。

⑥ 如发现脉搏细弱、血压下降、呼吸急促、面色苍白等现象,立即报告医师,根据医嘱及时给药。

⑦ 消除紧张、恐惧心理,适当解释病情及各种护理措施。

⑧ 止血后应在产房观察 2h,随时观察宫缩、阴道流血及全身情况,送母婴同室床边交接班,继续观察 24h 出血量。

⑨ 产后增加营养,酌情纠正贫血,给予抗感染治疗。

(4) 心理护理。医护人员应保持镇静的态度,工作要紧张有序,并给予同情和安慰,以增加安全感,适当地向病人及家属解释有关病情和实施处理的目的,针对产妇的具体情况,指导加强营养,增加活力,逐渐地促进康复。

(三) 健康指导与康复

(1) 指导产妇放松技巧,鼓励产妇说出内心感受。
(2) 指导产妇有关加强营养和适量活动的自我保健技巧。
(3) 明确产后复查的时间,了解产妇恢复情况。
(4) 提供避孕指导。

三、羊水栓塞护理

羊水栓塞是指在分娩过程中羊水进入母体血液循环引起肺栓塞导致出血、休克和发生弥散性血管内凝血等一系列病理改变。是严重的分娩并发症,产妇死亡率高达70%~80%,也可发生于早孕大月份钳刮术时。

(一) 身心评估

(1) 破膜后,评估孕妇的生命体征以及有无呼吸困难、抽搐、昏迷、血压下降、心率增快等症状。
(2) 评估产妇的阴道流血情况、切口情况,全身皮肤黏膜有无渗血和出血,有无血尿及消化道出血。
(3) 评估尿量变化。

(二) 护理措施

(1) 体位:取半卧位或抬高头肩部卧位。
(2) 病情观察:
① 破膜后,严密监测孕妇的生命体征以及有无呼吸困难、抽搐、昏迷、血压下降、心率增快等症状。
② 严密观察产妇的阴道流血情况、切口情况,全身皮肤黏膜有无渗血和出血,有无血尿及消化道出血。
③ 准确记录尿量。

(3) 症状护理:

① 加压给氧,减轻肺水肿,改善脑缺血。必要时配合医生进行气管插管或气管切开。

② 遵医嘱准确及时给予解痉及抗过敏药物,保持静脉通畅。

③ 防止肾衰竭,并用广谱抗生素预防感染。

④ 严密监护产妇的生命体征,监测出血量,观察凝血情况及尿量。

⑤ 严密观察产程,尊重产妇的主诉,并能迅速辨认羊水栓塞的表现及症状,立即报告医师的同时采取抢救措施。

⑥ 重视预防,注意诱发因素,加强产前检查,及时发现前置胎盘、胎盘早剥等并发症并及时处理;正确掌握使用催产素的指征,防止宫缩过强;严密观察产程进展,防止子宫破裂;严格掌握手术指征及人工破膜指征、时间及方法。

⑦ 提供心理支持,待产妇病情稳定后,针对具体情况提供出院指导,鼓励产妇及家属参与制订出院后的健康计划。

(4) 心理护理。病人对突然发生的病情变化毫无心理准备,会产生紧张、恐惧心理。护士在病人神志恢复清醒后应亲切耐心安慰病人,解释发病的原因、已经采取的措施、可能出现的并发症与防治措施,争取取得病人的信任与合作,积极配合治疗和护理。

(三) 健康指导与康复

(1) 孕妇应做好产前检查,注意诱发因素,如胎儿宫内窘迫、过期妊娠。

(2) 有可疑羊水栓塞者,应注意卧床休息或抬高头肩。

(3) 做好孕产妇的健康宣教,了解疾病的症状,及时告知医生。

四、胎膜早破护理

临产前胎膜自然破裂称为胎膜早破,是常见的分娩并发症。妊娠满 37 周后的发生率为 10%,妊娠不满 37 周的胎膜早破发生率为 2%~3.5%,可引起早产、脐带脱垂和母婴感染。

(一) 身心评估

(1) 评估病史,了解诱发胎膜早破的原因,确定破膜时间、妊娠周数,是否有宫缩及感染征象。

(2) 评估阴道流出液体性状及胎心情况。

(3) 评估孕妇心理状况。

(二) 护理措施

(1) 体位:取头低足高位,绝对卧床。

(2) 病情观察:

① 观察阴道流液的时间、量、气味及颜色。

② 注意胎心、胎动、有无宫缩及宫缩的进展情况。

(3) 症状护理:

① 立即住院待产。

② 监护胎心,记录破膜时间。定时观察羊水情况,并进行描述。

③ 注意观察胎心、胎动及宫缩情况,有脐带脱垂可疑者做阴道检查。

④ 严密观察孕妇生命体征,观察白细胞计数及分类的变化,测体温 Q4h,注意有无体温升高、羊水浑浊及胎心变化。

⑤ 会阴清洁每日 2 次,保持清洁、干燥。

⑥ 胎先露部未衔接者,绝对卧床休息;胎位不正及胎头高浮者遵医嘱取左侧卧位或头低脚高位。

⑦ 破膜 12h 未临产者遵医嘱应用抗生素预防感染。

⑧ 产后密切观察有无产褥感染,遵医嘱应用抗生素预防感染。

(4) 心理护理。护理人员要重视孕妇的心理状态,要耐心地解释,主动热情地安慰孕妇及家属,给予心理支持,减轻其顾虑,稳定情绪,解释病情,尽量避免一切不良心理因素及环境刺激,以取得孕妇和家属积极配合。

(三) 健康指导与康复

(1) 加强围生期卫生宣教与指导,妊娠后期禁止性生活,避免突然负压增加。

(2) 积极预防与治疗下生殖道感染及牙周炎,补充足量的维生素、钙、锌、铜等营养素。

(3) 向孕妇及家属进行疾病相关知识教育,指导孕妇有关危险征象的自我检测方法,出现羊水颜色异常、有异味或阴道内有异物排出等及时通知医护人员。

第四节 病理妊娠护理常规

一、前置胎盘护理

正常胎盘附着于子宫体的后壁、前壁或侧壁,妊娠28周后若胎盘附着于子宫下段,甚至胎盘下缘达到或覆盖于宫颈口处,其位置低于先露部,称为前置胎盘。

根据胎盘与宫颈口关系,分为三类:① 完全性前置胎盘;② 部分性前置胎盘;③ 边缘性前置胎盘。

(一) 身心评估

(1) 评估病史。

(2) 评估阴道流血的时间、流血量、间隔时间、流血次数。

(3) 评估生命体征,有无面色苍白、脉搏微弱、血压下降等休克先兆。

(4) 评估子宫大小、压痛、胎心音、胎位等。

(二) 护理措施

(1) 体位:左侧卧位。

(2) 病情观察:

① 观察阴道流血的时间、出血量、出血间隔时间及次数。

② 观察生命体征,观察有无面色苍白、脉搏微弱、血压下降等休克先兆。

③ 观察胎心、胎位、胎动等。

(3) 症状护理:

① 期待疗法:

Ⅰ. 绝对卧床休息,每日吸氧2次。

Ⅱ. 禁做阴道检查和肛查,进行腹部检查时动作要轻柔。

Ⅲ．定时测量体温、脉搏、血压、呼吸,听胎心,观察宫缩及阴道出血情况并记录。

Ⅳ．指导孕妇饮食,多食高蛋白及含铁丰富的食物,纠正贫血,增强机体抵抗力。

Ⅴ．遵医嘱予抗生素预防感染。

② 终止妊娠:

Ⅰ．配血,备皮,做好手术准备。

Ⅱ．分娩后应准确记录阴道流血量,每30min按摩子宫一次,预防产后出血。

Ⅲ．新生儿按高危儿护理。

(4) 心理护理。护理人员积极向孕妇及家属进行疾病相关知识教育,鼓励孕妇表达不适感,保持情绪稳定。用安慰性语言、保护性语言进行鼓励和疏导,使病人减轻或摆脱恐惧心理。

(三) 健康指导与康复

(1) 未分娩的孕妇应避免从事剧烈活动,多休息,定期产前检查,若出现阴道流血或胎儿异常应及时就诊。

(2) 做好产后随访,定期来院检查。

(3) 严格避孕,预防人工流产。

二、胎盘早剥护理

妊娠20周后或分娩期,正常位置的胎盘在胎儿娩出前部分或全部从子宫壁剥离,称为胎盘早剥,是妊娠晚期的一种严重并发症。

(一) 身心评估

(1) 评估病史。

(2) 评估孕妇的血压、脉搏、呼吸、心率、尿量。

(3) 评估阴道出血量、颜色、性状,有无血凝块,出血量与失血程度是否相符。

(二) 护理措施

(1) 体位:绝对卧床,取左侧卧位。

(2) 病情观察:

① 定时测量孕妇的血压、脉搏、呼吸、心率、尿量。

② 观察阴道出血量、颜色、性状、全身出血倾向、出血量与失血程度是否相符。

③ 观察子宫的高度与妊娠月份是否相符,有无压痛、反跳痛,判断宫缩强度。

④ 观察胎方位是否清楚、胎心是否正常、有无胎儿窘迫的表现。

(3) 症状护理:

① 绝对卧床休息,严密监测血压、脉搏、呼吸,观察记录阴道出血、颜色并记录。

② 备血,吸氧,做好术前准备,准备母婴急救用物。

③ 轻型者可考虑阴道分娩,做好人工破膜准备。破膜后用腹带包裹腹部,观察宫高有无上升、宫缩和胎心变化,同时做好手术及抢救工作准备。

④ 重型者立即静脉输液、输血,同时迅速做好手术及抢救准备。

⑤ 遵医嘱应用抗生素,预防感染。

⑥ 术后观察阴道流血中有无血凝块,有无皮肤、黏膜出血,尿量有无减少,有异常立即通知医生。

⑦ 观察宫缩及阴道流血量,并按摩子宫,预防产后出血。

(4) 心理护理。由于胎盘早剥起病急、发展快,对母婴危害比较大,抢救时应沉着冷静,随时与家属做好沟通,缓解孕妇与家属的焦虑、恐惧情绪。

(三) 健康指导与康复

(1) 加强产前检查,积极预防和治疗妊娠高血压疾病。

(2) 妊娠晚期避免长时间仰卧位及腹部外伤。

(3) 指导避孕措施,门诊复查。

三、妊娠期高血压疾病护理

妊娠期高血压疾病是妊娠期特有的疾病,我国发病率为 9.4%。本病的命名强调生育年龄妇女发生高血压、蛋白尿、水肿等症状与妊娠之间的因果关系。多数病例在妊娠期出现一过性高血压、水肿、蛋白尿等症状,在妊娠后即消失,该病严重影响母婴健康,是孕产妇和围生儿死亡的主要原因。

(一) 身心评估

(1) 评估血压、体重的变化。

(2) 评估有无头痛、眼花、恶心、呕吐等先兆子痫的表现。

(3) 评估有无硫酸镁中毒的症状。

(二) 护理措施

(1) 体位:取左侧卧位。

(2) 病情观察:

① 观察生命体征:体温、脉搏、呼吸、血压。

② 观察有无头痛、眼花、恶心、呕吐等先兆子痫的表现。

③ 观察有无硫酸镁中毒的症状。

(3) 症状护理:

① 妊娠期高血压:

Ⅰ. 妊娠期高血压可住院或在家治疗,增加产前检查次数,密切观察病情变化,防止向重症发展。

Ⅱ. 适当休息,保证充足睡眠,采用左侧卧位。

Ⅲ. 摄入足够蛋白质、维生素及含钙、铁、低盐食物。

Ⅳ. 一般不需要药物治疗,对于精神紧张者可使用地西泮口服。

Ⅴ. 密切监护母儿状态。

② 子痫前期应住院治疗,防止子痫及并发症的发生:

Ⅰ. 定时测血压、呼吸、脉搏,严密监测胎心。

Ⅱ. 遵医嘱使用解痉、降压、利尿药物,常用解痉药物为硫酸镁。使用硫酸镁要防止硫酸镁中毒。

Ⅲ. 密切观察病情变化,重视病人是否有自觉症状,详细记录生命体征。

Ⅳ. 保持病室安静,记录液体出入量。

③ 子痫护理:

Ⅰ. 协助医生控制抽搐,硫酸镁为首选药物,必要时加用强有力的镇静药物。

Ⅱ．绝对卧床休息，安置单间，保持室内空气流通，避免声光刺激，应有专人护理，备好急救物品。

Ⅲ．禁食、补液、吸氧、保持呼吸道通畅，必要时用吸引器吸出分泌物或呕吐物，以防窒息。

Ⅳ．准备好舌钳、压舌板、开口器，防止抽搐时咬伤舌头。

Ⅴ．严密监测体温、脉搏、呼吸、血压，遵医嘱迅速给予解痉、降压、镇静药物。

Ⅵ．留置尿管，记出入量。

Ⅶ．做好口腔护理，注意皮肤护理，防止压疮发生。

Ⅷ．产后密切观察病情，防止产后子痫发生，尤其在产后24h内。

Ⅸ．注意子宫收缩情况，必要时给予按摩子宫或用缩宫素预防产后出血。

Ⅹ．加强会阴护理，防止感染。

（4）心理护理。指导孕妇保持心情愉快，有助于抑制疾病的发展。告知孕妇治疗的重要性，解除其思想顾虑，增强信心，积极配合治疗。

（三）健康指导与康复

（1）进行孕期健康教育，切实展开产前检查，孕期宣教，使孕妇及家属了解妊娠高血压疾病对母儿的危害，定期产检。

（2）指导孕妇取左侧卧位，自数胎动，进行饮食指导。

（3）做好产后随访，定期来院复查血压、尿蛋白。

（4）严格避孕。

四、母儿血型不合护理

主要为孕妇和胎儿之间血型不合而产生的同类血型免疫疾病，胎儿从父方遗传下来的显性抗原恰为母亲所缺少，通过妊娠、分娩，此抗原侵入母亲刺激母体产生免疫抗体，当此抗体又通过胎盘进入胎儿血循环时，可使胎儿血细胞凝集破坏，引起胎儿或新生儿的免疫性溶血症。这种情况对孕妇无影响，但病儿可因严重贫血、心力衰竭而死亡,也可因大量胆红素渗入脑细胞引起核黄疸。

(一)身心评估

(1)评估病史,以往有无流产、死胎病史。

(2)评估孕妇及丈夫血型。

(二)护理措施

(1)体位:取左侧卧位。

(2)病情观察:

① 出生后应严密观察新生儿黄疸出现时间、程度。

② 观察新生儿有无嗜睡、肌张力下降、吸吮反射、脑性尖叫、抽搐、角弓反张及发热等。

(3)症状护理:

① 定期遵医嘱检测孕妇血清抗体效价,配合医生做好治疗。

② 定时吸氧。

③ 监测胎心,嘱孕妇自数胎动,有异常及时通知医生。

④ 分娩时做好新生儿抢救准备。

⑤ 胎儿出生后立即断脐,并留取定量脐血以备化验,检查胎儿及胎盘。

(4)心理护理。护理人员做好心理护理,详细讲解此病有关知识。理解孕妇及家属的痛苦,耐心进行疏导,解释孕妇提出的问题,建立良好的护患关系,缓解病人焦虑、紧张的心理。

(三)健康指导与康复

(1)孕妇为 RH 阴性、丈夫为 RH 阳性者应避免多次妊娠刮宫。

(2)孕妇为 O 型血,丈夫为 A、B 或 AB 型血者或孕妇为 RH 阴性,丈夫为 RH 阳性者,应定期检测血清血型抗体。

(3)抗体效价升高者应积极治疗。

(4)定期进行 B 超检查,尤其 RH 不合可疑者应提前住院。

五、妊娠肝内胆汁淤积症护理

妊娠期肝内胆汁淤积症是发生于妊娠中、晚期以瘙痒和黄疸为特征的疾病,主要危及胎儿及围产儿。

(一)身心评估

(1) 评估病史。

(2) 评估瘙痒发生的时间、程度。

(3) 评估黄疸的程度、肝功能的情况。

(4) 评估胎儿宫内发育情况及胎心、胎动是否正常。

(二)护理措施

(1) 体位:取左侧卧位。

(2) 病情观察:

① 观察瘙痒发生的时间、程度。

② 观察黄疸的程度、肝功能的情况。

③ 胎儿宫内发育情况,胎心、胎动是否正常。

(3) 症状护理:

① 做好基础护理,向孕妇讲授有关知识,定时吸氧。

② 饮食护理:予高蛋白、高维生素、低脂易消化食物,多进食水果蔬菜,避免辛辣食物。

③ 教会孕妇自我监测胎儿状况、计胎动次数、判断有无宫缩,有异常及时通知医生。产时严密监测胎心,注意观察羊水性状。

④ 定期留血、尿标本以进行各项有关化验。

⑤ 遵医嘱定时准确给药,指导病人减轻和消除皮肤瘙痒的方法。

⑥ 定期给予胎心监护以了解胎儿状况,予胎盘功能及胎儿成熟度检查。

⑦ 随时做好剖宫产术、新生儿抢救及母亲产后出血准备。

(4) 心理护理。根据病情和孕妇文化程度及心理状态,有针对性地进行疾病知识宣教和心理疏导,以积极热情的态度对待孕妇及家属提出的问题,赢得他们的信任和合作,消除其焦虑和恐惧,使其生理、心理均处于最佳状态。

(三)健康指导与康复

(1) 向孕妇特别强调对有关危险征象进行自我保护的意识,出现胎动异常、宫缩或阴道流血、流液、皮肤发黄,尿量减少及时汇报。

(2) 加强产前检查,监测胆酸的水平。

(3) 产后按时随访,监测肝功能。

(4) 产褥期观察皮肤、巩膜黄染消退及皮肤瘙痒消失情况,产后24h内严密观察出血情况。

六、胎儿生长受限护理

胎儿生长受限是指胎儿受各种不利因素影响,未能达到其潜在所应达到的生长速率,表现为足月胎儿出生体重<2500g,或胎儿体重低于同孕龄正常体重的第10个百分位数,或体重低于同孕龄平均值两个标准差。

(一)身心评估

(1) 评估病史。

(2) 评估孕妇的宫高、腹围、体重增长情况。

(3) 评估羊水情况。

(二)护理措施

(1) 体位:取左侧卧位。

(2) 病情观察:

① 观察孕妇的宫高、腹围、体重增长情况。

② 观察胎动及胎心情况。

③ 监测羊水情况。

(3) 症状护理:

① 定期产前检查,连续测量宫高、腹围、孕妇体重增长及胎儿双顶径,了解治疗效果。

② 加强营养,予高蛋白、高维生素饮食,遵医嘱给予高渗糖、氨基酸、铁剂治疗,禁烟酒。

③ 每日吸氧2次,教会产妇自我监护胎动。

④ 临产后严密监护,注意胎心音、羊水情况,给予吸氧,做好抢救新生儿准备。

⑤ 胎儿娩出后,保暖、吸氧,抢救窒息者,注意防止低血糖、低血钙等,根据新生儿情况进行皮肤接触,及早吸吮。

(4) 心理护理。护理人员向孕妇及家属讲解有关药物治疗的问题,使其主动配合治疗,解除恐惧心理,妊娠期保持平常心态、精神愉快。

(三) 健康指导与康复

(1) 妊娠早期应避免各种微生物感染,少到公共场所。

(2) 妊娠早期避免接触各种有害化学物质,从孕前 3 个月起至妊娠结束,不吸烟、不饮酒。

(3) 妊娠期应均衡膳食,摄入足量的蛋白质、碳水化合物、各种维生素、矿物质,以保证充足营养。

(4) 加强产前检查,定期测宫高、腹围、体重。

(5) 积极治疗各种慢性病。

七、羊水过多护理

妊娠期间,羊水量超过 2000mL 者,称为羊水过多。

(一) 身心评估

(1) 评估病史,了解孕妇有无妊娠合并症,有无先天畸形家族史及生育史。

(2) 评估羊水量及胎儿发育情况。

(3) 评估胎心变化、羊水性状、子宫收缩、胎位情况。

(二) 护理措施

(1) 体位:取左侧卧位。

(2) 病情观察:

① 孕期定期测量宫高、腹围、体重,进行 B 超检查,监测羊水量及胎儿发育情况。

② 分娩期严密观察胎心变化、羊水性状、子宫收缩、胎位及产程进展情况。

③ 产后观察血压、脉搏、宫缩、阴道流血及膀胱充盈情况。

(3) 症状护理:

① 症状较轻者,注意休息,子宫膨大过度者可取半卧位,呼吸困难者给予吸氧。

② 症状严重需放羊水时,在无菌操作下以每小时500mL速度放羊水,一次放水量<1500mL。

③ 定期测量宫高、腹围,了解羊水量变化。遵医嘱使用利尿剂时,每日测腹围,并记录24h出入量。

④ 低盐饮食,防止便秘。减少增加腹压的活动以防止胎膜早破。

⑤ 产后给予缩宫素,按摩子宫防止产后出血。

⑥ 妊娠足月行高位破膜引产术者,固定胎儿为纵产式,严密观察宫缩,防止胎盘早剥与脐带脱垂的发生。

(4) 心理护理。护理人员向孕妇及家属讲解有关羊水过多的知识,耐心听取孕妇提问,减轻病人焦虑,解除恐惧心理。指导孕妇放松心情,保持情绪安宁,积极配合治疗护理。

(三) 健康指导与康复

(1) 寻找羊水过多的原因,积极治疗原发疾病。

(2) 合并胎儿畸形者,应查明致畸因素。避孕半年以上再妊娠,妊娠前严格检查并遵医生指导,以防再次发生畸形。

八、羊水过少护理

妊娠晚期羊水量少于300mL者,称为羊水过少。

(一) 身心评估

(1) 评估病史,询问孕妇感觉到的胎动情况。

(2) 评估宫高、腹围和体重,判断病情进展。

(3) 评估羊水情况及胎心。

(二) 护理措施

(1) 体位:取左侧卧位。

(2) 病情观察:

① 定期测量宫高、腹围和体重,判断病情进展。

② 协助行B超检查,监测羊水情况。

③ 观察胎心、胎动情况。

(3) 症状护理:

① 多饮水。
② 吸氧,每日 2 次,每次 15min。
③ 严密观察胎动、胎心的变化。
④ 每周测宫高、腹围或行 B 超检查以了解羊水变化。

(4) 心理护理。护理人员向孕妇及家属讲解有关羊水过少的知识,耐心听取孕妇提问,减轻病人焦虑,解除恐惧心理。指导孕妇放松心情,保持情绪安宁,积极配合治疗护理。

(三) 健康指导与康复

(1) 加强产前检查,及时发现羊水过少。
(2) 合并畸形者应寻找原因,为下次妊娠做准备,预防再次发生畸胎。

九、过期妊娠护理

凡平时月经周期规则,妊娠达到或超过 42 周尚未分娩,称为过期妊娠。

(一) 身心评估

(1) 评估胎儿发育及胎盘情况。
(2) 评估孕妇的一般情况,重点评估有无临产先兆。

(二) 护理措施

(1) 体位:取左侧卧位。
(2) 病情观察:
① 加强对胎儿的监护,勤听胎心,自我监测胎动。
② 临产后注意胎心变化及羊水情况。
(3) 症状护理:
① 立即住院,孕妇入院时详细询问月经周期,核对妊娠时间,了解胎儿情况。
② 吸氧。
③ 监测胎盘功能,确定分娩方式,做好抢救新生儿准备工作。
④ 临产后严密监护胎儿宫内情况,注意宫缩强弱及频率,注意催产素用量及滴速,有羊水及胎心变化时尽快结束分娩。

⑤ 有剖宫产指征者,做好术前准备。

(4) 心理护理。孕妇过期妊娠时,可能会产生紧张和焦虑心理。因此,应向孕妇讲解过期妊娠的分娩经过和产程中的注意事项,同时指导合理饮食和休息,消除心理紧张情绪,使其积极配合医护人员顺利完成分娩过程。

(三) 健康指导与康复

(1) 加强产科有关知识的宣传教育。

(2) 妊娠已达足月者应住院行计划分娩。

十、死胎护理

妊娠 20 周后,胎儿在子宫内死亡,称为死胎。多数死胎在胎儿死亡后 2 周自然娩出,死亡 3 周仍未排出者,可合并 DIC 危及生命。胎儿在分娩过程中死亡,称为死产,亦是死胎的一种。

(一) 身心评估

(1) 评估病史。

(2) 评估孕妇心理状况。

(3) 评估子宫收缩、阴道流血情况。

(二) 护理措施

(1) 体位:取左侧卧位。

(2) 病情观察:

① 检查凝血功能是否异常。

② 产后观察子宫收缩、阴道流血情况。

(3) 症状护理:

① 住院治疗,并做好心理护理,避免使用不恰当的语言,理解孕妇心情,在情感上给予关怀和安慰。

② 入院后安排孕妇在不接触婴儿的环境中,并密切观察宫缩情况,胎儿死亡 2 周仍未出现临产征兆者应做好引产准备。

③ 孕妇有出血倾向者应备好新鲜血。

④ 预防感染,保持会阴清洁,监测体温,注意有无子宫压痛及阴道分泌物性状。

⑤ 做好引产前准备:及时采集血尿标本,了解肝肾功能及凝血功能。胎死宫内超过3周,应密切观察有无出血。

⑥ 分娩后密切观察阴道出血情况,给予缩宫素,防止产后出血,检查胎盘、脐带和胎儿。

(4) 心理护理。护理人员应该热情大方、和蔼可亲,注意观察孕妇的心理活动及情绪变化,诱导其说出苦闷,并给予恰当的心理疏导,使其消除紧张、焦虑、悲哀等心理,建立良好的护患关系;其次,要促进病人与家人、朋友、同事之的正常交往,并给病人创造良好的活动、休养环境。

(三) 健康指导与康复

(1) 分娩后立即回奶,以免奶胀。

(2) 查明死胎原因,必要时夫妇双方应做全面检查,如血型、RH因子,积极治疗并发症,在医护人员指导下选择适宜时机再次妊娠。

(3) 重视产前检查,及时配合医生治疗各种妊娠并发症及合并症。

(4) 产妇应心情舒畅,树立信心,尽快恢复身体健康。

十一、多胎妊娠护理

多胎妊娠是指一次妊娠宫腔内同时有两个或两个以上胎儿。

(一) 身心评估

(1) 评估病史,询问孕妇感觉到的胎动情况。

(2) 评估宫高、腹围和体重。

(二) 护理措施

(1) 体位:取左侧卧位。

(2) 病情观察:

① 注意观察有无下肢水肿、静脉曲张等压迫症状,有无呼吸困难。

② 注意子宫底高度和腹围,有无先兆早产症状。

③ 注意有无贫血。

(3) 症状护理:

① 加强胎心监测,了解胎儿生长发育情况及胎位变化。
② 注意观察临产先兆,预防早产。
③ 注意观察血压和尿蛋白变化。
④ 在分娩期,加强对胎心、胎位的观察。
⑤ 产后注意阴道流血情况,防止发生产后出血。

(4) 心理护理。护理人员应多与孕妇交流沟通,宣传多胎妊娠及并发症防治的有关知识,并将以往成功分娩的多胞胎照片收集成册,展示给孕妇,讲述这些孕妇产前、产时、产后的情况以及婴儿的情况,以提高孕妇对妊娠、分娩的认识及对护理人员的信任,消除顾虑,增强对分娩的信心,使其主动参与治疗护理。

(三) 健康指导与康复

(1) 卧床休息,保证充足的睡眠和休息。
(2) 加强营养,鼓励进食营养丰富、易消化、含铁丰富的食物。
(3) 指导孕妇定期产前检查。
(4) 教会孕妇正确的自数胎动的方法。
(5) 如有异常情况,随时汇报。

十二、高危妊娠护理

在妊娠期间有某种病理因素或致病因素可能危害孕妇、胎儿与新生儿或导致难产者,称为高危妊娠。

(一) 身心评估

(1) 评估孕妇有无合并症或并发症的症状,如头晕、心痛、心悸、气促、疲乏、腹痛、阴道流血等。
(2) 评估产程的进展情况。
(3) 评估胎儿情况及胎动、胎心变化。

(二) 护理措施

(1) 体位:取左侧卧位
(2) 病情观察:
① 观察孕妇有无合并症或并发症的症状,如头晕、头痛、心悸、气促、疲乏、腹痛、阴道流血等。

② 观察产程的进展情况。
③ 监测胎动、胎心变化。
(3) 症状护理:
① 嘱孕妇自数胎动,严密观察胎心,做好母儿监护。
② 做好新生儿抢救的准备工作,高危妊娠分娩的新生儿均属高危儿。
③ 备好各种急救物品,熟练产科危急重症的抢救程序和应急处理措施。
④ 认真执行医嘱并配合处理。
⑤ 鼓励孕妇加强营养,遵医嘱按时吸氧。
(4) 心理护理。护理人员要以热情、亲切、和蔼的态度接待高危孕妇,做到详细解释,消除高危孕妇的恐惧和疑虑,采用不同的方法,认真、耐心倾听病人的诉说,分析病人焦虑、抑郁、紧张、恐惧等不良心理产生的原因。给病人以心理安慰和支持,让病人树立战胜疾病和困难的心理,更好地配合临床治疗。

(二) 健康指导与康复

(1) 加强围产期保健,宣传定期检查的重要性,及早筛查出高危孕妇,做好记录,及时治疗与监护。
(2) 提供有利于孕妇倾诉和休息的环境,避免不良刺激。
(3) 定期进行产前检查,并接受有关知识的教育。
(4) 发现异常及时接受治疗。

第五节 异常产褥期护理常规

一、产褥感染护理

产褥感染是指产前、产时及产褥期因生殖系统受病原体的侵袭而感染,引起全身和局部的炎症变化。

(一) 身心评估

(1) 评估恶露量、颜色、性状、气味。

(2) 评估伤口愈合情况,宫底的高度、硬度,有无压痛及其疼痛的程度等子宫复旧情况。

(3) 评估产妇的全身情况,有无发热、寒战、恶心、呕吐、全身乏力、腹痛等症状。

(二) 护理措施

(1) 体位:卧床休息,取半卧位。

(2) 病情观察:

① 观察恶露量、颜色、性状、气味。

② 观察伤口愈合情况,宫底的高度、硬度,有无压痛及其疼痛程度等子宫复旧情况。

③ 观察产妇的全身情况,有无发热、寒战、恶心、呕吐、全身乏力、腹胀、腹痛等症状。

(3) 症状护理:

① 加强孕期宣教,保持个人良好卫生习惯。

② 高热者行物理降温,药物降温时应防止虚脱。

③ 保持病室安静、清洁,空气新鲜,每日通风两次,并注意保暖。

④ 遵医嘱给予抗生素,记录体温、脉搏、呼吸、血压变化,观察局部伤口及引流物情况。产妇外阴伤口每天大小便后应用 1∶5000 的高锰酸钾溶液冲洗,可用红外线照射会阴,15～20min/次,每日 2 次。

⑤ 加强无菌操作,严格消毒隔离,防止院内感染。

⑥ 鼓励病人进高蛋白、高热量、高维生素、易消化食物,多饮水,必要时按医嘱补液。

⑦ 协助产妇洗漱,做好乳房、皮肤护理。停止哺乳期间,应协助并教会产妇回奶及人工喂养。

(4) 心理护理。评估产妇的语言、行为,判断有无焦虑、恐惧等心理问题,做好解释应答。

(三) 健康指导与康复

(1) 加强孕期卫生宣教,保持全身清洁,加强营养,增强体质,妊娠晚期避免盆浴与性生活。

(2) 产后注意休息,加强营养,适当活动,定期复查。

(3) 教会产妇自我观察,识别产褥感染复发征象,如有恶露异常、腹痛、发热等,应及时就诊。

(4) 积极治疗外阴、阴道及宫颈炎症以及贫血、营养不良等慢性病。

(5) 注意产后卫生,会阴部要保持干净,勤换会阴垫,用物要清洁和消毒。

(6) 提供产妇休息、饮食、活动、服药、产后检查的指导。

二、晚期产后出血护理

分娩 24h 后,在产褥期内阴道发生大量出血称晚期产后出血,也称产褥期出血,多发生在产后 1~2 周亦有迟至 6 周发病者。

(一) 身心评估

(1) 评估阴道流血量、颜色及持续时间,有无腹痛,腹痛的部位、性质及程度。

(2) 评估产妇全身情况,密切观察生命体征、神志变化。

(3) 评估皮肤、嘴唇、指甲颜色、四肢温度及尿量,及早发现休克先兆。

(二) 护理措施

(1) 体位:卧床休息,取半卧位。

(2) 病情观察:

① 观察阴道流血量、颜色及持续时间,有无腹痛,腹痛的部位、性质及程度。

② 观察产妇全身情况,密切观察生命体征、神志变化。

③ 观察皮肤、嘴唇、指甲颜色、四肢温度及尿量,及早发现休克先兆。

(3) 症状护理:

① 产后仔细检查胎盘、胎膜,如有残留,及时取出残留组织。

② 密切观察阴道出血情况,有阴道排除物应保留并送病理

检查。

③ 协助医生采取止血措施,如按摩子宫,使用宫缩剂,缝合产道损伤处等。

④ 提供安静的环境,给予吸氧,保暖。

⑤ 建立良好的静脉通路,做好输血前准备工作,遵医嘱给予止血药或宫缩药。

⑥ 保持外阴清洁,遵医嘱应用抗生素预防感染。

(4) 心理护理。护理人员充分利用语言、肢体、目光接触与病人多沟通、多交谈,以掌握各种心理信息,及时发现和纠正病人的一些不正确认识,帮助病人保持良好的心理状态,减少因不良心理因素造成的并发症。

(三) 健康指导与康复

(1) 血色素恢复正常后,鼓励病人下床活动,逐渐增加活动量以加速身体恢复。

(2) 进行产褥期康复宣教,指导产妇进行子宫按摩,评估子宫收缩,指导会阴伤口的自我护理,告知发生产后出血应立即就医。

(3) 禁止盆浴、性生活,并注意个人卫生。

(4) 饮食应易消化,富含营养,可少量多餐,多饮水。

三、产褥中暑护理

产褥中暑是指产妇在高温闷热环境中,体内余热不能及时散发所引起的中枢性体温调节功能障碍,也称产褥期热射病,常发生于产褥早期。

(一) 身心评估

(1) 评估体温变化。

(2) 评估血压变化。

(3) 评估有无脑水肿征象,如惊厥、呼吸变慢、瞳孔放大、昏迷加深等;评估有无肺水肿征象,如呼吸困难、紫绀、咳嗽等。

(二) 护理措施

(1) 体位:无特别体位。

(2) 病情观察：

① 观察体温变化。

② 观察血压变化。

③ 观察有无脑水肿征象，如惊厥、呼吸变慢、瞳孔放大、昏迷加深等；有无肺水肿征象，如呼吸困难、发绀、咳嗽等。

(3) 症状护理：

① 降温：迅速置于低温、通风环境中，行物理或药物降温，体温降至 38 ℃ 即可暂停。

② 解开衣服，多饮淡盐水或服十滴水、仁丹等。

③ 出现高热、昏迷、抽搐，应让产妇头偏向一侧，保证呼吸道通畅。

④ 保持室内空气新鲜，定时开窗通风。给予高热量、半流质饮食。

⑤ 停乳期间教会家属人工喂养，情况平稳后恢复母乳喂养。

⑥ 产后经常用温水擦浴，勤换衣服，可避免产后中暑。

(4) 心理护理。护理人员应向产妇及家属解释疾病知识，消除其紧张、恐惧心理，积极配合护理人员做好疾病的预防和护理。

(三) 健康指导与康复

(1) 卧床休息，给高热量、半流质饮食。

(2) 保持室内空气新鲜，定时开窗通风。

(3) 停乳期间教会家属人工喂养，情况平稳后恢复母乳喂养。

(4) 产后经常用温水擦浴，勤换衣服，穿着适宜，避免产后中暑。

(5) 注意产妇心理变化，及时疏导，保持心情愉快。

第六节　妊娠合并症护理常规

一、妊娠合并心脏病护理

妊娠合并心脏病是产科严重的合并症，因为妊娠和分娩均会增加心脏负担,导致原有心脏病进一步恶化,诱发和加重心力衰竭,此病占孕产妇死亡原因的第二位,其中以风湿性心脏病最常见,其次是先天性心脏病、妊娠高血压综合征性心脏病、围生期心肌病等。在妊娠32～34周,分娩期及产褥期的最初3日内,心脏负担最重,是心脏病孕妇最危险期,极易发生心衰,由于缺氧可引起子宫收缩,易致流产、早产、胎儿宫内发育迟缓、胎儿窘迫,甚至胎儿死亡。

(一) 身心评估

(1) 评估病史。

(2) 评估生命体征的变化。

(3) 评估有无呼吸困难、胸痛以及心悸、气短等。

(4) 评估心理-社会状况。

(二) 护理措施

(1) 体位:卧床休息,必要时取半卧位。

(2) 病情观察:

① 严密监测生命体征的变化,记24h出入量。

② 有无呼吸困难、胸痛以及心悸、气短等早期心衰症状。

③ 加强胎心监护及产程进度的观察。

(3) 症状护理:

① 严密监测体温、脉搏、呼吸、血压,记录出入量。

② 监测胎心,严密观察产程进展,缩短第二产程。

③ 阴道分娩者,胎儿分娩后腹部立即放沙袋24h。

④ 尽量安置单间,卧床休息,注意保暖,备氧气,防止过度兴奋及疲劳。

⑤ 注意早期心衰症状,及早预防。

⑥ 观察子宫收缩情况,防止产后出血。

⑦ 严格无菌操作,预防感染。

⑧ 心功能Ⅲ级或Ⅲ级以上者不宜哺乳,教会其正确人工喂养;心功能Ⅰ级～Ⅱ级,教会并指导其母乳喂养。

(4) 心理护理。积极引导孕妇消除焦虑情绪,减轻恐惧感,增加孕妇安全感;合理运用沟通技巧,向心脏病孕妇介绍治疗成功的病

例,给予精神安慰,同时耐心解答病人和家属的各种疑问,以消除不良心理因素,减轻心理负担;

（三）健康指导与康复

(1) 对心脏病变较重、心功能Ⅲ级或Ⅲ级以上者,先心病明显发绀型或伴肺动脉高压者应劝其不要妊娠,如已妊娠应于妊娠早期行人工流产术。

(2) 心脏病妇女于妊娠前应检查心脏及分期。

(3) 加强产前检查,妊娠20周前每2周行产前检一次,妊娠20周后每周检查一次,保证充足休息,减少体力劳动,保持情绪稳定。

(4) 合理安排孕妇的工作和生活,保持生活规律,每日睡眠时间应保持在10h。

(5) 予高蛋白、高维生素、低盐、低脂饮食,防止便秘,多食水果及蔬菜。

二、妊娠合并糖尿病护理

糖尿病是一种全身性慢性代谢性疾病,由于胰岛素的不足而引起糖、脂肪和蛋白质代谢紊乱,主要表现为三多一少。

（一）身心评估

(1) 评估病史。

(2) 评估生命体征的变化。

(3) 评估有无呼吸困难、胸痛以及心悸、气短等。

(4) 评估心理-社会状况。

（二）护理措施

(1) 体位:取左侧卧位。

(2) 病情观察:

① 注意胎儿的发育状况。

② 观察皮肤黏膜情况,有无水肿瘙痒等。

(3) 症状护理:

① 定期做产前检查,注意尿糖、尿酮体、血糖值,发现畸胎及早处理。

② 指导病人饮食,帮助其正确控制血糖,据其情况观察孕妇有无三多症状(多饮、多食、多尿)。

③ 监测羊水量,合理制订饮食计划,使空腹血糖控制在 3.3～5.3mmol。提供热量,防止低血糖的发生。

④ 加强孕期卫生宣教,积极控制感染。

⑤ 妊娠期严密进行胎心监护。

⑥ 严密观察产程进展及胎儿情况。

⑦ 需剖宫产的孕妇应做好术前准备。

⑧ 新生儿按高危儿护理,注意保暖,行血糖监测,防止发生低血糖。

⑨ 产后遵医嘱使用胰岛素。

⑩ 注意观察体温变化,观察腹部、会阴部伤口愈合情况以及子宫复旧及恶露的量与性状,保持外阴清洁。预防产褥感染,鼓励母乳喂养。

(4) 心理护理。大多数孕妇有消极情绪:担心、焦虑、抑郁,应加强心理疏导,给予更多的安慰和鼓励,做孕妇的倾听者,取得病人的信任和配合,同时做好家属的健康教育,关心、帮助孕妇,调动病人治疗的积极性和配合度。

(三) 健康指导与康复

(1) 患糖尿病妇女妊娠前应全面评估,以决定能否妊娠。妊娠前对于不宜妊娠者应劝其避孕。已妊娠者应及早引产。血糖控制良好者,可在积极治疗监护下继续妊娠。

(2) 定期做产前检查,注意尿糖、尿酮体、血糖值,发现畸胎及早处理。

(3) 指导病人饮食,帮助其正确控制血糖,据其情况观察孕妇有无三多症状(多饮、多食、多尿)。保证足够睡眠,适当运动。

(4) 做好个人卫生和环境卫生,勤换内衣裤,注意口腔卫生,减少感染发生率。

(5) 指导产妇定期接受产科、内科复查。

(6) 提供避孕指导。

三、妊娠合并肝炎护理

病毒性肝炎是严重危害人类健康的传染病,病原包括甲型、乙型、丙型、丁型及戊型5种病毒,以乙型常见。妊娠加重肝脏负担,妊娠合并肝炎孕妇死亡率增加,合并妊高征时产后出血发生率升高,并可导致流产、早产、死胎及围产儿死亡率增高。

(一) 身心评估

(1) 评估病史。
(2) 评估全身症状,有无乏力、畏寒、发热等。
(3) 评估消化道症状以及孕妇的神志及生命体征。
(4) 评估产后阴道流血情况。
(5) 心理-社会状况评估。

(二) 护理措施

(1) 体位:取左侧卧位。
(2) 病情观察:
① 严密观察全身症状,有无乏力、畏寒、发热等。
② 观察消化道症状以及孕妇的神志及生命体征。
③ 加强胎心监护及产程的观察。
④ 注意产后阴道流血情况。
(3) 症状护理:
① 将孕妇安置在有隔离设置的环境里,严格执行消毒隔离制度。
② 严密观察出血情况,有出血倾向的给予口服或肌注维生素 K_1 制剂,并配好新鲜血。分娩后及时给予宫缩剂,减少出血。
③ 密切观察产程进展,尽量缩短第二产程,减少孕妇体力消耗。正确处理产程,防止母婴传播及产后出血。
④ 密切观察产妇体温、脉搏、呼吸、血压、尿量,预防肝、肾衰竭。
⑤ 遵医嘱给予对肝损害小的抗生素控制感染。
⑥ 指导正确母乳喂养。
⑦ 新生儿应隔离4周,出生24h内接种乙肝免疫球蛋白,或被

动免疫或应用乙肝疫苗,出生后24h内、1个月及6个月各肌肉注射乙肝疫苗30mg,用于阻断母婴传播。

(4) 心理护理。积极与产妇及家属沟通,消除自卑心理。

(三) 健康指导与康复

(1) 继续保肝治疗,保证孕妇休息、营养,以防发展为慢性肝炎。

(2) 加强卫生宣教,普及防病知识,重视高危人群、婴幼儿免疫接种,采取以切断传播途径为重点的综合性预防措施。

(3) 适当休息,补充足够营养及维生素,避免高脂肪食物。

(4) 已患肝炎妇女应避孕,待肝炎痊愈后一年再妊娠,乙、丙肝炎病人应在HBV、DNA或HCV、RNA转阴后妊娠。

(5) 新生儿在产后24h内、1月、6月龄各再次行乙肝疫苗注射,7月龄抽血做乙肝系列检查,如表面抗体未产生应就医。

(6) 产后母婴应定期随访。

四、妊娠合并贫血护理

孕妇红细胞计数小于$3.5\times10^{12}/L$,或血红蛋白值小于110g/L,或红细胞压积小于0.33为妊娠期贫血,其诊断标准低于妊娠生理性贫血,其中以缺铁性贫血为主,其次为巨幼红细胞贫血、再生障碍性贫血。妊娠合并贫血可导致胎儿发育迟缓、早产、死胎、死产和流产。

孕妇合并严重贫血可导致贫血性心脏病、充血性心衰和严重感染、死亡率增高。

(一) 身心评估

(1) 评估病史。

(2) 评估全身症状,有无乏力、畏寒、发热等。

(3) 评估孕妇的神志及生命体征。

(4) 评估产后阴道流血情况。

(二) 护理措施

(1) 体位:取左侧卧位。

(2) 病情观察:

① 严密观察孕妇全身症状,有无乏力、头晕、胸闷、气短等。

② 孕妇有无消化道症状,如食欲不振、恶心、呕吐等。
③ 监测胎儿的发育状况。

(3) 症状护理:
① 定时产前检查,检查胎儿生长情况,加强母儿监护。
② 严重贫血孕妇应及时入院,吸氧、输血,并对胎儿进行监护,防止发生感染和受伤出血。
③ 妊娠末期可给维生素K、维生素C药物,预防产后出血。
④ 严密观察产程,缩短第二产程。
⑤ 胎肩娩出即给予催产素或麦角新碱以防产后出血。产后24h内密切观察子宫收缩及阴道流血情况。
⑥ 再生障碍性贫血临产后立即静脉输液,应用9号针头以备输血,减少躁动,防止出血。
⑦ 做好口腔护理及会阴护理,继续应用抗生素,防止感染。
⑧ 指导母乳喂养,对于不能哺乳者,应尽早退奶。
⑨ 提供家庭支持,增加营养,避免疲劳,给予避孕指导。

(4) 心理护理。讲解妊娠合并贫血的相关知识,消除孕妇恐惧心理,积极配合治疗。

(三) 健康指导与康复

(1) 孕前妇女积极治疗引起贫血的疾病,妊娠期积极治疗慢性先天性疾病,改变长期偏食等不良饮食习惯,适度增加营养,必要时补充铁剂,以增加铁的储备。

(2) 妊娠中期应常规加服铁剂、叶酸、维生素C、维生素B_2等,预防发生缺铁性和巨幼红细胞性贫血。铁剂对胃黏膜有刺激,应在饭后服用,服药后大便为黑色。再生障碍性贫血用激素治疗时防止感染发生,应注意个人卫生,指导正确服用铁剂。

(3) 适当减轻工作量,血红蛋白<70g/dL时绝对休息,防止因头晕、乏力发生意外。

(4) 多食富含铁质食物,不偏食。

(5) 再生障碍性贫血妇女应严格避孕,若已妊娠,在妊娠早期行人工流产术。

(6)教会妇女掌握自我保健措施。

五、妊娠合并肺结核护理

肺结核是由于人型结核杆菌引起的一种慢性呼吸道传染病。妊娠合并肺结核有两种类型,非活动性和活动性肺结核。非活动性肺结核,结核病变范围不大、健康的肺组织可以代偿、肺功能无改变者,对母儿无明显影响。病变范围较广的活动性肺结核,可导致流产、早产及胎儿宫内生长迟缓发生率增加。

(一)身心评估

(1)评估病史。
(2)评估肺结核的临床表现,有无消瘦乏力、盗汗、咳嗽、白痰。
(3)评估胎心以及检测胎儿生长情况。

(二)护理措施

(1)体位:取左侧卧位。
(2)病情观察:
① 严密观察肺结核的临床表现,有无消瘦乏力、盗汗、咳嗽、白痰。
② 加强胎心监护以及监测胎儿生长情况。
(3)症状护理:
① 适当休息,供给高蛋白、多维生素和富含矿物质的食物,并治疗妊娠呕吐。临产后鼓励孕妇保持良好心态。
② 鼓励进食,必要时通过静脉补充葡萄糖以增加能量。
③ 保持室内阳光充足,空气新鲜,孕妇勿随地吐痰,注意呼吸道隔离,吸氧。
④ 注意保暖,避免感冒、发热,以免降低机体抵抗力。
⑤ 缩短第二产程,防止产后出血。
⑥ 新生儿在出生后24h应接种卡介苗。
⑦ 分娩后立即回奶,严禁哺乳;减少母体消耗,与新生儿隔离,防止新生儿感染。
(4)心理护理。病人病情复杂,易造成其复杂心理反应,产生忧

虑、恐惧心理。应及时给予适当的心理护理,使其保持豁达、愉快的心情,逐步树立战胜疾病的信心。

(三)健康指导与康复

(1)加强宣教,肺结核处于活动期应避免妊娠,若已妊娠应在8周内行人工流产术,待病灶稳定2~3年再考虑妊娠。

(2)已有子女的经产妇或病情严重者,应考虑行绝育手术。

(3)选择合适的抗结核药物,防止药物对胎儿的影响,首选异烟肼和乙胺丁醇,链霉素、利福平均怀疑有致畸作用。肺结核应早期治疗,以加强疗效、降低细菌的抗药性。

(4)应在产后6周及3个月行肺部X线,复查了解肺部病变。

(5)临床症状明显者,测量体温,记录咳痰情况,并定时产前检查。加强产前检查次数,及时发现病情变化和并发症。

(6)应多去户外散步,多晒太阳,以利钙的吸收,指导孕妇饮食,保证生活有规律。

六、妊娠合并甲状腺功能亢进护理

甲亢是一种自身免疫性疾病,好发于育龄妇女,妊娠能使甲亢病人心血管系统症状加重,甚至出现心衰和甲亢危象,轻症者对妊娠影响不大,重症则可引起流产、早产、死胎、妊高征,产时子宫收缩乏力,产后感染发生率也相应增高。孕妇服用的硫脲类药物可引起胎儿甲低、甲状腺肿及畸形或胎儿一过性甲亢。

(一)身心评估

(1)评估病史。

(2)评估孕妇的生命体征及胎儿发育情况。

(3)评估孕期用药情况。

(二)护理措施

(1)体位:取左侧卧位。

(2)病情观察:

① 严密观察孕妇的生命体征。

② 加强孕期胎心监护。

(3) 症状护理：

① 孕妇保持心情舒畅，避免情绪波动、精神紧张。

② 适当卧床休息，补充足够热量，以糖、蛋白质、维生素为主。

③ 分娩方式宜阴道分娩，并缩短第二产程，给予吸氧和精神安慰。

④ 防止产后出血，严密观察子宫收缩和阴道出血情况。

⑤ 密切观察病人，及早发现甲亢危象并做好抢救准备。

(4) 心理护理。护理人员有针对性地讲解疾病知识及药物作用，督促孕妇做好孕期检查，减轻其心理负担，同时教育、指导家属理解、关心病人，使其保持平静、乐观的心态。

(三) 健康指导与康复

(1) 甲亢妇女应待病情稳定 1～3 年后再怀孕为宜，用药期间不应妊娠。

(2) 已妊娠妇女疑有甲亢应积极配合治疗。

(3) 定期行产前检查，以防药物对胎儿产生影响。

(4) 遵医嘱严格掌握药物用量，抗甲状腺药物用量宜小，谨防过量，轻症时不需用药，以防造成胎儿甲状腺功能减低。

(5) 对甲状腺肿大有压迫症状考虑手术治疗时，术前服用硫脲类药物及碘剂，术时采用麻醉或镇静剂，以防手术诱发甲亢危象，术后补充左甲状腺素，防止甲状腺机能减退。

(6) 产后需要继续服用药物时应停止哺乳。

七、妊娠合并慢性肾炎护理

慢性肾炎是多种原因引起的原发于肾小球的一组疾病。临床特征是蛋白尿、水肿、高血压，后期出现贫血及肾功能障碍。妊娠使大多数肾小球病变加重，可发生肾衰竭，轻者对母儿影响小，重者则妊高征发生率高，可有胎儿宫内生长迟缓、流产及死胎发生率高。

(一) 身心评估

(1) 评估孕妇的生命体征、血压以及尿量的变化。

(2) 评估胎心以及胎儿生长发育情况。

（二）护理措施

（1）体位：取左侧卧位。

（2）病情观察：

① 严密观察孕妇的生命体征、血压以及尿量的变化。

② 加强胎心监护以及胎儿生长发育情况。

（3）症状护理：

① 加强孕期监护,定期监测血压、肾功能情况,增加产前检查次数,及时发现胎儿异常情况。

② 分娩期避免产程延长及感染,做好抢救新生儿窒息准备。

③ 严密观察体温、脉搏、呼吸、血压、尿量,并记录出入量,观察有无腹痛、阴道出血,防止胎盘早剥。

④ 血压升高,孕妇有自觉症状者,严防子痫发生,并做好抢救准备。

（4）心理护理。护理人员详细了解病人的思想顾虑进行,实施心理疏导,认真讲解疾病的有关知识,保证病人了解疾病知识。

（三）健康指导与康复

（1）适当休息,增加营养,宜补充低蛋白、低盐饮食,给予富含必需氨基酸的优质蛋白,补充维生素。

（2）病情重、病程长者不宜妊娠或及早人工流产。

（3）不宜妊娠者应行绝育术。

（4）加强产前检查,做好围生期监护。

八、妊娠合并急性肾盂肾炎护理

急性肾盂肾炎是妊娠期最常见的泌尿系统合并症,多数发生于妊娠晚期或产褥早期,是一种细菌感染性疾患,多由大肠杆菌引起血行和上行性感染。妊娠合并肾盂肾炎分两类:无症状性菌尿症,仅表现为有腰痛;另一类症状性肾盂肾炎表现为高热、菌尿、腰痛,高热可引起流产、早产及死胎,少数可引起败血症、中毒性休克。

（一）身心评估

（1）评估病史。

(2) 评估孕妇的体温、脉搏,有无全身酸痛、恶心、呕吐等症状。
(3) 评估孕妇有无膀胱刺激征。

(二) 护理措施

(1) 体位:取左侧卧位。
(2) 病情观察:
① 严密观察孕妇的体温、脉搏,有无全身酸痛、恶心、呕吐等症状。
② 观察孕妇有无膀胱刺激征。
③ 加强胎心观察。
(3) 症状护理:
① 急性期应卧床休息,向健侧卧,减少妊娠子宫对输尿管的压迫,使尿液引流通畅。
② 定时测体温、脉搏,体温过高应行物理或药物降温。
③ 根据尿培养选用合适的抗生素。
④ 多饮水,保证入量,使尿量保持在 2000mL/日以上,高热者应静脉输液,以稀释尿液,减少刺激症状。
⑤ 定时观察胎心及有无子宫收缩和阴道出血等情况,防止流产、早产、胎盘早剥、胎死宫内等。
⑥ 定期监测胎盘功能、胎儿生长情况。
(4) 心理护理。护理人员详细了解病人的思想顾虑进行,实施心理疏导,认真讲解疾病的有关知识,保证病人了解疾病知识。

(三) 健康指导与康复

(1) 加强营养,防止贫血,增强机体抵抗力。
(2) 积极治疗感染性疾病,注意个人卫生。
(3) 确诊后孕妇须入院治疗。
(4) 仔细解释此病治疗原则,不可随意停药。

九、妊娠合并性病护理

性传播疾病是指通过性接触传播的所有疾病总称,包括淋病、梅毒、尖锐湿疣、生殖器疱疹、生殖道沙眼、衣原体感染、支原体感染、获得性免疫缺陷综合征。

(一)身心评估

(1)评估病史。

(2)评估阴道分泌物的性状。

(3)评估外阴皮肤及黏膜的情况。

(二)护理措施

(1)体位:取左侧卧位。

(2)病情观察:

① 观察阴道分泌物的性状。

② 注意外阴皮肤及黏膜的情况。

③ 监测胎儿生长情况。

(3)症状护理:

① 加强健康教育,以预防为主,注意外阴清洁卫生,避免性生活混乱。

② 确诊性病者应及早到医院接受正规治疗。

③ 定期产前检查,根据病情选择合适的分娩方式。

④ AIDS孕妇应做好保护性隔离,用物均严格消毒。勿着凉,预防感冒。

⑤ 做好母乳喂养的正确指导及新生儿的隔离。

(4)心理护理。向孕妇和家属解释性病的基本知识,做好健康宣教工作,使其配合治疗和护理。

(三)健康指导与康复

(1)注意个人卫生,避免不洁性生活。

(2)确诊为性病应及早彻底、正规治疗。

十、妊娠合并阑尾炎护理

急性阑尾炎是妊娠最常见的外科疾病,妊娠各期均可发生急性阑尾炎。

(一)身心评估

(1)评估病史。

(2) 评估腹痛情况。
(3) 评估胎心、宫缩情况。

（二）护理措施

(1) 体位：给予半卧位，以减轻疼痛。

(2) 病情观察：

① 注意观察有无转移性右下腹痛及消化道症状，包括恶心、呕吐、食欲不振、便秘和腹泻。

② 有无右下腹麦氏点、压痛、反跳痛和肌紧张，注意观察有无体温升高及白细胞变化。

③ 注意胎心变化及有无临产先兆。

(3) 症状护理：

① 禁食，以减少对阑尾的刺激。

② 遵医嘱予静脉补液，注意配伍禁忌。

③ 做好心理护理，积极配合治疗。

④ 术后注意出血及切口情况。

⑤ 注意观察有无产兆，防止发生早产。

⑥ 给予吸氧 BID。

⑦ 加强胎心监测。

(4) 心理护理。通过耐心、和善的态度与病人交流，缓解其紧张程度，告知治疗成功的案例，对病人进行精神鼓励，提高病人的治疗信心。

（三）健康指导与康复

(1) 妊娠前积极防治慢性阑尾炎。
(2) 孕期禁食不洁食物。
(3) 定期做产前检查。

第七节 分娩后新生儿护理常规

一、母婴同室护理

(1) 按产后护理常规接待产妇。

(2) 宣传母乳喂养和母婴同室的优点,发放母乳喂养的宣传资料。宣教母乳喂养的好处,树立母乳喂养的信心。

(3) 新生儿入室后立即喂哺,第一次哺乳时护理人员应在旁指导正确的哺乳姿势。产后24h内让新生儿吸吮8~10次。

(4) 鼓励产妇早期起床活动,了解母乳喂养情况,指导产妇正确估计奶的摄入量。

(5) 教会产妇正确挤奶的方法,做好乳房异常情况的护理(如乳头皲裂、乳胀等),指导哺乳中可能碰到的一些问题及解决方法。

(6) 宣教新生儿常见生理现象及新生儿护理常规(如喂养、沐浴等)。

(7) 进行疫苗接种的宣教,做好各种筛查工作。

(8) 加强产褥期卫生及产后营养指导。

二、新生儿窒息抢救及护理

(1) 估计胎儿出生后发生窒息者,分娩前备好急救药品及器械,做好复苏准备。

(2) 胎儿娩出后立即清除口腔、呼吸道羊水、黏液,保持呼吸道通畅,并进行触觉刺激,促使啼哭,给予氧气吸入,注意保暖。

(3) 被胎粪污染且新生儿无活力者,给予气管插管,吸出气管内黏液、羊水,人工正压给氧,每分钟40~60次,同时胸外按压,至建立自主呼吸后,拔出气管导管改为常压吸氧。

(4) 新生儿复苏后应继续观察呼吸、心率、面色及体温等,给予侧卧位,延期哺乳。重度窒息新生儿复苏后,遵医嘱继续纠正酸中毒,补充能量合剂以改善组织缺氧状态。

(5) 遵医嘱使用抗生素及维生素K_1,预防感染及颅内出血。

(6) 注意保暖,保持安静,减少抱动,注意合理喂养,注意观察大小便情况。

三、新生儿一般护理

(1) 接收新生儿入室后详阅出生记录,了解出生情况,并核对婴儿手圈,检查性别、床号、出生日期、时间是否正确,检查新生儿脚印、母亲手印是否清晰,新生儿有无畸形。

(2) 观察体温变化,每日测体温 2 次,如体温低于 36℃或高于 37.5℃应每 4h 测一次。早产儿及体温低于 36℃者,给予新生儿保暖。如体温升高超过 38℃者,报告医师查明发热原因,对症处理。

(3) 出生后 24h 内给予侧卧位。注意观察面色、呼吸,及时清除口腔分泌物以防发生吸入性肺炎。

(4) 婴儿入室后 2h 内,密切观察脐带有无渗血、出血,若有出血须重新结扎。

(5) 观察新生儿第一次大小便并记录。如超过 24h 无尿、无胎粪排出,应通知医生,查明原因给予处理。

(6) 眼睛护理:每日用生理盐水自内眦向外擦洗两眼,分泌物过多者,或发现脓血性分泌物,应立即汇报医生。

(7) 口腔护理:新生儿口腔黏膜柔嫩,不宜擦洗,以免损伤而致感染。

(8) 沐浴:新生儿每日沐浴一次,室温在 26~28℃。隔离的婴儿床边沐浴。早产儿、难产儿等出生 3 日内不宜多动者,可在床上擦浴。

(9) 脐带护理:保持脐部清洁、干燥。每次沐浴后用 75%酒精或 0.5%碘伏消毒脐带残端及脐轮周围,用无菌纱布覆盖包扎,避免尿粪污染脐部。

(10) 臀部处理:每次哺乳前换尿布,注意观察大小便性状,以了解喂养情况。大便后应用温水洗净擦干臀部。

(11) 每日观察并记录体温、体重、哺乳量及脐部情况,如有精神不振、抽搐、呕吐、黄疸、红臀等,应通知医生,及时给予处理。

(12) 正常新生儿 24h 内接种乙肝疫苗和卡介苗。

四、新生儿抚触

（一）抚触前准备

(1) 房间应整洁、安静、温度适宜，一般在25℃左右。

(2) 抚触时间在沐浴后、睡前、两次进食之间。

(3) 抚触者洗净并温暖双手。

(4) 准备润肤油、爽身粉、大毛巾、尿布及清洁衣服。

（二）抚触的顺序

前额→下颌→头部→胸部→腹部→上肢→下肢→背部→臀部。

（三）抚触的方法

(1) 额部：两拇指指腹由中央向两侧推。

(2) 下颌部：两拇指指腹由中央向两侧以上滑行。

(3) 头部：一手托头，另一手食指、中指、无名指指腹从前额发际抚向后发际，最后停在耳后。换手抚触另半部位。

(4) 胸部：双手食、中指指腹分别由胸部外下方向对侧上方交叉抚触。

(5) 腹部：双手食、中指指腹轮换从右下腹至右上腹、左上腹至左下腹做顺时针抚触，避开新生儿脐部。

(6) 四肢：双手交替从远端向近端滑行达腕部，然后在重复滑行过程中节段性用力，挤压肢体肌肉，再从近至远进行抚触手掌、手背，再抚触每个手指，同法抚触下肢。

(7) 背：以脊柱为中点，双手食指、中指、无名指指腹向外侧滑行，从上到下，然后从上到下抚触脊柱两侧。

（四）注意事项

(1) 确保抚触不受打扰，可放柔和的音乐帮助放松。

(2) 选择适当时间进行按摩，不宜在新生儿饥饿和过饱时进行。

(3) 注意与新生儿情感交流。

(4) 观察新生儿有无不适反应和异常表现，如出现哭闹、肤色变紫等立即停止抚触。

(5) 抚触过程中应该避开新生儿乳房和肚脐。

第十九章 儿科疾病护理常规

第一节 新生儿疾病护理常规

一、新生儿一般护理常规

新生儿是指自出生至 28 天以内的婴儿。

(一) 身心评估

(1) 评估患儿体温、呼吸、皮肤颜色、胎龄、喂养情况、头围、身长、体重。

(2) 评估患儿身体状况、皮肤完整性、有无畸形。

(3) 评估患儿家属对疾病的认知情况。

(二) 护理措施

1. 维持有效呼吸

(1) 及时清除呼吸道分泌物,保持呼吸道通畅。

(2) 舒适体位:取仰卧位,肩下置软垫,避免颈部弯曲。

(3) 避免物品阻挡口鼻腔或按压患儿胸部。

(4) 发绀时给予吸氧,严格控制吸氧浓度。

(5) 呼吸暂停处理:托背、弹足底,出现青紫需简易复苏气囊给氧。

2. 维持体温稳定

(1) 维持室内温度 24~26℃,相对湿度 55%~65%,维持患儿适中环境温度(表 19.1)

表 19.1　新生儿适中环境温度

温度 体重(kg)	新生儿适中环境温度(均值)			
	35℃	34℃	33℃	32℃
1	≤10 天	>10 天	>3 周	>5 周
1.5		≤10 天	>10 天	>4 周
2		≤2 天	>2 天	>3 周
>2.5			≤2 天	>2 天

3. 合理喂养

喂奶时患儿头偏向一侧,喂奶后竖抱患儿轻拍背部,取右侧卧位。

(1) 足月儿配方奶。方法:3h/次,每日 7~8 次;奶量:根据所需热量及婴儿耐受情况计算,从小量渐增;标准:喂奶后安静无腹胀,体重增长理想(15~30g/天,生理性体重下降期除外)。

(2) 早产儿配方奶。根据早产儿生理特点设计,方法:

① 经口喂养:适用于吸吮、吞咽功能较好的早产儿。

② 胃管喂养:适用于吸吮、吞咽功能不协调的小早产儿。

③ 间隙胃管法:操作简单,可较快地促进肠道成熟。

④ 持续胃管法:不易引起腹胀,发生残余奶、消化道出血和腹泻症状的频率明显少于间歇鼻饲法。

奶量:根据早产儿耐受力而定,以不发生胃潴留及呕吐为原则。

(3) 补充维生素、微量元素等。

(4) 监测体重,使用固定测量工具。

4. 密切观察病情

(1) 密切观察呼吸、体温、脉搏、进食情况、精神状态、皮肤颜色、肢端循环、大小便等,加强补液管理,严格控制输液速度。

(2) 勤巡视:做好各种记录,及时处理危急情况。高危儿病情变化者应及时转入新生儿监护病房(NICU)进行监护。

5. 预防感染

(1) 严格执行新生儿中心消毒隔离制度,接触患儿前后必须洗手。

(2) 保持皮肤清洁。根据患儿病情每日沐浴一次,保持颈部、腋下、腹股沟、后颈部等皮肤褶皱处清洁、干燥;便后及时更换尿布,并用温水擦洗臀部,局部涂以皮肤保护剂;脐带未脱者,保持干燥,防止感染,先以3%的过氧化氢溶液由脐根部向外擦洗,再用2%碘酊涂擦脐部;保持口腔清洁,每日进行口腔黏膜检查,用3%碳酸氢钠清洗患儿口腔2次,如有鹅口疮涂以制菌霉素(10万U/mL),有溃疡或破损者遵医嘱局部给药,不能经口喂奶者,酌情采用管饲喂养。

6. 确保安全

(1) 及时修剪患儿及医务人员指甲,避免划伤患儿皮肤。

(2) 及时关好暖箱、蓝光箱侧门,避免让新生儿处于危险环境。

7. 运用"发展性照顾"模式促进患儿身心健康发展

(1) 应用鸟巢模拟子宫环境,使患儿有边际感,必要时给予抚触训练。

(2) 保持病区安静,减少刺激。

(3) 在暖箱上覆盖遮光布,减少灯光刺激。

(三) 健康指导与康复

(1) 促进母婴情感建立,指导母乳喂养。

(2) 宣讲育儿保健知识。

(3) 指导完善新生儿筛查。

二、早产儿护理

早产儿是指胎龄小于37周出生的活产婴儿,又称未成熟儿。出生体重多在2500g以下,身长小于47cm。出生体重小于2500g者为低出生体重儿,其中小于1500g者为极低出生体重儿,小于1000g者为超低出生体重儿。

(一) 身心评估

(1) 评估患儿孕周,根据患儿的外表体征,如头、毛发、囟门、耳部、皮肤、胎脂、乳腺、外生殖器(男婴阴囊皱襞少,睾丸未降,女婴大阴唇不能覆盖小阴唇)等判断胎儿胎龄。

(2) 评估患儿基础体温、出生体重、日龄等。

(二) 护理措施

(1) 执行新生儿一般护理常规。

(2) 保暖：

① 维持室内温度 24~26℃、相对湿度 55%~65%，维持患儿适中温度。

② 对体温不升或体温较低者，应缓慢复温，根据胎龄、日龄、出生体重选择暖箱或辐射台保暖。

(3) 喂养：

① 喂养开始时间：目前多主张早期、足量喂养。体重在 1500g 以上，无青紫、窒息及呕吐症状者，于生后 2h 开始试喂养等渗（5%）糖水，无呕吐者可开始喂奶；危重，异常分娩，呼吸<35 次/min 或>60 次/min，体重在 1500g 以下，有青紫症状者可适当延缓喂奶时间，由静脉补充营养。如有应激性溃疡、消化道出血者应禁食。产伤儿延迟 3 天开奶，待生理盐水洗胃清亮，大便隐血转阴后酌情开奶。

② 喂奶间隔时间：出生体重 1000g 者，每 1 小时喂奶一次；1000~1500g 者，每 1.5 小时喂奶一次；2000g 以上者，每 3 小时喂奶一次。

③ 喂养方法：首选母乳，次选早产儿配方奶粉。

Ⅰ. 吸吮及吞咽反射良好者，可直接喂母乳或用奶瓶喂养。

Ⅱ. 有吞咽能力但吸允力弱者，可用滴管滴喂。

Ⅲ. 若吸吮及吞咽反射差，但胃肠功能正常者，可采用硅胶管鼻饲喂养，喂奶前须回抽胃内容物，了解胃排空情况，酌情调整注入奶量。鼻饲喂养是否耐受应遵循以下原则：观察胃残留量；正常残留量 0~2mL/kg，超过正常值应减量或停喂一次；残留量大于正常值或大于喂养量的 50%，或合并腹胀，是监测喂养不耐受的重要指标。观察腹胀：间断监测腹围，固定测量部位、时间，腹围增加 1.5cm，应减量或停喂一次。呕吐、腹胀、胃残留余量增加、血便或大便隐血阳性提示新生儿坏死性小肠结肠炎（NEC），应暂时停止喂养。

Ⅳ. 极低体重儿胃排空时间长，管饲喂奶后出现气急等症状可采用空肠喂养法。

(4) 维持正常呼吸：

① 保持呼吸道通畅,患儿头偏向一侧或采用仰卧位,及时清理口鼻分泌物,防止呕吐窒息；有窒息者立即用气管插管或导管吸出黏液及羊水,并及时吸氧。

② 给氧：勿常规使用,仅在患儿出现青紫及呼吸困难症状时才吸氧,不宜长期持续使用,监测吸入氧浓度。维持血氧饱和度在85%~92%。

③ 患儿发生呼吸暂停时,应先弹足底、拍背或刺激呼吸,立即给氧或面罩加压给氧,使其恢复自主呼吸,并报告医生,配合抢救。

(5) 预防感染。早产儿护理中极为重要的一环是须做好早产儿病房的日常清洁消毒工作。

① 环境要求：病区独立,室内应湿式清扫,无层流的病房每日用动态消毒机循环消毒空气,监测空气培养。禁止探望,定时通风。

② 工作人员：严格执行消毒隔离制度。护理前后严格洗手,接触患儿必须洗手戴口罩。

③ 加强基础护理：保持患儿皮肤清洁、干燥,尤其注意腋下、颈部、耳后、腹股沟等皮肤褶皱处；每日行脐部护理、口腔护理、臀部护理等；勤翻身更换体位；体重在2000g以下者,每日用温水行床上擦浴；2000g以上者若病情允许,可每日行温水浴；注意观察眼有无分泌物,有无鹅口疮、皮疹、脐炎及黄疸等。及时修剪指甲,保护四肢,防止抓伤。

(6) 密切观察病情变化：

① 防止低血糖的发生：遵医嘱按时完成补液量,并用输液泵严格控制输液速度。

② 勤巡视：每30min巡视患儿一次,及时发现并处理呼吸暂停、呕吐及窒息等症状；使用心电监护仪监测患儿生命体征和血氧饱和度,并设定报警参数及有效报警提示音；根据氧饱和度及呼吸情况调节氧流量,改变用氧方式。

③ 预防出血：遵医嘱使用止血药物；观察脐部、口腔黏膜及皮肤有无出血点；如有颅内出血者应减少搬动,动作轻柔。

④ 预防高胆红素血症：避免缺氧、酸中毒、低血糖、低蛋白血症、感染以及药物等诱因，定期检测胆红素；及时给予光疗、酶诱导剂、白蛋白等预防胆红素脑病；黄疸较重可发展为胆红素脑病者应进行换血治疗。

⑤ 每日测体重：观察患儿生长及营养情况；如有水肿者应严格控制补液量，并监测心率、呼吸及肝脏情况。防止发生心衰及肺水肿；对体重持续不增或减轻者应寻找原因，检查有无感染并调整营养。

(7) 运用"发展性照顾"模式，促进患儿身心健康发展：

① 使用"鸟巢"，模拟子宫环境。

② 保持病区环境安静，减少噪音。

③ 在暖箱上覆盖遮光布，减少灯光刺激。

(三)健康指导与康复

(1) 防止感染：不要带孩子到公共场所，注意手卫生，勤换尿布。

(2) 注意保暖：室内温度要保持在24～26℃，室内相对湿度保持在55%～65%，婴儿体温应保持在36～37℃。

(3) 婴儿抚触：每天一次。

(4) 精心喂养：应在医生指导下，根据定期营养监测和生长评价，及时补充营养。

(5) 出院随访：早产儿出院后最初2～3年是监测和预防严重合并症的关键时期，尤其是生后第一年最重要。家长要定期带早产儿进行生长发育相关的监测，进一步指导个体化的科学喂养、疾病预防与治疗。

三、新生儿窒息护理

新生儿窒息是指胎儿因缺氧发生宫内窘迫或分娩过程中引起的呼吸、循环障碍，是造成伤残和死亡的主要原因之一。

(一)身心评估

(1) 评估一般情况：询问孕妇有无全身性疾病，孕期有无异常情况发生；评估生产过程；了解家长对该病预后的认识程度。

(2) 评估专科情况：患儿呼吸的深浅、次数，有无喘息性呼吸、呼吸暂停及抑制。根据全身皮肤颜色评估缺氧程度，轻度缺氧者全身青紫，重度缺氧者皮肤苍白。有无肌张力增强或肌肉松弛。

（二）护理措施

(1) 积极有效配合医生按 A、B、C、D、E 程序进行复苏抢救。

A. 畅通气道：立即清除口、鼻、咽及气道黏液、羊水及分泌物。

B. 建立呼吸：拍打或弹足底，摩擦背部促使患儿建立自主呼吸，可用复苏器（密闭口鼻）加压给氧。

C. 恢复循环：采用环抱式拇指或食指、中指按压法进行胸外心脏按压，按压深度 1～2cm，以能触到颈动脉或股动脉搏动为有效。

D. 药物治疗：建立有效静脉通道，静脉或气管内给予强心药及扩容、纠酸等药物治疗。

E. 评价：边复苏边评价复苏效果，确定进一步救治措施。

(2) 复苏后护理：

① 注意保暖，体温维持在中性温度 36.5℃左右，减少耗氧。

② 加强呼吸监护，密切观察呼吸、心音、面色、末梢循环、神经反射及大小便情况。待呼吸平稳、皮色转红半小时后，停止给氧。

③ 如有痰鸣音，呼吸时声音粗糙，呼吸停顿或有呕吐，及时吸痰，保持呼吸道通畅。

④ 重度窒息恢复欠佳者，适当延迟开奶时间，防止呕吐物再度引起窒息。若无呕吐，抬高上半身使腹部内脏下降，有利于肺的扩张，减轻心脏负担和颅内压；不能进食者给予鼻饲喂养，鼻饲前先用注射器抽吸胃内容物，记录余奶量，并将其重新注入胃内，喂奶量的计算公式为：鼻饲奶量＝医嘱喂奶量－胃内余奶量，以防因奶量过大溢奶引起呛咳。鼻饲喂养不能耐受者则静脉补液。

⑤ 行气管插管者，严格执行消毒隔离和无菌技术操作，注意工作人员手及环境的消毒，严防感染。遵医嘱应用抗生素。

（三）健康指导与康复

(1) 指导家长正确观察患儿生命体征变化的方法。

(2) 合理喂养，养成良好卫生习惯。

(3) 疑有后遗症者,早期给予患儿动作训练和感知刺激的干预措施,促进脑功能的恢复。

(4) 恢复期指导家长掌握康复干预的措施,以得到家长的最佳配合,并坚持定期随诊。

四、新生儿缺血缺氧性脑病护理

新生儿缺血缺氧性脑病(HIE)是指新生儿窒息引起缺氧和脑血流减少或暂停,导致胎儿及新生儿脑损伤后的严重并发症。其病情重,病死率高,并产生永久性神经功能障碍,如智力低下、癫痫、脑性瘫痪、痉挛和共济失调等。HIE 主要病理变化包括脑水肿、脑组织坏死及颅内出血。根据意识状态、肌张力及原始反射和脑干功能(瞳孔改变,眼球震颤,呼吸节律)的改变分为轻、中、重三度。其临床表现见表 19.2。

表 19.2 新生儿缺血缺氧性脑病的临床表现

项目	轻度	中度	重度
意识	过度兴奋	嗜睡、迟钝	昏迷
拥抱反射	稍活跃	减弱	消失
吸吮反射	正常	减弱	消失
惊厥	无	常有	多持续
中枢性呼吸	无	常有	多持续
瞳孔改变	无	缩小	不对称、扩大、反射消失
前囟张力	正常	稍饱满	饱满、紧张
病程及预后	持续 24h,预后好	1 周后症状消失	病死率高,多在 1 周内死亡

(一) 身心评估

(1) 评估患儿是否有窒息史,出生后 Apgar 评分情况、复苏情况等。

(2) 评估神经系统症状。

(二) 护理措施

(1) 执行新生儿一般护理常规。

(2) 保持呼吸道通畅:立即清理呼吸道,维持有效呼吸并给氧,严重者行气管插管辅助通气。

(3) 严密观察病情变化并做好记录:

① 意识状态,有无意识障碍、反应差,各种反射不能引出或过度兴奋、激惹,肌张力增高或降低,前囟张力是否正常及有无惊厥发生。

② 双侧瞳孔是否等大,对光反射是否正常,有无呕吐及脑性尖叫。

③ 监测血糖,维持血糖在正常范围。

④ 观察输液局部情况,防止液体外渗引起皮肤及皮下组织坏死。

(4) 保持静脉通道通畅,遵医嘱准确使用镇静剂、脱水剂、脑活素、止血药物、碳酸氢钠等,保证脑的血流灌注及能量代谢需要。

(5) 保证足够的营养供给及液体量,不能进食者采用鼻饲喂养。

(6) 加强保暖,使体温维持在 36~37℃,尽量减少氧耗,体温过低者入暖箱。

(7) 早期康复干预:患儿病情稳定、无活动性颅内出血后尽早进行婴儿脑功能训练及高压氧治疗等。教会家长抚触功能训练,并嘱其坚持定期随访,足月儿在生后 12~14 天、早产儿在胎龄满 42 周进行神经行为测定(NBNA)。

(三) 健康指导和康复

(1) 合理喂养。

(2) 预防感染,注意保暖,防止着凉。

(3) 定期至门诊行神经生长发育评估。

五、新生儿颅内出血护理

新生儿颅内出血是指围生期新生儿常见的脑损伤,病死率高,存活者也常有不同程度的神经系统后遗症。其原因与围生期缺氧及产伤密切相关。临床表现以中枢神经系统的兴奋或抑制症状为主要特征。常见的颅内出血有脑室周围出血、脑室内出血、硬脑膜下出血、蛛网膜下腔出血、小脑出血等。

（一）身心评估

（1）评估患儿有无产伤史。

（2）评估患儿有无神经系统症状与体征,如尖叫、抽搐、前囟饱满、呕吐、双眼凝视等。

（二）护理措施

（1）密切观察病情变化,降低颅内压：

① 严密观察病情,注意生命体征、神志、瞳孔变化。仔细观察抽搐的时间、性质等,及时与医生联系；及时清理气道分泌物,保持呼吸道通畅。

② 保持绝对静卧,抬高头部,减少噪音,护理操作动作轻柔、集中,减少对患儿的移动和刺激,以免加重颅内出血。

（2）合理用氧：

① 根据缺氧程度选择用氧方式。

② 维持血氧饱和度在85%～95%,避免氧中毒。

（3）维持体温恒定：

① 监测体温。

② 高热者给予物理降温。

③ 体温过低者给予保暖。

（三）健康指导与康复

（1）合理喂养。

（2）预防感染,注意保暖。

（3）有后遗症者,建议康复训练及随访。

六、新生儿黄疸护理

新生儿黄疸是指新生儿时期,由于胆红素代谢异常,引起血中胆红素水平升高,而出现以皮肤、黏膜及巩膜黄染为特征的病症,是新生儿中最常见的临床问题。本病有生理性和病理性之分。生理性黄疸是指单纯因胆红素代谢特点引起的暂时性黄疸,在出生后2～3天出现,4~6天达到高峰,7~10天消退,早产儿持续时间较长,除有轻微食欲不振外,无其他临床症状。若生后24h即出现黄疸,每日血清胆红素升高超过5mg/dL或每小时>0.5mg/dL;持续时间长,足月儿>2周,早产儿>4周仍不退,甚至继续加深加重或消退后重复出现或生后一周至数周内才开始出现黄疸,均为病理性黄疸。

(一)身心评估

(1) 鉴别生理性或病理性黄疸:

① 生理性黄疸:足月儿生后2~3天出现,4~5天达高峰,7~10天消退,血清胆红素<220.6μmol/L(12.9mg/dL)。早产儿<256.5(15mg/dL),消退2~4周。

② 病理性黄疸:

Ⅰ. 生后24h内出现黄疸,血清胆红素>102μmol/L(6mg/dL)。

Ⅱ. 足月儿>220.6μmol/L(12.9mg/dL),早产儿>256.5μmol/L(15mg/dL)。

Ⅲ. 血清结合胆红素>26μmol/L(1.5mg/dL)。

Ⅳ. 胆红素每天上升>85μmol/L(5mg/dL)。

Ⅴ. 黄疸持续时间长,超过2~4周或进行性加重。黄疸退而复现。

(2) 评估病理性黄疸原因:

① 母乳性黄疸:母乳喂养,黄疸在生理性黄疸期内(2天~2周)或持续至新生儿期后,但不随生理性黄疸的消失而消退,胆红素浓度205.2~342μmol/L,一般情况好,发育正常,肝功能正常。

② 新生儿溶血症。

Ⅰ. Rh血型不合溶血病:母亲Rh阴性,胎儿Rh阳性;黄疸出现早、程度重、进展快,出现贫血、水肿、肝脾大,甚至出现低血糖、胆红素脑病、出血倾向。

Ⅱ. ABO血型不合溶血病:母亲血型O型,胎儿A型或B型;黄疸出现早、程度较重、进行较快,贫血、肝脾大程度较轻,可并发胆红素脑病。

Ⅲ. G-6-PD缺陷病:有家族史,黄疸进展快,甚至出现胆红素

③ 新生儿肝炎：起病慢而隐匿或黄疸消退后再出现，伴呕吐、厌食、体重不增等，大便呈白色或灰白色，肝大，肝功能异常。

④ 胆道闭锁：黄疸常在3~4周出现，皮肤呈黄绿色或灰绿色；大便由黄变白或呈油灰样；腹部膨隆，肝大、变硬，脾大，腹壁静脉曲张。

(3) 评估胆红素脑病症状。黄疸程度重，警告期精神萎靡，吸吮无力，呕吐及嗜睡，肌张力低下；痉挛期哭声高尖，双眼凝视或上翻，四肢肌张力增强，俩手握拳，角弓反张甚至呼吸衰竭。

(二) 护理措施

(1) 执行新生儿一般护理常规。

(2) 遵医嘱采取相应血液标本，及时送检。

(3) 蓝光治疗，注意保护眼睛、会阴部皮肤，充分暴露皮肤，密切观察患儿有无腹泻、皮疹、抽搐等副作用。注意蓝光灯管的亮度，及时更换灯管。维持稳定适宜的箱温。

(4) 观察眉间、腹股沟等遮盖部位皮肤黄染程度，监测胆红素，评估黄染消退情况。

(5) 补液及营养。严格按医嘱给予补充液体及药物，注意黄染病人输注药物的顺序，黄疸病人应先碱化血液再输入白蛋白，并观察有无不良反应，并及时报告医师；耐心喂养，保证营养供给，保持排泄通畅，必要时喂水。

(6) 重度黄疸者随时做好换血疗法的准备，并协助进行。

(7) 严格观察体温、脉搏、呼吸、黄疸、水肿、嗜睡、拒乳等情况，有心力衰竭、呼吸衰竭或惊厥时，分别按有关护理常规护理。

(8) 加强基础护理。及时更换尿布，做好臀部护理；及时清除呕吐物、汗渍等，保持患儿清洁、舒适；做好眼部护理；每2h翻身一次；剪指甲，保护四肢肢端，防止抓伤。

(9) 每日做好蓝光箱的清洁消毒工作，出蓝光箱后，做好终末处理，勤洗手。

(三) 健康指导与康复

(1) 晒太阳，多喂水。

(2) 若为红细胞 G6PD 缺陷者,需忌食蚕豆及其制品,患儿衣物保管时勿放樟脑丸,并注意药物的选用,以免诱发溶血。

(3) 患胆红素脑病者,注意后遗症的出现,给予康复治疗和随访。

七、新生儿败血症护理

新生儿败血症是指新生儿期致病菌侵入血液中生长繁殖及产生毒素所造成的全身感染。败血症病死率高,并发症多。根据感染发生的时间,可分为产前感染、产时感染和产后感染。一般无特征性表现,早期为患儿反应差、哭声弱、发热、体温不升等,逐渐发展为精神萎靡、嗜睡、不吃、不哭、不动,体重不增,黄疸迅速加重、持续不退等,少数严重者很快发展为呼吸衰竭、弥散性血管内凝血(DIC)、中毒性肠麻痹、酸碱紊乱和胆红素脑病。

(一) 身心评估

(1) 询问孕母有无发热或感染史。

(2) 评估有无胎膜早破,产程延长,羊水浑浊、污染。

(3) 评估有无黄疸、皮肤黏膜损伤、皮肤瘀斑及脐部感染史。

(4) 评估有无少吃、少哭、少动、面色发黄、体温不升、大理石花斑、休克及肠麻痹。

(5) 评估有无颅内高压表现,包括前囟饱满、张力高、头颅骨缝增宽、双眼凝视、四肢肌张力增高或减低、尖叫及抽搐等。

(二) 护理措施

(1) 执行新生儿一般护理常规。

(2) 维持体温稳定:当体温过低或体温不升时,及时予保暖措施;当体温过高时,及时予物理降温。

(3) 仔细进行全身检查:尤其是口腔、腋窝、脐部、臀部等,以便及时发现感染灶,准确、及时采集感染处的分泌物行涂片或做细菌培养。遵医嘱及时处理局部病灶,防止继发感染。加强基础护理,包括口腔、脐部、臀部护理,尤其注意对皮肤褶皱部位的护理。

(4) 静脉输入抗生素前采集血培养标本,取血时应严格执行无菌操作。

(5)遵医嘱及时应用有效抗生素,按时完成输液量,保证奶量的摄入并详细记录。

(6)保证营养的供给,必要时鼻饲或静脉营养。

(7)加强巡视,密切观察病情变化:

① 患儿出现面色青灰、呕吐、脑性尖叫、前囟饱满、双眼凝视等症状时,提示有颅内感染可能。

② 面色青灰、皮肤发花、四肢厥冷、脉搏细弱、皮肤有出血点等症状时提示感染性休克或DIC。

③ 应立即通知医生,及时处理,必要时由专人看护。

(三)健康指导与康复

(1)做好新生儿日常护理工作,特别注意保护好皮肤、黏膜、脐部,免受感染或损伤。

(2)观察新生儿吃、睡、动等方面有无异常表现,及早发现轻微的感染病兆,及时处理,以免感染扩散。

八、新生儿肺炎护理

新生儿肺炎根据病因不同可分为新生儿吸入性肺炎和新生儿感染性肺炎。前者又可分为羊水吸入肺炎、胎粪吸入性肺炎、乳汁吸入性肺炎。

(一)身心评估

(1)羊水吸入性肺炎:胎儿在宫内或娩出过程中是否吸入羊水,出生时有无窒息史,复苏后有无呼吸困难、青紫、口吐白沫,肺部有无湿啰音。

(2)胎粪吸入性肺炎:胎儿在宫内或分娩过程中将胎粪污染的羊水吸入下呼吸道。有宫内窘迫或生后Apgar评分低的病史,气道内可吸出胎粪。婴儿皮肤、指甲、口腔黏膜、头发均被胎粪染成黄色或深绿色。生后很快出现呼吸困难、呻吟、青紫、鼻翼扇动、吸气三凹征,缺氧严重者可出现抽搐。听诊两肺布满干湿啰音或出现管状呼吸音。

（3）乳汁吸入性肺炎：乳汁吸入气管量少者症状轻，有咳嗽、气促、喘息等；吸入量多者可致肺炎，一次大量吸入可发生窒息。

（4）感染性肺炎：根据发生的阶段不同分为宫内感染性肺炎、分娩过程中感染性肺炎、出生后感染性肺炎。

（二）护理措施

（1）执行新生儿一般护理常规。

（2）加强基础护理：及时更换尿布及呕吐、出汗所湿衣被；严格执行无菌操作，护理前后须洗手，防止发生交叉感染。

（3）卧位：根据病情采取头高足低位或半坐位，喂奶后取右侧位，每2h更换体位和翻身拍背一次。

（4）给氧：呼吸困难，血氧分压<50mmHg时，给予氧疗。一般头罩给氧，保持鼻腔清洁，气道通畅，保证氧气供给，氧流量不宜过大，一般头罩为5L/min。持续心电监护，维持血氧饱和度在85%～95%，用氧时间不宜过长，缺氧好转后停止给氧，以防氧中毒。

（5）保持呼吸道通畅：吸痰时动作轻柔，负压50～80mmHg，最大不超过100mmHg，吸痰时间为5～10s，每次不少于10s，避免损伤黏膜。吸痰管插入深度适宜，约5cm，避免损伤声带或导致吞咽反射。

（6）痰多黏稠者行雾化治疗，雾化后翻身拍背后再吸痰。

（7）加强胸部物理治疗：每日定时翻身，拍背。

（8）供给足够的营养及液体：喂奶以少量多次为宜，有呛咳者抱起喂奶或鼻饲。保证静脉输液通畅，用输液泵控制输液速度及输液量，防止心衰和肺水肿的发生。

（9）严格按无菌操作准备收集痰及血培养标本，根据培养结果遵医嘱及时应用敏感有效的抗生素，并观察其疗效和副作用。

（10）严密观察病情变化：保持病室安静，光线不宜过强。烦躁者，遵医嘱适当应用镇静剂（尤其是重症肺炎合并先天性心脏病者），对哭吵患儿进行安抚并随时保持呼吸道通畅。注意患儿神志、面色、呼吸快慢、深浅度及节律、缺氧情况等。如有呼吸衰竭、心力衰竭、休克等征象时立即报告医生，采取积极的抢救措施。

(三)健康指导与康复

(1)保持室内空气新鲜,阳光充足,温湿度适宜,夏冬季可借助空调或取暖器调节。相对湿度以55%~65%为宜。定时通风,一般每日2次,避免对流风。

(2)以母乳喂养为主,少量多餐,人工喂养时奶孔大小适宜。喂完后,将小儿竖直抱起,头伏于母亲肩上,轻拍其背以排出咽下的空气,避免溢奶和呕吐。

(3)注意保暖,避免着凉。

九、新生儿肺透明膜病护理

新生儿肺透明膜病(HMD)又称新生儿呼吸窘迫综合征(NRDS),多见于早产儿,是指由于肺泡壁缺乏表面活性物质所致。胎龄越小,发病率越高。临床表现为:出生时可正常,但在生后6~12h内即出现进行性呼吸困难、青紫、呼气性呻吟、吸气时胸廓凹陷、鼻翼扇动、肌张力低下,呼吸暂停甚至出现呼吸衰竭。

(一)身心评估

(1)评估患儿胎龄、日龄、出生体重、基础体温等。

(2)评估生后有无进行性呼吸困难、呻吟、青紫、口吐白沫。

(3)评估母亲是否患有糖尿病,产前是否使用地塞米松等。

(二)护理措施

(1)执行早产儿及新生儿一般护理常规。

(2)保暖:

① 维持室内温度24~26℃、相对湿度55%~65%,维持患儿适中温度。

② 对体温不升、体温较低者,应缓慢复温,根据胎龄、日龄、出生体重选择暖箱或辐射台保暖。

(3)置胃管,常规留取胃液,做胃液泡沫震荡实验。

(4)保持呼吸道通畅。

① 及时清理呼吸道分泌物。

② 取舒适卧位,头稍后仰,颈下垫软枕,保持气道平直。

(5) 合理用氧,监测吸入氧浓度,维持血氧饱和度在 87%～95%。

① 头罩给氧:氧流量>5L/min,防止 CO_2 潴留在头罩内。病情好转后逐步转为暖箱内吸氧。

② 鼻塞持续气道正压(CPAP)辅助通气:持续呼气末正压(PEEP)4～5 cmH_2O(1 cmH_2O=0.098kp),选择大小适宜的鼻塞,制作保护垫,注意保护鼻部及上唇皮肤,防止压伤;每 1～2h 定时松懈鼻塞,观察鼻中隔、上唇局部皮肤颜色变化,以防坏死。定时倾倒冷凝水,保持气路通畅。操作过程中动作轻柔、迅速,避免损伤口、鼻腔黏膜。

③ 机械通气:用 CPAP 后若病情加重,根据通气情况,采用机械通气,保持呼吸机正常运转,气管插管固定良好,及时清理气道分泌物,及时倾倒冷凝水,保持气路通畅。

(6) 应用肺泡表面活性物质(PS)的护理:

① 早期用药;每次 100mg/kg 左右;如 FiO_2>0.4 或平均动脉压(MAP)>8 cmH_2O,应重复给药,间隔时间 10～12h。

② PS 溶解方法:PS 应冷藏低温保存,自药房取回后,放于手心或预热好的辐射台上让其复温蓬松,取无菌注射用水 1.5～2mL 注入瓶内,松开针头与空针乳头连接处解除瓶内压力,便于溶解。取下针头,将药物稳妥放于药物振荡器上,振荡数分钟至药物完全溶解。

③ 给药方法:用 PS 前彻底清洗呼吸道;将溶解好的 PS 经气管导管缓慢注入,同时借助机械正压通气使 PS 充分扩散至肺泡。

④ 给药后 6h 内严禁吸痰。

(7) 严密观察病情:持续心电监护,观察患儿体温、面色、呼吸、心率、肌张力、大小便、胸廓起伏情况,注意有无肺出血倾向。随时观察病情动态变化,定期对患儿进行评估,密切关注检查化验结果,做好护理记录,病情变化时及时通知医生。

(8) 保证营养供给,必要时给予鼻饲或静脉营养。

(三) 健康指导与康复

(1) 门诊随诊患儿的触觉、视觉及听觉。

(2) 定期门诊复查肺功能。

(3) 定期预防接种,加强体格锻炼,避免呼吸道感染,合理补充维生素 AD 和钙剂,预防佝偻病。

十、新生儿低血糖护理

新生儿低血糖是指全血血糖<2.2mmol/L,是新生儿期常见症状,其主要临床表现为:反应差、呼吸暂停、肌张力低、易激惹等。

(一) 身心评估

(1) 评估血糖。

(2) 评估呼吸、神经系统症状等。

(二) 护理措施

(1) 迅速建立静脉通道,遵医嘱补充葡萄糖,控制输液速度。

(2) 喂养:出生后能进食者尽早喂养。

(3) 监测血糖。

(4) 病情观察:注意患儿有无震颤、多汗、呼吸暂停等,并给予相应处理。

(三) 健康指导与康复

(1) 向家长讲述该症的发生原因,指导如何观察低血糖发生时的症状、体征,告知处理办法及预后。

(2) 低体重儿应注意保暖。

(3) 尽早喂养,吸吮母乳。

十一、新生儿高血糖护理

新生儿高血糖是指血糖>7.0mmol/L,是新生儿期常见症状。其主要临床表现为:口渴、烦躁、多尿、体重下降、惊厥等。

(一) 身心评估

(1) 评估血糖。

(2) 评估呼吸、神经系统症状等。

(二) 护理措施

(1) 维持血糖稳定:严格控制输注葡萄糖的量及速度,监测血糖变化。

(2) 病情观察:注意患儿体重和尿量的变化,遵医嘱及时补充电解质溶液,纠正电解质紊乱。

(3) 臀部护理:勤换尿布,保持会阴部清洁、干燥。

(三) 健康指导与康复

(1) 向家长讲述该疾病发生的原因,指导如何观察高血糖发生时的症状、体征,告知处理办法及预后。

(2) 保持患儿皮肤清洁、干燥。

(3) 提倡母乳喂养。

十二、新生儿先天性梅毒护理

先天性梅毒是指梅毒螺旋体由母体经胎盘进入胎儿血液循环中所致的感染。主要病理改变为脏器纤维化,多见于早产儿。临床主要表现为营养障碍,皮肤黏膜损害,骨损害,肝、脾及淋巴结肿大,严重者出现中枢神经系统症状。皮肤黏膜出现圆形、卵圆形或虹彩状皮疹、斑块,多见于口周,手脚出现大疱或大片脱皮。其传播途径主要有血液传播、母婴传播、性传播接触。

(一) 身心评估

(1) 评估孕母是否有梅毒感染史。

(2) 评估患儿皮损情况,是否有神经系统症状。

(二) 护理措施

(1) 执行新生儿或早产儿一般护理常规。

(2) 按传染病护理常规护理,严格执行床旁隔离。

① 护理前后严格洗手,戴手套,贴血液隔离标志,加强自我防护,防止交叉感染。

② 床边放置专用收纳桶,患儿衣物单独用 500mg/L 的 84 消毒液浸泡 30min 后再送洗衣房清洗。医疗废物单独放置,并标明为传染性废物。

③ 患儿用物专用,出院后床单元及所有用物进行彻底消毒。

(3) 皮肤护理:

① 皮损明显者入暖箱暴露皮肤。
② 斑丘疹处涂红霉素软膏,用无菌纱布覆盖,每日换药一次。
③ 保持患儿安静,保护四肢防止抓伤。
④ 加强臀部及皮肤褶皱处护理,保持皮肤清洁、干燥,防止继发感染。

(4) 梅毒假性麻痹护理:
① 90%患儿有骨损害,严重时出现梅毒假性麻痹,表现为四肢弯曲状态,张力大,不能自然放松,伸直牵拉时剧痛。
② 治疗护理时动作轻柔,避免强行体位,尽量减少患儿的疼痛和不必要的刺激。
③ 患儿出现烦躁不安、哭闹时,仔细检查患儿全身情况,出现异常及时处理。

(5) 严密观察病情变化,做好护理记录:
① 加强全身检查:及时发现皮疹、红斑大疱及脱皮部位变化,观察甲床、角膜及口腔黏膜有无炎症表现。
② 梅毒性鼻炎可有鼻塞,张口呼吸,脓血样分泌物及鼻前庭湿疹样溃疡。
③ 观察患儿精神、肝、脾及黄疸情况,有无发热、前囟膨隆、惊厥、昏迷等神经系统症状。

(三) 健康指导与康复
(1) 治疗好转出院后第1、2、3、6、12个月应随访RPR滴度,若1岁未减低或升高应再次治疗。
(2) 神经梅毒患儿每6个月进行脑脊液检查,直至细胞数正常、VDRL阴性。

十三、新生儿先天性心脏病护理

新生儿先天性心脏病是指胚胎期心脏血管发育异常而形成的畸形疾病,是新生儿常见的心血管疾病。随着生态环境的改变发病率日趋增多。较为常见的先心病有室间隔缺损、动脉导管未闭、法洛四联症等。主要表现为易烦躁,哭吵不安,面色青灰,呼吸及心率不同程度地增快,听诊心前区有杂音。临床可根据有无持续性青紫,结合病理解剖与血流量情况分为无青紫型和青紫型心脏病。

(一) 身心评估

(1) 评估出生后心脏杂音性质、发绀出现时间。

(2) 评估有无多汗、气促、喂养困难、反复呼吸道感染史。

(3) 评估有无呕吐、呛咳、呼吸困难、三凹征出现。

(二) 护理措施

(1) 执行新生儿疾病一般护理常规。

(2) 一般护理:

① 卧位:头肩部抬高 30°~45°或取半卧位。

② 保持安静,尽量避免和减少对患儿的刺激,各种护理治疗技术操作集中完成。

③ 严格控制输液速度,避免心衰发生。

(3) 供给充足的营养:

① 小奶孔,少量多餐,耐心喂养。

② 喂养困难者予鼻饲。

③ 必要时静脉营养。

④ 心功能不全时应限制钠盐摄入量。

(4) 预防感染:

① 执行新生儿消毒隔离制度。

② 监测体温。

③ 保暖,避免着凉。

④ 实行保护性隔离,避免交叉感染。

(5) 加强病情观察,防止并发症发生:

① 观察患儿面色、呼吸、心率、肢端循环状况,按需吸氧。

② 观察患儿有无发热、呕吐、腹泻等,适时补充血容量。

③ 观察有无心率加快、呼吸困难、端坐呼吸、吐泡沫样痰、水肿、肝大等心衰表现,一旦发现,立即将患儿取半卧位,吸氧,通知医生抢救。

(6) 心理护理:

① 关心患儿。

② 向家属耐心讲解病情,减轻紧张心理。

(三) 健康指导与康复

(1) 指导家长掌握先天性心脏病的日常护理措施,建立合理的生活制度,合理用药,预防感染和其他并发症。

(2) 定期复查,调整心功能到最好状态,使患儿能安全到达手术年龄,安度手术关。

十四、新生儿坏死性小肠结肠炎护理

新生儿坏死性小肠结肠炎(NEC)是指围生期的多种致病因素导致的肠道疾病,多在出生后 2 周内发病,严重威胁新生儿生命,多见于未成熟儿。临床上以腹胀、呕吐、便血为主要表现,腹部 X 线平片以肠道充气、肠壁囊样积气为特点。

(一) 身心评估

(1) 评估患儿是否有窒息史。

(2) 评估患儿腹部情况,是否有腹胀、腹泻、呕吐、血便等。

(二) 护理措施

(1) 给予心电监护,密切观察生命体征变化,注意观察患儿有无苍白、昏睡及休克的症状及体征。每 4h 测量体温一次,严格记录特护记录单,记录 24h 出入量。

(2) 减轻腹胀、腹痛,控制腹泻:

① 立即禁食,腹胀明显者给予胃肠减压,观察腹胀消退情况及引流物颜色和量。

② 观察有无呕吐,呕吐时将患儿头偏向一侧,及时清理呕吐物,保持呼吸道通畅,记录呕吐物的颜色及量。

③ 遵医嘱给予抗生素抗感染。

(3) 密切观察病情:

① 每班测量腹围一次,观察有无腹胀及有无肠鸣音,观察胃内残留量及引流液的性状,患儿头侧向一侧,避免呕吐物误吸。

② 当患儿出现脉搏细弱、血压下降、末梢循环衰竭等中毒性休

克症状时,立即通知医生组织抢救。迅速补充有效循环量,改善微循环,纠正脱水、电解质紊乱及酸中毒,补充能量及营养。

③ 观察记录患儿大便的次数、性质、颜色及量,了解大便的变化过程。及时、正确地留取大便送检。每次便后用温水洗净臀部,涂紫草油保持臀部皮肤完整。

(4) 补充液体,维持营养:

① 恢复喂养:禁食期间静脉维持能量及水、电解质平衡。

② 腹胀消失、大便隐血转阴后逐渐恢复饮食,恢复喂养从5%葡萄糖溶液(GS)开始,喂养2~3次后无腹胀或呕吐,再改为1:1稀释配方奶,逐渐增加浓度及奶量。

③ 发现大便及腹部异常后立即禁食,联系医生及时处理。

④ 补液管理:禁食期间输入静脉营养液、新鲜血、血浆,加强营养支持,建立良好的静脉通路,保持药物及液体及时进入。

(三) 健康指导与康复

(1) 提倡母乳喂养,根据患儿发育情况合理添加辅食。

(2) 观察大便形状。

(3) 定期复查。

第二节 儿童呼吸系统疾病护理常规

一、儿内科一般护理常规

(一) 护理评估

(1) 评估患儿体温、呼吸、皮肤颜色、胎龄、喂养情况、体重。

(2) 评估患儿身体状况、皮肤完整性、有无畸形。

(3) 评估患儿家属对疾病的认知情况。

(二) 护理措施

(1) 病室应阳光充足,空气新鲜。定时通风,但应避免直接对流,以免患儿受凉,室温以24~26℃为宜,湿度以50%~60%为宜。

(2) 患儿入院后及时安排床位,通知主管医生。按感染性与非感染性疾病分别收住院患儿,防止交叉感染。危重患儿备好抢救物品和药品。

(3) 严格执行身份识别制度,向患儿和家属进行入院宣教,责任护士做自我介绍。

(4) 未经入院处卫生处置者,若病情许可应补做。如更衣、测体重、体温、灭虱、剪指甲等。

(5) 督促患儿按时休息,保证足够睡眠时间。病情危重和发热患儿应卧床休息,注意更换体位。一般患儿可适当活动,对年长儿注意进行保护性治疗。

(6) 按医嘱给予营养丰富、易消化的食物。对有饮食限制的患儿,凡自备的食物须经医务人员同意,方可食用。并对患儿家属进行必要的饮食指导。

(7) 一般患儿每日测量体温3次,发热者根据体温的变化决定测量体温的次数。如腋温38.5℃以上,根据医嘱给予物理或药物降温,半小时后复测体温一次,并记录在体温表上。体温36℃及36℃以下者应注意保暖。

(8) 每周测体重一次,并记录在体温单上。大于7岁的患儿应测血压,每日测脉搏(心率)、呼吸,并详细记录。每日记录大便次数一次。肾病及特殊患儿每日测体重一次。

(9) 每周剪指甲一次,按季节定时给患儿洗澡、理发。

(10) 向患儿及家属做好卫生宣教及心理护理,教育患儿养成良好的卫生习惯。

(11) 对无陪伴的患儿、昏迷患儿,每次做完护理后,须将床栏拉起,以防坠床。

(12) 密切观察病情变化,随时与医生联系,积极配合抢救。做好各种护理记录,并认真做好书面和床旁的交班。

(13) 患儿出院时向家属做好出院指导。

(14) 患儿出院后,所有物品需分别清洁、消毒。床、桌、凳用84消毒液擦拭,被褥用紫外线照射消毒。

(15) 病室每周空气消毒2次。

（三）健康指导与康复

(1) 环境：阳光充足，室温以 24～26℃ 为宜，保持室内空气清新，每天开窗通风两次，每次 30min。

(2) 喂养：提倡母乳喂养，按需哺乳。遵循辅食添加原则，循序渐进。

(3) 婴幼儿臀部护理：每次便后用温水清洗臀部，及时更换尿片，注意使用清洁、柔软、吸水及透气性好的浅色棉质尿片。

二、急性上呼吸道感染护理

急性上呼吸道感染简称上感，是小儿最常见的疾病，主要指鼻、鼻咽和咽部的急性感染。90％以上由病毒引起。病毒感染后也可继发细菌感染。全年均可发病，冬春季多见。

（一）身心评估

(1) 一般类型上感多见于年长儿，常于受凉后 1～3 天出现流涕、鼻塞、喷嚏、咽部不适、干咳与不同程度的发热。重症多见于婴幼儿，可伴有头痛、食欲减退、乏力、全身酸痛等。体检可见鼻黏膜和咽部充血、水肿及咽部滤泡。

(2) 疱疹性咽峡炎。表现为急性高热、咽痛、厌食、呕吐等，体检可见咽充血、疱疹、疱疹破溃后形成小溃疡。

(3) 咽结合膜炎。以发热、咽炎、结合膜炎为特征，耳后淋巴结肿大，春夏季发病多，易集中流行。

(4) 流行性感冒。表现为严重的感染中毒症状，持续高热、寒战、头痛、乏力、全身肌肉和关节酸痛、呕吐等，并可引起中耳炎、鼻窦炎、咽后壁脓肿、喉炎、肺炎。

（二）护理措施

(1) 执行儿内科一般护理常规。

(2) 发热时应卧床休息，集中护理，保证患儿有足够的休息时间。

(3) 保持室内空气清新，温度、湿度适宜。

(4) 鼻塞严重时应清除鼻腔分泌物，然后用 0.5％麻黄碱液滴鼻,使鼻腔通畅。

(5) 咽部护理:不适可给予雾化吸入,年长儿可给予润喉片并做好口腔护理。避免进食刺激性食物,以免引起咽部疼痛。

(6) 高热护理:观察体温的变化,必要时遵医嘱物理或药物降温。如有高热惊厥史者,患儿体温在38℃即给予降温措施.必要时遵医嘱给予镇静剂,以免发生惊厥。

(7) 观察病情变化:严密观察患儿精神、呼吸、皮疹等。

(8) 饮食:保证充足的营养和水分,鼓励患儿多饮水,给予清淡、易消化、高营养的流质或半流质饮食,必要时静脉补充营养和水分。

(三) 健康指导与康复

(1) 加强患儿营养,多做户外活动。

(2) 少到公共场所,避免交叉感染。

(3) 根据天气变化及时增减衣服,有流行趋势应及早隔离患儿。

三、急性感染性喉炎护理

急性感染性喉炎是指由病毒或细菌感染引起的喉部黏膜弥漫性炎症,以春、冬两季发病居多,常见于1~3岁幼儿。该病起病急、病情进展快。易并发喉梗阻引起窒息,处理不当可危及生命。

(一) 身心评估

急性感染性喉炎多继发于上呼吸道感染,患儿可有不同程度的声音嘶哑、犬吠样咳嗽及吸气性喘鸣;起病急,可发热,多在夜间突然加重,有吸气性呼吸困难及三凹征;呼吸困难严重时,可有烦躁不安、出汗、面色青紫等缺氧现象,可出现不同程度的喉梗阻。临床上按吸气性呼吸困难的轻重,将喉梗阻分为4度:

Ⅰ度:安静时无症状,仅在活动或哭闹后出现吸气性喉鸣和呼吸困难。

Ⅱ度:安静时有吸气性喉鸣和呼吸困难。

Ⅲ度:除上述喉梗阻症状外,患儿烦躁不安,口唇及指趾发绀、头面出汗、双眼圆睁,有恐惧表情。

Ⅳ度:患儿呈衰竭状态,昏睡或昏迷,抽搐,面色苍白。

（二）护理措施

（1）执行儿内科一般护理常规。

（2）室内保持空气新鲜、湿润，以减少对喉部的刺激，减轻呼吸困难。

（3）给高蛋白、高维生素、易消化的流质或半流质饮食。应缓慢进食，避免呛咳。补充足量的水分。

（4）遵医嘱应用布地奈德（普米克令舒）空气压缩泵雾化，消除喉头水肿。一般情况下不主张吸痰。

（5）保持患儿安静，避免哭闹，减少活动，尽可能将检查及治疗集中进行。

（6）密切观察病情变化，特别是喉梗阻情况，一般在缺氧严重或出现Ⅲ度喉梗阻者时，应做好气管切开术的准备，并采取其他抢救措施。

（7）气管切开者，应按气管切开术进行护理。

（三）健康指导与康复

（1）保持室内环境空气流通，每日至少通风半小时。

（2）根据天气变化适当增减衣物，避免感冒。

（3）在寒冷季节或气候骤变化时，应注意保暖，避免着凉，避免到人多拥挤的公共场所

（4）定期健康检查，按时预防接种，增强机体免疫力。

四、小儿支气管炎护理

小儿支气管炎是由呼吸道合胞病毒感染所致，是一种婴幼儿较常见的上呼吸道感染性疾病，多见于1～6个月的小婴儿，以喘憋、三凹征和气促为主要临床特点。

（一）病情评估

本病发生于2岁以下小儿，多数在6个月以内。喘憋和肺部哮鸣音为其突出表现，主要表现为下呼吸道梗阻症状，出现呼气性呼吸困难，严重发作者。可见面色苍白、烦躁不安、唇周发绀，全身中毒症状较轻，无发热，偶见低热，少见高热，严重者可出现呼吸衰竭。本病

高峰期在呼吸困难发生后 48~72h,病程为 1~2 周。

（二）护理常规

（1）执行儿内科一般护理常规。

（2）帮助患儿取合适体位或拖起患儿,以减少肺部淤血。治疗、护理集中进行,便于患儿休息。

（3）保持呼吸道通畅,及时给予普米克令舒雾化吸入,呼吸道分泌物过多时应及时吸痰。每天人工拍背或机械振动排痰 1~2 次。

（4）氧气疗法。气促、发绀者应给予鼻导管或面罩给氧,呼吸衰竭者在鼻导管或面罩吸氧仍不能纠正低氧血症时,应考虑给予机械通气。

（5）供给足够的营养及液体,给予易消化、营养丰富的流质、半流质饮食,少食多餐,避免过饱影响呼吸;哺喂时应有耐心,防止呛咳引起窒息;重症不能进食者,给予静脉营养。保证静脉输液通畅,用输液泵控制输液速度及输液量,防止心衰、肺水肿的发生。

（6）观察病情变化。注意呼吸、喘憋及缺氧情况,如出现梗阻性肺气阻、面色苍白及发绀加重者应警惕发生呼吸衰竭。

（三）健康指导与康复

（1）加强患儿营养,多做户外活动。

（2）少到公共场所,避免上呼吸道感染。

（3）教会家长一般呼吸道感染的处理方法,使患儿在疾病早期能得到控制。

五、小儿肺炎护理

小儿肺炎是指由不同病原体或其他因素所致的肺部炎症。临床以"发热、咳嗽、气促、呼吸困难和肺部固定的中细湿啰音"为典型的五大临床表现,是儿科常见疾病及死亡的主要原因。

（一）身心评估

（1）轻症肺炎以呼吸系统症状为主,大多起病较急。主要表现为发热、咳嗽和气促。肺部可听到较固定的中、细湿啰音,病灶较大者可出现肺实变体征。

（2）重症肺炎常有全身中毒症状及循环、神经、消化系统受累的临床表现。循环系统受累症状常见为心肌炎、心力衰竭及微循环障碍；神经系统受累则表现为烦躁或嗜睡，脑水肿时出现意识障碍、反复惊厥、脑膜刺激征；消化系统受累则常有纳差、腹胀、呕吐、腹泻等，重症可引起中毒性肠麻痹和消化道出血，表现为严重腹胀、肠鸣音消失和便血等。

（二）护理措施

（1）执行儿内科一般护理常规。

（2）呼吸道隔离：对铜绿假单胞菌、金黄色葡萄球菌感染者应安排单间。

（3）发热或重症者应卧床休息，治疗、护理集中进行，保证患儿有足够的休息时间。

（4）高热的护理：观察体温变化，必要时采取降温措施。

（5）氧气疗法：气促、发绀的病人应给予鼻导管或面罩吸氧，呼吸衰竭者在鼻导管或面罩吸氧仍不能纠正低氧血症时，应考虑给予机械通气。

（6）保持呼吸道通畅，帮助患儿取合适的体位，雾化后拍背1~2次/天，指导和鼓励年长儿进行有效的咳嗽，以促进排痰。必要时吸痰。

（7）观察病情变化：观察体温、脉搏、呼吸、血压的变化。发现呼吸困难及发绀加重、烦躁、心率增快、肝脏在短时间内增大，提示心力衰竭；若出现双吸气、呼吸暂停，提示呼吸衰竭；出现嗜睡、惊厥或昏迷，提示中毒性疾病，应及时通知医生。

（8）饮食：给予高热量、高蛋白、高维生素、易消化的流质或半流质饮食。给婴儿喂奶时应抬高头部，防止呛咳引起窒息，严重呼吸困难者禁食。

（9）输液速度应根据小儿年龄及病情严格控制输液速度，避免加重心脏负荷。

（三）健康指导与康复

（1）指导家长加强患儿营养，多做户外活动。

(2) 婴幼儿应少到公共场所,避免交叉感染。

(3) 教会家长一般呼吸道感染的处理方法,使患儿的疾病早期能得到控制。

六、小儿支气管哮喘护理

支气管哮喘是指一种以嗜酸性细胞、肥大细胞为主的气道变应性慢性炎症性疾病。对易感者此类炎症可引起广泛而可逆的不同程度气道阻塞症状。临床以反复发作性喘息、呼吸困难、胸闷或咳嗽为特点,常在夜间与清晨发作,症状可经治疗或自行缓解。病人气道有对变应原刺激的高反应性。

(一) 身心评估

发病前多有1~2天上呼吸道感染,或吸入、食入变应原,哮喘发作前常有刺激性干咳、喷嚏、流泪等先兆。发作时有喘息、呼吸困难、胸闷及咳嗽症状,夜间症状加重,听诊满肺可闻及哮鸣音。

(二) 护理措施

(1) 执行儿内科一般护理常规。

(2) 环境应整洁、安静,室内空气流通。保持室内合适的温度、湿度,室内布局力求简单,避免摆放花草及有刺激性气味的物体。

(3) 体位:哮喘发作时应卧床休息,取半卧位或坐位。

(4) 氧气疗法:发作时应给予氧气吸入,氧浓度以不超过40%为宜,并监测氧饱和度的变化以便随时调整氧流量。

(5) 保持呼吸道通畅:及时准确地给予β2受体激动剂吸入,以解除支气管痉挛,呼吸道分泌物过多时应及时吸痰。

(6) 注意观察发作的前驱症状:流涕、鼻塞、打喷嚏、鼻痒、咽痒痛、咳嗽、发热等症状。

(7) 注意观察患儿全身状态和呼吸的变化:有无缺氧、烦躁、呼吸困难加重和神志改变及脱水征等,以防发生哮喘持续状态。

(8) 心理护理:用亲切的语言及爱抚给予患儿安慰、鼓励,以减轻患儿的不安和痛苦。

（三）健康指导与康复

（1）教会家属和患儿掌握哮喘发病机制、诱发因素；哮喘发作时的家庭治疗方法；哮喘症状加剧时的表现。

（2）指导家长和患儿应用气雾剂、储雾罐、峰流速仪的方法及记录哮喘日记的方法。

（3）讲解短期应用支扩剂和长期应用抗炎剂的区别及药物副作用。

（4）随访计划：急性发作期（住院或留院观察）；慢性持续期（1个月随访一次，检查指导用药）；缓解期（3个月随访一次，复查肺功能）。

第三节　儿童心血管系统疾病护理常规

一、心脏病护理

心脏病是指心脏先天畸形或继发病变所致的心脏功能异常。心脏先天畸形如先天性心脏病，继发性病变如病毒性心肌炎、心包炎、心内膜炎等。

（一）身心评估

（1）先天性心脏病。评估患儿呼吸、血压、生长发育情况，有无发绀及发绀的程度，有无心衰、杵状指、蹲踞现象、缺氧发作等表现。询问是否经常呼吸道感染、吃奶中断以及母亲妊娠早期有无病毒感染史。

（2）心率失常。评估患儿心率、心律、血压、神志的情况，询问有无心悸、乏力、头晕、晕厥、抽搐及以前有无类似表现等。

（3）心力衰竭。评估面色、心率、心律、心音、呼吸、血压、神志、水肿、肝脏大小、氧饱和度、末梢循环、颈静脉或头皮静脉有无怒张等情况，询问有无尿量减少、食欲下降或喂养困难，有无端坐呼吸或喜欢竖抱、咯粉红色泡沫痰的表现。

（4）心肌炎。评估面色、心率、心律、心音、呼吸、血压等情况，询问有无心慌、心累、胸闷,近期有无感冒、腹泻等表现。

(二)护理措施

(1) 执行儿内科一般护理常规。

(2) 卧床休息:保持患儿安静,使其得到充分休息。有心功能不全的病人应绝对卧床休息,恢复期限制活动3~6个月。

(3) 饮食:给易消化、富含维生素、高蛋白饮食,少食多餐。避免饱餐和刺激性食物。有心功能不全者应给予低盐或无盐饮食。

(4) 静脉输液时严格控制输液速度,防止发生心衰或加重心衰。

(5) 密切观察病情变化:注意体温、脉搏、呼吸、心率、血压变化,测心率、脉搏时要测足1min,脉搏短绌者注意有无面色苍白、青紫、呼吸困难、心率增快、血压下降、呼吸增快、末梢循环不良等心源性休克或心衰表现,发现异常,及时通知医生,配合抢救。

(6) 心功能不全者,详细记录出入量,水肿者每周测体重2次。

(7) 缺氧或呼吸困难者给予氧气吸入,必要时喂奶前后吸氧,肺水肿患儿氧气湿化瓶中加入20%~30%酒精。

(8) 保持大便通畅,必要时给开塞露塞肛或灌肠。

(9) 做好保护性隔离,防止交叉感染。

(10) 观察药物反应:

① 使用洋地黄药物时,应密切观察疗效、副作用及毒性反应。给药前数心率或脉搏,年长儿<60次/min,幼儿<80次/min,婴儿<100次/min或患儿出现恶心、呕吐、心律失常等症状,应及时与医生联系停药。

② 使用利尿剂时,应注意观察尿量及有无乏力、精神委靡、表情淡漠等水、电解质紊乱的表现。

③ 使用血管活性药物时,应注意观察血压改变,出现血压过低,应立即报告医生。密切观察输液局部有无红肿,防止药物外漏。

④ 使用抗心律失常药物,注意心率、心律有无改变,有无低血压及休克发生。

(11) 做好心理护理。消除患儿各种思想顾虑,避免情绪激动、烦躁,安慰患儿,给予抚爱或哄抱,减少刺激。

(三) 健康指导与康复

（1）生活要有规律，保证足够的睡眠，注意休息，适当活动。

（2）保持适宜的温度和湿度，保持空气新鲜，不宜到公共场所活动。

（3）注意饮食卫生，补充营养，宜少食多餐。

（4）出院后用药：病人应严格按照医生的嘱咐用药，不可随意乱服用，以免发生危险。

二、病毒性心肌炎护理

病毒性心肌炎是指病毒感染后直接侵入心脏，损害心肌，影响心肌的血液供应，或是病毒在局部产生的毒素累及中枢神经后，使心肌发生继发性损害。这些病毒对心肌细胞有很强的亲和力，当小儿抵抗力下降时，肠道病毒就会"乘虚而入"，诱发病毒性心肌炎。病毒性心肌炎在发病前大多都有感冒的症状。因此常被误认为是患感冒而耽误了心肌炎的诊治。

(一) 身心评估

感染病史：有无上呼吸道感染或腹泻等病史，有无乏力、心悸、胸闷、头晕、眼花、苍白、心前区疼痛，观察心率、心律。

(二) 护理措施

（1）执行儿科原发病及心脏病护理常规。

（2）充分休息，减轻心脏负担：急性期卧床休息，恢复期继续限制活动量，一般总休息时间不少于6个月。重症患儿心脏扩大者、有心力衰竭者，应延长卧床时间，待心衰控制、心脏情况好转后再逐渐开始活动。避免情绪激动，婴儿避免剧烈哭闹。

（3）饮食护理：给高热量、高维生素、高蛋白、低脂肪饮食，切忌饱餐，以免加重心脏负担，小婴儿喂奶时防止呛咳。

（4）严密观察病情，及时发现和处理并发症：

① 密切观察和记录患儿精神状态、面色、心率、心律、呼吸、体温和血压变化。有明显心律失常者应进行持续心电监护，发现多源性期前收缩、频发室性期前收缩、高度或完全性房室传导阻滞、心动过

速、心动过缓时应立即报告医生,采取紧急处理措施。

② 胸闷、气促、心悸时应休息,必要时可给予吸氧。烦躁不安者可根据医嘱给予镇静剂。有心力衰竭时置患儿于半卧位,尽量保持其安静,静脉给药应注意点滴速度不要过快,以免加重心脏负担。使用洋地黄时剂量应偏小,注意观察有无心率过慢、出现新的心律失常和恶心、呕吐等消化系统症状,如有上述症状暂停用药并与医生联系处理,避免洋地黄中毒。

③ 心源性休克使用血管活性物质和扩张血管药时,要准确控制滴速,最好能使用输液泵,以避免血压过大的波动。

④ 保持大便通畅,避免用力排便,酌情遵医嘱给予对症治疗。

⑤ 观察洋地黄类药物的目的及副作用,患儿一旦出现食欲不振、恶心、呕吐、黄绿视、心跳不齐、心率变快或变慢时要及时汇报医生。

(三)健康指导与康复

(1)向患儿及家长介绍本病的治疗过程和预后,减少患儿和家长的焦虑和恐惧心理。

(2)耐心向家长及患儿讲解休息对疾病恢复的重要性及饱食对疾病产生的不良后果,使患儿及家长能够积极配合治疗。

(3)告知预防呼吸道感染和消化道感染的常识,疾病流行期间尽量避免去公共场所。

(4)带抗心律失常药物出院的患儿,应让患儿和家长了解药物的名称、剂量、用药方法及其副作用,嘱出院后定期到医院复查。

三、心力衰竭护理

心力衰竭又称心功能不全,是指心脏泵功能减退,体、肺循环静脉压升高,心排血量不能满足机体代谢和小儿生长发育需要而表现的临床综合征。

(一)身心评估

评估患儿面色、心率、心律、心音、呼吸、血压、神志、水肿、肝脏大小、氧饱和度、末梢循环、颈静脉或头皮静脉有无怒张等情况,询问有无多汗、尿量减少、食欲下降或喂养困难,有无端坐呼吸或喜欢竖抱、咳粉红色泡沫痰的表现。了解原发病情况。

(二) 护理措施

(1) 执行儿科原发病及心脏病护理常规。

(2) 重度心力衰竭应绝对卧床休息,取半卧位或伏桌卧位,婴幼儿取头高脚低位,上身抬高20°~30°,减少回心血量,从而减轻心脏负担。室温应以18~22℃为宜,不可过高或过低,湿度以50%~55%为宜。

(3) 有水肿者给予高热量、高维生素、易消化的无盐饮食,待水肿消退后可改为低盐饮食。宜少食多餐,为婴幼儿喂奶时应慢慢哺喂,必要时可于喂奶前后吸氧。

(4) 心电监护,严密监测心率、心律、心音强弱,心律不齐者应描记心电图并通知医生,同时注意观察血压、呼吸、面色、精神状态,监测氧饱和度以了解缺氧程度及末梢循环等。

(5) 缺氧、呼吸困难者给氧气吸入,左心衰竭致肺水肿者用20%~30%的酒精湿化氧气吸入,并保持患儿安静,避免哭吵、烦躁、必要时遵医嘱给予镇静剂。

(6) 准确记录出入量,每周测体重2次,消肿后改为每周一次。严格控制液体入量及速度,必要时行中心静脉压监测,根据CVP及血压调整输液速度、液体量及临床用药。

(7) 有CVP检测者,执行CVP监测护理常规。

(8) 应用利尿剂期间,应准确记录小便量,常规监测电解质,注意有无四肢无力、精神委靡、腹胀、心音低钝等低钾表现或其他水、电解质紊乱的表现。

(9) 应用洋地黄强心剂时,给药剂量要准确,每次用药前测听心率或测脉搏1min,年长儿<60次/min、幼儿<80次/、min、婴儿<100次/min,或患儿出现恶心、呕吐、嗜睡、乏力、心律失常等症状,应及时与医生联系停药。

(10) 做好保护性隔离,避免医源性交叉感染。

(11) 保持大便畅通,必要时给开塞露塞肛或灌肠。

(12) 做好心理护理,消除患儿各种思想顾虑,避免情绪激动、烦躁,安慰患儿,给予抚爱或哄抱,减少刺激。

(三) 健康指导与康复

(1) 向家长讲解心力衰竭的病因、诱因。

(2) 指导家长如何预防:

① 避免感冒,积极治疗呼吸道感染。

② 饮食清淡、易消化、富营养,少食多餐。限制钠盐,每日食盐不超过 5g。多食蔬菜、水果。劝家长戒烟酒。

(3) 指导家长合理安排患儿活动与休息,制定适当有利于提高心脏储备力的活动。

(4) 指导家长应严格遵医嘱用药,不得随意增减或撤换药物,熟悉所用药物的名称、剂量、用法,了解服用时间可能出现的不良反应及预防方式。

(5) 指导定期门诊随访的重要性,可根据病情及时调整药物剂量,以及早发现病情变化。平时一旦发现病情变化应立即就医。

第四节 儿童消化系统疾病护理常规

一、小儿腹泻护理

小儿腹泻是指一组多病原、多因素引起的以腹泻为主的疾病,是以小儿大便次数比平时增多及大便性状改变(如稀便、水样便、黏液便或脓血便)为特点的儿童常见病;6 个月～2 岁婴幼儿的发病率较高。

(一) 身心评估

(1) 评估失水纠正情况及全身情况:观察体温、呼吸、脉搏、血压、尿量、皮肤弹性、前囟和眼眶有无凹陷、口腔黏膜是否干燥等情况,详细记录出入量。

(2) 评估排便次数,大便性状及量,有无腹痛、腹胀。

(3) 评估有无低钾、低钙等电解质紊乱的表现以及酸中毒表现。

（二）护理措施

(1) 执行儿内科一般护理常规。

(2) 床旁隔离，卧床休息。

(3) 加强饮食管理。轻度腹泻者，人工喂养的小儿可喂易消化的低脂食物，如米汤、稀释牛奶或脱脂奶，慎用糖类食物；吐泻严重者暂禁食6~8h，禁食期间除呕吐者外，可少量喂水或口服补液盐。母乳喂养者，可适当限制哺喂乳次数或缩短每次哺乳时间，或暂停哺乳，恢复期限食易消化、富有营养的饮食。少食多餐，由稀到稠，逐渐恢复正常喂养。

(4) 预防或纠正体液不足，严重脱水者遵医嘱静脉补液，保证输液量准确供给，根据病情及需要量调整输液速度。补液原则：先快后慢、先浓后淡、见尿补钾，补液中密切观察患儿皮肤弹性、前囟、眼窝凹陷情况及尿量，注意不可过快或过慢。补液后密切观察患儿肌肉张力、腱反射及精神状态，注意有无低钾血症、低钙血症。

(5) 密切观察病情并准确记录出入量。

(6) 加强臀部护理，防止红臀。

（三）健康指导与康复

(1) 宣传母乳喂养的优点，指导合理喂养，按时逐步添加辅食。

(2) 注意饮食卫生及手卫生，预防肠道感染。

(3) 增强体质，适当户外活动。

二、上消化道出血护理

上消化道出血是指食管、胃、十二指肠、胃空肠吻合术的空肠以及胰、胆病变的出血，是常见急症之一。

（一）身心评估

(1) 评估有无引起上消化道出血的疾病，如食管疾病、胃十二指肠疾病、门静脉高压症、肝胆疾病及血管性疾病等。

(2) 评估呕血与黑便的量、颜色和性状，判断出血的量、部位及时间。

(3) 评估体温、脉搏和血压，观察病人面色，评估有无失血性周围循环衰竭。

(4) 了解患儿的饮食习惯、工作性质，评估患儿对疾病的心理反应。

(二) 护理措施

(1) 出血期卧床休息，随着病情的好转，逐渐增加活动量。

(2) 呕血时，随时做好口腔护理，保持口腔清洁。

(3) 出血期禁食，出血停止后，按顺序给予温凉流质、半流质及易消化的软食。

(4) 经常更换体位，避免局部长期受压。保持床单位平整、清洁、干燥、无皱褶。

(5) 安慰、体贴病人，消除紧张恐惧心理。及时清理血迹和胃肠引流物，避免恶性刺激。

(6) 呕血的护理：

① 取侧卧位或半卧位，意识不清的头偏向一侧，必要时准备负压吸引器。

② 观察出血情况，并记录颜色、量。

③ 遵医嘱输血、输液、止血，保持静脉通畅。

(7) 便血的护理：便后应擦净，保持肛周清洁、干燥。排便后应缓慢站立。

(8) 病情观察：

① 观察血压、脉搏、血氧饱和度。

② 记录24h出入量，如出现尿少，常提示血容量不足。

③ 观察呕血与黑便的量、次数、性状。

④ 观察皮肤颜色及肢端温度变化。

⑤ 观察有无再出血先兆，如头晕、心悸、出汗、恶心、腹胀、肠鸣音活跃等。

(9) 估计出血量：

① 胃内出血量达250~300mL，可引起呕血。

② 出现黑便，提示出血量在50~70mL甚至更多。

③ 大便潜血试验阳性,提示出血量 5mL 以上。

④ 柏油便提示出血量为 500~1000mL。

（三）健康指导与康复

（1）生活要规律,避免过饥、过饱,避免粗糙、酸辣刺激性食物,如醋、辣椒、蒜、浓茶等,避免食用过冷、过热食物。

（2）遵医嘱服药,避免服用阿司匹林、消炎痛、激素类药物。

（3）定期复查,如出现呕血、黑便,立即到医院就诊。

三、急性出血坏死性肠炎护理

急性出血坏死性肠炎是指与 C 型产气荚膜芽胞杆菌感染有联系的一种急性肠炎。本病病变主要在小肠,病理改变以肠壁出血坏死为特征。其主要临床表现为腹痛、便血、发热、呕吐和腹胀。严重者可有休克、肠麻痹等中毒症状和肠穿孔等并发症。全年均可发病,但以夏秋季多见。

（一）身心评估

（1）评估发病前有无感染史,有无进食甘薯、玉米等含丰富胰蛋白酶抑制剂的食物。

（2）评估是否有突发腹痛并逐渐加重（多在脐周或上腹部）,是否伴呕吐、腹泻和便血,有无里急后重感。

（3）评估有无发热,观察腹部体征,如腹胀、肠鸣音消失。

（二）护理措施

（1）执行儿科消化系统疾病一般护理常规。

（2）立即禁食至大便隐血阴性 3 次,腹胀消失和腹痛减轻后试行进食,从流质、半流质、少渣软食逐步过渡到正常饮食。新生儿患儿从喂水开始,再喂稀释奶,逐渐增加奶量和浓度。

（3）有腹胀者尽早给予胃肠减压,保持胃肠减压通畅,观察引流物的性质、颜色,并记录引流量。

（4）卧床休息,满足患儿生理、心理需要,避免外界刺激,操作尽量集中进行,保证患儿休息。

（5）密切观察病情变化,防治并发症发生。

① 监测生命体征,观察神志、周围循环,当出现脉搏细速、血压下降、肢端冰凉等中毒性休克表现时,配合医生抢救。

② 观察脱水程度、大便性质及量,并做好记录。

③ 观察腹部情况,如腹痛部位、程度、性质、有无肌紧张等。若发生严重腹膜炎、完全性肠梗阻、肠穿孔等外科急腹症,立即报告医生,做好术前准备。

(三) 健康指导与康复

(1) 避免大量进食破坏肠道内蛋白水解酶的食物,如甘薯类食物,尤其是在进食海鲜、烤肉(如烤羊肉串等)时,避免同时大量食用此类食物。

(2) 均衡膳食,避免暴饮暴食。

第五节 儿童泌尿系统疾病护理常规

一、急性肾炎护理

急性肾炎是指一组不同病因所致的感染后免疫反应引起的急性弥漫性肾小球增生性炎症及渗出性病变,主要临床表现为急性起病,多为前驱感染(溶血性链球菌感染),血尿为主,伴不同程度蛋白尿、水肿、高血压或肾功能不全。多见于 5~14 岁小儿,特别是 6~7 岁小儿,男多于女。

(一) 身心评估

(1) 评估有无上呼吸道感染(多为扁桃体炎)、猩红热、皮肤感染急性肾炎,常发生于 β 溶血性链球菌"致肾炎菌株"引起的这些感染后。

(2) 评估家族及近亲中有无类似的疾病及肾病病史。

(3) 评估水肿程度。

(二) 护理措施

(1) 执行儿科泌尿系统疾病护理常规。

(2）起病1~2周绝对卧床休息,强调休息的重要性,待水肿和肉眼血尿消失,血压正常,可轻度活动或户外散步。少尿期限制钠盐及蛋白质摄入,给低盐、低蛋白、高糖饮食(以满足小儿能量需要),一般每天盐的摄入量应低于3g。注意限制钾盐摄入,适当限制液体摄入。待尿量增加、水肿消退、血压正常后可由低盐饮食逐渐恢复正常饮食,根据肾功能调节蛋白质的摄入量,维持每日0.5~1g/kg,以满足小儿生长发育需要。

(3）皮肤护理：水肿较重的病人要注意衣着柔软、宽松,做好皮肤清洁,密切观察皮肤有无红肿、破损和化脓等发生。

(4）密切观察病情：如有头痛、目眩、烦躁、神志模糊或惊厥、昏迷等高血压脑病症状时,应立即通知医师,给予降压药、脱水剂、镇静药等。若出现循环充血综合征,给予半卧位、吸氧、利尿,使用血管扩张剂,控制入水量。应用利尿剂前后注意观察体重、尿量、水肿变化并做好记录,注意有无电解质紊乱；应用硝普钠应新鲜配制,放置4h后不能再用,使用避光输液器,微量泵控制,严密监测血压、心率和药物副作用。使用硝普钠时要观察副作用：恶心、呕吐、情绪不安定、头痛和肌痉挛。

(5）每日晨测血压一次,必要时遵医嘱定时监测。

(6）详细记录出入量,尿量连续3天大于800mL/24h,或根据医嘱暂停记尿量。

(7）做好出院宣教,避免受凉。3个月内避免剧烈体力活动。2个月后如无临床症状,尿常规基本正常,即可开始半日学习,逐步到参加全日学习。

(三）健康指导与康复

向患儿及家长宣传本病是一种自限性疾病,强调限制患儿活动是控制病情进展的重要措施,尤以前2周最为关键；同时说明本病的预后良好,锻炼身体、增强体质、避免或减少上呼吸道感染是本病预防的关键,一旦发生了上呼吸道或皮肤感染,应及早应用抗生素彻底治疗。

二、肾病综合征护理

肾病综合征(NS)是指一组多种原因所致肾小球基底膜通透性增高,导致大量血浆蛋白自尿丢失引起的一组临床综合征。临床上有四大特点:大量蛋白尿(不小于 35g/24h)、低蛋白血症(血清白蛋白小于 30g/L)、高胆固醇血症、全身不同程度的水肿。根据病因分为原发性和继发性。

(一)身心评估

(1)评估家族及近亲中有无类似的疾病及肾病病史。
(2)评估水肿程度。
(3)评估饮食习惯、进食量及钠盐的摄入量。

(二)护理措施

(1)执行儿科泌尿系统疾病护理常规。

(2)有严重水肿及高血压时需卧床休息,加强生活管理,控制患儿活动。症状消失可逐渐增加活动,但不要过度劳累,以免病情复发。年长儿治疗期间保持情绪稳定,坚持治疗。

(3)饮食:予易消化优质蛋白(乳类、蛋、鱼、家禽等)、少量脂肪、足够糖类及高维生素饮食。按医嘱给低盐饮食,水肿消退给普通饮食;激素治疗期间适当控制饭量,每日给予高钙食物及补充钙剂;应多补充蛋白质,因激素可使蛋白质分解代谢增加,出现负担平衡。大量蛋白尿期间蛋白质摄入量控制在每日 2g/kg 为宜。使用环磷酰胺有食欲减退时,可协助患儿选饭菜。

(4)预防感染:

① 与感染患儿分病室居住,天气变化要随时增减衣服,注意口腔清洁,预防呼吸道感染。病房定时通风,减少探视人数。

② 皮肤护理:高度水肿患儿,床褥加海绵垫,勤翻身,翻身困难时可使用充气床垫,防止皮肤擦伤,勤洗澡,预防压疮发生。做好会阴部清洁,预防尿路感染。

③ 严重水肿者应尽量避免肌肉注射。

(5)观察病情变化:

① 准确记录24h出入量:限制高血压、水肿、心功能不全病人的水和钠盐的摄入量。

② 肾病综合征患儿的血液常处于高凝状态,极易发生血栓,应严密观察,一侧肢体肿胀明显时考虑该侧肢体有静脉血栓形成可能,及时汇报医生。

③ 免疫抑制剂治疗期间观察内容:服环磷酰胺应观察有无恶心、呕吐、血尿等。一般白细胞总数在 $5\times10^9/L$ 以下应减量,在 $3\times10^9/L$ 以下应停药。静脉用环磷酰胺冲击治疗时,将环磷酰胺加入200~300mL液体中,3h以内输入,充分水化,保证尿量达33mL/(kg·h),尿比重≤1.010,以减轻药物的副作用。长期服用泼尼松治疗的患儿,容易造成骨质疏松,要避免剧烈活动,防止发生骨折。

④ 用利尿剂时,观察利尿剂效果及副作用,防止水、电解质紊乱。尿量增多至1000mL/天以上及时报告医生,必要时按医嘱口服氯化钾,以防止发生低血钾症。观察血压变化。

(5) 并发症的观察:患儿抵抗力低下,易发生继发感染,如有发热、咳嗽、腹痛、阴囊红肿等应及时报告医生,按医嘱使用抗生素。

(6) 电解质失衡:应用利尿剂时定期复查电解质;长期食用低盐饮食,容易出现低钠血症(表现为面色苍白、无力、食欲低下、水肿加重)。在激素治疗期间至利尿期如出现心率减退、心音低钝、无力,可能有低血钾的发生。长期服用激素将产生手足搐搦,为低钙血症,及时报告医生处理。

(7) 出院指导:本病易复发,出院时应使患儿及家长主动配合与坚持按计划用药,勿擅自增减药物剂量。

(三) 健康指导与康复

(1) 强调坚持用药的重要性及注意事项,

(2) 定期门诊随访、适当休息,避免劳累及参加体育活动,加强营养及预防感染。

(3) 避免使用对肾功能有害的药物,如氨基糖苷类抗生素、抗真菌药等。

(4) 指导家长多给患儿心理支持,使其保持良好情绪;在恢复期可组织一些轻松的娱乐活动,适当安排一定的学习活动,以增强患儿信心,积极配合治疗,争取早日康复;活动时注意安全,避免奔跑、患儿之间打闹,以防摔伤、骨折。

(5) 讲解激素治疗对本病的重要性,使患儿及家长主动配合与坚持按计划用药;指导家长做好出院后的家庭护理。

(6) 使患儿及家长了解感染是本病最常见的合并症及复发的诱因,因此采取有效措施预防感染至关重要。

(7) 教会家长或较大儿童学会用试纸检测尿蛋白的变化。

第六节 儿童血液系统疾病护理常规

一、营养性缺铁性贫血护理

营养性缺铁性贫血(nutritionalirondeficiencyanemia,NIDA)是指由于体内铁储存缺乏引起血红蛋白合成减少导致低色素小细胞性贫血,主要是由于先天性储铁不足,饮食缺铁,生长发育快及丢失过多或吸收减少引起,以婴幼儿及青少年发病率最高。

(一) 身心评估

病人一般出现皮肤黏膜苍白、乏力、头晕、耳鸣,肝、脾和淋巴结肿大、食欲不振、体重增长减慢、舌乳头萎缩、胃酸分泌减低及小肠黏膜功能紊乱等症状,情绪烦躁不安,对周围环境不感兴趣,注意力不集中,心力衰竭,伴感染症状。

(二) 护理措施

(1) 休息与环境:贫血未得到纠正前首先要指导患儿休息。血红蛋白<50g/L 时,可在床上活动或床旁活动;当血红蛋白<20g/L时,须绝对卧床休息,以免晕厥跌倒。保持病室内环境温度适宜,每天通风换气、保持空气新鲜。

(2) 预防感染:实行保护性隔离,每天用紫外线消毒病室,减少探视人次,保持患儿个人卫生。严格执行无菌操作,预防院内感染。

(3) 饮食护理：合理搭配患儿的膳食，家长应了解动物血、黄豆、肉类含铁较丰富，是防治缺铁的理想食品；维生素 C、肉类、氨基酸、果糖、脂肪酸可促进铁吸收，可与铁剂或含铁食品同时进食；茶、咖啡、牛奶、蛋类、麦麸、植酸盐等抑制铁吸收，应避免与含铁多的食品同时进食。婴儿膳食种类较少，且多为低铁食品，应指导按时添加含铁丰富的辅食或补充铁强化食品，应提倡人乳喂养婴儿；指导家长对早产儿及低体重儿及早给予铁剂治疗；鼓励患儿多饮水。

(4) 输血护理：重症贫血的患儿需输注浓缩红细胞，严格查对制度，预防输血反应，注意滴速，疑有输血反应时立即停止输注，通知医师做出相应处理。大量输血后的潜在并发症有出血倾向、枸橼酸钠中毒、肺水肿等。

(5) 用药护理：口服铁剂宜在饭后或者两餐之间服用可减少反应，利于吸收，如不能耐受可从小剂量开始。避免与牛奶、茶、咖啡、蛋类同时服用，口服液体铁剂时需使用吸管，避免牙齿染黑，服药后漱口。口服铁剂期间大便会变成黑色，口服铁剂致胃肠道反应严重无法耐受者，以及病情要求迅速纠正贫血者应考虑用注射铁剂。使用铁剂治疗 2～3 周后贫血症状如无改善，应及时通知医师。

(三) 健康指导与康复

(1) 合理喂养：提倡纯母乳喂养至少 6 个月。添加辅食遵循添加原则。

(2) 指导家长培养小儿合理的饮食习惯，不偏食。

(3) 向家长讲解治疗贫血药物的作用、副作用，按时足量服药，定期复查血象。

(4) 对恢复期患儿要加强教育，训练促进其智力及动作的发育。

二、特发性血小板减少性紫癜护理

特发性血小板减少性紫癜（idiopathicthrombocytopenicpurpura，ITP），是指无明显外源性病因引起的血小板减少，但大多数是由于免疫反应引起的血小板破坏增加，故又名自身免疫性血小板减少，是一类较为常见的出血性血液病。其特点为血小板寿命缩短，骨髓巨核细胞增多,80%~90%病例的血清或血小板表面有 IgG 抗体,脾脏无明显肿大。

(一)身心评估

(1)评估病史:有无病毒感染史,有无服用药物或接触有害物质史,有无自身免疫性疾病肿瘤或恶性血液病。

(2)评估有无头昏、疲乏、无力、鼻衄或牙龈出血、呕血、便血、颅内出血症状。

(3)评估有无皮肤和黏膜瘀点、瘀斑,有无血肿,肝脾有无轻度肿大。

(二)护理措施

(1)密切观察病情:观察皮肤淤点(斑)、血小板数量变化,及时发现出血倾向。当外周血小板$<20\times10^9/L$时,常有自发性出血。如有鼻衄、内脏出血、颅内出血,定时监测血压、脉搏、呼吸、面色的变化。如面色苍白加重,呼吸、脉搏增快,出汗,血压下降,提示失血性休克。若有烦躁不安、嗜睡、头痛、呕吐,甚至惊厥、颈抵抗,提示颅内出血。颅内出血常危及生命。

(2)止血:鼻、口黏膜出血可用浸有1%麻黄素或0.1%肾上腺素的纱条、棉球或明胶海绵压迫局部。如上述压迫止血无效,立即采用其他止血措施。对严重出血者需配血,输注同血型血小板。

(3)饮食宜清淡、易消化、少刺激、少渣、高蛋白、高维生素,避免生硬、刺激性食物。

(4)消除恐惧心理:患儿对出血及止血技术操作可能产生惧怕,表现哭闹、躁动、不合作,将使出血加重。故需讲明道理,消除恐惧心理,争取患儿配合。

(5)避免损伤:限制剧烈活动,以免碰伤、刺伤、摔伤引起出血;尽量减少肌肉注射,防止深部血肿;衣服宜宽大、柔软,剪短患儿指甲,避免搔破皮肤,保持大便通畅,以免排便致腹压增高诱发颅内出血。

(6)预防感染。患儿病室应与感染病室分开。注意保持出血部分清洁。

（三）健康指导与康复

（1）指导正确压迫止血与自我保护方法。

（2）不与感染病人接触，去公共场所须戴口罩，衣着适度，避免交叉感染。

（3）指导家长及患儿识别出血征象，如淤点、黑便，一旦发现出血立即回院复查及治疗。

三、白血病护理

白血病是指骨髓、脾、肝等造血器官中白血病细胞的恶性增生，可进入血液循环，并浸润到全身各组织脏器中，临床可见有不同程度的贫血、出血、感染发热以及肝、脾、淋巴结肿大和骨骼疼痛（是造血系统的恶性肿瘤）。

（一）身心评估

（1）发热：多为低热且抗生素治疗无效；合并感染时，常持续高热。

（2）贫血：苍白、虚弱、活动后气促。

（3）出血：皮肤黏膜出血、紫癜、瘀斑、鼻出血、齿龈出血、消化道出血、血尿。

（4）其他症状体征：肝、脾、淋巴结肿大、呛咳、呼吸困难、骨、关节疼痛、头痛、呕吐、嗜睡、昏迷等。

（二）护理措施

（1）执行儿内科一般护理常规。

（2）维持正常体温：监测体温，观察热型及热度；如有发热可予温水擦浴，使用冰枕，口服布洛芬混悬液（美林）或静脉滴注来比林等降温，忌用安乃近和酒精擦浴，以免降低白细胞和增加出血倾向；观察降温效果，防治感染。

（3）加强营养：选用高蛋白、高热量、高维生素的清淡饮食。注意饮食卫生，不吃生冷食物，水果剥皮后食用，以防止胃肠道感染。鼓励进食，不能进食者，可以静脉补充，食物应清洁卫生，食具应消毒。

(4) 防治感染：

① 尽量将白血病患儿安置于小房间，最好住单间，避免交叉感染；每晨开窗通风半小时，保持空气新鲜，避免受凉。

② 保护性隔离：工作人员接触病人要戴口罩、帽子，陪伴家属也应戴口罩，注意个人卫生，限制探视人数和探视次数。

③ 保持口腔清洁：睡前、饭前、饭后要用氯已定含漱，口腔有真菌感染者，可用碳酸氢钠＋制霉菌素涂口腔。病人发热时，口腔易滋生细菌，因此更应加强口腔护理。

④ 预防肛周感染：保持大便通畅，防肛裂，用雷弗努诺粉坐浴，每周3次，大便后用温水洗肛周。

⑤ 皮肤护理：保持皮肤清洁，勤换衣裤，勤剪指甲，勤洗手。

⑥ 严格无菌操作，遵守操作规程。

⑦ 避免预防接种：免疫功能低下者，避免用麻疹、风疹、水痘、流行性腮腺炎等毒活疫苗和脊髓灰质炎糖丸预防接种，以防发病。

⑧ 观察感染早期征象：监测生命体征，观察有无牙龈肿痛、咽红、咽痛，皮肤有无破损、红肿，肛周、外阴有无异常。发现感染先兆，应及时告知医生，遵医嘱使用抗生素。

(5) 应用化疗药物的护理：

① 熟悉各种化疗药物的药理作用和特性，了解化疗方案及给药途径，正确给药。

② 观察及处理药物毒副作用：

穿刺局部组织反应：

Ⅰ. 某些化疗药物，如柔红霉素、阿霉素、长春新碱等对局部组织刺激性大，发生药液外漏会引起局部组织疼痛、红肿，甚至坏死。因此输液前应确认静脉通畅，输注方式尽可能采取PICC、中心静脉导管(CVC)、静脉输液港等方式，可降低药液渗漏的风险，输注中密切观察，发现渗漏，立即停止输液，并作局部处理。

Ⅱ. 骨髓抑制：绝大多数化疗药物均可致骨髓抑制，一般抑制骨髓至最低点的时间为7~14天，恢复时间为之后的5~10天，因此从化疗开始到停止化疗后2周应检测血象，加强预防感染和出血的措施。

Ⅲ. 消化道反应:许多化疗药可引起恶心、呕吐、纳差等反应,消化道反应给患儿带来的最大损害是体能的消耗,常在化疗后有明显的消瘦和体重下降,肌体抵抗力降低。因此化疗期间应给病人提供安静、舒适、通风良好的休息环境,避免不良刺激。饮食要清淡可口,少量多餐,避免产气、辛辣和高脂食物。当患儿恶心、呕吐时不要让其进食,及时清除呕吐物,保持口腔清洁,必要时可在用药前半小时给予止吐药。

Ⅳ. 肝肾功能损害:劲嘌呤、甲氨蝶呤左旋门冬酰胺酶对肝功能有损害作用,用药期间应观察患儿有无黄疸,定期检测肝功能。环磷酰胺可引起出血性膀胱炎,用药期间应鼓励患儿多饮水,遵医嘱用美安预防膀胱出血,观察小便的量和颜色。

Ⅴ. 糖皮质激素应用可出现满月脸及情绪改变等,应告知家长及年长儿停药后会消失,应多关心患儿,勿嘲笑或讥讽患儿。可能脱发者应先告知家长及年长儿,脱发后可戴假发、帽子或围巾。

Ⅵ. 尿酸性肾病:用药期间供给充足的水分,利于尿酸和化疗药物降解产物的稀释和排泄,遵医嘱口服别嘌醇片,抑制尿酸形成。

(三)健康指导与康复

(1)进行情感支持和心理疏导,消除心理障碍,重视患儿的心理状况,正确引导,使患儿在治疗疾病的同时,心理及智力也得到正常发展。

(2)宣教白血病的有关知识,化疗药的作用和毒副作用。

(3)指导家长如何预防感染和观察感染及出血征象。

(4)使家长及年长儿明确坚持定期化疗的重要性。化疗期间可酌情参加学校学习,以利其生长发育。

(5)患儿参加体格锻炼,增强抗病能力。

(6)随访,检测治疗方案执行情况。

第七节 儿童神经系统疾病护理常规

一、脑膜炎护理

脑膜炎是指由各种原因引起的脑膜炎症,如化脓菌感染所致的化脓性脑膜炎,结核菌感染所致的结核性脑膜炎。脑炎是指各种原因引起的中枢神经系统急性炎症。

(一) 身心评估

(1) 评估意识。

(2) 评估四肢的肌力及肌张力情况。

(3) 评估前囟门未闭者囟门的饱满情况。

(4) 评估双侧瞳孔的情况。

(5) 评估生命体征。

(6) 评估呼吸道情况。

(7) 评估有无抽搐。

(二) 护理措施

(1) 执行儿科一般护理常规。

(2) 密切观察患儿的意识、瞳孔、前囟、生命体征、四肢肌力和肌张力变化,有无头痛、呕吐发生,并做好记录。若有异常表现,应立即通知医生。

(3) 严格卧床休息,头肩抬高 30°,取卧位,头偏向一侧。

(4) 保持病室清洁、安静、整齐、舒适、安全。

(5) 保证营养和水分供给,必要时给予鼻饲。

(6) 遵医嘱准确地给予药物治疗,并观察药物副作用。

(7) 根据病情需要,备好抢救药物和用物(止惊剂、氧气、吸痰器、开口器、舌钳、压舌板等)。

(8) 做好皮肤、黏膜护理,保持口腔清洁和大小便通畅。

(9) 做好 CT、MRI、脑电图、腰穿检查的宣教工作,及时向家属反馈。

(10) 心理护理：

① 针对家属或患儿存在的心理问题，及时找出原因，给予疏导。

② 对家属或患儿进行疾病的发生、发展、治疗、护理及预后宣教。

(三) 健康指导与康复

(1) 让患儿瘫痪的肢体处于功能位置。

(2) 早期进行肢体、语言功能锻炼，早日康复

(3) 活动时要循序渐进、注意安全、防止碰伤。

(4) 指导按医嘱规范服药。定期门诊随访。

二、癫痫护理

癫痫是指一组反复发作的大脑神经元异常放电所致的短暂性中枢神经系统功能障碍的临床综合征，常伴有感觉障碍。其临床表现形式多样，但都具有短暂性、刻板性、间歇性和反复发作的特征。其病因复杂，既有遗传因素，又有后天因素。与遗传密切相关的称为原发性或特发性癫痫，由脑损害或全身性疾病引起代谢失常引发的癫痫称为继发性或症状性癫痫。

(一) 身心评估

癫痫的分类非常复杂，有如下几种：

(1) 全身性发作：

① 良性家族新生儿癫痫；② 良性婴儿肌阵挛性癫痫；③ 小儿失神癫痫；④ 少年失神癫痫；⑤ 少年肌阵挛癫痫；⑥ 婴儿痉挛等。

(2) 部分（局限）性发作：

① 中央颞区波的小儿良性癫痫；② 具有枕区放电的小儿癫痫；③ 小儿慢性进行性部分性癫痫；④ 额部、颞部、顶部或枕部癫痫。

(3) 目前不能确定是部分性还是全身性的癫痫：

① 婴儿期严重性肌阵挛性癫痫；② 获得性失语性癫痫；③ 发生于慢波睡眠时有持续性棘慢波的癫痫。

(4) 各种原因诱发的癫痫：

① 热性惊厥;② 反射性癫痫。

(二) 护理措施

(1) 置患儿于安静、整洁、安全的环境中,由专人守护。

(2) 入院宣教重点:癫痫发作时的注意事项以及简单易行的止惊方法。

(3) 抽搐发作时的护理:

① 头偏向一侧,用拇指按压人中、合谷穴,立即通知医生,同时清除口鼻腔分泌物。将牙垫置于上、下磨牙之间。

② 吸氧。

③ 及时、准确遵医嘱予以止惊剂。

④ 发作时勿强压肢体,以防肢体骨折。

⑤ 观察发作的时间、频率、类型、瞳孔、四肢情况以及有无大小便失禁。

(4) 癫痫持续状态的护理:

① 用药中严密观察患儿的呼吸、心率、药物的剂量。

② 保持呼吸道通畅,做好口腔护理。

③ 准确记录出入量,防止肺水肿。

④ 鼻饲者按鼻饲护理常规。

⑤ 高热病人行物理降温。

(4) 住院过程中观察药物的疗效以及副作用,向家属做好抗癫痫药的用药宣教。

(5) 心理护理:向家属做好癫痫的发生、发展、用药、预后等的相关宣教。

(三) 健康指导与康复

(1) 遵医嘱用药,切勿私自停药、减药以及换药。

(2) 观察药物的副作用及疾病发作的变化情况。

(3) 定期门诊随访。

(4) 避免诱因(作息不规律、劳累、情绪波动、感染等)以减少发作。劳逸结合,保持心情愉快,情绪稳定。

(5) 做力所能及的事情,避免单独行动,避免有进行危险的运动。

(6) 随身携带简要的病情介绍卡,以便发作时能够得到及时、有效的治疗。

三、脑性瘫痪护理

脑性瘫痪是指从妊娠到新生儿期非进行性脑损伤和发育缺陷所导致的综合征,主要表现为运动障碍和姿势异常,常伴有智力低下、癫痫、语言障碍和视、听觉障碍等并发症。脑性瘫痪是目前导致小儿肢体致残的主要疾病之一。

(一) 身心评估

(1) 评估脑瘫类型:痉挛型、弛缓型、运动障碍型、混合型、中枢性协调障碍。

(2) 评估运动能力:粗大运动、精细运动。

(3) 测试智力。

(二) 护理措施

(1) 执行儿内科一般护理常规。

(2) 心理护理:对家长及年长儿给予安慰、鼓励,并对脑瘫相关疾病知识的病因、治疗及预后进行宣教,增强家长及患儿坚持康复治疗的信心。

(3) 喂养:给予营养丰富、易消化的食物。对吞咽障碍者,应选用宽口径的勺轻压舌头中下 1/3 处,少量多次定时喂食,保持呼吸道通畅,防止呛咳及窒息。

(4) 保证充足的睡眠,以保证康复治疗能顺利完成,取得满意疗效。

(5) 在治疗师的指导下采取正确的抱姿、睡姿、玩耍时的姿势,在家中进行正确的功能训练,训练中切忌粗暴,防止肌肉拉伤及骨折等。

(6) 鼓励患儿多参与生活活动及社交活动,但应注意安全,防止坠床、跌倒等。

(7) 1 岁以上的孩子,在保证姿势正确的情况下逐渐增加下肢负重。

(8) 伴有癫痫者按癫痫护理常规护理,向家长强调用药的重要性,不得擅自停药或减少药量。密切观察癫痫发作次数及症状,发作时按压人中,及时通知医生,切勿用力按压肢体,以防骨折及窒息。

(9) 皮肤护理:床铺保持平整、干燥,不会翻身的小儿,由家长协助翻身,避免长时间保持一种体位。

(三) 健康指导与康复

(1) 注意气候变化,避免感冒,防止肺炎及腹泻的发生。

(2) 出院时指导家长及年长儿坚持康复锻炼,定期随访。

第八节　儿童免疫和结缔组织疾病护理常规

一、川崎病护理

川崎病又称皮肤黏膜淋巴结综合症。目前病因不明,临床特点为发热伴皮疹,指、趾红肿和脱屑,口腔黏膜和眼结膜充血及颈项淋巴结肿大,以冠状动脉扩张及冠状动脉瘤形成为最常见的并发症。

(一) 身心评估

(1) 评估体温、心率、心律、血压、心音。

(2) 评估有无皮疹、杨梅舌、肛周脱屑、口唇皲裂,指(趾)端有无红肿和脱屑,口腔黏膜、眼结膜有无充血,淋巴结有无肿大。

(3) 评估患儿有无腹痛、腹泻、关节痛等表现。

(二) 护理措施

(1) 执行儿内科一般护理常规。

(2) 高热的护理:高热者应以物理降温为主,头部枕冰袋,予酒精擦浴或予药物降温等。

(3) 口腔护理:口唇干裂、口腔炎者,可用过氧化氢溶液清洁口腔或用3‰硼酸溶液每日清洁口腔2～3次,冲洗后外涂液状石蜡。口腔溃疡者,局部涂溃疡散。

(4) 饮食护理:高热时消化液分泌减少,加上口腔炎症导致口腔不适或疼痛,患儿多有厌食、进食困难。应给高热量、高维生素的半流质饮食或流质饮食,以温凉为宜,切勿过热。也可在进食前予口腔涂1%普鲁卡因减轻疼痛。

(5) 注意皮肤清洁:每日晨晚间护理,勤换内衣。臀部及肛周红斑脱屑时,便后用温水冲洗干净,外涂软膏。剪短指甲,避免抓破皮肤。指(趾)端脱屑时,不要人为撕拉,以免损伤皮肤的完整性,应让受损皮肤自行脱落。

(6) 病情观察:如有冠状动脉受损者应按心脏病护理常规测脉搏,注意心率、心律的变化,注意面色、四肢末梢循环及神志、尿量的改变,烦躁者给镇静剂。抽血在远离心脏的四肢静脉进行。

(7) 大多数川崎病患儿血小板高,血液呈高凝状态,易形成血栓而致身体各部位栓塞,应嘱患儿多饮水以稀释血液。

(8) 静脉丙种球蛋白的应用:

① 剂量为1～2g/kg,开始以10～20mL/h的速度输入,观察30min如无反应,将余量在10～20h内平均输入。

② 现配现用,室温下放置时间不超过4h。

③ 使用过程中注意有无血清学反应(发热、寒战、皮疹、心慌、胸闷、呼吸困难等)。如出现以上情况应报告医生并遵医嘱给予非那根或地塞米松等处理,待患儿症状消除可继续输入。

(三) 健康指导与康复

(1) 及时向家长交代病情,并给予心理支持。

(2) 遵医嘱口服阿司匹林者,注意应饭后服药以减轻胃肠道反应,观察有无出血。

(3) 指导家长观察病情,定期带患儿复查。

二、过敏性紫癜护理

过敏性紫癜是指以小血管为主要病变的变态反应性疾病。临床表现为皮肤紫癜,伴关节肿痛、腹痛、便血和血尿等。多发生于2～8岁的儿童,男多于女。

(一) 病情评估

(1) 评估有无上呼吸道感染史、药物过敏史。

(2) 评估近期用药及进食情况。

(二) 护理措施

(1) 执行出血性疾病与肾小球疾病(有肾损害)一般护理常规。

(2) 予优质蛋白、高维生素、易消化的无渣饮食,如有胃肠道大出血、腹痛明显应禁食、输血及给止血药。禁食生、辛辣、冷硬食物及海鲜类食物。

(3) 急性期卧床休息,至症状消失(皮疹消退、无关节肿痛、无腹痛)后下床活动。

(4) 密切观察病情变化,注意紫癜形态、分布及消退情况,如有瘙痒时,剪短指甲,勿搔抓,遵医嘱使用止痒剂外涂(炉甘石外涂)。

(5) 对腹型病人更应警惕肠穿孔和肠套叠的发生,注意腹痛性质、排便次数及有无血便,腹痛者遵医嘱给予镇痛、解痉剂、肾上腺皮质激素并观察疗效。禁食者应静脉补充营养液。关节肿胀者应抬高患肢,并保持关节的功能位。对肾损害病人按肾炎护理常规护理。

(6) 筛出食物性过敏原。半年内避免食用易致敏食物。

(7) 遵医嘱应用抗感染、激素及抗组胺药物,并观察疗效及副作用。

(8) 消化道症状及皮疹明显,可遵医嘱予以血液灌流,执行血液透析后护理常规。

(9) 出院指导:本病易复发或并发肾损害,应针对具体情况予以解释。教会家长和患儿观察病情,合理调配饮食,1~3个月禁食鸡蛋、牛奶、辛辣食物及海鲜类食物,遵医嘱专科门诊随访半年或更长时间尿常规。

(三) 健康指导与康复

(1) 针对具体情况予以解释、鼓励,帮助患儿树立战胜疾病的信心。

(2) 教会家长和患儿观察病情,合理调配饮食,尽量避免接触各种可能的过敏原。

(3) 指导患儿定期来院复查。

第九节 儿童遗传代谢内分泌疾病护理常规

一、糖尿病护理

糖尿病是指由于体内胰岛素绝对不足或靶器官对胰岛素不敏感(胰岛素抵抗)或胰岛素拮抗激素(生长激素、胰高血糖素和糖皮质激素)增多等引起的以高血糖为主要生化特征的全身慢性代谢性疾病,可引起糖、蛋白质、脂肪、水及电解质紊乱。病因尚不清楚,可能与遗传、感染及自身免疫反应有关。98％儿童期糖尿病为胰岛素依赖型糖尿病。

(一)身心评估

(1)评估有无多饮、多尿、多食、易饥饿、精神不振、乏力、遗尿,有无突然发生恶心、呕吐、厌食、腹痛、呼吸深快、嗜睡、昏迷等表现。

(2)评估有无泌尿道、皮肤、呼吸道感染,饮食不当或情绪激惹等诱因。

(3)评估有无糖尿病慢性并发症,有无视力障碍、高血压、下肢疼痛等表现,有无生长发育落后、智能发育迟缓。

(二)护理措施

(1)执行小儿内科一般护理常规。

(2)饮食管理:食物的能量要适合患儿的年龄、生长发育和日常活动的需要,每日所需能量(卡)为 1000＋[年龄×(80～100)],对年幼儿宜稍偏高。饮食成分的分配为:碳水化合物50％、蛋白质20％、脂肪30％。三餐热量分配:早餐 1/5、中餐 2/5、晚餐 2/5,每餐留少量食物作为餐间点心。食物应清淡(每日含钠量<6g),富含蛋白质(鱼、蛋、肉、大豆蛋白)、纤维素(粗粮和蔬菜),限制高糖(白糖、糕点、甜饮料、冰淇淋、巧克力等)和高脂饮食(肥肉及油炸食品)。每日进食应定时、定量,勿吃额外食品。若患儿仍诉饥饿感,可适当多吃含糖少(1％～3％)的蔬菜:如白菜、菠菜、油菜、韭菜、芹菜、西红柿、冬

瓜、黄瓜、苦瓜、丝瓜、茄子、绿豆芽、菜花、冬笋等。当患儿运动增加时可给少量加餐或适当减少胰岛素的用量。

（3）胰岛素的使用：胰岛素剂型、剂量应绝对准确；未使用的胰岛素应贮存在 2~8℃ 冰箱中，使用中的胰岛素应在 25℃ 以下的室温中保存。胰岛素合用时，应先抽吸短效胰岛素，后抽吸中效胰岛素，抽吸时摇匀并避免剧烈振荡；注射部位可选用腹部、上臂外侧、股前部、臀部，每次注射应更换注射部位，逐点注射，间距为 1~2cm，1 个月内不得在同一注射点重复注射，以免局部皮下脂肪萎缩硬化。短效胰岛素在餐前 15~30min，速效胰岛素在餐前 0~10min 进行注射，注射后按时进餐，以防低血糖。可选择 1cm 胰岛素注射器、胰岛素笔及胰岛素泵进行皮下注射。

（4）运动锻炼：糖尿病患儿无严重营养不良或并发症，血糖稳定者，应每周做适当轻、中度运动 3~4 次，但注意运动时间以进餐 1h 后、2~3h 以内为宜，每次运动时间自 10min 始，逐步延长至 30~60min，其间可穿插必要的间歇时间。不宜在饱餐后或饥饿时运动，运动前血糖超过 15mmol/L 时不宜运动，运动后有低血糖症状时可给予易吸收的碳水化合物食物，如含糖饮料等。

（5）按时监测血糖，测体重，记录出入量。

急性期静脉使用胰岛素时每 1~2h 测血糖，改为皮下注射且病情稳定后，减至三餐前半小时、餐后 2h、睡前及凌晨 3 时共 8 次血糖。儿童血糖控制的目标见表 19.3。

表 19.3　儿童血糖控制目标

年龄	餐前血糖 （mmol/L）	睡前/夜间血糖 （mmol/L）	糖化血红蛋白
婴幼儿和学龄前儿童（＜6 岁）	5.6~10.0	6.1~11.1	7.5~8.5
学龄期（6~12 岁）	5.0~10.0	5.6~10.0	＜8
青少年（13~19 岁）	5.0~7.2	5.0~8.3	＜7.5

达到治疗目标后每日监测血糖 2~4 次。

(6) 预防并发症：

① 按时、准确进行血糖测定，根据测定结果调整胰岛素的注射剂量、饮食及运动量，并定期进行全面身体检查。

② 加强皮肤、口腔、尿道护理，避免外伤，生活有规律，避免过度紧张，保持乐观向上的生活态度。避免与上呼吸道感染病人接触，防止呼吸道感染。

(3) 防治糖尿病酮症酸中毒：

① 密切观察病情变化，监测血、气、电解质以及血和尿液中糖和酮体的变化。

② 纠正水、电解质、酸碱平衡紊乱，保证出入量的平衡。

③ 积极治疗原发感染。

④ 一旦患儿出现恶心、呕吐、食欲不振、关节或肌肉痛、腹痛、皮肤黏膜干燥、呼吸深长、呼气中有酮味、脉搏细速、血压下降、嗜睡甚至昏迷等情况，应立即纠正脱水，1h 后进行小剂量胰岛素静脉滴注 0.1U/(kg·h)，严密监测血糖波动并调整胰岛素的用量。

(4) 防治低血糖：在治疗过程中，应协调好饮食、药物和运动的关系，当血糖≤(3)9mmol/L，或患儿出现面色苍白、头晕、软弱无力、多汗、心悸等表现，应立即给予口服糖水、牛奶，以及糖果饼干，必要时遵医嘱静脉推注 50% 的葡萄糖水，以防虚脱。

(三) 健康指导与康复

(1) 告知糖尿病的性质与危害。

(2) 告知糖尿病的治疗目的和原则。

(3) 告知胰岛素注射技术。

(4) 告知如何调整胰岛素剂量。

(5) 告知饮食治疗的重要性及如何制定食谱。

(7) 告知运动疗法的选择及注意事项。

(8) 告知如何监测血糖、尿糖、尿酮体和记录要求以及对检测结果的判断。

(9) 指导酮症酸中毒、低血糖症的识别、预防和治疗。

(10) 指导足、皮肤、口腔保健和护理。

(11) 开展针对糖尿病病人及其家庭成员的心理治疗。

(12) 明确随访内容及时间。

二、糖尿病酮症酸中毒护理

糖尿病酮症酸中毒是指一种糖尿病常见的急性并发症。常由于急性感染、过食、诊断延误或突然中断胰岛素治疗等而诱发。主要表现除多饮、多尿、多食、体重减少外，还有恶心、呕吐、腹痛、食欲不振，并迅速出现脱水和酸中毒征象：皮肤黏膜干燥、呼吸深长、呼气中有酮味、脉搏细速、血压下降，随即可出现嗜睡、昏迷甚至死亡。

（一）身心评估

(1) 评估有无恶心、呕吐、腹痛、厌食、极度口渴等表现。

(2) 评估有无呼吸困难，呼气中有无烂苹果味。

(3) 评估皮肤弹性、眼球有无下陷、精神状态等。

（二）护理措施

(1) 呼吸困难的护理：绝对卧床休息，专人护理，中或高流量给氧，密切观察病情变化。

(2) 检验标本的采集：末梢血糖、静脉血糖、电解质、肝肾功能、血脂、糖化血红蛋白、血常规、血浆渗透压、动脉血气分析、尿常规。

(3) 恶心、呕吐的护理：快速建立静脉通路，给予静脉补液及胰岛素治疗，观察血糖及酮体情况。将患儿头偏向一侧，及时更换呕吐物污染衣物。

① 液体疗法：目前国际上推荐采用 48h 序贯疗法。补液总量＝累积丢失量＋维持量。总液体张力约 1/2 张。对于中、重度脱水的患儿，尤其是休克者，最先给予生理盐水 10～20mL/kg，于 30～60min 以内快速输注扩容，据外周循环情况可重复。继之以 0.45%（1/2 灭菌注射用水＋1/2 的 0.9%生理盐水）盐水输入。对于输含钾液无禁忌证的患儿，尽早将含钾液加入上述液体中（浓度按 0.3%）；对于外周循环稳定的患儿，也可以直接 48h 均衡补液而不需要快速补液。补液中根据监测情况调整补充相应的离子、含糖液等。

② 胰岛素降血糖：补液 1h 后予小剂量胰岛素即每小时 0.1U/

kg 静脉输入。可将胰岛素 25U 加入生理盐水 250mL 中,使用微量泵按每小时 1mL/kg 的速度输入,血糖下降速度一般为 2～5mmol/L。

(4) 精神症状的护理:

① 加强病情观察,如神志状态、瞳孔大小及反应、体温、呼吸、血压和心率等,行心电监护并做好记录。

② 注意安全,意识障碍者应加床档,骨突处贴透明敷贴以保护,定时翻身,保持皮肤完整性。

③ 遵医嘱给予小剂量胰岛素静脉滴注治疗。

(5) 感染的护理:做好口腔、皮肤、泌尿道、呼吸道护理,防止感染;积极治疗原发感染。

(6) 准确测量体重,记录出入量。

(三) 健康指导与康复

(1) 告知糖尿病的性质与危害。

(2) 告知糖尿病的治疗目的和原则。

(3) 告知胰岛素注射技术。

(4) 告知如何调整胰岛素剂量。

(5) 告知饮食治疗的重要性及如何制定食谱。

(7) 告知运动疗法的选择及注意事项。

(8) 告知如何监测血糖、尿糖、尿酮体和记录要求以及对检测结果的判断。

(9) 指导酮症酸中毒、低血糖症的识别、预防和治疗。

(10) 指导足、皮肤、口腔保健和护理。

(11) 开展针对糖尿病病人及其家庭成员的心理治疗。

(12) 明确随访内容及时间。

三、甲状腺功能亢进症护理

甲状腺功能亢进症(简称甲亢)是指一组由于甲状腺激素分泌过多所致的多表现为甲状腺肿大及基础代谢率增高的内分泌疾病。儿童时期甲亢约 95% 为弥漫性毒性甲状腺肿(Graves 病)。

（一）病情评估

（1）评估病人有无自觉乏力、多食、消瘦、怕热、多汗、排便次数增多、心悸、骨痛、月经紊乱等异常改变。

（2）评估、询问何时发现甲状腺肿大或眼球突出。

（3）评估心理-社会情况：病人有无情绪不稳定、多动、急躁、失眠、记忆力差、注意力不集中，学习成绩有无下降，家庭人际关系、经济状况等。

（二）护理常规

（1）执行儿内科一般护理常规。

（2）休息与环境：每日充分休息，避免过度疲劳，急性期或有心功能不全或心率失常者应卧床休息。保持病室安静，治疗、护理集中进行，室内宜通风，室温保持在20℃左右。

（3）饮食：给予高热量、高蛋白、富含维生素和钾、钙的饮食，限制高纤维素饮食，如粗粮、含纤维素多的蔬菜等。避免进食含碘丰富的食物，如海带、紫菜、虾、加碘食盐等，多进食饮料以补充丢失的水分，但避免进食浓茶及咖啡。

（4）眼部护理：注意保护角膜和球结膜，可用眼罩防止光、风、灰尘刺激。结膜水肿、眼睑不能闭合者，涂以抗生素眼膏或用浸有生理盐水的纱布湿敷，抬高床头，限制水及盐的摄入，防止眼压增高，并训练眼外肌活动。

（5）药物使用：定时、定量服药。观察其疗效及副作用，如出现发热、皮疹、头痛、腹痛、腹泻、关节痛等立即报告医生。

（6）标本采集注意事项：如取血做血清蛋白结合碘时，禁用碘消毒局部皮肤。如做甲状腺^{131}I试验时，试验期间禁食含碘食物，如海带、海蜇、紫菜、海参、虾、加碘食盐等，禁用碘消毒局部皮肤。

（7）心理护理：护士应关心、体贴患儿，态度和蔼，避免刺激性语言，仔细、耐心地做好解释疏导工作，解除其焦虑紧张情绪，使患儿建立信赖感，配合治疗。

（8）甲亢危象的防治：

① 遵医嘱定时、定量、按疗程服药，不能自行减量或停药。

② 注意安全，避免感染、外伤、劳累、精神创伤等诱发因素。

③ 密切观察病情变化，如发现发热、心动过速、呕吐、腹泻、脱水、烦躁不安，甚至出现谵妄、昏迷等甲亢危象表现，立即报告医生，遵医嘱予降温、镇静处理，准确记录出入量，加强基础护理，做好床旁交接班。

（三）健康指导与康复

（1）帮助病人了解引起甲亢危象的因素，尤其使其了解精神因素在发病中的重要作用，从而使其保持开朗、乐观的情绪。

（2）坚持在医生指导下服药，不要自行停药或怕麻烦不坚持用药，指导病人认识药物常见的副作用，一旦发生及时处理。

（3）在高代谢状态未控制前，必须给予高热量、高蛋白、高维生素饮食，保证足够营养。

（4）向患儿解释检查的目的及注意事项，消除其思想顾虑以免影响检查的效果。

（5）合理安排工作、学习和生活，避免过度紧张。

（6）教会患儿及家长有关甲亢的临床表现、诊断性治疗、饮食原则和要求及眼睛的防护方法等知识。

（7）定期门诊随访。

四、生长激素缺乏症护理

生长激素缺乏症是指由于腺垂体合成和分泌的生长激素部分或完全缺乏，或由于结构异常、受体缺陷等导致小儿生长发育缓慢，使其身高低于同年龄、同性别、同地区正常健康儿童平均身高2个标准差或在儿童生长曲线第3百分位数以下而产生的内分泌疾病。可分为先天性、获得性和暂时性生长激素缺乏症。

（一）身心评估

（1）评估何时生长减慢，有无食欲低下、多饮多尿、呕吐、头痛、视力障碍、多汗、心慌、性发育落后、肥胖、怕冷等，有无智力障碍。

（2）评估有无颅内肿瘤、感染、外伤，婴儿期有无低血糖发作。

（3）准确测量身高、体重、坐高、指距、头围、皮下脂肪等，观察患儿发育是否匀称,头面部、躯干、四肢有无特殊,肌肉发育、肌张力、关节韧带的活动、全身韧带的活动有无异常,全身各器官尤其是性器官及第二性征的检查有无异常。

(二) 护理措施

(1) 执行儿内科一般护理常规。

(2) 完善辅助检查

① 骨龄评价、头颅 MRI。

② 抽血查染色体、甲状腺功能测定、血胰岛素样生长因子-1(IGF-1)及胰岛素样生长因子结合蛋白(IGFBP3),做生长激素兴奋试验等。

(3) 饮食:注意摄入充足的蛋白质,以优质蛋白质为主,如含动物蛋白质的蛋、奶、肉、鱼以及含植物蛋白质的大豆,避免偏食挑食。

(4) 药物使用:

① 根据检查结果制订治疗方案,对获得性生长激素缺乏症给予病因治疗或处理,有头痛、呕吐等应对症处理;对先天性生长激素缺乏者使用生长激素替代疗法。

② 生长激素替代疗法:每日 0.1U/kg,于临睡前 1h 皮下注射,治疗至骨骺完全融合为止。注意观察有无局部一过性红肿、关节痛、水钠潴留等不良反应。

③ 生长激素的治疗时间长,注射 3 个月才能初次评估身高有无增长,治疗过程中每 3 个月测量身高、体重,每 6~12 个月测骨龄,记录于生长发育曲线上。

(5) 心理护理:关心、尊重、爱护患儿,帮助其正确看待自我形象的改变,树立正向的自我概念。

(三) 健康指导与康复

(1) 向家长及患儿介绍生长激素缺乏症的病因及预后。

(2) 指导家长正确的用药方法及疗效观察。

(3) 注意合理营养,避免盲目使用增高保健品。

(4) 注意体格锻炼,加强纵向运动,心情愉快,保持充足睡眠。

(5) 积极预防慢性疾病。

(6) 定期随访。

第十节　儿童传染性疾病护理常规

一、儿童传染病一般护理常规

儿童传染病是指由病原体引起的一组有传染性的疾病，又称感染性疾病。传染病是常见病、多发病，也是对人类健康危害很大的一组疾病。传染病流行过程的三个环节包括传染源、传播途径、易感人群，也称感染链，缺少其中任何一个环节或阻断它们之间的联系，流行过程就不会产生。

（一）身心评估

（1）评估患儿是否有既往传染病史、家庭或集体生活人群发病史。

（2）评估患儿是否有药物或其他物质过敏史。

（3）评估临床症状。

（二）护理措施

（1）执行儿内科一般护理常规。

（2）按病种分室隔离。

（3）严格执行消毒隔离制度，防止交叉感染与传染病播散，限制探视。详细介绍传染病隔离制度，做好卫生宣教和患儿及其家属的心理护理，解除其顾虑，积极配合治疗护理。

（4）根据病情做好饮食护理，保证营养供给，高热及呕吐、腹泻重者应补充水分与电解质。肾衰竭、肺水肿、脑水肿、心力衰竭者，应严格限制进水量与输液速度，准确记录出入量。

（5）根据病情合理安排休息，急性期卧床休息，恢复期适量活动。

（6）做护理治疗时，按不同的隔离技术要求进行操作。

（7）做好基础护理，防止并发症，长期卧床者，应定时协助翻身、擦背,保持皮肤清洁干燥。预防肺炎、压疮与红臀,做好口腔护理,防止口腔炎。

(三) 健康指导与康复

(1) 少去公共场所,按时预防接种。

(2) 门诊随访。

二、麻疹护理

麻疹是指由麻疹病毒引起的急性出疹性传染病,具高度传染性。麻疹病毒存在于患儿前驱期和出疹期的眼结膜、鼻、咽、气管分泌物、血和尿中,主要通过空气飞沫传播。临床表现有发热、流涕、咳嗽、眼结膜炎、麻疹黏膜斑和全身斑丘疹,疹退后有糠麸样脱屑,并留有棕色色素沉着为其特征。

(一) 身心评估

(1) 评估流行病学史:了解当地麻疹流行情况,是否与麻疹病人接触以及自身的免疫接种情况。

(2) 评估临床症状:

① 询问首次发热的时间、发热程度,是否出现麻疹黏膜斑。

② 评估出疹顺序、部位、出疹时间、皮疹性质,皮疹一般出现在发热的第3～4天,先见于耳后、发际,渐及前额、面部、颈部,自上而下蔓延到胸、背、腹及四肢,最后达手心与足底。3～5天出齐。皮疹初为淡红色斑丘疹,大小不等,高出皮肤,呈充血性皮疹,疹间皮肤正常。

(3) 评估有无眼结合膜充血、畏光、流泪、眼睑水肿。

(4) 评估精神状态,当合并肺炎、心衰时精神萎靡,及时纠正心衰并进行抗感染治疗。

(5) 评估呼吸:有无缺氧,皮肤、甲床有无发绀,有无喉炎的表现,如声音嘶哑、呼吸有明显哮鸣音。

(二) 护理措施

(1) 执行传染病一般护理常规。

(2) 呼吸道隔离至出疹后5天,有并发症者隔离至出疹后10天。

(3) 保持室内空气新鲜,避免强光刺激眼睛,室内每天通风 2~3 次,每次 10~15min,温度保持在 18~20℃,湿度保持在 60% 左右。

(4) 卧床休息,保持皮肤清洁,剪短指甲,保持眼、耳、口、鼻清洁。

(5) 不需忌口,高热期勤喂开水,多清淡、易消化食物,预防肺炎,发热出疹期慎用退热药和物理降温。

(6) 工作人员进入病房要戴口罩,每日用多功能动态杀菌机消毒 2 次。

(7) 密切观察病情,注意体温和出疹情况,防止高热惊厥及喉炎、肺炎、心肌炎、脑炎等并发症,呼吸困难,立即给养并及时报告医生。

(三) 健康指导与康复

(1) 保持空气新鲜,扫地时洒湿地面以减少飞尘,注意气候变化,避免寒、热、风、湿的侵袭。

(2) 禁食辛辣鱼腥等动风发物,如鱼、虾、酒、公鸡肉、羊肉,饮食以清淡、易消化为宜,不宜过饱。

(3) 避免情绪激动,局部避免搔抓。

(4) 如有胸闷气憋,应立即就诊。

三、水痘护理

水痘是指由水痘带状疱疹病毒引起的常见急性传染性疾病。流行特征以冬春季较多,全年均可发生,呈散发性,年龄以 1~5 岁为多见,经过 2 次病毒血症后机体发病,临床上水痘皮疹分批出现与病毒间歇播散有关。因其病变程度表浅,如没有并发感染,愈后不留瘢痕。水痘病毒在体外抵抗力弱,不能在痂皮内生存,不耐热,不耐酸,对紫外线和消毒剂均敏感。水痘为自限性疾病,10 天左右可自愈。

(一) 身心评估

(1) 评估流行病学史:了解当地水痘流行情况,是否与水痘病人接触。

(2) 评估临床症状:

① 评估患儿有无发热：在前驱期部分常无症状或者症状轻微，部分可有低热或中等度发热、头痛、咽痛、全身不适等上呼吸道感染症状。

② 评估患儿皮肤有无异常改变：皮疹先见于头部及躯干，后波及四肢，呈向心性分布，水痘皮疹分批出现，在同一部位可见不同形态的皮疹，皮疹有瘙痒感，愈后不留瘢痕。

(3) 评估有无并发症的发生：当水痘并发脑炎时，患儿有神志不清、颅内压增高表现；当并发肺炎时，患儿肺部出现啰音，并有咳嗽、咳痰等表现。

（二）护理措施

(1) 执行儿科传染病一般护理常规。

(2) 呼吸道隔离至皮疹全部结痂、干燥为止（轻者1周，重者延长至8～20天）。

(3) 保持皮肤清洁、干燥，入院时剪短指甲，幼小儿童可戴手套或用布将手包裹，以免抓破皮肤，瘙痒明显时，涂炉甘石洗剂，疱疹破溃时涂莫匹罗星软膏或阿米卡星喷雾。

(4) 饮食清淡，进富有营养的流质或半流质饮食。

(5) 高热时物理降温，慎用阿司匹林类退热药物。

(6) 合并有水痘脑炎者，应按脑炎护理常规护理。

(7) 慎用激素及其他免疫抑制剂。

（三）健康指导与康复

(1) 对接触水痘疱疹液的衣服、被褥、毛巾、敷料、玩具、餐具等，根据情况分别采取洗、晒、烫、煮、烧消毒，且不与健康人共用。

(2) 勤换衣被，保持皮肤清洁。

四、手足口病护理

手足口病是指由多种肠道病毒引起的传染病，以萨科奇病毒A16型和肠道病毒EV71型最常见，多发生于5岁以下儿童。临床上以发热和手、足、口、臀部的皮疹或疱疹为主要特征。病人、隐性感染者和无症状带毒者为该病流行的主要传染源。传播途径主要是呼吸道,也可因进食被污染的食物经口传播。

(一)身心评估

(1)评估当地手足口病流行情况,是否有与手足口病人接触史。

(2)评估临床症状

① 询问患儿皮疹或疱疹出现的时间、部位及体温情况。

② 评估有无中枢神经系统损害,并发脑炎、脑膜炎及急性弛缓瘫痪:表现为头痛、呕吐、颈部僵硬、烦躁不安、抽搐。

③ 评估有无病毒性心肌炎:表现为持续高热、乏力、心悸、心电图和心肌酶谱异常。

④ 评估有无神经源性肺水肿:表现为早期为呼吸急促、心率增快继而皮肤苍白湿冷、发绀、呼吸困难、咳粉红色泡沫痰、低氧血症。

(二)护理措施

(1)按消化系统护理常规护理。

(2)实施消化道和呼吸道隔离。

(3)病房定期通风换气2次,保持空气新鲜和适宜的温度、湿度。每日紫外线空气消毒2次,每次30min。工作人员进入病房要戴口罩、手套。

(4)饮食营养:宜进清淡、温性、可口、易消化、柔软的流质或半流质饮食,禁食冰冷、辛辣、咸等刺激性食物。

(5)口腔护理:保持口腔清洁,对不会漱口的宝宝,可以用棉棒蘸生理盐水轻轻地清洁口腔,预防细菌继发感染。

(6)皮疹护理:衣服、被褥要清洁,衣着要舒适、柔软,经常更换。剪短指甲,防止抓破皮疹。皮疹初期可涂炉甘石洗剂,待有疱疹形成或疱疹破溃时可涂红霉素或百多邦。注意保持皮肤清洁,防止感染。

(7)发热护理:低热或中度发热,无需特殊处理,多喝水。体温在37.5~38.5℃时,给予散热、多喝温水、洗温水浴等物理降温。体温高于38.5℃时,及时汇报医生,给予相应处理。

(8)严密观察病情:观察体温、血压、血糖、血象及神经系统症状,如有异常即刻汇报医生,以防止发生重症手足口病。

(三) 健康教育与康复

(1) 饭前、便后、外出后要用流动水给儿童洗手,不要让儿童喝生水、吃生冷食物。

(2) 本病流行期间不宜带儿童到人群聚集、空气流通差的公共场所,注意保持家庭环境卫生,居室要经常通风,勤晒衣被。

五、流行性乙型脑炎护理

流行性乙型脑炎简称乙脑,是指由乙脑病毒引起的急性中枢神经系统传染病,主要通过蚊虫传播,流行于夏秋季。临床上以高热、意识障碍、抽搐、脑膜刺激征及病理反射为特征。

(一) 身心评估

(1) 评估患儿是否有在流行地区居住史、蚊虫叮咬史。

(2) 评估临床症状:

① 评估患儿发热特点:病程第 4~10 天出现持续高热,多呈稽留热,持续 7~10 天,发热越高热程越长,则病情越重。

② 评估患儿是否有意识障碍:表现为嗜睡、昏睡、谵妄或昏迷,昏迷越深、持续时间越长,则病情越重。

③ 评估有无惊厥或抽搐:频繁抽搐导致发绀,甚至呼吸暂停,使脑缺氧和脑水肿加重。

④ 评估有无呼吸衰竭:呼吸衰竭是最严重的临床表现和主要死亡原因。

⑤ 评估有无并发症:以支气管肺炎最常见,其次为肺不张、尿路感染、压疮等。

⑥ 评估患儿有无后遗症:评估患儿的语言、表情、运动及各种神经反射是否逐渐恢复,经积极治疗后大多数病人于 6 个月内可恢复。

(二) 护理措施

(1) 执行儿科传染病一般护理常规。

(2) 昆虫隔离,将病人安置在防蚊设备完善的隔离病房中。

(3) 严密观察病情变化,根据病情需要测生命体征、体温,注意有无惊厥、呼吸衰竭及颅内高压表现。

(4) 备齐抢救物品,如降温设施、吸痰器、氧气、气管切开包及抢救药物,及时配合抢救。

(5) 高热病人执行高热护理常规。

(6) 昏迷病人执行昏迷护理常规。

(7) 惊厥护理:

① 要有安全设施和床栏防止坠床,由专人守护。

② 牙关紧闭者用纱布缠压舌板或开口器,放于上下牙之间,避免咬伤舌头或口唇。

③ 治疗、护理集中进行,减少刺激。

④ 按医嘱给予镇静剂或脱水剂。

(8) 呼吸衰竭护理:

① 严密观察呼吸衰竭的表现,如呼吸不规则、双吸气、呼吸暂停等应及时汇报医师进行处理。

② 及时消除呼吸道分泌物,及时吸痰、吸氧,气管切开后执行气管切开患儿护理常规。

(9) 做好口腔护理。

(10) 皮肤护理:视病情定时翻身。

(11) 恢复期应注意肢体活动,适当进行被动活动,以恢复功能,有偏瘫者注意肢体功能锻炼。

(三) 健康指导与康复

(1) 要继续加强恢复期的功能锻炼,提高自我保护意识。

(2) 提高家长对疫苗接种、防蚊灭蚊对预防乙脑重要性的认识。

六、流行性腮腺炎护理

流行性腮腺炎是指由腮腺炎病毒引起的急性呼吸道传染病。传染源为患儿及隐性感染者。病变为腮腺的非化脓性炎症。主要临床表现为发热及腮腺肿胀疼痛,多见于冬、春两季,一次患病后可有持久的免疫力。

(一) 身心评估

(1) 评估当地腮腺炎流行情况,病前2~3周是否与病人接触及疫苗接种情况。

(2) 评估临床症状：

① 询问患儿首次诉腮腺部位疼痛的时间，评估腮腺肿大的性质。患儿一般在起病24h内诉腮腺痛，一侧或双侧腮腺以耳垂为中心呈弥漫肿大，肿大的腮腺局部表现不红、边界不清，触之轻压痛，在腮腺肿胀同时可出现颌及舌下腺肿胀。

② 评估有无并发症的发生：当并发睾丸炎时，出现睾丸肿痛，有坠胀感；当合并胰腺炎时，出现腹痛、呕吐等。

(二) 护理措施

(1) 呼吸道隔离至腮腺肿胀完全消退。

(2) 休息：急性期卧床休息。

(3) 饮食：保证营养及液体的摄入，给予清淡、易消化的流质或半流质饮食，勿进食酸、辣、硬的食物，以免加剧腮腺疼痛。

(4) 心理护理：多与病人交谈，解除其思想顾虑，积极配合治疗与护理。

(5) 病情观察：

① 生命体征：主要是对体温和脉搏的监测。

② 腮腺肿痛的表现及程度。

③ 口腔黏膜的评估：是否清洁卫生，腮腺导管开口有无红肿及脓性分泌物。

④ 其他腺体器官受损的表现，特别是当体温恢复过程中又复升高时更应注意。

⑤ 及时了解血常规、血及尿淀粉酶等化验检查结果。

(6) 对症护理：

① 高热：高热者给予物理降温，如头部冷敷、温水擦浴、酒精擦浴等，物理降温无效者遵医嘱给予药物降温。

② 局部疼痛：选用中药制剂如青黛调醋外敷以减轻受累组织的胀痛。

③ 嘱病人勤刷牙、经常用温盐水漱口，以保持口腔清洁，防止继发细菌感染。

④ 并发症的护理

Ⅰ. 有睾丸炎者用棉花垫或丁字带将肿胀的睾丸托起,注意避免束缚过紧影响血液循环。

Ⅱ. 并发脑膜炎有头痛及呕吐者,可遵医嘱给予20%甘露醇快速静脉滴注,密切观察病人的神志改变。

(三)健康指导与康复

(1)多饮水,适度到户外晒太阳,居室要定时通风换气,保持空气流通。

(2)生活用品、玩具、文具等采取煮沸或曝晒等方式进行消毒。

(3)多吃些富含营养、易于消化的半流食或软食。不要吃酸、辣、甜味食物及干硬食品,以免刺激唾液腺使之分泌增多,加重肿痛。症状明显好转后可以吃一些促进唾液分泌的食物,以促进腮腺功能恢复。

(4)定期随访。

七、艾滋病护理

艾滋病(又称获得性免疫缺陷综合征,AIDS)是指由人免疫缺陷病毒所引起的致命性慢性传染病。主要通过性接触和体液传播及母婴垂直传播。病人和无症状病毒携带者为本病的传染源。同性病人、性乱交者、静脉药瘾者和血制品使用者为本病的高危人群。

(一)身心评估

(1)评估及询问患儿生母是否为艾滋病感染者,患儿是否有输血史。

(2)评估患儿是否有明显的消瘦和严重的营养不良、发热持续时间。

(3)临床症状评估:

① 若出现呼吸困难、胸痛、咳嗽等,则病毒侵犯肺部。

② 如侵犯胃肠道可引起持续性腹泻、腹痛、消瘦无力等。

③ 如侵犯血管可引起血管性血栓性心内膜炎、血小板减少性脑出血。

④ 评估是否有机会性感染的发生。

(二) 护理措施

(1) 按传染病一般护理常规护理。

(2) 实施保护性隔离和血液-体液隔离。

(3) 将患儿置于单人病房,接触患儿前后均应洗手。接触患儿应穿戴隔离衣、手套、口罩,小心不要被利器所伤。

(4) 给予高热量、高蛋白、高维生素等易消化饮食,注意食物色、香、味,设法促进病人食欲。腹泻病人,应鼓励病人多饮水,少食多餐,少食含纤维素多的饮食。不能进食者给以静脉输液,注意维持水、电解质平衡。

(5) 对症护理:

① 针对病人出现的各种症状,如发热、咳嗽、呼吸困难、呕吐、腹泻等进行对症护理,密切观察上述症状的表现及变化。

② 应加强口腔及皮肤护理,预防发生感染。

③ 长期卧床病人应定时翻身,预防压疮。

(6) 药物治疗:护理本病的主要治疗药物是 AZT,该药有较严重的不良反应,主要是骨髓抑制,可出现贫血、中性粒细胞和血小板减少,亦可出现恶心、呕吐、头痛等症状。应密切观察药物副作用,定期检查血常规。

(7) 加强同患儿家属沟通,发扬人道主义精神,缓解焦虑情绪。向患儿家长讲解艾滋病的有关知识,使其正确对待疾病并有充分的心理准备。

(三) 健康指导与康复

(1) 告知患儿家长出院后应予患儿高热量、高蛋白、高维生素、易消化的饮食。

(2) 保持皮肤、口腔清洁卫生,减少继发感染。

(3) 定期随访。

第十一节 新生儿急救护理常规

一、新生儿窒息与复苏护理

新生儿窒息是指由于产前、产时或产后的各种病因,使胎儿缺氧而发生宫内窘迫或娩出过程中发生呼吸、循环障碍,导致生后1min内无自主呼吸或未能建立规律呼吸,以低氧血症、高碳酸血症和酸中毒为主要病理生理改变的疾病。严重窒息是导致新生儿伤残和死亡的重要原因之一

（一）身心评估

（1）评估有无宫内缺氧引起的胎心、胎动增快和减慢,甚至停止。

（2）评估Apgar评分情况。

（二）护理措施

（1）执行新生儿一般护理常规。

（2）高危孕妇有胎儿窘迫,估计娩出时有窒息可能性者,应准备负压吸引器、面罩、复苏囊及气管插管所需喉镜、气管导管等急救物资。

（3）患儿一旦发生窒息,立即进行复苏：

① 复苏程序：

A(airway)：建立通畅的呼吸道。

置保暖处：保暖；摆好体位：仰卧位,肩部略垫高；擦干全身：擦干羊水；吸净黏液：因胃食管反流奶汁吸入者,应彻底清理呼吸道,吸出胃内奶汁及黏液；负压50～80mmHg；吸痰时间≤5～10s。

B(breathing)：建立呼吸。

触觉刺激：吸净分泌物后如无呼吸,给予触觉刺激,可拍打或弹足底或托背；复苏器加压给氧；无自主呼吸、心率<100次/min者,频率40～60次/min,氧气流量≥5L/min,压力以胸廓起伏好、呼吸比

1:2;气管插管加压给氧适用于无自主呼吸或面罩加压给氧无效者。

C(circulation):建立正常循环,保证心搏出量。

指征:气管插管正压通气 30s 后心率<60 次/min。方法:按压点——胸骨体中下 1/3 交界处。手法:拇指法和双指法。按压频率:100~120 次/min。按压深度:胸廓前后径下陷 1/3;按压与通气之比:3:1。

D(drug):药物治疗,纠正酸中毒。

① 建立有效的静脉通路;② 静脉或器官内注入 1:10000 肾上腺素 0.1~0.3mL/kg;③ 纠正酸中毒用 5% 碳酸氢钠 3~5mL/kg;④ 产前 4~6h 母亲应用吗啡类麻醉或镇静剂者,与纳洛酮 0.1mg/kg 静脉或气管内注入。

E(evaluation):评价。

每完成一个步骤,应予以评价,以决定下一步骤的操作。

复苏后监护:持续床旁心电监护,严密监测患儿生命体征及 SpO_2,观察患儿面色、皮肤及甲床颜色的变化,以及神经反射、意识、瞳孔、肌张力、抽搐、吸吮力、颅内压及大小便等情况,并做好记录。

(4)家庭支持。耐心讲解病情,帮助家长树立信心。

(三)健康指导与康复

(1)指导保暖的注意事项,预防感冒。

(2)提倡母乳喂养,指导正确的配奶方法,冲泡前奶瓶、奶嘴、瓶盖等冲调器具要先煮沸消毒,注意冲调比例、喂养的量、间隔时间、奶具的选择。

(3)指导大小便观察、皮肤护理。

(4)告知电话随访时间。

二、新生儿气管插管护理

将一特制的气管内导管经声门置入气管的技术称为气管插管,这一技术能为气道通畅、通气供氧、呼吸道吸引和防止误吸等提供最佳条件。

(一)身心评估

(1)有无心跳、呼吸骤停。

(2) 有无胎粪性羊水吸入患儿气管内。
(3) 有无呼吸衰竭,或因病情需要长时间正压呼吸。
(4) 有无气道梗阻。
(5) 是否需气管内给药。

(二) 护理措施

(1) 用物准备。新生儿喉镜(0号或1号)、气管插管、复苏气囊、面罩、胶布、剪刀、吸引器、听诊器。

(2) 操作步骤:

① 患儿仰卧,头部略后仰,颈部适度仰伸,可放肩垫。

② 用复苏气囊面罩加压给氧 1min(有吸入时除外)。

③ 术者立于患儿头侧,左手持喉镜,从口角右边插入并将舌推向左侧,进到会厌根部使镜片尖稍向上翘起,以暴露声门,如以左手小指从颈外按压喉部,更有助于暴露声门。

④ 右手持气管插管从喉镜右侧经声门插入气管,使插管尖端过声门 1~2cm。

⑤ 抽出喉镜,用手固定插管,接上复苏囊,进行加压给氧。助手用听诊器听诊两侧胸廓和两腋下,如两侧通气声音相等,两侧胸廓起伏一致,心率回升,面色转红,示插管位置正确。

⑥ 用胶布固定插管,记住唇缘厘米读数。

⑦ 接上复苏囊、持续呼吸道正压装置或人工呼吸机行辅助通气。

⑧ 消毒喉镜,整理床单位及用物。

(3) 注意事项:

(1) 进行气管插管必需的器械和用品应定点保存,随时备用。

(2) 喉镜、面罩、复苏囊用后及时消毒,操作时严格无菌,防止感染。

(3) 操作时动作轻柔、迅速,避免机械损伤,从插入喉镜到完成插管要求在 15s 内完成。

(4) 操作过程中,患儿出现发绀、心率减慢,应暂停操作,先用复苏囊加压给氧,至面色转红、心率回升后再进行插管。

(5) 保持气道通畅,防止导管折叠、堵塞、滑脱。

(6) 插入深度(cm)=体重(kg)+6。

(7) 根据不同体重和孕周选择导管型号,见表19.4。

表 19.4 导管型号

导管内径(mm)	新生儿体重(g)	胎龄(w)
2.5	<1000	<28
3.0	1000～2000	28～34
3.5	2000～3000	34～38
3.5～4.0	>3000	>38

(三) 健康指导与康复

(1) 讲解疾病相关知识。

(2) 指导家长正确的日常护理,预防感染。

(3) 合理喂养,定期监测体重。

(4) 定期随访,关注患儿的预后及各系统生长发育情况。

三、新生儿动静脉同步换血疗法护理

换血是治疗高胆红素血症最迅速有效的方法,主要用于重症母婴血型不合的溶血病或 G-6-PD 缺陷症,通过换血可及时换出血中部分抗体和致敏红细胞,减轻溶血,降低血清胆红素水平,同时纠正贫血,防止心力衰竭。

(一) 身心评估

(1) 评估患儿年龄、胎次、父母亲血型、患儿血型。

(2) 评估黄疸出现的时间、程度,是否达到换血指征。

(3) 评估病情,是否有胆红素脑病的症状、有无呼吸抑制、是否有严重的心肺疾病,能否承受换血手术。

(二) 操作步骤

(1) 经检验符合换血条件的患儿,主管医生立即通知家属,交代注意事项和病情,签换血同意书。

(2) 联系血库准备血液,一般用 O 型红细胞悬液和 AB 型血浆;排除 ABO 溶血可采用同型血。血量为 160~180mL/kg。

(3) 通知手术成员:住院医生、手术护士和巡回护士各一名。同时通知值班人员消毒换血室。调节室温至 22~26℃。住院医生开换血医嘱。

(4) 巡回护士准备药物和用物:2 瓶生理盐水(其中一瓶备输血用,另一瓶稀释肝素为 1~5U/mL)、肝素一支、10%葡萄糖酸钙一支(用生理盐水 10mL 等量稀释)、10%葡萄糖水一瓶、苯巴比妥钠 1 支、留置针 2 个、头皮针 3~4 个、三通管 2 个、动脉压力延长管 1 根、20mL 注射器 3~5 个、2~5mL 空针两幅,另备输液泵 1 台、心电监护仪 1 台、输血器 2 个、输液网 2 个、干燥及抗凝试管各 4~6 个、500mL 废血瓶 1~2 个、无菌手套两双、治疗巾 2 张、洞巾 1 个。

(5) 手术护士:① 将病人置于辐射保温台上,固定体温探头于上腹部,调节温度为 36.5~37℃,安装心电监护仪。② 建立两条静脉通道,一条用于静脉补液和临时用药,另一条用于输血。③ 保持病人安静,遵医嘱静脉缓推苯巴比妥 20mk/kg。④ 穿刺桡动脉或肱动脉,用稀释肝素液保留,并固定留置针。

(6) 巡回护士将血液、血浆适当预热至 36~37℃,并将血浆均匀分配到血液中,连接输液器和静脉通道备用。

(7) 手术护士铺治疗金、洞巾,戴无菌手套,连接三通管和延长管,用肝素液充满管道;延长管有帽端接留置针,三通管尾端接废血瓶,侧端接肝素液和抽血注射器。

(8) 记录基础生命体征和换血过程,注意患儿的面色反应、生命体征变化。换血开始首先抽取 10mL 血液做换血前化验用(如胆红素、电解质、血液分析和血气等),巡回护士调整滴速到 80~90 滴/min,换血护士以 4~5mL/min 速度缓慢抽血,每抽 20~40mL 血注入废血瓶后,推肝素液以保持管道通畅,间歇 4~5min,每输入 100mL 血时,从另一外周静脉缓推等量稀释的葡萄糖酸钙 2mL。整个换血过程中,保证抽输血同步,并根据监护结果动态调整速度。换血过程历时 1.5~3h。

(9) 换血结束后,取最后换出的血做如胆红素、电解质、凝血四项、血液分析和血气等化验;清理用物、换血房间及辐射保温台,终末消毒处理。换血完毕后继续蓝光治疗和心电监护,观察患儿神智、皮肤黄染消退情况、动脉穿刺处远端血运情况。

(三)注意事项

(1)换血时必须严格无菌操作,从动脉到废血瓶通道必须保持密闭、无菌,防止感染。

(2)注意保暖,血液在换血前适当加热至于体温接近。

(3)换血时严防空气和凝块注入,防止血栓发生。

(4)参与换血的护士要求熟悉换血过程,操作熟练,以便能良好配合。

(5)换血时,思想集中,操作轻巧,熟悉三通管道,严防将废血回抽。

(6)严格掌握出入量的平衡,此乃成功的关键。

(7)患儿有严重的心肺疾病,禁忌换血。

(8)换血过程中,严密观察患儿面色、体温、脉搏、心率、血压及血氧饱和度情况。手术护士尤其注意心率、血压的改变,以掌握换血速度。

(9)静脉补液过程中,严格控制输液速度。

(四)健康指导与康复

(1)介绍换血疗法的相关知识和必要性,提高家长依从性。

(2)教会家长观察患儿的面色、呼吸、精神反应等,如有异常及时就医。

第二十章　手术室护理常规

第一节　手术室一般护理常规

一、一般护理常规

（1）进入手术室的人员必须严格遵守手术室各项规章制度，非手术人员未经允许不得进入手术室。

（2）手术室应保持肃静，不得大声谈笑，禁止吸烟。

（3）择期手术术前一日10：30前提交电子手术申请，急诊手术及时提交手术申请，并注明急诊，即刻通知手术室。

（4）工作期间禁止使用手机，不得擅自离开工作岗位。

（5）手术室物品不得外借，因抢救病人外借物品须经护士长同意，使用后及时归还。如损坏应按照医院相关规定赔偿。

（6）正确留取标本，置于专柜加锁保管。

（7）术毕器械、物品预处理后交消毒供应中心处理。

（8）取出的植入物遵守《医疗废物管理条例》处理规定，特殊情况（断钉、纠纷、风俗等）须办理相关手续。

（9）手术室每日进行清洁卫生工作，每周终末清洁。遵照《医院感染管理办法》定期完成监测工作。

二、接、送手术病人护理常规

（一）急诊科与手术室交接（绿色通道）

（1）对于急诊手术病人，急诊科护士应即刻电话通知手术室，告知病情，手术室护士做好接诊工作。

(2) 急诊科医护人员护送病人到手术室,正确交接,双方签名。

(3) 手术室护士及时登记信息至门、急诊手术登记本。

(二) 手术室与病区交接

1. 接手术病人

(1) 正确填写手术护理记录单,通知病区做术前准备。

(2) 确认手术推床性能安全,更换外出衣、鞋到病区。

(3) 手术室护士、责任护士与病人(或家属)正确核对病人腕带信息、手术部位标识、术前用药、皮肤情况、影像资料等,三方签名。协助病人至手术推床,注意保暖。

(4) 病人入手术室,与巡回护士正确核对。

2. 送手术病人

(1) 手术医生、麻醉医生、手术室护士共同将病人移至手术推床。

(2) 手术室护士检查皮肤、导管,整理物品,与麻醉医生共同护送。

(3) 密切观察病人生命体征,保持管道通畅,注意保暖。

(4) 与责任护士正确交接,双方签名。

(三) 手术室与ICU交接

(1) 遵医嘱,巡回护士通知ICU送病床至手术室。

(2) 手术医生、麻醉医生、手术室护士将病人移至手术推床,共同护送。

(3) 密切观察病人生命体征,保持管道通畅,注意保暖。

(4) 与责任护士正确交接,双方签名。

三、手术病人访视常规

(一) 术前访视

(1) 术前一日下午巡回护士正确填写围手术期访视单。

(2) 与病区责任护士、手术医生沟通,正确评估病人信息,制订护理计划。70岁以上病人应有医务部的手术审批报告。

(3) 告知病人(或家属)注意事项,指导病人体位训练,鼓励病人树立信心,以良好的状态接受手术。

(4) 急诊手术病人,及时完成术前访视。

(二) 术后回访

(1) 术后 2~3 日,巡回护士回访病人。

(2) 与责任护士、病人(或家属)沟通,正确评估伤口情况及有无手术护理并发症。

(3) 询问病人(或家属)满意度,完善手术室护理工作。

四、手术物品清点常规

(1) 正确掌握清点时机,详细清点手术物品,洗手护士认真检查器械完整性及性能,整理敷料、纱布。

(2) 术前洗手护士与巡回护士详细清点手术物品,正确记录,及时记录所添加的物品。

(3) 掉落的器械应定点放置,禁止拿出手术室。

(4) 手术物品如有缺失,洗手护士、巡回护士与手术医生仔细核对,确认无异物遗留体腔。

(5) 关闭体腔前,洗手护士与巡回护士或手术医生详细清点,确认无误方可关腔。

(6) 洗手护士预处理器械,再次清点、检查器械,妥善放置。

五、洗手护士手术配合

(1) 术前一日准备手术物品。

(2) 术日再次确认手术物品,提前 20min 洗手。

(3) 手术开始前,关闭体腔前、后及缝合皮肤后,与巡回护士详细清点手术物品,认真检查器械完整性及性能,整理敷料、纱布。

(4) 严格无菌操作,协助医生铺无菌巾,正确传递手术器械,保持手术野干燥、整洁。

(5) 密切关注手术进展,准确、迅速配合手术。

(6) 严格监督手术医生执行无菌技术。

(7) 手术标本与手术医生正确核对后,置于专柜加锁保管。

(8) 布类敷料分类放置,一次性敷料置双层黄色垃圾袋包扎,手术器械预处理并登记。

六、巡回护士手术配合

(1) 术前一日访视病人,检查仪器、设备。
(2) 术日再次确认仪器、设备,调节手术间温度和湿度。
(3) 与手术医生、麻醉医生、病人正确核对信息、手术部位等,及时记录。
(4) 建立静脉通道,正确执行医嘱,完成预防性抗菌药物使用,与洗手护士详细清点手术物品并记录。
(5) 配合麻醉医生,协助手术医生摆放体位,正确使用仪器,调节灯光,保护病人隐私、保暖。
(6) 协助手术医生穿手术衣,监督手术医生无菌操作,管理参观人员。
(7) 术中及时供应手术物品,每小时巡视病人输液、仪器、受压皮肤情况,确保病人安全。
(8) 冰冻病理标本执行冰冻病理标本处置常规;普通病理标本执行普通病理标本处置常规。
(9) 协助手术医生包扎伤口,正确固定导管,与手术医生、麻醉医生共同将病人平移至手术推床,与麻醉医生共同护送。

七、冰冻病理标本处置常规

(1) 洗手护士与手术医生正确核对标本交与巡回护士。
(2) 巡回护士选择合适容器,正确填写标本信息,及时登记。
(3) 巡回护士与病人家属沟通,送检员及时送病理科。
(4) 送检员与病理科人员正确交接。
(5) 接收病理报告,告知手术医生。

八、普通病理标本处置常规

(1) 洗手护士与手术医生正确核对标本,妥善保存。
(2) 巡回护士选择合适容器,正确填写标本信息,及时登记。

(3) 洗手护士与手术医生再次确认标本,装入指定容器。
(4) 手术医生与病人家属沟通,正确填写病理申请单,巡回护士、洗手护士将其与手术医生再次确认,洗手护士将其专柜加锁保管。
(5) 每日双人正确核对,由送检员送病理科。
(6) 送检员与病理科人员正确交接。送检员及时反馈交接问题。

九、手术体位安置常规

(1) 根据手术准备体位用具。
(2) 安置体位前正确核对与病人沟通,取得合作。
(3) 安置体位时保证病人舒适、安全,保护隐私,保暖。
(4) 充分暴露手术野,保持呼吸道通畅,大血管、神经无挤压,保护受压部位。
(5) 安置体位后,应便于观察、输液、输血。
(6) 检查有无体位并发症。

十、手术病人麻醉护理常规

(一) 局部浸润麻醉护理常规

(1) 巡回护士与病人、手术医生共同确认病人信息、手术部位,监测生命体征,建立静脉通道。
(2) 遵医嘱配置局麻药物,正确给药。
(3) 观察病人生命体征,认真听取病人主诉,预防局麻药物过敏反应。
(4) 术毕待病人生命体征平稳后,护送病人返回。

(二) 连续硬膜外麻醉护理常规

(1) 巡回护士与病人、手术医生及麻醉医生共同确认病人信息、手术部位。
(2) 建立静脉通道,协助麻醉医生摆放体位,注意保护病人隐私,防止坠床。

(3) 术毕,协助麻醉医生拔除硬膜外导管,协助病人拔管。

(4) 待病人生命体征平稳后与麻醉医生护送病人回病区并交接。

(5) 如有镇痛泵病人需向责任护士和家属交代注意事项,严禁自行加药或拔出。

(三) 全身麻醉护理常规

(1) 巡回护士与病人、手术医生及麻醉医生共同确认病人信息与手术部位并签名。

(2) 建立静脉通道,连接吸引器,保持备用状态。

(3) 协助麻醉医生完成麻醉操作。

(4) 病人未清醒时,正确使用约束用具,妥善固定引流管道,确保通畅。

(5) 病人完全清醒,生命体征稳定,与麻醉医生护送病人回病区并交接。

十一、PACU(麻醉后苏醒)护理常规

(一) PACU基础护理常规

(1) 病人入室前监护仪、吸引器、氧气、麻醉机等物品准备齐全,性能完好。

(2) 严格遵守吸氧操作规程,注意用氧安全,密切观察氧气治疗效果。

(3) 及时给予心电监护、血压监测、SpO_2监测,并准确记录,发现异常及时通知医生。

(4) 注意病人安全。入室即要拉好护栏,扣好约束带,对于躁动病人要有专人护理,及时处理,避免发生意外。

(5) 妥善固定气管导管,保证气管导管有效通气。

(6) 正确对病人进行评估,包括呼吸、肌力、循环、SpO_2、神志。

(7) 注意保暖,保护隐私。检查静脉通道,妥善固定引流管。

(8) 遵循吸痰原则,正确判断拔管时机,严格按照拔管程序拔管。

(9) 恢复时间延长者可根据病情和手术要求定时改变体位,并做好皮肤护理。

(10) 病人出 PACU 时,卧位应安全、舒适,安全送返病区。

(二) 病人收入 PACU 的标准

(1) 除心脏手术外所有全麻病人。

(2) 硬膜外麻醉后平面过高或生命体征不稳定者。

(3) 神经阻滞麻醉后出现特殊情况需要观察的病人。

(三) 病人转出 PACU 标准

由主管麻醉医师决定转出 PACU。

(1) 中枢神经系统:神志清楚,有指定性动作;定向能力恢复,能辨认时间和地点;肌张力恢复,平卧抬头能持续 5s 以上。

(2) 呼吸系统:能自行保持呼吸道通畅,吞咽及咳嗽反射恢复;通气功能正常,呼吸频率为 12~18 次/min,SpO_2 在正常范围或达术前水平,使用面罩吸氧时,SpO_2 高于 95%。

(3) 循环系统:心率、血压不超过术前的 ±20% 并稳定 30min 以上;心率正常,ECG 无 ST-T 改变。

(4) 椎管内麻醉后,感觉及运动神经阻滞已有恢复,交感神经阻滞已恢复,循环功能稳定,无需用升压药。

(5) 术后用麻醉性镇痛药或镇静药后,观察 30min 无异常反应。

(6) 无急性麻醉回手术并发症,如气胸、活动性出血等。

对苏醒程度评价可参考 Steward 苏醒评分标准(Steward 苏醒评分,清醒程度:完全苏醒为 2 分,对刺激有反应为 1 分,对刺激无反应为 0 分;呼吸道通畅程度:可按医师吩咐咳嗽为 2 分,不用支持可以维持呼吸道通畅为 1 分,呼吸道需要予以支持为 0 分;肢体活动度:肢体能作有意识的活动为 2 分,肢体无意识活动为 1 分,肢体无活动为 0 分,达到 4 分者可离开 PACU。还应对疼痛、恶心呕吐和手术出血等进行评估。麻醉医生应该在病人出 PACU 前再次访视病人,并记录其状况。

第二节　手术配合护理

一、身心评估

(1) 评估病人的意识、生命体征、肢体活动、饮食、睡眠、排泄等。
(2) 评估病人的身心状况、对疾病的认知程度。
(3) 评估病人的营养状况:有无贫血、消瘦、低蛋白血症等。
(4) 评估病人的压疮风险指数(使用压疮评估量表)。
(5) 评估病人静脉穿刺部位及手术部位的皮肤情况。
(6) 评估病人意外事件(跌倒、坠床、管道脱出等)发生的高危因素。
(7) 了解手术需使用的仪器、设备的性能。

二、护理措施

(1) 环境:温度 21~25℃,湿度 30%~60%。
(2) 做好心理护理,取得病人配合。
(3) 正确摆放手术体位。
(4) 选择静脉,及时有效输入液体。
(5) 确保仪器设备功能良好。
(6) 认真清点手术用物,严格无菌操作。

三、物品准备

(1) 仪器:高频电刀、吸引器。
(2) 基础器械及用物:手术器械、无菌手术衣、敷料、缝针、丝线、纱布、引流装置。
(3) 专科仪器和器械。

第三节　神经外科手术配合护理

一、身心评估

评估病人有无头痛、恶心、呕吐等颅内压增高的症状。

二、物品准备

（1）基础器械及用物：脑包、开颅动力系统、双极电凝、头皮夹、脑室引流管、脑外科薄膜巾、明胶海绵、骨蜡、脑棉。

（2）专科仪器及器械：显微镜、显微器械、垂体瘤器械、显微镜套、颅骨锁、带钉头架、脑膜腱。

三、手术配合注意事项

（1）颅骨钻孔及时用生理盐水冲洗骨屑。

（2）脑膜打开重新建立一个无菌环境。

（3）脑棉生理盐水浸湿后使用，浸脑棉的生理盐水不可用于颅内冲洗，关闭伤口认真清点脑棉。

（4）显微器械轻拿轻放，妥善使用和保养。

第四节　口腔科手术配合护理

一、身心评估

评估病人面部有无湿疹、疖疮等皮肤病。

二、物品准备

（1）基础器械及用物：腭裂包、唇裂包、开口器、棉球、纱条、盐酸肾上腺素一支、4.5号注射针头一个、美蓝一支、碘仿纱条。

(2) 专科仪器及器械：口腔科动力系统、婴儿体位垫。

三、手术配合注意事项

(1) 使用专用体位垫，妥善固定患儿。
(2) 注意病人肢体的保暖。
(3) 认真清点手术物品。
(4) 正确使用口腔科动力器械，轻拿轻放。

第五节 五官科手术配合护理

一、身心评估

评估局麻病人心理状态、治疗依从性、疼痛耐受性。

二、物品准备

(1) 基础器械及用物：五官科手术包、凡士林纱条、棉球、纱条、脑棉。
(2) 专科仪器及器械：鼻内窥镜器械、电镜套、五官科吸引头、显微器械、五官科动力系统。
(3) 局麻药：利多卡因一支、盐酸肾上腺素一支、丁卡因三支。

三、手术配合注意事项

(1) 局麻病人术中及时沟通，密切观察生命体征。
(2) 鼻内窥镜器械轻拿轻放，妥善使用和保养。

第六节 胸心外科手术配合护理

一、身心评估

评估病人胸廓形状、营养情况、肢体活动度。

二、胸外科物品准备

(1) 基础器械及用物：胸科包、长刀头、超声刀。
(2) 专科仪器及器械：胸腔镜、腔镜器械、头灯、金属吸引头、

三、心脏外科物品准备

(1) 基础器械及用物：体外器械、心内器械、胸骨锯、涤纶补片、心脏专用纱布、主动脉瓣、二尖瓣、无损线、血管线、换瓣线、起搏导线、钢丝、骨蜡、无菌冰。
(2) 专科仪器及器械：心内除颤仪、测瓣器。

四、手术配合注意事项

(1) 侧卧位病人使用胸垫，确保肢体功能位。
(2) 缝针的管理：心内使用的缝针与普通的缝针分开清点。
(3) 室温的管理：术前室温调至 24～26℃，术中需降低体温时室温控制在 18～20℃，复温时室温调至 24～26℃。

第七节 肝胆外科手术配合护理

一、身心评估

评估病人皮肤黄疸及肝功能情况。

二、物品准备

（1）基础器械及用物：剖腹包。
（2）专科仪器及器械：肝缝针、肝脏拉钩、T型引流管、胆道探子、氩气刀、超声刀、肝门阻断带。

三、手术配合注意事项

（1）术中注意隔离技术，防止胆汁污染腹腔。
（2）术中预防胆心反射的发生，备好抢救物品。
（3）阻断肝门时记录时间。

第八节　血管外科手术配合护理

一、身心评估

观察手术区域皮肤情况，评估肢体活动度。

二、物品准备

（1）基础器械及用物：血管手术包、血管器械、血管缝线、肝素钠、弹力绷带4～8卷、凡士林纱条。
（2）专科仪器及器械：大隐静脉抽剥器、驱血带。

三、手术配合注意事项

（1）器械护士术中及时清除剥脱的大隐静脉，保持手术区域清洁。
（2）血管缝线打结时须及时湿润血管缝线。
（3）阻断血管时记录时间。

第九节　胃肠外科手术配合护理

一、身心评估

评估胃肠道准备情况是否完好。

二、物品准备

（1）基础器械及用物：剖腹包、闭合器、吻合器、切口保护器、长刀头、胃肠吻合线、关腹线、棉球。
（2）专科仪器及器械：荷包钳、荷包线、全胃器械、自动拉钩。

三、手术配合注意事项

（1）术中严格执行无菌操作技术、隔离技术。
（2）清扫淋巴结及时、正确放置标本。
（3）检查吻合器、闭合器钉匣使用前后的完整性。

第十节　微创外科手术配合护理

一、身心评估

病人手术部位皮肤和脐部清洁度。

二、物品准备

（1）基础器械及用物：普外腹腔镜设备、腔镜低温器械、腔镜包、电镜套、生物铗、一次性穿刺器。
（2）专科仪器及器械：胆道镜、超声刀。

三、手术配合注意事项

(1) 护士应掌握腔镜器械性能,熟练使用。
(2) 各类精密器械与 CSSD 严格交接。
(3) 小儿腔镜手术时,调节气腹压力 6~8mmHg。
(4) 腔镜仪器设备使用及时登记。

第十一节 妇产科手术配合护理

一、身心评估

评估病人孕产史及合并症,术前导尿。

二、产科物品准备

(1) 基础器械及用物:产包、新生儿辐射台、新生儿吸痰管、可吸收线、催产素、注射器。
(2) 专科仪器及器械:产钳、新生儿抢救物品、沙袋。

三、妇科物品准备

(1) 基础器械及用物:妇科包、子宫器械包、可吸收线、妇科棉垫、阴道残端缝线。
(2) 专科仪器及器械:妇科腔镜设备、腔镜器械、电外科工作站、超声刀。

四、手术配合注意事项

(1) 预防仰卧位低血压综合征,调节手术床左倾 15~30？。
(2) 新生儿复苏设备均处于良好备用状态,掌握新生儿抢救配合技术。
(3) 术后妥善固定引流管,注意病人保暖。

第十二节　泌尿外科手术配合护理

一、身心评估

（1）评估病人肢体活动度，是否耐受膀胱截石位和俯卧位。
（2）评估病人留置管道（尿管、肾造瘘管）的引流情况。

二、物品准备

（1）基础器械及用物：泌外科手术包、泌外腔镜设备、电切镜器械、碎石仪器、电镜套、电切液、等渗液、冲洗管、22号三腔导尿管。
（2）专科仪器及器械：超声刀、血管夹、血管夹钳。

三、手术配合注意事项

（1）各仪器位置根据手术部位及医生习惯放置。
（2）截石位病人术后避免同时放平双下肢，密切观察血压变化。俯卧位病人注意保护眼睛、生殖器。侧卧位病人调节腰桥并使用腰垫充分暴露手术野。
（3）拿取导管和导丝时防止碰触非无菌物品。
（4）使用冲洗液需要提前加温，电切操作时严禁使用等渗液。

第十三节　肛肠科手术配合护理

一、身心评估

评估病人对手术的认知程度、治疗依从性及对手术体位的耐受情况。

二、物品准备

（1）基础器械及用物：肛肠包、肛门镜、探针、润滑剂。
（2）专科仪器及器械：肛痔吻合器。

三、手术配合注意事项

（1）上肢建立静脉通路，确保输液通畅。
（2）保护病人隐私，正确安置体位。
（3）局麻病人术中加强沟通，密切观察生命体征。

第十四节　骨科手术配合护理

一、身心评估

观察骨折部位皮肤情况、肢体活动度。

二、物品准备

（1）基础器械及用物：骨科包、骨科敷料包、骨科外来器械及内植入物、C臂机、铅屏、铅衣、电动止血仪、无菌绷带、手术薄膜巾、冲洗枪。
（2）专科仪器及器械：牵引床、骨科专用包、骨科内镜设备、关节镜器械。

三、手术配合注意事项

（1）严格无菌操作，预防手术切口感染。
（2）使用电动止仪应注意使用压力及时间，保护局部皮肤。
（3）在术中使用C臂机时，使用保护套，手术野覆盖无菌单。
（4）使用骨水泥时注意监测病人的生命体征。
（5）加强对内植入物的管理，避免其长时间暴露，使用前更换手套。

第二十一章 压疮及失禁护理常规

第一节 压疮护理常规

压疮是机体某一部位因长期过度受压,由压力、剪切力、摩擦力或潮湿而导致的皮肤和深部组织的损害。压疮最多发生在受压迫、有剪力及有骨性突起部位。

压疮的常见部位为:坐骨(24%)、骶尾骨(23%)、足跟(11%)、外踝(7%)、髂前上棘(4%)。

(一)护理措施

1. 压疮的预防

(1)每天对全身骨凸处皮肤进行检查。

(2)平躺时,手肘、脚跟及尾底骨等骨凸处部位,应以保护垫保护,但避免使用中空环形保护垫(如气圈),因其易导致静脉循环受阻。

(3)失禁病人,应指导并协助其进行排便训练。无法训练者,应保持肛门会阴部皮肤的清洁与干燥。

(4)避免按摩骨凸处或皮肤发红部位。

(5)平躺抬高床头时,应配合下肢抬高以减少剪力。除有特殊禁忌者,否则床头摇高勿超过30°。

(6)绝对卧床的压疮高危人群应至少每2h翻身一次。

(7)协助绝对卧床的压疮高危人群病人侧躺时,背部与床面之夹角勿超过30°,并于两腿膝盖、脚踝间夹枕头。

(8)坐轮椅压疮的高危人群,最好每隔15min移动或抬高臀部,每小时变换姿势。

(9) 针对压疮高危人群病人,建议使用具有减压效果的支持床面,如特殊泡棉床垫、气垫床等。骨凸处部位建议使用赛肤润、皮肤保护膜、水胶体等。

2. 压疮伤口护理

(1) 对病人作全面性评估,评估压疮伤口的部位、分期、大小、发生的主要原因等。

(2) 移除导致病人发生压疮的危险因子。

(3) 依据TIME伤口基部准备原则进行处理,依据TIME伤口床准备原则对敷料的使用建议如下:

T:指伤口有坏死或不正常的组织,如腐肉、坏疽或不正常的肉芽组织等,未达成移除坏死或不正常组织的治疗目标,建议进行外科清创手术或使用具有清创功能的保湿敷料,如水胶体敷料、水凝胶敷料、亲水性纤维敷料、海藻胶敷料或泡沫敷料等。

I:指感染或发炎,治疗目标为控制感染或发炎,因此建议使用具有抗菌成分的银离子敷料、海藻胶敷料或泡沫敷料等。

M:指伤口床的潮湿不平衡,主要治疗目标为维持伤口潮湿平衡。若伤口为干燥伤口,则建议使用水凝胶敷料,保持伤口呈湿润状态。若伤口为少量或无渗出液,可用透明薄膜敷料;若伤口为中量渗出液时,则建议使用水胶体敷料、亲水性纤维敷料、海藻胶敷料或泡沫敷料。若伤口为大量渗出液,则需采用海藻胶敷料、泡沫敷料、高吸收性敷料或造口袋。

E:指伤口边缘没有上皮爬行(即缩小)或有潜行,治疗目标为促进上皮爬行,因此建议进行清创或皮肤移植。

(4) 加强营养,取得家属与陪护者的支持与配合。

3. 压疮伤口愈合评估

使用PUSH进行压疮愈合评估,其内容包含三个层面:

① 伤口的面积(长度×宽度,0~10分),伤口面积=$0cm^2$为0分,伤口面积>$24.0cm^2$为10分。

② 渗出液的量,没有渗出液为0分,少量为1分,中量为2分,大量为3分。

③ 伤口的组织型态,伤口已被上皮组织完全覆盖为 0 分,上皮组织呈粉红色或由伤口边缘、伤口中央长出新生组织为 1 分,长出肉芽组织为 2 分,有腐肉或坏死组织为 3 分,有坏疽为 4 分。

三个层面分数相加为总分(0~17 分),当总分为 0 分时,表压疮完全愈合。PUSH 量表适合Ⅱ期及以上压疮病人。

(二) 健康指导与康复

鼓励病人及照顾家属保持良好的心态,加强医护合作,树立战胜疾病的信心,开展健康教育,促进伤口愈合,减少压疮的发生。

第二节 大便失禁护理常规

大便失禁是指病人排便行为不受意识控制,粪便不自主排出。大便失禁可分为完全失禁和不完全失禁。大便失禁病人最常见的并发症是会阴部、骶尾部皮炎及压力性溃疡。部分病人还可有逆行性尿路感染或阴道炎及皮肤红肿糜烂、感染等,同时也给病人的心理带来了困窘、恐惧,使其自我孤立、感觉沮丧,甚至导致社交恐惧和性功能障碍,使生活质量严重下降。

(一) 身心评估

1. 病史评估

(1) 询问病史,了解症状:如内科病史、产育史、外科手术史、外伤史、病程及治疗经过。

(2) 病人排便的频率、性质、量,伴随的症状、规律和习惯,饮食与排便间的关系。

(3) 自我护理的条件。

(4) 智力、神志、精神状况以及家属对病人的关爱和理解程度。

2. 身体检查

(1) 检查腹部皮肤、腹型,检查有无包块。

(2) 检查肛周、臀部和会阴部:会阴部和腹股沟、肛门及肛周、臀部是否完整,诊视皮肤有无破损、红斑、感染或其他皮肤疾病;让病人蹲下观察有无因盆底肌薄弱引起的直肠脱垂及会阴下降。

(3) 直肠指诊:评估肛门括约肌收缩力、肛门直肠肌张力,检查大便嵌塞及有无痔疮等。

3. 心理因素评估

病人因担心周围人群的轻视,一般会尽量掩盖,评估病人羞涩、恐惧无望、无助、愤怒情绪程度。

4. 调查分析

(1) 内镜检查:观察肛门直肠或结肠有无畸形、瘢痕、溃疡、炎症、充血、肿瘤、狭窄等。

(2) 肛门直肠测压:肛管静息压、肛管最大收缩压、直肠感觉功能、肛管直肠反射功能、直肠顺应性。

(3) 肛管直肠腔内超声:检测肌厚度,评价肛门内外括约肌的完整性。

(4) 盆底肌电图:了解括约肌缺损的部位及范围。

(5) 排粪造影:检测耻骨直肠肌和盆底肌张力。

(二) 护理措施

1. 病情观察

(1) 病人排便情况:排便频率,粪便的颜色、量、性状;排便习惯;饮食情况及大便失禁持续时间等。

(2) 观察有无腹痛腹胀。

(3) 局部皮肤情况:下腹部至大腿上半部,包括大腿内侧、会阴部(女性:会阴;男性:睾丸)、腹股沟、臀部、肛门口及皮肤皱折处皮肤的颜色、温度,有无皮下组织瘀血、破损、红斑、感染、或其他皮肤疾病、压疮等。

(4) 病人舒适度:观察病人便失禁护理用具、皮肤保护用品以及对症药物应用的反应情况。如出现过敏反应立即更换用物;如出现不舒适感,寻找原因,并及时给予对症处理。

2. 一般护理

(1) 重建良好的排便习惯:

① 使用记录排便日记的方式记录排便日期、时间、粪便性质、量、辅助工具、排便前特定的习惯，如喝咖啡、做运动、腹部按摩等。
② 建立定时规则排便习惯，防止粪便嵌塞，如粪便嵌塞行腹部环形按摩或指挖法帮助排出粪便。
(2) 保护皮肤：
① 及时清除皮肤上的刺激物。
② 选择适宜的清洗液：使用温和的微酸性沐浴精、清洁的温水 (37～40℃)清洗。
③ 使用正确的清洗方式：采用轻拍方式清洁，必要时以冲洗方式清洗干净；按清洁至污染顺序清洗，再以无酒精的棉质毛巾以轻拍方式吸干水渍。
④ 清洗后用护肤膏涂抹皮肤，预防皮肤干燥。
⑤ 按需更换衣裤、床单、尿失禁护理用具等以保持局部皮肤清洁干爽。
⑥ 必要时使用皮肤保护剂，如造口粉、皮肤保护膜等。

3. 大便失禁护理用具的选择与护理

(1) 一次性尿垫：适用于所有病人。每次更换纸尿裤时，用温水清洗肛周及会阴部，及时更换尿垫，保持肛周及会阴皮肤清洁、干燥，防止皮炎和压疮的发生。

(2) 便盆：适用于清醒病人。指导病人正确使用便盆，切忌拉、拽、扯，防止皮肤破损。

(3) 肛门塞(anal plug)：适用于少许软便或黏稠便的病人。12h更换一次。

(4) 卫生棉条：适用于渗少许软便或黏稠便的病人。每日更换一次，如果卫生棉条随大便排出体外或便液污染肛周皮肤，及时清洁更换。24h取出棉条后，需等待排便后再更换新的卫生棉条。

(5) 大便失禁袋：适用于稀糊状、稀水样便、肛门周围皮肤有破损者。注意失禁袋的固定，局部皮肤的观察及时更换失禁袋。

4. 并发症的处理及护理

最常见的并发症是会阴部、骶尾部皮炎及压疮。

(1) 准确选择适当的尿失禁护理用物，保持局部皮肤清洁、干爽。

(2) 避免粪便对皮肤的刺激，正确选用粪便收集用具，必要时局部使用保护剂。

(3) 发生压疮的失禁病人还应该注意定时翻身，其他具体操作同压疮的护理。

(4) 必要时遵医嘱适用止泻剂。

5. 心理护理

(1) 心理支持：尊重病人，鼓励他们回到社会，主动提供优质服务，给病人精神上的理解，同时及时处理大便失禁的困窘，帮他们渡过难关。

(2) 密切与病人沟通、交流，热情地提供必要的帮助，以消除病人紧张、羞涩、焦虑、自卑等情绪。

(3) 保护隐私：涉及隐私操作时，用屏风等遮挡，保护病者，注意病人的感受。

(4) 尊重保密意愿：对于有交流的认知障碍的病人，当需要从照顾者或者社会工作者等获取病史，如老年人神志清醒，应先征求其同意，才可就病症与其亲人交谈，因其可能正尽力隐藏这方面问题。

(三) 健康指导与康复

(1) 活动。坚持做骨盆肌肉训练。

(2) 饮食护理：

① 选择低脂温热饮食以刺激胃结肠反射并使大便质地正常化。

② 增加膳食中食物纤维的含量，平均每日供应 6.8g，增加粪便的体积，刺激肠蠕动，有助于恢复肠道功能，加强排便的规律性，有效改善大便失禁状况。

(3) 皮肤。使用任何一种便失禁护理用具，都应该观察会阴部、臀部皮肤的情况，保持局部皮肤清洁干爽。

(4) 如厕环境。提供良好的如厕环境。病人的卧室尽量安排靠近厕所。必要时提供便盆、便椅等供床上或床边使用。夜间应有适宜的照明灯。

(5) 用药指导。对粪便嵌顿所致大便失禁采用定期灌肠，不轻易使用泻剂。

(6) 康复护理：

① 盆底肌训练：坚持4～6个月的训练可改善症状。

② 生物反馈治疗：教会病人肛门括约肌活动。对有意愿、能理解指导和尚有直肠感觉者疗效好。

第三节　尿失禁护理常规

国际尿控协会(International Continence Society, ICS)将尿失禁(Urinary Incontinence, UI)定义为一种可以得到客观证实、不自主的经尿道漏尿现象，并由此给病人带来社会活动和个人卫生方面的不便。主要分型为压力性尿失禁、急迫性尿失禁、功能性尿失禁、充盈性尿失禁、混合性尿失禁、完全性尿失禁。尿失禁易造成多种并发症，如IAD、骶尾部压疮、局部感染、尿路感染、膀胱炎等。同时，尿失禁会给病人带来焦虑、尴尬和沮丧等不良情绪，而且严重影响病人的生活质量，并给病人造成巨大的心理压力，影响病人在社会中的正常交往，被称为社交癌，甚至导致心理上的疾病。对个人及家庭均产生严重影响。

(一) 身心评估

1. 病史评估

(1) 病人过去和目前的健康状况、疾病及治疗情况、用药史、过去手术史、产育史、性生活史、水分摄入量、饮食习惯、如厕习惯、排便习惯等。

(2) 尿失禁发生的时间、频率、症状和危险因素。

2. 能力及生活情况评估

认知程度；四肢活动能力；如厕、穿衣能力；语言表达能力；视力；如厕条件；排尿环境；情绪状况；病人的自理程度；是否独自居住或与家人同住等。

3. ICI-Q-SF(国际尿失禁咨询委员会尿失禁问卷表简表)问卷调查
开展 ICI-Q-SF 问卷调查。

4. 身体检查

(1) 视诊腹部形状、膀胱区是否明显膨出,检查有无包块。

(2) 检查外生殖器官和会阴部:会阴部和腹股沟是否完整,有无因损伤导致遗尿;诊视皮肤有无破损、红斑、感染或其他皮肤疾病;检查阴道有无阴道下垂、膀胱阴道膨出、直肠阴道膨出或子宫脱垂。

(3) 直肠检查:检查肛门肌肉、前列腺肥大、大便嵌塞情况、有无痔疮,并检查周围皮肤情况。

(4) 骨盆底肌肉评估:分 5 度进行。第一度:没有收缩。第二度:软弱,肌肉微震动。第三度:有轻微收缩力,无法抵抗对抗力。第四度:有中度收缩力,感觉到有对抗力。第五度:有强的收缩力,有较好的提升力。

5. 心理因素评估
羞涩、恐惧、无望、无助、愤怒等。

6. 调查分析

(1) 记录病人连续 3 天的排尿日记(包括能否控制排尿,排尿频率,尿液的颜色、量,排尿是否顺畅及伴随症状等)、饮水的量和安排等。

(2) 尿液分析:排除尿路感染

(3) 观察残余尿量:成年人每次多余 60mL、老人多余 100mL 有临床意义

(4) 尿动力学检查:可测定括约肌的功能、膀胱压力、排尿过程中尿道内的压力变化、病人的残余尿量等并收集数据,从而鉴别尿失禁的类型。

(5) 膀胱内镜检查。

(6) 腹部 X 光:排除大便嵌塞。

(二) 护理措施

1. 病情观察

(1) 尿失禁表现:根据不同表现区分失禁类型。压力性尿失禁

指腹压增高时尿液不自主地自尿道口漏出;急迫性尿失禁指有强烈的尿意,尿液又不能由意志控制而经尿道流出者;混合性尿失禁指同时具有两种及以上不同类型尿失禁的症状;充盈性尿失禁指少量尿液从充盈的膀胱不自主流出;功能性尿失禁指突发排尿欲望而不能及时如厕引起的自发性尿液漏出;完全性尿失禁指个体处于持续的、不可预测的排尿状态,尿液持续性从尿道流出。

(2) 病人排尿情况:如排尿频率,尿液的颜色、量,排尿是否顺畅及伴随的症状,饮水的量和安排等。

(3) 局部皮肤情况:下腹部至大腿上半部,包括大腿内侧、会阴部(女性-会阴,男性-睾丸)、腹股沟、臀部、肛门口及皮肤皱折处皮肤的颜色、温度,有无皮下组织瘀血、破损、红斑、感染、或其他皮肤疾病、压疮等。

(4) 病人舒适度:观察病人尿失禁护理用具、皮肤保护用品以及对症药物应用的反应情况。如出现过敏反应立即更换用物;如出现不舒适感,寻找原因,并及时给予对症处理。

2. 一般护理

(1) 保持皮肤清洁、干爽、卫生。

① 及时清除皮肤上的刺激物。

② 选择适宜的清洗液:使用温和的微酸性沐浴精、清洁的温水(37~40℃)清洗。

③ 使用正确的清洗方式:采用轻拍方式清洁;必要时用冲洗方式清洗干净;由清洁至污染循序清洗,再以无酒精的棉质毛巾以轻拍方式吸干水渍。

④ 清洗后用护肤膏涂抹皮肤,预防皮肤干燥。

⑤ 按需更换衣裤、床单、尿失禁护理用具等以保持局部皮肤清洁、干爽。

(2) 尿失禁护理用具选择与护理:

① 失禁护垫、纸尿裤:适用于无会阴部及臀部局部皮肤受损的病人。每次更换纸尿裤时,用温水清洗会阴、阴茎、龟头。

② 便盆:适用于神志清楚的病人。指导病人正确使用便盆。

③ 安全尿套:适用于男性病人。选择合适阴茎大小的尿套,使

用前清洁会阴,保持干爽,尿袋固定高度适宜,防止尿液反流。

④ 保鲜袋式尿袋:适用于男性阴茎长度适合、无烦躁病人。松紧适度,避免过紧引起阴茎缺血,及时更换,防止侧漏,保持会阴部皮肤清洁、干燥,每次排尿后及时更换保鲜袋。每日用温水清洁会阴部皮肤,阴茎、龟头等处的尿液及污垢要清洗干净,每日清洗一次,必要时按需清洗。

⑤ 高级透气接尿器:适用于无会阴部及臀部皮肤受损的病人。保持会阴部皮肤清洁、干燥,预防皮肤湿疹的发生,接尿器应在通风、干燥、清洁的地方保存,冲洗晾干,必要时消毒,注意会阴部皮肤情况,每日用温水擦洗,观察局部皮肤情况,保持局部皮肤干燥,使用时排尿管不能从腿上通过,防止尿液倒流。

⑥ 留置导尿管:适用于有局部难治性压疮的病人。每日行尿道口护理,严格无菌操作,保持尿管通畅,缩短尿管留置时间,使用时尿管勿从腿上通过,尿袋不能高于膀胱水平,防止尿液倒流。

⑦ 间歇性导尿:适用于残余尿量多无法自行解出的病人。注意会阴皮肤清洁及间隔时间。

3. 调整体位和姿势

(1) 行为功能不足:为病者提供一些辅助用具,如拐杖、扶步器、轮椅。

(2) 协助卧床病人取适当体位,如扶卧床病人略抬高上身或坐起,使病人习惯姿势排尿。对需绝对卧床休息或某些手术病人,有计划地训练床上排尿,减少排尿姿势的改变导致尿潴留。

4. 并发症的处理及护理

最常见的并发症是会阴部、骶尾部皮炎及压疮。

(1) 准确选择适当的尿失禁护理用物,保持局部皮肤清洁、干爽。

(2) 避免尿液对会阴部的刺激,正确选用尿液收集用具,必要时局部使用保护剂。

(3) 发生压疮的尿失禁病人还应该注意定时翻身,其他具体操作同压疮的护理。

5. 心理护理

（1）建立良好关系：以病者角度面对问题，建立互信的护患关系。

（2）保护隐私：涉及隐私操作时，用屏风等遮挡，保护病者，注意病人的感受。

（3）尊重保密意愿：对于有交流认知障碍的病人，当需要从照顾者或者社会工作者等处获取病史，如老年人神志清醒，应先征求其同意，才可就病症与其亲人交谈，因其可能正尽力隐藏这方面的问题。

（4）心理支持：解释失禁是可治疗的症状；同时与家属沟通，取得家属支持和帮助；建立良好的社会支持网络。

（三）健康指导与康复

1. 活动

坚持做骨盆肌肉训练、健身操，减缓老人的肌肉松弛所导致的尿失禁；过于肥胖的老人增加全身活动以减肥。

2. 饮食指导

（1）饮水：向病人说明尿液对排尿反射刺激的必要性；保持每日摄入液体在2000～2500mL；适当调整饮水时间和量，睡前限制饮水，以减少夜间尿量；避免摄入有利尿功能的咖啡、浓茶、可乐、酒类等饮料。

（2）选择均衡饮食，保证足量热量和蛋白质。避免饮用含盐较高的饮料或食物以免水钠潴留，使尿量减少。

3. 皮肤

使用任何一种尿失禁护理用具，都应该观察会阴部、臀部皮肤的情况，保持局部皮肤清洁、干爽。

4. 如厕环境

提供良好的如厕环境，病人的卧室尽量安排靠近厕所。必要时提供便盆、尿壶、便椅等供床上或床边使用。夜间应有适宜的照明灯。

5. 用药指导

一些药物（如镇静剂、钙通道阻滞剂）可引起或者加重尿失禁，故应尽量在医生指导下改用其他药物。

6. 大便

保持大便畅通,便秘病人摄取足够的纤维及水,必要时用药物或者灌肠等方法保持大便通畅。

(四)健康指导与康复

(1)盆底肌训练:轻度压力性尿失禁,且认知功能良好的病人,坚持6个月以上的训练,效果较好。

(2)膀胱行为治疗:急迫性尿失禁而认知功能良好的病人,通过排尿记录来调整其排尿的间隔时间,两次排尿期间出现的尿急可通过收缩肛门、两腿交叉的方法来控制,然后逐渐延长间隔时间;留置导尿管者,行膀胱再训练前先夹闭导尿管,有尿感时放导管10~15min,以后逐步延长。

(3)提示排尿法:认知功能障碍的病人,可根据排尿记录制订排尿计划,定时提醒,帮助养成规律性的排尿习惯。

(4)电刺激治疗:通过放置在阴道和直肠内的电极,给予一定的电刺激,使盆底肌肉被动性收缩,达到锻炼盆底肌肉、增强其控尿能力的目的。

(5)体外磁疗:体外磁疗的原理是基于法拉第定律,当体外存在一个随时间变化的磁场,可使得盆腔内支配盆底肌肉的运动神经元去极化,产生动作电位,从而引起盆底肌肉的收缩,达到训练目的。

第四节　失禁性皮炎护理常规

失禁相关性皮炎(IAD)是因暴露于尿液或粪便所造成的皮肤损伤,主要表现为红斑、皮疹、浸润、糜烂,伴或不伴感染。IAD病人会出现不适、烧灼、疼痛、瘙痒或刺痛感,甚至可以引起皮肤的慢性溃疡、压疮、局部感染等。IAD主要发生于男性阴囊、女性阴唇、会阴、腹股沟、骶尾、臀部、大腿内面及后面等，甚至会向上延伸至下腹部或耻骨弓上皮肤以及背部。

（一）身心评估

1. 病史评估

（1）失禁类型：尿失禁、大便失禁、尿便混合失禁。

（2）评估引起失禁的原因及损害皮肤的因素、失禁频率、失禁表现、清洗方法及其辅助用品、保护措施等病程及治疗经过。

（3）评估病人自我照顾情况。

（4）评估病人和家属的心理状况和配合程度。

2. 身体检查

（1）评估重点部位皮肤：会阴部、臀裂、左上臀、右上臀、左下臀、右下臀、外生殖器、腹股沟、左大腿内侧、右大腿内侧、左大腿后侧、右大腿后侧、下腹部、后背部。

（2）使用IAD-IT工具评估失禁性皮炎的分级情况。

（3）评估有无压疮、感染等并发症。

3. 心理因素评估

疼痛不适，甚至伴有痒感，病人会有尴尬，担心周围人群轻视的反应，会尽量掩盖，会出现羞涩、愤怒等。

（二）护理措施

1. 病情观察

（1）病人排便情况：排便频率，粪便的颜色、量、性状，排便习惯，饮食情况等。

（2）局部皮肤情况：会阴部、臀裂、左上臀、右上臀、左下臀、右下臀、外生殖器、腹股沟、左大腿内侧、右大腿内侧、左大腿后侧、右大腿后侧、下腹部、后背部、肛门口及皮肤皱折处皮肤的颜色、温度、疼痛程度，有无皮下组织瘀血、破损、红斑、感染，皮肤损伤大小，有无渗液或其他皮肤疾病，有无压疮。

（3）病人舒适度：观察病人便失禁护理用具、皮肤保护用品以及对症药物应用的反应情况。如出现过敏反应立即更换用物；如出现不舒适感,寻找原因,并及时给予对症处理。

2. 一般护理

(1) 重建良好的排便习惯。

(2) 保护皮肤:

① 及时清除皮肤上的刺激物。

② 选择适宜的清洗液:使用温和的微酸性沐浴精、清洁的温水(37~40℃)清洗。

③ 使用正确的清洗方式:采用轻拍方式清洁;必要时用冲洗方式清洗干净,按清洁到污染顺序进行清洗,再以无酒精的棉质毛巾以轻拍方式吸干水渍。

④ 清洗后用护肤膏涂抹皮肤,预防皮肤干燥。

⑤ 按需更换衣裤、床单、尿失禁护理用具等以保持局部皮肤清洁、干爽。

⑥ 必要时使用皮肤保护剂,如造口粉、皮肤保护膜等。

(3) 失禁护理用具的选择与护理:同尿失禁及大便失禁用具的选择与护理。

(4) 失禁相关性皮炎分级护理:

① IAD 高危病人的防护:每班至少进行一次评估,包括失禁发生的频率、失禁类型、失禁持续时间和皮肤完整性,每次翻身或改变体位后要特别注意检查皮肤颜色的变化。

② 轻度 IAD 的护理:使用 IAD 防护皮肤护理流程,清洗会阴部皮肤后将造口护肤粉均匀喷洒在局部,再喷洒皮肤保护膜,尿便污染后及时清洗和保护,直至红斑消退。

③ 中度 IAD 的护理:皮肤破损处用 0.5% 碘伏消毒,用 0.9% 氯化钠溶液清洗后粘贴超薄性水胶体敷料,2~3 天更换 1 次,直至创面愈合。

④ 重度 IAD 的护理:对有较多渗液或出血的皮肤破损创面内层选用藻酸盐敷料,外层敷料用泡沫敷料,根据渗液多少决定更换敷料的时间,直至创面愈合。

⑤ 真菌性皮疹的护理:咨询医生使用抗真菌药膏涂抹局部皮

肤,每天2～3次。直至皮疹消退,症状缓解。

(5) 及时评价失禁性皮炎治疗效果。

(6) 并发症的处理及护理:最常见的并发症是会阴部、骶尾部压疮。

① 准确选择适当的失禁护理用物,保持局部皮肤清洁、干爽。

② 避免粪便、尿液对皮肤的刺激,正确选用粪便收集用具,必要时局部使用保护剂。

③ 减少压力、摩擦力、剪切力。

④ 定时检查,适当定时转体位。发生压疮的失禁病人,具体操作同压疮的护理。

(7) 心理护理:

① 与病人建立良好的护患关系,通过有效的沟通消除病人的羞耻感,减轻病人的心理负担,消除顾虑,减少疾病对病人的困扰。

② 与病人及家属共同制定皮肤护理干预措施,促进早期愈合。

③ 保护隐私:涉及隐私操作时,用屏风等遮挡,保护病人,注意病人的感受。

(三) 健康指导与康复

1. 活动

卧床时按时更换体位,避免皮炎处受压,坚持做骨盆肌肉训练。

2. 饮食护理

给予营养支持,鼓励、协助病人摄入合适的热量和蛋白质,避免可诱发腹泻的食物。同时需增加膳食纤维的摄入,避免便秘。

3. 皮肤

使用任何一种便失禁护理用具,都应该观察会阴部、臀部皮肤的情况,保持局部皮肤清洁、干爽。

4. 用药指导

根据失禁相关性皮炎分级护理个性化选择用药,并观察药物反应及效果。

5. 失禁性皮炎预防指导

(1) 及早发现失禁性皮炎的高危病人,指导病人如何预防和正确的护理方法。

(2) 告知病人和照护人员主动经常检查尿布是否潮湿,及时清洗、更换。

(3) 减少摩擦、潮湿及尿液和粪便的刺激。

(4) 勿使用吹风或烤灯,防止皮肤干燥,保持通风,隔离防护。

(5) 勿使用爽身粉,避免与大小便混合,以免使尿布吸收能力下降。

第二十二章　灾难的急救护理

灾难的急救护理即系统、灵活地应用有关灾害护理独特的知识、技能,同时与其他部门开展合作,为减轻灾害对人类的生命健康所构成的危害所展开的活动。

第一节　伤病员的安置

(1) 灾后的伤病员可集结到相对安全的区域,即伤病员集中区,该区通常离灾难现场有足够的距离,以确保人员安全。可以通过步行或轮椅、推床、担架等辅助设施将伤病员运送至集中区。特别需要注意的是,对长时受困伤员,应避免解救出来"抬了就跑"的策略,否则死亡率很高。对此类伤员应在现场给予适当的处置后再移动。

(2) 伤病员在检伤分类区经伤病情评估和分类后,安置伤病员于治疗区。治疗区一般设在比较安全的建筑物或帐篷内。如果伤病员人数不多,治疗区可与检伤分类区合并,以减少对伤病员的搬动。如果人数较多,则应将治疗区独立设置,以免空间不够而互相干扰。如果人数众多,则还要将治疗区细分为轻、重和危重区,可更有效地运用人力,提高抢救效率。对于重伤和危重伤病员,应再次进行病情评估和二次分类。并根据分类结果安排伤病员转送至确定的医疗单位。

(3) 对伤病员的处理按检伤分类的结果,先处理红色组(危及生命者),其次处理黄色组(重伤),再处理绿色组(轻伤),明显死亡或是尸体应留在最后处理。如果死亡者较多,可在较隐秘处设临时太平间,注意一定要有专人看守,以免尸体被任意翻动或遗物遭窃。

第二节 伤病员的现场救护

1. 现场救护的原则

现场救护的原则是对构成危及生命的伤情或病情,应充分利用现场条件,予以紧急救治,使伤情稳定或好转,为转送创造条件,尽最大可能确保伤病员的生命安全。

2. 现场救护的范围

(1) 对呼吸、心搏骤停的伤病员,立即行初级心肺复苏。

(2) 对昏迷伤病员,安置合适体位,保持呼吸道通畅,防窒息。

(3) 对张力性气胸伤员,用带有单向引流管的粗针头穿刺排气。

(4) 对活动性出血的伤员,采取有效止血措施。

(5) 对有伤口的伤员进行有效包扎,对疑有骨折的伤员进行临时固定,对肠膨出、脑膨出的伤员进行保护性包扎,对开放性气胸者做封闭包扎。

(6) 对休克或有休克先兆的伤病员进行抗休克治疗。

(7) 对有明显疼痛的伤病员,给予止痛药。

(8) 对大面积烧伤伤员,给予创面保护。

(9) 对伤口污染严重者,给予抗菌药物,防治感染。

(10) 对中毒的伤病员,及时注射解毒药或给予排毒素处理。

3. 现场救护程序

(1) 根据灾难现场伤病员的情况,应协助医生对伤病员的伤情或病情进行初步评估,迅速判断伤情或病情。

(2) 立即实施最急需的急救措施,如开放气道、心肺复苏、止血、给氧、抗休克等,特别必要时可在现场实施紧急手术,尽可能地稳定伤情或病情。

(3) 稳定伤病员的情绪,减轻或消除强烈刺激对其造成的心理反应。

第三节 伤病员的转送护理

在灾难救援现场,由于现场环境恶劣、条件限制,不允许就地抢救大批伤病员,必须将伤病员转送到相对安全的地方,方能实施有效救治。因此,护士应做好转送前的准备、转送中的护理和转送后的交接工作,对于保障伤病员的安全、减轻痛苦、预防和减少并发症、提高救治效果具有十分重要的意义。

(一)正确掌握转送指征和时机

(1)转送指征。符合以下条件之一者可转送:

① 应在现场实施的救治措施都已完成,如出血伤口的止血、包扎和骨折的临时固定等。

② 确保伤病员不会因搬动和转送而使伤情恶化甚至危及生命。

(2)暂缓转送指征。有以下情况之一者应暂缓转送:

① 病情不稳定,如出血未完全控制、休克未纠正、骨折未妥善固定等。

② 颅脑外伤疑有颅内高压、可能发生脑疝者。

③ 颈髓损伤有呼吸功能障碍者。

④ 心肺等重要器官功能衰竭者。

(二)伤病员转送前的要求

(1)做好必要的医疗处置,严格掌握转送的指证,确保转送途中伤病员的生命安全。

(2)准备好转送工具和监护、急救设备及药品。

(3)转送前对每一位伤病员进行全面评估和处理,注意保护伤口。

(4)做好伤病员情况登记和伤情标记,并准备好相关医疗文件。

第四节 伤病员的心理干预

(一) 灾难救援中的心理评估

1. 心理评估的目的

(1) 筛查:通过心理评估从受灾人群中筛选出需要进行干预的高危人群。

(2) 判定:对于重点人群的个体通过详细的心理评估,确定其心理问题及严重程度,以便制定有针对性的干预措施。

(3) 追踪:干预过程中在不同时间点上进行阶段性评估,以了解前期干预的效果,并为下一阶段干预措施的制定调整提供依据。

2. 心理评估的原则

(1) 尊重:即尊重评估对象,应征得评估对象的自愿知情同意,对评估对象无条件地接纳、关注和爱护。

(2) 保密:恪守职业道德,向评估对象承诺保密,不向无关人员透露。

(3) 针对性:目的要明确,事先明确评估问题。

(4) 综合性:综合运用访谈、观察和心理测验等评估方法,从多渠道收集信息,进行综合分析,从而做出可靠的诊断。

(5) 与干预相结合:保证在能持续进行心理干预的前提下进行心理评估。

3. 心理评估的实施

根据灾难救援过程和幸存者应激反应特点,心理评估和干预的实施可分急性期和恢复期(远期)两个阶段。

(1) 急性期评估:是指灾难后约1个月。这个时期是幸存者完成生命救助,生活安全得到基本保证,但心理处于混乱、孤独绝望、产生各种应激反应的时期。急性期心理评估的主要内容是:

① 针对幸存者当前需求和担忧收集信息,识别风险因素。

② 筛查识别高危人群,作为心理干预的重点人群。

(2) 恢复期评估:通常着眼于灾难后 3 个月、6 个月、1 年和 2 年。这个时期的心理评估主要是在了解受灾人群整体心理健康状况的基础上,对 PTSD、适应障碍、抑郁、焦虑、恐惧等心理障碍进行评估诊断,并在不同时间点上进行阶段性随访评估,检验心理干预的效果,调整心理干预措施。

(二) 灾难救援中伤员的心理干预

灾难后心理干预应以不干扰受灾人群的基本需要为前提,主要包括一般心理干预和对 ASD、PTSD 病人的干预。

1. 一般干预

目的是帮助身处灾难性事件中的各类人员,特别是灾难幸存者,减轻因灾难而造成的痛苦,增强其适应性和应对技能,一般包括以下内容。

(1) 接触与介入:通过首次接触建立咨询关系。

(2) 确保安全感:确保干预场所的安全性。

(3) 稳定情绪:安抚和引导情绪崩溃的幸存者,帮助求助对象理解自己的反应,指导一些基本应对技巧。

(4) 收集信息:目的是识别求助对象的需求与担忧,制定针对性的干预措施。需要收集的信息主要包括灾难经历的性质和严重程度,家庭成员或朋友的死亡情况,原有的身心疾病及救治情况,社会支持系统,有无负面情绪和物质及药物滥用情况等。

(5) 实际帮助:从最紧迫的需求着手为求助对象提供帮助,首先满足其对物质和身体保护的需求。

(6) 联系社会支持系统:帮助求助对象尽可能利用及时可用的社会支持资源。

(7) 提供必要信息:包括目前灾难的性质与现状,救助行动的情况,可以获得的服务,灾后常见的应激反应,自助和照顾家人的应对方法等。

2. 急性应激障碍(ASD)的干预

应遵循以下原则:

① 正常化原则：强调在应激干预活动中的任何想法和感情都是正常的，尽管它们可能是痛苦的。

② 协同化原则：强调干预者和当事人双方的积极参与和协同。

③ 个性化原则：强调心理干预应个体化。

常用的干预方法有：

（1）认知干预：其原理是危机根植于对事件和围绕事件境遇的错误思维，而不是事件本身或与事件和境遇有关的事实。改变个体的思维方式，尤其是改变认知中的非理性和自我否定，就可能改变个体对自己生活中的危机的控制。

（2）社会支持：包括物质上和心理上的支持，来自家庭、社区、干预者的自助群体等。其中家庭支持效果最为明显。干预者应正确评估当事人的家庭支持能力，并帮助其强化这些能力，以减少个体缺乏理性的恐惧。

（3）药物治疗：对急性期有明显紧张、焦虑、恐惧、抑郁反应和失眠、心悸、出汗等躯体症状的病人，适当使用药物可缓解症状，有助于心理干预的开展和起效。但注意药物使用剂量要小，疗程要短。

3. 创伤后应激障碍(PTSD)的干预

原则是以帮助病人提高应对技巧和能力，发现和认识其应对资源，尽快摆脱应激状态，恢复心理和生理健康，避免不恰当地应对造成更大损害为主。其干预焦点是帮助危机中的个体认识和矫正因创伤性事件引发的暂时认知、情绪和行为扭曲。干预重点是预防疾病和缓解症状，以心理环境干预为主，以药物治疗为辅。常用的心理干预技术有认知技术、创伤稳定技术、认知暴露技术、应急接种训练、自我对话训练等。通常由专业心理咨询师实施。

第五节　救援人员的心理干预

在灾难救援工作中，救援人员要接触和处理大量的死伤者，容易出现短期和长期的精神紧张和心理应激。据报道，为地震灾民提供医疗和救助服务的救援人员中,9%的人会出现与其受助者同样严重的症状。救援人员本身的心理应激将给救援行动及其效率带来一定的影响,因此对救援人员的心理疏导显得尤为重要。

(一) 救援人员的应激源

1. 个体因素

救援环境与个体因素存在着复杂的交互作用,个体因素在灾难后应激反应中起着重要的调节作用。起正调节作用的变量有对变化的容忍、坚持、坚强个性、积极归因等;起负向调节作用的变量有低自尊、自我中心主义、A 型人格等。

2. 工作与组织因素

这是引起工作应激的主要因素,又称为组织应激,可分为两类:一类同工作任务有关,如任务的简单或复杂、多样与单调及工作环境的物理条件等;另一类同角色特点有关,如角色冲突、角色模糊等。研究发现,救援者角色认知对工作应激有明显影响。

3. 社会因素

包括双重职业、技术变化、社会角色的变化、工作家庭冲突等。许多灾难救援人员会担心自己的亲朋是否在灾难中受伤,而参与地震救援行动意味着他们和家人、朋友的分隔,这种情况往往令他们感到内疚。

(二) 救援人员的应激反应及心理问题

1. 常见应激反应

面对突如其来的灾难,救援人员出现应激反应是正常的,常见的反应有:

(1) 心理上的反应:如食欲下降、入睡困难、容易疲倦、脱水、噩梦、体重减轻等,有时伴有心悸、呼吸急促、窒息感、手足发凉、发抖或麻木等。女性可有月经紊乱。

(2) 认知上的反应:表现有感觉迟钝或过敏,大脑反应迟钝,注意力难以集中,记忆力变差,操作失误增多,出现否认现实、自责、罪恶感、自怜、不幸感、无能为力感等。

(3) 情绪上的反应:常有害怕、恐惧、紧张感、抑郁、悲观、麻木、焦虑等。

(4) 行为上的反应：表现有活动量改变、退缩、逃避、退行、对人冷漠、重复性动作增多、注意力不集中、过度依赖他人等，个别人有不自主的哭泣、骂人，喜欢独处，甚至有自杀行为。

(5) 社会功能减退：表现为有意回避，不愿进行社会交往，不愿谈及剧烈场景，不想回想往事，工作效率下降等。严重者出现精神障碍。

2. 常见心理问题

如可出现急性应激障碍、创伤后应激障碍等。

(三) 救援人员的应对与调控

救援人员在面对压力时应对的方式不同，产生的效果也不同。应对方式分为积极应对方式和消极应对方式，前者如与人交谈、倾诉内心情绪、尽量看到事物好的一方面，后者如采用吸烟、喝酒、吃东西来缓解压力。在帮助救援人员应对应激时，应帮助其调控应对方式，以有效地应对压力，从而度过心理危机，预防应激相关障碍的发生。调控措施主要有以下几种：

1. 主控信念

帮助救援人员建立一个合理的认知，建立一个正向的暗示，即：我所做的工作是一个告慰死者、慰藉生者的工作，这是一个正义和神圣的工作。这样当他们在救援工作中碰到遗体、受伤者等情况时，恐惧和紧张程度就可能会降低。

2. 小组晤谈

晤谈是指对事件或活动的报告或描述，小组晤谈适用于对较多救援人员的调控。可选择天气较好的时间，互相畅谈，交流在救援中对自己影响较大的刺激性事件，包括所见、所闻、所感。每个人都尽量充分地表述出自己内心的感受。在晤谈结束前，由一位专业心理学工作者进行正确的认知植入，帮助参与者形成正确的认知，即他们的害怕恐惧都是大灾后一种正常的反应，不是心理问题，应正视它。

3. 应用社会支持

救援人员要增强自己的社会支持系统，与朋友、家人、同事多沟通，保持人际关系和谐，对缓解应激能起到一定作用。必要时可寻求专业的心理援助。

第二十三章 居家护理服务常规

第一节 居家病人一般护理常规

居家护理是指专业医护团队在居家环境中,为有照护需要的个体提供连续性、专业性健康照护服务,以促进、恢复和维持个体的健康和功能。

（一）身心评估

（1）会谈:询问相关开放性的问题,如现病史、既往史、用药史、家族史、日常生活情况、认知、个人信仰等,并仔细地倾听、回答,完成记录。

（2）观察:所有评估的资料应客观描述,包括家庭关系、家庭气氛及病人或家属对介入措施的回应等。

（3）身体评估:全身皮肤情况、活动情况、生命体征等。

（4）使用评估工具:听诊器、血压计、体温计等仪器,同时使用视、触、叩、听、嗅及常用评估量表来评估。

（二）居家环境评估

（1）物理环境评估:包括居家环境、床单元、地面、厕所设施等。

（2）照护者能力的评估:包括体力和能力。

（三）护理措施

（1）电话评估居家病人的基本健康状况,确认居家护理,核对地址、联系电话,约定居家护理服务时间,安排居家护理人员。

（2）检查出诊箱,备齐用物,使其处于备用状态,按时家访。

（3）进入家庭先自我介绍,征求知情同意,告知护理目的和护理内容。

(4) 准备好检查或治疗的操作环境,做好隐私保护。

(5) 保持良好的体位及预防压疮:指导病人保持良好的体位及姿势,避免引起关节强直或畸形。指导病人翻身,做局部按摩或使用气垫床预防压疮。

(6) 促进心理健康:居家护理人员应热情周到地服务,培养病人对生活的乐趣,帮助病人与外界保持联系,增加病人对生活的信心。

(7) 增进营养:根据居家病人的情况,协助制订饮食计划,指导病人保持均衡营养。特别是对于长期卧床的病人应注意钙的平衡,预防骨质疏松的发生。

(8) 对生活自理有障碍者:鼓励和锻炼其自立,并着力于对病人进行功能训练,恢复日常生活能力,保持家庭-工作及社会角色。

(9) 对畸形和残障的病人应实施功能康复训练,尽最大努力恢复病人的功能,防止畸形或残障进一步加重,预防并发症的发生。

(10) 针对评估的问题给予相应的指导。

(四) 健康指导与康复

(1) 以热情的态度耐心解说,避免使用专业的医学术语,允许病人提问、重复,注意健康教育的内容与健康问题的相关性。

(2) 家庭环境适应性改变的指导:指导居家病人及家属根据病人的病情及家庭居住现状,进行适应性指导,保证病人能在相对安全的环境中达到最大限度自理。

(3) 指导医疗器械的使用:向病人及家属说明器械使用及维护方法、器械发生紧急情况时的应急措施等,定期检查维护。

(4) 发生紧急情况时处理方法:向病人及家属介绍居家护理的局限性,使病人及家属了解当病人的病情突然发生变化时,应与谁联系、如何联系、如何转诊等。

(5) 指导病人及家属在病情允许情况下进行相关康复锻炼,防止或加重失能综合征。

(6) 建立完善的居家护理记录及档案并定期随访。

第二节　社区病人一般护理常规

(一) 身心评估
(1) 以人口为中心,从影响人群健康的物理环境、政治与政府、经济、教育、安全与交通、医疗保健与社会服务体系、娱乐、信息传递8个方面收集资料。
(2) 通过查阅文献、实地考察、社区调查、开社区讨论会等收集资料。
(3) 按照社区环境特征、人群特征和社会系统分类,用定量研究的统计学方法和定性研究的文字分析法对获得的社区健康相关资料进行归纳整理,从中了解社区健康状况。

(二) 护理措施
(1) 政策和环境的支持:在现行的国家政策的支持下选用可行性大的方案,如医联体、医保政策、网络信息等。
(2) 公共设施的利用:选择适合社区的教育和指导方法,如运用社区板报、健康教育讲座等多种形式向社区居民进行健康指导,达到预防疾病、治疗疾病、增进健康的目的。
(3) 预防、治疗、康复性指导:以专科团队融入全科团队,下沉护理专家,全面指导社区护理。
(4) 增加社区居民的自主能力和自信:强化沟通,联合协作,提高社区成员解决健康问题的能力。
(5) 促进社区居民个人技能的发展与兴趣:帮扶社区护士在社区举办各种兴趣学习班,如书画、舞蹈、象棋等。

(三) 健康指导与康复
(1) 一般性康复教育与指导:指导掌握个人卫生知识、营养知识、常见病防治知识、计划生育和优生优育知识、精神卫生知识以及家庭常用药品和保健物品的使用与管理知识。
(2) 特殊性康复教育与指导:指导掌握妇女、儿童、老人保健知识、慢性病保健知识、残疾人的自我功能康复知识等。

参 考 文 献

[1] 万雪红,卢雪峰.诊断学[M].8版.北京:人民卫生出版社,2013.

[2] 蒋径芝.ICU高热伴脑损伤患儿亚低温治疗降温的临床护理[J].继续医学教育,2015(29):12.

[3] 李小寒,尚少梅.基础护理学[M].5版.北京:人民卫生出版社,2012.

[4] 尤黎明,吴瑛.内科护理学[M].5版.北京:人民卫生出版社,2012.

[5] 唐利,张口呼吸危重病人的呼吸道护理[J].当代护士,2016(5).

[6] 侍杏华.急危重症护理学[M].长春:吉林科学技术出版社,2010.

[7] 宁文娟.失血性休克病人的护理体会[J].实用医技杂志,2016(33).

[8] 黄海萍,赵海珠.感染性休克病人40例的综合护理[J].解放军护理杂志,2016,33(5).

[9] 王俊杰.49例肺结核并咯血的临床观察及护理体会[J].世界最新医学信息文摘,2015,15(40).

[10] 郭彩芹.58例肺结核大咯血病人的整体护理常规[J].世界最新医学信息文摘,2015,15(38).

[11] 张波,桂莉.急危重症护理学[M].3版.北京:人民卫生出版社,2012.

[12] 王书慧.舒适护理干预治疗肺心病呼吸困难病人的疗效观察[J].临床医药文献杂志,2015,2(19).

[13] 石慧.重症呼吸系统疾病病人的临床护理[J].黑龙江医药,

2016,29(1).

[14] 丁恒丽.肺结核咯血综合护理探讨[J].心血管病防治知识,2015(5).

[15] 陈菊丽.急性上消化道出血56例原因分析与辨病护理对策[J].基层医学论坛,2016,20(9).

[16] 万学红,卢雪峰.诊断学[M].8版.北京:人民卫生出版社,2013.

[17] 宣立梅.浅谈抽搐病人的观察及护理体会[J].中国医药指南,2016,14(1).

[18] 李剑平,吴雪云.综合护理干预在高热惊厥患儿护理中的效果[J].当代护士,2016(6).

[19] 聂彩莲.肝硬化病人护理体会[J].临床合理用药,2012,5(5).

[20] 李丹.肝硬化门脉高压性胃病并发上消化道出血后的护理[J].健康必读,2011(12).

[21] 郭丹.晚期肝硬化的护理体会[J].中国健康月刊,2010,8(29).

[22] 王吉耀,廖二元,黄从新,等.内科学[M].2版.北京:人民卫生出版社,2010.

[23] 张冬梅,周智广,胡白盈,等.自发酮症起病的肥胖糖尿病特征和分型[J].中华内分泌代谢杂志,2003(19).

[24] 廖二元,莫朝晖.内分泌学[M].2版.北京:人民卫生出版社,2010.

[25] 恽莉莉,周小红,徐健.IgA肾病的护理[J].中外健康文摘,2011,8(37).

[26] 陈香美.腹膜透析标准操作规程[M].北京:人民军医出版社,2011.

[27] 吴永贵,王爱玲.当代内科学进展[M].合肥:安徽科学技术出版社,2016.

[28] 黄金,姜东九.新编临床护理常规[M].北京:人民卫生出版社,2008.

[29] 文艳秋.实用血液净化护理[M].北京:人民卫生出版社,2010.

[30] 陈香美.血液净化标准操作规程[M].北京:人民军医出版社,2011.

[31] 吴欣娟.神经内科护理工作指南[M].北京:人民卫生出版社,2016.

[32] 李胜利.言语治疗学[M].北京:华夏出版社,2014.

[33] 沈东超,齐冬,边立衡.美国心脏协会/美国卒中协会:动脉瘤性蛛网膜下腔出血管理指南(第一部分)[J].中国卒中杂志,2012,8(3).

[34] 邓娟,沈洁,姜安丽.缺血性脑卒中病人二级预防护理干预现状[J].中华护理杂志,2012,47(1).

[35] 王清,陈湘玉,沈小芳.超早期活动在急性脑梗死病人早期康复中的应用及效果评价[J].护士进修杂志,2015.30(19).

[36] 刘维,李梦,谢文雅.周围性面神经炎针灸研究进展[J].中医药临床杂志,2015,3(27).

[37] 贾建平,陈生弟.神经病学[M].7版.北京:人民卫生出版社,2013.

[38] 李淑贤.腰椎穿刺术后不同卧床时间对病人头痛影响研究[J].护理研究.2011,25(9).

[39] 葛运利,杨孟丽,吴梦梦,神经肌肉活检术护理体会[J].中国实用神经病杂志,2016,1(19).

[40] 陈云峰.脊髓损伤后排尿障碍的治疗进展[J].浙江中医大学学报,2010.

[41] 桑德春,贾子善.老年康复学[M].北京:北京科学技术出版社,2016.

[42] 王海岩,乔春梅.老年人循环系统疾病的内科护理[J].中外健康文摘,2013(21).

[43] 李雪玉,王建荣.老年慢性心力衰竭病人运动康复的研究进展[J].中华护理杂志,2014,49(10).

[44] 祝进梅.老年心力衰竭的护理进展[J].科学时代,2014(18).

[45] 赵艳梅.心理护理和健康教育运用于扩张型心肌病并心力衰竭中的临床探究[J].中国卫生标准管理,2015,6(33).
[46] 罗学会.56例扩张性心肌病病人的护理[J].全科护理,2015(25).
[47] 孙洁,王静,孙红果,等.病毒性心肌炎的护理干预[J].实用临床医学,2016,17(2).
[48] 钟瑜绿.护理干预对老年原发性高血压病人生活质量的影响[J].护理实践与研究,2013,10(5).
[49] 曹英.原发性高血压护理干预策略讨论[J].医学信息,2015(17).
[50] 张玉辉.老年人冠心病心律失常的护理措施分析[J].世界最新医学信息文摘,2016(5).
[51] 韩凤杰.探讨老年冠心病心律失常的护理干预效果[J].世界最新医学信息文摘,2016(5).
[52] 朱琦.健康教育在老年冠心病病人护理中的应用[J].饮食保健,2015,2(12).
[53] 张纬.住院老年冠心病病人的康复护理对策探讨[J].临床护理,2016,14(18).
[54] 李玲.护理干预对老年痴呆病人生活能力及生活质量的影响[J].现代护理,2016,14(11).
[55] 化前珍.老年护理学[M].3版.北京:人民卫生出版社,2013.
[56] 张晓念,肖云武.内科护理[M].上海:第二军医大学出版社,2015.
[57] 吴琰,丁慧萍,韩云,等.老年性糖尿病病人生活质量与运动干预的探讨[J].齐齐哈尔医学院学报,2010(1).
[58] 林森,陈小强,周涛,等.骨质疏松性椎体压缩性骨折椎体成形术后再骨折的影响因素分析[J].中华临床医师杂志;2016(10).
[59] 吴仕英.老年综合健康评估[M].成都:四川大学出版社,2015.
[60] 胡秀英.老年护理手册[M].北京:科学出版社,2015.
[61] 王香丽.前列腺增生病人的心理护理[J].河南外科学杂志,2012,18(3).

[62] 董碧蓉.老年病学[M].成都:四川大学出版社,2009.

[63] 张作记.日常生活能力量表[J].中国行为医学科学,2001(10).

[64] 张作记.家庭关怀度指数[J].中国行为医学科学,2001(10).

[65] 汪向东,王希林,马弘.社会支持评定量表、心理卫生平定量表手册:增订版[J].中国心理卫生杂志,1999(12).

[66] 邢翠.国内外老年综合健康功能评估的研究进展[J].护理学杂志,2008,23(5).

[67] 陈峥.老年综合征管理[M].北京:中国协和医科大学出版社,2010.

[68] 胡秀英,龙纳,吴琳娜,等.中国老年人健康综合功能评价量表的研制[J].四川大学学报:医学版,2013:44(4).

[69] 张宏雁,何耀,董军,等.军队离退休干部健康现状的多维度调查与分析[J].第二军医大学学报,2010,3(12).

[70] 曾荣,刘忠艳,周孝英,等.老年综合健康功能评估的研究进展[J].护士进修杂志,2008,23(24).

[71] RUSSELL D,PEPLAU L A,CUTRONA C E. The Revised UCLA Loneliness Scale:Concurrent and Discriminant Validity Evidence[J]. Journal of Personality and Social Psychology,1980,39(3).

[72] ROSEN S L. REUBEN D B. Geriatric Assessment Tools[J]. Mount Sinai Medical,2011,78(4).

[73] 尹莉芳,张战和.老年病人大便失禁的护理进展[J].华夏医学,2014,7(6).

[74] 吴艳丽,吴香花,张凡,等.大便失禁皮肤的护理[J].医学信息,2015(26).

[75] 张红云.ICU危重病人大便失禁的临床护理进展[J].临床护理杂志,2015(6).

[76] 刘会.从尿失禁分类及发病机制探讨个性化护理[J].中国继续医学教育,2015(3).

[77] 梁少芬.尿失禁病人的护理与研究进展[J].中外健康文摘,2012,9(13).

[78] 叶锦.失禁管理手册[M].北京:人民军医出版社,2011.

[79] 蒋琪霞.失禁及其相关皮肤并发症预防和处理的研究进展[J].中华现代护理杂志,2016,22(1).

[80] 宋伟华.脑卒中病人失禁相关性皮炎的护理干预[J].医学信息,2015,28(8).

[81] 宋彩萍,马秀英,罗霞,等.失禁相关性皮炎的预防与分级护理[J].中华现代护理杂志,2016(1).

[82] 卓大宏.中国康复医学[M].北京:华夏出版社,2003.

[83] 黄金.新编临床护理常规[M].北京:人民卫生出版社,2011.

[84] 于卫华.护理常规[M].合肥:合肥工业大学出版社,2012.

[85] 燕铁斌.康复护理学[M].3版.北京:人民卫生出版社,2013.

[86] 熊云新.外科护理学[M].2版.北京:人民卫生出版社,2008.

[87] 刘萍,高鹰,刘家寿.腰椎间盘突出症的心理特点及心理治疗[J].中国疗养医学,2004,13(1).

[88] 朱军,李赛玲.非手术治疗腰椎间盘突出症的机理与时机选择[J].中医正骨,2002,14(5).

[89] 史云如.腰椎间盘突出症非手术治疗的护理[J].包头医学,2002,26(2).

[90] 周士枋.实用康复学[M].南京:东南大学出版社,1990.

[91] 李田.心理康复是疾患康复与健身的重要条件[J].中国康复医学杂志,1989(2).

[92] 钱淑兰,管艳,孟芹,等.颈椎病人损伤的心理康复[J].黑龙江医药,2010,5(22).

[93] 王卫星,谭晓菊,王金全,等.健康教育在截瘫病人早期康复中的实施和效果评价[J].当代护士,2008(9).

[94] 胡敏,朱京慈.康复护理技术[M].北京:人民卫生出版社,2014.

[95] 燕铁斌.康复护理学[M].3版.北京:人民卫生出版社,2012.

[96] 姜彬彬.颈椎病的早期预防与康复护理[J].中国伤残医学,2014(10).

[97] 沈云新.580例颈椎病的康复护理分析[J].河北医学,2012,18(10).

[98] 陈士芳,段文菊.颈椎病的康复护理193例[J].医学创新研究,2008,5(12).

[99] 杜春萍,梁红锁.康复护理技术[M].北京:人民卫生出版社,2014.

[100] 吴兆苏,姚崇华,赵冬.我国人群脑卒中发病率、死亡率的流行病学研究[J].中华流行病学杂志,2003,24(3).

[101] WILLIAMS L S. Depression and Stroke: Cause or Consequence[J]. Semin Neurol,2005,25(4).

[102] 中华医学会神经病学会神经康复学组.中国脑卒中康复治疗指南:2011完全版[J].中国康复理论与实践,2012,18(4).

[103] 时向东,董玉玲.良肢位摆放对脑卒中病人肢体恢复的影响[J].现代医药卫生,2007,23(10).

[104] 许凤莲,叶兰芬.早期康复护理干预对脑卒中偏瘫病人肢体功能恢复的影响[J].吉林医学,2013,34(1).

[105] 任燕,朱建华.脑卒中后肢体功能障碍的早期康复训练研究[J].护理研究,2013,1(27).

[106] 彭源,燕铁斌.脑卒中康复治疗研究现状及进展[J].中华物理医学与康复杂志,2009,6(1).

[107] 程洁.脑卒中病人偏瘫运动及后遗症的整体护理[J].中国实用医药,2011,7(6).

[108] 赵健民.脑梗死伴短暂性脑缺血发作26例临床分析[J].中国医药导报,2006,3(29).

[109] 乐琳,郭钢花,李哲.早期综合康复治疗对脑卒中疗效的观察[J].中国现代医生,2012,50(1).

[110] 袁绍莲,蔡秋格.脑卒中病人偏瘫肢体护理体会[J].齐鲁护理

杂志,2006,12(10).

[111] 麦燕芳,曾惠青.脑卒中病人肢体功能的康复护理[J].实用医技杂志,2008,17(15).

[112] 冯丽华,沈军,井磊.脑卒中后遗症期病人亲属照顾者照顾感受的质性研究[J].激光杂志,2011,32(3).

[113] 熊云新.外科护理学[M].2版.北京:人民卫生出版社,2008.

[114] 中国康复医学会康复护理委员会.神经源性膀胱护理指南:2011年版[J].中华护理杂志,2011.

[115] 张利玲.性传播疾病病人的心理治疗及护理[J].中国性科学,2012,21(2).

[116] 赵生魁,吕恒毅.性病病人的心理状态分析和治疗[J].基层医学论坛,2008,31(14).

[117] 徐美娜,王大光.性病病人的心理分析和心理护理[J].中国社区医师:医学专业,2010,21(25).

[118] 罗崇芬.浅谈性传播疾病病人的心理分析及护理[J].中外健康文摘,2011,12(26).

[119] 郝洁,田小军,袁燕.大疱性表面松解坏死型药疹病人的护理[J].护士进修杂志,2011,22(7).

[120] 胡泽芳,陈瑾,李惠.重症药疹的护理[J].现代医药卫生,2017,23(12).

[121] 谢东莉,王梦柏,李美丽.重型银屑病病人81例心理护理体会[J].解放军护理杂志,2001,18(2).

[122] 陈宏,武杨,武庚.红皮病型银屑病病人的护理[J].现代临床护理,2001,9(8).

[123] 蔡桂利,林珍珍.32例急性湿疹的临床治疗与护理体会[J].大家健康:学术版 2013(7).

[124] 许波,桑巍,鞠宏.封包法治疗慢性湿疹的疗效观察及护理[J].辽宁中医杂志,2009(11).

[125] 肖志巧,杨细芳,邹小飞.综合性心理护理在门诊慢性湿疹病

人中的应用效果[J].中国继续医学教育,2015(21).

[126] 张云.乳突根治+鼓室成形术围手术期护理[J].齐齐哈尔医学院报,2012,33(22).

[127] 吴秀平.慢性化脓性中耳炎鼓室成形术的护理[J].中国当代医药,2011,18(36).

[128] 王龙英.慢性化脓性中耳炎围手术期的护理[J].医学理论与实践,2012,25(16).

[129] 黎金梅,吴雪坚.实施复诊综合管理对鼻内镜手术病人术后远期治疗效果的观察[J].齐齐哈尔医学院学报,2016,37(12).

[130] 胡学芹.74例鼻出血的处理及临床观察[J].中国医药指南,2014,12(26).

[131] 胡秀英,沈美琴.扁桃体摘除术后的护理[J].护士进修杂志,2015,30(6).

[132] 许超,姚勇,张继友,等.支撑喉镜联合鼻内镜治疗声带息肉临床分析[J].齐齐哈尔医学院学报,2015,36(1).

[133] 董宜花.全麻显微支撑喉镜下46例声节息肉手术前后护理探讨[J].齐齐哈尔医学院学报,2015,36(22).

[134] 周卫香,温莹洁,曾小燕,等.开胸术后气管切开病人使用气管切面罩给氧的临床研究[J].中外妇儿保健,2011,19(8).

[135] 秦霞,李萍,张秀敏,等.两种湿化方式对颅脑损作气管切开病人的影响[J].护士进修杂志,2010,25(10).

[136] 袁丽娟,褚小丽,胡丽竟,等.不同湿化方法对气管切开病人气道湿化效果的影响[J].现代临床护理,2013,12(12).

[137] 张祝花,李月英.0.45%氯化钠加沐舒坦持续气道湿化在气管切开病人中的应用[J].中国实用医药,2009,4(14).

[138] 章月琴,夏海鸥.气管切开后气道湿化研究进展[J].齐鲁护理杂志,2010,16(20).

[139] 杨雪梅,高祝英.新编护理常规[M].兰州:甘肃科学技术出版社,2012.

[140] 盛硎,王敏,刘春容.胸部手术病人使用呼吸训练器的健康指导[J].中国实用医药,2015,10(35).

[141] 赵安安.肺癌合并糖尿病病人的围术期护理[J].护理天地,2015(8).

[142] 李春红.胸腔镜下肺癌根治术的围术期护理[J].全科护理,2015,13(15).

[143] 李若瑜.112例心脏瓣膜置换术病人的围术期护理[J].全科护理,2014,12(27).

[144] 张慧文,顾莺,王慧美,等.营养状况和生长风险筛查工具用于先心病住院婴儿营养风险筛查的可行性研究[J].护理学杂志,2016,31(4).

[145] 李宁,张媛媛,白阳静,等.先天性心脏病患儿术后肠内营养支持的护理现状[J].华西医学,2016,31(1).

[146] 张雪芳,伍惠屏,刘利香.小儿紫绀型先天性心脏病缺氧发作的护理及预防[J].岭南心血管病杂志,2003,9(2).

[147] 罗菊英,赵梦遐,谢勇前,等.42例法洛四联征术后重点监测护理分析[J].湖北科技学院学报,2015,29(2).

[148] 代远香.体外循环术后采用低坡卧位护理的临床价值[J].临床与病理杂志,2016,36(2).

[149] 赖杏.系统性护理干预对先天性心脏病患儿术后康复效果的影响[J].黑龙江医学,2016,40(5).

[150] 吴丽,余小玲.围术期全程护理干预措施对先天性心脏病患儿及家长影响的研究[J].山西医药杂志,2015,44(2).

[151] 奚爱华,罗雯懿,何萍萍.先天性心脏病术后异常出血的观察与护理[J].上海护理,2016,16(3).

[152] 齐敏克,张坤,陈桂花.冠状动脉搭桥同期心脏瓣膜手术的围术期护理[J].全科护理,2014,12(10).

[153] 黄霭莲,林世红.瓣膜置换术围手术期的护理进展[J].护理实践与研究,2008,5(11).

[154] 林宏彩.心脏瓣膜置换术后的护理进展[J].微创医学,2015,10(2).

[155] 张小燕,文红英,苟静,等.重症心脏瓣膜疾病病人围术期的护理[J].川北医学院学报,2011,26(6).

[156] 严丽华,翁卫军.重症心脏瓣膜病32例围手术期护理效果的观察[J].南通大学学报,2015,35(5).

[157] 梁劲峰.心脏瓣膜置换术后80例护理体会[J].护理实践与研究,2011,8(1).

[158] 谢俊琴.联合瓣膜病瓣膜置换术后的观察与护理[J].护理实践与研究,2010,7(2).

[159] 薛卫华,陈艳玲.冠状动脉搭桥术的围术期护理[J].全科护理,2010,8(7).

[160] 孙云.非体外循环下冠状动脉搭桥术围手术期护理[J].现代临床护理,2014,13(5).

[161] 梁丽平.冠状动脉搭桥术后低心排综合征8例IABP治疗临床护理[J].齐鲁护理杂志,2014,20(22).

[162] 安荣彩.冠状动脉搭桥术后康复护理研究进展[J].护理管理杂志,2011,11(10).

[163] 陈红梅.1例主动脉夹层合并慢性弥散性血管内凝血病人的护理[J].全科护理,2016,14(17).

[164] 冯丽萍,武丽娟,李爱霞.288例主动脉夹层动脉瘤护理探讨[J].实用临床医药杂志,2016,20(2).

[165] 王浩,梁钰,陈莉,等.主动脉夹层病人术前血压控制的护理进展[J].护士进修杂志,2016,31(11).

[166] 沈云.规范化疼痛护理对非手术期主动脉夹层病人的影响[J].安徽医药,2016,20(6).

[167] 闫妍,李海燕,王金萍,等.主动脉夹层病人护理安全管理新进展[J].解放军护理杂志,2015,32(5).

[168] 奚爱华,罗雯懿,何萍萍.先天性心脏病术后异常出血的观察与护理[J].上海护理,2016,16(3).

[169] 叶翠玲,梁毅.循证护理在升主动脉夹层动脉瘤手术治疗的围手术期中的应用[J].吉林医学,2015,36(12).

[170] 余廷凤.浅谈阑尾炎术后护理[J].中国医药指南,2012(9).

[171] 叶惠意,梁立源,刘立邦,等.肠瘘的临床护理及体会.中国实用医药,2011,6(1).

[172] 王锡珍,李敏.临床路径在胆结石病人围手术期护理的应用[J].世界最新医学信息文摘:电子版,2013(16).

[173] 王翠兰,谢继红.42例胆总管结石的护理体会[J].护理研究,2015,9(12).

[174] 董姣卉.肝内胆管结石术后病人的观察与护理[J].泰州职业技术学院学报,2011,11(2).

[175] 黄志强.外科手术学[M].3版.北京:人民卫生出版社,2005.

[176] 曹伟新.外科护理学[M].4版.北京:人民卫生出版社,2006.

[177] 李乐之,路潜.外科护理学[M].北京:人民卫生出版社,2012.

[178] 中华医学会神经外科学分会.神经外科重症管理专家共识:2013版[J].中华医学杂志,2013,93(23).

[179] 金黑鹰,章蓓.实用肛肠病学[M].上海:科学技术出版社,2014.

[180] 薛富善,袁凤华.围手术期护理学[M].北京:科学技术文献出版社,1989.

[181] 陈素坤,周英.临床心理护理教程[M].北京:人民军医出版社,2007.

[182] 柳大烈,查元坤.现代美容外科[M].2版.北京:人民军医出版社,2007.

[183] 周丽华,伍艳群.整形美容护理细节问答全书[M].北京:化学工业出版社,2013.

[184] 戚可名.女性美容整形外科学[M].北京:人民军医出版社,2001.

[185] 张林.面部注射美容术的护理[J].中国医师协会美容与整形医

师大会,2010.

[186] 张洪元,崔永春.超声共振法脂肪抽吸术护理体会[J].中国医学创新,2009,6(21).

[187] 徐金云,李俊.腹部脂肪抽吸术的护理体会[J].中国美容医学,2015(1).

[188] 乔群.整形美容系列丛书:乳房美容100问.北京:中国妇女出版社,2001.

[189] 栾杰.乳房再次整形手术学[M].北京:人民卫生出版社,2008.

[190] 胡志红.整形美容外科护理学[M].北京:中国协和医科大学出版社,2011.

[191] 伍艳群.聚丙烯酰胺水凝胶注射隆胸物取出病人围手术期护理[J].中国美容医学,2007(10).

[192] 王炜.整形外科学[M].杭州:浙江科学技术出版社,1999.

[193] 胡志红.整形美容外科护理学[M].北京:中国协和医科大学出版社,2011.

[194] 余媛.整形美容外科及烧伤科护理常规[M].北京:中国协和医科大学出版社,2005.

[195] 孔繁祐.皮片移植术的失误及处理[J].实用美容整形外科杂志,1999(3).

[196] 樊长玲,吴红梅,史巧佳.会阴部烧伤后瘢痕挛缩畸形皮片移植术围手术期的护理[J].中国美容医学,2012,21(10).

[197] 鲁开化,艾玉锋,郭树忠.皮肤扩张术在整形外科应用的经验[J].中华整形烧伤外科杂志,1996(12).

[198] 王炜.整形外科学[M].杭州:浙江科学技术出版社,1999.

[199] 李咏,李利,蒋献,等.皮肤激光美容术后病人的防晒护理[J].中华护理杂志,2008,43(6).

[200] 郑青花.皮肤激光美容治疗的综合护理干预分析[J].当代医学,2013(11).

[201] 陈美娟,许之娜,陈桂青.98例严重口腔颌面外伤病人的心理

特点及护理体会[J].现代护理,2010,8(22).

[202] 崔颖秋,王洪涛,邓利琴,等.个性化鼻膜在唇裂整复术后的应用研究[J].实用医学杂志,2012,28(21).

[203] 杜培培.防止唇裂患儿术后伤口感染的护理措施[J].临床医药文献杂志:电子版,2015,2(33).

[204] 王丽.先天性唇腭裂506例围术期护理[J].齐鲁护理杂志,2009,15(22).

[205] 赵晓伟.先天性小儿唇腭裂的围手术期的护理[J].中国实用护理杂志,2012,28(30).

[206] 李秋娥.实用口腔颌面外科护理及技术[M].北京:科学出版社,2008.

[207] 黄英,黄秋雨,曾令婵.自体髂骨骨松质移植修复先天性牙槽突裂的护理[J].全科护理,2013,11(1).

[208] 柳静,刘庆华.自体髂骨移植行牙槽嵴裂植骨修复术围手术期的护理[J].当代护士,2016(3).

[209] 胡勤刚.口腔颌面外科查房手册[M].南京:江苏科学技术出版社,2004.

[210] 罗虹,臧义丰.护理干预对预防腮腺术后并发症对影响[J].当代护士:下旬刊,2015(4).

[211] 杜丽芳,许志亮.应用人工关节头重建下颌关节病人的护理[J].全科护理,2015(20).

[212] 张磊华,陈红.颞颌关节强直病人对围手术期护理[J].护理研究,2008(12).

[213] 黄秋雨,古文珍,林丽婷,等.颅颌面巨大肿瘤联合切除术的围手术期护理[J].中华口腔医学研究杂志,2013,7(2).

[214] 谭淑玲,吕达,伍晓,等.加速康复护理在口腔鳞状细胞癌病人围手术期的护理应用[J].全科护理,2016,14(1).

[215] 邱蔚六.口腔颌面外科[M].5版.北京:人民出版社,2000.

[216] 李秋娥.实用口腔颌面外科护理及技术[M].北京:科学出版

社,2008.

[217] 袁珂嘉.舌癌根治术后口腔护理新方法应用的效果观察[J].临床护理杂志,2013,8(12).

[218] 高辉,钟桂兴,蔡晓慧.口腔颌面部游离皮瓣修复术的术中护理体会[J].中国医疗美容,2016(3).

[219] 梁展鸣,刘秋玲,张丽萍.颊癌根治术加同期游离前臂皮瓣修复术后早期皮瓣塑形的护理[J].当代护士,2016(7).

[220] 路海娟.贝尔面瘫的护理措施探究[J].中国农村卫生,2015,5(9).

[221] 郑修霞.妇产科护理学[M].4版.北京:人民卫生出版社,2006.

[222] 乐杰.妇产科学[M].7版.北京:人民卫生出版社,2008.

[223] 丰有吉,沈铿.妇产科学[M].2版.北京:人民卫生出版社,2010.

[224] 于鸿艳.妊娠滋养细胞疾病病人的临床护理[J].中国继续医学教育,2015,7(14).

[225] 杨小华.改良腹腔镜下圆韧带缩短子宫悬吊术治疗子宫脱垂的围术期护理[J].内科,2016,11(1).

[226] 刘冰,段爱红,郑萍,等.脱细胞异体真皮阴道成形术的围手术期护理[J].中国微创外科杂志,2014,14(10).

[227] 胡连莲.1例尿道阴道瘘合并阴道结石病人的围手术期护理[J].当代护士,2012(11).

[228] 赵兴美.尿瘘病人的围手术期护理[J].国外医学护理学分册,2005,24(5).

[229] 陈桂娴.1例直肠阴道瘘病人围手术期的护理[J].护理研究,2011,25(11).

[230] 谢幸,苟文丽.妇产科学[M].8版.北京:人民卫生出版社,2013.

[231] 曹泽毅.中华妇产科学[M].3版.北京:人民卫生出版社,2014.

[232] 张宏玉.助产学[M].修订版.北京:中国医药科技出版社,2014.

[233] 王立新,姜梅.实用产科护理学[M].北京:科学出版社,2013.

[234] 黄群,姜梅.妇产科护理[M].上海:复旦大学出版社,2015.

[235] 徐鑫芬,熊永芳.妇产科护理[M].北京:人民卫生出版社,2016.

[236] 魏革,刘苏君.手术室护理学[M].2版.北京:人民军医出版社,2011.

[237] 崔福荣,张瑾.现代手术室规范化管理实用手册[M].北京:人民卫生出版社,2013.

[238] 巴特沃斯.摩根临床麻醉学[M].北京:北京大学医学出版社,2015.

[239] 张杰,汪晓玲.腔镜手术室护理实用技术手册[M].武汉:湖北科学技术出版社,2013.

[240] 杨晓嫒.灾害护理学[M].北京:军事医学科学出版社,2009.

[241] 陈湘玉,陈璐.居家护理服务[M].南京:东南大学出版社,2016.

[242] 赵秋利.社区护理学[M].北京:人民卫生出版社,2006.

[243] 杨家福,王慧东,柯西江,等.脊柱及相关疾病诊治学[M].长春:吉林科学技术出版社,2016.

[244] 蓝芬,游彩芬,李群香,等.经鼻蝶窦入路显微手术治疗垂体瘤病人的围手术期护理体会[J].吉林医学,2014,35(15).

[245] 祝满江.伽马刀治疗垂体瘤病人的护理体会[J].中国医药指导,2014,12(30).

[246] 王继红.伽马刀治疗颅内肿瘤的护理体会[J].河南省神经系统疾病护理新进展学术会议,2013.

[247] 罗凯燕,喻姣花.颈骨科护理学[M].北京:中国协和医科大学出版社,2005.

[248] 陈灏珠,林果为.实用内科学[M].13版.北京:人民出版

社,2013.

[249] 石宏,石雪松,江智霞.传染病护理学[M].2版.北京:第二军医大学出版社,2013.

[250] 张小来,郑萍.传染病及医院感染护理技术[M].合肥:安徽科学技术出版社,2011.

[251] 赵秋利.社区护理学[M].北京:人民卫生出版社,2006.

[252] 梁红涛.脉搏血氧饱和度替代改良Allen's试验在重症颅脑损伤病人有创血压监测中的应用[J].医药导报,2013,8(32).

[253] 吴丹,鲁先秀,潘爱红,等.静脉治疗技术操作规范与管理[J].合肥:中国科学技术大学出版社,2015.

[254] 纪翠荣,王笠环.人工气道湿化方法的临床研究[J].中国实用护理杂志,2011,27(36).